2022

金榜時代
GLIST 明德·弘毅·惟精

刘应科
考研中医综合
复习指导同步练习3000题

主编◎刘应科

全国百佳图书出版单位
中国中医药出版社
·北京·

图书在版编目(CIP)数据

刘应科考研中医综合复习指导同步练习3000题 / 刘应科主编.—北京:中国中医药出版社,2021.5
ISBN 978-7-5132-6932-2

Ⅰ.①刘… Ⅱ.①刘… Ⅲ.①中医学－研究生－入学考试－习题集 Ⅳ.①R2-44

中国版本图书馆 CIP 数据核字(2021)第 071503 号

中国中医药出版社出版
北京经济技术开发区科创十三街 31 号院二区 8 号楼
邮政编码 100176
传真 010-64405721
三河市燕山印刷有限公司
各地新华书店经销

开本 787×1092 1/16 印张 38.5 字数 1449 千字
2021 年 5 月第 1 版 2021 年 5 月第 1 次印刷
书号 978-7-5132-6932-2

定价 198.00 元
网址 www.cptcm.com

社 长 热 线 010-64405720
购 书 热 线 010-89535836
咨 询 热 线 010-64405709
维 权 打 假 010-64405753

微信服务号 zgzyycbs
微商城网址 https://kdt.im/LIdUGr
官 方 微 博 http://e.weibo.com/cptcm
天猫旗舰店网址 https://zgzyycbs.tmall.com

《刘应科考研中医综合复习指导同步练习 3000 题》
编委会

主编
刘应科

副主编
张　涛　梁　琳　罗成贵　尹冬青　李硕熙

编委（按姓氏笔画排序）

丁一芸　尹冬青　邓阳春　任昕昕　刘　猛　刘应科
李天鑫　李硕熙　李麒麟　张　涛　陆亚麟　陈婵娟
周义山　郑酉友　姜　辉　黄丽贤　梁　琳　赫兰晔
蔡　倩

前 言 ◀◀

　　落英缤纷,柳絮漫舞,时值胜春,正是良辰美景时,然而,广大中医考研学子们却无暇赏花踏青,因为你们载着梦想的航班已经启程。君不见,昔日校园热闹的小树林已冷清得有些落寞,沸腾的操场上也只能依稀听到学弟学妹们迷茫的叹息和呐喊,自习室里还是一如既往地静,却静得轰轰烈烈,仿佛这世界只剩下笔尖与纸亲密接触时浅浅的低吟及知识火花交汇时无声的碰撞和升华。考研不易,考中医研究生更不易。如果说学习是一件要耐得住寂寞、放得下欲望、舍得了享乐的事,那学中医就是一件沉得住气、走得入心、汇得入脑的身心修行。

　　承载着同一个梦想,我们早就开始了这本《刘应科考研中医综合复习指导同步练习3000题》的编写。中医综合历年真题一向以"多、广、散、活"而著称,哪怕你按照考试大纲的要求熟谙教材,也难免会忽视一些零碎和边缘化的知识点。为此,我们对历年真题进行了深入统计、发掘、分析,并结合最新考试大纲,**在历年真题所考查的高频考点的基础上举一反三,扩张知识点而编写出模拟题**,配套答案的同时还有详细解析。正是立基于上述想法和理念,在《刘应科考研中医综合复习指导同步练习3000题》的编写过程中,我们力求做到:

1. 高度仿真性

　　从出题格式到内容,我们均严格参考历年考研真题,大部分模拟题的难度系数与真题保持在一个水平上,**既不落一般配套习题集常有的僵化和老套,也不苛求高端竞赛所嗜好的怪、偏、难,是一本高度强化其仿真性的"接地气"的参考资料**。少部分X型题的编写过程中,我们糅合了历年真题的多个高频考点,并且从多个方面进行考查,这无疑加大了难度,考生必须基础知识非常扎实才行,仅靠对比推测无法获得正确答案;当本书中的所有习题对你来说游刃有余,那么恭喜你已经熟练掌握了中医综合考研的几乎所有考点,你要做的是进一步巩固自己的知识结构和随时调整应考状态。

2. 全面性

　　本书立足于历年考研真题的高频考点的同时,举一反三,把知识点问题化,尽可能网罗所有可能的考点。

3. 深度解析

　　本着对考生负责的目标和态度,本书在配有答案的同时还配有详细的解析。我们的解析依据完全来自《刘应科考研中医综合复习指导》,真正做到了**"有证可依、有证可循"**。此外,在答案解析确凿的基础上,我们还力求详尽。

　　习题的编写艰辛而漫长,有时候辛苦一整天却编不出几道自己满意的题。在《刘应科考研中医综合复习指导同步练习3000题》完稿之际,我们可以问心无愧地说:"我们已然尽了自己的全力!"所有的努力都旨在帮助怀揣梦想的中医有志之士,以实现他们的人生理想;同时也旨在筛选出那些既怀抱希望、为了理想坚韧前行,又有勇气克服种种困难的中医人,为发展祖国的瑰宝——**中医事业不断注入新鲜健康的血液!** 在此感谢来自中国中医科学院、北京中医药大学等的编写委员们!

　　考研征程注定了辛酸和曲折,但梦想就像远方的指明灯给我们前进的勇气和力量。我们在虬枝中攀折,试图将杂乱不堪的枝条理顺,让枯木可以逢春。加油吧,为自己心里那永远抹不去的中医梦!

刘应科 周喜丹

北京和安顺书屋

大部分考生在研究生入学考试中取得理想成绩所共同采取的复习方法通常有三步,即基础知识点复习巩固、历年考题精析、模拟训练"三部曲"。《刘应科考研中医综合复习指导同步练习3000题》正是针对模拟训练,为了考生能在模拟训练中巩固考点知识,提高考生对于考题的适应能力,在一段时间的复习后能检测自己的复习成果而编写的。编委来自中国中医科学院、北京中医药大学等。

本书的特点:

1. **全真模拟**。本书立足于最新考试大纲和历年真题,举一反三,扩张知识点而编写出模拟题,并且配套答案,加以解析,以提高考生对于考题的适应能力。例如真题考 A 选项的考点,那么模拟题就考查其他选项的考点,真正做到全真模拟。

2. **解析详细**。每个题目都有详细的答案解析,使考生知其然亦知其所以然,更重要的是能通过模拟题,检测自己的复习成果并巩固考点知识。

3. **章节分离**。本书按照真题科目顺序,即《中医基础理论》《中医诊断学》《中药学》《方剂学》《中医内科学》《针灸学》,依照科目、章节分开编排,特别适合考生在复习完某一个章节后及时检测复习成果,及时发现复习的不足。

尽管我们在编写过程中力求尽善尽美,但疏漏之处在所难免,恳请广大考生提出宝贵意见和建议。

最后,祝考生能在考试中取得理想的成绩!

本书编委会

目录 ◀ ◀

中医基础理论

第一章 绪 论 ……………………………… (3)
    参考答案与解析 ……………………… (7)
第二章 精气阴阳五行 ……………………… (13)
    参考答案与解析 ……………………… (17)
第三章 藏 象 ……………………………… (24)
    参考答案与解析 ……………………… (28)
第四章 精气血津液 ………………………… (35)
    参考答案与解析 ……………………… (38)
第五章 经 络 ……………………………… (44)

    参考答案与解析 ……………………… (48)
第六章 体 质 ……………………………… (55)
    参考答案与解析 ……………………… (55)
第七章 病因与发病 ………………………… (56)
    参考答案与解析 ……………………… (61)
第八章 病 机 ……………………………… (68)
    参考答案与解析 ……………………… (72)
第九章 防治原则 …………………………… (80)
    参考答案与解析 ……………………… (84)

中医诊断学

第一章 绪 论 ……………………………… (93)
    参考答案与解析 ……………………… (96)
第二章 望 诊 ……………………………… (99)
    参考答案与解析 ……………………… (102)
第三章 闻 诊 ……………………………… (107)
    参考答案与解析 ……………………… (110)
第四章 问 诊 ……………………………… (113)
    参考答案与解析 ……………………… (116)
第五章 脉 诊 ……………………………… (120)
    参考答案与解析 ……………………… (123)
第六章 按 诊 ……………………………… (126)

    参考答案与解析 ……………………… (129)
第七章 八纲辨证 …………………………… (133)
    参考答案与解析 ……………………… (136)
第八章 病因辨证 …………………………… (141)
    参考答案与解析 ……………………… (144)
第九章 气血津液辨证 ……………………… (148)
    参考答案与解析 ……………………… (151)
第十章 脏腑辨证 …………………………… (156)
    参考答案与解析 ……………………… (159)
第十一章 其他辨证方法 …………………… (166)
    参考答案与解析 ……………………… (169)

中药学

第一章 总 论 ……………………………… (177)
    参考答案与解析 ……………………… (180)
第二章 解表药 ……………………………… (186)
    参考答案与解析 ……………………… (190)
第三章 清热药 ……………………………… (195)
    参考答案与解析 ……………………… (198)
第四章 泻下药 ……………………………… (203)
    参考答案与解析 ……………………… (206)
第五章 祛风湿药 …………………………… (210)

    参考答案与解析 ……………………… (213)
第六章 化湿药 ……………………………… (216)
    参考答案与解析 ……………………… (219)
第七章 利水渗湿药 ………………………… (223)
    参考答案与解析 ……………………… (226)
第八章 温里药 ……………………………… (230)
    参考答案与解析 ……………………… (232)
第九章 理气药 ……………………………… (235)
    参考答案与解析 ……………………… (238)

第十章　消食药 ……………………………………（242）
　　参考答案与解析 …………………………………（245）
第十一章　驱虫药 …………………………………（248）
　　参考答案与解析 …………………………………（251）
第十二章　止血药 …………………………………（254）
　　参考答案与解析 …………………………………（257）
第十三章　活血化瘀药 ……………………………（261）
　　参考答案与解析 …………………………………（264）
第十四章　化痰止咳平喘药 ………………………（269）
　　参考答案与解析 …………………………………（272）
第十五章　安神药 …………………………………（276）
　　参考答案与解析 …………………………………（279）
第十六章　平肝息风药 ……………………………（283）

　　参考答案与解析 …………………………………（286）
第十七章　开窍药 …………………………………（291）
　　参考答案与解析 …………………………………（294）
第十八章　补虚药 …………………………………（298）
　　参考答案与解析 …………………………………（301）
第十九章　收涩药 …………………………………（306）
　　参考答案与解析 …………………………………（309）
第二十章　涌吐药 …………………………………（313）
　　参考答案与解析 …………………………………（314）
第二十一章　攻毒杀虫止痒药 ……………………（316）
　　参考答案与解析 …………………………………（317）
第二十二章　拔毒化腐生肌药 ……………………（320）
　　参考答案与解析 …………………………………（321）

方剂学

第一章　总　论 ……………………………………（325）
　　参考答案与解析 …………………………………（327）
第二章　解表剂 ……………………………………（332）
　　参考答案与解析 …………………………………（335）
第三章　泻下剂 ……………………………………（340）
　　参考答案与解析 …………………………………（343）
第四章　和解剂 ……………………………………（347）
　　参考答案与解析 …………………………………（350）
第五章　清热剂 ……………………………………（355）
　　参考答案与解析 …………………………………（359）
第六章　祛暑剂 ……………………………………（365）
　　参考答案与解析 …………………………………（366）
第七章　温里剂 ……………………………………（369）
　　参考答案与解析 …………………………………（371）
第八章　表里双解剂 ………………………………（374）
　　参考答案与解析 …………………………………（375）
第九章　补益剂 ……………………………………（378）
　　参考答案与解析 …………………………………（381）
第十章　安神剂 ……………………………………（386）
　　参考答案与解析 …………………………………（388）
第十一章　开窍剂 …………………………………（390）

　　参考答案与解析 …………………………………（391）
第十二章　固涩剂 …………………………………（393）
　　参考答案与解析 …………………………………（396）
第十三章　理气剂 …………………………………（399）
　　参考答案与解析 …………………………………（402）
第十四章　理血剂 …………………………………（405）
　　参考答案与解析 …………………………………（408）
第十五章　治风剂 …………………………………（413）
　　参考答案与解析 …………………………………（416）
第十六章　治燥剂 …………………………………（420）
　　参考答案与解析 …………………………………（423）
第十七章　祛湿剂 …………………………………（428）
　　参考答案与解析 …………………………………（431）
第十八章　祛痰剂 …………………………………（436）
　　参考答案与解析 …………………………………（439）
第十九章　消导化积剂 ……………………………（443）
　　参考答案与解析 …………………………………（446）
第二十章　驱虫剂 …………………………………（451）
　　参考答案与解析 …………………………………（452）
第二十一章　痈疡剂 ………………………………（454）
　　参考答案与解析 …………………………………（455）

中医内科学

第一章　肺系病证 ……………………… (459)
　　参考答案与解析 ………………… (465)
第二章　心系病证 ……………………… (474)
　　参考答案与解析 ………………… (480)
第三章　脾胃系病证 …………………… (487)
　　参考答案与解析 ………………… (492)
第四章　肝胆病证 ……………………… (500)
　　参考答案与解析 ………………… (506)
第五章　肾系病证 ……………………… (514)
　　参考答案与解析 ………………… (519)
第六章　气、血、津液病证 …………… (528)
　　参考答案与解析 ………………… (534)
第七章　肢体经络病证 ………………… (543)
　　参考答案与解析 ………………… (548)

针灸学

第一章　经络总论 ……………………… (559)
　　参考答案与解析 ………………… (561)
第二章　经络腧穴各论 ………………… (564)
　　参考答案与解析 ………………… (567)
第三章　刺灸法 ………………………… (573)
　　参考答案与解析 ………………… (576)
第四章　治疗总论 ……………………… (579)
　　参考答案与解析 ………………… (582)
第五章　治疗各论 ……………………… (585)
　　参考答案与解析 ………………… (589)

医学人文

医学人文 ………………………………… (597)
参考答案与解析 ………………………… (599)

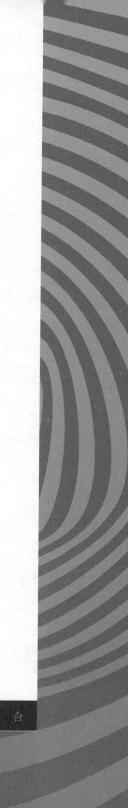

中医基础理论

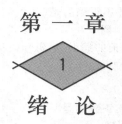

第一章

绪 论

一、A 型题：在每小题给出的 A、B、C、D 四个选项中，请选出一项最符合题目要求的。

1. 主张"邪去正自安"的医家是
   A. 李杲　　　　　　　B. 朱丹溪　　　　　　C. 张元素　　　　　　D. 张子和

2. 下列关于中医学理论体系的形成和发展的说法错误的是
   A.《黄帝内经》是我国现存的医学文献中最早的一部典籍
   B.《伤寒论》提出"三因学说"
   C.《脉经》第一次全面系统论述 24 种脉象
   D.《神农本草经》将药物功效分为寒、热、温、凉四性

3. 首先提出"百病皆由脾胃衰而生"的医家是
   A. 张从正　　　　　　B. 李杲　　　　　　　C. 朱丹溪　　　　　　D. 刘完素

4. 奠定了中医学理论基础的书籍是
   A.《黄帝内经》　　　　B.《神农本草经》　　　C.《伤寒杂病论》　　　D.《难经》

5. 下列哪一位不是"金元四大家"
   A. 刘守真　　　　　　B. 张戴人　　　　　　C. 李明之　　　　　　D. 张洁古

6. 下列哪项是刘完素的经典论述
   A."六气皆从火化"　　　　　　　　　　　B."邪去正自安"
   C."百病皆由脾胃衰而生也"　　　　　　　D."阳常有余，阴常不足"

7. 首先阐明温热病发生发展的规律为"温邪上受，首先犯肺，逆传心包"的温病学家是
   A. 吴鞠通　　　　　　B. 叶香岩　　　　　　C. 薛雪　　　　　　　D. 吴有性

8. 创立了温热病的三焦辨证理论的温病学家是
   A. 吴鞠通　　　　　　B. 叶香岩　　　　　　C. 薛雪　　　　　　　D. 吴有性

9. 创"戾气"说的温病学家是
   A. 吴鞠通　　　　　　B. 叶香岩　　　　　　C. 薛雪　　　　　　　D. 吴有性

10. 下列哪项不是我国第一部脉学专著的内容
    A. 提倡"寸口诊法"
    B. 明确了左寸主心与小肠，关主肝胆，右寸主肺与大肠，关主脾胃，两尺主肾与膀胱的三部脉位
    C. 描绘了浮、芤、洪、滑、数、促、弦、紧等 24 种病脉的脉象形态及其所主病证
    D. 提出了独取寸口诊脉法

11. 开中国医学伦理学之先河的著作是
    A.《千金方》　　　　　B.《伤寒杂病论》　　　C.《黄帝内经》　　　　D.《难经》

12. 下列哪项对晋·皇甫谧所著《针灸甲乙经》的描述是不正确的
    A. 我国现存最早的针灸学专著
    B. 叙述了藏象、经络、腧穴、标本、九针、刺法、诊法、病证、治法等内容
    C. 首先提出了"阿是穴"
    D. 集魏晋以前针灸经络理论之大成

13. 下列关于隋·巢元方《诸病源候论》的论述不正确的是
    A. 是我国现存的医学文献中最早的一部典籍
    B. 分述内、外、妇、儿、五官、皮肤等诸科病证的病因、病机和症状
    C. 重于病源的研究,如指出疥疮是由疥虫所致
    D. 首次提出具有传染性的"乖戾之气"

14. 下列关于清·王清任《医林改错》的论述不正确的是
    A. 改正了古医籍中在人体解剖方面的某些错误
    B. 肯定了"灵机记性不在脑在心"
    C. 发展了瘀血理论
    D. 创立了多首治疗瘀血病证的有效方剂,对中医学气血理论的发展作出了一定贡献

15. 下列关于"整体观念"的内容叙述不正确的是
    A. 人自身是一个统一的整体   B. 人与自然环境是一个统一整体
    C. 自然环境是一个有机整体   D. 人与社会环境是一个统一整体

16. 人身"三宝"为
    A. 精、气、血   B. 气、血、津液   C. 精、气、津液   D. 精、气、神

17. "有诸内,必形诸外"反映了"整体观念"中的
    A. 五脏一体观   B. 形神一体观   C. 病理上的整体性   D. 诊治上的整体性

18. "从阴引阳,从阳引阴,以右治左,以左治右"是在下列哪项观念指导下的治疗原则
    A. 整体观念   B. 辨证论治   C. 知常达变   D. 阴平阳秘

19. 中医学认识疾病和处理疾病的基本原则是
    A. 整体观念   B. 辨证论治   C. 知常达变   D. 阴平阳秘

20. 辨证论治中,疾病过程中某一阶段或某一类型的病理概括是
    A. 病   B. 证   C. 症   D. 主诉

21. 辨证论治中,致病邪气作用于人体,人体正气与之抗争而引起的机体阴阳失调、脏腑组织损伤或生理功能障碍的一个完整过程是
    A. 病   B. 证   C. 症   D. 主诉

22. 症状和体征的总称是
    A. 病   B. 证   C. 症   D. 主诉

23. 提出了"观其脉证,知犯何逆,随证治之"的辨证论治原则的经典著作是
    A.《伤寒杂病论》   B.《黄帝内经》   C.《医宗金鉴》   D.《景岳全书》

24. 下列关于对中医学整体观念的叙述,哪项是不正确的
    A. 中医学的整体观念,即中医学对人体自身的完整性及人与自然、社会环境相统一的认识
    B. 中医学的整体观念认为,人体自身是一个有机整体
    C. 人生活在自然、社会环境中,必然受到自然与社会环境各种变化的影响,人类在适应自然与社会环境的斗争中维持着机体的生命活动
    D. 中医学的整体观念,强调从微观上研究人体的生理病理及疾病的防治

25. 下列哪项不是中医学理论体系的内涵
    A. 以整体观念为主导思想   B. 以精气、阴阳、五行学说为哲学基础和思维方法
    C. 以脏腑经络及精气血津液为生理病理学基础   D. 以治病求本为诊治特点

26. 下列哪项专著的成书,不是标志着中医学理论体系的初步形成
    A.《伤寒杂病论》   B.《黄帝内经》   C.《神农本草经》   D.《医宗金鉴》

27. 总结了先秦至西汉医学经验和理论,系统阐述了人体生理、病理,以及疾病的诊断、治疗和预防等问题,奠定了中医学理论基础的专著是

A.《伤寒杂病论》   B.《黄帝内经》   C.《难经》   D.《医宗金鉴》

28. 以基础理论为主,涉及生理、病理、诊断、病证、治疗等各个方面,尤其对脉学有较详悉而精当的论述和创见的专著是
     A.《难经》   B.《黄帝内经》   C.《伤寒杂病论》   D.《医宗金鉴》

29. 下列哪项关于刘完素的叙述是不正确的
     A. 河间学派创始人   B. 倡导火热论
     C. 认为"六气皆从火化"   D. 后人称其为"火热派"

二、B 型题:A、B、C、D 是其下面两道小题的备选项,请从中选择一项最符合题目要求的,每个选项可以被选择一次或两次。

     A. 巢元方   B. 张景岳   C. 孙思邈   D. 陈无择
1. 指出疥疮是由疥虫所致的是
2. 我国第一部医学百科全书的作者是

     A. 巢元方   B. 张景岳   C. 孙思邈   D. 陈无择
3. 开中国医学伦理学之先河的是
4. 对天花进行了比较详尽解说的是

     A. 明清时期   B. 宋金元时期   C. 魏晋隋唐时期   D. 战国至两汉时期
     E. 春秋前
5. 明确了左寸主心与小肠,关主肝胆,右寸主肺与大肠,关主脾胃,两尺主肾与膀胱的三部脉位的书成书于
6. 发现命门学说丰富了中医学理论的时期是

     A.《温病条辨》   B.《湿热条辨》   C.《温热论》   D.《脾胃论》
7. 薛雪的著作是
8. "中焦病不治,即传下焦,肝与肾也"的观点可见于

     A.《温病条辨》   B.《湿热条辨》   C.《温热论》   D.《脾胃论》
9. 创建了温热病的卫气营血辨证理论的书是
10. 最早提出"补脾胃,升清阳,泻阴火,调整升降失常"治法理论的是

     A. 夜   B. 昼   C. 夕   D. 旦
11. 根据昼夜对人体病理的影响,病情慧是在
12. 根据昼夜对人体病理的影响,病情甚是在

     A. "脱卫"病   B. "脱营"病   C. "失精"病   D. "气郁"病
13.《素问·疏五过论》指出"尝贵后贱"可致
14.《素问·疏五过论》指出"尝富后贫"可致

     A.《难经》   B.《黄帝内经》   C.《神农本草经》   D.《伤寒杂病论》
15. 提出"四气五味"药性理论的是
16. 明确了"治寒以热药"的是

     A. 刘完素   B. 朱震亨   C. 张景岳   D. 张锡纯
17. 提出"阳非有余""真阴不足"的是
18. 相火有"生生不息"功能的提出者是

     A. 刘完素   B. 朱震亨   C. 赵献可   D. 张锡纯
19. "阳常有余,阴常不足"的结论提出者是
20. 通过《医贯》提示要重视"命门之火"在养生、老年病、慢性病的作用的是

     A. 其民乐野处而乳   B. 其民嗜酸而食胕   C. 民食鱼而嗜咸   D. 民华食而脂肥
21. 东方之人易得痈疡是因
22. 南方阳热潮湿之地易生挛痹是因

1. 昼夜晨昏对人体生命活动的影响有
   A. 阳气朝始生   B. 阳气夜半衰   C. 病情昼慧昼安   D. 病情夕加夜甚

2. 被称为中医"四大经典"的著作是
   A.《伤寒杂病论》   B.《黄帝内经》   C.《难经》   D.《神农本草经》

3. 下列能体现中医学整体观念内涵的是
   A. 人体是一个统一的整体   B. 以五脏为中心的统一观
   C. 人与自然界保持统一   D. 形神合一的统一观

4. 根据"人与天地相应"的观点,下列选项对人体产生影响的是
   A. 季节气候的变化   B. 昼夜晨昏的变化   C. 饮食偏嗜的不同   D. 地方区域的不同

5. 中医的"证"包括
   A. 病变的过程   B. 病变的原因   C. 病变的部位   D. 病变的性质

6. 秋冬气候寒凉,人体在生理上可反应为
   A. 江南地区,人体腠理多稀疏   B. 北方地区,人体腠理多紧密
   C. 皮肤致密,少汗多尿   D. 阳气收敛,气血易趋于里

7. 下列体现季节气候变化对人体病理影响的是
   A. 春善病鼽衄   B. 仲夏善病胸胁   C. 冬善病痹厥   D. 旦慧昼安

8. 下列医家属于"温病四大家"的是
   A. 叶天士   B. 吴鞠通   C. 王孟英   D. 张介宾

9. 明代提出"命门学说"的医家是
   A. 李中梓   B. 赵献可   C. 张介宾   D. 吴又可

10. 下列符合中医学独特理论体系特征的是
    A. 治未病   B. 以整体观念为主导思想
    C. 以辨证论治为诊疗特点   D. 以精气阴阳五行为哲学基础

11. 人体是一个有机的整体体现在
    A. 形神一体观   B. 五脏一体观
    C. 病理上相互影响,传变   D. 病在上者下取之

12. 被称为"金元四大家"的医家有
    A. 朱丹溪   B. 张仲景   C. 刘完素   D. 陈无择

13. 中医学理论体系形成的基础是
    A. 医药知识的积累   B. 古代社会科学和自然科学的相互渗透
    C. 早期解剖知识   D. 古代哲学的影响

14. 中医学的基本特点包括
    A. 同病异治   B. 异病同治
    C. 人与自然环境的统一性   D. 人与社会环境的统一性

15. 刘完素提出的理论有
    A. 六气皆从火化   B. 五志过极皆能生火   C. 邪去则正安   D. 阳常有余,阴常不足

16. 下列能体现人对自然界的能动作用的是
    A. 动作以避寒,阴居以避暑
    B. 栖息之室,必须洁雅,夏则虚畅,冬则温密

C.凡人居住之室,必须固密,勿令有细隙,有风雨得入

D.积水沉之可生病,沟渠通浚,屋宇清洁无秽气,不生瘟疫病

17.下列属于症状的是

    A.头身痛   B.恶寒   C.舌淡红   D.苔白腻

18.下列体现异病同治的是

    A.久痢脱肛采取提升中气的方法   B.胃下垂采取提升中气的治法

    C.子宫脱垂采取提升中气的治法   D.直肠脱垂采取提升中气的治法

19.下列体现中医治疗学的辨证观点是

    A 缓则治其本   B.寒者热之   C.治病必求其本   D.同病异治

20.下列属于张从正攻邪的方法是

    A.汗法   B.吐法   C.下法   D.清法

21.下列著作属于唐代医家所著的是

    A.《千金要方》   B.《千金翼方》   C.《外台秘要》   D.《诸病源候论》

22.下列属于陈无择"三因学说"的病因是

    A.七情所伤   B.饮食饥饱   C.寒邪所伤   D.虫兽所伤

23.以下不属于中医学基本特点的是

    A.扶正与祛邪   B.治标与治本   C.未病先防   D.辨证论治

参考答案与解析

一、A 型题。

1.D。

金元时期的刘完素、张从正、李杲、朱震亨,对中医学理论的发展作出了重要贡献,后人尊称他们为"金元四大家"。张从正(字子和,号戴人),师从刘完素,提出"邪非人身所有""邪去正自安",不可滥用补药的新见解,治病以汗、吐、下三法攻邪为主,后人称其为"攻邪派"。其代表作为《儒门事亲》《脏腑标本寒热虚实用药式》。

2.B。

宋金元时期的陈言(字无择)著《三因极一病证方论》(简称《三因方》),根据张仲景"千般疢难,不越三条"的论点,将病因归纳为外感六淫为外因;七情内伤为内因;而饮食所伤、叫呼伤气、虫兽所伤、跌打损伤、中毒、金疮等为不内外因。因此 B 选项错误。《伤寒论》的主要学术贡献是《伤寒杂病论》创立了辨证论治的诊治理论。该书为东汉张机(字仲景)所著,后经王叔和整理,分为《伤寒论》与《金匮要略》两部分,前者以六经辨伤寒,后者以脏腑论杂病。该书提出了"观其脉证,知犯何逆,随证治之"的辨证论治原则,使中医学的基础理论与临床实践紧密结合起来,为临床医学的发展奠定了坚实的基础。

3.B。

金元四大家李杲注重研究脾胃元气的理论,认为脾胃虚弱或脾胃功能异常是内伤疾病的主要矛盾,主张治疗以调脾胃为主,善用益气升阳之方药去治疗疾病,后人称之为"主气学派""补土派",其代表作《脾胃论》中说:"百病皆由脾胃衰而生也。"刘完素强调"六气皆从火化""五志过极皆能生火"之说;张从正主张"六气"致病,病由邪生,"邪去则正安",倡导以汗、吐、下三法攻邪而祛病;朱丹溪倡"相火论",谓"阳常有余,阴常不足",主张滋阴降火。

4.A。

《黄帝内经》是我国现存的医学文献中最早的一部典籍,包括《素问》和《灵枢》两部分,共 18 卷,162 篇,是先秦至西汉医学经验和理论的总结,内容丰富。它系统地阐述了人体生理、病理,以及疾病的诊断、治疗和预防等问题,奠定了中医学的理论基础。

5.D。

金元时期的刘完素、张从正、李杲、朱震亨等人,对中医学理论的发展作出了重要贡献,后人尊称为"金元四大家"。

6. A。

刘完素字守真,创河间学派后人尊称刘河间,倡导火热论。他认为"六气皆从火化",内伤病中"五志过极皆为热甚"治疗中力主以寒凉清热,后人称其为"寒凉派"。

7. B。

叶桂字天士,号香岩,著《温热论》,阐明了温热病发生发展的规律:"温邪上受,首先犯肺,逆传心包",创建了温热病的卫气营血辨证理论。

8. A。

吴瑭字鞠通,著《温病条辨》,创立了温热病的三焦辨证理论,指出:"凡病温者,始于上焦,在手太阴""上焦病不治则传中焦,胃与脾也""中焦病不治,即传下焦,肝与肾也"。

9. D。

吴有性字又可,著《温疫论》,创"戾气"说。

10. D。

我国第一部脉学专著是晋·王叔和的《脉经》,内容:①提倡"寸口诊法"。②明确了左寸主心与小肠,关主肝胆,右寸主肺与大肠,关主脾胃,两尺主肾与膀胱的三部脉位。③描绘了浮、芤、洪、滑、数、促、弦、紧等24种病脉的脉象形态及其所主证候。提出了独取寸口诊脉法的是《难经》。

11. A。

唐·孙思邈的《千金要方》和《千金翼方》是我国第一部医学百科全书。详述了唐以前的医学理论、方剂、诊法、治法、食养等,提出的医生在医德方面的要求和所要达到的境界,可谓开中国医学伦理学之先河。

12. C。

晋·皇甫谧的《针灸甲乙经》是我国现存最早的针灸学专著,叙述了藏象、经络、腧穴、标本、九针、刺法、诊法、病证、治法等内容;集魏晋以前针灸经络理论之大成。首先提出了"阿是穴"的是唐·孙思邈。

13. A。

隋·巢元方所著《诸病源候论》是我国第一部病因病机证候学专著。其内容为①分述内、外、妇、儿、五官、皮肤等诸科病证的病因、病机和症状。②重于病源的研究,如指出疥疮是由疥虫所致,首次提出具有传染性的"乖戾之气"。

14. B。

清·王清任字勋臣,著《医林改错》。主要贡献:改正了古医籍中在人体解剖方面的某些错误;肯定了"灵机记性不在心在脑";发展了瘀血理论;创立了多首治疗瘀血病证的有效方剂,对中医学气血理论的发展作出了一定贡献。

15. C。

整体观念的内容是:①人自身是一个统一的整体。②人与自然环境是一个统一整体。③人与社会环境是一个统一整体。

16. D。

精、气、神为人身"三宝":精为基础,气为动力,神为主宰,构成"形与神俱"的有机整体。

17. C。

"有诸内,必形诸外"《孟子·告子下》,局部病变大都是整体生理机能失调在局部的反映。

18. A。

局部病变常是整体病理变化在局部的反映,故治疗应从整体出发,在探求局部病变与整体病变的内在联系的基础上确立适当的治疗原则和方法。"从阴引阳,从阳引阴,以右治左,以左治右""病在上者下取之,病在下者高取之",都是在整体观念指导下确立的治疗原则。

19. B。

辨证论治是中医学认识疾病和处理疾病的基本原则,是运用中医学理论辨析有关疾病的资料以确立证候,论证其治则治法方药并付诸实施的思维和实践过程。

20. B。

证,即证候,是疾病过程中某一阶段或某一类型的病理概括,一般由一组相对固定的、有内在联系的、能揭示疾病某一阶段或某一类型病变本质的症状和体征构成。

21. A。

病,即疾病,是致病邪气作用于人体,人体正气与之抗争而引起的机体阴阳失调、脏腑组织损伤或生理功能障碍的一个完整的生命过程。

22. C。

症,即症状和体征的总称,是疾病过程中表现出的个别、孤立的现象,可以是病人异常的主观感觉或行为表现,也可以是医生检查病人时发现的异常征象。

23.A。

《伤寒杂病论》创立了辨证论治的诊治理论。该书为东汉张机(字仲景)所著,后经王叔和分为《伤寒论》与《金匮要略》两部分。前者以六经辨伤寒,后者以脏腑论杂病。该书提出了"观其脉证,知犯何逆,随证治之"的辨证论治原则,使中医学的基础理论与临床实践紧密结合起来,为临床医学的发展奠定了坚实的基础。

24.D。

中医学的整体观念,即中医学对人体自身的完整性及人与自然、社会环境相统一的认识。中医学的整体观念认为,人体自身是一个有机整体;人生活在自然、社会环境中,必然受到自然与社会环境各种变化的影响,人类在适应自然与社会环境的斗争中维持着机体的生命活动。中医学的整体观念,强调从宏观上、从自然与社会的不同角度,全方位研究人体的生理病理及疾病的防治。

25.D。

中医学理论体系的内涵:①以整体观念为主导思想。②以精气、阴阳、五行学说为哲学基础和思维方法。③以脏腑经络及精气血津液为生理病理学基础。④以辨证论治为诊治特点。

26.D。

中医学理论体系形成于战国至两汉时期。《黄帝内经》《伤寒杂病论》《神农本草经》等医学专著的成书,标志着中医学理论体系的初步形成。

27.B。

《黄帝内经》是我国现存的医学文献中最早的一部典籍,包括《素问》和《灵枢》两部分,共18卷,162篇,是先秦至西汉医学经验和理论的总结,内容丰富。它系统地阐述了人体生理、病理,以及疾病的诊断、治疗和预防等问题,奠定了中医学的理论基础。其内容包括藏象、经络、病机、诊法、辨证、治则及针灸和汤液治疗等。它在阐述医学理论的同时,还对当时哲学领域的一系列重大问题,诸如阴阳、五行、气、天人关系、形神关系等进行了深入的探讨。

28.A。

《难经》是一部可与《内经》相媲美的古典医籍,相传系秦越人扁鹊所作。该书内容简要,辨析精微。全书所述以基础理论为主,涉及生理、病理、诊断、病证、治疗等各个方面,尤其对脉学有较详悉而精当的论述和创见,对经络学说以及藏象学说中命门、三焦的论述,则在《内经》的基础上有所阐扬和发展,与《内经》同为后世指导临床实践的重要理论性著作。

29.D。

刘完素字守真,创河间学派,被后人尊称为刘河间,倡导火热论。他认为"六气皆从火化",化火化热是外感病的主要病机,而内伤病中"五志过极皆为热甚"。百病皆因火热,故在治疗中力主以寒凉清热,后人称其为"寒凉派"。代表作有《素问玄机原病式》《素问病机气宜保命集》等。

二、B型题。

1、2.A;C。

隋·巢元方写的《诸病源候论》是我国第一部病因病机证候学专著,此书分述内、外、妇、儿、五官、皮肤等诸科病证的病因、病机和症状;特点是重于病源的研究,如指出疥疮是由疥虫所致。书中对"绦虫""漆疮""肺结核""天花""脚气病"等也进行了比较详尽的解说。诸证之末多附导引法,但不记载治疗方药。书中关于肠吻合术、人工流产、拔牙等手术的记载,都是世界外科史的首创,充分反映了当时的外科手术已经达到一定的水平。唐·孙思邈写的《千金要方》和《千金翼方》是我国第一部医学百科全书。此书详述了唐以前的医学理论、方剂、诊法、治法、食养等。他提出的医生在医德方面的要求和所要达到的境界,可谓开中国医学伦理学之先河。

3、4.C;A。

解析参考1、2题。

5、6.C;A。

晋·王叔和写的《脉经》是我国第一部脉学专著。他在书中提倡"寸口诊法",并明确了左寸主心与小肠,关主肝胆,右寸主肺与大肠,关主脾胃,两尺主肾与膀胱的三部脉位;且描绘了浮、芤、洪、滑、数、促、弦、紧等24种病脉的脉象形态及其所主病证。自金元四大家以来关于相火的讨论,十二世纪以后便逐渐演变为命门学说发展的高潮。明代很多医家均论及命门,如李时珍、虞抟、李梴等,但以温补学派的孙一奎、赵献可、张景岳三家之论最为卓著,且大量体现宋明理学思想,成为独立于《内经》五脏体系之外的又一新藏象体系。《景岳全书》的命门论点是命门为"水火之宅"说。

7、8. B；A。

薛雪,字生白,著《湿热条辨》,对温病中湿热病的病因、症状、传变规律、治则治法等进行了简要阐述,对温病学说的发展作出一定贡献。吴瑭,字鞠通,著《温病条辨》,创立了温热病的三焦辨证理论,指出:"凡病温者,始于上焦,在手太阴""上焦病不治则传中焦,胃与脾也""中焦病不治,即传下焦,肝与肾也"。

9、10. C；D。

叶桂,字天士,号香岩,著《温热论》,阐明了温热病发生发展的规律"温邪上受,首先犯肺,逆传心包",创建了温热病的卫气营血辨证理论,对清代温病学说的发展起着承前启后的作用。李杲重视脾胃,探讨脾胃内伤病的病因病机,强调了脾胃气虚,元气不足,阴火内盛,升降失常是产生多种内伤病证的病机。因此,在治疗时,李氏将补脾胃、升清阳、泻阴火、调整升降失常作为其治疗大法,对叶桂影响大。

11、12. D；A。

《灵枢·顺气一日分为四时》说:"夫百病者,多以旦慧、昼安、夕加、夜甚……朝则人气始生,病气衰,故旦慧;日中人气长,长则胜邪,故安;夕则人气始衰,邪气始生,加;夜半人气入藏,邪气独居于身,故甚也。"

13、14. B；C。

《素问·疏五过论》指出:"尝贵后贱"可致"脱营"病,"尝富后贫"可致"失精"病,并解释说:"故贵脱势,虽不中邪,精神内伤,身必败亡;始富后贫,虽不伤邪,皮焦筋屈,痿躄为挛。"

15、16. C；C。

《神农本草经》又名《神农本草》,简称《本草经》或《本经》,中国现存最早的药学专著。①根据养生、治病和药物毒性分为上、中、下三品。②为中药学"四气五味"的药性理论奠定了基础,书中明确"治寒以热药,治热以寒药"的用药原则。③《本经》还提出了"七情和合"原则。

17、18. C；B。

张介宾,字景岳,反对寒冷药,提出"阳非有余""真阴不足",强调温补肾阳、滋补肾阴在养生、防治病中的意义。朱震亨,字彦修,号丹溪翁,后人尊称朱丹溪,传河间之学,创造性地阐明了相火的常变规律,认为相火有"生生不息"功能,"人非此火不能有生",而相火妄动,即属邪火,能煎熬真阴,从而得出"阳常有余,阴常不足"的结论。治疗上倡导"滋阴降火",后人称其为"滋阴派",代表作为《格致余论》。

19、20. B；C。

朱震亨,字彦修,号丹溪翁,后人尊称朱丹溪,传河间之学,创造性地阐明了相火的常变规律,认为相火有"生生不息"功能,"人非此火不能有生",而相火妄动,即属邪火,能煎熬真阴,从而得出"阳常有余,阴常不足"的结论。治疗上倡导"滋阴降火",后人称其为"滋阴派"。代表作为《格致余论》。赵献可在哲学思想上受《易经》影响较大,在医学上又遵从李东垣、薛己,属于温补学派。赵献可提出命门为人一身之主,而不是心,命门的水火即人的阴阳。"七节之旁,中有小心"说。

21、22. C；B。

《素问·异法方宜论》说,中原人:其民食杂而不劳,故其病多痿厥寒热,其治宜导引按跷。南方人:其民嗜酸而食胕,故其民皆致理而赤色,其病挛痹,其治宜微针。北方人:其民乐野处而乳食,脏寒生满病,其治宜灸焫。西方人:其民华食而脂肥……其病生于内,其治宜毒药。东方人:其民食鱼而嗜咸……故其民皆黑色疏理,其病皆痈疡,其治宜砭石。

三、X 型题。

1. ABCD。

在一般情况下,昼夜晨昏对人体生理的影响是白天人体阳气盛,夜晚阳气较衰。对人体病理的影响是百病多旦慧昼安、夕加夜甚。白天病情较轻,夜晚病情较重。《素问·生气通天论》曰:"阳气者,一日而主外。平旦人气生,日中而阳气隆。"因此,选 ABCD。

2. ABCD。

中医四大经典指的是在中医发展史上起到重要作用,具有里程碑意义的四部经典巨著,对古代乃至现代中医都有着巨大的指导作用与研究价值。目前学术界一般将《黄帝内经》《难经》《伤寒杂病论》《神农本草经》看做是中医四大经典。《黄帝内经》是中医理论体系形成的标志。《难经》补充了《黄帝内经》的不足,与《黄帝内经》一样,成为后世指导临床实践的理论基础。《伤寒杂病论》确立了中医临床医学的辨证论治体系和理、法、方、药的运用原则。《神农本草经》是我国第一部药学专著。这四本书标志着中医理论体系的基本确立,所以被称为中医"四大经典"。所以答案是 ABCD。

3. AC。

本题考查的是考生对中医学整体观念的认识。中医学的整体观念包括两个方面的内容:一是认为人体本身是一个有机的整体,因而从这一观点来认识和研究人体的生理、病理,以及对于疾病的诊断和治疗。二是认为人与自然界也保持着统一的关系,所以正确答案是AC。而选项B、D中提到五脏为中心的统一观和形神合一的统一观,不能概括整体观念的全部,仅仅是它的一部分,是运用整体观念去认识生命活动的功能特点,是中医学整体观念的具体应用。

4. **ABD**。

本题考查的是对于整体观念中人与自然界的统一性等方面的把握和认识。人人生活在自然界中,自然界的变化可以直接或间接地影响人体,主要表现于季节气候、昼夜晨昏、地方区域对人体的影响以及人对自然界的能动作用。此即《灵枢》所谓的"人与天地相应"。而饮食的偏嗜是内伤病因中饮食不节的一个方面,饮食偏嗜虽然受地域的影响,但是主要是个人的嗜好,不符合"天人相应",所以答案是ABD。

5. **BCD**。

证,是机体在疾病发展过程中的某一阶段的病理概括,亦标示着机体对病因作用的整体反应状态,由于它概括了病变的部位、原因、性质、趋势及邪正关系,以及机体的抗病反应能力等,能够反映疾病发展过程中某一阶段病理变化的本质,因而它比症状能更全面、更深刻、更正确地揭示疾病的本质。所以此题答案是BCD。

6. **CD**。

本题根据题干可知考查的是季节气候对人体的影响。秋冬天寒,阳气收敛,气血容易趋于里,则人体皮肤致密,腠理闭塞,故少汗而多尿。人体四季通过汗尿的变化,体现人体阴阳气血进行着适应性的生理调节,体现了人与自然界的统一关系,体现了天人相应。而A、B选项都是指地方区域对人体的影响,所以此题答案是CD。

7. **ABC**。

此题考查的是季节气候变化对发病的影响。由于人类适应自然环境的能力是有限的,如果气候剧变,超过了人体调节机能的一定限度,或者机体的调节机能失常,不能对自然变化作出适应性的调节时,就会发生疾病。在四时气候变化中,随着季节的不同,常可发生一些季节性的多发病,如《素问》"春善病鼽衄,仲夏善病胸胁,长夏善病洞泄寒中,秋善病风疟,冬善痹厥"指春天多病鼻塞流涕或鼻出血,夏天多发胸胁病变,长夏多发作里寒泄泻病证,秋天多发作风疟病证,冬天则多发关节疼痛、手足麻木症状。而旦慧昼安是指昼夜晨昏的消长变化,天人相应,故对疾病有一定的影响但未体现季节气候变化对人体病理影响。所以答案是ABC。

8. **AB**。

此题考查的是温病学派。温病四大家是吴又可,著作是《温疫论》,创"戾气"学说;叶天士,著作是《温热论》,阐明了温病传变规律。薛生白,著作是《湿热条辨》,阐明了湿热病的病因,症状,传变规律、治则治法。吴鞠通的著作是《温病条辨》,创立了温热病的三焦辨证理论。所以答案是AB。

9. **BC**。

此题考查的是"命门学说"的提出。以薛己、张介宾、赵献可为代表的温补学派,重视脾肾,提出了"命门学说",认为命门寓有阴阳水火,为脏腑阴阳之根本,是调控全身阴阳的枢纽。李中梓提出了"肾为先天之本,脾为后天之本"。所以此题答案是BC。吴又可是温病四大家之一,著作是《温疫论》,创"戾气"学说。

10. **BCD**。

此题考查的是中医学独特理论体系。中医学理论体系初步形成于战国至两汉时期,《黄帝内经》《伤寒杂病论》《神农本草经》等医学专著的成书,标志着中医学理论体系的初步形成。中医学理论体系是包括理、法、方、药在内的一个整体,主要阐明中医学的基本理论、基本规律和基本方法。它是以整体观念为主导思想,以精气、阴阳、五行诸学说为哲学基础,以脏腑经络精气血津液为生理病理基础,以辨证论治为诊治特点的独特的医学理论体系。所以答案是BCD。所以需要注意的是要把中医学独特理论体系特征与中医学基本特点区分开来。

11. **ABCD**。

此题考查的是人体是一个统一的有机整体。表现在四个方面:①组织器官的整体联系。②生理活动的整体联系。③病理反应的整体分析。④诊断治疗上的整体观。选项A、B体现的都是生理活动的整体统一。而选项C体现的是病理反应的整体分析。选项D是《灵枢》中的原文,体现的是诊断治疗上的整体观。所以答案是ABCD。

12. **AC**。

本题考查的是金元四大家。金元四大家是刘完素,为寒凉派,强调"六气皆从火化"。张从正,为攻邪派,提出"邪去则正安"。李杲为补土派,提出"内伤脾胃,百病由生"。朱丹溪为滋阴派,提出"阳常有余,阴常不足"的观点,所以此题答案是AC。

13. **ABCD**。

本题考查的是中医学理论体系的形成。中医学理论体系形成是在战国至秦汉时期。它的形成基础有三个方面:①是长期医疗经验的积累和总结;②是古代社会科学和自然科学的相互渗透;③是古代哲学思想的深刻影响。选项 A、C 都属于长期医疗实践的经验和总结,所以答案是 ABCD。

14. **ABCD**。

此题考查的是中医学的基本特点。中医学基本特点包括整体观、恒动观、辨证观、辨证论治观。选项 A、B "同病异治"和"异病同治"都是在辨证的基础上采取的治疗方法,都属于辨证论治观,选项 CD 都属于整体观,所以答案是 ABCD。

15. **AB**。

此题考查的是金元四大家的学术思想。刘完素是寒凉派,强调"六气皆从火化"和"五志过极能生火"。而"邪去则正安"属于张从正的主张,他是攻邪派;"阳常有余,阴常不足"是朱丹溪的主张,他是滋阴派。所以答案是 AB。

16. **ABCD**。

本题考查的是人与自然统一中的人对自然界的能动作用。人对自然界的能动作用是指人类不仅能主动地适应自然界,更能主动地改造自然界,并和自然界作斗争,从而减少疾病,提高健康水平。选项 ABCD 是说人类积极地改造居住环境,以适应生活的需要,预防疾病,都能体现人对自然界的改造作用,所以答案是 ABCD。

17. **AB**。

本题考查的是症状与体征的关系。症状是疾病过程中的个别表象,是病者所主观感觉到的异常反应、临床表现或某些病态改变,如头痛、发热或恶心呕吐等。而体征是客观的临床表现,如舌苔、脉象等。所以此题的正确答案是 AB。

18. **ABCD**。

本题考查的是"异病同治"的内涵。异病同治指不同的疾病,在其发展过程中,由于出现了相同的病机,因而采用同一方法治疗的法则。根据选项久痢脱肛采取提升中气的方法、胃下垂采取提升中气的治法、子宫脱垂采取提升中气的治法、直肠脱垂采取提升中气的治法可知虽然是不同的脏器疾病,但是都采用的是"补中益气升提"的治法,属于异病同治。所以此题答案是 ABCD。

19. **ABCD**。

此题考查的中医治疗学的辨证观点。中医治疗学的辨证观点是指在治疗疾病时,分析疾病的本质与现象,辨清标本缓急,明白主要矛盾与次要矛盾后,所采取的治疗方法。中医治疗学的辨证观点包括四个方面的内容:一是标本缓急;二是正治反治;三是异法方宜;四是必伏其所主。标本缓急是说治病时必须抓住疾病的根本矛盾,治疗"本",才能取效。选项"缓则治其本""治病必求其本"体现了这一观点。而"正治反治"是说针对证候所反映的阴阳失调状况,相应地采用纠正这种阴阳失调状况的治疗方法,"寒者热之"体现了这一观点。"必伏其所主"是指抓主要矛盾,解决主要矛盾的论治思想。而"同病异治"和"异病同治"都体现了这一观点,所以答案是 ABCD。

20. **ABC**。

此题考查的是张从正的学术观点。张从正,字子和,号张戴人,属于"攻邪派"。代表名言是"邪去则正安"。学术观点是认为病从邪生,以汗、吐、下为攻去病邪的三个主要方法。所以此题答案是 ABC。

21. **ABC**。

此题考查的是隋唐著名医家以及他们的著作。《诸病源候论》是隋代著名医家巢元方所著,而《千金要方》和《千金翼方》是唐代著名医家孙思邈所著。《外台秘要》是唐代著名医家王焘所著。所以此题答案是 ABC。

22. **ABCD**。

此题考查的是陈无择的"三因学说"的内涵。陈言在《三因极一病证方论》中提出了著名的"三因学说",对发病原因进行了较为具体的分类概括。即内因为七情所伤;外因为六淫外邪所感;不内外因为饮食饥饱、呼叫伤气、虫兽所伤、中毒金疮、跌损压溺等所致。七情内伤属于内因。寒邪是六淫邪气的一种,属于外因。饮食饥饱和虫兽所伤都属于不内外因,所以答案是 ABCD。

23. **ABC**。

此题考查的是中医学的基本特点。中医学的基本特点是整体观和辨证论治。所以只有 D 选项是中医学的辨证要点,其他选项皆分属于中医的预防和治则范畴。所以答案选 ABC。

第 二 章

精气阴阳五行

一、A型题:在每小题给出的 A、B、C、D 四个选项中,请选出一项最符合题目要求的。

1. 下列不按五行相生顺序排列的是

    A. 呼、笑、歌、哭、呻   B. 角、徵、商、宫、羽   C. 筋、脉、肉、皮、骨   D. 酸、苦、甘、辛、咸

2. "阴中有阳,阳中有阴"是指

    A. 阴阳互藏   B. 阴阳消长   C. 阴阳平衡   D. 阴阳交感

3. 下列选项中,不属于阴阳互根互用关系的是

    A. 重阴必阳,重阳必阴   B. 阴在内,阳之守也,阳在外,阴之使也

    C. 孤阴不生,独阳不长   D. 阴损及阳,阳损及阴

4. "阴者,藏精而起亟也;阳者,卫外而为固也"说明了

    A. 阴阳互根   B. 阴阳互用   C. 阴阳对立制约   D. 阴阳相互转化

5. 关于精气的运动变化,下列叙述不正确的是

    A. 自然界一切事物的纷繁变化,都是精气运动的结果

    B. 气的运动,称为气机

    C. 气运动的形式多种多样,但主要有升、降、沉、浮等几种

    D.《素问·六微旨大论》说:"气之升降,天地之更用也……升已而降,降者谓天;降已而升,升者谓地。"是对气的运动的经典阐释

6. 下列关于气化的叙述不正确的是

    A. 气化是指气与形之间的转化

    B. 凡在气的作用下或参与下,宇宙万物在形态、性能及表现方式上所出现的各种变化,皆是气化的结果

    C. 气化是指气的运动产生宇宙各种变化的过程

    D. 气化是精气的运动与变化中的一部分

7. "动极者,镇之以静,阴亢者,胜之以阳"指的是

    A. 阴阳互根   B. 阴阳互用   C. 阴阳对立制约   D. 阴阳相互转化

8. "阳生阴长,阳杀阴藏"指的是

    A. 阴阳互根互用   B. 阴阳消长平衡   C. 阴阳对立制约   D. 阴阳相互转化

9. 阴阳学说用于分析四诊资料时,脉象分阴阳,其中如以部位分,寸为,尺为;以动态分,则至者为,去者为

    A. 阴,阳;阴,阳   B. 阳,阴;阳,阴   C. 阴,阴;阳,阳   D. 阳,阳;阴,阴

10. "升已而降,降者谓天;降已而升,升者谓地。"说明了阴阳学说中的什么内容

    A. 阴阳的对立制约   B. 阴阳的互根互用   C. 阴阳的消长平衡   D. 阴阳的相互转化

11. 脏腑辨证中,下列除哪一项外均属阴证

    A. 心血虚   B. 心气虚   C. 心阴虚   D. 心血瘀阻

12. 天人相应,四时脉象变化,如《素问·脉要精微论》所说:"夏日在肤",则可见

    A. 如鱼之游在波   B. 泛泛乎万物有余   C. 蛰虫将去   D. 蛰虫周密

13. 天人相应,四时脉象变化,如《素问·脉要精微论》所说:"秋日下肤",则可见

    A. 如鱼之游在波   B. 泛泛乎万物有余   C. 蛰虫将去   D. 蛰虫周密

14. 天人相应,四时脉象变化,如《素问·脉要精微论》所说:"冬日在骨",则可见
    A. 如鱼之游在波   B. 泛泛乎万物有余   C. 蛰虫将去   D. 蛰虫周密

15. 心病及肝属于
    A. 母病及子   B. 子病及母   C. 反克   D. 倍克

16. 五行学说可以用于指导疾病的诊断,确定五脏的病变部位。如面见赤色,口味苦,脉洪,为
    A. 肾水凌心   B. 肝病犯脾   C. 肝病   D. 心病

17. 心在"五音"归属于
    A. 角   B. 徵   C. 宫   D. 商

18. 脾之"变动"为
    A. 握   B. 忧   C. 哕   D. 咳

19. 肾之"变动"为
    A. 握   B. 忧   C. 哕   D. 栗

20. 大肠在"五化"归属于
    A. 生   B. 长   C. 收   D. 藏

21. 肝"五声"归属于
    A. 呼   B. 笑   C. 歌   D. 哭

22. 主色胜客色,其病为( ),客色胜主色,其病为( );色脉合参,得相生之脉为( ),得相克之脉为( )
    A. 顺,逆;逆,顺   B. 顺,逆;顺,逆   C. 逆,顺;逆,顺   D. 逆,顺;顺,逆

23. 关于"气有余,则制己所胜而侮所不胜;其不及,则己所不胜,侮而乘之,己所胜,轻而侮之",下列关于叙述
不正确的是
    A. 相乘和相侮都是不正常的相克现象
    B. 发生相乘时,也可同时发生相侮
    C. 相乘是按五行的相克次序发生过强的克制,相侮是与五行相克次序发生相反方向的克制现象
    D. 发生相侮时,不可同时发生相乘

24. 下列关于"以情胜情",不正确的是
    A. "忧胜喜"   B. "恐胜喜"   C. "怒胜思"   D. "悲胜怒"

25. 下列叙述反映"阴阳偏盛"的是
    A. "重寒则热,重热则寒"   B. "阳虚则外寒,阴虚则内热"
    C. "阴胜则阳病,阳胜则阴病"   D. "阴阳离决,精气乃绝"

26. 下列哪项是"相侮"
    A. 心病及肝   B. 木旺乘土   C. 土虚木乘   D. 木火刑金

27. 下列对阴阳的消长平衡描述不正确的是
    A. "夏至四十五日,阳气微上,阴气微下"
    B. 子夜阳气生,日中阳气隆,机体的生理功能由抑制逐渐转向兴奋,即是"阴消阳长"的过程
    C. 日中至黄昏,阳气渐衰,阴气渐盛,机体的生理功能也从兴奋逐渐转向抑制,即是"阳消阴长"的过程
    D. 如果破坏了阴阳的相对平衡,形成阴或阳的偏盛或偏衰,则导致阴阳的消长失调

28. 下列哪句原文不是阴阳相互转化的体现
    A. "升已而降,降者谓天;降已而升,升者谓地"   B. "重阴必阳,重阳必阴"
    C. "寒生热,热生寒,此阴阳之变也"   D. "夏至四十五日,阴气微上,阳气微下"

29. 下列哪项不属于阴阳学说在中医学说明人体组织结构的应用
    A. 就大体部位来说,上部为阳,下部为阴;体表属阳,体内属阴
    B. 就其背腹四肢内外侧来说,则背属阳,腹属阴;四肢外侧为阳,四肢内侧为阴

C.以脏腑来分,五脏属里,藏精气而不泻,故为阴;六腑属表,传化物而不藏,故为阳

D."阴胜则阳病,阳胜则阴病;阳胜则热,阴胜则寒"

30.下列哪项是阴阳学说用于疾病的诊断的内容

A.色泽分阴阳　　　　　B.气息分阴阳　　　　　C.动静喜恶分阴阳　　　　　D.以上均是

31.五行中某"一行"对被克的"一行"克制太过,从而引起一系列的异常相克反应,是指

A.相乘　　　　　B.相侮　　　　　C.相生　　　　　D.相克

32.五行中的某"一行"过于强盛,对原来"克我"的"一行"进行反克,是指

A.相乘　　　　　B.相侮　　　　　C.相生　　　　　D.相克

33.下列关于五行相克不正确的是

A.五行相克次序是:木克土、土克水、水克火、火克金、金克木

B.在五行相克关系中,任何一行都具有"克我"和"我克"两方面的关系

C.《内经》把相克关系称为"所胜""所不胜"关系:"克我"者为"所胜","我克"者为"所不胜"

D.以木为例,由于木克土,故"我克"者为土,土为木之"所胜";由于金克木,故"克我"者为金,金为木之"所不胜"

二、B型题:A、B、C、D是其下面两道小题的备选项,请从中选择一项最符合题目要求的,每个选项可以被选择一次或两次。

A.相互转化　　　　　B.互根互用　　　　　C.阴阳消长　　　　　D.对立制约

1.《景岳全书·新方八略》所说"阴得阳升而泉源不竭"的治疗法则,是指

2."阳在外,阴之使"体现的是

A.相互转化　　　　　B.互根互用　　　　　C.阴阳消长　　　　　D.对立制约

3."动极者,镇之以静。"体现的是

4."年四十而阴气自半也,起居衰也。"体现的是

A.阴阳交感　　　　　B.阴阳自和　　　　　C.消长平衡　　　　　D.阴阳互藏

5.宇宙万物赖以生成和变化的根源是

6.阴阳运动的最佳的状态是

A.阴阳交感　　　　　B.阴阳自和　　　　　C.消长平衡　　　　　D.阴阳互藏

7.阴阳交感和合的动力根源是

8.阴阳的本性和维持事物或现象协调发展的内在机制是

A.土　　　　　B.金　　　　　C.木　　　　　D.水

9.具有向下运行的事物归属于

10.具有升发作用的事物归属于

A.土　　　　　B.金　　　　　C.木　　　　　D.火

11.能让木成为复气的是

12.按五行诊病,面见赤色,口味苦,脉洪是病

A.土　　　　　B.金　　　　　C.木　　　　　D.火

13.泻南补北法泻的是

14.哕是的病变

A.土　　　　　B.金　　　　　C.木　　　　　D.水

15.呼是的病变

16.肝气病者,病情为吉中顺时,人面色见之色

A.井穴　　　　　B.荥穴　　　　　C.输穴　　　　　D.合穴

17.按五行相生,肝虚证时,宜补肾经的是

18.按五行规律,肝实证时,可取本经的是

15

19. 奠定中医理论体系方法论基石的是

20. 能最好地说明万物同源性和物质统一性的

三、X型题:在每小题给出的 A、B、C、D 四个选项中,至少有两项是符合题目要求的,请选出所有符合题目要求
　的答案,多选或少选均不得分。

1. 下列属于中医学哲学基础的是
　　A. 精气学说　　　　B. 阴阳学说　　　　C. 五行学说　　　　D. 脏腑学说

2. 下列治法,体现了阴阳制约的是
　　A. 寒者热之,热者寒之　　B. 阳中求阴,阴中求阳　　C. 阴病治阳,阳病治阴　　D. 热因热用,寒因寒用

3. 下列体现阴阳交感的是
　　A. 天地合而万物生,阴阳接而变化起
　　B. 天地氤氲,万物化醇,男女媾精,万物化生
　　C. 道生一,一生二,二生三,三生万物,万物负阴而抱阳,冲气以为和
　　D. 地气上为云,天气下为雨,雨出地气,云出天气

4. 下列体现阴阳互藏的是
　　A. 天为阳也,然阳中有阴;地本阴也,然阴中有阳　　B. 万物负阴而抱阳
　　C. 阴中有阳则水温而精盈,阳中有阴则气清而神旺　　D. 天气下降,气流于地;地气上升,气腾于天

5. 下列能体现阴阳互根互用的是
　　A. 阳根于阴,阴根于阳　　　　　　　　　　B. 阴生于阳,阳生于阴
　　C. 孤阴不生,孤阳不长　　　　　　　　　　D. 阴在内,阳之守也;阳在外,阴之使也

6. 下列能体现阴阳消长失调的是
　　A. 阴胜则阳病　　　　B. 阳胜则阴病　　　　C. 阳胜则热　　　　D. 阴胜则寒

7. 下列不是以阴阳互根互用关系为主的是
　　A. 气与血　　　　　　B. 寒与热　　　　　　C. 水与火　　　　　　D. 动与静

8. 阴偏盛的病机是
　　A. 阴邪偏盛　　　　　B. 阳不化阴,滋生痰湿　　C. 阳气被遏而寒盛　　D. 阳不制阴,虚寒内生

9. 下列属于阳中之阳的是
　　A. 心　　　　　　　　B. 肺　　　　　　　　C. 上午　　　　　　　D. 下午

10. 下列体现阴阳偏衰的治疗原则的是
　　A. 壮水之主,以制阳光　　　　　　　　　　B. 益火之源,以消阴翳
　　C. 虚者补之　　　　　　　　　　　　　　　D. 阴中求阳,阳中求阴

11. 根据阴阳学说,药用五味,下列属阳的有
　　A. 辛　　　　　　　　B. 甘　　　　　　　　C. 淡　　　　　　　　D. 酸

12. 下列符合"木曰曲直"生理特点的是
　　A. 肝主疏泄　　　　　B. 肝体阴而用阳　　　C. 肝喜条达　　　　　D. 肝为刚脏,主升主动

13. 下列符合"土爰稼穑"所比喻脾的生理功能有
　　A. 运化水谷　　　　　B. 统血　　　　　　　C. 运化水液　　　　　D. 为气血生化之源

14. 下列按照五行相生次序排列的是
　　A. 酸、苦、甘、辛、咸　　B. 风、暑、湿、燥、寒　　C. 青、赤、黄、白、黑　　D. 筋、脉、皮、骨、肉

15. 下列治疗方法符合"五行相生"规律的是
　　A. 滋水涵木法　　　　B. 培土生金法　　　　C. 金水相生法　　　　D. 培土制水法

16. 五行学说中,下述表述正确的是

　A. 火为木之子　　　B. 木为火之母　　　C. 木为金的"所胜"　　　D. 木为土的"所不胜"

17. 以下属于五行"相侮"传变的有

　A. 肝病及肺　　　B. 肺病及肾　　　C. 心病及肾　　　D. 脾病及肝

18. 依照五行理论确立的治则有

　A. 补母　　　B. 泻子　　　C. 抑强　　　D. 扶弱

19. 用五行相克治疗情志病,正确表述的有

　A. 悲胜怒　　　B. 恐胜喜　　　C. 悲胜喜　　　D. 怒胜思

20. 阴阳偏衰可导致的病理变化有

　A. 实热　　　B. 虚热　　　C. 实寒　　　D. 虚寒

21. 阴阳属性的相对性表现在

　A. 阴阳的对立制约　　　B. 阴阳的无限可分　　　C. 阴阳的消长平衡　　　D. 阴阳的相互转化

22. 人体划分阴阳属性,属阳的有

　A. 上半部　　　B. 体表　　　C. 六腑　　　D. 腹部

23. 阴阳的互根互用旨在说明

　A. 阴和阳是对立统一的
　B. 阴和阳是各自独立存在的
　C. 阴和阳任何一方都不能脱离另一方而独立存在
　D. 每一方都以对方为自己存在的前提和条件

参考答案与解析

一、A 型题。

1. B。
五行相生的顺序是木火土金水。与五行相生相对应的五音顺序应该是角、徵、宫、商、羽。故选 B。

2. A。
阴阳学说主要包括阴阳互藏交感,阴阳对立制约,阴阳互根互用,阴阳消长平衡,阴阳相互转化。阴阳互藏,是指阴阳双方中的任何一方都含有另一方,即阴中藏阳,阳中寓阴。《类经·运气类》说:"天本阳也,然阳中有阴;地本阴也,然阴中有阳。此阴阳互藏之道。"故"阴中有阳,阳中有阴"是指阴阳互藏,选 A。

3. A。
一切事物或现象中相互对立着的阴阳两个方面,具有相互依存,互为根本的关系。即阴和阳任何一方都不能脱离另一方而单独存在,每一方都以相对的另一方的存在作为自己存在的前提和条件。所以说阳依存于阴,阴依存于阳。这种阴阳的相互依存关系,称之为"互根"。与阴阳互根相关的论述有"阳生阴长,阳杀阴藏""孤阴不生,独阳不长""无阳则阴无以生,无阴则阳无以化""阴阳离决,精气乃绝"。描述阴阳互用关系的有《素问·生气通天论》说:"阴者,藏精而起亟也;阳者,卫外而为固也。"《素问·阴阳应象大论》说:"阴在内,阳之守也;阳在外,阴之使也。""阳损及阴"或"阴损及阳"的病理变化。

4. B。
阴阳互用,是指阴阳双方具有相互资生,促进和助长的关系。如《素问·生气通天论》说:"阴者,藏精而起亟也;阳者,卫外而为固也。"意思是藏于体内的阴精,不断地化生为阳气;保卫于体表的阳气,使阴精得以固守于内。

5. C。
自然界一切事物的纷繁变化,都是精气运动的结果。气的运动,称为气机。气运动的形式多种多样,但主要有升、降、聚、散等几种。如《素问·六微旨大论》说:"气之升降,天地之更用也……升已而降,降者为天;降已而升,升者为地。"

6. A。

气化,是指气的运动产生宇宙各种变化的过程。凡在气的作用下或参与下,宇宙万物在形态、性能及表现方式上所出现的各种变化,皆是气化的结果。气化的形式包括:气与形之间的转化、形与形之间的转化、气与气之间的转化、有形之体自身的不断更新变化。

7.C。

阴阳对立制约,是指属性相反的阴阳双方在一个统一体中的相互斗争、相互制约和相互排斥。阴阳学说认为,自然界一切事物或现象都存在着相互对立的阴阳两个方面,如上与下、左与右、天与地、动与静、出与入、升与降、昼与夜、明与暗、寒与热、水与火等。阴阳两个方面的相互对立主要表现于它们之间的相互制约、相互消长。"动极者,镇之以静,阴亢者,胜之以阳"《类经附翼·医易》。这说明了动与静、阴与阳的相互制约、相互消长的关系。人的机体之所以能进行正常的生命活动,就是阴与阳相互制约、相互消长取得统一动态平衡的结果。

8.A。

阴阳互根,是指一切事物或现象中相互对立着的阴阳两个方面,具有相互依存,互为根本的关系。即阴和阳任何一方都不能脱离另一方而单独存在,每一方都以相对的另一方的存在作为自己存在的前提和条件。这种阴阳的相互依存关系,称之为"互根"。阴阳互用,是指阴阳双方具有相互资生、促进和助长的关系。阴阳学说运用阴阳互根互用关系,广泛地用来阐释自然界的气候变化和人体的生命活动。《素问·阴阳应象大论》所谓"阳生阴长,阳杀阴藏。"

9.B。

阴阳学说用于分析四诊资料时,辨脉之部位、动态、至数、形状也可以分辨病证的阴阳属性。如以部位分,寸为阳,尺为阴;以动态分,则至者为阳,去者为阴;以至数分,则数者为阳,迟者为阴;以形状分,则浮大洪滑为阳,沉涩细小为阴。

10.D。

阴阳转化是指阴阳对立的双方,在一定的条件下可以各自向其相反的方向转化,即阴可以转化为阳,阳也可以转化为阴。

11.D。

A、B、C为虚证阴阳,D为实证属阳。

12.B。

四季脉象规律:春弦、夏洪、秋毛、冬石——《素问·脉要精微论》说:"四变之动,脉与之上下。""春日浮,如鱼之游在波;夏日在肤,泛泛乎万物有余;秋日下肤,蛰虫将去;冬日在骨,蛰虫周密。"

13.C。

解析同上。

14.D。

解析同上。

15.B。

五行学说可以说明五脏病变的相互影响与传变。相生关系的传变包括:母病及子:母脏之病传及子脏。如肾病及肝;子病及母:疾病从子脏传及母脏。如心病及肝。

16.D。

事物属性的五行归类中,赤色、苦味、洪脉都对应心病。

17.B。

解析见下表。

自 然 界							五行	人 体						
五音	五味	五色	五化	五气	五方	五季		五脏	五腑	五官	形体	情志	五声	变动
角	酸	青	生	风	东	春	木	肝	胆	目	筋	怒	呼	握
徵	苦	赤	长	暑	南	夏	火	心	小肠	舌	脉	喜	笑	忧
宫	甘	黄	化	湿	中	长夏	土	脾	胃	口	肉	思	歌	哕
商	辛	白	收	燥	西	秋	金	肺	大肠	鼻	皮	悲	哭	咳
羽	咸	黑	藏	寒	北	冬	水	肾	膀胱	耳	骨	恐	呻	栗

18. C。

解析同上。

19. D。

解析同上。

20. C。

解析同上。

21. A。

解析同上。

22. D。

五行学说推断病情的轻重顺逆。五色:主色胜客色,其病为逆。客色胜主色,其病为顺。色脉合参:得相生之脉为顺,得相克之脉为逆。

23. D。

相乘和相侮都是不正常的相克现象,两者之间是既有区别又有联系的。主要区别是:前者是按五行的相克次序发生过强的克制;后者是与五行相克次序发生相反方向的克制现象。两者之间联系是:在发生相乘时,也可同时发生相侮;发生相侮时,也可同时发生相乘。如:木过强时,既可以乘土,又可以侮金;金虚时,既可受到木的反侮,又可受到火乘。

24. A。

五行学说可以指导情志疾病的治疗,如"悲胜怒""恐胜喜""怒胜思""喜胜忧""思胜恐""以情胜情"。

25. C。

阴阳偏胜即阴胜、阳胜,属于阴或阳任何一方高于正常水平的病变。"阳胜则热,阳胜则阴病":阳胜一般是指阳邪致病,是阳的绝对亢盛;但阳长则阴消,阳偏胜必然要导致伤阴,故说阳胜则阴病。"阳胜则热"是指因阳邪所致疾病的性质而言;"阳胜则阴病"是指阳胜的病变必然损伤人体的阴液。"阴胜则寒",是指因阴邪所致疾病性质而言;"阴胜则阳病"则是指阴胜的病变必然损伤人体的阳气。

26. D。

五脏病变的相互影响与传变中,相生关系的传变包括:①母病及子:母脏之病传及子脏,如肾病及肝。②子病及母:疾病从子脏传及母脏,如心病及肝。相克关系的传变:①相乘:相克太过为病,如"木旺乘土"和"土虚木乘"。②相侮:反向克制致病,如"木火刑金"和"土虚水侮"。

27. A。

夏至四十五日,阴气微上,阳气微下。阴和阳之间的对立制约、互根互用,始终处于不断的运动变化之中,故说"消长平衡"。所谓"消长平衡",即是指阴和阳之间的平衡,不是静止的和绝对的平衡,而是在一定限度、一定时间内的"阴消阳长""阳消阴长"之中维持着相对的平衡。子夜阳气生,日中阳气隆,机体的生理功能由抑制逐渐转向兴奋,即是"阴消阳长"的过程;日中至黄昏,阳气渐衰,阴气渐盛,机体的生理功能也从兴奋逐渐转向抑制,即是"阳消阴长"的过程。如果破坏了阴阳的相对平衡,形成阴或阳的偏盛或偏衰,则导致阴阳的消长失调。故《素问·阴阳应象大论》说:"阴胜则阳病,阳胜则阴病;阳胜则热,阴胜则寒。"

28. D。

由春温发展到夏热之极点,就是向寒凉转化的起点;秋凉发展到冬寒之极点,就是逐渐向温热转化的起点。《素问·六微旨大论》说:"升已而降,降者谓天;降已而升,升者谓地。天气下降,气流于地;地气上升,气腾于天"即是从天地之气的升降来说明阴阳的转化。"四时之变,寒暑之胜,重阴必阳,重阳必阴。故阴主寒,阳主热。寒甚则热,热甚则寒。故曰:寒生热,热生寒,此阴阳之变也。"(《灵枢·论疾诊尺》)

29. D。

根据阴阳对立统一的观点,认为人体是一个有机整体,人体内部充满着阴阳对立统一的关系。①人体脏腑组织的阴阳属性,就大体部位来说,上部为阳,下部为阴;体表属阳,体内属阴。②就其背腹四肢内外侧来说,则背属阳,腹属阴;四肢外侧为阳,四肢内侧为阴。③以脏腑来分,五脏属里,藏精气而不泻,故为阴;六腑属表,传化物而不藏,故为阳。五脏之中,又各有阴阳所属,即心、肺居于上部胸腔属阳,肝、脾、肾位于下部腹腔属阴。D为说明人体的病理变化。

30. D。

阴阳学说可用于疾病的诊断分析四诊资料:①色泽分阴阳:色泽鲜明为病属于阳;色泽晦暗为病属于阴。②气息分阴阳:语声高亢洪亮、多言而躁动者,多属实、属热,为阳;语声低微无力、少言而沉静者,多属虚、属寒,为阴。呼吸微弱,多属于阴证;呼吸有力,声高气粗,多属于阳证。③动静喜恶分阴阳:了解患者的动静、喜恶等情况,也可以区分病证的阴阳属性。如躁动不安属阳,蜷卧静默属阴;身热恶热属阳,身寒喜暖属阴等。④脉象分阴阳:辨脉之部位、动态、至数、形状也可以分辨病证的阴阳属性。如以部位分,寸为阳,尺为阴;以动态分,则至者为阳,去者为阴;以至数分,则数者为阳,迟者为阴;以形状分,则浮大洪滑为阳,沉涩细小为阴。

31.A。

五行之间的相乘、相侮,是指五行之间的生克制化遭到破坏后出现的不正常相克现象。五行中的相乘,是指五行中某"一行"对被克的"一行"克制太过,从而引起一系列的异常相克反应,简称倍克。五行中的相侮,是指由于五行中的某"一行"过于强盛,对原来"克我"的"一行"进行反克,所以反侮亦称反克。

32.B。

解析同上。

33.C。

《内经》把相克关系称为"所胜""所不胜"关系:"克我"者为"所不胜","我克"者为"所胜"。因此,五行相克,实为五行中的某一行对其所胜行的克制和制约。

二、B型题。

1、2.B;B。

阴阳互根,是指一切事物或现象中相互对立着的阴阳两个方面,具有相互依存,互为根本的关系。此句子提示阴需要阳才能存在才能不竭,故选此。第二题答案为阴阳互用,其指的是指阴阳双方具有相互资生、促进和助长的关系。"使"字提示是功能的发挥,属于用的范畴。

3、4.D;C。

阴阳对立制约,是指属性相反的阴阳双方在一个统一体中的相互斗争、相互制约和相互排斥。"动极者,镇之以静,阴亢者,胜之以阳"此句可体现阴阳对立制约在生理上的体现。可通过"镇"字看出是斗争的状态。阴和阳之间的对立制约、互根互用,始终处于不断的运动变化之中。消长有互为消长、皆消皆长。此题干提示是阳随阴消。

5、6.A;B。

阴阳交感是指阴阳二气在其运动中相互感应而交合的过程。它是阴阳二气最基本的性质和规律,是阴阳学说的重要内容。若阴阳离决则人死。这种状态需要阴阳在运动中的平衡协调,就是"和"。

7、8.D;B。

阴阳互藏,是指相互对立的阴阳双方中的任何一方都蕴含着另一方,即阴中有阳,阳中有阴,即是说宇宙中的任何事物都含有阴与阳两种属性不同的成分,属阳的事物含有阴性成分,属阴的事物也寓有属阳的成分。如天气虽在上,属于阳,但其有阴气,故有亲下的特点,向下的趋势;同理,地气方有向上的趋势,这样天地之气方可相遇,发生作用,产生万物。它还是互根互用的基础和纽带,消长转化的内在根据。阴阳自和,是指阴阳双方自动维持和调节恢复其协调平衡状态的能力和趋势。对生命体来说,阴阳自和是生命体内的阴阳二气在生理状态下的自我协调和在病理状态下的自我恢复平衡的能力。故"阴阳自和"是人的健康与疾病的深层规律,是防治疾病的内在机制。

9、10.D;C。

水的特征:古人称"水曰润下"。是指水具有滋润和向下的特性。引申为具有寒凉、滋润、向下运行的事物,均归属于水。金的特性:古人称"金曰从革"。"从革",是指"变革"的意思。引申为具有清洁、肃降、收敛等作用的事物,均归属于金。木的特性:古人称"木曰曲直"。"曲直",实际上是指树木的生长形态,枝干曲直,向上向外周舒展。因而引申为具有生长、升发、条达舒畅等作用或性质的事物,均归属于木。火的特性:古人称"火曰炎上"。"炎上",是指火具有温热、上升的特性。因而引申为具有温热、升腾作用的事物,均归属于火。

11、12.A;D。

五行中某行亢盛盛气,则引起其所不胜复气之报复性制约称为胜气。胜气为土,复气为木。面见青色,喜食酸味,为肝病。面见赤色,口味苦,脉洪,为心病。

13、14.D;A。

以五行相克规律确定的泻南补北法南,代表心火;北,代表肾水。泻南补北指泻心火补肾水,其基本治疗原则是抑强扶弱。相似原理治法:抑木扶土法、培土制水法、佐金平木法。木、火、土、金、水的变动分别是握、忧、哕、咳、栗。

15、16.**C；D**。

木、火、土、金、水的五声呼、笑、歌、哭、呻。病色相生均是吉,色生病为吉中顺,病生色为吉中逆;病色相克为凶,色克病为凶中逆,病克色为凶中顺。简单记就是相生就吉,色作主语时,要不是最好吉中顺就是最坏凶中逆。按题意,因色生病,则生木的为水。

17、18.**D；B**。

根据"虚者补其母",取生我者经的有生我穴。故,木病因取有水属性肾的水穴合穴。肝虚者,还可选本经的水穴。根据"实则泻其子",取我生经的我生穴。故,木旺者,取有火属性的火穴荥穴或本经的荥穴。

19、20.**D；D**。

此帮助中医构建了同源性思维、类比性思维、整体观和精气血津液神理论乃至藏象理论。古代哲学认为,精气的概念涵盖了一切的物质基础;精气是万物的本源,人类和自然万物有着共同的化生之源。精气也成了万物感应的媒介。

三、X 型题。

1.**ABC**。

此题考查的是中医学的哲学基础。中医学是古代比较系统的自然科学体系,在其自身理论体系形成之时,并与医学实践经验和理论融合在一起,构建了涵盖自然哲学、形态学和实践验证的完整的医学体系。中医学以古代的唯物观和辩证观,即精气学说、阴阳学说和五行学说为哲学基础,运用综合思维的方式来分析和解决医学理论和医疗实践等诸多问题,充分体现了中国传统文化的理性思维特点。所以此题答案是ABC。

2.**ACD**。

此题考查的是阴阳制约的内涵。寒为阴,热为阳,阴阳为相互对立的两个方面,若一方亢盛,另一方来制约它使其阴阳最终达到平衡,即所谓的阴阳相互制约,选项 A、C、D 都体现了阴阳相互制约,而选项 B 体现的是阴阳的互根作用。所以此题答案是ACD。

3.**ABC**。

此题考查的是阴阳交感互藏中"交感"的内涵。交感即交互感应,所谓阴阳交感,是指阴阳二气在运动中处于相互感应,即不断地相互影响、相互作用地过程中。选项 A 是指阴阳交感是万物化生和变化的根本条件。选项 B 是指人与天地阴阳之气一样也是在自然界万物化生中所产生的。选项 C 是说阴阳二气在运动中达到和谐状态时,就会发生交感作用,从而产生万物。而选项 D 是说阴阳的互藏。所以答案是ABC。

4.**ACD**。

此题考查的是阴阳交感互藏中"互藏"的内涵。阴阳互藏是指相互对立的阴阳双方中的任何一方都涵有另一方,即阴中藏阳,阳中藏阴。《类经》"天本阳也,然阳中有阴;地本阴也,然阴中有阳,此阴阳互藏之道";"万物负阴而抱阳"是说阴阳是万物的根本属性。"阴中有阳则水温而精盈,阳中有阴则气清而神旺"是说阴阳互藏对事物或现象本身的生长、发展和变化有着极其重要的调控作用。"天气下降,气流于地;地气上升,气腾于天"是说大气圈也是受天地阴阳交感互藏的影响而制约生物繁殖生长,从而构成人类生存环境。所以选项 ACD 都体现了阴阳互藏,所以答案是ACD。

5.**ABCD**。

此题考查的是阴阳的互根互用内涵。阴阳的互根互用是指事物或现象中相互对立的阴阳两个方面,具有相互依存、相互为用的关系。"阴根于阳,阳根于阴"是指相互对立的阴阳双方,又相互依存、相互化生、相互为用。"阴生于阳,阳生于阴"是指阴阳互根互用,相互依存,各以对方的存在为自己存在的前提。从人体来说,阳气所代表的功能产生,必须依附于阴所代表的精血等物质为基础。阴精所代表的功能产生,必须依附于阳气为基础。"孤阴不生,孤阳不长"是说阳依附于阴,阴依附于阳,在它们之间,存在着相互滋生、相互依存的关系,即任何阳的一面或阴的一面,都不能离开另一面而单独存在。"阴在内,阳之守也;阳在外,阴之使也"是说阴在内而为阳之镇守,阳在外而为阴之使役。二者具有相互依存,相互为用的关系,体现了阴阳的互根互用。选项 ABCD 都体现了阴阳互根互用,说明阴和阳是相互依存、相互为用的关系,所以答案是ABCD。

6.**ABCD**。

本题考查的是阴阳的消长平衡之间的内涵。消长是指事物或现象对立制约,互根互用的阴阳两个方面不是处于静止的状态,而是处于运动变化当中。但是由于某些原因,阴阳的消长超出了一定的生理限度,破坏了阴阳的相对平衡,则阴阳的消长就会更加明显,表现为阴阳某一方面的偏盛偏衰。此时,机体也从生理向病理状态转化,导致阴阳消长失调而发病。《素问》"阴胜则阳病,阳胜则阴病,阳胜则热,阴胜则寒"是病理状态的阴阳盛衰,即阴偏盛则损阳,阳偏盛则耗阴,阴不足则阳亢,阳不足则阴盛。所以答案是 ABCD。

7. BCD。

本题考查的是考生对阴阳学说中阴阳互根互用关系的掌握。根据阴阳的互根互用概念我们知道气和血之间存在着相互滋生、相互为用的关系。气和血分属于阳和阴,气能生血、行血和统血,故气的正常,有助于血的生化和正常运行;血能舍气、养气,血之充沛则可资助气以充分发挥其生理功能。可以看出气血之间体现了相对物质之间相互资生、相互为用的关系。而 B、C、D 选项都是阴阳的两个方面,没有体现阴阳互根互用的关系,所以此题答案是 BCD。

8. ABC。

本题考查的是阴偏盛的病机。阴偏盛是指阴超过正常的水平而引起的病理变化,是阴邪偏盛,机能减退,病理性代谢产物集聚的病理状态,阳不化阴,滋生痰湿,是痰湿等病理产物的积聚。阳气被遏而寒盛,是阴寒之气的偏盛,阻遏阳气的变化,阳不制阴,虚寒内生,是阳气不足,阳不制阴的病理变化,属于阳偏衰。所以答案是 ABC。

9. AC。

本题考查的是事物的阴阳属性。一般说来,凡属温热的、上升的、明亮的、兴奋的、轻浮的、活动的、功能的、机能亢进的事物或现象,统属于阳的范畴;凡属于寒凉的、下降的、晦暗的、抑制的、沉重的、相对静止的、物质的、机能衰退的等方面事物或现象,统属于阴的范畴,但是阴阳又是相对的,是无限可分的,任何事物的阴阳两个方面都可以一分为二。如白昼与黑夜相对而言,白昼为阳,然而白昼之中再分阴阳,白天的上午为阳中之阳,白天的下午为阳中之阴。《金匮真言论》说:"背为阳,阳中之阳,心也;背为阳,阳中之阴,肺也;腹为阴,阴中之阴,肾也;腹为阴,阴中之阳,肝也;腹为阴,阴中之至阴,脾也。"所以此题答案是 AC。

10. ABCD。

此题考查的是阴阳偏衰的治疗原则。阴阳偏衰,是指阴或阳的某一方虚损不足的病证,应采用补其不足的方法治疗,虚则补之是其总的治疗原则。"壮水之主,以制阳光"是用来治疗阴虚阳亢症的,用滋阴壮水之法,以抑制阳亢火盛的意思。"益火之源,以消阴翳"是用温补肾阳的方法来治疗阳虚阴盛的病证。然而无论是阴虚还是阳虚,最终会导致阴阳两虚,虚则补之,宜用阴阳双补。由于阴阳是互根互用的,故在补阴或补阳的方药中配伍少量补阳药或补阴药,即"阴中求阳"或"阳中求阴"也体现了阴阳偏衰的治疗原则。需要注意的是阴阳偏衰不仅是单纯的阴虚或者阳虚,还包括阴阳两虚。所以答案是 ABCD。

11. ABC。

此题考查的是阴阳学说在中药性味上的应用。五味,就是酸、苦、甘、辛、咸。辛味有发散之性,甘味能滋补和缓急,淡味有渗泄的作用,酸味收敛,苦味能燥能坚,咸味能软坚和泻下。所以辛、甘、淡三味属阳,而酸、苦、咸三味属阴。所以答案是 ABC。

12. ABCD。

本题考查的是五行的特性及脏腑中肝的生理特点。木曰曲直是说木的特性是升发和条达的。因为凡是可以引申为具有生长、升发、条畅、舒达等作用的物质都属于木。肝在五行中属木,肝主升发,肝喜条达都是主升、主动的。所以 ACD 都是正确的,比较困难的是 B 选项,要做对这道题,需要理解"肝体阴而用阳"的意思。所谓"体阴"是指肝为五脏之一,与肾同属于下焦,属阴。二是因为肝藏血,血为阴,故肝体为阴;所谓"用阳"是说肝为风木之脏,其气主升主动,且肝主疏泄,内寄相火,为风木之脏,易动风化火,故功能属阳。所以 B 也为正确选项。故正确答案是 ABCD。

13. ACD。

本题考查的是五行特性以及脾的生理功能。脾属土。"爱"通"曰";"稼"即种植谷物;"穑"即收获谷物。"稼穑"泛指人类种植和收获谷物的农事活动。引申为具有生化、承载、受纳性质或作用的事物和现象,脾有运化水谷、水液,为气血生化之源,体现了"土"的特性,而脾主统血是指脾具有统摄血液在经脉中正常运行而不溢出脉外的生理功能,不能体现"土"的"稼穑"作用。所以此题的正确答案是 ACD。

14. ABC。

本题考查的是考生对五行相生次序及五行归类法的记忆和理解,事物都具有五行属性,可以通过五行之间的相生相克关系,认识和分析各类事物发生和演变过程中的各种规律。选项 A 是五味,选项 B 是五气,选项 C 是五色,选项 D 是形体。其中酸、风、青、筋属木,苦、暑、赤、脉属火,甘、湿、黄、肉属土,辛、燥、白、皮属金,咸、寒、黑、骨属水,而木生火,火生土,土生金,金生水。形体按照五行相生次序应该是筋、脉、肉、皮、骨。所以答案是 ABC。

15. ABC。

本题考查的是根据五行相生规律而确立的治疗方法。滋水涵木法是指通过滋补肾阴以养肝阴,从而达到涵敛肝阳的目的。培土生金法是指补脾益气而达到补益肺气的方法。金水相生法是指滋补肺肾阴虚的一种治疗方法。这三种治疗方法都符合五行的相生规律,而培土制水法是指通过温运脾阳,或健脾温肾的方法,用以治疗水湿停聚的一种治法。符合五行相克规律,所以此题答案是ABC。需要掌握并理解"五行相生"和"五行相克"的治疗方法。

16. **ABCD**。

此题考查的是五行的生克制化。五行关系中,"生我"者为"母","我生"者为"子",木生火,故木为火之"母",火为木之"子"。"我克"者为"所胜","克我"者为"所不胜",金克木,木克土,故木为金的"所胜",木为土的"所不胜"。金为木的"所不胜",所以此题答案是ABCD。关于五行的生克制化必须掌握,每年的试题中基本都会涉及此考点。

17. **ACD**。

本题考查的是五行的"相侮"。"相侮"是指反向克制而致病,相克顺序是:金克木,木克土,土克水,水克火,火克金,而肝属木,肺属金,心属火,肾属水,脾属土,肝病及肺、心病及肾、脾病及肝均为反向克制致病。而肺病及肾属于相生关系传变,为"母病及子",所以答案是ACD。

18. **ABCD**。

此题考查的是根据五行确立的治疗原则。一是根据相生规律确定的治疗原则,《难经》"虚则补其母,实则泻其子",故其治疗原则是补母和泻子。补母适用于母子关系失调的虚证。而泻子适用于母子关系失调的实证。根据相克规律确定的治疗原则是抑强和扶弱。抑强主要用于相乘和相侮病证。而扶弱主要适用于相克力量不及,或因虚被乘、被侮所产生的病证。所以此题答案是ABCD。

19. **ABD**。

本题考查的是根据五行的生克关系而采取的精神疗法。情志生于五脏,五脏之间有着生克关系,所以情志之间也存在着生克关系。正是由于生理上人的情志变化有着相互制约的作用,而在病理上和内脏亦有着密切的关系。故在临床上可以运用情志的相互制约关系来达到调整情志治疗疾病的目的。悲为肺志,属金,怒为肝志,属木,金克木,所以悲能胜怒。恐为肾志,属水,喜为心志,属火,水能克火,所以恐能胜喜。怒为肝志,属木,思为脾志,属土,木能克土,故怒胜思,所以答案是ABD。

20. **BD**。

此题考查的阴阳偏衰所出现的病理变化。阴阳偏衰是指阴或阳的虚损不足,或为阴虚,或为阳虚,多为虚证。阴虚不能制阳而致阳亢,属虚热证,阳虚不能制阴而导致阴盛,属虚寒证。而实热和实寒都是阴阳偏盛所导致的病理变化。所以答案是BD。

21. **BD**。

此题考查的是阴阳属性的相对性。阴阳属性的相对性表现在两个方面:一方面表现为一定的条件下,阴和阳之间可以发生相互转化,即阴可以转化为阳,阳可以转化为阴;另一方面表现为事物的无限可分性,而选项A、C都是阴阳学说的基本内容,所以答案是BD。

22. **ABC**。

此题考查的脏腑及其形体的阴阳属性。就大体部位而言,上部为阳,下部为阴;体表属阳,体内属阴;就腹背而言,腹部为阴,背部为阳;以脏腑来分,五脏属里为阴,六腑属表为阳。

23. **CD**。

阴阳互根,指一切事物或现象中相互对立的阴阳两个方面,具有相互依存,互为根本的关系。即阴与阳任何一方都不能脱离另一方而单独存在,每一方都以相对的另一方的存在作为自己存在的前提和条件。阴阳互用,指阴阳双方具有相互资生、促进和助长的关系。

第三章

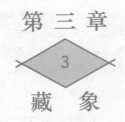

藏　象

一、A 型题：在每小题给出的 A、B、C、D 四个选项中，请选出一项最符合题目要求的。

1. 下列不正确的是
　A. 藏象，指藏于体内的脏腑及其表现于外的生理病理征象
　B. 藏象学说，是在整体观和阴阳五行学说指导下，研究人体各脏腑组织器官的生理功能、病理变化及其相互关系的学说
　C. 藏象学说的主要特点：以五脏为中心的人体自身的整体性
　D. 藏象学说通过反复的医疗实践，从病理现象和治疗效应来分析和反证机体的生理功能

2. 下列关于藏象学说说法不正确的是
　A. 藏象学说，是在整体观和阴阳五行学说指导下，研究人体各脏腑组织器官的生理功能、病理变化及其相互关系的学说
　B. 藏象学说形成的基础是古代解剖知识，长期对人体生理病理现象的观察和反复的医疗实践
　C. 藏象学说的主要特点：以阴阳为中心的人与自然的整体性
　D. 藏象，指藏于体内的脏腑及其表现于外的生理病理征象及与外界环境相通应的事物和现象

3. 下列关于藏象学说说法不正确的是
　A. 脏，即心、肺、脾、肝、肾，合称为"五脏"
　B. 中医藏象学说认为，人的精神活动属人体整体生命机能的体现，与五脏的生理功能正常与否密切相关
　C. 奇恒之腑，即脑、髓、骨、脉、三焦、女子胞
　D. 藏象学说以五脏为中心，通过经络系统，将六腑、五体、五官、九窍、四肢百骸等沟通联系成有机整体

4. 下列哪项不是血液运行的前提条件
　A. 心气充沛　　　　　B. 血液充盈　　　　　C. 脉道通利　　　　　D. 肺朝百脉

5. "上焦开发，宣五谷味，熏肤、充身、泽毛，若雾露之溉，是谓"
　A. 气　　　　　　　　B. 血　　　　　　　　C. 精　　　　　　　　D. 津液

6. 肺主宣降，关于"肃降"的解释不正确的是
　A. 吸入自然界的清气
　B. 全身的血液，都通过经脉而聚会于肺，通过肺的呼吸，进行气体的交换，然后再输布全身
　C. 将肺吸入的清气和由脾转输至肺的津液和水谷精微向下布散
　D. 肃清肺和呼吸道内的异物，以保持呼吸道的洁净

7. 肝主藏血不包括
　A. 濡养肝及形体官窍　B. 为精血生成之源　C. 化生和濡养肝气　D. 化生和濡养神

8. 脾开窍于
　A. 唇　　　　　　　　B. 口　　　　　　　　C. 舌　　　　　　　　D. 齿

9. 肾开窍于
　A. 齿　　　　　　　　B. 耳　　　　　　　　C. 二阴　　　　　　　D. 耳及二阴

10. 下列哪项是肝的生理特性
　A. 肝为刚脏　　　　　B. 肝主藏血　　　　　C. 肝主疏泄　　　　　D. 肝在志为喜

11. 肾中精气的主要生理效应是促进机体的生长、发育和逐步具备生殖能力。"……阳明脉衰，面始焦，发始堕……"是指

A. 男子,四八　　　　　B. 男子,五八　　　　　C. 女子,四七　　　　　D. 女子,五七

12. "……肾气衰,发堕齿槁……"是指

　　A. 男子,四八　　　　　B. 男子,五八　　　　　C. 女子,三七　　　　　D. 女子,四七

13. "……肝气衰,筋不能动,天癸竭,精少,肾脏衰,形体皆极……"是指

　　A. 男子,六八　　　　　B. 男子,七八　　　　　C. 女子,六七　　　　　D. 女子,七七

14. "……阳气衰竭于上,面焦,发鬓颁白……"是指

　　A. 男子,五八　　　　　B. 男子,六八　　　　　C. 女子,五七　　　　　D. 女子,六七

15. "……三阳脉衰于上,面皆焦,发始白……"是指

　　A. 男子,六八　　　　　B. 男子,七八　　　　　C. 女子,六七　　　　　D. 女子,七七

16. "……筋骨隆盛,肌肉满壮……"是指

　　A. 男子,四八　　　　　B. 男子,五八　　　　　C. 女子,三七　　　　　D. 女子,四七

17. "……肾气平均,筋骨劲强,故真牙生而长极……"是指

　　A. 男子,三八　　　　　B. 男子,四八　　　　　C. 女子,三七　　　　　D. 女子,四七

18. "……肾气平均,故真牙生而长极……"是指

　　A. 男子,四八　　　　　B. 男子,五八　　　　　C. 女子,三七　　　　　D. 女子,四七

19. "……筋骨坚,发长极,身体盛壮……"是指

　　A. 男子,四八　　　　　B. 男子,五八　　　　　C. 女子,三七　　　　　D. 女子,四七

20. "肾者,胃之关也",是指

　　A. 肾藏精　　　　　　　B. 肾主水　　　　　　　C. 肾主纳气　　　　　　D. 肾主生殖

21. 下列哪项不是胃的生理特性

　　A. 主通降　　　　　　　B. 喜燥恶湿　　　　　　C. 胃宜降则和　　　　　D. 喜润恶燥

22. 下列哪项关于小肠"泌别清浊"功能的叙述是不正确的

　　A. 小肠消化饮食物,将其分为水谷精微和食物残渣两个部分

　　B. 小肠在吸收水谷精微的同时,也吸收了大量的水液,故又称"小肠主液"

　　C. 小肠内的水液量多寡与尿量有关,临床上常用的"利小便即所以实大便"的治法

　　D. 小肠之气的运动,将粪便传送至大肠末端,并经肛门有节制地排出体外

23. "决渎之官,水道出焉"指的是

　　A. 肾　　　　　　　　　B. 膀胱　　　　　　　　C. 三焦　　　　　　　　D. 小肠

24. 下列哪项不是"肺主治节"作用的体现

　　A. 肺调节气的升降出入运动,推动和调节血液的运行

　　B. 肺的呼吸运动治理和调节着全身的气机

　　C. 肺主纳气,人体的呼吸运动是有节奏地一呼一吸

　　D. 肺的宣发和肃降,治理和调节津液的输布、运行和排泄

25. 下列哪项不是脾胃之间的关系

　　A. 气血相互为用　　　　B. 水谷纳运相得　　　　C. 气机升降相因　　　　D. 阴阳燥湿相济

26. 下列属于心与肝之间关系的是

　　A. 行血与藏血协调共济,调节精神情志　　　　B. 协调气机升降

　　C. 在血液运行与呼吸吐纳之间协同调节　　　　D. 阴阳互资

27. 下列属于心与脾之间关系的是

　　A. 血液生成方面的相互为用及血液运行方面的相互协同

　　B. 协调气机升降

　　C. 在血液运行与呼吸吐纳之间协同调节

D. 行血与藏血协调共济,调节精神情志

28. 下列不属于肝与肾之间关系的是
    A. 藏泻互用 　　　　　B. 阴阳互滋互制 　　　　C. 调节水液代谢 　　　　D. 精血同源

29. 下列不属于肺与肾之间关系的是
    A. 调节水液代谢 　　　B. 协调呼吸运动 　　　　C. 阴阳互资 　　　　　D. 协调气机升降

30. 下列属于肺与肝之间关系的是
    A. 行血与藏血协调共济,调节精神情志 　　　　B. 协调气机升降
    C. 在血液运行与呼吸吐纳之间协同调节 　　　　D. 阴阳互资

31. 下列不属于心与肾之间关系的是
    A. 水火既济 　　　　　B. 精神互用 　　　　　C. 君相安位 　　　　　D. 精血同源

32. 下列正确的是
    A. 五脏以降为顺,以通为用 　　　　　　　　　B. 脏病多虚,腑病多实
    C. 六腑但藏精气,故满而不实 　　　　　　　　D. 五脏不藏精气,但受水谷,故实而不能满也

33. 五脏化五液,心在液为
    A. 泪 　　　　　　　　B. 唾 　　　　　　　　C. 汗 　　　　　　　　D. 涎

34. "益火补土"法适用于
    A. 肾阳虚损证 　　　　　　　　　　　　　　　B. 心肾阳虚证
    C. 心脾两虚证 　　　　　　　　　　　　　　　D. 脾肾阳虚证

35. 五脏共同的生理特点是
    A. 传化物 　　　　　　　　　　　　　　　　　B. 实而不能满
    C. 藏精气 　　　　　　　　　　　　　　　　　D. 泻而不藏

二、B型题:A、B、C、D是其下面两道小题的备选项,请从中选择一项最符合题目要求的,每个选项可以被选择
    一次或两次。

    A. 神 　　　　　　　　B. 魄 　　　　　　　　C. 魂 　　　　　　　　D. 意
1. 肝藏
2. 并精而出入者,谓之

    A. 胆 　　　　　　　　B. 小肠 　　　　　　　C. 大肠 　　　　　　　D. 胃
3. 不与水谷直接接触的是
4. 具有贮藏精气的作用的是

    A. 肾 　　　　　　　　B. 心 　　　　　　　　C. 肝 　　　　　　　　D. 脾
5. 哪个脏腑的功能影响舌的功能
6. 多涎或久口涎可见伤

    A. 四七 　　　　　　　B. 三七 　　　　　　　C. 三八 　　　　　　　D. 五八
7. 女子筋骨坚,发长极,身体盛壮是
8. 男子肾气衰,发堕齿槁是

    A.《难经》 　　　　　B.《景岳全书》 　　　　C.《医贯》 　　　　　D.《内经》
9. 用"左肾右命门"来理解命门的是
10. 提出命门是"命门者,目也"说法的是

    A. 中精之府 　　　　　B. 胃之关 　　　　　　C. 精明之府 　　　　　D. 受盛之官
11. 小肠是
12. 胆是

    A. 心 　　　　　　　　B. 肝 　　　　　　　　C. 脾 　　　　　　　　D. 肺

13. "生痰之源"是

14. "清气在下,则生飧泄;浊气在上,则生䐜胀"说明哪种脏腑的紊乱

    A. 心　　　　　　　　B. 肝　　　　　　　　C. 肺　　　　　　　　D. 肾

15. "气之根"是

16. 五志过极均可伤

    A. 心　　　　　　　　B. 肝　　　　　　　　C. 脾　　　　　　　　D. 肺

17. 黑睛由何脏之精气上注濡养

18. 人卧则血归于

    A. 心　　　　　　　　B. 肝　　　　　　　　C. 脾　　　　　　　　D. 肾

19. 口唇的色泽反映哪种脏腑的功能状态

20. 听觉的灵敏与否,与哪种脏腑的盈亏有密切关系

    A. 心　　　　　　　　B. 肝　　　　　　　　C. 脾　　　　　　　　D. 肺

21. "开鬼门"的利水治法跟哪个脏腑有关

22. 能让水谷精微灌四傍的是

    A. 脾、胃　　　　　　　　　　　　　　B. 心、肾
    C. 肝、肾　　　　　　　　　　　　　　D. 肝、肺

23. 具有"精血同源"关系的是

24. 具有"水火既济"关系的是

    A. 肝　　　　　　　　B. 心　　　　　　　　C. 肺　　　　　　　　D. 肾

25. "生之本"指的脏是

26. "气之本"指的脏是

三、X 型题:在每小题给出的 A、B、C、D 四个选项中,至少有两项是符合题目要求的,请选出所有符合题目要求的答案,多选或少选均不得分。

1. 脾的阳气失调的病机,下列哪项正确的是
    A. 健运无权,气血生化不足　　　　　　B. 运化失职,津液代谢失常
    C. 升举无力,中气下陷　　　　　　　　D. 摄血无权,血溢脉外

2. 肝火炽盛和肝阳上亢证可共见的症状为
    A. 面红目赤　　　　B. 头重脚轻　　　　C. 脉弦　　　　D. 失眠多梦

3. 下列治则中,以五行相生规律确定的基本治疗原则
    A. 益火补土法　　　　B. 泻南补北法　　　　C. 培土生金法　　　　D. 培土制水法

4. 肺与脾的关系体现在
    A. 气的生成　　　　B. 水液代谢　　　　C. 母子相及　　　　D. 呼吸调节

5. 脾胃生理功能的关系体现在
    A. 气机升降　　　　B. 食物消化吸收　　　　C. 表里关系　　　　D. 燥湿喜恶

6. 脾胃在气机升降方面的作用体现在
    A. 脾与胃同居中焦,同为气血生化之源　　　　B. 脾升胃降
    C. 调节全身气机　　　　　　　　　　　　　D. 水谷精微的消化吸收

7. 肺气失调可见
    A. 咳逆　　　　B. 水肿　　　　C. 便秘　　　　D. 尿少

8. 肾阴亏虚形成的原因有
    A. 久病伤阴　　　　B. 相火亢胜　　　　C. 过服温补　　　　D. 失血耗液

9. 胃阴虚的临床表现可见

A. 不思饮食　　　　　　B. 口糜　　　　　　　C. 干呕　　　　　　　D. 镜面舌

10. 肝主疏泄的功能体现在

A. 促进津血输布,促进脾胃运化　　　　　B. 调畅气机

C. 调畅精神情志,调节生殖机能　　　　　D. 主升动散,喜条达

11. 与"肝体阴用阳"病理相关的是

A. 肝之阴血易虚　　　　　　　　　　　　B. 肝之阳气易亢逆升

C. 肝阴不足,血不得凝　　　　　　　　　D. 肝火升动,迫血妄行

12. 胆气虚的临床表现有

A. 胆小　　　　　　B. 惊怯　　　　　　C. 睡眠不安　　　　　D. 惊悸而烦

13. 三焦的主要生理功能是

A. 通行元气　　　　　　　　　　　　　　B. 为水火之宅

C. 为水液运行之通路　　　　　　　　　　D. 为心之宫城

14. 脾主升清的内涵是

A. 脾阳上升　　　　　　　　　　　　　　B. 脾气以升为健

C. 脾气散精,上归于肺　　　　　　　　　D. 维持脏器恒定

15. 肝与脾在生理功能上的相互联系有

A. 肝气疏泄,以助脾之运化　　　　　　　B. 脾生血,使肝有所藏

C. 肝藏血,脾统血,使血不离经脉　　　　D. 脾胃湿热可熏蒸肝胆

16. 关于六腑的特点,以下正确的有

A. 六腑的共同生理特点是受盛和贮藏水谷　　B. 胃又称"水谷气血之海"

C. 小肠主津　　　　　　　　　　　　　　D. "下焦如渎"形容脏腑生成和排泄二便功能

17. 依据《灵枢·本神》,下列说法正确的是

A. 肝藏血,血舍魂　　　　　　　　　　　B. 肺藏营,营舍意

C. 心藏脉,脉舍神　　　　　　　　　　　D. 肾藏精,精舍志

18. 肺与肾的关系表现于

A. 呼吸运动方面　　　　　　　　　　　　B. 津液代谢方面

C. 阴液方面　　　　　　　　　　　　　　D. 精微输布方面

19. 下列关于女子胞的说法正确的是

A. 女子胞又称子脏　　　　　　　　　　　B. 与肝、心、脾、肾功能密切相关

C. 胞宫作用于天癸,产生月经　　　　　　D. 与冲、任、督、带脉关系密切

◆**参考答案与解析**◆

一、A型题。

1. A。

藏象,指藏于体内的脏腑及其表现于外的生理病理征象及与外界环境相通应的事物和现象。藏象学说,是在整体观和阴阳五行学说指导下,研究人体各脏腑组织器官的生理功能、病理变化及其相互关系的学说,主要特点是以五脏为中心的人体自身的整体性。藏象学说形成的基础是古代解剖知识、长期对人体生理、病理现象的观察和反复的医疗实践,从病理现象和治疗效应来分析和反证机体的生理功能。

2. C。

藏象学说的主要特点:以五脏为中心的人体自身的整体性。

3. C。

奇恒之腑,即脑、髓、骨、脉、胆、女子胞(子宫)。

4. D。

心主血脉,包括主血和主脉两个方面。全身的血液都在脉中运行,依赖于心脏的搏动而输送到全身,发挥其濡养作用;脉道的通利与否,及营气和血液的功能正常与否直接影响着血液的正常运行。即血液的运行必须以维持心脏正常搏动的充沛心气、血液充盈和脉道通利为前提条件。

5. A。

肺将脾所转输的津液和水谷精微,布散到全身,外达于皮毛,即是《灵枢·决气》所说的"上焦开发,宣五谷味,熏肤、充身、泽毛,若雾露之溉,是谓气"。

6. B。

所谓"肃降",即是清肃、洁净和下降,也就是肺气向下的通降和使呼吸道保持洁净的作用。主要体现于三个方面:①吸入自然界的清气。②将肺吸入的清气和由脾转输至肺的津液和水谷精微向下布散。③肃清肺和呼吸道内的异物,以保持呼吸道的洁净。

7. D。

肝主藏血包括:濡养肝及形体官窍、肝为精血生成之源、化生和濡养肝气、化生和濡养魂。

8. B。

脾开窍于口,是指人的食欲、口味与脾的运化功能密切相关。

9. D。

肾在窍为耳及二阴。耳是听觉器官,耳的听觉功能灵敏与否,与肾精、肾气的盛衰密切相关。二阴主司二便。尿液的贮藏和排泄虽在膀胱,但尿液的生成及排泄必须依于肾气的蒸化和固摄作用协调。肾气之蒸化及固摄作用失常,则可见尿频、遗尿、尿失禁、尿少或尿闭等小便异常的病证。粪便的排泄,本属大肠的传化糟粕功能,但亦与肾气的推动和固摄作用有关。前阴是人体的外生殖器,其生殖功能与肾精、肾气的关系密切,故前阴性器官又有"外肾"之称。

10. A。

肝的生理特性为:①肝为刚脏:肝具有刚强躁急的生理特性。②肝气升发:肝气向上升动、向外发散以调畅气机的生理特性。

11. D。

《素问·上古天真论》"女子七岁,肾气盛,齿更,发长;二七而天癸至,任脉通,太冲脉盛,月事以时下,故有子;三七,肾气平均,故真牙生而长极;四七,筋骨坚,发长极,身体盛壮;五七,阳明脉衰,面始焦,发始堕;六七,三阳脉衰于上,面皆焦,发始白;七七,任脉虚,太冲脉衰少,天癸竭。地道不通,故形坏而无子也。丈夫八岁,肾气实,发长齿更;二八,肾气盛,天癸至,精气溢泻,阴阳和,故能有子;三八,肾气平均,筋骨劲强,故真牙生而长极;四八,筋骨隆盛,肌肉满壮;五八,肾气衰,发堕齿槁;六八,阳气衰竭于上,面焦,发鬓颁白;七八,肝气衰,筋不能动,天癸竭,精少,肾脏衰,形体皆极;八八,则齿发去。"

12. B。

解析同上。

13. B。

解析同上。

14. B。

解析同上。

15. C。

解析同上。

16. A。

解析同上。

17. A。

解析同上。

18. C。

解析同上。

19. D。

解析同上。

20. B。

"肾者,胃之关也,关门不利,故聚水而从其类也"。《素问·水热穴论》肾有调节水液的功能,起着胃的关闸作用。本句主要指肾主水的生理功能。肾中精气的气化功能,对于体内津液的输布和排泄,维持体内津液代谢的平衡,起着极为重要的调节作用。在正常生理情况下,津液的代谢,是通过胃的摄入、脾的运化和转输、肺的宣散和肃降、肾的蒸腾气化,以三焦为通道,输送到全身;经过代谢后的津液,则化为汗液、尿液和气排出体外。肾中精气的蒸腾气化,实际上是主宰着整个津液代谢,肺、脾等内脏对津液的气化,均依赖于肾中精气的蒸腾气化;特别是尿液的生成和排泄,更是与肾中精气的蒸腾气化直接相关,而尿液的生成和排泄,在维持体内津液代谢平衡中又起着极其关键的作用,故肾主水液。

21.B。

胃主通降,是指胃气宜保持通畅下降的运动趋势。胃气的通降作用,主要体现于饮食物的消化和糟粕的排泄过程中。脾宜升则健,胃宜降则和,脾升胃降协调,共同促进饮食物的消化吸收。胃主通降是降浊,降浊是受纳的前提条件。胃为阳土,喜润而恶燥,胃中津液充足,则能维持其受纳腐熟的功能和通降下行的特性。

22.D。

小肠泌别清浊的功能是指:①经过小肠消化后的饮食物,分为水谷精微和食物残渣两个部分。②将水谷精微吸收,把食物残渣向大肠输送。③小肠在吸收水谷精微的同时,也吸收了大量的水液,故又称"小肠主液"。小肠的泌别清浊功能,还与尿液的量有关。如小肠的泌别清浊功能正常,则二便正常;如小肠的泌别清浊异常,则大便变稀薄,而小便短少,也就是说,小肠内的水液量多寡与尿量有关。临床上常用的"利小便即所以实大便"的治法,即是此理。

23.C。

作为六腑之一的三焦,其功能是疏通水道,运行水液。《素问·灵兰秘典论》说:"三焦者,决渎之官,水道出焉。"三焦充填于胃肠道与膀胱之间,引导胃肠中水液渗入膀胱,使水液下输膀胱通路。

24.C。

"肺主治节"的作用体现于肺主呼吸,C项"纳气"是肾的功能,人体的呼吸运动是有节奏地一呼一吸;随着肺的呼吸运动,治理和调节着全身的气机,即是调节着气的升降出入的运动;由于调节着气的升降出入运动,因而辅助心脏,推动和调节血液的运行;肺的宣发和肃降,治理和调节津液的输布、运行和排泄。

25.A。

脾胃同为气血生化之源、后天之本,在饮食物的受纳、消化及水谷精微的吸收、转输等生理过程中起主要作用。脾与胃的关系,体现为水谷纳运相得、气机升降相因、阴阳燥湿相济等三个方面。

26.A。

解析见下表。

心与肺	心主行血,肺司呼吸,在血液运行与呼吸吐纳之间协同调节
心与脾	心主行血而脾主统血,在血液生成方面的相互为用及血液运行方面的相互协同
心与肝	行血与藏血协调共济,调节精神情志
心与肾	心肾相交。机理:水火既济、精神互用、君相安位。
肺与脾	在后天之气的生成与水液代谢两个方面相互配合。
肺与肝	协调气机升降
肺与肾	调节水液代谢、协调呼吸运动及阴阳互资
脾与肝	疏泄与运化的相互为用、藏血与统血的相互协调
肝与肾	精血同源、藏泻互用以及阴阳互滋互制
脾与肾	先天与后天的互促互助,共同调节水液代谢

27.A。

解析同上。

28.C。

解析同上。

29.D。

解析同上。

30.**B**。

解析同上。

31.**D**。

解析同上。

32.**B**。

《素问·五脏别论》说:"所谓五脏者,藏精气而不泻也,故满而不能实。六腑者,传化物而不藏,故实而不能满也。所以然者,水谷入口,则胃实而肠虚;食下,则肠实而胃虚。故曰,实而不满。满而不实也。"这里指出的"满"和"实",主要是针对精气和水谷的各自特点而言,如王冰说:"精气为满,水谷为实。五脏但藏精气,故满而不实;六腑则不藏精气,但受水谷,故实而不能满也。"临床实践中,脏病多虚,腑病多实;脏实者可泻其腑,腑虚者可补其脏。饮食物自进入人体至排出体外,要通过七道关隘,以利于对饮食物的消化吸收。由于六腑以传化饮食物为其生理特点,故有实而不能满,六腑以降为顺,以通为用之说。

33.**C**。

心在液为汗;在体合脉,其华在面,在窍为舌,在志为喜,与夏气相通。肺在液为涕;脾在液为涎;肝在液为泪;肾在液为唾。故选 C。

34.**D**。

根据五行学说确定的治疗原则和方法有:滋水涵木法、益火补土法、培土生金法、培土制水法、抑木扶土法、金水相生法、泻南补北法、佐金平木法等。其中"益火补土法"是指温肾阳以暖脾阳的一种治疗方法,适用于肾阳虚,不能温暖脾阳,或脾阳虚衰日久,累及肾阳亦虚的脾肾阳虚证,如五更泄泻、下肢水肿等。故选 D。

35.**C**。

心、肺、脾、肝、肾,合称为"五脏"。五脏内部组织相对充实,其共同生理特点是化生和贮藏精气,并能藏神而称为"神脏"。《素问·五脏别论》说:"所谓五脏者,藏精气而不泻也,故满而不能实;六腑者,传化物而不藏,故实而不能满也。"王冰注云:"精气为满,水谷为实。五脏但藏精气,故满而不实;六腑则不藏精气,但受水谷,故实而不能满也。"病理上"脏病多虚",治疗上"五脏宜补""六腑宜泻"。

二、B 型题。

1、2.**C;B**。

古代哲学认为,精气的概念涵盖了一切的物质基础;精气是万物的本源,人类和自然万物有着共同的化生之源。精气也成了万物感应的媒介。《素问·宣明五气》将精神意识思维活动分属于五脏藏寓:"心藏神,肺藏魄,肝藏魂,脾藏意,肾藏志。"生之来谓之精;两精相搏谓之神;随神往来者谓之魂;并精而出入者谓之魄;所以任物者谓之心;心有所忆谓之意;意之所存谓之志;因志而存变谓之思;因思而远慕谓之虑;因虑而处物谓之智。易混淆的是魂、魄的特点。

3、4.**A;A**。

六腑,是胆、胃、小肠、大肠、膀胱、三焦的合称。六腑的生理功能是"传化物",即受盛和传化水谷。胆除外,胆的形态中空、排泄胆汁参与消化,类似六腑,但其内盛"精汁"则又与五脏"藏精"的生理功能相似。

5、6.**B;D**。

舌为心之苗。舌的功能有赖于心主血脉和心主神志的生理功能。脾在液为涎,《素问·宣明五气》说"脾为涎",故有"涎出于脾而溢于胃"之说。在正常情况下,涎液上行于口,但不溢于口外。

7、8.**A;D**。

《素问·上古天真论》是记载了人生长、发育、衰老过程的重要篇章。考核频率高,难度不大,容易混乱的是第三到第五个七年、八年的生理变化,可以结合西医的生理常识来记忆、鉴别。男子 24 左右、女子 21 岁左右是长智齿的时候,是再长高最后的可能;而 30 岁左右是人状态的高峰,可见"四七筋骨坚,发长极,身体盛壮,四八筋骨隆盛,肌肉满壮"。盛极而衰,故五七、五八以后人开始衰弱,只是脱离为困扰而已。正气久衰到在六七、六八时,头发、面部开始变色。西医也统计出,男女绝育分别是 49、60 岁左右,恰好是七七和八八精少、天癸竭的时候。也要注意男子"七八时,肝气衰,筋不能动"的表现。

9、10.**A;D**。

记忆题。还有考查《医贯》的"七节之旁,中有小心"命门理论;《景岳全书》认为命门是水火之宅。

11、12.**D;A**。

经胃初步消化的饮食物,在小肠内必须有相当时间的停留,以利于进一步消化和吸收。小肠的化物功能,是将经胃初步消化的饮食物,进一步进行消化,将水谷化为精微。所以《素问·灵兰秘典论》说:"小肠者,受盛之官,化物出焉。"胆为奇恒之腑:胆是中空的囊状器官,内盛胆汁。古人认为胆汁是精纯、清净的精微物质,称为"精汁",故胆有"中精之府""清净之府"或"中清之府"之称。

13、14. C;C。

脾气虚损时,常可导致肺气的不足;脾失健运,津液代谢障碍,水液停滞,则聚而生痰、成饮,多影响肺的宣发和肃降,可出现喘咳痰多等临床表现。所以说"脾为生痰之源,肺为贮痰之器"。脾为湿困,运化失职,清气不升,即可影响胃的受纳与和降,可出现食少、呕吐、恶心、脘腹胀满等症。反之,若饮食失节,食滞胃脘,胃失和降,亦可影响脾的升清与运化,可出现腹胀泄泻等症。《素问·阴阳应象大论》说:"清气在下,则生飧泄;浊气在上,则生䐜胀",这是对脾胃升降失常所致病证的病理及临床表现的概括。

15、16. D;A。

肺主气司呼吸,肾主纳气,肺的呼吸深度需要肾的纳气作用来协助。肾气充盛,吸入之气方能经肺之肃降而下纳于肾,故有"肺为气之主,肾为气之根"之说。心主神明,心为君主之官,不仅喜伤心,"愁忧恐惧则伤心"(《灵枢·邪气脏腑病形》)。

17、18. B;B。

肝调节血量:人动则血运于诸经——全身各部得以濡养;人静则血归于肝脏——以备不时之需。五轮学说:瞳仁属肾,称为水轮;黑睛属肝,称为风轮;两眦血络属心,称为血轮;白睛属肺,称为气轮;眼睑属脾,称为肉轮。

19、20. C;D。

脾为气血生化之源,口唇的色泽是否红润,不但是全身气血状况的反映,而且也是脾胃运化水谷精微的功能状态的反映。听觉的灵敏与否,与肾中精气的盈亏有密切关系。肾中的精气充盈,髓海得养,则听觉灵敏,分辨力较高,故《灵枢·脉度》说:"肾气通于耳,肾和则耳能闻五音矣。"

21、22. D;C。

外邪致肺气宣降失常而水液输布失常,故用宣肺利水法,又称"提壶揭盖"法。体现此治法的方剂如苏子降气汤、越婢汤。脾的运化功能让水谷精微能内养五脏六腑,外养百骸。故《内经》云:"脾为孤脏,中央土以灌四傍。"

23、24. C;B。

肝肾之间的关系,有"肝肾同源"或"乙癸同源"(以天干配五行,肝属乙木,肾属癸水,故称)之称。肝主藏血而肾主藏精,肝主疏泄而肾主封藏,肝为水之子而肾为木之母。故肝肾之间的关系,主要表现在精血同源、藏泻互用及阴阳互滋互制等方面。精血同源、藏泻互用、阴阳互滋互制。心与肾之间的关系主要表现为"心肾相交""水火既济""精神互用"、君相安位,失衡则"心肾不交"。

25、26. B;C。

《素问·六节藏象论》说:"心者,生之本,神之变也;肺者,气之本,魄之处也;肾者,主蛰,封藏之本,精之处也;肝者,罢极之本,魂之居也;脾胃大肠小肠三焦膀胱者,仓廪之本,营之居也。"

三、X型题。

1. ABCD。

脾的阳气失调,多为脾的阳气虚损、健运无权,气血生化无源,或为水湿内生,损及肾阳,而致脾肾阳虚;脾之阳气不足,升举无力,中气下陷,而致内陷下脱;或气虚统血无权,而致失血。故脾的阳气失调主要表现在脾气虚损、脾阳虚衰及水湿中阻等方面。故均正确。

2. AC。

肝火炽盛和肝阳上亢证可共见的症状为眩晕耳鸣、面红目赤、急躁易怒、舌红脉弦数。B选项头重脚轻为肝阳上亢、肝肾阴虚于下的表现。肝阳上亢证的脉象多弦有力或弦细数,肝火炽盛证的脉象多弦数。

3. AC。

以五行相生规律确定的基本治疗原则是:虚则补其母,实则泻其子。治法:滋水涵木法、益火补土法、培土生金法、金水相生法。以五行相克规律确定的基本治疗原则是:抑强扶弱。治法:抑木扶土法、培土制水法、佐金平木法、泻南补北法。南,代表心火;北,代表肾水;泻南补北指泻心火补肾水。

4. ABC。

气的生成主要依赖于肺的呼吸功能和脾的运化功能,肺所吸入的清气和脾胃所运化的水谷精气,是组成气的主要物质基础;肺的宣发肃降和通调水道,有助于脾的运化水液功能。脾的转输津液,散精于肺,不仅是肺通调水道的前提,而且,实际上也为肺的生理活动提供了必要的营养;肺病日久,也可影响到脾,而致脾的运化功能失常或使脾气虚,脾属土,肺属金。两者存在母子关系,病理状态下表现为母子相及。

5. ABD。

胃主受纳,脾主运化,共同完成饮食物的消化吸收及其精微的输布;脾气升,则水谷之精微得以输布;胃气降,脾气升,调节中焦气机;胃为阳明燥土,脾为太阴湿土,胃喜润恶燥,脾喜燥恶湿,两者燥湿相济,阴阳相合。C选项不是生理功能的联系。

6. BC。

脾胃在气机升降方面的作用体现在脾气升,则水谷之精微得以输布;胃气降,则水谷及其糟粕才得以下行;脾气升则肾气、肝气皆升,胃气降则心气、肺气皆降;脾气上升,将水谷精微和津液向上输布,有助于胃气之通降;胃气通降,将受纳之水谷通降下行,有助于脾气之升运。

7. ABCD。

肺气的失调包括肺气的宣发肃降失常及肺气虚损两方面,肺失宣或肺失清肃,均可导致肺气上逆,肺气上逆则咳逆、气喘;肺的通调水道功能失职,出现尿少、水肿等症;肺与大肠相表里,肺气的肃降功能失常,则影响大肠的传导功能。

8. ABCD。

肾阴不足形成原因:久病伤阴所致;五脏之火、五志过极化火、邪热久留化火,不仅可损耗各脏之阴,日久必耗肾阴而致肾阴亏虚;肾阳命门之火失制,相火亢盛,以至阴虚内热、阴虚火旺;失血耗液,或过服温燥壮阳之品,或房劳过度而致相火妄动,进而耗损肾阴,而致阴虚火旺。

9. ABCD。

胃阴虚时,胃的受纳饮食物和腐熟水谷功能已极度衰退,可见不思饮食,舌质光红而干,甚则舌如镜面等病理表现;胃失和降,可见脘腹胀满之虚痞,频频泛恶、干呕等胃气上逆的病理表现;甚则胃气衰败,可出现口糜等病理表现。

10. ABC。

肝具有保持全身气机疏通畅达,通而不滞,散而不郁的作用。肝主疏泄以调畅气机为基础,主要作用体现在以下几个方面:促进津血运行输布;促进脾胃运化及胆汁分泌排泄;调畅情志;促进男子排精与女子排卵行经。肝主升动散,喜条达属于肝的生理特性,应与肝主疏泄的功能相区别。

11. ABCD。

肝体阴用阳体现在两个方面:肝主疏泄,其用属阳;肝主藏血,其体属阴。其病理表现为肝之阴血易虚、肝之阳气易亢逆升。肝阴不足,血不得凝;肝火升动,迫血妄行属于肝不藏血的病理表现。

12. ABC。

胆主决断,具有判断事物、作出决断的作用。胆气虚可导致胆小惊怯、睡眠不安等临床表现。惊悸而烦是有热之象,属于胆热痰扰的病理表现。

13. AC。

三焦的主要生理功能是通行元气和运行水液之通路。肾中藏肾阴肾阳,为水火之宅。心包为心之宫城。

14. ABCD。

系与胃主降浊的功能相对而言。升清是指水谷精微等营养物质的吸收和上输于心肺头目,通过心肺的作用化生气血,以营养全身。《素问·经脉别论》:"饮入于胃,游溢精气,上输于脾,脾气散精,上归于肺。"脾主升清的内涵是指脾气上升、脾气散精,上归于肺、脾气上升从而维持脏器恒定。

15. ABC。

肝与脾在生理功能上的相互联系主要体现在消化功能以及对血液调控的协同作用,具体体现在以下几个方面:肝主疏泄,促进消化;脾主运化,散精于肝;肝主藏血,调节血量,供应脾运;脾主生血、统血,使肝血充足。脾胃湿热可熏蒸肝胆属于肝与脾胃在病理方面的互相影响。

16. BD。

六腑多呈中空的囊状或管状形态,其共同生理特点是受盛和传化水谷。《素问·五脏别论》说:"所谓五脏者,藏精气而不泻也,故满而不能实;六腑者,传化物而不藏,故实而不能满也。"

胃的主要生理特性是主通降、喜润恶燥。脾胃者,仓廪之官,五味出焉。生理功能:(1)主受纳水谷:①胃主受纳水谷,是指胃气具有接受和容纳饮食水谷的作用。②饮食入口,经过食管(咽)进入胃中,在胃气的通降作用下,由胃接受和容纳,暂存其中,故胃有"太仓""水谷之海"之称。③机体精气血津液的化生,都依赖于饮食物中的营养物质,故胃又有"水谷气血之海"之称。④胃气的受纳功能对于人体的生命活动十分重要。(2)主腐熟水谷:①胃主腐熟水谷,是指胃气将饮食物初步消化,并形成食糜的作用。②容纳于胃中的饮食物,经过胃气的磨化和腐熟作用后,精微物质被吸收,并由脾气转输而营养全身,未被消化的食糜则下传于小肠行进一步消化。③胃气的受纳、腐熟水谷功能,必须与脾气的运化功能相互配合,纳运协调才能将水谷化为精微,进而化生精气血津液,供养全身。

小肠的生理功能是:①主受盛和化物:小肠的化物功能,是将经胃初步消化的饮食物,进一步进行消化,将水谷化为精微。所以《素问·灵兰秘典论》说:"小肠者,受盛之官,化物出焉。"②泌别清浊:称"小肠主液"。小肠的泌别清浊功能,还与尿液的量有关。

三焦的生理功能:《素问·灵兰秘典论》说:"三焦者,决渎之官,水道出焉。"《灵枢·本输》说:"三焦者,中渎之府也,水道出焉,属膀胱,是孤之府也。"《灵枢·营卫生会》"上焦如雾,中焦如沤,下焦如渎"与《难经·三十八难》所谓"有名而无形"的三焦相通。《灵枢·营卫生会》将上焦的生理特点概括为"如雾",喻指心肺输布气血的作用。《灵枢·营卫生会》将中焦的生理特点概括为"如沤",生动地表述了脾胃肝胆等脏腑的消化饮食物的生理过程。《灵枢·营卫生会》将下焦的生理特点概括为"如渎",喻指肾、膀胱、大肠等脏腑的生成和排泄二便的功能。因此根据以上解析,选择 BD。

17. ACD。

《灵枢·本神》:"肝藏血,血舍魂;脾藏营,营舍意;心藏脉,脉舍神;肺藏气,气舍魄;肾藏精,精舍志。"故选 ACD。

18. ABC。

肺与肾的关系,主要表现于水液的代谢和呼吸运动两个方面。(1)水液代谢相互为用:①肾为主水之脏,肺为"水之上源",肺的宣发肃降和通调水道,有赖于肾的蒸腾气化。②肾的主水功能,亦有赖于肺的宣发肃降和通调水道。③病理上,肺失宣肃,通调水道失职,必累及于肾,而致尿少,甚则水肿;肾的气化失司,关门不利,则水泛为肿,甚则上为喘呼、咳逆倚息而不得平卧。即如《素问·水热穴论》所说:"其本在肾,其末在肺,皆积水也。"(2)呼吸运动相互配合:①肺主气司呼吸,肾主纳气,肺的呼吸深度需要肾的纳气作用来协助。肾气充盛,吸入之气方能经肺之肃降而下纳于肾,故有"肺为气之主,肾为气之根"之说。②若肾的精气不足,摄纳无权,气浮于上;或肺气久虚,久病及肾,均可导致肾不纳气,出现动则气喘等症。此外,肺与肾之间的阴液也是相互滋生的,肾阴为一身阴液之根本,所以肺阴虚可损及肾阴。反之,肾阴虚亦不能上滋肺阴,故肺肾阴虚常同时并见,而出现两颧嫩红,骨蒸潮热,盗汗,干咳音哑,腰膝酸软等症。故选 ABC。

19. ABD。

女子胞,又称胞宫、子宫、子脏、胞脏、子处、血脏。(1)主要生理机能:①主持月经,月经的产生,是脏腑经脉气血及天癸作用于胞宫的结果。②孕育胎儿。(2)与脏腑经脉的关系:①与气血、脏腑及天癸的关系;女子以血为本,经水为血液所化,而血液来源于脏腑;脏腑之中,在五脏之中,女子胞与肝、心、脾、肾的关系尤为密切。②与经脉的关系:女子胞与冲、任、督、带及十二经脉,均有密切的关系。其中,以冲、任、督、带脉为最。故选 ABD。

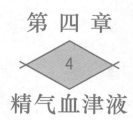

第四章

精气血津液

一、A型题：在每小题给出的 A、B、C、D 四个选项中，请选出一项最符合题目要求的。

1. "出其悍气之慓疾,而先行于四末分肉皮肤之间而不休者也。"指的是
　　A. 卫气　　　　　　　B. 元气　　　　　　　C. 宗气　　　　　　　D. 营气

2. 营气为
　　A. 水谷之气中的慓悍滑利部分　　　　　B. 水谷之气的精华部分
　　C. 谷气与自然界清气结合　　　　　　　D. 一身之气分布到脏腑或脏腑之精化生

3. 下列除哪项外均是卫气不足导致的常见病证
　　A. 易外感邪气　　　B. 热性病变　　　　　C. 血虚证　　　　　　D. 无汗、多汗、自汗

4. 下列除哪项外均是卫气的作用
　　A. 生化血液　　　　B. 防御外邪　　　　　C. 温养全身　　　　　D. 调控腠理

5. 宗气的充盈与下列哪些有关
　　A. 肺的功能　　　　B. 脾的功能　　　　　C. 饮食营养　　　　　D. 以上均是

6. 下列除哪项外均是宗气的作用
　　A. 行呼吸　　　　　B. 行血气　　　　　　C. 资先天　　　　　　D. 温分肉

7. 下列哪项是宗气不足导致的常见病证
　　A. 血行瘀滞　　　　B. 虚里搏动的异常　　C. 脉来躁急,节律不规则　D. 以上均是

8. 元气是
　　A. 先天之精命门处化生,水谷之精滋养补充　　B. 水谷之气的精华部分
　　C. 谷气与自然界清气结合　　　　　　　D. 一身之气分布到脏腑或脏腑之精化生

9. 下列哪项的不足会导致生长发育迟缓、生殖机能低下
　　A. 卫气　　　　　　　B. 元气　　　　　　　C. 宗气　　　　　　　D. 营气

10. 人体之精的作用不包括
　　A. 繁衍生命　　　　B. 推动作用　　　　　C. 化血作用　　　　　D. 化气作用

11. 具有推动和调控各脏腑、经络、形体和官窍生理活动作用的气是
　　A. 元气　　　　　　　B. 宗气　　　　　　　C. 营气　　　　　　　D. 卫气

12. 脏腑之气的功能中属阴的部分是
　　A. 温煦、推动、兴奋　　　　　　　　　B. 凉润、宁静、抑制
　　C. 构成脏腑的基本物质　　　　　　　　D. 推动和调节人体生长、发育和生殖机能

13. 中暑大汗后乏力是因
　　A. "气随津脱"　　　B. "津随液脱"　　　　C. "气随血脱"　　　　D. "气血两虚"

14. 气血关系失调的病机是
　　A. 气和血互根互用的功能失调　　　　　B. 气的运行郁滞不畅,血行障碍
　　C. 气的不足,固摄血液的生理功能减弱　　D. 大量出血的同时,气随血的突然流失而脱散

15. 下列哪项属于气和血的关系失调
　　A. 气血不荣经脉　　B. 气随血脱　　　　　C. 气血两虚　　　　　D. 以上均是

16. 下列哪项不是血瘀的形成因素
   A. 阴虚　　　　　B. 血热　　　　　C. 瘀血　　　　　D. 痰浊

17. 下列哪项不是血虚的临床表现
   A. 皮肤干燥,毛发枯槁　　　　　　　　B. 手足麻木,运动无力,肢节屈伸不利
   C. 心悸怔忡,多梦失眠,健忘,甚则痴呆　　D. 面目黧黑,肌肤甲错,唇舌紫暗及瘀斑

18. 下列哪项不会因气不摄血导致
   A. 咯血　　　　　B. 吐血　　　　　C. 衄血　　　　　D. 发斑

19. 气闭多由什么原因所导致
   A. 浊邪外阻　　　B. 气不内守　　　C. 气的升举无力　　D. 气随血脱

20. (　　　)是各种虚脱病变的主要病机
   A. 气脱　　　　　B. 亡阴　　　　　C. 亡阳　　　　　D. 血脱

21. 下列哪项不是气逆的常见病因
   A. 情志所伤　　　B. 饮食寒温不适　　C. 痰浊壅阻　　　D. 浊邪外阻

22. 神志活动的主要物质基础是
   A. 精　　　　　　B. 气　　　　　　C. 血　　　　　　D. 津液

23. 下列哪项是影响血运行的因素
   A. 气的推动、固摄、温煦、凉润作用　　　B. 血液的质量
   C. 病邪的影响　　　　　　　　　　　　D. 以上均是

24. 下列除哪项外均是津液的作用
   A. 津液为神志活动的主要物质基础
   B. 滋润濡养
   C. 津液亏少时,血中津液可从出于脉中补充津液
   D. 因津液可在脉管互相渗透,故津液可滑利血管,且津液可化血

25. 下列除哪项外均是气和津液的关系
   A. 气能载津　　　B. 气能生津　　　C. 津能化气　　　D. 气能摄津

26. "治痰先治气"是的(　　　)具体应用
   A. 气能行津　　　B. 气能生津　　　C. 津能生气　　　D. 气能摄津

27. "气随津脱"的原理是
   A. 气能行津　　　B. 气能生津　　　C. 津能载气　　　D. 气能摄津

28. 下列关于气滞的说法不正确的是
   A. 气滞即气机郁滞不畅
   B. 气滞主要由于情志内郁,或痰、湿、食积、瘀血等阻滞,形成局部或全身的气机不畅或阻滞,从而导致某些脏腑、经络的功能障碍
   C. 气滞于某一局部,可以出现胀满、疼痛,甚则引起血瘀、水停,形成瘀血、痰饮等病理产物
   D. 气滞最常见于肺、胃和肝等脏腑。如《素问·生气通天论》说:"大怒则形气绝,而血菀于上,使人薄厥"

29. 气机失调可概括为虚实两个方面,属虚的有
   A. 气滞　　　　　B. 气逆　　　　　C. 气闭　　　　　D. 气陷

30. 下列关于气的叙述不正确的是
   A. 气是人体活力很强、运行不息的极精微物质
   B. 气是构成人体和维持人体生命活动的基本物质之一
   C. 人体的气,来源于禀受于父母的先天之精气、饮食物中的营养物质
   D. 气对于人体的生长发育,各脏腑、经络等组织器官的生理活动,血和津液的生成和运行、输布等代谢活动

所起的推动和激发其运动的作用

31. 生气之主为

    A. 肺   B. 脾   C. 肾   D. 心

32. "精、气、血、津液各自的新陈代谢及其相互转化"是指气的(   )作用

    A. 气化   B. 温煦   C. 防御   D. 固摄

33. 津液在体内流注输布的通道是

    A. 经络   B. 腠理   C. 三焦   D. 脉道

二、B 型题：A、B、C、D 是其下面两道小题的备选项,请从中选择一项最符合题目要求的,每个选项可以被选择
    一次或两次。

    A. 气机不畅   B. 气逆   C. 气闭   D. 气脱

1. 大汗、目闭口开多见于
2. 怒则

    A. 气能生津   B. 气能行津   C. 津能生气   D. 津能载气

3. 久吐久下病人的治疗中加补气药的生理基础是
4. "治痰先治气"是因

    A. 小肠泌别清浊   B. 肺的宣发   C. 脾胃运化   D. 肾的蒸化

5. 水肿病人的病机之一"胃之关,关门不利",指的是
6. 津液若雾露之溉与哪个脏腑关系密切

    A. 小肠泌别清浊   B. 肺的宣发   C. 脾胃运化   D. 肾的蒸化

7. 张景岳认为肿胀的标是哪个脏腑功能的失常
8. "利小便,实大便"是哪个脏腑出现问题时的治法

    A. 元气   B. 宗气   C. 卫气   D. 营气

9. 分肉之间,熏于肓膜的是
10. 哪种气与津液共注脉中,化成血液

    A. 元气   B. 宗气   C. 卫气   D. 营气

11. 视听感觉、脉搏强弱与什么有关
12. 生命活动的原动力是

    A. 脾   B. 胃   C. 肾   D. 肝

13. 参与津液的输布,不参与津液排泄的是
14. 气能摄血主要与哪个脏腑有关

三、X 型题：在每小题给出的 A、B、C、D 四个选项中,至少有两项是符合题目要求的,请选出所有符合题目要求
    的答案,多选或少选均不得分。

1. 与气的生成相关的脏腑为

    A. 脾胃   B. 肺   C. 肾   D. 心

2. 下列对于宗气的描述中,正确的为

    A. 分布于膻中、气街、丹田   B. 水谷之气和自然界清气相结合而成
    C. 温养全身   D. 与语音、呼吸、血液的运行相关

3. 下列对于卫气的描述中,错误的为

    A. 能够调节腠理关闭   B. 行于脉中
    C. 散布于全身   D. 来于肺呼吸的自然界清气

4. 对于津的描述,正确的是

    A. 起濡养作用   B. 布散于骨节、脏腑   C. 流动性较大   D. 充养血脉

5. 对于津液的作用描述正确的是
  A. 滋润   B. 化血   C. 濡养   D. 载气

6. 血液运行必备的条件是
  A. 营气充沛   B. 脏腑的功能正常 C. 血液充盈   D. 脉道通畅

7. 固摄血液的重要因素是
  A. 心的主血   B. 脾的统血   C. 肝的藏血   D. 肝的疏泄

8. 与津液的生成有密切关系的是
  A. 脾   B. 胃   C. 小肠   D. 大肠

9. 与津液的输布有密切关系的是
  A. 肺   B. 脾   C. 肾   D. 肝

10. 与津液的排泄有密切关系的是
  A. 肺   B. 脾   C. 肾   D. 膀胱

11. 在津液代谢过程中,以哪三脏作用最为重要
  A. 肺   B. 脾   C. 肾   D. 肝

12. 津液的正常排泄途径是
  A. 汗   B. 呼气   C. 尿   D. 呕吐

13. 津主要分布于
  A. 血脉   B. 肌肉   C. 皮肤   D. 孔窍

14. 液主要灌注于
  A. 骨节   B. 脏腑   C. 脑髓   D. 肌肤

15. 津液的功能是
  A. 润泽肌肤   B. 滑利关节   C. 充养脑髓   D. 充养血脉

16. 血的营养滋润的作用体现在
  A. 面色红润   B. 肌肉丰满壮实,感觉和运动灵活自如
  C. 皮肤润泽   D. 毛发乌黑光泽

17. 生殖之精的化生与施泄有度,依赖于
  A. 天癸促发   B. 肾气封藏   C. 肝气疏泄   D. 脾气运化

18. "上气不足"可见
  A. 恶心呕吐   B. 耳鸣   C. 头晕   D. 内脏下垂

19. 气血关系失调表现于
  A. 气滞血瘀   B. 气随血脱   C. 气血两虚   D. 气不摄血

20. 气的固摄作用体现在
  A. 固摄血液   B. 固摄汗液   C. 固摄二便   D. 固摄精液

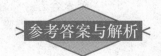
参考答案与解析

一、A型题。

1. **A**。
  卫气为水谷之气中的彪悍滑利部分,分布于皮肤之中、分肉之间、熏于肓膜、散于胸腹。

2. **B**。

营气为水谷之气的精华部分,行于脉中、达全身,作用为:化血液、营养全身。

3. **C**。

卫气具有温煦全身的作用。内而脏腑,外而肌肉皮毛都得到卫气的温养,从而保证了脏腑肌表的生理活动得以正常进行。卫气充足,温养机体,则可维持人体体温的相对恒定。卫气虚亏则温煦之力减弱,易致风寒湿等阴邪乘虚侵袭肌表,出现阴盛的寒性病变。但若卫气在局部运动受阻,郁积不散则可出现阳盛的热性病变。卫气能够调节控制腠理的开阖,促使汗液有节制的排泄。卫气的这一调控作用,既有气能固摄的一面,又有气能推动的一面。通过汗液的正常排泄,使机体维持相对恒定体温,从而保证了机体内外环境之间的协调平衡。因此,卫气虚弱,则调控腠理功能失职,可以出现无汗、多汗或自汗等病理现象。

4. **A**。

解析同上。

5. **D**。

宗气的生成有两个来源,一是脾胃运化的水谷之精所化生的水谷之气,一是肺从自然界中吸入的清气,二者相结合生成宗气。因此,脾的运化转输功能和肺主气、司呼吸的功能是否正常,对宗气的生成和盛衰有着直接的关系。

6. **D**。

宗气的生理功能主要有行呼吸、行血气和资先天三个方面。宗气上走息道,推动肺的呼吸。因此,凡是呼吸、语言、发声皆与宗气有关。宗气充盛则呼吸徐缓而均匀,语言清晰,声音洪亮。反之,则呼吸短促微弱,语言不清,发声低微。宗气贯注于心脉之中,促进心脏推动血液运行。宗气作为后天生成之气,对先天元气有重要的资助作用。

7. **D**。

由于宗气对呼吸运动及血液循行都有推动作用,因而可以影响到人体的多种生理活动,凡气血运行、肢体寒温和活动、视听等感觉、言语声音及脉搏强弱节律等,都与宗气盛衰有关。

8. **A**。

元气是肾中所藏先天精于命门处化生,受水谷之精的滋养补充。

9. **B**。

元气推动人体生长发育和生殖机能的生理作用,与肾气的功能类同。元气的盛衰变化体现于机体生、长、壮、老、已的自然规律。元气不足则易于出现生长发育迟缓、生殖机能低下及未老先衰的病理改变。

10. **B**。

人体之精是人类生命繁衍的根源,一般意义的精,即通常所说的先天之精、水谷之精、生殖之精、脏腑之精,不包含血、津液。人体之精的作用有:①繁衍生命。②濡养作用。③化血作用。④化气作用。⑤化神作用。因此 A、C、D 选项都属于人体之精的作用,而 B 选项的推动作用属于气的生理功能之一。

11. **A**。

人体之气主要有元气、宗气、营气、卫气。元气是人体生命活动的原动力,是人体最根本、最重要的气。由肾藏的先天之精所化生,赖脾胃化生的水谷之精的滋养补充。发于肾,以三焦为通路,循行全身,内而五脏六腑,外而肌肤腠理,无处不到。主要功能是:①推动和调节人体的生长发育及生殖机能。②推动和调控各脏腑、经络、形体、官窍的生理活动。

12. **B**。

结合事物的阴阳属性来理解。

13. **A**。

津能载气,血脉之外,气必须依赖津液的载托。例如,中暑大汗后乏力是因"气随津脱"。

14. **A**。

气为血之帅,血为气之母,气血关系的失调主要指气和血互根互用的功能失调。

15. **D**。

气血关系的失调主要指气和血互根互用的功能失调,主要有气滞血瘀、气不摄血、气随血脱、气血两虚和气血不荣经脉等几个方面。

16. **A**。

气滞、寒凝、血热、气虚、痰浊等,均可形成血瘀。同时,瘀血是血瘀的病理产物,而在瘀血形成之后,又可阻于脉络,而成为形成血瘀的一种原因。

17. **D**。

血虚是指血液不足,血的营养和滋润功能减退的病理状态,多因失血过多或化源不足。表现为面色淡白,唇、舌、爪甲淡白无华,皮肤干燥,毛发枯槁,手足麻木,运动无力,肢节屈伸不利或出现心悸怔忡,多梦失眠,健忘,甚则痴呆。

18.D。
气不摄血的概念是,因气的不足,固摄血液的生理功能减弱,血不循经,逸出脉外,而导致咯血、吐血、衄血、便血、尿血、崩漏等各种出血的病理状态。

19.A。
气闭多由于浊邪外阻,或因气郁之极,气的外出亦为所阻,从而出现突然闭厥的病理状态。触冒秽浊之气所致的闭厥,外感热病过程中的热盛闭厥,突然精神创伤所致的昏厥等,其病机都属于气的外出受阻而致气闭。

20.A。
气脱是指气不内守而外脱。多由于正不敌邪,或正气的持续衰弱,或因大出血、大汗等气随血脱或气随津脱,气脱实际上是各种虚脱病变的主要病机。

21.D。
气逆指气机升降失常,脏腑之气上逆的病理状态,多由情志所伤,或因饮食寒温不适,或因痰浊壅阻等所致。

22.C。
血的功能包括濡养和化神。血液含有丰富的营养物质,沿脉行全身各处。对全身各脏腑组织器官起着濡养和滋润作用,以维持各脏腑组织器官发挥生理功能,保证了人体生命活动的正常进行;血为神志活动的主要物质基础。人的精神活动必须得到血液的营养,才能产生充沛而舒畅的精神情志活动。

23.D。
影响血液运行的因素包括:①气的推动、固摄、温煦、凉润作用。②脉道通畅无阻——约束和引导血行。③血液的质量——无痰浊瘀阻则血行畅利。④病邪的影响——防止寒、火热、痰浊等病邪的影响。

24.A。
津液的作用包括:(1)滋润濡养:津的滋润作用明显,液的濡养作用明显。(2)充养血脉:①津液亏少时,血中津液可从脉中渗出补充津液。②因津液可在脉管互相渗透,故津液可滑利血管,且津液可化血。

25.A。
气和津液的关系包括:①气能生津:经过脾胃运化、小肠分清泌浊、大肠主津等一系列脏腑气化后,津液方生成和正常输布。其中脾胃之气是关键。②气能行津:津液在体内的输布、排泄都需要气的运动来完成。"治痰先治气"是其具体应用。③气能摄津:气通过有节控制、维持体内津液量的恒定。例如,卫气对汗的固摄,肾气对尿液的储存。④津能载气:血脉之外,气必须依赖津液的载托。例如,中暑大汗后乏力是因"气随津脱"。⑤津能化气:津液在输布中,因受脏腑阳气的蒸腾温化可化气,促进正常的生理活动。

26.A。
解析同上。

27.C。
解析同上。

28.D。
D 为气逆。

29.D。
气机失调,是指气的升降出入失常而引起的气滞、气逆、气陷、气闭和气脱等病理变化。气机失调可概括为虚实两个方面:气滞气的流通障碍、气逆气的上升运动过强或下降运动不及、气闭气的外出受阻可以概括为实;气脱气不内守而外脱、气陷气的上升力量不足或下降力量过强可以概括为虚。

30.C。
人体的气,来源于禀受父母的先天之精气、饮食物中的营养物质即水谷之精气,简称"谷气"和存在于自然界的清气。

31.A。
肺为生气之主:肺主呼吸之气,吸入自然界清气,呼出浊气;肺将清气与水谷之气结合生成宗气。

32.A。
气化作用是指通过气的运动而产生的各种变化,即精、气、血、津液各自的新陈代谢及其相互转化。如饮食水谷转化为水谷精微,再化生成气、血、津液等。

33.C。

三焦为"决渎之官",气为水之母,气能化水布津,三焦对水液有通调决渎之功,是津液在体内流注输布的通道。故选 C。

二、B 型题。

1、2. D；B。

气脱,气不内守,营卫失和,故汗大出,气不藏内,神机失养,故可见无力睁目和口开等虚脱证。情志的异常变化,可直接影响脏腑的气机,造成气滞不行,气机紊乱。怒则气上,喜则气缓,恐则气下,惊则气乱,悲则气消,忧则气聚,思则气结。

3、4. A；B。

因津能载气,故有"吐下之余,定无完气",故要加补气药。津液在体内的输布、排泄都需要气的运动来完成。气行则水行,气行则血行。"治痰先治气"是其具体应用。

5、6. D；B。

"肾者,胃之关也,关门不利,故聚水而从其类也"。《素问·水热穴论》。肾者,胃之关也:肾有调节水液的功能,起着胃的关闸作用。本句主要指肾主水的生理功能。肺气向上的升宣和向外周的布散的功能,将脾所转输的津液和水谷精微,布散到全身,外达于皮毛,即是《灵枢·决气》所说的"上焦开发,宣五谷味,熏肤、充身、泽毛,若雾露之溉,是谓气"。

7、8. B；A。

《景岳全书·肿胀》:"盖水为至阴,故其本在肾,水化于气,故其标在肺;水唯畏土,故其制在脾。"小肠泌别清浊的功能正常,则水液和糟粕各走其道而二便正常。若小肠功能失调,清浊不分,水液归于糟粕,即可出现水谷混杂,便溏泄泻等。因"小肠主液",故小肠分清别浊功能失常不仅影响大便,而且也影响小便,表现为小便短少。所以泄泻初期常用"利小便即所以实大便"的方法治疗。常用胃苓汤即平胃散合五苓散健脾祛湿,使小便清利,大便正常。

9、10. C；D。

卫气分布:循皮肤之中,分肉之间,熏于肓膜,散于胸腹,内至胸腹脏腑,外而皮肤肌腠,布散全身。营气进入脉中,循行全身,内入脏腑,外达肢节,终而复始,营周不休。发于肾,以三焦为通路,循行全身,内而五脏六腑,外而肌肤腠理,无处不到。宗气聚集于胸中,贯注于心肺之脉,上出于肺,循喉咽,故呼则出,吸则入。营气生理功能:化生血液和营养全身。

11、12. B；A。

宗气贯心脉以行气血。凡气血的运行、肢体的寒温和活动能力、视听的感觉能力、心搏的强弱及其节律等,皆与宗气的盛衰有关。元气推动和调节人体的生长发育及生殖机能,推动和调控各脏腑、经络、形体、官窍的生理活动。

13、14. D；A。

脾、肺、肾、肝和三焦共同完成津液的输布。津液的排泄主要通过尿液和汗液,少数通过呼气和粪便来完成。此主要和肾、肺、脾生理功能有关。津液生成:胃、小肠、大肠、脾。脾、肺、肾、肝和三焦共同完成津液的输布。血运正常相关脏腑功能心、肺、肝、脾、肾。气能摄血主要体现在脾气的统血作用。这可体现在使用补气药治疗大出血的临床运用中。

三、X 型题。

1. ABC。

肺为生气之主:肺主呼吸之气,吸入自然界清气,呼出浊气;肺将清气与水谷之气结合生成宗气。脾为生气之源,脾胃运化水谷精微,为化气之源。肾为生气之根,肾精化气,精充则气足。

2. ABD。

宗气,由谷气与自然界清气相结合而积聚于胸中的气;宗气由脾胃运化的水谷之气和肺从自然界中吸入的清气相结合而成;上"出于肺,循喉咽,故呼则出,吸则入",下"蓄于丹田,注足阳明之气街相当于腹股沟部位而下行于足"。C 是卫气具有的功能。

3. BD。

卫气是行于脉外而具有保护作用的气,又称"卫阳",由脾胃运化的水谷精微中的悍气所化生。卫气循皮肤之中,分肉之间,熏于肓膜,散于胸腹,内至胸腹脏腑,外而皮肤肌腠,布散全身。具有防御外邪、温养全身、调控腠理等生理功能。

4. **CD**。

津液的区别在于津:属阳,质地较清稀,流动性较大,布散于体表皮肤、肌肉和孔窍,并能渗入脉内,起滋润的作用。液:属阴,质地较稠,流动性较小,灌注于骨节、脏腑、脑、髓等,起濡养作用。津液还能充养血脉。

5. **ABCD**。

津液的作用体现在:滋润濡养:津的滋润作用明显,液的濡养作用明显;充养血脉,当津液亏少时,血中津液可从脉中渗出补充津液,因津液可在脉管互相渗透,故津液可滑利血管,且津液可化血;津可载气。

6. **BCD**。

血的运行相关因素:①气的推动、温煦、凉润和固摄作用。②脉道完好、无阻。③血质量清浊、黏稠。④心主血脉,推动作用。⑤肺主治节,宣降功能。⑥肝主疏泄、藏血功能。⑦脾主统血。

7. **BC**。

脾主统血,脾气有统摄、控制血液在脉中正常运行而不逸出脉外的功能。肝主藏血,肝脏具有贮藏血液、调节血量和防止出血的功能。

8. **ABCD**。

津液生成相关因素:①胃主受纳腐熟、吸收部分精微。②小肠泌别清浊。③脾的转输。④大肠主津。

9. **ABCD**。

津液输布的相关因素:①脾上输于肺和灌四傍。②肺主宣发津液、肃降浊液、津液。③肾起主宰作用。④肝主疏泄,调畅气机。⑤三焦为通路。

10. **ABCD**。

津液的排泄:①脾运化成粪便。②肺宣发至皮毛、在气的蒸腾作用下成汗液而成;呼气带走部分津液。③最重要的是——肾,肾的蒸化产生尿液,对尿液有推动、固摄作用。

11. **ABC**。

在津液代谢过程中,以下三脏作用最为重要:①脾上输于肺和灌四傍。②肺主宣发津液、肃降浊液、津液。③肾起主宰作用。

12. **ABC**。

呕吐为津液的异常排泄途径。

13. **ABCD**。

津和液异同:津与液皆来源于水谷精微,但二者在性状、分布和功能上有所不同:质地较清稀,流动性较大,布散于体表皮肤、肌肉和孔窍,并能渗入血脉之内,起滋润作用的,称为津;质地较浓稠,流动性较小,灌注于骨节、脏腑、脑、髓等,起濡养作用的,称为液。

14. **ABC**。

液质地较浓稠,流动性较小,灌注于骨节、脏腑、脑、髓等,起濡养作用。

15. **ABCD**。

津液有滋润和濡养的功能。津液以水为主体,有很强的滋润作用;含多种营养物质,有营养功能。津较清稀,含水量多,其滋润作用大于液;液较稠厚,营养丰富,其营养作用大于津。分布于体表的津液滋润皮肤,温养肌肉,使肌肉丰润,毛发光泽;体内的津液能养脏腑,维持各脏腑的正常功能;注入孔窍的津液,使口、眼、鼻等九窍滋润;流入关节的津液能滑利关节;渗入骨髓的津液能充养骨髓和脑髓;进入血脉的津液成为血液的重要组成部分,使血液充足,环流不息。在正常情况下,人体阴阳之间处于相对的平衡状态,津液作为阴精的一部分,有调节阴阳平衡的作用。

16. **ABCD**。

血液由营气和津液所组成,营气乃水谷精微中之精纯部分所化生,津液可濡润全身,故血液的主要功能即是营养和滋润作用。血液行于脉中,循脉运行全身,内至五脏六腑,外达皮肉筋脉,对全身各脏腑组织不断地发挥着营养和滋润作用,以维持其正常的生理功能,保证人体生命活动的正常进行。血的营养滋润作用可以从面色、两目、肌肉、皮肤、毛发、肢体运动等方面反映出来。若血液充足,营养滋润作用正常,则表现为面色红润,视物清晰,肌肉丰满壮实,肌肤、毛发光泽,筋骨强劲,感觉和运动灵活。"肝目受血而能视,足受血而能步,掌受血而能握,指受血而能摄。"如血液亏虚,营养滋润功能减弱,除可引起脏腑组织功能减退外,还可出现面色萎黄,视物昏花,唇甲色淡,皮毛枯槁,肌肉消瘦,筋骨痿软,肢体麻木,运动不灵活等症。"是以人有此形,唯赖此血。故血衰则形萎,血败则形坏。"

17. **ABCD**。

生殖之精,由先天之精在后天水谷之精的资助下化生。女子"二七"、男子"二八"之时,若先天之精无缺陷,后天之精能资养,肾中所藏之精充盛,肾气充沛,天癸则按时而至。肾精在天癸的促发作用下,可化为生殖之精以施泄。如《素问·上古天真论》说,男子"二八,肾气盛,天癸至,精气溢泻,阴阳和,故能有子"。生殖之精的化生与施泄有度,还与肾气封藏、肝气疏泄以及脾气的运化作用密切相关。

18. BC。

上气不足,主要指气不上荣,头目失养的病变。一般由于脾气虚损,升清之力不足,无力将水谷精微上输于头目,致头目失养,可见头晕、目眩、耳鸣等症。如《灵枢·口问》说:"上气不足,脑为之不满,耳为之苦鸣,头为之苦倾,目为之眩。"因此选 BC。A 选项中的恶心呕吐为气逆的常见表现;D 选项内脏下垂属于中气下陷的表现,气陷包括上气不足及中气下陷。

19. ABCD。

气为血之帅,血为气之母,气血关系的失调主要指气和血互根互用的功能失调,主要有气滞血瘀、气不摄血、气随血脱、气血两虚和气血不荣经脉等几个方面。

20. ABCD。

气的生理功能:(1)推动作用与调控作用,气对以下内容有激发、兴奋、促进和减缓、抑制、宁静的作用:①人体的生长发育、生殖。②脏腑经络生理机能。③精血津液的生成、运行和输布。④精神活动。(2)温煦作用与凉润作用,二者对立统一的结果:①维持相对恒定的体温。②脏腑机能的稳定发挥。③精血津液的有序运行输布代谢。(3)防御作用:即气有护卫全身肌表、防御外邪入侵与祛除侵入人体的病邪的作用。(4)固摄作用,即气对血、津液(汗液、尿液、唾液、胃液、肠液)、精等液态物质的固护、统摄、控制的作用。(5)中介作用:指气能感应传导信息,以维系机体的整体联系。针灸、推拿、其他外治法都是通过此来达到治疗目的。

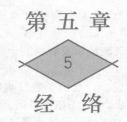

第五章

5

经 络

一、A型题:在每小题给出的 A、B、C、D 四个选项中,请选出一项最符合题目要求的。

1. 手太阴肺经和阳明大肠经交于
   A. 食指　　　　　　B. 足小趾　　　　　　C. 小指　　　　　　D. 足大趾

2. 手厥阴心包经与少阳三焦经交于
   A. 食指　　　　　　B. 无名指　　　　　　C. 小指　　　　　　D. 足大趾

3. 手少阴心经与太阳小肠经交于
   A. 食指　　　　　　B. 无名指　　　　　　C. 小指　　　　　　D. 足大趾

4. 足阳明胃经循行于
   A. 上肢后缘　　　　B. 下肢后缘　　　　　C. 下肢中线　　　　D. 下肢前缘

5. 少阳胆经循行于
   A. 上肢后缘　　　　B. 下肢后缘　　　　　C. 下肢中线　　　　D. 下肢前缘

6. 太阳膀胱经循行于
   A. 上肢后缘　　　　B. 下肢后缘　　　　　C. 下肢中线　　　　D. 下肢前缘

7. 奇经八脉中,调节阳经之气血,反映脑、髓、肾的机能的是
   A. 冲脉　　　　　　B. 任脉　　　　　　　C. 督脉　　　　　　D. 带脉

8. 奇经八脉中,被称为"血海"的是
   A. 冲脉　　　　　　B. 任脉　　　　　　　C. 督脉　　　　　　D. 带脉

9. 奇经八脉中,交于目内眦、主左右之阴阳、司眼睑开阖、司下肢运动的是
   A. 冲脉　　　　　　B. 任脉　　　　　　　C. 阴、阳跷脉　　　D. 阴、阳维脉

10. 经八脉中,联络全身的阴阳经络的是
    A. 冲脉　　　　　　B. 任脉　　　　　　　C. 阴、阳跷脉　　　D. 阴、阳维脉

11. 手阳明大肠经和足阳明胃经在头面部相交于
    A. 鼻翼旁　　　　　B. 目内眦　　　　　　C. 目外眦　　　　　D. 人中穴

12. 手太阳小肠经和足太阳膀胱经在头面部相交于
    A. 鼻翼旁　　　　　B. 目内眦　　　　　　C. 目外眦　　　　　D. 人中穴

13. "入上齿中"的经络是
    A. 手阳明大肠经　　B. 足阳明胃经　　　　C. 手太阳小肠经　　D. 足太阳膀胱经

14. "起于胞中"的经脉是
    A. 任脉　　　　　　B. 督脉　　　　　　　C. 任脉、督脉　　　D. 任脉、督脉、冲脉

15. "主胞胎"的经脉是
    A. 冲脉　　　　　　B. 任脉　　　　　　　C. 督脉　　　　　　D. 带脉

16. "十二经脉之海"为
    A. 冲脉　　　　　　B. 任脉　　　　　　　C. 督脉　　　　　　D. 带脉

17. "分主一身左右之阴阳"的经脉是

A. 督脉　　　　　　B. 任脉　　　　　　C. 阴、阳跷脉　　　　D. 阴、阳维脉

18. 循行特点为"离、合、出、入"的是
　　A. 十二经脉　　　　B. 奇经八脉　　　　C. 十二经别　　　　D. 十五别络

19. 下列哪项不是十二经别的生理功能
　　A. 加强了十二经脉中相为表里的两条经脉在体内的联系
　　B. 加强了体表与体内、四肢与躯干的向心性联系
　　C. 加强了十二经脉对四肢的联系
　　D. 加强了足三阴、足三阳经脉与心脏的联系

20. 与脏腑无直接络属、相互无表里关系的是
　　A. 十二经脉　　　　B. 奇经八脉　　　　C. 十二经别　　　　D. 十五别络

21. 起于四肢肘膝以上部位的是
　　A. 十二经脉　　　　B. 奇经八脉　　　　C. 十二经别　　　　D. 十五别络

22. 头痛一症,痛在前额者,多与有关
　　A. 阳明经　　　　　B. 少阳经　　　　　C. 太阳经　　　　　D. 厥阴经

23. 气血运行的主要通道是
　　A. 十二经脉　　　　B. 奇经八脉　　　　C. 十二经别　　　　D. 十五别络

24. 有统率、联络和调节作用的经脉是
　　A. 十二经脉　　　　B. 奇经八脉　　　　C. 十二经别　　　　D. 十五别络

25. 加强十二经脉中相为表里的两经在体内的联系的是
　　A. 十二经脉　　　　B. 奇经八脉　　　　C. 十二经别　　　　D. 十五别络

26. 十二经脉之气"结、聚、散、络"于筋肉、关节的体系是
　　A. 十二经脉　　　　B. 十二经筋　　　　C. 十二经别　　　　D. 十二皮部

27. 起于食指桡侧端商阳穴,经过手背行于上肢伸侧前缘,上肩,至肩关节前缘的经脉是
　　A. 足太阴脾经　　　B. 足阳明胃经　　　C. 手阳明大肠经　　D. 手太阴肺经

28. "(　)者,所以行血气而营阴阳,濡筋骨,利关节者也"
　　A. 经脉　　　　　　B. 津　　　　　　　C. 液　　　　　　　D. 水谷精微

29. "约束诸经"的经脉是
　　A. 冲脉　　　　　　B. 任脉　　　　　　C. 督脉　　　　　　D. 带脉

30. 上至于头,下至于足,贯穿全身的经脉是
　　A. 冲脉　　　　　　B. 任脉　　　　　　C. 督脉　　　　　　D. 带脉

31. 分布于上肢内侧后缘的经脉为
　　A. 手少阴心经　　　B. 手厥阴心包经　　C. 手太阳小肠经　　D. 手太阴肺经

32. 循行于内踝尖八寸以上,下肢内侧前缘的经脉是
　　A. 足少阳胆经　　　B. 足少阴肾经　　　C. 足厥阴肝经　　　D. 足太阴脾经

二、B 型题:A、B、C、D 是其下面两道小题的备选项,请从中选择一项最符合题目要求的,每个选项可以被选择一次或两次。

　　A. 足阳明胃经　　　B. 足少阳胆经　　　C. 足太阳膀胱经　　　D. 手太阳小肠经
1. 既至目内眦又至目外眦的经脉是
2. 手太阳与(　)交接于目内眦

　　A. 足阳明胃经　　　B. 足少阳胆经　　　C. 足太阳膀胱经　　　D. 足少阴肾经
3. 分布于下肢外侧前缘的经脉是

4. 在足大趾端交于足太阴经的是

    A. 肩胛部   B. 口唇   C. 咽部   D. 两眼下部的中央

5. 督脉的终点是

6. 阴维脉与任脉在相会于

    A. 肩胛部   B. 口唇   C. 咽部   D. 气街

7. 足阳明与足少阳经过

8. 胃经、肝经、冲脉、任脉均循行于

    A. 肩胛部   B. 口唇   C. 咽部   D. 腋下

9. 手三阳经行于

10. 手三阴经均走出于

    A. 孙络   B. 别络   C. 经别   D. 经筋

11. 加强相为表里的两条经脉之间在体表的联系是

12. 循行特点可用"离、合、出、入"来概括

    A. 孙络   B. 别络   C. 经别   D. 经筋

13. 能约束骨骼,有利于关节的屈伸运动的是

14. 加强了十二经脉中相为表里的两条经脉在体内的联系的是

    A. 督脉   B. 任脉   C. 阴维脉   D. 阴跷脉

15. 起于足踝下是

16. 与足太阴脾经同行,到胁部,与足厥阴经相合,然后上行至咽喉,与任脉相会是

三、X型题:在每小题给出的 A、B、C、D 四个选项中,至少有两项是符合题目要求的,请选出所有符合题目要求的答案,多选或少选均不得分。

1. 十二经别的循行特点

    A. 离   B. 入   C. 出   D. 合

2. "一源而三歧"的奇经是指

    A. 冲脉   B. 任脉   C. 带脉   D. 督脉

3. 下列经脉的循行环绕口唇的是

    A. 胃经   B. 肝经   C. 冲脉   D. 任脉

4. 下列经脉的循行经过气街的是

    A. 足阳明   B. 足少阳   C. 足少阴   D. 足太阴

5. 下列经脉的循行经过会阴部的是

    A. 督脉   B. 任脉   C. 带脉   D. 冲脉

6. 循行于腹部的经脉是

    A. 足阳明胃经   B. 足太阴脾经   C. 足少阴肾经   D. 足厥阴肝经

7. 下列是阳跷脉和阴跷脉共同作用的是

    A. 濡养眼目   B. 司眼睑之开阖   C. 司下肢运动   D. 司口的开阖

8. 十二经别的生理功能主要是

    A. 加强相为表里经脉在体表的联系   B. 加强表里经脉在体内的联系
    C. 加强足三阳经脉与心脏的联系   D. 加强手足三阴经与头面的联系

9. 十二正经循行中阴经与阳经的交接部位是

    A. 手指端   B. 胸腹中   C. 头面部   D. 足趾端

10. 交会于督脉的经脉有

A. 足三阳经　　　　　　B. 手三阳经　　　　　　C. 阳维脉　　　　　　　D. 阳跷脉

11. **十二经脉中，与牙齿有联系的经脉是**

A. 胃经　　　　　　　　B. 大肠经　　　　　　　C. 小肠经　　　　　　　D. 三焦经

12. **任脉的生理功能有**

A. 调节十二经气血　　　B. 孕育胎儿　　　　　　C. 维系全身经脉　　　　D. 总任一身阴经

13. **十二经脉中，与喉咙有联系的经脉是**

A. 手太阴肺经　　　　　B. 足少阴肾经　　　　　C. 足太阴脾经　　　　　D. 足阳明胃经

14. **经络的生理功能是**

A. 沟通表里上下，联络脏腑器官　　　　　　　　B. 濡养脏腑组织

C. 感应传导作用　　　　　　　　　　　　　　　D. 调节机能平衡

15. **下列说法正确的是**

A. 冲脉为十二经脉之海　　　　　　　　　　　　B. 冲脉为血海

C. 脑为髓海　　　　　　　　　　　　　　　　　D. 任脉为阳脉之海

16. **下列经脉属于奇经八脉的是**

A. 督脉　　　　　　　　B. 任脉　　　　　　　　C. 带脉　　　　　　　　D. 阴维脉

17. **心开窍于舌的主要机理是**

A. 手少阴之别系连于舌本　　　　　　　　　　　B. 心血荣于舌

C. 心气通于舌　　　　　　　　　　　　　　　　D. 舌为心之外候

18. **在目内眦相交接的两条经脉是**

A. 手太阳小肠经　　　　B. 足少阳胆经　　　　　C. 足太阳膀胱经　　　　D. 手少阳三焦经

19. **下列关于奇经八脉的描述正确的是**

A. 冲脉为十二经之海

B. 阳跷、阴跷脉有濡养眼目、司眼睑开阖和下肢运动的作用

C. 阴维脉的作用为维系诸阴经，阳维脉维系诸阳经

D. 阳维脉为病，多见寒热；阴维脉为病，多见心胸、脘腹、阴中疼痛

20. **关于经别的论述，正确的是**

A. 循行于胸、腹及头部　　　　　　　　　　　　B. 四肢部分多为肘、膝以上别出

C. "离、合、出、入"的循行特点　　　　　　　　D. 共十五条，加脾之大络共十六条

21. **下列对于"风为百病之长"理解正确的是**

A. 常兼他邪合而伤人　　B. 致病最多　　　　C. 致病迅速，变幻无常　　D. 无孔不入，可遍及全身

22. **十二经别的主要功能是**

A. 加强相互表里的两条经脉在深部的联系　　　　B. 加强足三阴经、足三阳经与心脏的联系

C. 扩大十二经脉的主治范围　　　　　　　　　　D. 加强十二经脉对头面的联系

23. **循行于腹面的经脉有**

A. 足阳明经　　　　　　B. 足少阴经　　　　　　C. 足太阴经　　　　　　D. 任脉

24. **脏腑中有"大络"的是**

A. 脾　　　　　　　　　B. 胃　　　　　　　　　C. 肺　　　　　　　　　D. 肝

25. **经过大椎穴的经脉是**

A. 足阳明经　　　　　　B. 足太阳经　　　　　　C. 手太阳经　　　　　　D. 手少阳经

26. **到达目内眦的经脉有**

A. 阳跷脉　　　　　　　B. 膀胱经　　　　　　　C. 肝经　　　　　　　　D. 阴跷脉

27.环绕口唇的经脉有

    A.任脉   B.胃经   C.冲脉   D.大肠经

28.循行到达颠顶的经脉有

    A.足太阳经   B.足阳明经   C.足厥阴经   D.足太阴经

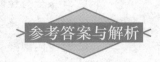

参考答案与解析

一、A 型题。

1.A。

解析见下表。

	阴经属脏	阳经属腑	交接部位	循行部位 阴经行于内侧,阳经行于外侧
手	太阴肺经	阳明大肠经	食指	上肢前缘
	厥阴心包经	少阳三焦经	无名指	上肢中线
	少阴心经	太阳小肠经	小指	上肢后缘
足	太阴脾经	阳明胃经	足大趾	下肢前缘
	厥阴肝经	少阳胆经	足大趾爪甲后	下肢中线
	少阴肾经	太阳膀胱经	足小趾	下肢后缘

2.B。

解析同上。

3.C。

解析同上。

4.D。

解析同上。

5.C。

解析同上。

6.B。

解析同上。

7.C。

解析见下表。

督脉	1.调节阳经之气血。 2.反映脑、髓、肾的机能
任脉	1.调节阴经之气血。 2.主胞胎。和月经、生殖有关
冲脉	1.调节十二经之气血。 2.血海。月经和孕育有关
带脉	1.约束纵行诸脉。 2.妇女带下
阴跷脉起于照海和阳跷脉起于申脉	1.交于目内眦、主左右之阴阳、司眼睑开阖。 2.司下肢运动
阴维脉和阳维脉	联络全身的阴阳经络

8.A。

解析同上。

9. **C**。

解析同上。

10. **D**。

解析同上。

11. **A**。

同名手足阳经头部交接：

经络	部位
手阳明大肠经和足阳明胃经	鼻翼旁
手太阳小肠经和足太阳膀胱经	目内眦
手少阳三焦经和足少阳胆经	目外眦

12. **B**。

解析同上。

13. **B**。

解析见下表。

经络分布特点

耳朵	三焦、胆、阳维脉
面颊	大肠、小肠、三焦、肝、任脉
口唇四周	大肠、胃、督脉、任脉、阳跷脉
上齿	胃
下齿	大肠
喉咙	肺、胃、肾、肝、督脉、任脉、阴维脉
肩部、肩胛	手三阳、阳维脉
缺盆锁骨上窝	大肠、胃、小肠、三焦、胆、阴跷脉、阳跷脉
腋下	手三阴、胆
食道	心、脾、小肠
气街	胃、冲脉
胞中	任脉、督脉、冲脉
会阴	肝、任脉、冲脉

14. **D**。

解析同上。

15. **B**。

任脉为阴脉之海，蓄积阴血，为妇人妊养之本。任脉通畅，月经如常，方能孕育胎儿。因一身之阴血经任脉聚于胞宫，妊养胎儿，故称"任主胞胎"。任脉气血通盛是女子胞主持月经、孕育胎儿的生理基础。冲为血海，任主胞胎，二者相资，方能有子。

16. **A**。

冲脉上至于头，下至于足，后行于背，前布于胸腹，贯穿全身，成为气血的要冲，能调节十二经气血，故有之称。

17. **C**。

阴阳跷脉有濡养眼目、司眼睑之开阖和下肢运动的功能。阳跷主一身左右之阳，阴跷主一身左右之阴，故古人还有阴阳跷脉"分主一身左右之阴阳"之说。

18.C。

十二经别的循行,都是从十二经脉的四肢部分多为肘、膝以上别出称为"离",走入体腔脏腑深部称为"入",然后浅出体表而上头面称为"出";阴经的经别合入阳经的经别而分别注入六阳经脉称为"合"。

19.C。

十二经别生理功能:①加强了十二经脉中相为表里的两条经脉在体内的联系。②加强了体表与体内、四肢与躯干的向心性联系。③加强了十二经脉对头面的联系。④扩大了十二经脉的主治范围。⑤加强了足三阴、足三阳经脉与心脏的联系。

20.B。

奇经八脉的分布不像十二经脉那样规则,同脏腑没有直接的络属关系,相互之间也没有表里关系,与十二正经不同,故称"奇经"。

21.C。

十二经别的循行,都是从十二经脉的四肢部分多为肘、膝以上别出称为"离"。

22.A。

头痛一症,痛在前额者,多与阳明经有关;痛在两侧者,多与少阳经有关;痛在后头部及项部者,多与太阳经有关;痛在颠顶者,多与厥阴经有关。《伤寒论》的六经分证,即是在经络学说基础上发展起来的辨证体系。

23.A。

经脉可分为正经和奇经两类。①正经有十二正经,即手足三阴经和手足三阳经,合称"十二经脉",是气血运行的主要通道。②奇经有八条,即督、任、冲、带、阴跷、阳跷、阴维、阳维,合称"奇经八脉",有统率、联络和调节十二经脉的作用。

24.B。

解析同上。

25.C。

十二经别是从十二经脉别出的经脉,它们分别起自四肢,循行于体腔脏腑深部,上出于颈项浅部。主要是加强十二经脉中相为表里的两经在体内的联系。还由于它通达某些正经未循行到的器官与形体部位,因而能补正经之不足。络脉是经脉的分支,有别络、浮络和孙络之分。别络是较大的和主要的络脉。十二经脉与督脉、任脉各有一支别络,再加上脾之大络,合为"十五别络。"别络的主要功能是加强相为表里的两条经脉之间在体表的联系。浮络是循行于人体浅表部位而常浮现的络脉。孙络是最细小的络脉,《素问·气穴论》称它有"溢奇邪""通荣卫"的作用。

26.B。

人体的经筋是十二经脉之气"结、聚、散、络"于筋肉、关节的体系,是十二经脉的附属部分,故称"十二经筋"。经筋有联缀四肢百骸、主司关节运动的作用。

27.C。

手阳明大肠经的循行是:①起于食指桡侧端商阳穴,经过手背行于上肢伸侧前缘,上肩,至肩关节前缘。②向后到第七颈椎棘突下大椎穴,再向前下行入锁骨上窝缺盆,进入胸腔络肺。③向下通过膈肌下行,属大肠。

28.A。

气血赖于经络的传注才能通达全身,发挥其营养脏腑组织器官,抗御外邪,保卫机体的作用。所以《灵枢·本脏》说:"经脉者,所以行血气而营阴阳,濡筋骨,利关节者也。"

29.D。

带脉围腰一周,犹如束带,能约束纵行诸脉。

30.A。

冲脉上至于头,下至于足,贯穿全身,成为气血的要冲,能调节十二经气血,故有"十二经脉之海"之称。

31.A。

心手少阴之经脉,主要分布于上肢内侧后缘;手厥阴心包经主要分布于上肢内侧中线;手太阴肺经,主要分布于上肢内侧前缘;手太阳小肠经主要分布于上肢外侧后缘。故选A。

32.D。

经络的分布规律:在四肢部,阴经分布在内侧面,阳经分布在外侧面。内侧分三阴,外侧分三阳。①太阴、阳明在前缘。②少阴、太阳在后缘。③厥阴、少阳在中线。垂手直立,(上下肢)内侧前中后,太阴、厥阴、少阴;外侧前中后,阳明、少阳、太阳。有一个例外:下肢在内踝尖上八寸往下走时,厥阴交太阴,走在前面,太阴走在中线。厥阴在前,太阳在中。

二、B 型题。

1、2.**D;C**。

手太阳一分支:从缺盆出来,沿颈部上行到面颊,至目外眦后,退行进入耳中听宫穴。手太阳另一分支经从面颊部分出,向上行于眼下,至目内眦睛明穴,交于足太阳膀胱经。

3、4.**A;A**。

在四肢部,阴经分布在内侧面,阳经分布在外侧面。内侧分三阴,外侧分三阳。①太阴、阳明在前缘。②少阴、太阳在后缘。③厥阴、少阳在中线。按此可知道为足阳明胃经。十二经脉交接歌诀记忆:肺大胃比心小,光剩包三单干——肺、大肠、胃经、脾经、心经、小肠经、膀胱经、肾经、心包经、三焦经、胆经、肝经。

5、6.**B;C**。

督脉起于胞中,下出会阴,沿脊柱里面上行;至项后风府穴处进入颅内,络脑,并由项沿头部正中线,经头顶、额部、鼻部、上唇,到上唇系带处。分支:从脊柱里面分出,属肾。分支:从小腹内部直上,贯脐中央,上贯心,到喉部,再向上到下颌部,环绕口唇,向上至两眼下部的中央。任脉起于胞中,下出会阴。经阴阜,沿腹部和胸部正中线上行,至咽喉。上行至下颌部,环绕口唇,沿面颊,分行至目眶下。阴维脉起于小腿内侧足三阴经交会之处,沿下肢内侧上行,至腹部与足太阴脾经同行,到胁部与足厥阴肝经相合,然后上行至咽喉与任脉相会。

7、8.**D;B**。

足少阳胆经一个分支从目外眦分出,下行至大迎穴,同手少阳经分布于面颊部的支脉相合,行至目眶下,向下经过下颌角部下行至颈部,与前脉会合于缺盆后,进入胸腔,穿过膈肌,络肝,属胆,沿胁里浅出气街,绕毛际,横向至环跳穴处。胃经的直行分支:从缺盆出体表,沿乳中线下行,夹脐两旁旁开二寸,下行至腹股沟处的气街穴。任脉上行至下颌部,环绕口唇,沿面颊,分行至目眶下。冲脉起于胞中,下出会阴后,从气街部起与足少阴经相并,夹脐上行,散布于胸中,再向上行,经喉,环绕口唇,到目眶下。肝的一个分支:从目系分出,下行于颊里,环绕在口唇的里边。胃经向下沿鼻柱外侧,入上齿中,还出,夹口两旁,环绕嘴唇,在颏唇沟承浆穴处左右相交。

9、10.**A;D**。

手三阳经行于肩胛部;足三阳经则阳明经行于前胸、腹面,太阳经行于后背面,少阳经行于侧面。手三阴经均从腋下走出,足三阴经均行于腹面。循行于腹面的经脉,自内向外的顺序为足少阴、足阳明、足太阴、足厥阴。

11、12.**B;C**。

别络也是从经脉分出的支脉,大多分布于体表。别络有十五条,即十二经脉各有一条,加上任脉、督脉的络脉和脾之大络。加强了十二经脉中相为表里的两条经脉之间在体表的联系;别络对其他络脉有统率作用,加强了人体前、后、侧面的统一联系;别络是络脉中比较主要的部分,对全身无数细小的络脉起着主导作用。灌渗气血以濡养全身。十二经别的循行,都是从十二经脉的四肢部分多为肘、膝以上别出称为"离",走入体腔脏腑深部称为"入",然后浅出体表而上头面称为"出";阴经的经别合入阳经的经别而分别注入六阳经脉称为"合"。

13、14.**D;C**。

经筋的含义:经筋是十二经脉连属于筋肉的体系,其功能活动有赖于经络气血的濡养,并受十二经脉的调节,所以也划分为十二个系统,称为"十二经筋"。经筋的生理功能:经筋是约束骨骼,有利于关节的屈伸运动,正如《素问·痿论》所说:"宗筋主束骨而利机关也。"经别能加强了十二经脉中相为表里的两条经脉在体内的联系;加强了体表与体内、四肢与躯干的向心性联系;加强了十二经脉对头面的联系;扩大了十二经脉的主治范围;加强了足三阴、足三阳经脉与心脏的联系。

15、16.**D;C**。

跷脉左右成对。阴跷脉、阳跷脉均起于足踝下。阴维脉起于小腿内侧足三阴经交会之处,沿下肢内侧上行。至腹部,与足太阴脾经同行,到胁部,与足厥阴经相合,然后上行至咽喉,与任脉相会。阳维脉起于外踝下,与足少阳胆经并行,沿下肢外侧向上,经躯干部后外侧,从腋后上肩,经颈部、耳后,前行到额部,分布于头侧及项后,与督脉会合。阴维脉的功能是"维络诸阴";阳维脉的功能是"维络诸阳"。

三、X 型题。

1. **ABCD**。

本题考查的是十二经别的循行特点。经别,是十二经分出的较大分支,也属于脉的一类,称为"十二经别"。它们分别起于四肢肘膝以上部位,循行于体腔脏腑深部,向上出于颈、项浅部。其中,阴经分出的经别循行于体内,与相为表里的阳经相合,从而使十二经脉中互为表里的两条经脉的联系得以加强。十二经别的循行,多从四肢肘膝关节附近正经别出(离),经过躯干深入体腔与相关的脏腑联系(入),再浅出体表上行头项部(出),在头项部,阳经经别合于本经的经脉,阴经的经别合于其相表里的阳经经脉(合),由此十二经别按阴阳表里关系汇合成六组,称为"六合"。所以此题答案是 ABCD。

2. **ABD**。

本题考查的是"一源而三歧"的含义。《儒门事亲》说:"冲任督三脉,同起而异行,一源而三歧,皆络带脉。"督脉、任脉和冲脉三经都起于胞中,三经同一起点,循行不同,名称不同,功能不同,故有"一源而三歧"之说。所以此题答案是 ABD。

3. **ABCD**。

此题考查的是经络的循行,足阳明胃经起于鼻翼旁,夹鼻上行,左右侧交会于鼻根部,旁行入目内眦,与足太阳经相交,向下鼻沿柱外侧,入上齿中,还出,夹口两旁,环绕嘴唇,在颏唇沟承浆穴处左右相交,退回沿下颌骨后下缘到大迎穴处,沿下颌角上行过耳前,经过上关穴,沿发际,到额前。足厥阴肝经的分支从目系分出,下行于颊里,环绕在口唇的里边。冲脉的循行路线是起于胞中,下出会阴后,从气街部起与足少阴经相并,夹脐上行,散布于胸中,再向上行,经喉,环绕口唇,到目眶下。任脉的循行路线是起于胞中,下出会阴。经阴阜,沿腹部和胸部正中线上行,至咽喉。上行至下颌部,环绕口唇,沿面颊,分行至目眶下。所以此题的答案是 ABCD。

4. **AB**。

此题考查的是经络的循行。足阳明胃经直行者:从缺盆出体表,沿乳中线下行,夹脐两旁(旁开二寸),下行至腹股沟处的气街穴。足少阳胆经分支:从目外眦分出,下行至大迎穴,同手少阳经分布于面颊部的支脉相合,行至目眶下,向下的经过下颌角部下行至颈部,与前脉会合于缺盆后,进入体腔,穿过膈肌,络肝,属胆,沿胁里浅出气街,绕毛际,横向至环跳穴处。足少阴与足太阴的循行都未经气街,所以答案是 AB。

5. **ABD**。

此题考查的是奇经八脉的经络循行。督脉的循行路线是起于胞中,下出会阴,沿脊柱里面上行,至项后风府穴处进入颅内,络脑,并由项沿头部正中线,经头顶、额部、鼻部、上唇,到上唇系带处。任脉的循行路线是起于胞中,下出会阴;经阴阜,沿腹部和胸部正中线上行,至咽喉;上行至下颌部,环绕口唇,沿面颊,分行至目眶下。带脉的循行路线是起于季胁,斜向下行到带脉穴,绕身一周,在腹面的带脉下垂到少腹。冲脉的循行路线是起于胞中,下出会阴后,从气街部起与足少阴经相并,夹脐上行,散布于胸中,再向上行,经喉,环绕口唇,到目眶下。所以督脉、任脉、冲脉的循行都经过会阴部。

6. **ABCD**。

此题考查的是循行于腹部的经脉。足阳明胃经分支:从大迎穴前方下行到人迎穴,沿喉咙向下后行至大椎,折向前行,入缺盆,深入体腔,下行穿过膈肌,属胃,络脾。直行者:从缺盆出体表,沿乳中线下行,夹脐两旁(旁开二寸),下行至腹股沟处的气街穴。足太阴脾经于足大趾内侧端(隐白穴),沿内侧赤白肉际,上行过内踝的前缘;沿小腿内侧正中线上行,在内踝上八寸处,交出足厥阴肝经之前;上行沿大腿内侧前缘,进入腹部,属脾,络胃。向上穿过膈肌,沿食道两旁,连舌本,散舌下。分支:从胃别出,上行通过膈肌,注入心中,交于手少阴心经。足少阴肾经直行者:从肾上行,穿过肝和膈肌,进入肺,沿喉咙,到舌根两旁。分支:从肺中分出,络心,注于胸中,交于手厥阴心包经。足厥阴肝经起于足大趾爪甲后丛毛处,向上沿足背至内踝前一寸处(中封穴);向上沿胫骨内缘,在内踝上八寸处交出足太阴脾经之后,上行过膝内侧;沿大腿内侧中线进入阴毛中,绕阴器,至小腹;夹胃两旁,属肝,络胆,向上穿过膈肌,分布于胁肋部;沿喉咙的后边,向上进入鼻咽部,上行连接目系,出于额,上行与督脉会于头顶部。所以足阳明胃经、足太阴脾经、足少阴肾经、足厥阴肝经的循行都经过胸腹部,并且需要注意的是这四条经脉距腹中线的距离。所以此题的答案是 ABCD。

7. **ABC**。

此题考查的是阳跷脉和阴跷脉的功能。阳跷脉和阴跷脉皆属于奇经八脉。跷脉左右成对。阴跷脉、阳跷脉均起于足踝下。阳跷脉和阴跷脉的共同作用是有濡养眼目、司眼睑之开阖和下肢运动的功能。古人还有阴阳跷脉"分主一身左右之阴阳"之说。此考点是高频考点,需要考生掌握。所以此题答案是 ABC。

8. **BCD**。

本题考查的是十二经别的生理功能。十二经别的生理功能是加强表里经脉在体内的联系,加强足三阳经脉与心脏的联系,加强手足三阴经与头面的联系。所以正确答案是BCD。而选项A加强相为表里经脉在体表的联系是别络的功能。

9. AD。

本题考查的是十二经脉的走向以及交接规律。手三阴经,从胸走手,在手指末端与手三阳经相交;手三阳经,从手走头,在头面部与足三阳经相交;足三阴经,从头走足,在足趾末端与足三阴经相交。十二正经的循行阴经与阳经的交接部位在四肢末端。所以答案是AD。

10. ABC。

本题考查的是经脉的循行规律。督脉行于背部正中,多次与手足三阳经及阳维脉交会,能总督一身之阳经,称为"阳脉之海"。所以此题答案是ABC。

11. AB。

此题考查的是经脉的循行。足阳明胃经的循行:起于鼻翼旁(迎香穴),夹鼻上行,左右侧交会于鼻根部;旁行入目内眦,与足太阳经相交;向下沿鼻柱外侧,入上齿中,还出,夹口两旁,环绕嘴唇,在颏唇沟承浆穴处左右相交;沿下颌骨后下缘到大迎穴处,沿下颌角上行过耳前,经过上关穴(客主人),沿发际,到额前。手阳明大肠经起于食指桡侧端(商阳穴),经过手背行于上肢伸侧前缘,上肩,至肩关节前缘;向后到第七颈椎棘突下(大椎穴),再向前下行入锁骨上窝(缺盆),进入胸腔络肺;向下通过膈肌下行,属大肠。分支:从锁骨上窝上行,经颈部至面颊,入下齿中,还出夹口两旁,左右交叉于人中,至对侧鼻翼旁(迎香穴),交于足阳明胃经。而根据小肠经和三焦经的循行都与牙齿无关。所以此题答案是AB。对这类题目要进行归纳总结,考试时才会得心应手。

12. BD。

此题考查的是任脉的生理功能。任脉属于奇经八脉,任,有担任、任受的意思。任脉行于腹面正中线,其脉多次与手足三阴及阴维脉交会,能总任一身之阴经,故又称"阴脉之海"。任,又与"妊"意义相通。其脉起于胞中,与女子妊娠有关,称"任主胞胎"。所以答案是BD。

13. ABD。

本题考查的是十二经脉的循行。手太阴肺经起于中焦,下络大肠,还循胃口(下口幽门,上口贲门);通过膈肌,属肺,至喉部;横行至胸部外上方(中府穴),出腋下,沿上肢内侧前缘下行,过肘窝入寸口上鱼际,直出拇指之端(少商穴)。足少阴肾经直行者:从肾上行,穿过肝和膈肌,进入肺,沿喉咙,到舌根两旁。足太阴脾经起于足大趾内侧端(隐白穴),沿内侧赤白肉际,上行过内踝的前缘;沿小腿内侧正中线上行,在内踝上八寸处,交出足厥阴肝经之前;上行沿大腿内侧前缘,进入腹部,属脾,络胃。向上穿过膈肌,沿食道两旁,连舌本,散舌下。足阳明胃经分支:从大迎穴前方下行到人迎穴,沿喉咙向下后行至大椎,折向前行,入缺盆,深入体腔,下行穿过膈肌,属胃,络脾。所以肺经、肾经、胃经都与喉咙有联系,答案是ABD。

14. ABCD。

此题考查的是经络的生理功能。所谓"经络的生理功能"是指整个经络系统的功能,主要表现在沟通表里上下,联系脏腑器官;通行气血,濡养脏腑组织;感应传导;调节人体各部分机能四个方面。所以答案是ABCD。

15. ABC。

此题考查的是经脉的功能。冲脉上至于头,下至于足,贯穿全身,成为气血的要冲,能调节十二经气血,故有"十二经脉之海"之称。冲脉又称"血海",同妇女的月经有密切关系。脑为髓海,而任脉行于腹面正中线,其脉多次与手足三阴及阴维脉交会,能总任一身之阴经,故又称"阴脉之海"。所以正确答案是ABC。

16. ABCD。

此题考查的是奇经八脉的内容。奇经八脉包括冲脉、任脉、带脉、督脉、阳跷脉、阴跷脉、阳维脉、阴维脉这八条经脉,它们纵横交叉于十二正经之间,进一步密切了十二经脉之间的联系。所以此题答案是ABCD。

17. ABC。

此题考查的是心在窍为舌的机理。这里主要从经络循行来解释。手少阴心经的循行顺序是起于心中,走出后属心系,向下穿过膈肌,络小肠。分支:从心系分出,夹食道上行,连于目系。直行者:从心系出来,退回上行经过肺,向下浅出腋下(极泉穴)沿上肢内侧后缘,过肘中,经掌后锐骨端,进入掌中,沿小指桡侧,出小指桡侧端(少冲穴),交于手太阳小肠经。而心气、心血的解释也是从经络循行衍生来的,手少阴之别系于舌本,因此心血、心气循心经循行至舌。而对于选项D舌为心之外候只是心开窍于舌的另一种说法。所以此题答案是ABC。

18. AC。

经络的交接和流注次序是考查重点,应当掌握。在目内眦相交接的两条经脉是手太阳小肠经和足太阳膀胱经。手阳明大肠经和足阳明胃经交接于鼻翼旁,手少阳三焦经和足少阳胆经交接于目外眦。

19. **ABCD**。

督脉总督一身之阳,任脉总任一身之阴,冲脉为十二经之海;阳跷为足太阳之别,阴跷为足少阴之别,能使机关矫健。其病多表现为肢体痿痹无力,运动障碍。阳维脉起于诸阳会,以维系诸阳经,阴维脉起于诸阴交,以维系诸阴经,所以为全身之纲维;阳维脉为病,多见寒热;阴维脉为病,多见心胸、脘腹、阴中疼痛。

20. **ABC**。

十二经别就是从十二经脉别行分出,循行于胸、腹及头部的重要支脉;十二经别的循行,都是从十二经脉的四肢部分多为肘、膝以上别出称为"离",走人体腔脏腑深部称为"入",然后浅出体表称为"出"而上头面;循行特点,可用"离、合、出、入"来概括。D选项为对于别络的论述。

21. **ABD**。

风为百病之长:常兼他邪合而伤人;风邪袭人,致病最多;无孔不入,可遍及全身。发病部位善动不居,游移不定且发病迅速,变幻无常是因风性善行而数变。

22. **ABCD**。

十二经别的主要功能应当与别络的功能相区别。经别的作用有:①加强十二经脉表里两经在体内的联系也能加强脏腑络属关系。②加强体表与体内、四肢与躯干的向心性联系。③加强十二经脉和头面部的联系。④加强足三阴、足三阳和心脏的联系。⑤扩大十二经脉的主治范围。

23. **ABCD**。

本题考查经络的循行路线,足阳明经、足少阴经、足太阴经、任脉、足厥阴经都走行于腹部。

24. **AB**。

脾的大络,名曰大包。《灵枢·经脉》:"脾之大络,名曰大包,出渊腋下三寸,布胸胁。"《素问·平人气象论》:"胃之大络,名曰虚里,贯膈络肺,出于左乳下,其动应衣,脉宗气也。"

25. **ABCD**。

大椎穴为手足三阳及督脉之会。本穴为手足三阳经的阳气与督脉的阳气汇合而成,故为手足三阳及督脉之会。

26. **ABD**。

目内眦指内眼角,经过目内眦的经脉有阳跷脉、膀胱经、阴跷脉。阴跷脉起于照海和阳跷脉起于申脉交于目内眦、主左右之阴阳、司眼睑开阖。《灵枢·经脉》:"膀胱足太阳之脉,起于目内眦。"

27. **ABCD**。

环绕口唇的经脉有手阳明大肠经、足阳明胃经、足厥阴肝经、任脉、冲脉。循行经过胃的经脉有手太阴肺经、足阳明胃经、足太阴脾经、手太阳小肠经、任脉、冲脉。会于颠顶的经脉有足太阳膀胱经、督脉、足厥阴肝经、阳维脉、阳跷脉。

28. **AC**。

足太阳膀胱经,起于目内眦(睛明穴),向上到达额部,左右交会于头顶部(百会穴)。足厥阴肝经,起于足大趾爪甲后丛毛处,向上沿足背至内踝前一寸处(中封穴),向上沿胫骨内缘,在内踝上八寸处交出足太阴脾经之后,上行过膝内侧,沿大腿内侧中线进入阴毛中,绕阴器,至小腹,夹胃两旁,属肝,络胆,向上穿过膈肌,分布于胁肋部,沿喉咙之后,向上进入鼻咽部,上行连接目系,出于额,上行与督脉会于头顶部。因此选AC。

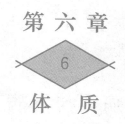

第 六 章

6

体 质

一、A 型题:在每小题给出的 A、B、C、D 四个选项中,请选出一项最符合题目要求的。

1. 体质是指人体的
  A. 身体素质   B. 心理素质   C. 身心特性   D. 遗传特质

2. 奠定中医体质理论基础的古代医籍为
  A.《伤寒杂病论》   B.《妇人大全良方》   C.《景岳全书》   D.《黄帝内经》

3. 以下除哪项外,都是老人的体质特点
  A. 精气神渐衰   B. 脏腑功能减退   C. 代谢旺盛   D. 气血郁滞

二、B 型题:A、B、C、D 是其下面两道小题的备选项,请从中选择一项最符合题目要求的,每个选项可以被选择
  一次或两次。

  A. 温补益火   B. 清热利湿   C. 甘寒凉润   D. 补气培元
1. 体质偏阳者治宜
2. 体质偏阴者治宜

  A. 质势   B. 病势   C. 从化   D. 传变
3. 病情随体质而发生的转化称为
4. 不同体质类型所具有的潜在的、相对稳定的倾向性称为

三、X 型题:在每小题给出的 A、B、C、D 四个选项中,至少有两项是符合项目要求的,请选出所有符合题目要求
  的答案,多选或少选均不得分。

1. 偏阴者的人易发展演化成的病理体质是
  A. 阳亢   B. 阳虚   C. 阴虚   D. 痰湿

2. 阴虚之体养生时应慎用
  A. 肥甘之品   B. 辛辣之品   C. 甘润生津之品   D. 燥热之品

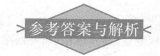

▶参考答案与解析◀

一、A 型题。

1. **C**   2. **D**   3. **C**

二、B 型题

1. **C**   2. **A**   3. **C**   4. **A**

三、X 型题

1. **BD**   2. **ABD**

第七章

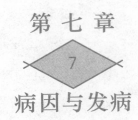

7

病因与发病

一、A 型题:在每小题给出的 A、B、C、D 四个选项中,请选出一项最符合题目要求的。

1.七情损伤,首先影响
    A. 精气   B. 津气   C. 心神   D. 运化

2.痰饮的致病特点为
    A. 阻滞气血运行   B. 多发于肝、肾、胆、胃、膀胱等脏腑
    C. 影响血脉运行   D. 影响新血生成

3.下列哪项不是瘀血的致病特点
    A. 易于蒙蔽心神   B. 易于阻滞气机   C. 影响血脉运行   D. 病位固定、病证繁多

4.下列哪项对燥邪的叙述是不正确的
    A. 凡致病具有干燥、收敛等特性的外邪称为燥邪
    B. 燥邪伤人,多从口鼻而入,首犯肺卫,肺卫失宣,发为外燥病证
    C. 燥为秋季的主气,兼邪不同可分温燥、凉燥。温燥发于初秋尚有夏末之余热,由燥与热合所致,凉燥发于
       深秋近冬寒,由燥与寒合所致
    D. 燥邪起病隐缓,病程迁延,反复发作,缠绵难愈

5.下列哪项是结石的形成原因
    A. 饮食不当   B. 情志内伤   C. 药物服用不当   D. 以上均是

6.下列哪项叙述与"湿为阴邪,易损伤阳气,阻遏气机"无关
    A. 湿性类水——故为阴邪
    B. 阴胜则阳病——尤以损伤脾阳为主
    C. 气机升降失常——胸闷、脘痞、二便不爽
    D. 病程的缠绵性——起病隐缓,病程迁延,反复发作,缠绵难愈

7.下列哪项不是湿邪的致病特点
    A. 致病具有重浊、黏滞、趋下特性的外邪称为湿邪
    B. 湿邪侵袭肌表,则恶寒无汗
    C. 湿为长夏的主气,也可见于其他季节
    D. 湿邪侵入所致病证称为外湿,多由气候潮湿、涉水淋雨、居处潮湿而致

8.下列哪项不是疠气病邪的致病特点
    A. 发病急骤,病情危笃   B. 传染性强,易于流行
    C. 一气一病,症状相似   D. 侵袭肌表,常兼他邪

9.下列哪项不属于"内生五邪"
    A. 内风   B. 内寒   C. 内湿   D. 内暑

10.下列关于六淫的叙述不正确的是
    A. 指风、寒、暑、湿、燥、火六种正常的自然界气候变化
    B. 具有外感性、季节性、地区性、相兼性的共同致病特点
    C. 当气候变化异常,超过机体正常的适应范围或机体适应能力低下,不能适应正常的气候变化,六气变为
       六淫侵害人体
    D. 指风、寒、暑、湿、燥、火六种外感病邪

11. 下列哪项是南宋·陈言字无择《三因极一病证方论》的内容

    A. 六气,曰阴、阳、风、雨、晦、明

    B. 生于阳——得之风雨寒暑

    C. 一为内疾,二为外发,三为他犯

    D. 外所因——六淫;内所因——七情;不内外因——劳倦、饮食劳倦、跌仆金刃,虫兽所伤

12. "肝气以津,脾气乃绝"是由于

    A. 味过于酸   B. 味过于苦   C. 味过于甘   D. 味过于辛

13. "大骨气劳,短肌,心气抑"是由于

    A. 味过于酸   B. 味过于苦   C. 味过于咸   D. 味过于辛

14. 下列说法不正确的是

    A. 七情内伤,即喜、怒、忧、思、悲、恐、惊七种情志活动

    B. 情志过激、持续不断,则脏腑精气阴阳失调,首先伤心神,再伤他脏,发为情志病

    C. 七情损伤相应之脏——过怒伤肝、过喜伤心、过思伤脾、过悲伤肺、过恐伤肾

    D. 七情首先影响心神——情志之伤,虽五脏各有所属,然求其所由,则无不从心而发

15. "( )则心系急,肺布叶举,而上焦不通,营卫不散,热气在中,故气消矣"

    A. 忧   B. 思   C. 悲   D. 恐

16. "( )则心有所存,神有所归,正气留而不行,故气结矣"

    A. 忧   B. 思   C. 悲   D. 恐

17. 疾病发生的内在根据是

    A. 正气不足   B. 正邪斗争

    C. 内外环境之间的相互影响   D. 阴阳失调

18. 下列关于湿邪的说法不正确的是

    A. 湿性类水,故为阴邪   B. 阴胜则阳病,尤以损伤脾阳为著

    C. 湿为阴邪,具有寒冷、凝结、收引的特性   D. 气机升降失常,则导致胸闷、脘痞、二便不爽

19. 下列哪项不是暑邪的致病特点

    A. 暑为阳邪,其性炎热   B. 暑性升散,耗气伤津   C. 暑多夹湿   D. 暑热易生风动血

20. 七情首先影响

    A. 肝气   B. 心神   C. 脾气   D. 肺津

21. 头胀头痛、甚则呕血、昏厥,属于

    A. 怒则气上   B. 惊则气乱   C. 悲则气消   D. 恐则气下

22. 心神耗伤,脘腹胀满,纳呆便溏,属于

    A. 喜则气缓   B. 惊则气乱   C. 思则气结   D. 恐则气下

23. "惊则气乱",则

    A. 精神萎靡,气短乏力   B. 心无所倚,神无所归,虑无所定

    C. 精神不集中,甚则失神狂乱   D. 心悸,惊恐不安

24. 惊惧过度,使肾气不固,二便失禁,甚则遗精,昏厥,属于

    A. 怒则气上   B. 惊则气乱   C. 思则气结   D. 恐则气下

25. 过度忧伤,精神萎靡,气短乏力,属于

    A. 怒则气上   B. 惊则气乱   C. 悲则气消   D. 恐则气下

26. 神不守舍,精神不集中,甚则失神狂乱,属于

    A. 喜则气缓   B. 惊则气乱   C. 悲则气消   D. 恐则气下

27. 提出"六气病源"说,谓"六气,曰阴、阳、风、雨、晦、明",被称为病因理论的创始人是

A. 张仲景   B. 葛洪   C. 巢元方   D. 医和

28. 陈无择的三因分类法中,"不内外因"为

A. 六淫   B. 七情

C. 饮食劳倦、跌仆金刃,虫兽所伤   D. 四肢九窍,血脉相传,壅塞不通

29. 提出病因阴阳分类法及三部分类法的是

A. 张仲景   B.《黄帝内经》   C. 巢元方   D. 陈无择

30. 张仲景的发病途径分类法为

A. 一者——经络受邪,入脏腑,为内所因也;二者——四肢九窍,血脉相传,壅塞不通,为外皮肤所中也;三者——房室、金刃、虫兽所伤

B. 一为内疾,二为外发,三为他犯

C. 外所因——六淫;内所因——七情;不内外因——劳倦、饮食劳倦、跌仆金刃,虫兽所伤

D. 以上均不是

31.《内经》中阴阳分类法,生于阳

A. 得之风雨寒暑   B. 得之饮食居处,阴阳喜怒

C. 得之七情   D. 得之阴阳喜怒

32.《内经》中三部分类法,喜怒不节则伤

A. 脏   B. 腑   C. 上   D. 下

33. 劳力过度对身体的主要损害是

A. 伤神   B. 耗血   C. 伤精   D. 耗气

34."皮槁而毛拔"(《素问·五脏生成》)的原因是

A. 多食苦   B. 多食甘   C. 多食辛   D. 多食咸

35.《素问·五脏生成》说:"多食甘",则

A. 脉凝泣而变色   B. 筋急而爪枯   C. 肉胝胎而唇揭   D. 骨痛而发落

36. 暑邪为病而多见汗多、气短、乏力,是由于

A. 暑为阳邪,其性炎热   B. 暑应于心,易扰心神

C. 暑多夹湿,易困脾土   D. 暑性升散,耗气伤津

二、B型题:A、B、C、D是其下面两道小题的备选项,请从中选择一项最符合题目要求的,每个选项可以被选择一次或两次

A. 医和   B. 葛洪   C. 巢元方   D. 陈无择

1. 提出"六气病源"说,谓"六气,曰阴、阳、风、雨、晦、明"被称为病因理论的创始人是

2. 首次提出具有传染性的乖戾之气是

A. 医和   B. 葛洪   C. 陈无择   D. 张仲景

3. 提出"经络受邪,入脏腑,为内所因也;四肢九窍,血脉相传,壅塞不通,为外皮肤所中也;房室、金刃、虫兽所伤"的是

4. 提出"外所因为六淫,内所因为七情,不内外因为劳倦、饮食劳倦、跌仆金刃,虫兽所伤"的是

A. 热   B. 寒   C. 风   D. 火

5. 头痛、项强、鼻塞、咽痒、咳嗽的病邪是

6. 常兼他邪合而伤人的邪是

A. 热   B. 寒   C. 风   D. 燥

7. 能让人一身尽痛、关节疼痛剧烈的病邪是

8. 能让口鼻干燥,皮肤干涩、甚则皲裂,毛发不荣,小便短少,大便干结的病邪是

A. 热   B. 暑   C. 风   D. 火

9. 能引起局部红肿热痛等症状,易耗血动血,多脏腑郁发的病邪是

10. 夏季的主气是

  A. 怒则气上   B. 悲则气消   C. 惊则气乱   D. 恐则气下

11. 精神萎靡,气短乏力可由哪种状态所致

12. 以上哪项引起二便失禁,甚则遗精、昏厥

  A. 多食咸   B. 多食苦   C. 多食辛   D. 多食甘

13. 骨痛而发落可因

14. 脾气不濡,胃气乃厚可因

  A. 劳力过度   B. 劳神过度   C. 房劳过度   D. 安逸少动,气机不畅

15. 心悸失眠、健忘、纳呆、腹胀、便溏可见于

16. 动则心悸、气喘汗出、抗邪无力,易感外邪致病

  A. 风邪   B. 寒邪   C. 燥邪   D. 暑邪

17. 其性收引的邪气是

18. 其性升散的邪气是

  A. 精神不能集中,甚则失神狂乱   B. 精神萎靡不振,气短乏力
  C. 二便失禁,昏厥,遗精   D. 心悸,惊恐不安

19. 过度悲伤可引起

20. 过喜可引起

三、X 型题:在每小题给出的 A、B、C、D 四个选项中,至少有两项是符合题目要求的,请选出所有符合题目要求的答案,多选或少选均不得分。

1. 六淫共同的致病特点是
  A. 发病急骤,症状相似   B. 与季节气候或居住环境有关
  C. 多从肌表或口鼻而入   D. 可单独致病或合邪致病

2. 下列属于湿邪致病特点的是
  A. 善行而数变   B. 重浊
  C. 易阻遏气机,损失阳气   D. 易袭阴位

3. 火邪致病的性质和特点是
  A. 火热为阳邪,其性炎上   B. 火性干涩,易伤津液
  C. 火易生风动血   D. 火易灼伤肺络,见痰少而黏

4. 下列属于风邪的性质和致病特点的是
  A. 风为百病之长 B. 其性开泄,易袭阳位 C. 善行而数变 D. 易生风动血

5. 七情的致病特点是
  A. 直接伤及内脏   B. 影响脏腑气机
  C. 情志强烈波动时,可使原有病情加重或恶化 D. 多发情志病

6. 戾气的致病特点是
  A. 发病急骤   B. 易于流行
  C. 症状相似,一气一病   D. 传染性强

7. 能耗气伤津的邪气是
  A. 风邪   B. 暑邪   C. 燥邪   D. 火邪

8. 下列说法正确的是
  A. 多食咸则皮槁而毛拔   B. 多食苦则脉凝泣而变色
  C. 多食辛则筋急而爪枯   D. 多食甘则骨痛而发落

9. 七情内伤致病,最易伤及内脏,下列那几个脏最易受其侵及
   A. 心　　　　　　　B. 肝　　　　　　　C. 脾　　　　　　　D. 肺

10. 以下既属于病理产物又属于病因的是
   A. 七情　　　　　　B. 六淫　　　　　　C. 痰饮　　　　　　D. 瘀血

11. 形成瘀血的原因是
   A. 三焦气化失司　　B. 气虚、气滞　　　C. 血热、血寒　　　D. 思虑过度

12. 《内经》认为寒邪入经,其性凝滞,则
   A. 客于经络关节,经脉拘急收引　　　　　B. 客于脉外则血少
   C. 客袭肌表,卫阳不得宣泄　　　　　　　D. 客于脉中则气不通

13. 疫病的发生与流行,多与哪些因素有关
   A. 气候的反常　　　　　　　　　　　　　B. 空气、水源和饮食物受到污染
   C. 预防隔离不利　　　　　　　　　　　　D. 情志因素的影响

14. 因痰而引起的病变有
   A. 癫狂　　　　　　B. 瘰疬　　　　　　C. 积聚　　　　　　D. 阴疽

15. 下列属于疫病发生的原因是
   A. 四时不正之气　　B. 情志因素　　　　C. 社会混乱　　　　D. 湿雾瘴气

16. 火与热的主要区别是
   A. 火为热之极,热极能化火
   B. 火为内生,热为外受
   C. 火多脏腑郁发或邪郁化火,其性炎上,热多泛及全身
   D. 火易耗血动血,热易耗伤阴液

17. 六淫的共同致病特点,下列正确的是
   A. 外感性　　　　　B. 季节性　　　　　C. 传染性　　　　　D. 相兼性

18. 风邪致病的临床表现有
   A. 头痛汗出　　　　B. 皮肤瘙痒　　　　C. 身重而痛　　　　D. 肢体麻木

19. 下列属于风邪性质和致病特点的是
   A. 为阳邪,其性炎热　　B. 风为百病之长　　C. 为阳邪,伤经耗气　　D. 为阳邪,易袭阳位

20. 下列属于寒邪性质和致病特点的是
   A. 为阴邪,易伤阳气　　B. 为阴邪,其性凝滞　　C. 为阴邪,其性收引　　D. 为阴邪,其性重浊

21. 湿邪的性质和致病特点有
   A. 湿性重浊　　　　B. 湿性凝滞　　　　C. 湿性黏滞　　　　D. 湿性趋下,易袭阴位

22. 火(热)邪的性质和致病特点有
   A. 为阳邪,其性燔灼趋上　　　　　　　　B. 易扰心神
   C. 易伤津耗气　　　　　　　　　　　　　D. 易生风动血致疮痈

23. 下列属于暑邪性质和致病特点的是
   A. 为阳邪,其性升散　　　　　　　　　　B. 耗气伤津
   C. 为阳邪,善行而数变　　　　　　　　　D. 为阳邪,易生风动血

24. 下列属于燥邪致病的临床表现的是
   A. 面色苍白　　　　B. 口鼻干涩　　　　C. 痰多不易咳出　　D. 痰中带血

25. 下列病因中,能致汗出的病邪为
   A. 风　　　　　　　B. 寒　　　　　　　C. 暑　　　　　　　D. 燥

26.下列属于暑与热共见的表现为

    A. 耗气   B. 热象   C. 疮疡   D. 伤津

27.下列哪项是疠气的致病特点

    A. 病情危重   B. 季节性   C. 传染性   D. 相兼性

28.下列哪些是影响疠气产生的因素

    A. 湿雾瘴气   B. 食物污染   C. 疫毒痢   D. 社会动荡不安

29.痰饮的病理属性是

    A. 本虚标实   B. 标实致虚   C. 阳虚及阴   D. 阳虚阴盛

30.狭义痰饮证的临床表现有

    A. 呕吐清稀涎水   B. 胸膈胀闷,气喘息涌,不能平卧

    C. 胃中振水音   D. 肠鸣辘辘

31.依据《灵枢·本神》所述,恐惧日久不解,易导致的病证有

    A. 飧泄   B. 遗精   C. 骨酸   D. 痿厥

32.热邪、暑邪皆有的致病特点是

    A. 均为阳邪   B. 均易出血

    C. 耗气伤津   D. 临床均可见高热、大渴、大汗、脉洪大

▶参考答案与解析◀

一、A型题。

1.C。

七情首先影响心神——情志之伤,虽五脏各有所属,然求其所由,则无不从心而发。

2.A。

痰饮致病特点为:①阻滞气血运行:痰饮阻于经络、脏腑,妨碍气血运行,出现肢体麻木,屈伸不利等症状。②影响水液代谢:主要是影响肺、脾、肾三脏的生理功能。③易于蒙蔽心神:痰蒙心窍或痰火扰神,出现头晕目眩,痴呆癫狂,神昏谵妄。④致病广泛,变幻多端,"百病多由痰作祟""怪病多痰",痰饮随气流行全身各处,并容易兼邪致病,病证繁多。

3.A。

瘀血的致病特点为:①易于阻滞气机:血瘀必兼气滞,如外伤出血,局部气机郁滞,而见青紫、肿胀、疼痛等症。②影响血脉运行:如瘀阻心脉出现胸痹心痛;瘀阻脉道,可血溢脉外;阻滞经脉,气血运行不利,可见唇甲青紫,皮肤、舌面瘀斑,脉涩不畅。③影响新血生成:瘀血不去,新血不生,肌肤甲错,毛发不荣。④病位固定、病证繁多。

4.D。

D 为湿性黏滞病程缠绵的致病特点。

5.D。

结石形成的原因是:①饮食不当:偏食肥甘厚味,内生湿热,蕴结肝胆,久而为胆结石;空腹吃柿子、生枣,影响胃的受纳和通降,出现胃结石;饮用硬水等易出现肾结石。②情志内伤:情志失调,肝胆气郁,胆汁蕴结,日久煎熬,形成结石。③药物服用不当:长期服用某些药物,使脏腑功能失调,药物沉积而形成结石。④体质差异:先天禀赋差异,以至某些物质的代谢失常,形成结石体质。

6.D。

D 为湿性黏滞的致病特点。

7.B。

凡致病具有重浊、黏滞、趋下特性的外邪称为湿邪。邪侵入所致病证称为外湿,多由气候潮湿、涉水淋雨、居处潮湿而致。湿为长夏的主气,也可见于其他季节。B 为寒主收引的特点。

8.D。

疠气是一类具有强烈致病性和传染性的外感病邪,可通过空气、口鼻、饮食、蚊虫叮咬、虫兽咬伤、皮肤接触等

途径传播。致病特点为：①发病急骤，病情危笃——来势凶猛，常见发热、扰神、动血、生风、剧烈吐泻等危重症状。缓者朝发夕死，重者顷刻而亡。②传染性强，易于流行——通过多种途径传播，无论男女老少强弱，触之者即病，既可大面积流行，也可散在发生。③一气一病，症状相似——疠气具有特异性，对机体作用部位具有一定的选择性，每种疠气均有各自特异的临床特点和传变规律。同一种疠气致病，无问大小，病状相似。

9. D。

"内生五邪"包括：内风、内寒、内湿、内燥、内火（内热）。

10. A。

六淫，指风、寒、暑、湿、燥、火六种外感病邪；六气，指风、寒、暑、湿、燥、火六种正常的自然界气候变化。当气候变化异常，超过机体正常的适应范围或机体适应能力低下，不能适应正常的气候变化，六气变为六淫侵害人体。共同致病特点为：①外感性——多从肌表、口鼻侵入人体而发病，其所致疾病称为"外感病"。②季节性——致病有明显的季节性，如春季多发风病，长夏多湿病等。③地区性——致病常与生活工作的区域环境密切相关，如久居潮湿环境多湿病，西北多燥病。④相兼性——既可单独侵犯人体发病，又可两种以上同时侵犯人体而致病，如风寒感冒、风寒湿痹等。

11. D。

陈言字无择《三因极一病证方论》对病因的论述是：①外感六淫为外因。②七情内伤为内因。③不内外因：饮食所伤、叫呼伤气、虫兽所伤、跌打损伤、中毒、金疮等为。A题为秦国名医医和提出的"六气病源"，B为《内经》所述，C是葛洪《肘后备急方》的观点。

12. A。

"味过于酸，肝气以津，脾气乃绝；味过于咸，大骨气劳，短肌，心气抑"。

13. C。

"味过于咸，大骨气劳，短肌，心气抑"。

14. A。

七情，即喜、怒、忧、思、悲、恐、惊七种正常的情志活动，是人体的生理和心理活动对外界环境刺激的不同反应。当七情过于强烈或持久刺激，超越人体的生理和心理适应能力，导致机体脏腑精气功能失调或人体正气虚弱，对情志刺激的调节适应能力低下，导致疾病发生或诱发时，因病起于内，故称七情内伤。

15. C。

《素问·举痛论》："怒则气逆，甚则呕血及飧泄，故气上矣。喜则气和志达，荣卫通利，故气缓矣。悲则心系急，肺布叶举，而上焦不通，荣卫不散，热气在中，故气消矣。恐则精却，却则上焦闭，闭则气还，还则下焦胀，故气下行矣。寒则腠理闭，气不行，故气收矣。炅则腠理开，荣卫通，汗大泄，故气泄。惊则心无所倚，神无所归，虑无所定，故气乱矣。劳则喘息汗出，外内皆越，故气耗矣。思则心有所存，神有所归，正气留而不行，故气结矣。"

16. B。

《素问·举痛论》："怒则气逆，甚则呕血及飧泄，故气上矣。喜则气和志达，荣卫通利，故气缓矣。悲则心系急，肺布叶举，而上焦不通，荣卫不散，热气在中，故气消矣。恐则精却，却则上焦闭，闭则气还，还则下焦胀，故气下行矣。寒则腠理闭，气不行，故气收矣。炅则腠理开，荣卫通，汗大泄，故气泄。惊则心无所倚，神无所归，虑无所定，故气乱矣。劳则喘息汗出，外内皆越，故气耗矣。思则心有所存，神有所归，正气留而不行，故气结矣。"

17. A。

中医发病学很重视人体的正气，认为内脏功能正常，正气旺盛，气血充盈，卫外固密，病邪难于侵入，疾病无从发生，《素问·刺法论》说："正气存内，邪不可干。"只有在人体正气相对虚弱，卫外不固，抗邪无力的情况下，邪气方能乘虚而入，使人体阴阳失调，脏腑经络功能紊乱才能发生疾病。

18. C。

C项为寒邪的特点。

19. D。

D项为火邪的致病特点。

20. B。

七情首先影响心神——情志之伤，虽五脏各有所属，然求其所由，则无不从心而发。

21. A。

七情影响脏腑气机如下：①怒则气上——过度愤怒，使肝气横逆上冲——头胀头痛，甚则呕血、昏厥。②喜则气缓——过喜使心气涣散，神不守舍——精神不集，甚则失神狂乱。③悲则气消——过度悲忧，损伤肺气——精神萎靡，气短乏力。④恐则气下——恐惧过度，使肾气不固，气泄于下——二便失禁，甚则遗精，昏厥。⑤惊则气乱——心无所倚,神无所归,虑无所定——心悸,惊恐不安。⑥思则气结——思虑过度,使心神耗伤,脾气郁结——脘腹胀满,纳呆便溏。

22.C。

解析同上。

23.B。

解析同上。

24.D。

解析同上。

25.C。

解析同上。

26.A。

解析同上。

27.D。

秦国名医医和提出"六气病源"说,谓"六气,曰阴、阳、风、雨、晦、明"被称为病因理论的创始人。

28.C。

陈无择的三因分类法:①外所因——六淫。②内所因——七情。③不内外因——劳倦、饮食劳倦、跌仆金刃,虫兽所伤。

29.B。

《黄帝内经》提出了阴阳分类法及三部分类法:①生于阳——得之风雨寒暑。②生于阴——得之饮食居处,阴阳喜怒。三部分类法:脏——喜怒不节则伤脏;上——风雨则伤上;下——清湿则伤下。

30.A。

张仲景在《金匮要略》中提出:"千般疢难,不越三条:一者,经络受邪,入脏腑,为内所因也;二者,四肢九窍,血脉相传,壅塞不通,为外皮肤所中也;三者,房室、金刃、虫兽所伤。以此详之,病由都尽。"

31.A。

解析参考29题。

32.A。

解析参考29题。

33.D。

劳力过度主要指体力劳动负担过重(包括剧烈运动),时间过长,得不到应有的休息,积劳成疾。《素问·举痛论》说:"劳则气耗""劳则喘息、汗出,内外皆越,故气耗矣。"房劳过度伤精。《黄帝内经》中的"五劳所伤"中有这样的记述:久视伤血,久卧伤气,久坐伤肉,久立伤骨,久行伤筋。故选D。

34.A。

皮槁毛拔,症名。是指皮肤枯槁不泽,毫毛脱落如拔掉之证。《素问·五脏生成》:"多食苦,则皮槁而毛拔。"肺主皮毛,肺气耗伤,则皮毛失荣,而见本症。故选A。《素问·五脏生成》曰:"多食咸,则脉凝泣而变色;多食苦,则皮槁而毛拔;多食辛,则筋急而爪枯;多食酸,则肉胝胎而唇揭;多食甘,则骨痛而发落,此五味之所伤也。故心欲苦,肺欲辛,肝欲酸,脾欲甘,肾欲咸,此五味之所合也。"

35.D。

《素问·五脏生成》说:"多食咸,则脉凝泣而变色;多食苦,则皮槁而毛拔;多食辛,则筋急而爪枯;多食酸,则肉胝胎而唇揭;多食甘,则骨痛而发落。"即指五脏所主之味偏嗜,脏气偏盛,导致"伤己所胜"的病理变化。《素问·生气通天论》中说:"味过于酸,肝气以津,脾气乃绝;味过于咸,大骨气劳,短肌,心气抑;味过于甘,心气喘满,色黑,肾气不衡;味过于苦,脾气不濡,胃气乃厚;味过于辛,筋脉沮弛,精神乃央。"

36.D。

暑为夏季主气,乃火热所化。主要发生于夏至以后,立秋以前。①暑为阳邪,其性炎热——壮热,心烦,面赤,脉象洪大。②暑性升散,易扰心神,易耗气伤津——心胸烦闷不宁头晕、目眩、口渴喜饮、气短、乏力、多汗。③暑多夹湿。

二、B型题。

1、2.A;C。

记忆题。六气创始人为秦国名医医和,巢元方最早提出某些传染病由自然界的"乖戾之气"引起。

3、4.D；C。

记忆题。张机将病因与发病途径相结合。陈无择的观点更符合现在的情况——重视情绪、饮食致病。

5、6.C；C。

5题题干体现为风为阳邪，易袭阳位的特点。风邪发病部位善动不居，游移不定且发病迅速，变幻无常。易使腠理宣泄而开张——可见汗出、恶风等。常兼他邪合而伤人。风邪常兼他邪合而伤人的特点。风邪发病部位善动不居，游移不定且发病迅速，变幻无常。易使腠理宣泄而开张——可见汗出、恶风等。

7、8.B；D。

寒为阴邪，易伤阳气，气血津液凝结，经脉阻滞不通，不通则痛，气机收敛，腠理、经络、筋脉收缩挛急。燥邪燥性干涩，易伤津液，所以易导致口鼻干燥、皮肤干涩、甚则皲裂，毛发不荣，小便短少，大便干结。其损伤肺津，使肺宣降失职，出现干咳少痰，痰黏难咯，喘息胸痛，痰中带血。

9、10.D；B。

热内生：其性弥漫，临床多全身弥漫性发热征象，易耗伤阴液，多泛及全身。火外受：其性结聚，临床多局部红肿热痛等症状，易耗血动血，多脏腑郁发 或邪郁化火，其性炎上。暑为夏季主气，乃火热所化。暑为夏季主气，乃火热所化。主要发生于夏至以后，立秋以前。湿为长夏的主气，也可见于其他季节。

11、12.B；D。

怒则气上，过度愤怒，使肝气横逆上冲——头胀头痛、甚则呕血、昏厥。喜则气缓，过喜使心气涣散，神不守舍：精神不集中，甚则失神狂乱。悲则气消，过度悲忧，损伤肺气：精神萎靡，气短乏力。恐则气下，恐惧过度，使肾气不固，气泄于下：二便失禁，甚则遗精，昏厥。惊则气乱，心无所倚，神无所归，虑无所定：心悸，惊恐不安。思则气结，思虑过度，使心神耗伤，脾气郁结，脘腹胀满，纳呆便溏。注意恐和惊的症状的不同。"惊"是客观上，被某事物吓着，多表被动。"恐"是主观上，惧怕某事物，多表主动。可结合个人体验和他人经历来帮助区别、记忆。惊更多影响心神，可有心悸等。恐多引发生理症状，二便失禁，甚则遗精。

13、14.D；B。

"多食咸则脉凝泣而变色；多食苦则皮槁而毛拔；多食辛则筋急而爪枯；多食酸，则肉胝胎而唇揭；多食甘则骨痛而发落。"五行与五味的对应关系：木火土金水对应酸苦甘辛咸。五行相克的顺序为木土水火金。以"多食咸则脉凝泣而变色"为例，咸对应水，脉为心所主，五行属于火，水能克火，故多食咸则脉受损，这也与现代理论多吃盐则容易得动脉硬化、高血压等与血脉有关的疾病相一致。"味过于酸，肝气以津，脾气乃绝；味过于咸，大骨气劳，短肌，心气抑；味过于甘，心气喘满，色黑，肾气不衡；味过于苦，脾气不濡，胃气乃厚；味过于辛，筋脉沮弛，精神乃央。"举例：酸入肝，五行属木，木克土，脾属土，故多食酸则脾土受损，出现脾气乃绝。其余类推。而此题这个"苦"字，《太素》作"甘"。不濡就是不濡润，脾气不濡润，胃气乃厚，厚是指的胀满之类。也就是胃气不畅。甘味本来入脾补脾，甘味太过则伤，所以反而伤脾，使得脾不能濡润，胃气变得阻滞而出现脘腹胀满这类的病。

15、16.B；D。

过劳可见于3种情况。劳力过度——劳则气耗，损伤形体，则少气懒言、体倦神疲、喘息汗出；久立伤骨，久行伤筋。劳神过度——思虑太过，暗耗心血，损伤脾气，则心悸失眠、健忘、纳呆腹胀便溏。房劳过度——肾精、肾气耗伤，则腰膝酸软、眩晕耳鸣、精神萎靡、性机能减退，导致早衰。此题，可结合思则气结、久思伤脾来找到答案。过逸可见于3种情况。安逸少动，气机不畅，脾胃呆滞，气滞血瘀，水湿痰饮内生，则食少胸闷、痰盛体胖。阳气不振，正气虚弱，动则心悸、气喘汗出，抗邪无力，易感外邪致病。长期用脑过少，加之阳气不振，导致神气衰弱，则精神萎靡、健忘、反应迟钝。

17、18.B；D。

六淫各自的性质及致病特点：(1)寒邪：凡致病具有寒冷、凝结、收引特性的外邪称为寒邪。寒邪侵入所致病证称为外寒，寒邪直中于里，伤及脏腑阳气为中寒。寒为冬季的主气，也可见于其他季节。(2)暑邪：暑为夏季主气，乃火热所化。主要发生于夏至以后，立秋以前。①暑为阳邪，其性炎热——壮热，心烦，面赤，脉象洪大。②暑性升散，耗气伤津——心胸烦闷不宁、头晕、目眩、口渴喜饮、气短、乏力、多汗。③暑多夹湿。

19、20.B；A。

影响脏腑的气机：①怒则气上——过度愤怒，使肝气横逆上冲——头胀头痛、甚则呕血、昏厥。②喜则气缓——过喜使心气涣散，神不守舍——精神不集中，甚则失神狂乱。③悲则气消——过度悲忧，损伤肺气——精神萎靡，气短乏力。④恐则气下——恐惧过度，使肾气不固，气泄于下——二便失禁，甚则遗精，昏厥。⑤惊则气乱——心无所倚，神无所归，虑无所定——心悸，惊恐不安。⑥思则气结——思虑过度，使心神耗伤，脾气郁结——脘腹胀满，纳呆便溏。

三、X 型题。

1. **BCD**。

此题考查的是六淫的致病特点。六淫是指风、寒、暑、湿、燥、火六种外感病邪。当气候变化异常,超过机体正常的适应范围或机体适应能力低下,不能适应正常的气候变化,六气变为六淫侵害人体。其共同致病特点是:①外感性——多从肌表、口鼻侵入人体而发病,其所致疾病称为"外感病"。②季节性——致病有明显的季节性,如春季多发风病,长夏多湿病等。③地区性——致病常与生活工作的区域环境密切相关,如久居潮湿环境多湿病,西北多燥病。④相兼性——既可单独侵犯人体发病,又可两种以上同时侵犯人体而致病,如风寒感冒、风寒湿痹等。选项 A 是疠气致病的特点。选项 B 是说它的季节性和区域性,选项 C 是说它的外感性,选项 D 是说它的相兼性,所以此题的正确答案是 BCD。

2. **BCD**。

此题考查的是湿邪的致病特点。凡致病具有重浊、黏滞、趋下特性的外邪称为湿邪。湿邪的致病特点表现在四个方面:一是湿为阴邪,易损伤阳气,阻遏气机;二是湿性重浊;三是湿性黏滞;四是湿性趋下,易袭阴位。湿性重浊,类水而就下,易伤人体下部,以腰膝以下症状为多。而善行数变是风邪的致病特点。所以正确答案是 BCD。六邪的致病特点需要掌握。是高频考点。

3. **AC**。

此题考查的是火邪的性质和致病特点。火热之性,燔灼焚焰,升腾向上,属于阳邪,其致病,常表现在人体的上部。另外,火热之邪侵袭人体,燔灼肝经,耗伤阴津,则生风,火热之邪灼伤肺络,迫血妄行,则引起出血。而选项 B 和 D 都属于燥邪的致病特点,所以答案是 AC。

4. **ABC**。

此题考查的是风邪的性质和致病特点。风邪的性质和致病特点表现在三个方面:一是风为阳邪,其性开泄,易袭阳位;二是风善行而数变;三是风为百病之长。易生风动血是火邪的致病特点。所以答案是 ABC。

5. **ABCD**。

本题考查的是七情的致病特点,七情,即喜、怒、忧、思、悲、恐、惊七种正常的情志活动,是人体的生理和心理活动对外界环境刺激的不同反应。当七情过于强烈或持久刺激,超越人体的生理和心理适应能力,导致机体脏腑精气功能失调或人体正气虚弱,对情志刺激的调节适应能力低下,导致疾病发生或诱发时,因病起于内,故称七情内伤。七情的致病特点表现在三个方面:一是直接伤及脏腑;二是影响脏腑气机;三是多发情志病;四是影响病情变化。《三因极一病证方论》说:"七情,人之常性,动之则先自脏腑郁发。外形于肢体",指出七情致病的特点是直接伤及内脏,影响脏腑气机,多发情志病,重者,由气及血。所以正确答案是 ABCD。

6. **ABCD**。

此题考查的是疠气的致病特点。疠气是一类具有强烈致病性和传染性的外感病邪,又称疫毒、疫气、异气、疠气、毒气、乖戾之气等。可通过空气、口鼻、饮食、蚊虫叮咬、虫兽咬伤、皮肤接触等途径传播。它的致病特点表现在三个方面:一是发病急骤,病情危笃——来势凶猛,常见发热、扰神、动血、生风、剧烈吐泻等危重症状。缓者朝发夕死,重者顷刻而亡。二是传染性强,易于流行——通过多种途径传播,无论男女老少强弱,触之者即病,既可大面积流行,也可散在发生。三是一气一病,症状相似——疠气具有特异性,对机体作用部位具有一定的选择性,每种疠气均有各自特异的临床特点和传变规律。同一种疠气致病,无问大小,病状相似。所以此题答案是 ABCD。

7. **BD**。

此题考查的是六淫的致病特点。暑为阳邪,阳性升发,故暑邪伤人多直入气分,可致腠理开泄而多汗。汗出过多则耗伤津液,在大量汗出的同时,阳气无所依附也随之外泄而致气虚,所以暑邪耗气伤津。火邪最易迫津外邪,使人体阴液耗损,医学认为"壮火食气",阳热亢盛的实火损伤人体正气,而使气津受损,所以火邪也能耗气伤津。所以答案是 BD。

8. **CD**。

此题考查的是饮食不节的致病特点和病理表现。五味偏嗜,相应脏气偏胜,伤及本脏及相关之脏。《素问·五脏生成》曰"多食咸则脉凝泣而变色;多食苦则皮槁而毛拔;多食辛则筋急而爪枯;多食酸,则肉胝胎而唇揭;多食甘则骨痛而发落,此五味之所伤也。故心欲苦,肺欲辛,肝欲酸,脾欲甘,肾欲咸,此五味之所合也"咸入肾,肾属水,克火,火在脏为心,而心在体合脉,所以多食咸则脉凝泣而变色。苦入心,心属火,火克金,金在脏为肺,肺在体为皮毛,所以多食苦则皮槁而毛拔,以此类推,考查了五行的生克制化,正确答案是 CD。

此考点是高频考点,需要考生在理解的基础上掌握。

9. **ABC**。

此题考查的是七情内伤致病的特点。不同的情志刺激,对不同的脏有不同的影响,如:大怒伤肝,会导致肝气上逆,引起头疼、恶心等症。思则伤脾,长时间忧思会导致脾气虚弱,会出现乏力,不欲饮食等症。而大喜会导致心气涣散,会出现精神不集中,甚则失神狂乱。由于心主血,藏神,心为君主之官,主神志。肝藏血主疏泄,脾主运化而位于中焦,是气机升降之枢纽,又为气血生化之源,故情志所伤的病证,以心、肝、脾三脏气血失调最为多见。所以答案是 ABC。

10. **CD**。

此题考查的是病因的内涵。痰饮可能是人体脾气不足,脾失运化,水液代谢失常所出现的病理产物,也可能是肺主通调水道和肾主气化的功能失常所出现的病理产物,同时痰饮因其所停留的部位不同而有"痰饮""悬饮""支饮""溢饮"等不同名称,也可以上泛于肺造成咳嗽、咳痰等症。而瘀血可能是气滞、也可能是气虚造成的病理结果,同时瘀血形成后可以停留在任何脏腑而引起该脏腑瘀血所表现的病证。而七情和六淫都只是病因,不属于病理产物,所以答案是 CD。

11. **BCD**。

本题考查的是瘀血形成的原因。瘀血的形成有五个方面的原因:一是血出致瘀:各种外伤使脉管破损,或脾不统血,肝不藏血,或经行不畅,或流产,所出之血未能排出体外或及时消散而成瘀;二是气滞致瘀:气行则血行,气滞血亦滞;三是因虚致瘀:气虚则运血无力;阳虚则脉道失于温通而滞涩,阴血不足则脉道失充而不畅致瘀;津液亏虚无以充血则血脉不利;四是血寒致瘀:血得寒则凝;五是血热致瘀:血热互结,煎灼津液,炼血成瘀,或热灼脉络,迫血妄行,积于体内。而思虑过度则气结,气结则气行不畅,从而导致血行不畅,从而导致瘀血的产生。所以此题的正确答案是 BCD。

12. **BD**。

本题考查的是寒邪的致病特点和致病性质。寒性凝滞,寒邪侵犯人体可引起气血凝滞不通,不通则痛。寒邪致病多见疼痛,《素问》说:"寒气入经……泣而不行,客于脉外则血少,客于脉中则气不通,故猝然而通。"所以此题答案是 BD。

13. **ABC**。

此题考查的是影响疫病发生和流行的因素。气候的反常变化,空气、水源、饮食物受到污染和预防隔离不利等因素都可以引起疾病的发生和流行。情志因素影响不大。所以此题答案是 ABC。

14. **ABCD**。

本题考查的是痰饮的病证特点。痰饮停留的部位不同,会出现不同的症状。痰火扰心、痰迷心窍,引起癫狂。痰在经络筋骨,引起瘰疬,或为阴疽。痰液停留,气机不畅,从而造成血运不畅,导致瘀血的产生,引起积聚。所以答案是 ABCD。

15. **ACD**。

此题考查的是疫病发生的病因。疫病的产生有以下四个因素:一是气候因素——久旱、酷热、洪涝、湿雾瘴气、地震等。二是环境因素——水源、空气污染,食物污染,饮食不当。三是预防措施不当——对消灭传染源、切断传播途径、隔离与积极有效地治疗患者等预防工作所采取的措施不当。四是社会因素——战乱不停,社会动荡不安,工作环境恶劣,生活贫困。所以此题答案是 ACD。

16. **ABCD**。

本题考查的是火邪与热邪致病特点的不同。二者的相同点是:二者的本质都是阳邪,致病基本相同。但是区别是:火为热之极,热极能化火。热属阳,其性弥漫,临床多全身弥漫发热征象;火属阴,其性结聚,临床多局部红肿热痛等症状,火易耗血动血,热易耗伤阴液,并且临床上对二者的治法是不一样的。火宜宣散,热宜清之。所以此题答案是 ABCD。

17. **ABD**。

六淫的共同致病特点一般有外感性、季节性、地域性、相兼性,而传染性则是疠气的致病特点,故 ABD 正确。

18. **ABD**。

风邪侵袭,常伤及人体的上部、阳经和肌表,使皮毛腠理开泄头痛汗出;风邪郁于肌肤,则皮肤瘙痒;风邪袭于肌腠,筋脉不利则肢体麻木。

19. **BD**。

风邪的性质和致病特点为阳邪,其性开泄,风为百病之长,一是指风邪常兼它邪合而伤人,为外邪致病的先导。二为风邪袭人致病最多。

20. ABC。

寒邪性质和致病特点是寒为阴邪,易伤阳气、寒性凝滞、寒性收引。为阴邪,其性重浊是湿邪的性质和致病特点。

21. ACD。

湿为阴邪,易损伤阳气,阻遏气机;湿性重浊;湿性黏滞;湿性趋下,易袭阴位。凝滞是寒邪的特点。

22. ABCD。

火(热)邪的性质和致病特点为阳邪,其性燔灼趋上;易扰心神;易伤津耗气;易生风动血;易致疮痈。故ABCD均为正确答案。

23. AB。

暑邪的致病特点为:暑为阳邪,其性炎热;暑性升散,耗气伤津;暑多夹湿。

24. BD。

燥邪致病特点为:燥性干涩,易伤津液,临床可见:口鼻干燥,皮肤干涩、甚则皲裂,毛发不荣,小便短少,大便干结;损伤肺津,使肺宣降失职,出现干咳少痰,痰黏难咯,喘息胸痛,痰中带血。

25. AC。

风性开泄,易使腠理宣泄而开张,临床可见汗出、恶风等;寒邪袭表,阻遏卫阳,临床可见恶寒、无汗;暑性升散,易致皮肤腠理开泄而汗出;燥性收敛,侵犯人体,伤津耗气,临床表现为皮肤、黏膜、官窍干燥的表现。

26. ABD。

暑与火相类,其致病均为热象显著,耗气伤津,但暑易夹湿,而火易生风动血,发为肿疡。

27. AC。

疠气致病特点发病急骤,病情危笃;传染性强,易于流行;一气一病,症状相似。外感性、季节性、相兼性则是六淫的共同致病特点。

28. ABCD。

影响疠气产生的因素有多种,主要有气候因素、环境因素、预防措施和社会因素等,故ABCD均为正确答案。

29. AD。

痰饮的形成是由于各种病因使肺、脾、肾、肝、三焦、膀胱脏腑气化功能失常,水液代谢障碍,聚而生成水湿痰饮,病理属性总属本虚标实,阳虚阴盛。

30. ACD。

饮证流动性大,可留积人体脏器组织的间隙或疏松部位,因其所停留的部位不同而有"痰饮""悬饮""支饮""溢饮",痰饮(狭义)是指饮留肠胃以呕吐清稀涎水,脘痞腹胀,胃中振水音,肠鸣辘辘,大便泄泻等为主要症状。

31. BCD。

《灵枢》曰:"恐惧而不解则伤精,精伤则骨酸痿厥,精时自下。"故选BCD。《素问·阴阳应象大论》曰:"清气在下,则生飧泄,浊气在上,则生䐜胀。"故不选A。

32. ACD。

暑为夏季主气,乃火热所化。主要发生于夏至以后,立秋以前。①暑为阳邪,其性炎热——壮热,心烦,面赤,脉象洪大。②暑性升散,耗气伤津——心胸烦闷不宁、头晕、目眩、口渴喜饮、气短、乏力、多汗。③暑多夹湿。火热侵入所致证称为外感火热病证或外火证。火热旺于夏季,但致病无明显的季节性,四季均可发生。①火热为阳邪,其性趋上:火热之性燔灼升腾——故为阳邪。阳胜则热:高热、烦渴、汗出、脉洪数等症。火性趋上:火热病证以头面部多见,如头痛、咽痛、唇烂等。②火热易扰心神——心恶热,故见心烦失眠、狂躁不安、神昏谵语。③火热易伤津耗气:伤津——迫津外泄、消灼阴津——口渴喜饮,咽干舌燥,尿赤便秘。耗气——壮火食气、气随津泄——体倦、乏力、少气。④火热易生风动血:生风——火热燔灼肝阴,使肝阳亢奋,肝风内动,致高热、抽搐、角弓反张。动血——热邪灼伤脉络,迫血妄行,致各种出血。⑤火热易致阳证疮痈——热邪腐蚀血肉——疮疡痈肿。

一、A型题:在每小题给出的 A、B、C、D 四个选项中,请选出一项最符合题目要求的。

1."邪气盛则实"的特点是
   A.正邪斗争激烈,病理反应比较剧烈的、有余的证候
   B.病机的本质为"虚",表现为"实"的临床假象
   C.抗病力低下,正邪斗争不剧烈表现出的一系列虚弱、衰退和不足的证候
   D.病机的本质为"实",表现为"虚"的临床假象

2."精气夺则虚"的特点是
   A.正邪斗争激烈,病理反应比较剧烈的、有余的证候
   B.病机的本质为"虚",表现为"实"的临床假象
   C.抗病力低下,正邪斗争不剧烈表现出的一系列虚弱、衰退和不足的证候
   D.病机的本质为"实",表现为"虚"的临床假象

3.热结胃肠,便秘腹痛拒按,潮热谵语。又兼面色苍白,四肢逆冷,精神委顿,属于
   A.邪气盛则实   B.精气夺则虚   C.至虚有盛候   D.大实有羸状

4.脾气不足,运化无权之湿滞中焦证,既可以见到面黄气虚等虚证,又可以见到呕吐腹泻等水湿留滞的实证,属于
   A.虚中夹实   B.实中夹虚   C.真实假虚   D.真虚假实

5.邪热炽盛灼津导致气阴两伤,属于
   A.虚中夹实   B.实中夹虚   C.真实假虚   D.真虚假实

6.正气已虚,余邪未尽,因正气难复,致病处缠绵难愈的病理过程,属于
   A.邪正相持   B.正虚邪恋   C.正胜邪退   D.正胜邪退

7.疾病向好转或痊愈发展的最常见的转归是
   A.邪正相持   B.正虚邪恋   C.正胜邪退   D.邪盛正衰

8.关于阴阳失调病机的概念,下列说法不正确的是
   A.机体在疾病的发生发展过程中,由于各种致病因素的影响,导致机体的阴阳消长失去相对的平衡
   B.阴阳失调是脏腑、经络、气血、营卫等相互关系失调,而表里出入、上下升降等气机失常则不属于
   C.阴阳失调是疾病发生、发展的内在根据
   D.阴阳失调包括阴阳偏胜、偏衰,或阴不制阳、阳不制阴的病理状态

9.下列除哪项外均会表现为气虚
   A.气的生化不足   B.气的耗散太过   C.气的某些功能减退   D.气陷

10.邪热内盛,深伏于里,阳气被遏,郁闭于内,不能外达于肢体,属于
   A.阴盛格阳   B.真寒假热   C.阳盛格阴   D.阴阳亡失

11.阴寒之邪壅盛于内,逼迫阳气浮越于外,使阴阳之气不相顺接,相互格拒,属于
   A.阴盛格阳   B.真热假寒   C.阳盛格阴   D.阴阳亡失

12.怕冷、自汗、易感冒属于
   A.肺卫气虚   B.心气虚   C.脾气虚   D.肾气虚

13.心悸、血瘀,属于

A. 肺卫气虚　　　　　B. 心气虚　　　　　C. 脾气虚　　　　　D. 宗气虚

14. 动而心悸、呼吸气短,属于
    A. 肺卫气虚　　　　　B. 心气虚　　　　　C. 脾气虚　　　　　D. 宗气虚

15. 下列哪项不属于气机失调
    A. 气滞　　　　　　　B. 气逆　　　　　　C. 气脱　　　　　　D. 气虚

16. 气机失调中,(　　)升降失常最为重要
    A. 脾胃　　　　　　　B. 肝胆　　　　　　C. 肺肾　　　　　　D. 肝肺

17. 下列关于血热的叙述不正确的是
    A. 表现为刺痛,痛有定处,得温而不减　　　B. 为血分有热,血行加速的病理状态
    C. 病因为邪热入血或五志过极化火　　　　D. 病机主要以实为主

18. 面色淡白或萎黄,少气懒言,乏力瘦怯;心悸、失眠,肌肤干燥,肢体麻木甚则萎废不用,属于
    A. 气滞血瘀
    C. 气血不荣经脉
    B. 气血两虚
    D. 气和血互根互用的功能失调

19. 气血关系的失调主要指
    A. 气滞血瘀
    C. 气血不荣经脉
    B. 气血两虚
    D. 气和血互根互用的功能失调

20. 大量出血的同时,气随血的突然流失而脱散是指
    A. 气不摄血　　　　　B. 气血两虚　　　　C. 气血不荣经脉　　D. 气随血脱

21. 肢体麻木或运动不便,甚则不用;肌肤干燥、瘙痒、欠温,甚则肌肤甲错,是指
    A. 气不摄血　　　　　B. 气血两虚　　　　C. 气血不荣经脉　　D. 气随血脱

22. 与津液代谢密切相关的脏腑有
    A. 心、脾、肾　　　　B. 心、肝、肾　　　　C. 肺、脾、肾　　　D. 肝、脾、肾

23. 大面积烧伤后,形瘦骨立,大肉尽脱,毛发枯槁,手足震颤,肌肉瞤动,舌光红无苔或少苔,是指
    A. 亡阴　　　　　　　B. 亡阳　　　　　　C. 脱液　　　　　　D. 伤津

24. 胃气虚的形成原因是
    A. 持久或反复地饮食失节
    C. 久病元气不复
    B. 禀赋素虚
    D. 以上均是

25. 胃阴枯涸的原因为
    A. 热病后期,邪热久留
    C. 气滞、瘀阻、痰、湿、食积等郁结化热、化火
    B. 嗜酒、嗜食辛辣、过食膏粱厚味
    D. 肝胆之火,横逆犯胃

26. 下列哪项不是气随液脱的形成原因
    A. 高热　　　　　　　B. 大汗　　　　　　C. 严重吐泻　　　　D. 大量失血

27. 下列哪项是胃热的表现
    A. 腐熟水谷的功能减退,食入不化
    C. 胃气上逆,恶心、呕吐酸苦黄水
    B. 气机不利而气滞,血行减缓而瘀滞
    D. 剧烈的脘痛,痛得温而减

28. "至虚有盛候"为
    A. 真实假虚　　　　　B. 真虚假实　　　　C. 虚实错杂　　　　D. 虚实转化

29. 胃寒的形成原因为
    A. 过食生冷　　　　　B. 过用寒凉克伐药物　C. 素体中寒　　　　D. 以上均是

30. 胃热的形成原因为
    A. 邪热犯胃　　　　　B. 嗜食辛辣　　　　C. 肝胆之火,横逆犯胃　D. 以上均是

31. 脏腑气滞多见于

    A. 肺、肝、脾、胃   B. 肺、肾、肝、胆   C. 心、肾、肝、胆   D. 心、肝、脾、胃

32. "发汗多,若重发汗者,亡其阳"(《伤寒论》),其病机是

    A. 津亏气耗   B. 津随气脱   C. 气随液脱   D. 津伤液脱

33. 津伤化燥多发生的脏腑是

    A. 心、肺、胃   B. 脾、胃、大肠   C. 肺、胃、大肠   D. 肺、胃、小肠

二、B型题:A、B、C、D是其下面两道小题的备选项,请从中选择一项最符合题目要求的,每个选项可以被选择
   一次或两次。

    A. 津停气阻   B. 气随液脱   C. 津枯血燥   D. 津亏血瘀

1. 烧伤,或吐泻后,出现舌质紫绛,或有瘀点、瘀斑,或见斑疹显露等临床表现其病机是

2. 高热后,皮肤干燥,或肌肤甲错并有皮肤瘙痒的病机是

    A. 血燥生风   B. 血虚生风   C. 阴虚风动   D. 热极生风

3. 筋挛肉瞤、手足蠕动,伴有低热起伏,舌光少津、脉细如丝体现的病机是

4. 痉厥、抽搐、皮肤干燥、肌肤甲错,并有皮肤瘙痒或落屑等症状体现的病机是

    A. 阴偏胜   B. 亡阳   C. 阳偏衰   D. 阴阳互损

5. 面色㿠白,脘腹冷痛,喜静、下利清谷、脉微细的病机是

6. 面色㿠白,肢冷,水肿,日益消瘦,烦躁抽搐的病机是

    A. 阴偏胜   B. 亡阳   C. 阳偏衰   D. 阴阳格拒

7. 面色㿠白,肢冷,倦卧,面红,烦热,口渴,脉大无根的病机是

8. 面白,肢冷,胃脘冷痛,痛势暴急,遇寒加剧,舌苔白润,脉弦紧的病机是

    A. 足阳明气不足   B. 足阳明气盛   C. 少阴气血衰极   D. 太阴终者

9. 身以前皆热,其有余于胃,则消谷善饥,溺色黄可见于

10. 身以前皆寒栗,胃中寒则胀满可见于

    A. 太阳终者   B. 少阳终者   C. 少阴终者   D. 厥阴终

11. 面黑齿长而垢,腹胀闭,上下不通而终矣是指

12. 中热嗌干,善溺心烦,甚则舌卷卵上缩是指

    A. 心血不足   B. 心阴不足   C. 心的阳气偏衰   D. 心血瘀阻

13. 心胸憋闷、疼痛、心悸怔忡,惊恐万状,甚则肢冷、脉伏不出,汗出而脱厥病机是

14. 神思难以集中专一,甚则神思恍惚,面色苍白无华,舌色不荣病机是

    A. 心   B. 肝   C. 肾   D. 肺

15. 胞宫功能失调与哪个脏腑关系不大

16. 诸气膹郁,皆属于

    A. 表热里寒   B. 上热下寒   C. 表寒里热   D. 上寒下热

17. 发热恶寒,有汗,咽干,食少腹胀,便溏溲清,舌体胖,苔稍黄者,证属

18. 胃脘冷痛,呕吐清涎,同时又兼见尿频,尿痛,小便短赤者,证属

    A. 风寒袭肺,肺失宣降   B. 邪热犯肺,灼伤肺津

    C. 肺气耗伤,失于宣降   D. 痰湿停肺,肺失肃降

19. 咳声重浊沉闷者,其病机是

20. 咳声响亮,痰黄质稠者,其病机是

    A. 真实假虚   B. 真虚假实   C. 真热假寒   D. 真寒假热

21. 疲乏无力,腹部胀满,但时有缓解,腹痛而喜按,舌胖嫩,脉弦者,证属

22. 胸腹灼热,渴喜冷饮,神昏谵语,便秘溲赤,手足逆冷,脉沉迟有力者,证属

三、X型题:在每小题给出的 A、B、C、D 四个选项中,至少有两项是符合题目要求的,请选出所有符合题目要求的答案,多选或少选均不得分。

1. 属气机升降失常病机的是
   A. 气闭   B. 气脱   C. 气逆   D. 气陷

2. 津液与气血的关系失调,主要的病理变化有
   A. 水停气阻   B. 津枯血燥   C. 气随津脱   D. 津亏血瘀

3. 下列哪些属于肝风内动的基本特征
   A. 眩晕   B. 肢麻   C. 震颤   D. 抽搐

4. 阳盛格阴出现真热假寒,下列表现哪两项为假象
   A. 壮热面红   B. 呼吸气粗   C. 脉象沉伏   D. 四肢不温

5. 阴盛格阳,其病证的寒热本质是
   A. 假热象   B. 很重的虚寒证   C. 寒热错杂证   D. 实寒证

6. 形成阳偏胜的主要原因有
   A. 食积郁而化热   B. 外感温热之邪   C. 血瘀化热   D. 寒邪入里化热

7. 形成阴阳两虚病机的是
   A. 阴虚   B. 阳虚   C. 阴损及阳   D. 阳损及阴

8. 血的循环运行失常的病理变化应包括
   A. 血行迟缓   B. 血行逆乱   C. 血液妄行   D. 血行加速

9. 在疾病过程中,其病理状态属邪盛与正衰同时并存的是
   A. 大实有羸状   B. 至虚有盛候   C. 实中夹虚   D. 虚中夹实

10. 机体阴液不足,一般以下列哪两脏为主
    A. 心   B. 肝   C. 胃   D. 肾

11. 属虚实错杂病理状态的是
    A. 表虚里实   B. 上实下虚   C. 至虚有盛候   D. 表实里虚

12. 可造成实性病理变化的有
    A. 经络闭塞   B. 久病耗精   C. 脏腑功能亢奋   D. 气机阻滞

13. 阴盛格阳出现真寒假热证,所见真寒表现是
    A. 脉大而无根   B. 精神萎靡   C. 畏寒蜷卧   D. 脉微欲绝

14. 在气机升降失常的病变中,以哪些脏腑升降失常最为重要
    A. 肺   B. 肝   C. 脾   D. 胃

15. 火热病变的共同特点是
    A. 热   B. 赤   C. 稠   D. 燥

16. 气逆病变多见于下列哪些脏腑
    A. 肾   B. 胃   C. 肺   D. 肝

17. 形成气随血脱病理的原因有
    A. 外伤大量失血   B. 肝病呕血   C. 月经淋漓不断   D. 妇女崩中

18. 津液的排泄与输布障碍,主要产生哪些病理改变
    A. 湿浊困阻   B. 肌肤肿胀   C. 痰饮凝聚   D. 水液潴留

19. 体质对疾病传变发生的主要作用是
    A. 决定病邪的"从化"   B. 影响疾病与传变的迟速

    C.影响病人的情绪   D.影响感邪的性质

20.内火病理变化有
    A.阳气过盛化火   B.邪郁化火   C.五志过极化火   D.阴虚火旺

21.实证临床可见到
    A.二便不通   B.脉实有力   C.瘀血内阻   D.水湿泛滥

22.下列哪项属于内寒的表现
    A.发热恶寒   B.无汗头痛   C.形寒喜暖   D.四肢不温

23.血热的临床表现特征是
    A.有热象   B.有肿疡   C.有扰神   D.有动血

24.内燥病变多见于下列哪些脏腑
    A.心   B.肾   C.胃   D.肺

25.下列哪项属于热极生风的表现
    A.眩晕欲仆   B.角弓反张   C.口眼㖞斜   D.高热神昏

26.风气内动属于虚的
    A.热极生风   B.肝阳化风   C.阴虚生风   D.血虚生风

27.导致气逆的主要原因有
    A.情志所伤   B.饮食寒温不适   C.水湿停滞   D.痰浊壅阻

28.下列各项,可引起"血虚生风"的有
    A.生血不足   B.失血过多   C.久病耗血   D.久病伤阴

29."火热内生"的原因是
    A.阳盛有余   B.阴虚阳亢   C.病邪郁结   D.气血郁滞

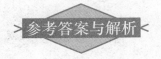

参考答案与解析

一、A型题。

1.**A**。
    实,主要指邪气盛,是以邪气亢盛为矛盾主要方面的一种病理状态。

2.**C**。
    虚,主要指正气不足,以正气虚损为矛盾主要方面的一种病理反映。

3.**D**。
    真实假虚大实有羸状:病机的本质为"实",表现为"虚"的临床假象,因邪气亢盛、结聚于内,阻滞经络,气血不能畅达于外所致。

4.**A**。
    虚中夹实,指病理变化以正虚为主,又兼夹实邪为患的病理状态。

5.**B**。
    实中夹虚,指病理变化以邪实为主,又兼有正气虚损的病理状态。

6.**B**。
    正虚邪恋多见于疾病后期,急性转为慢性;或慢病久不愈,正虚驱邪无力而致。为邪正相持的特殊病机。

7.**C**。
    正胜邪退为正气奋起抗邪,正气日趋强盛,邪气日渐衰退,疾病向好转和痊愈方向发展的一种病理变化。

8.**B**。
    阴阳失调是脏腑、经络、气血、营卫等相互关系失调,以及表里出入、上下升降等气机失常的概括。

9.**D**。

气的失常包括:由于气的生化不足或耗散太过而致气的不足、气的某些功能减退、气的运动失常等。前两者多表现为气虚,后者则为气滞、气逆、气陷、气闭和气脱等气机失调病理变化。

10.C。

阳盛格阴,又称格阴,系指邪热内盛,深伏于里,阳气被遏,郁闭于内,不能外达于肢体而格阴于外的一种病理状态。阳盛于内是疾病的本质,但由于格阴于外,在临床上出现四肢厥冷、脉象沉伏等假寒之象,故称为真热假寒之证。

11.A。

阴盛格阳,又称格阳,系指阴寒之邪壅盛于内,逼迫阳气浮越于外,使阴阳之气不相顺接,相互格拒的一种病理状态。阴寒内盛是疾病的本质,但由于格阳于外,在临床上出现面红、烦热、口渴、脉大等假热之象,故又称其为真寒假热证。

12.A。

气虚则生理功能减退,如:①肺气虚则胸闷、气短;肺卫气虚则怕冷、自汗、易感冒。②脾气虚则清阳不升,清窍失养而精神委顿,头昏耳鸣等。③心气虚则行血无力而心悸、血瘀。④宗气虚则见动而心悸、呼吸气短。

13.B。

解析同上。

14.D。

解析同上。

15.D。

气机失调,是指气的升降出入失常而引起的气滞、气逆、气陷、气闭和气脱等病理变化。

16.A。

气机升降失常病变中,脾胃和肝肺升降失常较重要,尤以脾胃升降失常最为重要。

17.A。

A为血瘀的表现。

18.B。

气虚和血虚同时存在的病理状态。

19.D。

气血关系的失调主要指气和血互根互用的功能失调,主要有气滞血瘀、气不摄血、气随血脱、气血两虚和气血不荣经脉等几个方面。

20.D。

气随血脱是指大量出血的同时,气随血的突然流失而脱散,致气血并脱的危重病理状态。

21.C。

气血不荣经脉指因气血虚衰或气血失和,以致气血相互为用的功能减退,对经脉、筋肉、皮肤的濡养作用减弱,从而产生肢体筋肉等运动失常或感觉异常的病理状态。

22.C。

与津液代谢密切相关的脏腑有肺、脾、肾三脏。肺、脾、肾等有关脏腑生理机能异常,气的升降出入运动失去协调,气化功能失常,均能导致津液生成、输布或排泄的失常,包括津液不足及津液在体内滞留的病理变化。

23.C。

脱液失水和精微:见于严重热病后期、恶性肿瘤晚期、大面积烧伤,可见形瘦骨立,大肉尽脱,毛发枯槁,手足震颤,肌肉瞤动,舌光红无苔或少苔。

24.D。

胃气虚多因持久或反复地饮食失节,损伤胃气所致。因禀赋素虚,或久病元气不复等,也均能导致胃气虚。

25.A。

胃阴的枯涸,多因热病后期,邪热久留;久病不复,消烁阴液所致。

26.D。

气随液脱的形成原因:多由高热伤津,或大汗伤津脱液,或严重吐泻耗伤津液等所致。

27.C。

胃热,胃火,均能引起胃的腐熟水谷功能过于亢进,而出现胃中嘈杂、消谷善饥等病理表现;热盛火炽,多消烁津液,而致燥热内结,胃失和降,可见口苦、口渴引饮、大便秘结等病理表现;甚则伤阴耗液而致胃阴虚;胃火上炎,可导致胃气上逆,可见恶心、呕吐酸苦黄水等病理表现;胃火循经上炎,或为齿痛龈肿,或为衄血。

火热灼伤胃之脉络,则血上溢而呕血。

28.B。

真虚假实至虚有盛候:病机的本质为"虚",表现为"实"的临床假象。形成:正气虚弱,脏腑气血不足,推动、激发功能减退所致。表现:纳食减少,疲乏无力,舌淡嫩,又兼腹满时减、腹痛喜按等假象。

29.D。

胃寒多因过食生冷,或过用寒凉克伐药物,损伤胃之阳气;或素体中寒,均可导致胃寒。

30.D。

胃热、胃火,多由邪热犯胃;或由嗜酒、嗜食辛辣、过食膏粱厚味,助火生热;或由气滞、瘀阻、痰、湿、食积等郁结化热、化火,均能导致胃热、胃火。其他如肝胆之火,横逆犯胃,亦能引起胃热、胃火。

31.A。

气机失调的病机可分为气滞、气逆、气陷、气闭、气脱五种。气机郁滞,某些脏腑功能失调或障碍,形成脏腑气滞病变,其中尤以肺气壅滞、肝气郁滞和脾胃气滞为多见。故选A。

32.C。

气随液脱主要指由于津液大量丢失,气失其依附而随津液外泄,从而导致阳气暴脱亡失的病理状态。多由于大汗伤津,或严重吐泻,耗伤津液所致。《伤寒论·阳明病脉证并治》中说:"发汗多,若重发汗者,亡其阳。"因此选C。

33.C。

津伤化燥:①津伤化燥又称"内燥",是指机体津液不足,人体各组织器官和孔窍失其濡润,出现干燥枯涩的病理状态。②可发生在多个脏腑,但以肺、胃及大肠多见。因久病伤津耗液,或汗、吐、下太过,或亡血失精导致津液亏少,以及热病伤阴耗津等所致。临床表现为肌肤干燥、起皮脱屑、口燥咽干、舌红无津、鼻干目涩少泪、爪甲脆折、大便燥结、小便短赤。

二、B型题。

1、2.D;C。

高热、烧伤,或吐泻、大汗出等因素导致津液大量亏耗,血量减少,血液循行滞涩不畅,从而发生血瘀之病变。在原有津液不足的基础上,出现舌质紫绛,或有瘀点、瘀斑,或见斑疹显露等临床表现。津液是血液的重要组成部分,津血又同源于后天的水谷精微,若因高热伤津,或烧伤引起津液损耗,或因失血脱液,或阴虚痨热津液暗耗,会导致津枯血燥。表现:可出现心烦、鼻咽干燥,或五心烦热,肌肉消瘦,皮肤干燥,或肌肤甲错并有皮肤瘙痒或脱落皮屑等津液不足和血虚失养的临床表现。

3、4.C;A。

热病后期或久病伤阴,津液和阴气亏损,失其凉润柔和之性,筋脉失之濡润,且阴虚不能制阳而致阳气亢盛。表现:筋挛肉𥆧、手足蠕动,伴有低热起伏、舌光少津、脉细如丝。舌脉是最好的区别点。血燥生风其原因多由久病耗血,或生血不足,或瘀血内结、新血产生障碍导致血少津枯,失润化燥,肌肤失养,经脉失调。表现为皮肤干燥、肌肤甲错,并有皮肤瘙痒或落屑等症状。

5、6.C;D。

阳虚则寒,可见面色㿠白,脘腹冷痛的寒象,又可见喜静、下利清谷、脉微细虚象。肾阳损日久,水肿溢于皮肤,但因阳气不足而导致阴气化生无源而亏虚,出现日益消瘦、烦躁升火。

7、8.D;A。

阴寒于内,排斥阳气于外,故见面色㿠白,肢冷,倦卧,又见烦热,口渴,脉大无根等假象。寒滞胃脘证是指寒邪侵袭胃肠,阻滞气机,以胃脘、腹部冷痛,痛势急剧等为主要表现的实寒证候,又名中焦实寒证。

9、10.B;A。

《灵枢·经脉》论述足阳明胃经的经气虚实:"气盛则身以前皆热,其有余于胃,则消谷善饥,溺色黄。气不足,则身以前皆寒栗,胃中寒则胀满。"又说:"足阳明之别……实则狂癫,虚则足不收,胫枯。"此即足阳明胃经的经气或虚或实所引起的病变。

11、12.C;D。

由于各经循行部位不同,所属脏腑的功能各异,故各经的气血衰竭时所出现的证候亦各有特点。如《素问·诊要经终论》说:"太阳之脉,其终也戴眼反折瘛疭,其色白,绝汗乃出,出则死矣。少阳终者,耳聋百节皆纵,目睘绝系,绝系一日半死,其死也色先青白,乃死矣。阳明终者,口目动作,善惊妄言,色黄,其上下经盛,不仁,则终矣。少阴终者,面黑齿长而垢,腹胀闭,上下不通而终矣。太阴终者,腹胀闭不得息,善噫善呕,呕则逆,逆则面赤,不逆则上下不通,不通则面黑皮毛焦而终矣。厥阴终者,中热嗌干,善溺心烦,甚则舌卷卵上缩而终矣。此十二经之所败也。"

13、14. D;A。

阳气不足,血脉寒滞;痰浊凝聚都可引起心血瘀阻。劳倦感寒,或情志刺激常可诱发或加重;其表现是瘀血痹阻于心脉,心脉气血运行不畅,故心胸憋闷、疼痛等。心脉为瘀血所阻,气血凝滞而不通,则可见心悸怔忡,惊恐万状,心前区暴痛,甚则肢冷、脉伏不出,汗出而脱厥等。心血亏损,多由于失血,或血液生化不足,或情志内伤,耗损心血等所致。表现为心血不足,则血脉空虚而心无所主,可见脉细无力;血虚不能滋养心神,则神志衰弱,可见神思难以集中专一,甚则神思恍惚;血虚不能涵敛心阳,阳不入阴,则神不守舍,而见失眠多梦;血虚,心失所养,则心悸不安,甚则惊恐;血虚不能上荣于面,可见面色苍白无华,舌色不荣等病理表现。

15、16. D;D。

心、肝、脾、肾的功能失调,不仅可引起气血的失调,还可导致胞宫的功能失调。常因情志失常、劳倦过度,房事不节等因素使胞宫功能失常。如思虑伤心,心血暗耗;思虑伤脾,气血生化无权;郁怒伤肝、肝失疏泄;房劳伤肾,肾精亏损,"天癸"衰少等,均可导致胞宫功能失常,均可见到月经、胎孕、产育失常等病理表现。病机十九条:诸风掉眩,皆属于肝;诸寒收引,皆属于肾;诸气膹郁,皆属于肺;诸湿肿满,皆属于脾;诸热瞀瘛,皆属于火;诸痛痒疮,皆属于心;诸厥固泄,皆属于下;诸痿喘呕,皆属于上;诸禁鼓栗,如丧神守,皆属于火;诸痉项强,皆属于湿;诸逆冲上,皆属于火;诸胀腹大,皆属于热;诸躁狂越,皆属于火;诸暴强直,皆属于风;诸病有声,鼓之如鼓,皆属于热;诸病胕肿,疼酸惊骇,皆属于火;诸转反戾,水液浑浊,皆属于热;诸病水液,澄澈清冷,皆属于寒;诸呕吐酸,暴注下迫,皆属于热。

17、18. A;D。

表寒里热,如先有表寒未罢,又入里化热,或先有里热之人,复感风寒之邪,主要表现为恶寒发热、头痛、身痛、口渴引饮、心烦、咳喘痰黄,舌红苔薄等。表热里寒,如素体阳气不足之人,复感风热之邪,出现发热恶寒,有汗,咽干,食少腹胀,便溏溲清,舌体胖,苔稍黄。上热下寒指患者在同一时间内,上部表现为热,下部表现为寒的证候。如既见胸中烦热,频欲呕吐的上热证,又见腹痛喜暖,大便稀薄的下寒证,即属此类病证。上寒下热指患者在同一时间内,上部表现为寒,下部表现为热的证候,例如,胃脘冷痛,呕吐清涎,同时又兼见尿频,尿痛,小便短赤,此为寒在胃而热在膀胱之证候。

19、20. D;B。

咳嗽指有气上升至喉咙,声道关闭,突然开放发出的一种"咳一咳"的声音。多因六淫外邪袭肺、内伤损肺,有害气体刺激等致肺失清肃宣降,肺气上逆所致。古人将其分为有声无痰谓之咳,有痰无声谓之嗽,有痰有声谓之咳嗽。咳声重浊紧闷,多属实证,是寒痰湿浊停聚于肺,肺失肃降所致。咳声重浊,痰白清稀,鼻塞不通,见于风寒袭肺,肺失宣降;咳声轻清低微,多属虚证,多因久病肺气虚损,失于宣降所致。咳声响亮,痰稠色黄,不易咯出,多属热证,多因热邪犯肺,肺津被灼所致。咳有痰声,痰多易咯,多属痰湿阻肺。干咳无痰或少痰,多属燥邪犯肺或阴虚肺燥。咳声阵发,连续不断,咳后有鸡鸣样回声称为顿咳(百日咳),多因风邪与痰热搏结所致,常见于小儿。咳声如犬吠,伴有声音嘶哑,吸气困难,喉中有白膜生长,是时行疫毒攻喉所致,多见于白喉。

21、22. B;C。

①真虚假实是指本质为虚证,反见某些盛实现象的证候,即"至虚有盛候"。如正气内虚较为严重之人,出现腹部胀满,二便闭塞,脉弦等表现。由于脏腑虚衰,气血不足,运化无力,气机不畅所致,本质属虚。所以,腹虽胀满而有时缓解;腹虽痛而按之痛减;兼有神疲乏力,面色萎黄或淡白,脉虚弱,舌淡胖嫩等虚证的表现。②真实假虚证是指本质为实证,反见某些虚赢现象的证候,即"大实有赢状"。如实邪内盛之人,出现神情默默,倦怠懒言,脉象沉细的表现,是由于火热、痰食、湿热、瘀血等邪气或病理产物大积大聚,以致经脉阻滞,气血不能畅达所致,本质属实。因此,虽默默不语却语时声高气粗;虽倦怠乏力却动之觉舒;脉沉细而按之有力。③真热假寒证是指疾病本质为热证,而出现某些"寒象"的表现,又称"热极似寒"。如里热炽盛之人除出现胸腹灼热,神昏谵语,口臭息粗,渴喜冷饮,小便短黄,舌红苔黄而干,脉有力的表现外,有时会伴随出现四肢厥冷,脉沉迟等症。这是由于邪热内盛,阳气郁闭于内而不能布达于外所致。④真寒假热证是指疾病的本质为寒,却出现某些"热象"的表现,又称"寒极似热"。如阳气虚衰,阴寒内盛之人,除出现四肢厥冷,小便色清,便质不燥,甚至下利清谷,舌淡苔白,脉来无力等表现外,尚可出现自觉发热,面色红,神志躁扰不宁,咽痛,口渴,脉数等症。这是由于阳气虚衰,阴寒内盛,逼迫虚阳浮游于上、格越于外所致。

三、X 型题。

1. CD。

气逆,指气上逆不顺而出现的病变证候。气逆证为气机升降失调,是指气应下降而反上逆所产生的病变。临床以肺气上逆、胃气上逆为多见。气陷证指脏气不足,以致无力升举而反下陷所表现的证候。气陷证是指气虚无力升举而反下陷所表现的证候。气逆、气陷属于气机升降失常病机。气闭是指气机闭阻,外出严重障碍,以致清窍闭塞,出现晕厥的病理状态。气脱是指气不内守,大量向外亡失,以致生命机能突然衰竭的病理状态。气滞是指情志内郁,或痰、湿、食积、瘀血等阻滞,肺、肝、脾、胃等脏腑功能的障碍影响到气的流通,形成局部或全身的气机不畅或阻滞。

2. **ABCD**。

津液与气血之间关系失调,其临床常见者,主要为水停气阻、气随液脱、津枯血燥及津亏血瘀等几方面。①水停气阻:水停气阻是水液停贮体内,导致气机阻滞的病理变化。②气随液脱:气随液脱是由于津液大量丢失,气失其依附而随津液外泄,从而导致阳气暴脱亡失的气阴两脱的病理变化。③津枯血燥:津枯血燥是指津液亏乏,甚则枯竭,从而导致血燥虚热内生,或血燥生风的病理变化。④津亏血瘀:津亏血瘀指津液亏损,血液运行不畅的病理变化。津液充足是保持血脉充盈、血液运行通畅的重要条件。若因高热、烧伤,或吐泻、大汗出等因素,从而使津液大量消耗,则津液亏少而血亦亏虚,使血液循行滞涩不畅,即可发生血瘀之病变,临床表现即可在原有津液亏损不足基础上,出现舌质紫绛,或见瘀斑等症。

3. **ABCD**。

内风乃身中阳气之变动,肝风内动以眩晕、肢麻、震颤、抽搐等病理反映为基本特征。外风为六淫之首,四季皆能伤人,经口鼻或肌表而入。因外风作用部位不同,临床上可有不同的表现。角弓反张属于外风为患,常见于破伤风等病,应与内风相区别。

4. **CD**。

阳盛格阴(真热假寒):阳盛格阴,是指阳盛已极,阻拒阴气于外,出现内真热外假寒的一种病理变化。阳盛格阴是由于热极邪气深伏于里,阳气被遏,闭郁于内,不能透达于外所致。其病机的本质属热,而临床症状有某些假寒之象,故又称真热假寒。如热性病发展到极期(阳明经证——白虎汤证、阳明腑证——承气汤证,及暑厥病等),既有阳热极盛之心胸烦热、胸腹扪之灼热、口干舌燥、舌红等症状,又有阳极似阴的四肢厥冷或微畏寒等。热势愈深,四肢厥冷愈甚,所以有热深厥亦深、热微厥亦微之说。四肢厥冷是假象,系阳盛于内,格阴于外所致。脉象沉伏亦属于热极邪气深伏于里,阳气被遏,闭郁于内,不能透达于外所致。

5. **AD**。

阴盛格阳(真寒假热):阴盛格阳,是指阴寒过盛,阳气被格拒于外,出现内真寒外假热的一种病理变化。如虚寒性疾病发展到严重阶段,其证除有阴寒过盛之四肢厥逆、下利清谷、脉微细欲绝等症状外,又见身反不恶寒(但欲盖衣被)、面颊泛红等假热之象。身反不恶寒、面颊泛红,似为热盛之证,但与四肢厥逆、下利清谷、脉微欲绝并见,知非真热,而是假热。

6. **ABCD**。

阳盛是指机体在疾病发展过程中,所出现的阳气偏亢,脏腑经络机能亢进,邪热过盛的病理变化。阳盛则热是由于感受温热阳邪,或感受阴邪而从阳化热,或七情内伤,五志过极而化火,或因气滞、血瘀、痰浊、食积等郁而化热化火所致。阳盛则热的病机特点,多表现为阳盛而阴未虚的实热证。阳以热、动、燥为其特点,故阳气偏盛产生热性病变,以及燥、动之象,出现发热、烦躁、舌红苔黄、脉数等。故曰:“阳盛则热。”由于阳的一方偏盛会导致阴的一方相对偏衰,所以除上述临床表现外,同时还会出现口渴、小便短少、大便干燥等阳盛伤阴,阴液不足的症状,故称“阳盛则阴病”,但矛盾的主要方面在于阳盛。

7. **CD**。

阴阳互损,是指在阴或阳任何一方虚损的前提下,病变发展影响到相对的一方,形成阴阳两虚的病理变化。在阴虚的基础上,继而导致阳虚,称为阴损及阳;在阳虚的基础上,继而导致阴虚,称为阳损及阴。由于肾藏精气,内寓真阴真阳,为全身阳气阴液之根本,所以,无论阴虚或阳虚,多在损及肾脏阴阳及肾本身阴阳失调的情况下,才易于发生阳损及阴或阴损及阳的阴阳互损的病理变化。实际上,由阴或阳的一方不足导致另一方虚损,终究会导致阴阳两虚。

8. **ABCD**。

血的循环运行失常,如血行迟缓、血行加速、血行逆乱、血液妄行。血耗太过是由于失血过多等引起,血的循环运行失常如血行逆乱、血液妄行可以引起血耗太过。

9. **CD**。

虚实错杂包括虚中夹实和实中夹虚两种病理变化。在疾病过程中,邪正的消长盛衰,不仅可以产生单纯的虚或实的病理变化,而且由于疾病的失治或治疗不当,以致病邪久留,损伤了人体的正气;或因正气本虚,无力驱邪外出,而致水湿、痰饮、瘀血等病理产物的凝结阻滞,往往可以形成虚实同时存在的虚中夹实、实中夹虚等虚实错杂的病理变化。①虚中夹实:虚中夹实是指以虚为主,又兼夹实候的病理变化。②实中夹虚:实中夹虚是以实为主,兼见虚候的一种病理变化。分析虚实错杂的病机,应根据邪正之孰缓孰急、虚实之孰多孰少来确定虚实之主次。

10. BD。

肝肾阴虚主要表现为机体阴液不足。心阴不足,即心阴虚。多由劳心过度,久病失养,耗伤心阴;或情志内伤,心阴暗耗;或心肝火旺,灼伤心阴等所致,心阴不足不足以表现为机体阴液不足。胃属于六腑之一,并非五脏。

11. ABD。

指虚弱证发展到严重阶段,可出现类似盛实的假象。即真虚假实。《顾氏医镜》:"心下痞痛,按之则止,色悴声短,脉来无力,虚也;甚则胀极而不得食,气不舒,便不利,是至虚有盛候。"真虚假实(至虚有盛候):真虚假实之虚指病理变化的本质,而实则是表面现象,是假象。

12. ACD。

实:所谓实,是指邪气盛而正气尚未虚衰,以邪气盛为主要矛盾的一种病理变化。实所表现的证候称之为实证。发病后,邪气亢盛,正气不太虚,尚足以同邪气相抗衡,临床表现为亢盛有余的实证。实证必有外感六淫或痰饮、食积、瘀血等病邪滞留不解的特殊表现。一般多见于疾病的初期或中期,病程一般较短,如外感热病进入热盛期阶段,出现了以大热、大汗、大渴、脉洪大等"四大"症状,或潮热、谵语、狂躁、腹胀满坚硬而拒按、大便秘结、手足微汗出、舌苔黄燥、脉沉数有力等症状,前者称"阳明经证",后者称"阳明腑证"。就邪正关系说来,它们皆属实,就疾病性质来说它们均属热,故称实热证。此时,邪气虽盛,但正气尚未大伤,还能奋起与邪气斗争,邪正激烈斗争的结局,以实热证的形式表现出来,或因痰、食、水、血等滞留于体内引起的痰涎壅盛、食积不化、水湿泛滥、瘀血内阻等病变,都属于实证。

13. BCD。

阴盛格阳(真寒假热):阴盛格阳,是指阴寒过盛,阳气被格拒于外,出现内真寒外假热的一种病理变化。如虚寒性疾病发展到严重阶段,其证除有阴寒过盛之四肢厥逆、下利清谷、脉微细欲绝等症状外,又见身反不恶寒(但欲盖衣被)、面颊泛红等假热之象。身反不恶寒、面颊泛红,似为热盛之证,但与四肢厥逆、下利清谷、脉微欲绝并见,知非真热,而是假热。阴盛格阳,又有格阳和戴阳之分。格阳是内真寒而外假热,阴盛格阳于体表(身反不恶寒)。戴阳是下真寒而上假热,阴盛格阳于头面(面赤如妆)。格阳和戴阳均属真寒假热证,其病机同为阴阳格拒。实际上,疾病发展到阴阳格拒的严重阶段,格阳证和戴阳证常常同时出现,只是名称不同而已。

14. CD。

脾与胃在五行属土,位居中焦,经络互相联络而构成脏腑表里配合关系。脾胃为后天之本,在饮食物的受纳、消化、吸收和输布的生理过程中起主要作用。脾与胃之间的关系,具体表现在纳与运、升与降、燥与湿几个方面。升降相因:脾胃居中,为气机上下升降之枢纽。在气机升降失常的病变中,以脾胃升降失常最为重要。

15. ABCD。

火热内生的病理不外虚实两端。实火者,多源于阳气有余,或因邪郁化火,或因五志化火等。其病势急速,病程较短,多表现为壮热、面赤、口渴喜冷、小便黄赤、大便秘结,甚则狂躁、昏迷、舌红苔黄燥、脉洪数等症。虚火多由于精亏血少,阴虚不能制阳,虚阳上亢所致。病势缓慢,病程较长,其临床主要特征为五心烦热、午后颧红、失眠盗汗、口燥咽干、眩晕、耳鸣、舌红少苔、脉细数等。火热病变的共同特点是热(发热,恶热,喜冷),赤(面赤,目赤,舌红),稠(分泌物和排泄物,如痰、涕、白带黏稠),燥(口渴,咽干,便燥),动(神情烦躁,脉数)。

16. BCD。

肺为娇脏,不耐寒热,性喜清肃,其气以下降为顺,肺的宣发和肃降,是肺气升降出入运动的两个方面,二者虽有区别,又相互影响,有宣有肃方能使肺的生理功能正常。肺气宣发和肃降失常,多由外邪袭表犯肺,或因痰浊内阻肺络,或因肝升太过,气火上逆犯肺等所致,也可由于肺气不足,或肺阴虚亏等因素而成。肝为风木之脏,主疏泄而藏血,其气升发,喜条达而恶抑郁,主筋,开窍于目,与胆相表里,肝以血为体,以气为用,体阴而用阳,集阴阳气血于一身,成为阴阳统一之体。肝火上炎又名肝火、肝经实火,是肝脏阳热亢盛,气火上冲的一种病理变化。多因肝郁气滞,郁而化火,而致肝火上冲,或因暴怒伤肝,肝气暴涨,引发肝火上升,或因情志所伤,五志过极化火,心火亢盛,引动肝火所致。胃的生理病理特点:胃为水谷之海,喜润恶燥,以降为顺,主受纳饮食和腐熟水谷。因此,胃的功能失调,主要表现为受纳和腐熟功能异常,以及胃失和降而胃气上逆等。

17. ABD。

气随血脱：指在大量出血的同时，气也随着血液的流失而散脱，从而形成气血两虚或气血并脱的病理变化。常由外伤失血或妇女崩漏、产后大出血等因素所致。血为气之载体，血脱，则气失去依附，故气亦随之散脱而亡失。月经淋漓不断应与崩漏相区别，月经淋漓不断并不能形成气随血脱。

18. ACD。

津液的输布和排泄，是津液代谢中的两个重要环节。津液的输布和排泄的功能障碍，虽然各有不同，但其结果都能导致津液在体内不正常的停滞，成为内生水湿、痰饮等病理产物的根本原因。津液的输布障碍，是指津液得不到正常输布，导致津液在体内环流迟缓，或在体内某一局部发生潴留，因而津液不化，水湿内生，酿成痰饮的一种病理变化。导致津液输布障碍的原因很多，涉及肺的宣发和肃降、脾的运化和散精、肝的疏泄条达和三焦的水道是否通利等各个方面，但其中最主要的是脾的运化功能障碍。津液的排泄障碍，主要是指津液转化为汗液和尿液的功能减退，而致水液潴留，上下溢于肌肤而为水肿的一种病理变化。津液化为汗液，主要是肺的宣发功能；津液化为尿液，主要是肾的蒸腾气化功能。肺肾的功能减弱，虽然均可引起水液潴留，发为水肿，但是肾的蒸腾气化则起着主宰排泄的作用。津液的输布障碍和排泄障碍，二者虽然有别，但亦常相互影响和互为因果，其结果则导致内生水湿，酿成痰饮，引起多种病变。总之，水湿停聚，主要形成湿浊困阻、痰饮凝聚和水液潴留等病理变化。

19. AB。

体质对疾病的传变作用，其一是影响正气之强弱，从而影响疾病的发生与传变的速度，素体盛者，一般不易感受病邪，一旦感邪则发病急速，但传变较少，病程亦较短暂；素体虚者，则易于感邪，且易深入，病势较缓，病程缠绵而多传变，其二是影响病邪的"从化"，素体阳盛者，则邪多从火化，疾病多向实热或虚热演变；素体阴盛者，则邪多从寒化，疾病多向寒实或虚寒演变，体质不同，对病邪的反应不一，可表现为不同的疾病过程，所谓邪气因人而化，疾病因人而异，"身之中于风也，不必动脏，故邪入于阴经，则其脏气实，邪气入而不能客，故还之府"（《灵枢·邪气脏腑病形》）。由于机体正气有个体差异，脏腑组织，虚者受邪，实者不受邪，因而可以改变疾病的传变过程。

20. ABCD。

实火者，多源于阳气有余，或因邪郁化火，或因五志化火等。其病势急速，病程较短，多表现为壮热、面赤、口渴喜冷、小便黄赤、大便秘结，甚则狂躁、昏迷、舌红苔黄燥、脉洪数等症。虚火多由于精亏血少，阴虚不能制阳，虚阳上亢所致。病势缓慢，病程较长，其临床主要特征为五心烦热、午后颧红、失眠盗汗、口燥咽干、眩晕、耳鸣、舌红少苔、脉细数等。

21. ABCD。

实证发病后，邪气亢盛，正气不太虚，尚足以同邪气相抗衡，临床表现为亢盛有余的实证。实证必有外感六淫或痰饮、食积、瘀血等病邪滞留不解的特殊表现。一般多见于疾病的初期或中期，病程一般较短，如外感热病进入热盛期阶段，出现了以大热、大汗、大渴、脉洪大等"四大"症状，或潮热、谵语、狂躁、腹胀满坚硬而拒按、大便秘结、手足微汗出、舌苔黄燥、脉沉数有力等症状，前者称"阳明经证"，后者称"阳明腑证"。就邪正关系说来，它们皆属实，就疾病性质来说它们均属热，故称实热证。此时，邪气虽盛，但正气尚未大伤，还能奋起与邪气斗争，邪正激烈斗争的结局，以实热证的形式表现出来，或因痰、食、水、血等滞留于体内引起的痰涎壅盛、食积不化、水湿泛滥、瘀血内阻等病变，都属于实证。

22. CD。

气主煦之，阳虚则阴盛，机体阳气不足，阴寒内盛，失于温煦机体的作用，使脏腑组织表现为病理性机能减退。以冷（畏寒、肢冷）、白（面、舌色白）、稀（分泌物和排泄物质地清稀，如痰液稀白，大便稀薄）、润（舌润，口不渴）、静（精神状态安静、喜卧）为其临床特点，其中以"冷"为最基本的特征。阳气虚衰，寒从中生的病理表现，主要有两个方面：一是温煦失职，虚寒内生，呈现出面色苍白、形寒肢冷等阳热不足之象；或因寒性凝滞，其性收引，使筋脉收缩，血行迟滞，而现筋脉拘挛，肢节痹痛等。二是阳气不足，气化功能减退或失司，水液不得温化，从而导致阴寒性病理产物的积聚或停滞。如水湿痰饮之类，以致尿、痰、涕、涎等排泄物澄澈清冷，或大便泄泻，或水肿等。此外，不同脏腑的阳虚内寒病变，其临床表现也各不相同。如心阳虚则心胸憋闷或绞痛、面青唇紫等；脾阳虚则便溏泄泻；肾阳虚则腰膝冷痛、下利清谷、小便清长、男子阳痿、女子宫寒不孕等。

23. ACD。

血热是指血分有热，血行加速甚则瘀阻的一种病理变化。血热多由外感热邪侵袭机体，或外感寒邪入里化热，伤及血分以及情志郁结，郁久化火，火热内生，伤及血分所致。由于血得温则行，故在血热的情况下，血液运行加速，甚则灼伤脉络，迫血妄行，邪热又可煎熬阴血和津液。所以，血热的病理变化，以既有热象，又有耗血、动血及伤阴为其特征。

24. CD。

津伤化燥又称"内燥"。内燥是指机体津液不足,人体各组织器官和孔窍失其濡润,因而出现以干燥枯涩失润为特征的病理变化,故又称津伤化燥。内燥多因久病伤阴耗液或大泻、大吐、大下,或亡血失精导致阴亏液少,以及某些热性病过程中的热邪伤阴或湿邪化燥等所致。由于津液亏少,不足以内溉脏腑、外润腠理孔窍,从而燥热便由内而生,故临床多见干燥不润等病变。一般来说,阴津亏损,可产生内燥,而实热伤津亦可导致燥热内生。内燥病变可发生于各脏腑组织,以肺、胃、肾及大肠为多见。因为肺为燥金之脏,主气,司全身精血津液的敷布。肺气虚弱,则水精不能四布而化燥,其病属虚。大肠为燥金之腑,主津,故肠胃燥热,灼伤津液,亦常致燥,多属于实。

25. ABD。

内风是指疾病发展过程中,主要因为阳盛或阴虚不能制阳,阳升制出现动摇、眩晕、抽搐、震颤等类似风动的病理状态。热极生风,又称热盛风动,多见于热性病的极期,由于邪热炽盛,煎灼津液,伤及营血,燔灼肝经,使筋脉失其濡养所致。临床上以高热、神昏、抽搐、痉厥、颈项强直、角弓反张、目睛上吊等为临床特征。

26. BCD。

风气内动有虚实之分,主要有热极生风、肝阳化风、阴虚风动和血虚生风等。此外,尚有血燥生风,多由久病耗血,或年老精亏血少,或长期营养缺乏,生血不足,或瘀血内结,新血生化障碍所致。其病机是津枯血少,失润化燥,肌肤失于濡养,经脉气血失于调和,血燥动而生风。临床可见皮肤干燥或肌肤甲错,并有皮肤瘙痒或落屑等症。热极生风属于实证。

27. ABD。

气逆是气机逆乱、失常之统称。气逆,主要指气机上逆,是气机升降失常,脏腑之气逆乱的一种病理变化。气逆多由情志所伤,或因饮食寒温不适,或因痰浊壅阻等所致。气逆最常见于肺、胃和肝等脏腑。肺以清肃下降为顺,若肺气逆,则肺失肃降,发为咳逆上气;胃气宜降则和,若胃气逆,则胃失和降,发为恶心、呕吐、嗳气、呃逆;肝主升发,若肝气逆,则升发太过,发为头痛胀,面红目赤而易怒。由于肝为刚脏,主动主升,且又为藏血之脏,因此,在肝气上逆时,甚则可导致血随气逆,或为咯血、吐血,或壅遏清窍而致昏厥。一般来说,气逆于上,以实为主,但也有因虚而气上逆者。如肺虚而失肃降或肾不纳气,都可导致肺气上逆;胃虚失降也能导致胃气上逆等,属因虚而气逆。

28. ABC。

风气内动,即是"内风"。风气内动,是体内阳气亢逆变动而形成的一种病理状态。体内阳气之变动有多种原因,主要有肝阳化风、热极生风、阴虚风动、血虚生风等。

(1)肝阳化风:①原因:多由于肝气郁结、化火亢逆,或暴怒伤肝、肝气亢逆,或劳伤肝肾、水不涵木,肝阳浮动不潜,升而无制,亢逆之阳气化风,形成风气内动。②表现:在肝阳上亢的基础上,可见筋惕肉瞤、肢体震颤、眩晕欲仆,甚者口角喝斜、半身不遂、猝然厥仆等表现。

(2)热极生风(热盛动风):①原因:热性病的极期,火热亢盛化风;并因邪热煎灼津液,伤及营血,燔灼肝经,肝筋失其柔顺之性所致。②表现:痉厥、抽搐、鼻翼扇动、目睛上吊,常伴有高热、神昏、谵语。

(3)阴虚风动:①原因:热病后期或久病伤阴,津液和阴气大量亏损,失其凉润柔和之性,筋脉失之濡润,且阴虚不能制阳而致阳气亢胜。②表现:筋挛肉瞤、手足蠕动,伴有低热起伏、舌光少津、脉细如丝。

(4)血虚生风:①原因:由于生血不足或失血过多,或久病耗伤营血,肝血不足,筋脉失养,血不荣络,则虚风内动。②表现为肢体麻木不仁、筋肉跳动,甚则手足拘挛不伸等。

(5)血燥生风:①原因:多由久病耗血,或生血不足,或瘀血内结、新血产生障碍导致血少津枯,失润化燥,肌肤失养,经脉失调。②表现为皮肤干燥、肌肤甲错,并有皮肤瘙痒或落屑等症状。

29. ABCD。

"内生五邪"是指由于气血津液和脏腑的生理功能异常,所产生的类似外感"六淫"致病的某些病理反应,由于病起于内,故分别称之为"内风、内寒、内湿、内燥、内火"等,统称为"内生五邪"。"火热内生",是指由于机体阳盛有余,或阴虚阳亢,或邪郁日久,或五志化火等而致火热内扰,功能亢奋的病机变化。病机表现:阳气过剩化火,阳气在正常情况下是"少火",病理情况下,是在阳邪的作用下,导致机体阳气过亢,功能亢奋,使物质的消耗增加,致伤阴耗液,称为"壮火",即"气有余便是火"。邪郁化火,表现为两个方面:一是外感六淫中的寒湿等阴邪,在疾病的发展过程中,邪气郁久而化热;二是体内产生的病理产物,如痰湿、瘀血、饮食积滞等,郁久而化火。阴虚火旺:多由于阴液大伤,阴不制阳,阴虚阳亢,虚热内生而致。故选ABCD。

第九章

9

防治原则

一、A 型题:在每小题给出的 A、B、C、D 四个选项中,请选出一项最符合题目要求的。

1. "先安未受邪之地"是指

    A. 未病先防   B. 既病防变   C. 急则治其标   D. 标本兼治

2. 临床上治疗肝病,常配合健脾和胃的方法,这属于

    A. 未病先防   B. 既病防变   C. 急则治其标   D. 标本兼治

3. 正治是医治的一种常用治疗法则,又称

    A. 逆其证候性质,逆治   B. 顺其证候性质,顺治   C. 逆其证候性质,顺治   D. 逆其证候性质,逆治

4. 下列哪项不属于"正治"

    A."寒者热之"   B."通因通用"   C."虚则补之"   D."热者寒之"

5. "损其阴盛,治寒以热"适用于

    A. 阳盛而阴相对未虚   B. 阴盛而阳相对未虚   C. 阴阳俱盛   D. 阴阳俱虚

6. "泻其阳盛,治热以寒"适用于

    A. 实热证   B. 实寒证   C. 虚热证   D. 虚寒证

7. 滋阴以制阳适用于

    A. 实热证   B. 实寒证   C. 虚热证   D. 虚寒证

8. 扶阳以制阴适用于

    A. 实热证   B. 实寒证   C. 虚热证   D. 虚寒证

9. 阴中求阳适用于

    A. 阳偏衰   B. 阴偏衰   C. 阴阳两虚   D. 阴阳亡失

10. 阳中求阴适用于

    A. 阳偏衰   B. 阴偏衰   C. 阴阳两虚   D. 阴阳亡失

11. 下列对"阳病治阴"的叙述正确的是

    A. 王冰谓"壮水之主,以制阳光"   B. 这里的"阳病"指的是阳虚

    C."治阴"即治疗阴盛   D. 以上都不正确

12. 下列对"阴病治阳"的叙述正确的是

    A. 王冰谓"壮水之主,以制阳光"   B. 这里的"阴病"指的是阴虚

    C."治阳"即治疗阳盛   D. 以上都不正确

13. "善补阳者必于阴中求阳,则阳得阴助而生化无穷"的依据是

    A. 阴阳互根互用   B. 阴阳对立制约   C. 阴阳相互转化   D. 阴阳消长平衡

14. "用寒远寒,用凉远凉"属于

    A. 因时制宜   B. 因地制宜   C. 因人制宜   D. 阴阳亡失

15. 痨病肺肾阴虚之咳嗽,治以滋养肺肾,属于

    A. 缓则治本   B. 急则治标   C. 标本兼治   D. 未病先防

16. 下列哪项不属于缓则治本

A. 痨病肺肾阴虚之咳嗽,应滋养肺肾　　　　　B. 气虚自汗,应补气

C. 新感已愈而转治宿疾　　　　　D. 大出血的病人,应紧急止血

17. **"先扶正后祛邪"适用于**

A. 病情缓和、病势迁延,暂无急重病　　　　　B. 正虚不甚,邪势方张

C. 正虚为主,虽有实邪但机体不耐攻伐　　　　　D. 邪盛为主,急于补虚反会助邪

18. **塞因塞用针对的病机是**

A. 真寒假热　　　　　B. 真热假寒　　　　　C. 真虚假实　　　　　D. 真实假虚

19. **滋阴以制阳的治法属于**

A. 阳病治阴　　　　　B. 阴病治阳　　　　　C. 阴中求阳　　　　　D. 阳中求阴

20. **下列哪项不属于三因制宜中的"因人制宜"**

A. 老人多虚,治宜补法,实邪须攻,应兼顾扶正老年慎泻

B. 小儿多伤食或寒温不调,慎用补法,勿投峻剂,药量宜轻,少年慎补

C. 妇女宜注意经带胎产等疾患

D. 春夏人体肌肤疏松而多汗,慎用辛温

21. **下列哪项是气虚不摄血的治法**

A. 补气为主,辅以补血　　　　　B. 补气为主,佐以活血化瘀

C. 养血为主,佐以益气　　　　　D. 补气为主,佐以收涩止血

22. **下列哪项不属于扶正的具体方法**

A. 滋阴　　　　　B. 养血　　　　　C. 温阳　　　　　D. 消导

23. **下列对热因热用的描述错误的是**

A. 热因热用又叫以热治热

B. 热因热用是指用热性药物来治疗具有假热征象的病证

C. 热因热用适用于阳盛格阴的真热假寒证

D. 热因热用适用于阴盛格阳的真寒假热证

24. **外感头痛,属于风寒的,治宜辛温宣散法;属于风热的,治宜辛凉宣散法,这体现了**

A. 因人制宜　　　　　B. 因地制宜　　　　　C. 因时制宜　　　　　D. 治病求本

25. **温热病伤及胃阴之后,在甘寒养胃的方药中加入某些咸寒滋肾之品,属于**

A. 未病先防　　　　　B. 既病防变　　　　　C. 因人制宜　　　　　D. 治病求本

26. **扶正祛邪属于**

A. 治则　　　　　B. 治法　　　　　C. 正治　　　　　D. 反治

27. **下列哪项不属于"因地制宜"**

A. "地有高下,气有温凉,高者气寒,下者气热"

B. "西北之气,散而寒之,东南之气,收而温之。所谓同病异治也"

C. "一病而治各不同,皆愈何也?岐伯对曰:地势使然也"

D. "用寒远寒,用凉远凉,用温远温,用热远热。食宜同法"

28. **下列哪项不属于反治**

A. 热因热用　　　　　B. 寒因寒用　　　　　C. 以补开塞　　　　　D. 实则泻之

29. **下列哪项不是治标与治本的运用方法**

A. 急则治其标　　　　　B. 缓则治其本　　　　　C. 标本兼治　　　　　D. 先安未受邪之地

30. **瘀血内阻,血不循经所致的崩漏,应**

A. 止血　　　　　B. 活血　　　　　C. 补血　　　　　D. 凉血

31. **脾气虚弱,出现纳呆、脘腹胀满、大便不畅时,采用健脾益气的方药治疗,属于**

A. 通因通用　　　　　B. 塞因塞用　　　　　C. 虚则补之　　　　　D. 寒者热之

32. 水臌病证,当腹水严重,腹部胀满,二便不利时,应选用的治疗原则是

A. 治标　　　　　　　B. 治本　　　　　　　C. 标本兼治　　　　　D. 先治本后治标

33. "益火之源,以消阴翳"属于

A. 阴中求阳　　　　　B. 阳病治阴　　　　　C. 阴病治阳　　　　　D. 阳中求阴

34. 治未病强调"法于阴阳"的含义是

A. 养性调神　　　　　B. 护肾保精　　　　　C. 体魄锻炼　　　　　D. 顺应自然

二、B型题:A、B、C、D是其下面两道小题的备选项,请从中选择一项最符合题目要求的,每个选项可以被选择一次或两次。

A. 脾　　　　　　　　B. 心　　　　　　　　C. 肾　　　　　　　　D. 肺

1. 根据疾病传变规律,先安未受邪之地,肾实证病应安

2. 根据疾病传变规律,先安未受邪之地,心实证病应安

A. 正治　　　　　　　B. 反治　　　　　　　C. 缓则治本　　　　　D. 急则治标

3. "寒者热之"是

4. "从治"又称

A. 热因热用　　　　　B. 寒因寒用　　　　　C. 寒者热之　　　　　D. 热者寒之

5. 适用于阳盛格阴的真热假寒证治法

6. 寒病即见寒象所采用的治法是

A. 泻其阳盛,治热以寒　　B. 滋阴以制阳　　　　C. 损其阴盛,治寒以热　　D. 扶阳以制阴

7. 阴病治阳的治法是

8. 壮水之主,以制阳光的治法是

A. 气候寒冷慎用寒药　　　　　　　　　　　　B. 病多湿热,治宜苦寒

C. 人体肌肤疏松而多汗,慎用辛温　　　　　　D. 病多风寒,治宜辛温

9. 春天治疗时要注意

10. 东南地区治疗特点

A. 早上　　　　　　　　　　　　　　　　　　B. 晚上

C. 气候寒冷慎用寒药　　　　　　　　　　　　D. 人体肌肤疏松而多汗,慎用辛温

11. "用寒远寒"是什么的用药提醒

12. 补中益气汤最好在什么时间服

A. 扶正兼祛邪　　　　B. 祛邪兼扶正　　　　C. 祛邪　　　　　　　D. 扶正

13. 老人治疗时要注意的原则是

14. 真实假虚证治则

A. 缓则治本　　　　　B. 标本兼治　　　　　C. 急则治标　　　　　D. 防未病

15. 气脱大汗选药原则

16. 气虚自汗选药原则

三、X型题:在每小题给出的A、B、C、D四个选项中,至少有两项是符合题目要求的,请选出所有符合题目要求的答案,多选或少选均不得分。

1. 以热治热适用于

A. 阳气虚极,浮越于外　　B. 阳热偏盛　　　　C. 里热盛极,格阴于外　　D. 真寒假热证

2. 克服饮食偏嗜包括

A. 防止饮食不洁　　　B. 食能以时　　　　　C. 克服饮食偏热偏寒　　D. 避免五味偏嗜

3. 动形养生可达到

A. 促进血液流畅　　　　　B. 舒筋活络　　　　　C. 调节情志变化　　　　D. 怡神、静神

4. 调补何脏是药物养生的中心环节
　　A. 肝　　　　　　　　　B. 脾　　　　　　　　C. 心　　　　　　　　　D. 肾

5. 下列情况应先补后攻的是
　　A. 真实假虚证　　　　　　　　　　　　　　　　B. 虚实夹杂而正虚不耐攻之证
　　C. 真虚假实之证　　　　　　　　　　　　　　　D. 虚实皆甚而病邪胶痼不易扩散之证

6. 移情易性的内容应包括
　　A. 排遣情思　　　　　　　　　　　　　　　　　B. 改变其错误认识
　　C. 改变内心虚恋的指向性　　　　　　　　　　　D. 改变不良情绪和生活习惯

7. 养静藏神之机制与下列何项有关
　　A. 心的生理特性　　　　　B. 真气状态　　　　　C. 肝的生理特性　　　　D. 宗气的状态

8. 下列宜先治其标的病证是
　　A. 抽搐　　　　　　　　　B. 大出血不止者　　　C. 慢性病又伴外感者　　D. 尿闭

9. 从治适应于
　　A. 脾虚腹胀　　　　　　　B. 肾虚癃闭　　　　　C. 肺虚多汗　　　　　　D. 格阳证

10. 寒因寒用适用于
　　A. 寒热错杂证　　　　　　B. 真热假寒证　　　　C. 阳偏盛的实热证　　　D. 热厥证

11. 塞因塞用适用于
　　A. 大便黏滞不爽　　　　　B. 少腹胀满窜痛　　　C. 腹部胀满时减　　　　D. 脾气虚运化无力

12. 下列属于因时制宜范畴的是
　　A. 夏季慎用温热　　　　　B. 冬季慎用寒凉　　　C. 暑邪致病应解暑化湿　D. "春不用桂枝"

13. 扶正单独使用适用于
　　A. 纯虚证　　　　　　　　B. 虚实夹杂证　　　　C. 纯实证　　　　　　　D. 真虚假实证

14. "通因通用"适用于
　　A. 脾虚泄泻　　　　　　　B. 食滞泄泻　　　　　C. 瘀血崩漏　　　　　　D. 肾虚泄泻

15. "因人制宜"主要根据人(　　　　)的不同特点来考虑治疗用药
　　A. 饮食偏嗜　　　　　　　B. 性别　　　　　　　C. 体质　　　　　　　　D. 年龄

16. 属损其有余的治疗方法是
　　A. 清泻阳热的方法　　　　B. 滋阴法　　　　　　C. 温散阴寒法　　　　　D. 益气回阳固脱

17. 中医的基本治则,主要有
　　A. 正治与反治　　　　　　B. 治标与治本　　　　C. 扶正与祛邪　　　　　D. 调整阴阳

18. 阴阳互济调补阴阳的方法,包括
　　A. 阳病治阴　　　　　　　B. 阴病治阳　　　　　C. 阳中求阴　　　　　　D. 阴中求阳

19. 中医"治未病"思想主要指
　　A. 锻炼身体　　　　　　　B. 药物预防　　　　　C. 未病先防　　　　　　D. 既病防变

20. 临床治疗时,应慎用寒凉药物的季节是
　　A. 春　　　　　　　　　　B. 冬　　　　　　　　C. 长夏　　　　　　　　D. 秋

21. 以下何项应先治疗标证
　　A. 食滞泄泻　　　　　　　B. 血虚经闭　　　　　C. 肝病鼓胀　　　　　　D. 肝病吐血

22. 下列各项中,属于"补其不足"的是

A. 虚则补之　　　　　　B. 通因通用　　　　　　C. 阴病治阳　　　　　　D. 塞因塞用

23. 下列各项中,属于"反治"的是
　　　A. 热因热用　　　　　　B. 热者寒之　　　　　　C. 通因通用　　　　　　D. 实则泻之

24. 下列各项中,不符合"用寒远寒"的是
　　　A. 阳虚之人慎用寒凉药　　　　　　　　　　B. 寒冬季节慎用寒凉药物
　　　C. 阳虚质证慎用寒凉药物　　　　　　　　　D. 寒热真假慎用寒凉药物

一、A 型题。

1. **B**。
疾病预防包括:①未病先防:调养身体,提高正气抗邪能力;防止病邪侵害。②既病防变:早期诊治,根据疾病传变规律,先安未受邪之地。

2. **B**。
外邪侵袭人体,如果不及时诊治,病邪就有可能由表传里,步步深入,以致侵犯内脏,使病情愈来愈复杂、深重,治疗也就愈加困难。因此,在防治疾病的过程中,一定要掌握疾病发生发展规律及其传变途径。肝属木,脾属土,肝木能乘克脾土,故临床上治疗肝病,常配合健脾和胃的方法,这是既病防变法则的具体应用。

3. **A**。
正治是逆其证候性质而治的一种常用治疗法则,又称逆治。逆,是指采用方药的性质与疾病的性质相反,即通过分析疾病的临床证候,辨明疾病性质的寒热虚实,然后分别采用"寒者热之""热者寒之""虚则补之""实则泻之"等不同方法去治疗。正治法适用于疾病的征象与本质相一致的病证。由于临床上大多数疾病的征象与疾病的性质是相符的,如寒病即见寒象,热病即见热象,虚病即见虚象,实病即见实象等,所以正治法是临床上最常用的一种治疗方法。

4. **B**。
解析参考 3 题。

5. **B**。
损其有余,即实则泻之,适用于人体阴阳任何一方偏盛有余的实证。泻其阳盛,治热以寒:适用于阳盛而阴相对未虚的实热证,兼阴虚佐以滋阴。损其阴盛,治寒以热:适用于阴盛而阳相对未虚的实寒证,兼阳虚佐以扶阳

6. **A**。
解析参考 5 题。

7. **C**。
阴阳互制之调补阴阳:①滋阴以制阳——适用于阴虚阳亢的虚热证——阳病治阴。②扶阳以制阴——适用于阳虚阴盛的虚寒证——阴病治阳。

8. **D**。
解析同上。

9. **A**。
阴阳互济之调补阴阳:①阴中求阳——治疗阳偏衰时,在扶阳剂中适当佐用滋阴药。②阳中求阴——治疗阴偏衰时,在滋阴剂中适当佐用扶阳药。③阴阳并补——适用于阴阳两虚证。须分清主次来治疗。④回阳救阴——适用于阴阳亡失者,其中亡阳者宜益气回阳固脱,亡阴者宜益气救阴固脱。

10. **B**。
解析同上。

11. **A**。
唐·王冰所谓"壮水之主,以制阳光";《素问·阴阳应象大论》称之为"阳病治阴"。这里的"阳病"指的是阴虚则阳气相对偏亢,治阴即补阴之意。

12. **D**。

阴病治阳:因阳虚不能制阴而致阴寒偏盛者,应补阳以制阴,即王冰所谓"益火之源,以消阴翳"(《素问·至真要大论》注语)。《素问·阴阳应象大论》称之为"阴病治阳"。这里的"阴病"指的是阳虚则阴气相对偏盛,治阳即补阳之意。

13. A。

阴阳是互根互用的,故阴阳偏衰亦可互损,因此在治疗阴阳偏衰的病证时,还应注意"阳中求阴"或"阴中求阳";即在补阴时适当配用补阳药,补阳时适当配用补阴药。故《景岳全书·新方八略》中说:"此又阴阳相济之妙用也。故善补阳者必于阴中求阳,则阳得阴助而生化无穷;善补阴者必于阳中求阴,则阴得阳升而泉源不竭。"

14. A。

因时制宜是指根据不同季节气候的特点,制定治疗用药的原则。春夏——人体肌肤疏松而多汗,慎用辛温。秋冬——人体的肌肤致密,阳气内敛,少用苦寒伤阳药。《素问·六元正纪大论》:"用寒远寒,用凉远凉,用温远温,用热远热。食宜同法。"

15. A。

缓则治本多用在病情缓和、病势迁延,暂无急重病的情况下,着眼于疾病本质的治疗。如:①痨病肺肾阴虚之咳嗽,应滋养肺肾以治本。②气虚自汗,应补气以治其本。③先病宿疾为本,后病新感为标。新感已愈而转治宿疾,也属缓则治本。

16. D。

缓则治本多用在病情缓和、病势迁延,暂无急重病的情况下,着眼于疾病本质的治疗。

17. C。

先扶正后祛邪:正虚为主,虽有实邪但机体不耐攻伐。

18. C。

反治是指顺从病证的外在假象而治的一种治疗原则,其采用的方药性质与病证中假象的性质相同,故又称为"从治"。具体含义及用法:①热因热用:又叫以热治热,指用热性药物来治疗具有假热征象的病证。适用于阴盛格阳的真寒假热证。②寒因寒用:又叫以寒治寒,指用寒性药物来治疗具有假寒征象的病证。适用于阳盛格阴的真热假寒证。③塞因塞用:以补开塞,指用补益药物来治疗具有闭塞、不通症状的虚证,适用于因体质虚弱而出现闭塞症状的真虚假实证。④通因通用:以通治通,指用通利的药物来治疗具有通泻症状的实证。适用于因实邪内阻而出现通泻症状的真实假虚证。

19. A。

阴阳互制之调补阴阳包括:①滋阴以制阳——适用于阴虚阳亢的虚热证——阳病治阴。②扶阳以制阴——适用于阳虚阴盛的虚寒证——阴病治阳。

20. D。

因人制宜是指,根据病人年龄、性别、体质等特点,制定治疗用药原则。

21. D。

气病及血的治法包括:

(1)气虚致血虚——补气为主,辅以补血。

(2)气虚致血瘀——补气为主,佐以活血化瘀。

(3)气滞致血瘀——行气为主,佐以活血化瘀。

(4)气虚不摄血——补气为主,佐以收涩止血。

22. D。

扶正指用补法扶助正气,提高机体抗邪、抗病能力的一种治疗原则。主要用于虚证。如益气、滋阴、养血、温阳等。

23. C。

热因热用又叫以热治热,指用热性药物来治疗具有假热征象的病证。适用于阴盛格阳的真寒假热证。即用热性药物来温其里寒。

24. D。

疾病的发生、发展,一般总是通过若干症状而显示出来的。但这些症状只是疾病的现象,还不是疾病的本质。只有充分地搜集、了解疾病的各个方面,包括症状在内的全部情况,在中医学基础理论的指导下,进行综合分析,才能透过现象看到本质,找出疾病的根本原因,从而确立恰当的治疗方法。比如头痛,可由外感和内伤所引起。外感头痛,属于风寒的,治宜辛温宣散法;属于风热的,治宜辛凉宣散法。

25. B。

清代医家叶天士,根据温热病伤及胃阴之后,病势进一步发展耗及肾阴的病变规律,主张在甘寒养胃的方药中加入某些咸寒滋肾之品,并提出了"务必先安未受邪之地"的防治原则,这是既病防变法则具体应用的范例。

26. A。

治则是用以指导治疗方法的总则,治疗方法是治则的具体化。任何具体的治疗方法,总是从属于一定的治疗法则的。比如,扶正祛邪即为治疗总则。在总则指导下的益气、养血、滋阴、补阳等方法,就是扶正的具体方法;而发汗、涌吐、攻下等方法,则是祛邪的具体方法。

27. D。

因地制宜是指根据不同地区的环境特点,制定治疗用药原则。

28. D。

反治是指顺从病证的外在假象而治的一种治疗原则。由于采用的方药性质与病证中假象的性质相同,故又称为"从治"。反治包括:热因热用、寒因寒用、塞因塞用以补开塞、通因通用。

29. D。

治标与治本的运用方法:急则治其标、缓则治其本、标本兼治。

30. B。

瘀血内阻,血不循经所致的崩漏,如用止血药,则瘀阻更甚而血难循其经,则出血难止,此时当活血化瘀,瘀去则血自归经而出血自止。

31. B。

反治,即顺从病证的外在假象而治的一种治疗原则,其采用的方药性质与病证中假象的性质相同,故又称为"从治"。适用于疾病的征象与其本质不完全符合的病证。塞因塞用之以补开塞,指用补益药物来治疗具有闭塞、不通症状的虚证。适用于因体质虚弱、脏腑精气功能减退而出现闭塞症状的真虚假实证。如血虚而致经闭者,由于血源不足,故当补益气血而充其源,则无须用通药而经自来。又如肾阳虚衰,推动蒸化无力而致的尿少癃闭,当温补肾阳,温煦推动尿液的生成和排泄,则小便自然通利。再如脾气虚弱,出现纳呆、脘腹胀满、大便不畅时,是因为脾气虚衰无力运化所致,当采用健脾益气的方药治疗,使其恢复正常的运化及气机升降,则症自减。因此,以补开塞,主要就是针对病证虚损不足的本质而治。

32. A。

标与本是相对而言的,标本关系常用来概括说明事物的现象与本质,在中医学中常用来概括病变过程中矛盾的主次先后关系。二者为对举的概念,不同情况下标与本之所指不同。如正气为本,邪气为标;病机为本,症状为标;旧病为本,新病为标;脏腑精气病为本,肌表经络病为标等。掌握疾病的标本,分清主次,抓住治疗的关键,有利于从复杂的疾病矛盾中找出和处理其主要矛盾或矛盾的主要方面。

(1)缓则治本:多用在病情缓和、病势迁延,暂无急重病的情况下,着眼于疾病本质的治疗。①痨病肺肾阴虚之咳嗽,应滋养肺肾以治本。②气虚自汗,气虚不能固摄津液为本,自汗为标,单用止汗之剂,难以奏效,应补气以治其本。③先病宿疾为本,后病新感为标。新感已愈而转治宿疾,也属缓则治本。

(2)急则治标:标病急重,则当先治其标。有时标病虽不危急,但若不先治,将影响本病的治疗,也应先治其标病。如水臌病证:腹水不重,以化瘀为主,兼以利水。腹水严重,则当先治标病之腹水,待病情稳定再治肝病。如大出血的病人,应紧急止血以治标。

(3)标本兼治:标本并重或标本均不太急时,当标本兼治。如扶正祛邪、表里双解等。

因此,在防治原则的标本缓急治疗中,应区分标病与本病的缓急主次,在复杂多变的疾病过程中抓住主要矛盾,最终达到治病求本的目的。

33. C。

因阳虚不能制阴而致阴寒偏盛者,应补阳以制阴,即王冰所谓"益火之源以消阴翳",《素问·阴阳应象大论》称之为"阴病治阳"。这里的"阴病"指的是阳虚则阴气相对偏盛,治阳即补阳之意思。若属阴阳两虚,则应阴阳双补。调整阴阳的原则包括祛其偏胜、补其偏衰、损补兼用。其中补其偏衰有补阴、补阳法,对于阳虚之虚寒证,用补阳的方法治疗,这又称为"阴病治阳""益火之源,以消阴翳"。

34. D。

"治未病"三字最早见于战国时期的《内经》一书,而治未病的理念出现得更早。"《易》之三义,治未病备矣。"《素问·上古天真论》曰:其知道者,法于阴阳,和于术数,食饮有节,起居有常,不妄作劳,则能形与神俱,而尽终其天年,度百岁乃去。此所谓健康未病者也。所谓"法于阴阳",就是按照自然界的变化规律而起居生活,如"日出而作,日落而息",随四季的变化而适当增减衣被等。故选D。

二、B型题。

1、2. **B;D**。

按五行相克规律,防相乘,故应保护被克之脏。

3、4. **A;B**。

正治是逆其证候性质而治的一种常用治疗法则,又称逆治。逆,是指采用方药的性质与疾病的性质相反,即通过分析疾病的临床证候,辨明疾病性质的寒热虚实,然后分别采用"寒者热之""热者寒之""虚则补之""实则泻之"等不同方法去治疗。从治是指顺从病证的外在假象而治的一种治疗原则,其采用的方药性质与病证中假象的性质相同,故又称为"从治"。适用范围:疾病的征象与其本质不完全符合的病证。

5、6. **B;C**。

寒因寒用又叫以寒治寒,指用寒性药物来治疗具有假寒征象的病证。适用于阳盛格阴的真热假寒证,即用寒凉药清其内热。正治是逆其证候性质而治的一种常用治疗法则,又称逆治。逆,是指采用方药的性质与疾病的性质相反,即通过分析疾病的临床证候,辨明疾病性质的寒热虚实,然后分别采用"寒者热之""热者寒之""虚则补之""实则泻之"等不同方法去治疗。

7、8. **D;B**。

因阳虚不能制阴而致阴寒偏盛者,应补阳以制阴,最终导致肾阳虚损,即王冰所谓"益火之源,以消阴翳"(《素问·至真要大论》注语)。《素问·阴阳应象大论》称之为"阴病治阳"。这里的"阴病"指的是阳虚则阴气相对偏盛,治阳即补阳之意。若属阴阳两虚,则应阴阳双补。《素问·阴阳应象大论》称之为"阳病治阴"。这里的"阳病"指的是阴虚则阳气相对偏亢,治阴即补阴之意。

9、10. **C;B**。

春夏——人体肌肤疏松而多汗,慎用辛温。东南地区——地势低而温热,病多湿热,治宜苦寒。

11、12. **C;A**。

表达气候对用药的指导作用。气候寒冷慎用寒药。早上阳气升,让药顺阳气升发而扶正。

13、14. **A;C**。

老人多虚,治宜补法,实邪需攻,应兼顾扶正老年慎泻为本,但实证也在,可兼治之。此以实邪为本,虚证为假象,故只需要祛邪就可。要分清病邪性质、强弱、病位。但中病则止。

15、16. **C;A**。

标病急重,则当先治、急治其标。有时标病虽不危急,但若不先治,将影响本病的治疗,也应先治其标病。缓则治本适用范围:多用在病情缓和、病势迁延,暂无急重病的情况下,着眼于疾病本质的治疗。气虚自汗,应补气以治其本。

三、X型题。

1. **AD**。

真寒假热证是内有真寒,外见假热的证候。其产生机理是由于阴寒内盛格阳于外,阴阳寒热格拒而成,故又称"阴盛格阳",阴盛于内,格阳于外,形成虚阳浮越阴极似阳的现象,其表现如:身热,面色浮红,口渴,脉大等似属热证,但病人身虽热却反欲盖衣被,渴欲热饮而饮不多,面红时隐时显,浮嫩如妆,不像实热之满面通红,脉大却按之无力。同时还可见到四肢厥冷,下利清谷,小便清长,舌淡苔白等症状。所以,热象是假,阳虚寒盛才是疾病的本质。阳气虚极,浮越于外是格阳之象,本质是虚寒证。以热治热指用热性药物治疗具有假热症状的病证之法。适用于真寒假热证,即阴寒内盛,格阳于外,形成里真寒外假热的证候。治疗时针对疾病的本质,用热性药物治其真寒,真寒一去,假热也就随之消失了。这种方法对其假象来说就是以热治热的"热因热用"。

2. **CD**。

中医摄生学要求人们饮食要有节制,不可过饱或过饥,否则"饮食自倍,肠胃乃伤"(《素问·痹论》)。此外,饮食五味不可偏嗜,并应控制肥甘厚味的摄入,以免伤人。

3. **ABCD**。

人体通过运动,可使气机调畅,气血流通,关节疏利,增强体质,提高抗病力,不仅可以减少疾病的发生,促进健康长寿,而且对某些慢性病也有一定的治疗作用。

4. **BD**。

脾胃为后天之本,肾为先天之本,调补脾肾对养生具有重要意义,调补脾肾是药物养生的中心环节。先天之本在肾,后天之本在脾,先天生后天,后天养先天,二者相互促进,相得益彰。调补脾肾是培补正气之大旨,也是全身形而防早衰的重要途径。

5. **BD**。

扶正和祛邪是相互联系的两个方面,扶正是为了祛邪,通过增强正气的方法,驱邪外出,从而恢复健康,即所谓"正盛邪自祛"。祛邪是为了扶正,消除致病因素的损害而达到保护正气,恢复健康的目的,即所谓:"邪去正自安"。扶正与祛邪是相辅相成的两个方面。因此运用扶正祛邪的治则时,要认真仔细分析正邪力量的对比情况,分清主次,决定扶正或祛邪,或决定扶正祛邪的先后。一般情况下,扶正用于虚证;祛邪用于实证;若属虚实错杂证,则应扶正祛邪并用,但这种兼顾并不是扶正与祛邪各半,乃是要分清虚实的主次缓急,以决定扶正祛邪的主次、先后。总之,应以"扶正不致留邪,祛邪不致伤正"为度。先攻后补:即先祛邪后扶正。适用于虽然邪盛、正虚,但正气尚可耐攻,以邪气盛为主要矛盾,若兼顾扶正反会助邪的病证。如瘀血所致的崩漏证,因瘀血不去,出血不止,故应先活血化瘀,然后再进行补血。

6. **ABCD**。

排遣情思、改变其错误认识、改变内心虚恋的指向性、改变不良情绪和生活习惯、使不良情绪得以适度宣泄都属于移情易性的内容。

7. **AB**。

形神合一,又称形与神俱,形神相因,是中医学的生命观。形者神之质,神者形之用;形为神之基,神为形之主;无形则神无以生,无神则形不可活;形与神俱,方能尽终天年;因此,养生只有做到形神共养,才能保持生命的健康长寿;所谓形神共养,是指不仅要注意形体的保养,而且还要注意精神的摄生,使形体强健,精力充沛,身体和精神得到协调发展,才能保持生命的健康长寿。中医养生学的养生方法很多,但从本质上看,统而言之,不外"养神"与"养形"两端,即所谓"守神全形"和"保形全神"。形神共养,神为首务,神明则形安。神为生命的主宰,宜于清静内守,而不宜躁动妄耗。故中医养生观以调神为第一要义,守神以全形。通过清静养神、四气调神、积精养神、修性怡神、气功练神等,以保持神气的清静,增强心身健康,达到调神和强身的统一。形体是人体生命的基础,神依附于形而存在,有了形体,才有生命,有了生命方能产生精神活动和具有生理功能。形盛则神旺,形衰则神衰,形谢则神灭。形体的动静盛衰,关系着精、气、神的衰旺存亡。中医养生学主张动以养形,以形劳而不倦为度,用劳动、舞蹈、散步、导引、按摩等,以运动形体,调和气血,疏通经络,通利九窍,防病健身。静以养神,动以养形,动静结合,刚柔相济,以动静适宜为度。形神共养,动静互涵,才符合生命运动的客观规律,有益于强身防病。

8. **ABCD**。

急则治标的原则,一般适用于卒病且病情非常严重,或疾病在发展过程中,出现危及生命的某些证候时。如治暴病不宜缓,初病邪未深入,当急治以去其邪,邪去则正气不伤,病人易于恢复。故曰:"夫病痼疾,加以卒病,首当治其痼疾也"(《金匮要略》)。又如大失血病变,出血为标,出血之因为本,但其势危急,故常以止血治标为首务,待血止后再治出血之因以图本。此外,"先病而后生中满者治其标""小大不利,治其标"(《素问·标本病传论》)。先病为本,后病为标,诸病皆先治本,唯独中满和小大不利两证先治其标。因中满之病,其邪在胃。胃为五脏六腑之大源,胃病中满,则药物和水谷之气,俱不能运行,而脏腑皆失其养,其病情更急,故当先治其标。名曰治标实则是治疗脏腑的大本,亦为治本。而大小不利者,因二便不通,病情危急,虽为标病,必先治之。但须注意,小大不利当是急证的大小便不通,如"关格"之类。若为一般病情,可酌情处理,不一定先治。必须指出,所谓"急则治其标,缓则治其本",不能绝对化。急的时候也未尝不须治本,如亡阳虚脱时,急用回阳救逆的方法,就是治本;大出血之后,气随血脱时,急用独参汤益气固脱也是治本。不论标本,急者先治是一条根本原则。同时,缓的时候也不是不可治标,脾虚气滞病人,用理气药兼治其标更有别于单纯补脾。

9. **ABD**。

所谓反治,是顺从疾病假象而治的一种治疗法则,即采用方药或措施的性质顺从疾病的假象,与疾病的假象相一致,故又称"从治"。适用于疾病的征象与本质不完全一致的病证。用于临床,一般具有以下几种:①热因热用:指用热性药物治疗具有假热症状的病证之法。适用于真寒假热证,即阴寒内盛,格阳于外,形成里真寒外假热的证候。治疗时针对疾病的本质,用热性药物治其真寒,真寒一去,假热也就随之消失了。这种方法对其假象来说就是以热治热的"热因热用"。如阴盛格阳证,由于阴寒内盛,阳气被格拒于外,临床既有下利清谷、四肢厥逆、脉微欲绝等真寒之征,又反见身热、面赤等假热之象。因其本质是寒,热象是假,所以就不能用"热者寒之"的方法,而应用温热药治其真寒,里寒一散,阳气得复,而表现于外的假热,亦随之消失,这就是"以热治热"的具体运用。②寒因寒用:是指用寒性药物治疗具有假寒症状的病证之法。适用于里热炽盛,阳盛格阴的真热假寒证。如热厥证,因阳盛于内,格阴于外,只现四肢厥冷的外假寒症状,但壮热、口渴、便燥、尿赤等热证是疾病的本质,故用寒凉药治其真热,假寒自然就消失了。这种治法,对其假寒的症状来说,就是"以寒治寒"的反治法。③塞因塞用:是用补益的药物治疗具有闭塞不通症状的病证之法。适用于因虚而致闭塞不通的真虚假实证。如脾胃虚弱,气机升降失司所致的脘腹胀满等症,治疗时应采取补脾益胃的方法,恢复脾升胃降之职,气机升降正常,脘腹胀满自除。这种以补开塞之法,就是塞因塞用。④通因通用:是用通利的药物治疗具有实性通泄症状的病证之法。适用于真实假虚之候,如食积腹泻,治以消导泻下;瘀血所致的崩漏,治以活血化瘀等,这种以通治通的方法,就是通因通用。

10. BD。

寒因寒用:是指用寒性药物治疗具有假寒症状的病证之法。适用于里热炽盛,阳盛格阴的真热假寒证。如热厥证,因阳盛于内,格阴于外,只现四肢厥冷的外假寒症状,但壮热、口渴、便燥、尿赤等热证是疾病的本质,故用寒凉药治其真热,假寒自然就消失了。这种治法,对其假寒的症状来说,就是"以寒治寒"的反治法。

11. CD。

塞因塞用是用补益的药物治疗具有闭塞不通症状的病证之法。适用于因虚而致闭塞不通的真虚假实证。如脾胃虚弱,气机升降失司所致的脘腹胀满等症,治疗时应采取补脾益胃的方法,恢复脾升胃降之职,气机升降正常,脘腹胀满自除。这种以补开塞之法,就是塞因塞用。

12. ABCD。

因时制宜是指四时气候的变化,对人体的生理功能、病理变化均产生一定的影响:根据不同季节气候的特点,来考虑治疗用药的原则,就是因时制宜。一年四季,有寒热温凉的变迁,所以治病时,要考虑当时的气候条件:例如:春夏季节,气候由温渐热,阳气升发,人体腠理疏松开泄,即使外感风寒,也应注意慎用麻黄、桂枝等发汗力强的辛温发散之品,以免开泄太过,耗伤气阴;而秋冬季节,气候由凉变寒,阴盛阳衰,人体腠理致密,阳气潜藏于内,此时若病热证,也当慎用石膏、薄荷等寒凉之品,以防苦寒伤阳,故曰:"用温远温,用热远热,用凉远凉,用寒远寒"(《素问·六元正纪大论》)。所谓"用温远温","远",避之谓,前者之"温",指药物之温,后者之"温",指气候之温,就是说用温性药时,当避其气候之温。余者与此同义。

13. AD。

扶正培补正气以愈病的治疗原则,就是使用扶助正气的药物,或其他疗法,并配合适当的营养和功能锻炼等辅助方法,以增强体质,提高机体的抗病力,从而驱逐邪气,以达到战胜疾病,恢复健康的目的。扶正适用于以正虚为主,而邪不盛实的虚证。如气虚、阳虚证,宜采取补气、壮阳法治疗;阴虚、血虚证,宜采取滋阴、养血法治疗。

14. BC。

是用通利的药物治疗具有实性通泄症状的病证之法。适用于真实假虚之候,如食积腹泻,治以消导泻下;瘀血所致的崩漏,治以活血化瘀等,这种以通治通的方法,就是通因通用。

15. BCD。

因人制宜是指根据病人年龄、性别、体质、生活习惯等不同特点,来考虑治疗用药的原则。在治疗时不能孤立地看待疾病,而要看到病人的整体情况。如:①年龄:年龄不同,生理机能及病变特点亦不同,老年人气血衰少,生机减退,患病多虚证或正虚邪实,治疗时,虚证宜补,而邪实须攻者亦应注意配方用药,以免损伤正气;小儿生机旺盛,但气血未充。脏腑娇嫩,且婴幼儿生活不能自理,多病饥饱不匀,寒温失调,故治疗小儿,当慎用峻剂和补剂。一般用药剂量,亦必须根据年龄加以区别。②性别:男女性别不同,各有其生理特点,特别是对妇女有经期、怀孕、产后等情况,治疗用药尤须加以考虑。如妊娠期,禁用或慎用峻下、破血、滑利、走窜伤胎或有毒药物,产后又应考虑气血虚弱及恶露情况等。③体质:在体质方面,由于每个人的先天禀赋和后天调养不同,个体素质不仅有强弱之分,而且还有偏寒偏热以及素有某种慢性疾病等不同情况,所以虽患同一疾病,治疗用药亦当有所区别。如,阳旺之躯慎用温热,阴盛之体慎用寒凉。其他如患者的职业、工作条件等也与某些疾病的发生有关,在诊治时也应该注意。

16. AC。

损其有余,又称损其偏盛,是指阴或阳的一方偏盛有余的病证,应当用"实则泻之"的方法来治疗。①抑其阳盛:"阳盛则热"所致的实热证,应用清泻阳热,"治热以寒"的法则治疗。②损其阴盛:对"阴盛则寒"所致的实寒证,应当温散阴寒,"治寒以热",用"寒者热之"的法则治疗。由于阴阳是互根的,"阴盛则阳病""阳盛则阴病"。在阴阳偏盛的病变中,如其相对一方有偏衰时,则当兼顾其不足,配以扶阳或滋阴之法。清泻阳热的方法、温散阴寒法适用于实证治法,属损其有余范畴。

17. ABCD。

中医的基本治则包括：①扶正祛邪。②标本先后。③正治与反治。④调整阴阳。⑤调和气血。⑥调整脏腑。⑦因时、因地、因人制宜。

18.CD。

阳中求阴，阴中求阳：根据阴阳互根的理论，临床上治疗阴虚证时，在滋阴剂中适当佐以补阳药，即所谓"阳中求阴"。治疗阳虚证时，在助阳剂中，适当佐以滋阴药，即谓"阴中求阳"。因阳得阴助而生化无穷，阴得阳升而泉源不竭。故临床上治疗血虚证时，在补血剂中常佐以补气药；治疗气虚证时，在补气剂中也常佐以补血药。阳中求阴、阴中求阳是阴阳互济调补阴阳的方法。

19.CD。

治未病包括未病先防和既病防变两个方面的内容，未病先防是指在人体未发生疾病之前，采取各种措施，做好预防工作，以防止疾病的发生。这是中医学预防疾病思想最突出的体现。"是故已病而后治，所以为医家之法；未病而先治，所以明摄生之理"（《丹溪心法》）。未病先防旨在提高抗病能力，防止病邪侵袭。所谓既病防变是指在疾病发生以后，应早期诊断、早期治疗，以防止疾病的发展与传变。

20.BD。

一年四季，有寒热温凉的变迁，所以治病时，要考虑当时的气候条件：例如：春夏季节，气候由温渐热，阳气升发，人体腠理疏松开泄，即使外感风寒，也应注意慎用麻黄、桂枝等发汗力强的辛温发散之品，以免开泄太过，耗伤气阴；而秋冬季节，气候由凉变寒，阴盛阳衰。人体腠理致密，阳气潜藏于内，此时若病热证，也当慎用石膏、薄荷等寒凉之品，以防苦寒伤阳。故曰："用温远温，用热远热，用凉远凉，用寒远寒"（《素问·六元正纪大论》）。所谓"用温远温"，"远"，避之谓；前者之"温"，指药物之温。后者之"温"，指气候之温。就是说用温性药时，当避其气候之温。余者与此同义。

21.CD。

急则治标的原则，一般适用于卒病且病情非常严重，或疾病在发展过程中，出现危及生命的某些证候时。如治暴病不宜缓，初病邪未深入，当急治以去其邪，邪去则正气不伤，病人易于恢复。故曰："夫病痼疾，加以卒病，首当治其卒病也"（《金匮要略》）。又如大失血病变，出血为标，出血之因为本，但其势危急，故常以止血治标为首务，待血止后再治出血之因以图本。此外，"先病而后生中满者治其标""小大不利，治其标"（《素问·标本病传论》）。先病为本，后病为标，诸病皆先治本，唯独中满和小大不利两证先治其标。因中满之病，其邪在胃。胃为五脏六腑之大源，胃病中满，则药物和水谷之气，俱不能运行，而脏腑皆失其养，其病情更急，故当先治其标。名曰治标实则是治疗脏腑的大本，亦为治本。而大小不利者，因二便不通，病情危急，虽为标病，必先治之。但须注意，小大不利当是急证的大小便不通，如"关格"之类。若为一般病情，可酌情处理，不一定先治。食滞泄泻、血虚经闭、湿滞泄泻不属于急症，肝病鼓胀、肝病吐血属于危急重症，应先治疗标证。

22.ACD。

补其不足，虚则补之；塞因塞用：以补开塞，指用补益药物来治疗具有闭塞、不通症状的虚证，适用于因体质虚弱而出现闭塞症状的真虚假实证，主要是针对病证虚损不足的本质而治。因此A、D选项均属于"补其不足"的治疗方法。通因通用，即以通治通，指用通利的药物来治疗具有通泻症状的实证。适用于因实邪内阻而出现通泻症状的真实假虚证。因此B选项的通因通用属于"泻其有余"的治疗。阴病治阳即因阳虚不能制阴而致阴寒偏盛者，应补阳以制阴，即王冰所谓"益火之源，以消阴翳"（《素问·至真要大论》注语）。《素问·阴阳应象大论》称之为"阴病治阳"。这里的"阴病"指的是阳虚则阴气相对偏盛，治阳即补阳之意。因此，C选项的阴病治阳亦属于"补其不足"。故选ACD。

23.AC。

反治：顺从病证的外在假象而治的一种治疗原则，其采用的方药性质与病证中假象的性质相同，故又称为"从治"。适用于疾病的征象与其本质不完全符合的病证。具体用法：①热因热用：又叫以热治热，指用热性药物来治疗具有假热征象的病证。适用于阴盛格阳的真寒假热证。即用热性药物来温其里寒。②寒因寒用：又叫以寒治寒，指用寒性药物来治疗具有假寒征象的病证。适用于阳盛格阴的真热假寒证。即用寒凉药清其内热。③塞因塞用：以补开塞，指用补益药物来治疗具有闭塞、不通症状的虚证，适用于因体质虚弱而出现闭塞症状的真虚假实证，主要是针对病证虚损不足的本质而治。④通因通用：以通治通，指用通利的药物来治疗具有通泻症状的实证。适用于因实邪内阻而出现通泻症状的真实假虚证。

24.ACD。

《素问·六元正纪大论》："用寒远寒，用凉远凉，用温远温，用热远热。食宜同法。"即用寒凉方药及食物时，当避其气候之寒凉；用温热方药及食物时，当避其气候之温热。故选ACD。

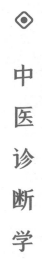

中医诊断学

第一章

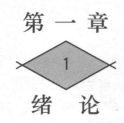

绪 论

一、A 型题:在每小题给出的 A、B、C、D 四个选项中,请选出一项最符合题目要求的。

1. 最早的病案记录是下列哪本专著
   A.《黄帝内经》　　　B.《伤寒杂病论》　　　C.《诊籍》　　　D.《周礼》

2. 以下哪本论著对痈、疽、疮、疖诊断较为明确
   A.《刘涓子鬼遗方》　　B.《诸病源候论》　　C.《诊籍》　　　D.《周礼》

3. 崔紫虚《崔氏脉决》以浮沉迟数为纲,分类论述了多少种脉
   A. 48 种　　　　　B. 12 种　　　　　C. 24 种　　　　　D. 27 种

4.《四诊抉微》,内容全面,四诊互参,其作者是
   A. 陈修园　　　　B. 何梦瑶　　　　C. 张三锡　　　　D. 林之翰

5.《脉经》载脉多少种
   A. 24 种　　　　　B. 12 种　　　　　C. 48 种　　　　　D. 36 种

6. "金元四大家"在诊断方面,注重辨脉重视四诊合参的医家是
   A. 刘河间　　　　B. 李东垣　　　　C. 朱丹溪　　　　D. 张从正

7. 论舌第一部专著为
   A.《察病指南》　　　B.《南阳活人书》　　C.《点点金》　　D.《幼幼新书》

8. 将诊脉分为三部九候,寸口和 24 脉脉法的是
   A.《肘后备急方》　　B.《幼幼新书》　　C.《备急千金方》　　D.《脉经》

9. 以下哪部著作论述了儿科望指纹的应用
   A.《三指禅》　　　B.《点点金》　　　C.《幼幼新书》　　D.《金镜录》

10. 以下哪部著作首论阴阳六变
    A.《三指禅》　　　B.《点点金》　　　C.《幼幼新书》　　D.《景岳全书》

11. 详述杂病辨证论治的《杂病源流犀烛》作者是
    A. 程国彭　　　　B. 陈士铎　　　　C. 喻嘉言　　　　D. 沈金鳌

12. 以下著作不属于宋金元时期的是
    A.《南阳活人书》　　B.《三因极一病证方论》　C.《点点金》　　D.《脉经》

13. 现存论舌的第一部专著是
    A.《三指禅》　　　B.《伤寒金镜录》　　C.《幼幼新书》　　D.《景岳全书》

14. 专论疟疾常症与变症的证治的《疟虐论疏》,为何人所著
    A. 卢之颐　　　　B. 赵金铎　　　　C. 汪宏　　　　　D. 程国彭

15. 对黄疸病人做实验观察的较早记录见于哪本著作
    A.《脉象统类》　　　B.《肘后备急方》　　C.《察病指南》　　D.《世医得效方》

16. 全面论述望诊的专著是
    A.《肘后备急方》　　B.《望诊遵经》　　C.《察病指南》　　D.《景岳全书》

17. 下述哪项不属于四诊的内容

| | A. 望色 | B. 诊舌 | C. 切脉 | D. 触诊 |

18. 曹炳章所著的舌诊专著是
    A.《伤寒舌鉴》　　　　B.《观舌心法》　　　　C.《彩图辨舌指南》　　　　D.《察舌辨证新法》

19. 我国第一部论述病源与证候诊断的专著,成书于
    A. 汉代　　　　B. 隋代　　　　C. 宋代　　　　D. 元代

20. 中医诊断学的三大原则是
    A. 整体审察,诸诊合参病证结合　　　　　　　　B. 舍症从脉舍脉从症,脉症合参
    C. 辨证求因,审因论治依法处方　　　　　　　　D. 证候真假证候错杂,四诊合参

21. 首先讨论阴阳与六变的是
    A.《内经》　　　　B.《景岳全书·传忠录》　　　　C.《难经》　　　　D.《伤寒杂病论》

22.《脉经》的作者是
    A. 张仲景　　　　B. 叶天士　　　　C. 王叔和　　　　D. 巢元方

23. 创立卫气营血辨证方法的医家是
    A. 叶天士　　　　B. 张仲景　　　　C. 吴鞠通　　　　D. 汪宏

24. 最早开始记录病人的姓名举止病状以及方药等作为诊疗的原始资料的医家是
    A. 叶天士　　　　B. 张仲景　　　　C. 张介宾　　　　D. 汪宏

25. 论述危重疾病的"十怪脉"的医家是
    A. 李东垣　　　　B. 危亦林　　　　C. 吴鞠通　　　　D. 汪宏

26. 以"十问"来总结概括问诊的医学家是
    A. 张仲景　　　　B. 李时珍　　　　C. 张景岳　　　　D. 叶天士

27. 奠定了辨证学的理论基础,全书贯穿了诊病和辨证相结合的诊断思路的是
    A.《难经》　　　　B.《黄帝内经》　　　　C.《脉经》　　　　D.《望诊遵经》

28. 提出了独取寸口诊脉法的是
    A.《黄帝内经》　　　　B.《濒湖脉学》　　　　C.《脉经》　　　　D.《难经》

29. 记录了当时中医学最完整的病历书写格式的是
    A.《黄帝内经》　　　　B.《诊籍》　　　　C.《诸病源候论》　　　　D.《寓意草》

30.《察病指南》是论述诊法的专著,并绘脉图多少种,以图来示意脉象
    A. 30　　　　B. 24　　　　C. 29　　　　D. 33

二、B 型题:A、B、C、D 是其下面两道小题的备选项,请从中选择一项最符合题目要求的,每个选项可以被选择
　　一次或两次。

　　A. 载脉 27 种　　　　B. 载脉 21 种　　　　C. 载脉 24 种　　　　D. 载脉 29 种
1.《诊家枢要》载脉数是
2.《濒湖脉学》载脉数是

　　A.《备急千金要方》　　　　B.《肘后备急方》　　　　C.《刘涓子鬼遗方》　　　　D.《备急千金翼方》
3. 能够初步诊断天花和麻疹等传染病,并有对黄疸病人做实验观察的早期记载的书是
4. 我国最早的外科专著是

　　A. 妊娠恶阻　　　　B. 腰膝酸软　　　　C. 膀胱湿热　　　　D. 面色苍白
5. 以上属于病名的是
6. 以上属于证名的是

　　A. 恶寒发热　　　　B. 腰膝酸软　　　　C. 膀胱湿热　　　　D. 面色苍白
7. 以上属于体征的是

8.以上属于症状的是

    A.《金镜录》   B.《察病指南》   C.《诊家枢要》   D.《世医得效方》

9.最早绘脉图,以图示脉的著作是

10.最早绘舌图,以图示舌的著作是

    A. 最早创立对黄疸进行实验观察   B. 对病因辨证的理法较为完备

    C. 论脏腑寒热虚实生死顺逆之法   D. 认为四诊是神圣工巧的技能

11.《肘后备急方》的贡献之一是

12.《中藏经》的主要内容之一是

    A. 扁鹊   B. 张仲景   C. 淳于意   D. 王叔和

13.《诊籍》的创立者是

14.《脉经》的作者是

    A. 脾肾阳虚   B. 口苦、咽干、脉弦   C. 时疫霍乱   D. 发热、呕吐、瘙痒

15.以上属于"病名"的是

16.以上属于"证型"的是

三、X型题:在每小题给出的 A、B、C、D 四个选项中,至少有两项是符合题目要求的,请选出所有符合题目要求的答案,多选或少选均不得分。

1.以下属于中医诊断的基本原理的是

    A.司外揣内   B.见微知著   C.以常达变   D.整体审查

2.以下属于中医诊断的基本原则的是

    A.诊法合参   B.病证结合   C.辨证求本   D.整体审查

3.中医诊断学进入明清后就属于诊断学深化发展的时期,以下较为突出的是

    A.望诊   B.闻诊   C.脉诊   D.舌诊

4.中医诊断学学科特点是

    A.理论性   B.实践性   C.科学性   D.突破性

5.以下著作专论白喉的有

    A.《时疫白喉提要》   B.《白喉全生集》   C.《白喉条辨》   D.《麻症集成》

6.以下著作专论麻疹的有

    A.《麻科活人全书》   B.《郁谢麻科合璧》   C.《麻证新书》   D.《麻症集成》

7.以下属于"证"的有

    A.风寒感冒   B.恶心呕吐   C.心血亏虚   D.痰热壅肺

8.以下属于"症"的有

    A.恶寒发热   B.烦躁易怒   C.肝阳上亢   D.心脉痹阻

9.由元代敖氏所著,为论舌的第一部专著的有

    A.《点点金》   B.《察病指南》   C.《金镜录》   D.《伤寒金镜录》

10.孙思邈的著作有

    A.《备急千金要方》   B.《察病指南》   C.《伤寒金镜录》   D.《备急千金翼方》

11.以下属于中医诊断学四诊内容的是

    A.望诊   B.脉诊   C.按诊   D.闻气味

12."以常衡变"的意思包括

    A.审证求因   B.比较正常与反常   C.生理与病理   D.揆度奇恒

13."整体审察"应分析思考的问题有

A.局部与全身的关系　　B.拟采用的治疗手段　　C.疾病的演变发展趋势　　D.时、地、人、病的特殊性

14. 辨证应当明确的内容有

A.证候名称　　　　　B.全程规律　　　　　C.病因病性　　　　　D.当前病位

15. 以下哪些概念属于中医诊断的主要内容

A.症状体征　　　　　B.病因病性　　　　　C.病机发病　　　　　D.证名病名

参考答案与解析

一、A 型题。

1. **C**。

公元前二世纪,西汉名医淳于意创《诊籍》,为最早的病案记录。

2. **A**。

南齐龚庆宣《刘涓子鬼遗方》对痈、疽、疮、疖诊断已较为明确;《诸病源候论》是我国第一部论述病源和证候诊断的专著。

3. **C**。

崔紫虚《崔氏脉诀》以浮沉迟数为纲,分类论述了 24 种脉;李时珍《濒湖脉学》汇集诸家脉学,分 27 种脉。

4. **D**。

清林之翰《四诊抉微》,内容全面,色脉并重,四诊互参。

5. **A**。

《脉经》载脉 24 种。须分清载脉 24 种、27 种、28 种的书籍和作者。

6. **B**。

"金元四大家"在诊断方面,刘河间注重病机;李东垣注重辨脉,重视四诊合参;朱丹溪主张从外知内,内外相参;张从正诊病则重视鉴别诊断。

7. **C**。

元朝敖氏《点点金》和《金镜录》论伤寒蛇阵,分十二图——乃论舌第一部专著。

8. **D**。

晋王叔和《脉经》集汉以前脉学之大成,具体阐明脉理,分述三部九候,寸口和 24 脉脉法,是我国早期的脉学专著。

9. **C**。

刘昉《幼幼新书》论望指纹在儿科诊断中的重要意义。

10. **D**。

明·张介宾《景岳全书·传忠录》首论阴阳六变;"十问歌",明确八纲辨证的重要性。

11. **D**。

沈金鳌《杂病源流犀烛》详述杂病辨证论治。

12. **D**。

宋·朱肱《南阳活人书》;宋·陈言《三因极一病证方论》;元·敖氏《点点金》;西晋·王叔和《脉经》。

13. **B**。

现存论舌的第一部专著是《伤寒金镜录》。

14. **A**。

明卢之颐《痎疟论疏》专论疟疾常症与变症的证治。

15. **B**。

晋葛洪《肘后备急方》对传染病已能从发病特点和临床症状上作出诊断,有初步的疾病分类,并有对黄疸病人进行实验观察的较早记录。

16. **B**。

全面论述望诊的专著是《望诊遵经》。

17. **D**。

四诊的内容为望、闻、问、切。

18. **C。**

曹炳章所著的舌诊专著是《彩图辨舌指南》；张登（延先）《伤寒舌鉴》；申斗垣《观舌心法》；刘恒瑞《察舌辨证新法》。

19. **B。**

我国第一部论述病源与证候诊断的专著为《诸病源候论》，成书于隋代。

20. **A。**

中医诊断学的三大原则是：整体审察、诸诊合参、病证结合。

21. **B。**

明张介宾《景岳全书·传忠录》首论阴阳六变（"二纲六变"）；"十问歌"，明确八纲辨证的重要性。

22. **C。**

西晋王叔和《脉经》集汉以前脉学之大成，具体阐明脉理，分述三部九候，寸口以及 24 脉脉法，是我国早起的脉学专著。

23. **A。**

清叶天士《外感温热病篇》创立卫气营血辨证方法，重视察舌验齿。吴鞠通《温病条辨》创立三焦辨证法。

24. **A。**

清叶天士是最早开始记录病人的姓名举止病状以及方药等作为诊疗的原始资料的医家。

25. **B。**

首先论述十怪脉的书籍是元代危亦林所著的《世医得效方》。包括釜沸、鱼翔、弹石、解索、屋漏、虾游、雀啄、偃刀、转豆、麻促十种危象。

26. **C。**

张景岳在总结前人问诊经验的基础上，编成《十问篇》，清代陈修园将其略做修改，而成《十问歌》。

27. **B。**

《黄帝内经》：成书于战国时期，相传为秦越人所著，本书奠定了辨证学的理论基础，全书贯穿了诊病和辨证相结合的诊断思路。

28. **D。**

《难经》：重视脉诊，提出了独取寸口诊脉法。

29. **D。**

清代喻嘉言的《寓意草》，记录了当时中医学最完整的病历书写格式。

30. **D。**

南宋·施发的《察病指南》是论述诊法的专著，并绘脉图 33 种，以图来示意脉象。

二、B 型题。

1、2. **D；A。**

元·滑寿的《诊家枢要》为脉诊的专著，载脉 29 种。明·李时珍所撰《濒湖脉学》记载了 27 种脉象。

3、4. **B；C。**

晋·葛洪的《肘后备急方》，能够初步诊断天花和麻疹等传染病，并有对黄疸病人进行实验观察的早期记载。《刘涓子鬼遗方》作者为南齐·龚庆宣，是我国最早的外科专著。

5、6. **A；C。**

病是对疾病全过程的特点与规律所作的概括；证是对疾病当前阶段的病位，病性等所作的结论。

7、8. **D；B。**

"症状"是指病人主观感到的痛苦或不适，如头痛、耳鸣、胸闷、腹胀等。"体征"是指客观能检测出来的异常征象，如面色㿠白、喉中哮鸣、大便腥臭、舌苔黄、脉浮数。

9、10. **B；A。**

最早绘脉图，以图示脉的著作是《察病指南》；最早绘舌图，以图示舌的著作是《金镜录》。

11、12. **A；C。**

《肘后备急方》的贡献之一有最早创立对黄疸进行实验观察；《中藏经》的主要内容之一包括论脏腑寒热虚实生死顺逆之法。

13、14. **C；D。**

《诊籍》的创立者是淳于意;《脉经》的作者是王叔和。

15、16. **C;A**。

脾肾阳虚是"证型";口苦、咽干、脉弦是"证候";时疫霍乱"证型";发热、呕吐、瘙痒是"症名"。

三、X 型题。

1. **ABC**。

中医诊断的基本原理是司外揣内;见微知著;以常达变。整体审查是中医诊断的基本原则。

2. **ABCD**。

中医诊断的基本原则是诊法合参;病证结合;辨证求本;整体审查。

3. **CD**。

明清时期,诊断学深化发展,以舌、脉诊发展尤为突出。

4. **ABC**。

中医诊断学学科特点理论性;实践性;科学性。

5. **ABC**。

专论白喉的著作有《时疫白喉提要》《白喉全生集》《白喉条辨》等。

6. **ABCD**。

专论麻疹的著作《麻科活人全书》《郁谢麻科合璧》《麻证新书》《麻症集成》等。

7. **ACD**。

证是对疾病过程中所处一定(当前)阶段的病位、病因、病性及病势等所作的病理性概括。B 选项是证候,是病人异常的主观感觉或行为表现。

8. **AB**。

症是疾病所反映的现象,是判断病种、辨别证候的主要依据。包含症状和体征。CD 属于证的范畴,是对疾病所处一定阶段的病因、病性、病位等所作的概括。

9. **AC**。

元代敖氏所著《点点金》及《金镜录》为论舌的第一部专著。

10. **AD**。

《备急千金要方》和《备急千金翼方》的作者是唐代的孙思邈。

11. **ABCD**。

四诊包括望诊、闻诊、问诊、切诊,其中切诊包括脉诊和按诊。

12. **BCD**。

以常衡变是指在认识正常的基础上,发现太过,不及的异常变化,与审证求因无关。

13. **AD**。

整体审察是一方面是指搜集病情资料时,必须从整体上进行多方面的考虑,而不能只看到局部的痛苦。另一方面是要求对病情进行全面分析,综合判断,不能只顾一点,不及其余,不能只注意到当前的,局部的,明显的病理改变,而忽视了时,地,人,病的特殊性,还要从疾病的前因后果,演变发展趋势上加以考虑。

14. **ACD**。

辨证是指在中医学理论的指导下,对病人的各种临床资料进行分析、综合,从而对疾病当前的病位与病性等本质进行判断,并概括为完整证名的诊断思维过程。

15. **ABD**。

中医诊断学的主要内容包括了四诊、辨证、辨病、病案书写等,与病机发病无关。

第二章

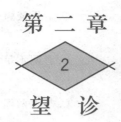

2

望 诊

一、A型题:在每小题给出的 A、B、C、D 四个选项中,请选出一项最符合题目要求的。

1. 神在全身皆有表现,却突出表现于
   A. 语言   B. 动态   C. 目光   D. 表情

2. 下列哪项属"假神"的表现
   A. 语无伦次   B. 面部潮红   C. 反应迟钝   D. 突然能食

3. 久病精气衰竭的病人,突然精神好转,食欲大增,颧赤如妆,语言不休。此属
   A. 有神   B. 无神   C. 假神   B. 失神

4. 戴阳证的面色是
   A. 满面通红   B. 颧部潮红   C. 颧红如妆   D. 面青颊赤

5. 面色随四时不同而微有变化,秋天的面色相应为
   A. 稍赤   B. 稍白   C. 稍青   D. 稍黄

6. 形成面色青的原因主要是
   A. 寒凝   B. 湿阻   C. 气虚   D. 痰滞

7. 形成面色黄的原因主要是
   A. 阴寒内盛   B. 脾虚湿蕴   C. 心肺气虚   D. 肾阴亏损

8. 颧部潮红主病
   A. 心火亢盛   B. 阴虚内热   C. 阳明实热   D. 虚阳浮越

9. 脾胃气虚,气血不足的病人,面色常表现为
   A. 白   B. 萎黄   C. 苍白   D. 色黄晦暗

10. 面色黄而虚浮,称为
    A. 萎黄   B. 黄疸   C. 阴黄   D. 黄胖

11. 病人坐而喜仰多属
    A. 脾气虚衰   B. 肺虚气少   C. 肺实气逆   D. 咳喘肺胀

12. 小儿头形过小的原因主要是
    A. 脾气虚弱   B. 肝血不足   C. 心血亏损   D. 肾精不足

13. "囟填"的形成,主要由于
    A. 肾气不足   B. 气血不足   C. 吐泻伤津   D. 外感时邪

14. 目眦色赤,多属
    A. 肺火   B. 脾火   C. 心火   D. 肝火

15. 根据目与五脏的对应关系,则白睛属
    A. 肺   B. 脾   C. 心   D. 肝

16. 热入营血,口唇可见
    A. 色泽红润   B. 唇红绛而干   C. 唇色淡红   D. 唇色鲜红

17. 下列哪项不属于正常舌象

A. 舌体柔软　　　　　B. 舌体活动自如　　　　　C. 舌质淡嫩少苔　　　　D. 舌质淡红

18. 舌体胖大,有齿痕,主
　　A. 心血不足　　　　　B. 肝血亏损　　　　　C. 肾阴不足　　　　　D. 脾虚湿盛

19. 舌体瘦薄,舌色淡白,说明
　　A. 阴亏　　　　　　　B. 伤津　　　　　　　C. 气血两虚　　　　　D. 阳虚

20. 外感病如见舌色深绛,多提示
　　A. 气分大热　　　　　B. 上焦湿热　　　　　C. 阴虚火旺　　　　　D. 胃肠热甚

21. 肾精耗竭可导致
　　A. 横目斜视　　　　　B. 眼睛突起　　　　　C. 目睛微定　　　　　D. 瞳仁散大

22. 目窠凹陷属于
　　A. 水肿病　　　　　　B. 肝胆火炽　　　　　C. 肾精耗竭　　　　　D. 五脏精气衰竭

23. 颈侧颌下肿块累累如串珠,称为
　　A. 瘰疬　　　　　　　B. 瘿瘤　　　　　　　C. 发颐　　　　　　　D. 痰核

24. 小儿指纹浮现者,多属
　　A. 表证　　　　　　　B. 里证　　　　　　　C. 实证　　　　　　　D. 虚证

25. 小儿指纹紫红,多主
　　A. 外感表证　　　　　B. 里热实证　　　　　C. 痛证;惊风　　　　　D. 血络郁闭

26. 小儿指纹达于气关,是
　　A. 邪气入络,邪浅病轻　　　　　　　　　　B. 邪气直中脏腑,病情较重
　　C. 邪气入经,邪深病重　　　　　　　　　　D. 邪入脏腑,病情严重

27. 疮疡初起如粟,根脚坚硬较深,麻木,顶白而痛者为
　　A. 痈　　　　　　　　B. 疔　　　　　　　　C. 疽　　　　　　　　D. 疖

28. 阴囊肿大,皮泽透明的是
　　A. 水疝　　　　　　　B. 寒疝　　　　　　　C. 疝　　　　　　　　D. 狐疝

29. 呕吐物清稀无酸臭味者,多属
　　A. 肝胃不和　　　　　B. 伤食　　　　　　　C. 热呕　　　　　　　D. 寒呕

30. 痰色白清稀而多泡沫者为
　　A. 风痰　　　　　　　B. 寒痰　　　　　　　C. 热痰　　　　　　　D. 湿痰

31. 下列各项中,不属于少神的临床表现的是
　　A. 目光乏神,双目少动　B. 少气懒言,食欲减退　C. 精神萎靡,意识模糊　D. 动作迟缓,少气懒言

32. 下列舌象变化提示病情好转的是
　　A. 苔质由薄转厚　　　B. 满舌厚苔突然消退　　C. 舌色由红转绛　　　D. 舌苔由燥变润

33. 下列各项中,不属于项强常见原因的是
　　A. 风寒客于经络　　　B. 热极生风　　　　　C. 颈部肌肉劳损　　　D. 肾精亏损

34. 面色青与面色白的共同主病是
　　A. 疼痛　　　　　　　B. 寒证　　　　　　　C. 失血　　　　　　　D. 血瘀

35. 下列各项中,不属于导致痿软舌常见原因的是
　　A. 气血虚衰　　　　　B. 热极伤阴　　　　　C. 肝肾阴亏　　　　　D. 心脾有热

36. 下列各项中,不属于尿时感觉异常的是
　　A. 尿后余沥不尽　　　B. 遗尿　　　　　　　C. 小便失禁　　　　　D. 癃闭

二、B型题:A、B、C、D是其下面两道小题的备选项,请从中选择一项最符合题目要求的,每个选项可以被选择一次或两次。

A. 面色荣润,目光精彩内含　　　　　　　　B. 重危病人,精神突然好转,两目明亮
C. 精神萎靡,目暗睛迷　　　　　　　　　　D. 精神不振,健忘嗜睡

1. 失神的表现是
2. 假神的表现是

A. 面黄枯槁无光　　　B. 面黄而虚浮　　　C. 面色白而无华略黄　　　D. 面目肌肤黄色鲜明

3. 黄胖可见
4. 萎黄可见

A. 咽喉红肿疼痛　　　　　　　　　　　　　B. 咽部嫩红,肿痛不甚
C. 喉部两侧肿块,红赤溃烂　　　　　　　　D. 咽喉出现白色假膜,刮之不去或随即复生

5. 热毒蕴结,可见
6. 疫疠毒邪蕴积肺胃,上蒸咽喉可见

A. 舌尖　　　B. 舌中　　　C. 舌根　　　D. 舌边

7. 肾在舌分属部位是
8. 心肺在舌分属部位为

A. 舌鲜红苔黄厚　　　B. 舌淡苔白而润　　　C. 舌红苔黄腻　　　D. 舌红绛少苔

9. 阴虚火旺的舌象是
10. 虚寒证的舌象是

A. 斑疹平铺于皮下,摸之不碍手　　　　　　B. 斑疹高出于皮肤,摸之碍手
C. 皮肤上出现晶莹如粟的透明小疱疹　　　　D. 疮疡初起如粟,根脚坚硬,顶白而痛

11. 疹为
12. 疔为

A. 湿热泄泻　　　B. 湿泻　　　C. 脾虚泄泻　　　D. 湿热痢疾

13. 便下脓血,赤白相兼,属
14. 大便清稀有未消化食物,或如鸭溏,属

A. 横目斜视　　　B. 瞠目直视　　　C. 昏睡露睛　　　D. 瞳仁扩大

15. 肝风内动可见
16. 肾精耗竭可见

A. 清稀而多泡沫　　　B. 白滑量多,易于咯出　　　C. 痰少而黏,难于咯出　　　D. 色黄质黏,甚则结块

17. 湿痰的特征是
18. 燥痰的特征是

三、X型题:在每小题给出的 A、B、C、D 四个选项中,至少有两项是符合题目要求的,请选出所有符合题目要求的答案,多选或少选均不得分。

1. 神具体反映在人的
   A. 目光　　　B. 面色　　　C. 表情　　　D. 言语

2. 面色青主
   A. 寒证　　　B. 痛证　　　C. 瘀证　　　D. 惊风

3. 形瘦颧红皮肤干枯的病人,多见于
   A. 气虚　　　B. 阴血不足　　　C. 痰盛　　　D. 火旺

4. 望发可以判断
   A. 肝的病变　　　B. 肾气充足与否　　　C. 津液的盛衰　　　D. 精血的盛衰

5. 称耳为"宗脉"所聚是因
 A. 手少阳经脉入耳中　　B. 手太阳经行耳之前后　　C. 足少阳经脉入于耳　　D. 足太阳经脉到达耳

6. 望咽喉主要可以判断哪些脏腑的病变
 A. 心　　　　　　　　　B. 肺　　　　　　　　　　C. 胃　　　　　　　　　D. 肝

7. 正常舌象应具有的特点是
 A. 舌体灵活自如　　　　B 胖瘦适中　　　　　　　C. 质淡红苔薄白　　　　D. 湿润而滑

8. 舌生芒刺的临床意义可以是
 A. 胃脘食滞　　　　　　B. 热入营血　　　　　　　C. 肝胆火盛　　　　　　D. 气分热极

9. 舌体强硬的主病为
 A. 热入心包　　　　　　B. 痰浊内阻　　　　　　　C. 中风　　　　　　　　D. 高热伤津

10. 黄苔可见于
 A. 热证　　　　　　　　B. 寒证　　　　　　　　　C. 虚证　　　　　　　　D. 里证

11. 剥苔的形成机理是
 A. 气血两亏　　　　　　B. 胃气大伤　　　　　　　C. 胃阴枯竭　　　　　　D. 中气下陷

12. 临床上脾虚湿阻的病人可见
 A. 黑苔　　　　　　　　B. 舌体胖嫩　　　　　　　C. 舌淡紫　　　　　　　D. 苔白腻

13. 痿软舌的主病是
 A. 阴亏已极　　　　　　B. 热灼津伤　　　　　　　C. 气血俱虚　　　　　　D. 肝风内动

14. 以下小儿食指脉络变化可提示病危的是
 A. 络脉达于命关　　　　B. 络脉浮现明显　　　　　C. 络脉变粗　　　　　　D. 络脉色紫黑

15. 唾多而黏,多因
 A. 胃中积冷　　　　　　B. 宿食积滞　　　　　　　C. 水湿停留　　　　　　D. 肾虚水泛

16. 血分热盛可导致的异常舌象有
 A. 芒刺舌　　　　　　　B. 淡紫舌　　　　　　　　C. 绛紫舌　　　　　　　D. 红星舌

17. 脾虚可导致的异常舌象有
 A. 裂纹舌　　　　　　　B. 齿痕舌　　　　　　　　C. 胖大舌　　　　　　　D. 吐弄舌

18. 风痰阻络可导致的异常舌象有
 A. 强硬舌　　　　　　　B. 痿软舌　　　　　　　　C. 歪斜舌　　　　　　　D. 颤动舌

19. 可出现黄腻苔的是
 A. 痰热内阻证　　　　　B. 湿热内蕴证　　　　　　C. 痰饮化热证　　　　　D. 食积化热证

参考答案与解析

一、A 型题。

1. C。
 神是机体生命活动及精神意识状态的综合体现,而五脏六腑之精气皆上注于目,眼睛又被称为"心灵的窗户",故神虽全身皆有表现,但却突出地反映于目光。

2. D。
 垂危的病人,数日不能进食,突然欲食,并非好转,而是假神的表观。

3. C。
 病人出现的一时性好转与其危重病情不相符,故当属假象。

4. **C。**

戴阳证病人,由于阴不敛阳,以致虚阳浮越于上,而见颧红如妆。

5. **B。**

根据五行学说,白色与秋季相应,故面色在秋季表现为稍白。

6. **A。**

寒凝则气滞血瘀,经脉拘急收引,故面色发青。

7. **B。**

黄为脾虚湿蕴之象。脾失健运则水湿内停,气而不充,故面色发黄。

8. **B。**

色红主热。阴虚火旺者不似阳盛发热之满面通红,而是表现为两颧潮红。

9. **B。**

脾胃气虚,气血化生乏源,则面色淡黄无泽,枯槁无光,称为萎黄。

10. **D。**

脾失健运,水湿泛溢肌肤,故面黄虚浮。

11. **C。**

肺主气司呼吸,痰饮壅滞于肺,影响肺气宣降而气逆,故坐而仰首。

12. **D。**

肾为先天之本,藏精生髓上通于脑,肾精不足。先天发育不良,则可导致小儿头形过小。

13. **D。**

外感时邪,火毒上攻,致囟门高突而成。

14. **C。**

根据五轮学说,目眦血络属心,色赤主热,心火亢盛则目眦色赤。

15. **A。**

白为肺之色,故《内经》谓"气之精为白眼"白睛属肺。

16. **B。**

色红主热,邪热甚则色深红;热盛伤津,灼伤营阴,则唇绛而干。

17. **C。**

正常舌象为"淡红舌,薄白苔",胖瘦老嫩适中,色淡质嫩多属虚证。

18. **D。**

脾虚不能运化水湿,以致舌体胖大受齿缘压迫而成。

19. **C。**

气血两虚不能充盈于舌体所致。

20. **C。**

绛舌主热邪深重,温病热邪深入营血耗伤营阴,血液黏稠,热壅血滞则舌呈绛红。

21. **D。**

瞳仁属肾,肾藏精,滋养瞳仁,瞳仁扩大,多属肾精耗竭,为濒死危象。

22. **D。**

五脏六腑之精气皆上注于目而为之精,五脏六腑精气衰竭,不能滋养于目,则目睛下陷窠内,病属难治。

23. **A。**

肺肾阴虚,虚火灼津结成痰核,或感受风热时毒,气血壅滞,结于颈项肿块累累如串珠,称"瘰疬"。

24. **A。**

肌表感受外邪往往由浅入深,首先入络,进一步则深入客经。故络脉浮露者,主病在表。

25. **B。**

色红主热,鲜红多属外感表证,色紫红者,则提示邪热深入为内热。

26. **C。**

络脉出现的部位随邪气侵入的深浅而变化,若见络脉透过风关至气关者,是邪气入经,主邪深而病重。

27. **B。**

患部如粟米状,根脚坚硬而深,麻木或发痒,顶白而痛甚者为"疔"的特点。

28. **A。**

阴囊肿大,皮泽透明的,称"水疝",是水湿停聚,下注阴囊所致。

29. D。

呕吐物清稀无臭,为寒呕。多因脾胃阳虚或寒邪犯胃,胃失和降所致。

30. A。

痰色白清稀而多泡沫者,为风痰,是因痰湿伏肺,外受风寒所致。

31. C。

少神即神气不足,是精气不足、神气不旺的表现,介于得神与失神之间,临床表现为精神不振,嗜睡健忘;目光乏神,双目少动;面色淡白少华;肌肉松弛,倦怠乏力,动作迟缓;少气懒言,食欲减退等。而 C 选项精神萎靡,意识模糊属于精亏神衰而失神的表现,可见于久病虚衰或邪实神乱的重病患者,临床上可表现为精神萎靡,意识模糊;目暗睛迷,瞳神呆滞,或目翻上视;面色晦暗无华,表情淡漠;肌肉瘦削,大肉已脱,动作失灵;循衣摸床,撮空理线;呼吸异常,气息微弱。

32. D。

通过对舌象的动态观察,可测知病情发展的进退趋势。从舌苔上看,舌苔由白转黄,由黄转灰黑,苔质由薄转厚,由润转燥,提示热邪由表及里、由轻变重、由寒化热,邪热内盛,津液耗损,为病势发展;反之,苔由厚变薄,由黄转白,由燥变润,为邪热渐退,津液复生,病情向好的趋势转变。若薄苔突然增厚,是病邪急剧入里的表现。若满舌厚苔突然消退,是邪盛正衰,胃气暴绝的表现。从舌质观察,舌色淡红转红、绛,甚至转为绛紫,或舌上起刺,是邪热深入营血,有伤阴、血瘀之势;舌色由淡红转为淡白、淡青紫,或舌胖嫩湿润,则为阳气受伤,阴寒渐盛,病邪由表入里,由轻转重,由单纯变复杂,为病进。

33. D。

项强,指项部筋脉肌肉拘紧或强硬,俯仰转动不利。伴头痛,恶寒,脉浮,多为风寒侵袭太阳经脉,经气不利所致;伴高热神昏,甚则抽搐,多属热极生风;睡眠之后,突觉项强不便,为落枕,是因睡姿不当或风寒客于经络,或颈部肌肉劳损所致。D 选项属于项软的常见原因。

34. B。

(1)青色,主病是寒证、疼痛、血瘀、气滞、惊风。由于寒邪凝滞,或气滞血瘀,或疼痛剧烈,或筋脉拘急,或热盛动风,致脉络阻滞,血行不畅,故见青色。面色淡青或青黑者,多属阴寒内盛、痛剧,可见于骤起的气滞腹痛、寒滞肝脉等病证中。突见面色青灰,口唇青紫,肢凉脉微,为心阳不振、心血瘀阻之象,可见于胸痹、真心痛等病人。久病面色与口唇青紫,多为心气、心阳虚衰,血行瘀阻,或肺气闭塞,呼吸不利。面色青黄(即面色青黄相兼,又称苍黄)者,为肝郁脾虚,血瘀水停,可见于膨胀或胁下癥积的患者。小儿眉间、鼻柱、唇周发青者,多属惊风,可见于高热抽搐患儿。

(2)白色,主虚证、寒证、失血、夺气。虚证患者面色发白,是气虚血少,气血不能上荣于面所致。寒证面色白,是寒凝气收,脉络收缩,血行迟滞;或阳气虚弱,推动无力,以致运行于面的血液减少,故亦见白色。面色淡白无华,唇舌色淡者,多属气血不足,见于血虚证或失血证。面色白,多属阳虚寒证。白虚浮者,多为阳虚水泛。面色苍白伴大出血者,为脱血;面色苍白伴四肢厥冷、冷汗淋漓等,多属阳气暴脱之亡阳证。面色苍白亦可见于阴寒内盛,血行凝滞。所以本题选 B。

35. D。

痿软舌指舌体软弱,无力伸缩,痿废不用。主气血俱虚、阴亏已极。舌痿软而淡白无华者,多属于气血俱虚,多因慢性久病,气血虚衰,舌体失养所致。舌痿软而红绛少苔或无苔者,多见于外感病后期,热极伤阴,或内伤杂病,阴虚火旺所致。舌红干而渐痿者,乃肝肾阴亏,舌肌筋脉失养所致。所以本题选 D。

36. D。

排尿感异常有:①尿道涩痛:指排尿时自觉尿道灼热疼痛,小便涩滞不畅的症状。可因湿热内蕴、热灼津伤、结石或瘀血阻塞、肝郁气滞、阴虚火旺等所致。②余溺不尽:指小便后仍有余溺点滴不净的症状。多因病久体弱、肾阳亏虚,肾气不固,湿热邪气留著于尿路等所致。③小便失禁:指小便不能随意控制而自行溢出的症状。多因肾气亏虚,下元不固,膀胱失约,或脾虚气陷及膀胱虚寒,不能约摄尿液所致。尿路损伤,或湿热瘀血阻滞,使尿路失约,气机失常,亦可见小便失禁。若神昏而小便失禁,多因邪闭心包,心神失去其主宰作用所致。④遗尿:指成人或 3 岁以上小儿于睡眠中经常不自主地排尿的症状。多因禀赋不足,肾气亏虚或脾虚气陷及膀胱虚寒所致。亦可因肝经湿热,下迫膀胱引起。D 选项癃闭是由于肾和膀胱气化失司,而导致以尿量减少,排尿困难,甚则小便闭塞不通为主要临床表现的病证。其中小便不利,点滴而短少,病势较缓者称为"癃";小便闭塞,点滴不通,病势较急者称为"闭"。癃闭是尿量的减少,非排尿感异常。

二、B型题。

1、2. **C**；**B**。

失神,是神气衰败之象。病人在精神状态和目神上表现的特点是:精神萎靡,神志朦胧,目暗睛迷,瞳神呆滞等。表示正气大伤,精气衰竭,病情深重,预后不良。久病、重病精气大衰之人,如原已精神极度委顿,突然神清多语,声高不休,精神振作,但躁动不安;或本已目光无神呆滞,突然目显光彩等,都属假神的表现。此为阴阳即将离决的危笃之象,是精气衰竭已极,阴不敛阳,以致虚阳外越而出现一时"好转"的假象。

3、4. **B**；**A**。

面色黄而虚浮,为脾失健运,水湿泛溢肌肤所致,称为"黄胖"。脾胃气虚,气血不足,则面色淡黄无泽,枯槁无华,称为萎黄。

5、6. **C**；**D**。

咽喉一侧或两侧突起肿块,状如乳突,称"乳蛾",是邪壅气血;若红赤溃烂,为热毒蕴结。咽部有灰白色膜点,擦之不去,重擦出血,随即复生者,称"白喉",为疫疠毒邪蕴积肺胃,上蒸咽喉所致。

7、8. **C**；**A**。

以五脏划分,则舌根属肾;以五脏划分,则舌尖属心肺。

9、10. **D**；**B**。

舌红绛主热,在内伤杂病中,阴虚火旺则舌质红绛,胃津匮乏不能上承于舌则苔少。阳气不足,生化阴血的功能减退,不能温运血液充养于舌,故舌色浅淡,阳虚水停则苔白而润。

11、12. **B**；**D**。

疹,形小如粟粒,高出肌肤,抚之碍手。初起患部如粟米状,根脚坚硬而深,麻木或发痒,顶白而痛甚者为"疔"。

13、14. **D**；**C**。

湿热蕴结,熏灼肠道,气血壅滞,损伤肠络,则便下脓血,赤白相兼,为湿热痢。脾虚不运,水谷不化,清浊不分,故利下清稀,完谷不化。

15、16. **A**；**D**。

足厥阴肝经连目系,肝风内动,上扰目络,黑睛斜向一侧,称"横目斜视"。瞳仁属肾,肾藏精,滋养瞳仁,瞳仁扩大,多属肾精耗竭,为濒死危象。

17、18. **B**；**C**。

①痰白质清稀者,多属寒痰。因寒邪阻肺,津凝不化,聚而为痰,或脾阳不足,湿聚为痰,上犯于肺所致。②痰白而多泡沫,属于风痰。③痰黄质黏,甚则结块者,多属热痰。因邪热犯肺,煎津为痰,痰聚于肺所致。④痰少而黏,难于咯出者,多属燥痰。因燥邪犯肺,耗伤肺津,或肺阴虚津亏清肃失职所致。⑤痰白滑量多,易于咯出者,多属湿痰。因脾失健运,水湿内停,湿聚为痰,上犯于肺所致。⑥痰中带血,色鲜红者,称为咯血。常见于肺痨、肺癌等病人。多因肺阴亏虚和肝火犯肺,火热灼伤肺络,或痰热、邪毒壅肺,肺络受损所致。⑦咯吐脓血痰,气腥臭者,为肺痈。是热毒蕴肺,化腐成脓所致。

三、X型题。

1. **ABCD**。

神,具体反映在人的目光、面色、表情、神志、言语、体态等方面,这是望神的主要内容。

2. **ABCD**。

小儿于眉间、鼻梁、口唇四周出现青灰色,是惊风先兆或发作。寒、痛、瘀面色多见青白、青紫或青黑晦暗。由于外感寒邪,寒性凝滞,气血不畅,或阳气亏虚,气血瘀滞,经脉不利。"不通则痛",临床多伴有疼痛。

3. **BD**。

阴血不足,筋骨肌肉皆失所养,日久可见形体消瘦,皮肤干枯失润;阴虚火旺,虚火上扰则颧红。

4. **BD**。

肾藏精,其华在发,发又为血之余。故头发色黑润泽浓密者,是肾气充盛,精血充足的表现。头发稀疏,色黄干枯者,是肾气亏虚,精血不足所致。

5. **ABCD**。

手足少阳、手足太阳及足阳明经入于耳或环绕其周围,故耳称为"宗筋之所聚"。

6. **BC**。

喉为肺之门户,咽内通于胃,肾之经脉循咽喉,故望咽喉可知肺胃与肾之病变。

7. ABC。

正常舌象为淡红舌薄白苔,表现为:舌质柔软,活动自如,舌色淡红,荣润有神;舌苔薄白均匀,干湿适中。

8. BCD。

舌生芒刺常因脏腑热盛,热入营血,营热郁结充斥舌络所致。若舌红而生芒刺,多为气分热盛;若舌尖有芒刺,为心火亢盛;舌边有芒刺,属肝胆火盛。

9. ABCD。

热入心包,扰及神明,舌窍不利;或痰浊、痰热内结,闭窍阻络,舌失其主;或肝风夹痰,上阻舌络,舌色红干而强硬,多为热盛伤津;若舌强语謇,口舌㖞斜者,常见于中风病。

10. AD。

黄苔的形成,是因病邪入里化热,脏腑内热,胃气夹邪热上泛熏灼,导致苔色变黄,一般主里证、热证,也可见于表证、虚证和寒证。如苔薄淡黄,也可见于外感风热表证;舌淡胖嫩,苔黄滑润者,多是阳虚水湿不化。

11. ABC。

剥(落)苔主胃气不足,胃阴损伤,或气血两虚。剥(落)苔的形成,是因胃气匮乏不得上蒸于舌,或胃阴枯涸不能上潮于口所致。若痰热湿浊内阻者,出现剥苔,则是邪气渐退,而胃阴耗伤之象。

12. BD。

多因脾阳虚,水湿停聚,或湿聚成痰饮,阻滞舌络而致舌淡白胖嫩,边有齿痕;阳虚水停阻遏阳气,则舌苔白腻。

13. ABC。

痿软舌多由阴血亏虚,舌肌失养所致,舌淡白而渐痿者,属气血两亏;舌红绛而渐痿者,属肝肾阴亏已极;新病舌干红而暴痿,是热灼津液。

14. AD。

络脉显现于风关者,是邪气入络,提示邪浅病轻;若见络脉透过风关至气关者,是邪气入经,主邪深而病重;络脉过气关达命关时,是邪气入脏,邪陷病危之兆;若络脉透过风、气、命三关直达指尖,称"透关射甲",提示病情凶险,预后不佳。色泽变化亦反映病情轻重,色紫黑者主血络郁闭,为病重之象。

15. ABC。

唾为肾之液,亦与脾胃相关。故唾液分泌量的变化常与肾、胃功能失调有关。唾多而黏,多因胃中积冷、宿食、湿停等,致胃气上逆而多唾。

16. ACD。

点、刺舌:点,指突起于舌面的红色、白色或黑色星点。大者为星,称红星舌;小者为点,称红点舌。刺,指舌乳头突起如刺,摸之棘手的红色或黄黑色点刺,称为芒刺舌。均提示脏腑热极,或血分热盛。淡紫舌多由淡白舌转变而成,其舌淡紫而湿润,可由阴寒内盛,阳气被遏,血行凝滞,或阳气虚衰,气血运行不畅,血脉瘀滞所致。紫红舌、绛紫舌多为红绛舌的进一步发展,其舌紫红、绛紫而干枯少津,为热毒炽盛,内入营血,营阴受灼津液耗损,气血壅滞所致。

17. ABC。

①裂纹舌的特征是舌面上出现各种形状的裂纹、裂沟,深浅不一,主阴血亏虚、脾虚湿侵。舌红绛而有裂纹,多属热盛伤阴。舌淡白而有裂纹,多为血虚不润。舌淡白胖嫩,边有齿痕又兼见裂纹者,则多属脾虚湿侵。若生来舌面上就有裂纹、裂沟,有舌苔覆盖,且无不适,为先天性舌裂。②齿痕舌表现为舌体边缘有牙齿压迫的痕迹,主脾虚、湿盛证。舌淡胖大而润,舌边有齿痕者,多属寒湿壅盛,或阳虚水湿内停。舌质淡红而舌边有齿痕者,多为脾虚或气虚。舌红而肿胀满口,舌有齿痕者,为内有湿热痰浊壅滞。③舌大而厚,伸舌满口,称为胖大舌。胖大舌多主水湿、痰饮内停;舌淡胖大,多为脾肾阳虚,津液输布障碍。舌红胖大,多属脾胃湿热或痰湿内蕴,湿热痰饮上泛所致。④吐弄舌的特征为舌伸于口外,不即回缩者,称为吐舌;舌反复吐而即回,或舌舔口唇四周,掉动不宁者,称为弄舌。一般都属心脾有热。吐舌可见于疫毒攻心,或正气已绝。弄舌多见于热甚动风先兆。吐弄舌亦可见于小儿智力发育不全。

18. AC。

强硬舌多见于热入心包,或为高热伤津,或为风痰阻络。痿软舌多见于伤阴或气血俱虚。歪斜舌多见于中风、暗痱,或中风先兆,多因肝风内动,夹痰或夹瘀,痰瘀阻滞一侧经络,以致舌肌弛缓,收缩无力,故伸舌时舌体歪向一侧。颤动舌为肝风内动的征象,可因热盛、阳亢、阴亏、血虚等所致。故答案为 AC。

19. ABCD。

腻苔主痰浊、食积,多由湿浊内蕴,阳气被遏,湿浊痰饮停聚舌面所致。舌苔腻,多为食积,或脾虚湿困,阻滞气机;苔白腻而滑,为痰浊、寒湿内阻,阳气被遏。黄苔主热证、里证。故痰热、湿热、食积等邪内蕴化热可出现黄腻苔。

第三章

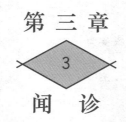

闻 诊

一、A 型题:在每小题给出的 A、B、C、D 四个选项中,请选出一项最符合题目要求的。

1.失音是指
    A. 发音困难　　　　　　B. 声音不清脆　　　　　　C. 完全不能发音　　　　　　D. 声齐不响亮

2."金实不鸣"的原因多为
    A. 邪气犯肺　　　　　　B. 津枯肺损　　　　　　C. 气虚无力　　　　　　D. 虚火灼金

3.成年人的呼吸次数,正常值为
    A.40 次/分　　　　　　B.16～20 次/分　　　　　　C.25 次/分　　　　　　D.16 次/分

4.呼吸微弱,短而声低,称为
    A. 上气　　　　　　B. 短气　　　　　　C. 气微　　　　　　D. 少气

5.阳虚久病,突发喷嚏连连,多为
    A. 阳气回复　　　　　　B. 新感外邪　　　　　　C. 阳气衰败　　　　　　D. 阳气亡失

6.神志不清,语言重复,声音低微,时断时续,称为
    A. 谵语　　　　　　B. 郑声　　　　　　C. 独语　　　　　　D. 错语

7.咳嗽声音重浊,吐痰质清色白,鼻塞不通,多为
    A. 外感风邪　　　　　　B. 外感燥邪　　　　　　C. 外感寒邪　　　　　　D. 外感湿邪

8.呕吐声音壮厉,呕吐物呈胶黏黄水,或酸或苦,多为
    A. 实热之证　　　　　　B. 虚寒之证　　　　　　C. 热扰神明　　　　　　D. 食滞胃脘

9.因情志抑郁不畅而发出长吁短叹声,称为
    A. 喷嚏　　　　　　B. 嗳气　　　　　　C. 太息　　　　　　D. 呃逆

10.病室发出苹果气味,多为
    A. 病人脏腑败坏　　　　　　B. 消渴病人　　　　　　C. 水肿晚期,病人　　　　　　D. 失血病人

11.语声重浊多为
    A. 外感风燥　　　　　　B. 外感风寒　　　　　　C. 外感风热　　　　　　D. 寒邪客肺

12.表现为神志不清,语无伦次,声高的是
    A. 错语　　　　　　B. 独语　　　　　　C. 谵语　　　　　　D. 呓语

13.谵语的病机是
    A. 心气大伤,精神散乱　　B. 热扰心神,神明失主　　C. 心气不足,神失所养　　D. 气郁痰结,阻蔽心窍

14.郑声的病机是
    A. 心气不足,神失所养　　B. 心气大伤,精神散乱　　C. 瘀血阻遏心窍　　D. 热扰心神,神明失主

15.下列哪项表现为语言错乱,语后自知言错
    A. 错语　　　　　　B. 独语　　　　　　C. 谵语　　　　　　D. 呓语

16.下列哪项不是错语的病机
    A. 痰湿阻遏心窍　　　　B. 热扰心神,神明失主　　C. 心气不足,神失所养　　D. 瘀血阻遏心窍

17.下列哪项表现为神志清楚,思维正常而吐字困难,或吐字不清

A. 错语 　　　　　　　B. 独语 　　　　　　　C. 谵语 　　　　　　　D. 言謇

18. 下列哪项表现为语无伦次而精神错乱,狂躁妄为
    A. 呓语 　　　　　　　B. 狂言 　　　　　　　C. 谵语 　　　　　　　D. 郑声

19. 下列哪项表现为呼吸急促似喘,喉间有哮鸣音
    A. 少气 　　　　　　　B. 哮 　　　　　　　　C 气粗 　　　　　　　D. 短气

20. 下列与虚喘发作关系最密切的是
    A. 心肺 　　　　　　　B. 肝肺 　　　　　　　C. 肺肾 　　　　　　　D. 脾肺

21. 引起哮病发作最常见的诱因是
    A. 宿痰内伏 　　　　　B. 感受外邪 　　　　　C. 劳倦过度 　　　　　D. 过食辛辣

22. 下列何证表现为喘声低微,呼吸短促难续,得一长息为快,动则喘甚
    A. 风寒袭肺 　　　　　B. 痰湿阻肺 　　　　　C. 痰热壅肺 　　　　　D. 肺肾气虚

23. 咳嗽是指
    A. 呼吸迫促 　　　　　B. 有痰无声 　　　　　C. 有痰有声 　　　　　D. 无痰无声

24. 表现为咳声重浊沉闷,吐痰色白的是
    A. 风寒束表 　　　　　B. 寒邪客肺 　　　　　C. 痰湿阻肺 　　　　　D. 阴虚肺燥

25. 表现为咳声不扬,痰稠色黄,发热口渴的证属
    A. 风热袭表 　　　　　B. 寒邪客肺 　　　　　C. 痰热壅肺 　　　　　D. 痰湿阻肺

26. 表现为干咳无痰或少痰而黏的证属
    A. 风热犯肺 　　　　　B. 燥邪犯肺 　　　　　C. 热邪犯肺 　　　　　D. 痰湿阻肺

27. 下列何病多表现为咳声短促,咳后有鸡鸣样回声
    A. 顿咳 　　　　　　　B. 白喉 　　　　　　　C. 肺痨 　　　　　　　D. 肺痿

28. 顿咳最常见于
    A. 小儿 　　　　　　　B. 老年人 　　　　　　C. 青年人 　　　　　　D. 男性

29. 以下何项不属呃逆的常见原因
    A. 偶感风寒 　　　　　B. 热邪客胃 　　　　　C. 胃气衰败 　　　　　D. 脾失健运

30. 下列哪项主要表现为咳吐脓血腥臭痰
    A. 白喉 　　　　　　　B. 顿咳 　　　　　　　C. 肺燥 　　　　　　　D. 肺痈

31. 下列各项中,不属于嗳气常见原因的是
    A. 食滞胃肠 　　　　　B. 胃气衰败 　　　　　C. 肝气犯胃 　　　　　D. 寒邪客胃

二、B型题:A、B、C、D是其下面两道小题的备选项,请从中选择一项最符合题目要求的,每个选项可以被选择
　　一次或两次。

    A. 独语 　　　　　　　B. 错语 　　　　　　　C. 郑声 　　　　　　　D. 谵语
1. 自言自语,喋喋不休,首尾不续,见人则止,称为
2. 神志不清,语无伦次,声高有力,称为

    A. 喘 　　　　　　　　B. 哮 　　　　　　　　C. 上气 　　　　　　　D. 短气
3. 呼吸气急而短,不足以息,数而不连续,似喘而不抬肩,称为
4. 呼吸急促而喘,喉中痰鸣似哨,称为

    A. 干呕无物 　　　　　B. 呕吐物酸腐 　　　　C. 呕吐物清稀 　　　　D. 朝食暮吐
5. 食滞性呕吐的特点是
6. 反胃呕吐的特点是

    A. 口气酸臭 　　　　　B. 口气腥臭 　　　　　C. 口气腐臭 　　　　　D. 口淡无味

7.胃肠积滞,口气多为
8.体内有溃腐脓疡,口气多为

    A.咳嗽痰少   B.咳声低微   C.咳痰黄稠   D.咳如犬吠

9.痰热证病人咳嗽的特点是
10.白喉病人咳嗽的特点是

    A.心气大伤   B.心气不足   C.痰火扰心   D.风痰阻络

11.郑声的病因多为
12.语言謇涩的病因多为

    A.咳嗽,咯痰稀白   B.咳喘,痰多易咯   C.咳喘,咯痰黄稠   D.咳嗽,痰少难咯

13.热邪壅肺证,可见
14.燥邪犯肺证,可见
15.痰湿阻肺证,可见

三、X 型题:在每小题给出的 A、B、C、D 四个选项中,至少有两项是符合题目要求的,请选出所有符合题目要求的答案,多选或少选均不得分。

1.表现为语声高亢,洪亮有力,声音连续的证有
  A.阳证   B.阴证   C.热证   D.实证

2.正常生理状态下,声音的特点为
  A.发声自然   B.声调和畅   C.柔和圆润   D.语言流畅

3.声重的病因有哪些
  A.外感风寒   B.湿浊阻滞   C.脏气将绝   D.阴虚火旺

4.表现为语声低微细弱,懒言,声音断续或前轻后重的证有
  A.阴证   B.虚证   C.实证   D.阳证

5.下列哪些是久病音哑或失音的病因
  A.风寒袭肺   B.风热袭肺   C.肺肾精气内伤   D.阳虚火旺,津亏肺损

6.下列哪些是昏睡不醒或神志昏迷而鼾声不绝者的病因
  A.高热神昏   B.中风入脏   C.慢性鼻病   D.睡姿不当

7.下列哪些脏腑的病变可引起咳嗽
  A.肺   B.心   C.大肠   D.肝

8.引起呃逆的原因有
  A.饮食匆忙   B.肝火犯胃   C.惊恐气乱   D.胃气衰败

9.实喘发作时的常见症状特征有
  A.气粗声高息涌   B.但以引长一吸为快   C.唯以呼出为快   D.仰首目突

10.正常声音的表现特点为
  A.发音自然   B.音调和谐   C.欢乐和畅   D.言语清楚

11.下列哪些是新病声音嘶哑或失音的病因
  A.风寒袭肺   B.风热袭肺   C.肺肾精气内伤   D.痰湿壅肺

12.反胃的呕吐特点有
  A.干呕无物   B.朝食暮吐   C.暮食朝吐   D.呕吐如喷

13.听声音包括哪些内容
  A.心音   B.语言   C 呼吸   D.咳嗽

14.可致成年病人发出惊呼的原因有
  A.惊恐   B 惊风   C.剧痛   D.精神失常

15. 心气亏虚者闻诊的特点是

  A. 郑声   B. 上气   C. 独语   D. 语言謇涩

16. 嗳气频作的常见病因是

  A. 宿食内停 B. 肝气郁结 C. 寒邪犯胃 D. 脾胃虚弱

>参考答案与解析<

一、A 型题。

1. C。
失音即是指完全不能发音。

2. A。
"金实不鸣"是指邪气犯肺而致肺气壅塞不宣,声门闭阻,故有声音嘶哑。

3. B。
成年人的正常呼吸次数为 16～20 次/分。

4. D。
少气又称气微,即是指呼吸微弱,气短而声低。

5. A。
此为阳气回复之征。

6. B。
郑声表现为神志不清,语言重复,时断时续,声音低弱,为精气大伤之征。

7. C。
咳声重浊,吐痰清稀色白,兼有鼻塞不通为感受寒邪。

8. A。
呕吐声音壮厉,为实证,呕吐物胶黏色黄或有酸苦,为热证。

9. C。
太息即呼气或叹气,多在情志不畅,胸胁不舒时发出。

10. B。
消渴病人晚期会散发出似烂苹果气味。

11. B。
语声重浊者,称为声重,多属外感风寒,或湿浊阻滞,以致肺气不宣,鼻窍不通所致。

12. C。
谵语指神志不清,语无伦次,声高有力的症状。多属邪热内扰神明所致,属实证,故《伤寒论》谓"实则谵语"。见于外感热病,温邪内入心包或阳明实热证;痰热扰乱心神等。

13. B。
谵语指神志不清,语无伦次,声高有力的症状。多属邪热内扰神明所致,属实证,故《伤寒论》谓"实则谵语"。见于外感热病,温邪内入心包或阳明实热证;痰热扰乱心神等。

14. B。
郑声之神志不清,语言重复,时断时续,语声低弱模糊的症状。多因久病脏气衰竭,心神散乱所致,属虚证。故《伤寒论》谓"虚则郑声"。见于多种疾病的晚期,危重阶段。

15. A。
错语指病人神志清楚而语言时有错乱,语后自知言错的症状。证有虚实之分,虚证多因心气虚弱,神气不足所致,多见于久病体虚或老年脏气衰微之人;实证多为痰湿、瘀血、气滞阻碍心窍所致。

16. B。
错语指病人神志清楚而语言时有错乱,语后自知言错的症状。证有虚实之分,虚证多因心气虚弱,神气不足所致,多见于久病体虚或老年脏气衰微之人;实证多为痰湿、瘀血、气滞阻碍心窍所致。

17. D。
言謇指神志清楚,思维正常而吐字困难,或吐字不清。因习惯而成者,不属病态。病中言语謇涩,每与舌强并见者,多因风痰阻络所致,为中风之先兆或后遗症。

18. B。

狂言指精神错乱,语无伦次骂詈的症状。《素问·脉要精微论》说:"衣被不敛,言语善恶,不避亲疏者,此神明之乱也。"多因情志不遂,气郁化火,痰火互结,内扰神明所致。多属阳证,实证,常见于狂证,伤寒蓄血证。

19.B。
哮指呼吸急促似喘,喉间有哮鸣音的症状。多因痰饮内伏,复感外邪所诱发,或因久居寒湿之地,或过食酸咸生冷所诱发。

20.C。
病势缓慢,呼吸短浅,急促难续,息微声低,唯以深吸为快,动则喘甚者,为虚喘。是肺肾亏虚,气失摄纳,或心阳气虚所致。

21.B。
哮指呼吸急促似喘,喉间有哮鸣音的症状。多因痰饮内伏,复感外邪所诱发,或因久居寒湿之地,或过食酸咸生冷所诱发。

22.D。
病势缓慢,呼吸短浅,急促难续,息微声低,唯以深吸为快,动则喘甚者,为虚喘。是肺肾亏虚,气失摄纳,或心阳气虚所致。

23.C。
有声无痰谓之咳,有痰无声谓之嗽,有痰有声谓之咳嗽。

24.C。
咳声重浊沉闷,多属实证,是寒痰湿浊停聚于肺,肺失肃降所致。咳有痰声,痰多易咯,多属痰湿阻肺所致。

25.C。
咳声不扬,痰稠色黄,不易咯出血,多属热证,多因热邪犯肺,肺津被灼所致。

26.B。
干咳无痰或少痰,多属燥邪犯肺或阴虚肺燥所致。

27.A。
咳声短促,呈阵发性,痉挛性,连续不断,咳后有鸡鸣样回声,并反复发作者,称为顿咳(百日咳),多因风邪与痰热搏结所致,常见于小儿。

28.A。
咳声短促,呈阵发性,痉挛性,连续不断,咳后有鸡鸣样回声,并反复发作者,称为顿咳(百日咳),多因风邪与痰热搏结所致,常见于小儿。

29.D。
突发呃逆,呃声不高不低,无其他病史及兼症者,多属饮食刺激,或偶感风寒,一时胃气上逆动膈所致,一般为时短暂,不治自愈。

30.D。
咳吐浊痰脓血,腥臭异常者,多是肺痈,为热毒炽盛所致。

31.B。
嗳气指胃中气体上出咽喉所发出的一种声长而缓的症状,是胃气上逆的一种表现。嗳气酸腐,兼脘腹胀满者,多为宿食停滞。嗳声频作而响亮,嗳气后脘腹胀减,嗳气发作因情志变化而增减者,多为肝气犯胃。嗳气频作,兼脘腹冷痛,得温症减者,多为寒邪客胃,或胃阳亏虚。嗳气低沉断续,无酸腐气味,兼见纳呆食少者,多为胃虚气逆,常见于老年人或久病体虚之人。所以嗳气的常见原因有宿食停滞、肝气犯胃、寒邪客胃、胃阳亏虚、胃虚气逆。B选项胃气衰败则见于呃逆之久病、重病呃逆不止,声低气怯无力者。

二、B型题。

1、2.A;D。
独语表现为自言自语,喋喋不休,首尾不续,见人则止。谵语表现为神志不清,胡言乱语,声高有力。

3、4.D;B。
短气表现为呼吸短急,不足以息,数而不连续;哮表现为呼吸喘促,喉中痰鸣。

5、6.B;D。
呕吐酸腐味的食糜,多因暴饮暴食,或过食肥甘厚味,以致食滞胃脘,胃失和降,胃气上逆所致;朝食暮吐、暮食朝吐者,为胃反。

7、8.A;C。
口气酸臭,并伴食欲不振,脘腹胀满者,多属食积胃肠;口气腐臭,或兼有咳吐脓血者,多为内有溃腐脓疡。

9、10.C;D。
咳声如犬吠,伴有声音嘶哑,吸气困难,是肺肾阴虚,疫毒攻喉所致,多见于白喉。咳声不扬,痰稠色黄,不易咯出,多属热证,多因热邪伤肺,肺津被灼所致。

11、12. **A;D**。
郑声多因久病脏气衰竭,心神散乱所致,属虚证;语言謇涩,每与舌强并见,多因风痰阻络所致,为中风之先兆或后遗症。

13、14、15. **C;D;B**。
咳声不扬,痰稠色黄,不易咯出,多属热证,多因热邪犯肺,肺津被灼所致;干咳无痰或少痰,多属燥邪犯肺或阴虚肺燥所致。咳有痰声,痰多易咯,多属痰湿阻肺所致。

三、X 型题。

1. **ACD**。
语声低微细弱,懒言,声音断续或前轻后重者,多为阴证、虚证、寒症、语声高亢洪亮有力,声音连续者,多属阳证、实证、热证。

2. **ABCD**。
正常生理状态人的声音称为常声,具有发声自然,声调和畅,柔和圆润,语言流畅,应答自如,言与意符等特点。

3. **AB**。
语声重浊者,称为声重,多属外感风寒,或湿浊阻滞,以致肺气不宣,鼻窍不通所致。

4. **AB**。
语声低微细弱,懒言,声音断续或前轻后重者,多为阴证、虚证、寒症、语声高亢洪亮有力,声音连续者,多属阳证、实证、热证。

5. **CD**。
久病音哑或失音,多属虚证,多因各种原因导致阴虚火旺,肺肾精气内伤所致,即所谓"金破不鸣"。

6. **AB**。
昏睡不醒或神志晕迷而鼾声不绝者,多属高热神昏,或中风入脏之危候;熟睡鼾声若无其他明显症状,多因慢性鼻病,或睡姿不当所致,体胖者、老年人较常见。

7. **ABCD**。
《内经》称:"五脏六腑令人咳,非独肺也。"故无论何脏病变,只要影响到肺,而致肺气上逆,均可致咳。

8. **ABD**。
呃逆常因饮食匆忙;肝火犯胃;寒邪客胃或胃气衰败等原因引起胃气上逆,冲击横膈而引起。

9. **ACD**。
喘分虚实,实喘多因邪气犯肺而致肺气壅塞,上逆,故可见喘而气粗息涌,仰首目突,唯以呼出为快。

10. **ABD**。
正常声音表现为发音自然,音调和谐,言语清楚,应答自如,言与意符等特点。

11. **ABD**。
新病声音嘶哑或失音者,多属实证,多因外感风寒或风热袭肺,或痰湿壅肺,肺失清肃,邪闭清窍所致,即所谓"金实不鸣"。

12. **BC**。
朝食暮吐,暮食朝吐者为胃反,多属脾胃阳虚证;呕吐呈喷射状者,多为热扰神明,或因头颅外伤,颅内有瘀血,肿瘤等,使颅内压力增高所致。

13. **ABCD**。
听病变声音的内容,主要包括听辨病人的声音、语言、呼吸、咳嗽、心音,胃肠异常声音等。

14. **ACD**。
惊呼指患者突然发出的惊叫声。其声尖锐,表情惊恐者,多为剧痛或惊恐所致。小儿阵发惊呼,多为受惊。成人发出惊呼,除惊恐外,多属剧痛,或精神失常。

15. **AC**。
心气亏虚,神失所养可见郑声、独语或错语等表现。独语为自言自语,喃喃不休,见人则止,首尾不续。郑声之神志不清,言语重复,时断时续,声音低弱,而言謇多因风病阻络所致。

16. **ACD**。
嗳气指胃中气体上出喉咙所发出的一种声长而缓的症状,俗称"打饱嗝",古称"噫"。是胃气上逆的表现。嗳气酸腐,兼脘腹胀满,为宿食内停。嗳气频作而响亮,嗳气后脘腹胀减,嗳气发作因情志变化增减,属于肝气犯胃。嗳气频作,兼脘腹冷痛,得温痛减,为寒邪犯胃,或为胃阳亏虚。嗳声低沉断续,无酸腐气味,兼见纳呆食少,为脾胃虚弱,属虚证。饱食或喝碳酸饮料后偶有嗳气,无其他兼证者,不属病态。仅仅是肝气郁结不会出现嗳气,会出现太息。所以本题选 ACD。

第 四 章

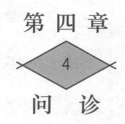

问 诊

一、A型题:在每小题给出的 A、B、C、D 四个选项中,请选出一项最符合题目要求的。

1. 下列哪项不属于问诊中一般情况的内容
　　A. 姓名　　　　　　　B. 性别　　　　　　　C. 年龄　　　　　　　D. 主诉

2. 下列哪项不属于问诊中现在症状的内容
　　A. 发病情况　　　　　B. 病变过程　　　　　C. 诊治经过　　　　　D. 接种疫苗情况

3. 下列哪项不属于问诊中个人生活史的内容
　　A. 生活经历　　　　　B. 精神情志　　　　　C. 饮食嗜好　　　　　D. 素体健康状况

4. 婚姻生育情况属于问诊中
　　A. 一般情况　　　　　B. 现病史　　　　　　C. 既往病史　　　　　D. 个人生活史

5. 下午 3～5 时热势较高者属
　　A. 阴虚潮热　　　　　B. 骨蒸劳热　　　　　C. 日晡潮热　　　　　D. 阳明潮热

6. 半身汗出,是因
　　A. 风痰阻滞经络　　　B. 中焦郁热　　　　　C. 阳气虚损　　　　　D. 阴虚火旺

7. 厥阴头痛的特点是
　　A. 前额疼痛连及眉棱骨　　B. 后头痛连项　　　C. 两侧太阳穴附近痛　　D. 颠顶头痛

8. 以下哪项不是导致便秘的常见原因
　　A. 胃火　　　　　　　B. 肝胃不和　　　　　C. 阴血不足　　　　　D. 寒凝胃肠

9. 多食易饥,兼见大便溏泄者属
　　A. 胃阴不足　　　　　B. 脾胃湿热　　　　　C. 胃火亢盛　　　　　D. 胃强脾弱

10. 肾气不固所导致的小便改变为
　　A. 小便短赤　　　　　B. 小便频数而短少　　C. 小便浑浊　　　　　D. 小便频数而清

11. 口干,但欲漱水不欲咽,可见于
　　A. 阴虚证　　　　　　B. 湿热证　　　　　　C. 痰饮内停　　　　　D. 瘀血阻滞

12. 妇女月经先期而来,量多,色深而质稠,多属
　　A. 气虚不能摄血　　　B. 肝气郁滞　　　　　C. 血热内迫　　　　　D. 瘀血积滞

13. 妇女带下色白,清稀如涕,无臭味,多属
　　A. 脾虚湿注　　　　　B. 冲任亏虚　　　　　C. 肝经郁热　　　　　D. 湿热下注

14. 下述何证可出现自汗与盗汗并见
　　A. 气虚证　　　　　　B. 血瘀证　　　　　　C. 阴虚证　　　　　　D. 气阴两虚证

15. 肝郁气滞胸胁疼痛的特点是
　　A. 隐痛　　　　　　　B. 绞痛　　　　　　　C. 胀痛　　　　　　　D. 灼痛

16. 脾胃虚弱而致脘腹疼痛的特点是
　　A. 隐隐作痛　　　　　B. 痛如刀绞　　　　　C. 冷痛喜温　　　　　D. 胀满疼痛

17. 突发耳鸣,声大如潮声,按之不减者,多因

A. 肝胆火盛   B. 阴虚火旺   C. 肝肾阴虚   D. 肾精亏损

18. 饭后嗜睡,神疲倦怠,食少纳呆者为
     A. 痰湿困脾   B. 肝郁犯脾   C. 心肾阳气虚衰   D. 热入心包

19. 消谷善饥是因
     A. 脾胃虚弱   B. 肝胆湿热   C. 胃阴不足   D. 胃火炽盛

20. 口酸是因
     A. 胃气上逆   B. 脾胃气虚   C. 脾胃湿热   D. 肝胃不和

21. 尿后余溺是由下述何项所致
     A. 肾阳不足   B. 肾阴亏损   C. 瘀血内阻   D. 肾气不足

22. 下述何项可引起月经后期
     A. 阴虚火旺   B. 阳盛血热   C. 气虚   D. 营血亏损

23. 崩漏的表现是
     A. 经量较以往明显增多   B. 非经期出血不止   C. 经行点滴即止   D. 经期经常错后

24. 出现战汗多提示
     A. 邪去正安   B. 邪胜正衰   C. 邪正相争剧烈   D. 阴阳离决

25. 手足心出汗多属于哪一个脏的病变
     A. 心   B. 肺   C. 脾   D. 肝

26. 肝阳上亢的头痛特点是
     A. 刺痛   B. 胀痛   C. 重痛   D. 空痛

27. 下列哪一项属于主诉问诊的内容
     A. 是否患过麻疹   B. 服药有无不良反应   C. 有无不良生活习惯   D. 当前最痛苦的症状

28. 下列哪项属于个人生活史的问诊内容
     A. 当前最痛苦的症状   B. 服药后的不良反应   C. 工作环境及工作性质   D. 配偶的健康状况

29. 症见自觉怕冷,得温可以缓解者属于
     A. 恶寒   B. 畏寒   C. 寒栗   D 恶风

30. 多食善饥症可见于
     A. 胃火炽盛   B. 食滞胃脘   C. 胃气不足   D. 胃阴亏虚

二、B型题:A、B、C、D是其下面两道小题的备选项,请从中选择一项最符合题目要求的,每个选项可以被选择
    一次或两次。

     A. 气虚   B. 血虚   C. 血瘀   D. 肝郁

1. 月经先期,量多色淡是
2. 月经后期,量少色淡是

     A. 口淡乏味   B. 口甜黏腻   C. 口中酸馊   D. 口中泛酸

3. 肝胃蕴热则
4. 脾胃湿热则

     A. 问病人社会经历   B. 问发病的时间与诱因   C. 问素体健康状况   D. 问病人的饮食嗜好

5. 属于问现病史的是
6. 属于问既往史的是

     A. 但热不寒   B. 但寒不热   C. 发热轻而恶风   D. 恶寒重发热轻

7. 伤寒表证可见到的症状是
8. 寒邪直中内脏可见到的症状是

◆ 刘应科 ◆

考研中医综合复习指导同步练习3000题

A. 寒湿内盛   B. 湿热内阻   C. 痰饮内停   D. 瘀血阻滞

9. 症见渴喜热饮者,其病机是

10. 症见漱水不欲咽者,其病机是

A. 完谷不化   B. 便下脓血   C. 下注黄糜   D. 时干时稀

11. 肝郁脾虚时的粪便特点是

12. 脾肾阳虚,火不暖土的粪便特点是

A. 饥不欲食   B. 消谷善饥   C. 食欲不振   D. 厌食

13. 胃阴不足之人可见

14. 食积肠胃之人可见

15. 胃火炽盛之人可见

三、X型题:在每小题给出的 A、B、C、D 四个选项中,至少有两项是符合题目要求的,请选出所有符合题目要求的答案,多选或少选均不得分。

1. 下述何项与微热有关
A. 气虚   B. 胃肠热盛   C. 气阴两虚   D. 阴虚

2. 下列何项是脱汗症状
A. 呼吸气微   B. 冷汗淋漓   C. 面色苍白   D. 肢厥脉微

3. 下述何项是导致麻木的因素
A. 肝风内动   B. 痰浊阻络   C. 气血亏虚   D. 瘀血阻络

4. 下述何项属大肠湿热
A. 泻下黄糜   B. 下利脓血   C. 肛门灼热   D. 里急后重

5. 下述哪些是泄泻的原因
A. 肾阳虚衰   B. 肾阴亏损   C. 肠胃积滞   D. 大肠湿热

6. 下述何项由肾气不足所致
A. 小便失禁   B. 小便频数   C. 小便涩痛   D. 小便余沥不尽

7. 下列哪一种发热属于症状
A. 壮热   B. 寒热往来   C. 小儿夏季热   D. 微热

8. 自汗多因
A. 阳虚   B. 气虚卫阳不固   C. 邪正相争   D. 阳气暴脱

9. 胃火炽盛的病人常见的症状有
A. 多食易饥   B. 口渴喜饮   C. 尿少色黄   D. 大便干燥

10. 便次减少,质地干燥,排解艰难的便秘病证,其形成的原因有
A. 热结   B. 阴寒   C. 气滞   D. 阳虚

11. "癃闭"形成的原因有
A. 湿热下注   B. 瘀血阻滞   C. 砂石阻塞   D. 肾阳不足

12. 经行腹痛者称为"痛经",形成的原因多为
A. 气滞   B. 血瘀   C. 寒凝   D. 阳虚

13. 小儿的生理特点有
A. 脏腑娇嫩   B. 发育迅速   C. 发病较快   D. 对外界适应能力差

14. 对易致小儿发病的原因重点询问
A. 伤食   B. 外感   C. 先天因素   D. 外伤

15. 腰痛常见的原因有

    A. 肾虚   B. 脾虚   C. 瘀血阻络   D. 风寒湿邪阻滞

16. 多寐的常见原因是

    A. 阴阳失调，阳虚阴盛   B. 大病之后，正气未复   C. 痰湿困脾，清阳不升   D. 心肾阳虚，阴寒内盛

参考答案与解析

一、A 型题。

1. D。

问诊中一般情况的内容包括姓名、性别、年龄、职业、婚否、民族、籍贯、工作单位、现住址等。

2. D。

接种疫苗情况属于既往史，不属于现在症状的内容。

3. D。

问诊中个人生活史的内容有生活经历，精神情志，饮食起居，婚姻生育，小儿出生前后情况。

4. D。

问诊中个人生活史的内容有生活经历，精神情志，饮食起居，婚姻生育，小儿出生前后情况。

5. C。

日晡潮热为下午 3～5 时（即申时）热势较高者；午后和夜间有低热者称为午后或夜间潮热；有热自骨内向外透发的感觉者，为骨蒸潮热。

6. A。

半身汗出多因风痰、痰瘀、风湿阻滞经络，营卫不能周流，气血失和所致，故《素问·生气通天论》说："汗出偏沮，使人偏枯。"

7. D。

足厥阴经系目系达颠顶，故颠顶痛，病在厥阴经；阳明经与任脉行于头前，故前额疼痛连及眉棱骨，病在阳明经；太阳经与督脉行于头后，故后头痛连项痛，病在太阳经；少阳经行于头两侧，故头两侧痛，病在少阳经。

8. B。

胃肠积热，或阳虚寒凝，或气血阴津亏损，或腹内癥块阻结等，可导致肠道燥化太过，肠失濡润，或推运无力，传导迟缓，气机阻滞而成便秘。

9. D。

多食易饥，兼见大便溏泄者属胃强脾弱。

10. D。

久病小便频数而清，夜间明显者，多因肾阳虚或肾气不固，膀胱失约所致，常见于老人及神衰，久病肾虚等患者。

11. D。

口干，但欲漱水不欲咽，兼面色黧黑，或肌肤甲错者，为有瘀血的表现。因瘀血内阻，津失输布，故口干，体内津液不匮乏，故但欲漱口不欲咽。

12. C。

月经先期多因脾气亏虚，肾气不足，冲任不固，或因阳盛血热，肝郁化热，阴虚火旺，热扰冲任，血海不宁所致；量多，多因血热内扰，迫血妄行，或因气虚，冲任不固，经血失约，或因瘀血阻滞冲任，血不归经所致。

13. A。

妇女带下色白，清稀如涕，淋漓不绝而无臭味，多因脾肾阳虚，寒湿下注所致。

14. D。

自汗指醒时经常汗出，活动尤甚的症状；盗汗指睡则汗出，醒则汗止的症状。若气阴两虚，常自汗与盗汗并见。

15. C。

胀痛之疼痛兼有胀感的症状，是气滞作痛的特点。如胸、胁、脘、腹胀痛，多是气滞为患。

16. A。

隐痛指疼痛不剧烈,尚可忍耐但绵绵不休的症状,多因阳气精血亏虚,脏腑经脉失养所致。

17. A。

突发耳鸣,声大如潮声,按之不减者,多属实证。可因肝胆火扰,肝阳上亢,或痰火壅结,气血瘀阻,风邪上袭,或药物损伤耳窍所致。

18. A。

饭后嗜睡,神疲倦怠,食少纳呆腹胀,少气懒言者,多因脾失健运,清阳不升,脑失所养引起。

19. D。

消谷善饥指病人食欲过于旺盛,进食量多,但食后不久即感饥饿的症状。多因胃火炽盛,腐熟太过所致。

20. D。

口酸指病人自觉口中有酸味,或泛酸,甚至闻之有酸腐气味的症状,多见于伤食,肝胃郁热等。

21. A。

尿后余溺不尽指小便之后仍有余溺点滴不净的症状,多因病久体弱,肾阳亏虚,肾气不固,湿热邪气留住与尿路所致。

22. D。

月经后期是指连续2个月经周期出现月经延后7天以上的症状,多因营血亏损,肾精不足,或因阳气虚衰,无以化血,使血海不能按时蓄溢所致;亦可因气滞血瘀;寒凝血瘀,痰湿阻滞,冲任不畅所致。

23. B。

崩漏指非正常行经期间引道出血的症状。若来势迅猛,出血量多者,谓之崩(中),势缓而量少,淋漓不断者,谓之漏(下),合称崩漏。

24. C。

战汗指病人先恶寒战栗而后汗出的症状。因邪盛正馁,邪伏不去,一旦正气来复,正邪剧争所致。常见于温病或伤寒邪正剧烈斗争的阶段,是病变发展的转折点。

25. C。

手足心汗指手足心汗出的症状。手足心微汗出,多为生理现象。可因阴经郁热熏蒸,阳明燥热内结,热蒸迫津外泄,脾虚运化失常,津液旁达四肢而引起。

26. B。

胀痛是气滞作痛的特点,但头目胀痛,则多因肝火上炎或肝阳上亢所致。

27. D。

因为问主诉是指询问病人就诊时所感受最明显或最痛苦的主要症状,体征及持续时间,所以"当前最痛苦的症状"属于问主诉的内容。

28. C。

因为个人生活史是指病人的生活习惯、社会经历、饮食嗜好、劳逸起居、工作情况及婚姻生育史等,故"工作性质",属于个人生活史的问诊内容。

29. B。

病人自觉怕冷,得暖可以缓解者是阳虚所致的畏寒。

30. A。

多食善饥又叫消谷善饥。由于胃火炽盛,腐熟太过,因而有多食善饥之症。

二、B 型题。

1、2. A;B。

月经先期指连续2个月经周期出血月经提前7天以上的症状,多因脾气亏虚,肾气不足,冲任不固,或因阳盛血热,阴虚火旺,热扰冲任,血海不宁所致。月经后期是指连续2个月经周期出现月经延后7天以上的症状,多因营血亏损,肾精不足,或因阳气虚衰,无以化血,使血海不能按时蓄溢所致;亦可因气滞血瘀,寒凝血瘀,痰湿阻滞,冲任不畅所致。

3、4. C;B。

口酸指病人自觉口中有酸味,或泛酸,甚至闻之有酸腐气味的症状,多见于伤食,肝胃郁热等。口黏腻指病人自觉口中黏腻不爽的症状,常见于痰热内盛,湿热中阻以及寒湿困脾。

5、6. B;C。

现病史是指从疾病内的发生到就诊时病情演变过程,包括发病的环境与时间,有无明显的发病原因和诱因等,所以"问发病的时间与诱因"属于现病史的内容。既往史是指病人以往的患病情况和健康状况,包括素体健康状况,如健康、虚弱或多病等。

7、8. **D;B**。

恶寒重发热轻是外感寒邪所致表寒证的特征。因为寒为阴邪,易伤阳气,又可阻遏阳气的宣散,故见此症。但寒不热是病人只觉怕冷而无发热的表现,若寒邪直中脏腑,可见但寒不热的里寒之征。

9、10. **C;D**。

渴喜热饮为痰饮内停的表观,是因津液停聚,化为痰饮,不能上承而滋润于口腔的缘故。如果瘀血阻滞,气不化津,可见但欲漱水而不欲下咽的症状。

11、12. **D;A**。

肝郁脾虚所致的便质异常特点是时干时稀,溏结不调。脾肾阳虚,火不暖土的便质特点为完谷不化,因为脾肾阳虚不能腐谷消食,故见人便中夹杂有较多未消化的食物。

13、14、15. **A;D;B**。

饥不欲食是指病人有饥饿感但不欲进食或进食不多,此为胃阴不足,虚火内扰的缘故。厌食是指病人厌恶食物或恶闻食味,若暴饮暴食而致食积肠胃者可见此症。消谷善饥又叫多食善饥,由于胃火炽盛,腐熟太过,因而有多食善饥之症。

三、X 型题。

1. **ACD**。

长期微热,劳累则甚,兼疲乏、少气、自汗等症者,多属气虚发热;长期低热,兼颧红、五心烦热等症者,多属阴虚发热;小儿夏季气候炎热时长期发热,兼有烦渴、多尿、无汗等症,至秋凉自愈者,多属气阴两虚发热。胃肠热盛多出现壮热。

2. **ABCD**。

脱汗指在病情危重的情况下,出现大汗不止的症状。若冷汗淋漓如水,面色苍白,肢厥脉微,属亡阳之汗;若汗热而黏如油,躁扰烦渴,脉细数疾者,属亡阴之汗,为内热逼涸竭之阴津外泄之象。

3. **ABCD**。

麻木指病人自觉皮肤发麻,或肌肤感觉减退,甚至消失的症状。可因气血亏虚、风寒入络、肝风内动、风痰阻络、痰湿或瘀血阻络,肌肤,筋脉失养所致。

4. **BCD**。

下利脓血、肛门灼热、里急后重均可有湿热积滞交阻肠道,肠络受损所致。

5. **ACD**。

外感风寒湿热疫毒之邪,或饮食所伤,食物中毒,痨虫或寄生虫积于肠道,或情志失调,肝气郁滞,或久病脾肾阳虚等,均可导致脾失健运,小肠不能分清别浊,大肠传导亢进,水湿下趋而成。

6. **ABD**。

小便失禁多因肾气亏虚,下元不固,膀胱失约,或脾虚气陷即膀胱虚寒,不能约摄尿液所致;小便频数因肾阳虚或年老气虚、阳虚,肾之气化不利,开阖失司所致,小便余沥不尽多因病久体弱,肾阳亏虚,肾气不固,湿热邪气留住与尿路所致。

7. **ABD**。

小儿夏季热属于疾病。

8. **AB**。

自汗指醒时经常汗出,活动尤甚的症状,多见于气虚证和阳虚证。因阳气亏虚,不能固护肌表,玄府不密,津液外泄,故见自汗,动则耗伤阳气,故活动后汗出尤甚。

9. **ABCD**。

胃火炽盛,腐熟太过者可致多食易饥;灼伤阴津则见口渴喜饮,尿少色黄,大便干燥,若火热上灼则齿龈红肿。

10. **ABCD**。

便秘是指便次减少,质地干燥,排解艰难的病证。可因热结肠道(热秘),阴寒内盛(冷秘),气机闭阻(气秘),阳气虚弱(虚秘),以及津血亏虚肠道失润而致。

11. **ABCD**。

癃闭有虚实之分,其实证多因湿热下注或瘀血,结石阻塞尿道所致,其虚证常由肾阳不足,气化无力引起。

12. **ABCD**。

痛经有虚实之分,实性者多为气滞(胀痛)、血瘀(刺痛)、寒凝(冷痛);虚性者多为阳虚(隐痛)、气血虚(经后少腹空痛)。

13. **ABD**。

小儿的生理特点有二:一是脏腑娇嫩,形气未充,腠理疏松,筋骨未坚,对外界环境的适应能力差;二是生长发育迅速,生机蓬勃。

14. **AB**。

临证时要重点询问小儿的喂养情况,了解有无伤食;受惊吓、受凉等易使小儿致病的原因。

15. **ACD**。

腰为肾之府,腰痛多见于肾虚所致。若属实性腰痛,常由风寒湿邪阻滞腰部经脉,或因外伤瘀血阻络所致。

16. **ABCD**。

多寐是指精神疲倦,睡意很浓,经常不自主地入睡的症状,又称嗜睡、多眠,多因机体阴阳平衡失调,阳虚阴盛所致。常见原因有:①困倦易睡,伴头目昏沉,胸闷脘痞,肢体困重,苔腻,脉濡者,为痰湿困脾,清阳不升所致。②饭后神疲困倦易睡,形体衰弱,纳呆腹胀,少气懒言者为脾气虚弱,清阳不升,心失所养。③精神极度疲惫,神志朦胧,困倦欲睡,肢冷脉微为心肾阳虚,阴寒内盛所致。④大病之后,精神疲乏而多寐为正气未复。所以本题选 ABCD。

第 五 章

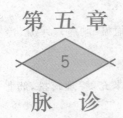

脉 诊

一、A 型题：在每小题给出的 A、B、C、D 四个选项中，请选出一项最符合试题要求的。

1. 下列何脉并非细软并见
　　A. 濡脉　　　　　　　B. 弱脉　　　　　　　C. 微脉　　　　　　　D. 虚脉

2. 结脉和促脉的区别在于
　　A. 脉形　　　　　　　B. 力度　　　　　　　C. 脉率　　　　　　　D. 脉律

3. 濡脉与弱脉的区别在于
　　A. 脉位　　　　　　　B. 脉形　　　　　　　C. 力度　　　　　　　D. 脉率

4. 迟脉除寒证外还可见于
　　A. 湿热内蕴　　　　　B. 邪热结聚　　　　　C. 真寒假热　　　　　D. 真热假寒

5. "游虾脉"脉的特征是
　　A. 脉来弦急，如循刀刃　　　　　　　　　　B. 脉在筋肉间，连连数急，三五不调
　　C. 脉在皮肤，头定尾摇　　　　　　　　　　D. 脉在皮肤，如虾游水

6. 下列哪种脉象不主实证
　　A. 革脉　　　　　　　B. 滑脉　　　　　　　C. 结脉　　　　　　　D. 弦脉

7. 王叔和《脉经》确定了多少种脉象
　　A. 18　　　　　　　　B. 20　　　　　　　　C. 24　　　　　　　　D. 27

8. 李时珍《濒湖脉学》共载了脉象多少种
　　A. 18　　　　　　　　B. 20　　　　　　　　C. 24　　　　　　　　D. 27

9. 李士材《诊家正眼》记载脉象多少种
　　A. 18　　　　　　　　B. 20　　　　　　　　C. 24　　　　　　　　D. 28

10. "三部九候"诊法中的上部天是指
　　A. 颞动脉处　　　　　B. 颌内动脉处　　　　C. 桡动脉处　　　　　D. 尺动脉处

11. "三部九候"诊法中"下部地"诊断意义是
　　A. 候肺之气　　　　　B. 候胸中之气　　　　C. 候心之气　　　　　D. 候肾之气

12. 《难经》中左尺脉所候脏腑是
　　A. 肾　　　　　　　　B. 命门　　　　　　　C. 三焦　　　　　　　D. 大肠

13. 诊脉的最佳时间是
　　A. 平旦　　　　　　　B. 日中　　　　　　　C. 日夕　　　　　　　D. 夜半

14. 医生在诊脉时运用手指的哪个部位
　　A. 指尖　　　　　　　B. 指目　　　　　　　C. 指腹　　　　　　　D. 指侧

15. 医生对病人诊脉的时间一般不应少于多少次脉跳的时间
　　A. 30　　　　　　　　B. 40　　　　　　　　C. 50　　　　　　　　D. 60

16. 《素问·平人气象论》中记载妇人"妊子"脉是
　　A. 手少阴脉　　　　　B. 足少阴脉　　　　　C. 手太阴脉　　　　　D. 足太阴脉

17. 后世医家提出望小儿指纹的诊法主要是针对多大龄儿童

　　A. 1 岁以内　　　　　　B. 3 岁以内　　　　　　C. 5 岁以内　　　　　　D. 7 岁以内

18. 下列属于洪脉主病的是

　　A. 热盛　　　　　　　　B. 表证　　　　　　　　C. 湿困　　　　　　　　D. 气血亏虚

19. 结脉与代脉、促脉的共同特点是

　　A. 脉率均小于五至　　　　　　　　　　　B. 脉势上均充实有力

　　C. 在脉搏搏动范围上都较小　　　　　　　D. 均有歇止

20. 细脉与微脉、弱脉、濡脉在脉象的共同特点是

　　A. 脉位均表浅　　　　　　　　　　　　　B. 脉位均在皮下深层

　　C. 脉率均小于五至　　　　　　　　　　　D. 脉形都是形细小且脉势软弱无力

21. 下列不属于牢脉的主病是

　　A. 阴寒内积　　　　　　B. 寒痰瘀血　　　　　　C. 疝气　　　　　　　　D. 癥积

22. 下列各项不属于涩脉主病的是

　　A. 精伤　　　　　　　　B. 血少　　　　　　　　C. 气滞血瘀　　　　　　D. 湿病

23. 下列脉象中不属于应指无力的脉象是

　　A. 细脉　　　　　　　　B. 微脉　　　　　　　　C. 代脉　　　　　　　　D. 紧脉

24. 革脉可见于下列哪些情况

　　A. 亡血　　　　　　　　B. 热盛　　　　　　　　C. 寒证　　　　　　　　D. 湿困

25. 下列脉象可见于平人的是

　　A. 革脉　　　　　　　　B. 缓脉　　　　　　　　C. 动脉　　　　　　　　D. 紧脉

26. 下列脉象中不属于单因素脉象的有

　　A. 浮脉　　　　　　　　B. 数脉　　　　　　　　C. 长脉　　　　　　　　D. 濡脉

27. 下列各组脉象中,脉体大小和气势强弱相反的是

　　A. 洪脉与细脉　　　　　B. 紧脉与缓脉　　　　　C. 散脉与牢脉　　　　　D. 滑脉与涩脉

28. 下列均主疼痛的脉象是

　　A. 动脉、紧脉　　　　　B. 动脉、滑脉　　　　　C. 紧脉、涩脉　　　　　D. 涩脉、伏脉

29. 下列各组脉象中,均以脉位浮为特征的是

　　A. 洪脉、濡脉　　　　　B. 洪脉、缓脉　　　　　C. 弱脉、濡脉　　　　　D. 散脉、虚脉

30. 均主湿的脉象是

　　A. 濡脉、短脉　　　　　B. 细脉、弱脉　　　　　C. 缓脉、濡脉　　　　　D. 缓脉、结脉

31. 下列各组脉象中,脉形相反的是

　　A. 濡脉与弱脉　　　　　B. 洪脉与细脉　　　　　C. 芤脉与革脉　　　　　D. 实脉与虚脉

二、B 型题:A、B、C、D 其下两道小题的备选项,请从中选择一项最符合试题要求的,每选项可以被选择一次或两次。

　　A. 三部九候法　　　　　　　　　　　　　B. 人迎、寸口相参合的诊法

　　C. 独取寸口诊法　　　　　　　　　　　　D. 寸口、跌阳或太溪的诊法

1.《脉经》提出的脉诊理论是

2.《伤寒论》提出的脉诊理论是

　　A. 心　　　　　　　　　B. 命门　　　　　　　　C. 三焦　　　　　　　　D. 肾与大肠

3.《脉经》中右尺脉所候脏腑是

4.《医宗金鉴》中右尺脉所候脏腑是

A. 无冲和之意,应指坚搏   B. 脉律无序

C. 脉形散乱   D. 虚大无根或虚弱不应指

5. 无胃气之脉的主要特征是

6. 无根之脉的主要特征是

A. 举之有力,按之不足   B. 浮细无力而软   C. 轻取不应,重按始得   D. 举按无力,应指松软

7. 以上各项属于濡脉的脉象特点的是

8. 以上属于描述虚脉的脉象特点的是

A. 疼痛,惊恐   B. 里证   C. 气血两虚   D. 热证,亦主里虚

9. 以上属于数脉所主病的是

10. 以上属于动脉所主病的是

A. 迟而时一止,止无定数   B. 数而时一止,止无定数

C. 迟而中止,止有定数   D. 一息五至以上

11. 以上脉象中描述代脉的是

12. 以上脉象中描述促脉的是

13. 以上脉象中描述结脉的是

三、X型题:在每小题给出的 A、B、C、D 四个选项中,至少有两项符合试题要求,请选出有所有符合试题要求的答案。

1. 形成脉象的主要脏器有
    A. 心   B. 肝   C. 脾   D. 脉

2. 脉诊形成与下列哪些因素有关
    A. 心、脉是形成脉象的主要脏器   B. 气血是形成脉象的物质基础
    C. 肺的呼吸运动   D. 脾胃能运化水谷精微,为气血生化之源,"后天之本"

3. 以下属于脉象要素的是
    A. 脉位   B. 脉数   C. 脉形   D. 脉势

4. 以下属于正常脉象的特点有
    A. 一息 4～5 次   B. 从容和缓   C. 节律一致   D. 尺部沉取有一定的力量

5. 古人将正常脉象的特点概括为
    A. 有胃   B. 有神   C. 有根   D. 有力

6. 脉象"有根"是指
    A. 沉取不绝   B. 从容和缓   C. 脉率整齐   D. 尺脉有力

7. 下列属于影响脉象生理变异的个体因素是
    A. 性别   B. 年龄   C. 体质   D. 脉位变异

8. 以下属于浮脉类的脉象有
    A. 洪脉   B. 濡脉   C. 散脉   D. 芤脉

9. 以下脉象应指有力的脉象有
    A. 滑脉   B. 弦脉   C. 长脉   D. 紧脉

10. 一息五至以上的脉象有
    A. 疾脉   B. 促脉   C. 动脉   D. 涩脉

11. 动脉的主病有
    A. 疼痛   B. 惊恐   C. 气血亏虚   D. 阳气暴脱

12. 代脉的主病有
    A. 脏气衰微   B. 疼痛   C. 惊恐   D. 跌仆损伤

13. 滑脉可见于下列哪些情况

    A. 痰湿　　　　　　　B. 食积　　　　　　　C. 实热　　　　　　　D. 青壮年

14. 细脉的主病有

    A. 阳热亢盛　　　　　B. 湿证　　　　　　　C. 实寒证　　　　　　D. 气血俱虚

15. 下列属有歇止的脉象是

    A. 动脉　　　　　　　B. 牢脉　　　　　　　C. 结脉　　　　　　　D. 代脉

16. 下列属于涩脉主病的是

    A. 精伤　　　　　　　B. 气滞　　　　　　　C. 血瘀　　　　　　　D. 宿食

参考答案与解析

一、A 型题。

1. D。

    虚脉的脉象是举按无力,应指松软。

2. C。

    结脉的脉象特点是迟而时一止,止无定数;促脉的脉象特点是数而时一止,止无定数。故二者的区别在于脉率。

3. A。

    濡脉是浮细无力而软,弱脉是沉细无力而软。故二者的区别在于脉位。

4. B。

    迟脉主病有邪热结聚,寒证。

5. D。

    A 选项是偃刀脉;B 选项是雀啄脉;C 选项是鱼翔脉。故选 D。

6. A。

    革脉主病有亡血、失精、半产、崩漏,皆是虚证。

7. C。

    《脉经》记载了 24 种脉象。

8. D。

    《濒湖脉诀》记载了 27 种脉象。

9. D。

    《诊家正眼》记载了 28 种脉象。

10. A。

    “三部九候”诊法中的上部天是颞动脉处。

11. D。

    A 选项是三部九候诊法中“中部天”;B 选项是三部九候诊法中“中部地”;C 选项是三部九候诊法中“中部人”。

12. A。

    《难经》中左尺脉所候脏腑有肾与膀胱。

13. A。

    《素问·脉要精微论》说:“诊法常以平旦,阴气未动,阳气未散,饮食未进……故乃可诊有过之脉。”

14. B。

    指目是医生诊脉的正确部位。

15. C。

    古人提出脉诊需要诊“五十动”,就是指一般诊脉不应少于 50 次。

16. A。

    选项是《素问·平人气象论》中记载妇人“妊子”脉的所候部位。

17. B。

    后世医家提出望小儿指纹的诊法是对于 3 岁以内的婴幼儿。

18. A。

洪脉的主病只有热盛一项,其他皆不是。

19.D。

A选项是迟脉,缓脉,结脉的共同特点;B选项是实脉,洪脉的共同特点;C选项是短脉和动脉的共同特点。

20.D。

选项是细脉与微脉,弱脉,濡脉在脉象的共同特点。

21.B。

选项是结脉的主病,其余三项皆是牢脉主病。

22.D。

涩脉的主病有精伤、血少、气滞、血瘀、痰食内停。

23.D。

选项是应指无力的脉象,其余三项皆是应指无力的脉象。

24.A。

革脉的主病有亡血、失精、半产、崩漏。

25.B。

见于平人的脉象有缓脉、实脉、滑脉、弦脉、长脉、大脉。

26.D。

濡脉是由浮、细、软三种因素而成的复合脉;其余三项都是单因素脉象。

27.A。

①洪脉的脉体宽大,充实有力,来势盛而去势衰;细脉脉体细小如线,其势软弱无力,但应指明显,所以脉体大小和气势强弱相反的是洪脉与细脉。②紧脉脉势紧张有力,如按切绞绳转索,脉管的紧张度增高;缓脉脉势急缓,脉管的紧张度较低,且脉来一息仅四至。紧脉与缓脉属于脉搏气势相反的两种脉象。③散脉脉位表浅,浮取应指,脉势软弱,散而零乱,至数不清,中取、沉取不应;牢脉脉位深沉,脉势充实有力,大而弦长,坚劳不移。散脉与牢脉是脉位与气势相反的两种脉象。④滑脉是往来流利,应指圆滑,"如盘走珠";涩脉是往来艰涩,滞涩不畅,"如轻刀刮竹"。滑脉与涩脉是脉搏流利度相反的两种脉象。

28.A。

动脉的特征是脉形如豆,滑数有力,厥厥动摇,关部尤显,常见于惊恐、疼痛。紧脉的特征是脉来绷急弹指,状如牵绳转索,多见于实寒证、疼痛、食积等。滑脉的特征是往来流利,应指圆滑,如盘走珠,多见于痰湿、食积和实热等病证。洪脉的特征是脉体宽大而浮,充实有力,来盛去衰,状若波涛汹涌,多见于阳明气分热盛,亦主邪盛正衰。涩脉的特征是形细而行迟,往来艰涩不畅,脉势不匀,多见于气滞、血瘀、痰食内停和精伤、血少。伏脉的特征是重按推筋着骨始得,甚则伏而不显,主里证,常见于邪闭、厥证、痛极。所以主疼痛的脉象有动脉、紧脉、伏脉,故选A。

29.A。

浮脉类脉象特征为轻取即得,重按稍减而不空,举之有余,按之不足,主表证,亦主虚证。洪脉脉体阔大而浮,充实有力,来盛去衰,状若波涛汹涌,主热盛(气分热盛、邪盛正衰、元气大伤、躁疾);濡脉浮细无力而软,主虚证,湿困;散脉浮取散漫而无根,伴至数或脉力不匀,主元气离散,正气将绝;芤脉浮大中空,如按葱管,主失血,伤阴等病证;革脉浮而搏指,中空边坚,如按鼓皮,主亡血、失精、半产、崩漏。缓脉属迟脉类,一息四至,脉来急缓无力,主湿病,脾胃虚弱,亦见于平人;弱脉属沉脉类,沉细无力而软,主阳气虚衰,气血俱虚;虚脉属虚脉类,举之无力,应指松软,主气血两虚。所以本题选A。

30.C。

濡脉浮细无力而软,主虚证,湿困;短脉首尾俱短,不及本部,主有力主气郁,无力主气损;细脉脉细如线,应指明显,主气血俱虚,湿证;弱脉沉细无力而软,主阳气虚衰、气血俱虚;缓脉一息四至,脉来急缓无力,主湿病,脾胃虚弱,亦见于平人;结脉迟而时一止,止无定数,主阴盛气结,寒痰瘀血,气血虚衰。主湿的脉象有濡脉、细脉、缓脉,所以本题选C。

31.B。

脉形指脉搏跳动的宽度等形态,与脉管充盈度和波动幅度等因素有关。洪脉与细脉是脉管充盈度和波动幅度均相反的两种脉象,洪脉脉体阔大,充实有力,来势盛而去势衰,状若波涛汹涌;细脉脉体细小如线状,但应指明显。故选B。濡脉浮细无力而软,弱脉沉细无力而软,是两种脉位相反的脉象。芤脉浮大中空,如按葱管;革脉浮而搏指,中空外坚,如按鼓皮;二者均有按之豁然中空之感,但革脉为浮弦而硬,芤脉为浮虚而软。实脉三部脉充实有力,其势来去皆盛,虚脉三部脉举之无力,按之空豁,应指松软,是脉势相反的两种脉象。

二、B型题。

1、2.C;D。

A 选项是《素问》提出的脉诊理论；B 选项是《灵枢》提出的脉诊理论。

3、4.**C；D**。

《脉经》中右尺所候脏腑是肾与三焦；《医宗金鉴》中右尺所候脏腑是肾与大肠。

5、6.**A；D**。

BC 选项都是无神之脉的主要特征。

7、8.**B；D**。

A 选项是浮脉的脉象特点；D 选项是沉脉的脉象特点。

9、10.**D；A**。

里证的所主脉象是沉脉；气血两虚可见于弱脉；结脉。

11、12、13.**C；B；A**。

ABC 三个选项都是指一种脉象，而 D 选项是概括了一类脉象的特点。

三、X 型题。

1.**AD**。

心；脉是形成脉象的主要脏器。

2.**ABCD**。

脉诊形成的原理包括：心、脉是形成脉象的主要脏器；气血是形成脉象的物质基础；肺的呼吸运动；脾胃能运化水谷精微，为气血生化之源，"后天之本"；肝藏血，具有贮藏血液；调节血量的作用；肾藏精，为元气之根，是脏腑功能的动力源泉。

3.**ABCD**。

构成脉象的基本要素有脉位、脉数、脉形、脉势。

4.**ABCD**。

以上皆是正常脉象的特点。

5.**ABC**。

古人将正常脉象的特点概括为"有胃""有神""有根"，没有"有力"这一项。

6.**AD**。

从容和缓是"有胃"的脉象；脉率整齐是"有神"的脉象。

7.**ABCD**。

性别，年龄，体质和脉位变异皆属个体因素。

8.**ABCD**。

属于浮脉类的脉象有浮脉、洪脉、濡脉、散脉、芤脉、革脉。

9.**ABCD**。

应指有力的脉象有实脉、滑脉、弦脉、紧脉、长脉、大脉。

10.**ABC**。

一息五至以上的脉象有数脉、疾脉、促脉、动脉。涩脉是一息不足四至。

11.**AB**。

动脉的主病疼痛、惊恐。

12.**ABCD**。

代脉的主病见于脏气衰微、疼痛、惊恐、跌仆损伤。

13.**ABCD**。

滑脉的主病痰湿、食积、实热。青壮年和孕妇也可见。

14.**BD**。

细脉的主病见于气血俱虚、湿证。其余二者皆不是。

15.**CD**。

结脉是迟而时一止，代脉亦是迟而中止，但是无定数。

16.**ABCD**。

涩脉形细而行迟，往来艰涩不畅，脉势不匀，"如轻刀刮竹"。主病为精伤、血少、气滞、血瘀、痰食内停。气滞、血瘀、痰浊、宿食等邪气阻滞脉道，气机不畅，血行壅滞，以致脉气往来艰涩，此系实邪内盛，正气未衰，故脉涩而有力；精血亏少，津液耗伤，不能充养脉道，久而脉失濡润，气血运行不畅，以致脉气往来艰涩而无力。

第六章

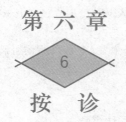

6

按 诊

刘应科 ◆ 考研中医综合复习指导同步练习3000题

一、A 型题:在每小题给出的 A、B、C、D 四个选项中,请选出一项最符合题目要求的。

1. 下述哪项是手指稍用力,寻抚局部的按诊方法
   A. 摸法　　　　　　B. 叩法　　　　　　C. 触法　　　　　　D. 压法

2. 下列不属按诊考查的内容是
   A. 局部的冷热　　　B. 皮肤的润燥　　　C. 局部的颜色　　　D. 是否有肿块

3. 下列不属按诊考查的内容是
   A. 脉象之浮沉迟数　B. 大便之质地颜色　C. 肿块之软硬大小　D. 疼痛喜按或拒按

4. 张仲景作为鉴别疾病的重要依据是按
   A. 胁肋部　　　　　B. 胸腹部　　　　　C. 胃脘部　　　　　D. 脐腹部

5. 按胸腹部时,病人应采取的体位是
   A. 俯卧位　　　　　B. 侧卧位　　　　　C. 仰卧位　　　　　D. 截石位

6. 诸病有声,鼓之如鼓,皆属于
   A. 寒　　　　　　　B. 热　　　　　　　C. 火　　　　　　　D. 湿

7. "诸病有声,鼓之如鼓",所属的诊法是
   A. 触法　　　　　　B. 摸法　　　　　　C. 按法　　　　　　D. 叩法

8. 诊腹大而胀的病人,叩之如鼓者,多诊断为
   A. 水臌　　　　　　B. 气臌　　　　　　C. 食积　　　　　　D. 虫积

9. 下列哪项常见体虚而虚里脉动数
   A. 中气不守　　　　B. 心阳不足　　　　C. 心血不足　　　　D. 心气不足

10. 肝气郁结的表现不包括下列哪项
    A. 两胁胀痛拒按　　B. 两胁痛引少腹　　C. 胁痛喜按无力　　D. 胁胀痛善太息

11. 下列哪项是阴虚发热的表现
    A. 壮热不退　　　　B. 身热不扬　　　　C. 手足心热　　　　D. 手足背热

12. 腹部肿块,推之不移,痛有定处,多为
    A. 瘕聚　　　　　　B. 癥积　　　　　　C. 食积　　　　　　D. 鼓胀

13. 腹部有肿块,痛无定处,按之无形,聚散不定,多为
    A. 瘕聚　　　　　　B. 癥积　　　　　　C. 食积　　　　　　D. 鼓胀

14. 下列哪项为初按不甚热,按久热明显
    A. 骨蒸潮热　　　　B. 寒热往来　　　　C. 身热不扬　　　　D. 虚阳浮越

15. 下列哪项表现为阵发性腹痛、有块、聚散不定
    A. 肠痈　　　　　　B. 食积　　　　　　C. 癥瘕　　　　　　D. 虫积

16. 下列哪项常在上巨虚穴有显著压痛
    A. 肺痈　　　　　　B. 肠痈　　　　　　C. 胃脘痛　　　　　D. 虫积

17. 中医学中对脘腹各部位的划分,脐下部位至耻骨上缘,称为

A. 胃脘　　　　　　　B. 少腹　　　　　　　C. 小腹　　　　　　　D. 大腹

18. 不属于按脘腹的部位
    A. 胃脘　　　　　　　B. 脐腹　　　　　　　C. 小腹　　　　　　　D. 虚里

19. 气滞的病人不表现为下列哪项
    A. 肿胀而按之无凹陷　B. 肿胀发生于低下处　C. 鼓胀而叩之如鼓　　D. 胀满常随气行觉舒

20. 水停的病人不表现为下列哪项
    A. 肿而按之凹陷不起　B. 肿胀处因体位而变　C. 鼓胀而叩之声音浊　D. 得嗳气肠鸣而减轻

21. 属虚证的疮疡,触按局部时表现为
    A. 肿而硬板不热　　　B. 肿处烙手而压痛　　C. 根盘平塌漫肿　　　D. 根盘收束隆起

22. 属实证的疮疡,触按局部时表现为
    A. 肿而硬板不热　　　B. 肿处烙手而压痛　　C. 根盘平塌漫肿　　　D. 根盘收束隆起

23. 表证的发热特点是
    A. 壮热不退　　　　　B. 寒热往来　　　　　C. 手足心热　　　　　D. 恶寒发热

24. 常用以诊断肝病的腧穴是
    A. 膻中　　　　　　　B. 巨阙　　　　　　　C. 期门　　　　　　　D. 章门

25. 按小儿手足背热甚于手足心者为
    A. 内伤发热　　　　　B. 外感发热　　　　　C. 表热　　　　　　　D. 里热

26. 常用以诊断膀胱病的腧穴是
    A. 中极　　　　　　　B. 关元　　　　　　　C. 气海　　　　　　　D. 天枢

27. 上述哪项多见胸部青紫肿胀,压痛拒按
    A. 肺胀气阻　　　　　B. 水停胸胁　　　　　C. 胸部外伤　　　　　D. 腹内肿瘤

28. 按虚里穴,其搏动微弱,为
    A. 宗气内虚　　　　　B. 宗气外泄　　　　　C. 中气不守　　　　　D. 心气已竭

29. 按压腹部,腹痛隐隐喜按,多属
    A. 寒证　　　　　　　B. 虚证　　　　　　　C. 热证　　　　　　　D. 实证

30. 按压腹部,腹痛剧烈拒按,多属
    A. 寒证　　　　　　　B. 虚证　　　　　　　C. 热证　　　　　　　D. 实证

二、B型题:A、B、C、D是其下面两道小题的备选项,请从中选择一项最符合题目要求的,每个选项可以被选择一次或两次。

　　A. 根盘收束而隆起　　B. 肿处硬板而不热　　C 按之边顶均坚硬　　D. 按之边硬而顶软
1. 按诊时,疮疡已成脓者,表现为
2. 按诊时,疮疡未成脓者,表现为

　　A. 内伤发热　　　　　B. 外感发热　　　　　C. 表热　　　　　　　D. 里热
3. 按小儿手心热甚于额上热者为
4. 按小儿额上热甚于手心热者为

　　A. 膻中　　　　　　　B. 巨阙　　　　　　　C. 期门　　　　　　　D. 章门
5. 常用以诊断脾病的腧穴是
6. 常用以诊断肾病的腧是

　　A. 中极　　　　　　　B. 关元　　　　　　　C. 气海　　　　　　　D. 天枢
7. 常用以诊断大肠病的腧穴是
8. 常用以诊断小肠病的腧穴是

A. 肺胀气阻   B. 水停胸胁   C. 胸部外伤   D. 腹内肿瘤

9. 上述哪项多见胸高气喘,叩之嘭嘭然声清

10. 上述哪项多见胸廓饱满,疼痛,叩之音实

A. 宗气内虚   B. 宗气外泄   C. 心肺气绝   D. 心阳不足

11. 按虚里穴,其搏动迟弱,为

12. 按虚里穴,其搏动应衣,为

A. 寒证   B. 虚证   C. 热证   D. 实证

13. 按压腹部,肌肤凉而喜温,多属

14. 按压腹部,肌肤灼而喜凉,多属

A. 肠痈   B. 痛经   C. 泄泻   D. 燥屎

15. 左少腹作痛,按之有累累的硬块的是

16. 右少腹作痛拒按,按之包块应手的是

三、X型题:在每小题给出的 A、B、C、D 四个选项中,至少有两项是符合题目要求的,请选出所有符合题目要求的答案,多选或少选均不得分。

1. 可出现腰部叩击痛的疾病有

  A. 肝胆疾病   B. 肝脾疾病   C. 肾脏疾病   D. 局部骨骼疾病

2. 按诊的内容包括

  A. 按肌肤   B. 按手足   C. 按胸胁   D. 按脘腹

3. 以下哪些属于按胸胁所包括的部位

  A. 前胸   B. 肩胛   C. 脊背   D. 胁肋

4. 按腧穴可诊断胃病的穴位有

  A. 胃俞   B. 膻中   C. 日月   D. 足三里

5. 可导致肌肤甲错的原因有

  A. 血虚   B. 气虚   C. 气滞   D. 瘀血

6. 通过按胁肋,可了解的脏腑病变有

  A. 心病   B. 肝病   C. 胆病   D. 胃病

7. 通过按腹部,可了解的脏腑病变有

  A. 小肠   B. 胞宫   C. 大肠   D. 膀胱

8. 按虚里的临床意义有

  A. 可测宗气的强弱   B. 疾病的虚实   C. 可测卫气强弱   D. 预后的吉凶

9. 通过腹部按诊可确定腹满为实满的体征包括

  A. 手下饱满   B. 腹部充实而有弹性   C. 有压痛   D. 无压痛

10. 以下关于运用按诊鉴别水臌与气臌的方法正确的是

  A. 一手轻叩拍腹壁,另一手则有波动感,按之如囊裹水,为水臌

  B. 一手轻叩拍腹壁,另一手则有波动感,按之如囊裹水,为气臌

  C. 一手轻轻即拍腹壁,另一手则无波动感,以一手叩击如击鼓膨膨然者,为气臌

  D. 一手轻轻即拍腹壁,另一手则无波动感,以一手叩击如击鼓膨膨然者,为水臌

11. 按肌肤润燥滑涩的临床意义包括

  A. 了解汗出与否   B. 了解气血津液盈亏情况   C. 了解疾病虚实   D. 了解宗气的强弱

12. 下列关于尺肤说法正确的是

  A. 尺肤:肘部内侧至掌后横纹处之间的肌肤   B. 若尺肤部热甚,多为热证

C. 尺肤部凉,多为泄泻,少气　　　　　　　　　　　D. 按尺肤窅而不起者,多为风水

13. 下列说法错误的是

    A. 乳癖:乳房有大小不一的肿块,边界不清,质地不硬,活动度好,伴有疼痛

    B. 乳癌:乳房有形如鸡卵的硬结肿块,边界清楚,表面光滑,推之活动而不痛

    C. 乳癣:乳房有结节如梅李,边缘不清,皮肉相连,病变发展缓慢,日久破溃,流稀脓夹有豆渣样物

    D. 乳核:乳房块肿质硬,形状不规则,高低不平,边界不清,腋窝多可扪及肿块

14. 下列属于按诊手法的有

    A. 触　　　　　　　　B. 摸　　　　　　　　C. 按　　　　　　　　D. 叩

15. 脘腹的分区正确的是

    A. 膈以下统称腹部　　　B. 剑突的下方,称为心下　　C. 脐以上,称为大腹　　D. 脐周围为脐腹

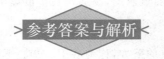

►参考答案与解析◄

一、A 型题。

1. **A**。

摸法是指医生用掌稍用力寻抚局部,如胸腹,腧穴,肿胀部位等。与题干的描述一致,所以本题正确答案为 A。

2. **C**。

按诊考查的是局部的冷热、润燥、软硬、压痛、肿块或其他异常变化,从而推断疾病部位,性质和病情轻重等情况。所以 C 选项颜色排除,本题选 C。

3. **B**。

按诊考查的是局部的冷热、润燥、软硬、压痛、肿块或其他异常变化,从而推断疾病部位,性质病情轻重等情况。颜色不在按诊的考查范围之内,所以 B 选项大便的颜色排除,本题选 B。

4. **B**。

汉代张仲景在《伤寒杂病论》中对按诊的论述很多,尤其是胸腹部的按诊,已成为诊断和治疗疾病的重要依据。所以本题的正确答案是 B。

5. **C**。

按胸腹部是,患者需采取仰卧位,全身放松,两腿自然伸直,两手臂放在身旁,所以本题正确答案为 C。

6. **B**。

此句原文是"诸病有声,鼓之如鼓,皆属于热",出自《素问·至真要大论》病机十九条,意思是各种肠鸣腹胀的病证都属于热证。所以本题选 B。

7. **D**。

此句原文是"诸病有声,鼓之如鼓,皆属于热",出自《素问·至真要大论》病机十九条,其声需叩之而出,所以本题选 D。

8. **B**。

腹大而胀,叩之如鼓者是气臌的典型表现,水臌是叩之音实而浊者,或在一侧叩击后在对侧感受震动波者,食积和虫积也皆不是此类表现,所以答案为 B。

9. **B**。

虚里按之其动微弱分为:①宗气内虚。②饮停心包之支饮。③久病体虚而动数,心阳不足者。④肥胖之人因胸壁较厚,虚里搏动不明显,属生理现象。本题体虚而虚里脉动数属心阳不足,所以答案为 B。

10. **C**。

肝气郁结的表现为两胁胀痛拒按,两胁痛引少腹,胁胀痛善太息等,而胁痛喜按无力属于肝虚,所以本题选 C。

11. **C**。

阴虚发热的表现为午后潮热,或者夜间发热,不欲近衣,手足心热,烦躁,少寐多梦,盗汗,口干咽燥,舌质红,或有裂纹,苔少甚至无苔,脉细数。所以本题选 C,手足心热。

12. **B**。

癥积以腹部可扪及包块,部位固定不移,并有胀痛或刺痛,痛有定处为主要特征。瘕聚证以腹中结块按之无形,聚散不定,痛无定处为主,只要认真区别这两类病证,本题的答案就显而易见了,正确答案为B。

13. **A**。
癥积以腹部可扪及包块,部位固定不移,并有胀痛或刺痛,痛有定处为主要特征。瘕聚证以腹中结块按之无形,聚散不定,痛无定处为主,只要认真区别这两类病证,本题的答案就显而易见了,正确答案为A。

14. **C**。
肌肤初按之不觉很热,但按之久即感灼手者,为身热不扬。常兼身重,脘痞,苔腻,主湿热蕴结。所以,本题答案为C。

15. **D**。
虫积表现为腹中结块,按之起伏聚散,往来不定,或按之形如条索状,久按转移不定,或按之手下如蚯蚓蠕动者。所以,答案为D,虫积。

16. **B**。
肺病常在肺俞或中府等处摸到结节或明显压痛,肠痈常在上巨虚附近有显著压痛,胃脘痛和虫积压痛部位都在腹部,所以本题选B。

17. **C**。
脘腹的分区:膈以下统称腹部。①剑突的下方,称为心下。②心下的上腹部,称为胃脘。③脐以上,称为大腹。④脐周围为脐腹。⑤脐以下至耻骨上缘为小腹。⑥小腹两侧称为少腹。

18. **D**。
脘腹的分区:膈以下统称腹部。①剑突的下方,称为心下。②心下的上腹部,称为胃脘。③脐以上,称为大腹。④脐周围为脐腹。⑤脐以下至耻骨上缘为小腹。⑥小腹两侧称为少腹。所以本题答案为D。

19. **B**。
气滞常表现为肿胀而按之无凹陷,鼓胀而叩之如鼓,胀满常随气行觉舒,而肿胀发生于低下处 是气陷的表现。所以本题选B。

20. **D**。
水停常表现为肿而按之凹陷不起,肿胀处因体位而变,鼓胀而叩之声音浊,而得嗳气肠鸣而减轻是气滞的变现,所以本题答案为D。

21. **C**。
根盘平塌漫肿为虚证;根盘收束而隆起为实证。肿而硬板不热为寒;肿处烙手而压痛为热,所以本题答案为C。

22. **D**。
根盘平塌漫肿为虚证;根盘收束而隆起为实证。肿而硬板不热为寒;肿处烙手而压痛为热,所以本题答案为D。

23. **D**。
恶寒发热并见是诊断表证的重要依据,甚至被认为是表证的特征性症状,所以本题答案为D。

24. **C**。
膻中和巨阙常用来诊断心病,期门常用来诊断肝病,章门常用来诊断脾病,所以本题答案为C。

25. **B**。
手足心热甚于手足背者为内伤发热,手足背热甚于手足心者为外感发热,额上热甚于手心热者为表热,反之为里热。所以本题答案为B。

26. **A**。
中极常用来诊断膀胱病,关元常用来诊断小肠病,气海常用来诊断肾病,天枢常用来诊断大肠病。所以答案为A。

27. **C**。
肺胀气阻多见前胸高凸,叩之嘭嘭然如有鼓因,其音清者;水停胸胁多见肺下界上移;胸部外伤多见胸部青紫肿胀,压痛拒按;腹内肿瘤多见于肺下界上移。所以本题正确答案为C。

28. **A**。
虚里按之其动微弱:①宗气内虚。②饮停心包之支饮。③久病体虚而动数,心阳不足者。④肥胖之人因胸壁较厚,虚里搏动不明显,属生理现象。所以本题选A。

29. **B**。
按压腹部,腹痛隐隐喜按多属虚证,拒按多属实证,喜暖多属寒症,肌肤灼热多属热证,所以正确答案为B。

30.**D**。

按压腹部,腹痛隐隐喜按多属虚证,拒按多属实证,喜暖多属寒症,肌肤灼热多属热证,所以正确答案为 D。

二、B 型题。

1、2.**D;C**。

按诊时,疮疡已成脓者,表现为按之边硬而顶软;疮疡未成脓者,表现为按之边顶均坚硬;根盘收束而隆起属实证;肿处硬板而不热属寒症,所以 1 题选 D,2 题选 C。

3、4.**D;C**。

按小儿手足心热甚于手足背者为内伤发热,手足背热甚于手足心者为外感发热,额上热甚于手心热者为表热,反之为里热。所以 3 题答案为 D,4 为 C。

5、6.**D;B**。

膻中和巨阙常用来诊断心病,期门常用来诊断肝病,章门常用来诊断脾病,所以本题答案 5 为 D,6 题为 B。

7、8.**D;B**。

中极常用来诊断膀胱病,关元常用来诊断小肠病,气海常用来诊断肾病,天枢常用来诊断大肠病。所以 7 题选 D,8 题选 B。

9、10.**A;B**。

肺胀气阻多见胸高气喘,叩之嘭嘭然声清;水停胸胁多见胸廓饱满、疼痛、叩之音实;胸部外伤多见胸部青紫肿胀、压痛拒按;腹内肿瘤多见于肺下界上移。所以 9 题正确答案为 A,10 为 B。

11、12.**D;B**。

按虚里穴,其搏动迟弱为心阳不足;其搏动应衣为宗气外泄;其动微弱为宗气内虚;按之弹手,洪大而搏,或觉而不应者是心肺气绝。所以 11 题选 D,12 题选 B。

13、14.**A;C**。

按压腹部,肌肤凉而喜温,多属寒证;腹痛隐隐喜按多属虚证,肌肤灼而喜凉,多属热证,腹痛剧烈,拒按多属实证。所以 13 题选 A,14 题选 C。

15、16.**D;A**。

肠痈表现为右少腹作痛拒按,按之包块应手,燥屎表现为左少腹作痛,按之有累累的硬块;泄泻和痛经在少腹没有明显的包块和硬物。所以 15 题选 D,16 题选 A。

三、X 型题。

1.**CD**。

肝胆疾病和肝脾疾病出现叩击痛的部位在胸胁,肾脏疾病和腰部局部骨骼疾病才会在腰部出现叩击痛,所以答案为 CD。

2.**ABCD**。

按诊的内容包括按胸胁,按脘腹,按肌肤,按手足,按腧穴五大方面的内容,所以本题的正确答案为 ABCD。

3.**AD**。

胸胁的部位:胸胁,即前胸和两腋下肋骨部位的统称。肩胛和脊背不属于按胸胁所包括的部位,所以答案为 AD。

4.**AD**。

按胃俞可诊断胃病,按膻中可诊断心病,按日月可诊断胆病,按足三里可诊断胃病,所以本题正确答案为 AD。

5.**AD**。

肌肤甲错多为血虚失荣或瘀血所致,与气虚、气滞并无主要因果关系,所以本题正确答案为 AD。

6.**BC**。

通过按胁肋只能了解胸胁处肝胆等脏腑的病变,心病需按胸部按诊,胃部需腹部按诊,所以本题答案为 BC。

7.**ABCD**。

小肠、胞宫、大肠、膀胱等脏器都在腹部,所以都可通过按腹部,了解其脏腑病变,所以答案为 ABCD。

8.**ABD**。

通过按虚里可测宗气的强弱,疾病的虚实,预后的吉凶,并无可测卫气强弱这一项,所以 C 选项排除,正确答案为 ABD。

9.**ABC**。

凡腹部按之手下饱满充实而有弹性;有压痛者,为实满;凡腹部虽饱满,但按之手下虚软而无弹性;无压痛者,为虚满,所以正确答案为 ABC。

10. **AC**。

运用按诊鉴别水臌与气臌的方法为:两手分置于腹部两侧相对位置,一手轻轻叩拍腹壁,另一手则有波动感,按之如囊裹水,为水臌;一手轻轻叩拍腹壁另一手则无波动感,以一手叩击,如击鼓膨膨然者,为气臌。所以答案为 AC。

11. **AB**。

按肌肤润燥滑涩的临床意义包括,可了解汗出与否以及了解气血津液盈亏情况,了解疾病虚实和了解宗气强弱是按虚里的意义,所以正确答案为 AB。

12. **ABCD**。

尺肤指的就是肘部内侧至掌后横纹处之间的肌肤,若尺肤部热甚,多为热证。尺肤部凉,多为泄泻;少气、按尺肤窅而不起者,多为风水。这些关于尺肤的说法都没有错误,所以答案为 ABCD。

13. **ABCD**。

乳癖(乳腺增生):乳房有大小不一的肿块,边界不清,质地不硬,活动度好,伴有疼痛。乳核(乳房纤维瘤):乳房有形如鸡卵的硬结肿块,边界清楚,表面光滑,推之活动而不痛。乳痨(乳房结核):乳房有结节如梅李,边缘不清,皮肉相连,病变发展缓慢,日久破溃,流稀脓夹有豆渣样物。乳癌:乳房块肿质硬,形状不规则,高低不平,边界不清,腋窝多可扪及肿块。所以四项全部错误。答案为 ABCD。

14. **ABCD**。

按诊的手法包括触、摸、按、叩等,所以正确答案为 ABCD。

15. **ABCD**。

脘腹的分区:膈以下统称腹部。①剑突的下方,称为心下。②心下的上腹部,称为胃脘。③脐以上,称为大腹。④脐周围为脐腹。⑤脐以下至耻骨上缘为小腹。⑥小腹两侧称为少腹。所以正确答案为 ABCD。

第 七 章

7

八纲辨证

一、A 型题:在每小题给出的 A、B、C、D 四个选项中,请选出一项最符合题目要求的。

1. 产生表证的主要原因是
   A. 虫兽所伤   B. 六淫袭表   C. 里邪出表   D. 劳倦所伤

2. 病人内热烦躁,继而汗出热解,烦躁亦减,其病机是
   A. 由表入里   B. 由阳转阴   C. 里邪出表   D. 正虚恋邪

3. 病人胸中烦热,口臭,牙龈肿痛,腹痛喜暖喜按,大便溏泄,其证属
   A. 真热假寒   B. 表热里寒   C. 上热下寒   D. 表实里虚

4. 症见发热恶寒,头身痛,无汗,口渴,烦躁,尿黄,其证属
   A. 表邪入里   B. 表寒里热   C. 表里俱热   D. 表寒里虚

5. 病人手足厥冷,脉沉数有力,口渴喜冷饮,便干尿赤,舌红苔黄,此属
   A. 外寒内热   B. 真寒假热   C. 真热假寒   D. 阴虚内热

6. 下列各项中不属于实证临床表现的是
   A. 大便秘结   B. 五心烦热   C. 痰涎壅盛   D. 高热

7. 八纲中的虚实辨证是辨别疾病的
   A. 病位   B. 病因   C. 病性   D. 邪正盛衰

8. 下列各项中不属于虚证临床表现的是
   A. 脉沉有力   B. 面色㿠白   C. 大便稀溏   D. 身倦乏力

9. 病人脘腹胀满疼痛,按之痛减,时有缓解,脉弦按之无力,此属
   A. 虚实夹杂   B. 因虚致实   C. 真实假虚   D. 真虚假实

10. 阳虚证的主要临床表现是
    A. 面白少华   B. 脉细舌净   C. 畏寒肢冷   D. 形体消瘦

11. 虚热证的主要临床表现是
    A. 舌苔薄黄   B. 身热夜甚   C. 日晡潮热   D. 五心烦热

12. 下列各项中,不属于阳证的临床表现的是
    A. 面红目赤   B. 呼吸微弱   C. 躁动不安   D. 口渴饮冷

13. 发热恶寒交替出现,可见下列哪一证候
    A. 表证   B. 表邪入里   C. 半表半里证   D. 表里同病

14. 下列各项中,不属于实证的表现是
    A 壮热烦渴   B. 神昏谵语   C. 尿赤便干   D. 脉细数

15. 表虚证的辨证要点是
    A. 发热,恶寒,无汗   B. 恶风有汗   C. 汗出脉缓   D. 恶风,头痛,项强

16. 某人恶寒(或恶风)发热,头身疼痛,鼻塞流涕,咽喉痒痛,咳嗽,舌苔薄白,脉浮。当诊断为
    A. 里证   B. 表证   C. 寒证   D. 热证

17. 某人恶热喜凉,面红目赤,口渴喜冷饮,烦躁不安,或神昏谵语,胀满痛拒按,大便秘结,尿少色黄,舌红苔黄

燥,脉洪、滑、数、实。属于

    A. 实热证   B. 虚热证   C. 虚寒证   D. 实寒证

18. 某人既见胸中烦热、口臭、牙龈肿痛等症,同时又见腹痛喜暖喜按,大便溏泄,当诊断为

    A. 表热里寒证   B. 表寒里热证   C. 上热下寒证   D. 上寒下热证

19. "虚"的含义主要指

    A. 虚邪中人   B. 邪气不盛   C. 正气亏虚   D. 气血亏虚

20. "八纲"名称的正式提出是下列哪本书

    A.《黄帝内经》   B.《伤寒正脉》   C.《伤寒质难》   D.《景岳全书》

21. 张仲景对八纲辨证的贡献是

    A. 奠定了八纲辨证的理论   B. 有散在性的论述

    C. 初步运用八纲进行辨证   D. 提出八纲的名称

22. 八纲辨证的概念与内容,实际形成于

    A. 秦汉   B. 隋唐   C. 明代   D. 清代

23. 下述哪项认识不对

    A. 八纲辨证属纲领辨证   B. 病性辨证属基础辨证

    C. 脏腑辨证主辨病位   D. 辨证仅用八纲即可

24. 下述哪种理解最正确

    A. 皮肤的病变均是表证   B. 表证的病位不在脏腑

    C. 内脏的病变均无表证   D. 符合表证特征为表证

25. 下述哪种理解最正确

    A. 表证的病位一般在皮毛   B. 皮肤的病变一般属表证

    C. 表证的定位也可在内脏   D. 表证多见于外感病初期

26. 表证的特点不包括下述哪项

    A. 感受外邪所致   B. 起病一般较急

    C. 必发展成里证   D. 病较轻,病程短

27. 下列哪项不属表证的症状

    A. 恶寒发热   B. 寒热往来   C. 脉浮苔薄   D. 咳嗽吐痰

28. 表证最常见于

    A. 内伤杂病   B. 上焦病证   C. 皮肤疮疡类病   D. 外感病初期

29. 下述哪项是寒证与热证最主要的鉴别点

    A. 寒证肢冷,热证肢热   B. 寒证口干,热证口渴

    C. 寒证苔白,热证苔黄   D. 寒证面白,热证面赤

30. "实"的含义主要是指

    A. 体质壮实   B. 正气旺盛   C. 阳邪中人   D. 阴寒内盛

二、B 型题:A、B、C、D 是其下面两道小题的备选项,请从中选择一项最符合题目要求的,每个选项可以被选择
    一次或两次。

    A. 阳证   B. 虚热证   C. 虚寒证   D. 实寒证

1. 恶寒喜暖,腹冷痛拒按,咳喘痰鸣,脉迟有力或沉紧,证属

2. 形体消瘦,口燥咽干,颧红,午后潮热,五心烦热,盗汗,舌红绛少苔,脉细数,证属

    A. 表虚证   B. 表实证   C. 里虚证   D. 里实证

3. 发热,恶风,头项强痛,汗出,脉浮无力,此属

4. 恶寒,发热,无汗,脉浮有力,此属

A. 真寒假热证　　　　B. 真热假寒证　　　　C. 表热里寒证　　　　D. 表寒里热证

5. 恶寒发热，头身痛，无汗，烦躁，口渴，尿黄，脉浮紧，此属

6. 大热恶寒，头痛咳嗽，咽喉肿痛，大便溏泄，四肢不温，小便清长，此属

A. 大汗淋漓，四肢厥冷，面色苍白，神情淡漠，呼吸微弱，脉微欲绝

B. 形体消瘦，五心烦热，颧红盗汗，口燥咽干，皮肤干燥，脉象细数

C. 身热大汗，汗热质黏，面色潮红，躁扰不安，渴喜冷饮，脉细数疾

D. 高热肢厥，神志昏沉，胸腹灼热，口渴喜饮，面色紫暗，脉沉有力

7. 属亡阳证者为

8. 属亡阴证者为

A. 因虚致实　　　　B. 寒证化热　　　　C. 寒热错杂　　　　D. 真寒假热

9. 起病时恶寒，流清涕，咽喉疼痛。现喉核红肿，发热，口渴喜饮，舌红苔黄，脉滑数，为

10. 长期小便淋漓不尽，下肢厥冷，气短，食少便溏，近日小便闭塞不通，小腹胀痛，舌淡脉弱，为

A. 心悸，气喘，胸闷，脉结　　　　　　　　B. 咳嗽，咳痰，胸闷，气喘

C. 畏冷，肢凉，舌胖，脉迟　　　　　　　　D. 浮肿或久泄，完谷不化

11. 上述哪项为阳虚证的共有症

12. 阳虚共有症中哪项为肾阳虚证

A. 寒证化热　　　　B. 热证转寒　　　　C. 真热假寒　　　　D. 表里俱热

13. 今突起发热，欲呕，腹泻，神昏肢厥，胸腹灼热，面色灰暗，舌红苔黄，脉沉数，为

14. 原为关节冷痛，寒冷时为甚，服药酒后好转，近变为局部灼痛，口干，尿黄，脉弦，为

A. 表热证　　　　B. 表寒证　　　　C. 里热证　　　　D. 表虚证

15. 发热，口渴喜饮，咳嗽气喘，咯黄痰，尿黄，舌红苔黄，脉滑数，为

16. 发热重恶寒轻，头痛咽痛，口微渴，苔薄色黄白相兼，脉浮数，为

三、X 型题：在每小题给出的 A、B、C、D 四个选项中，至少有两项是符合题目要求的，请选出所有符合题目要求的答案，多选或少选均不得分。

1. 表证的临床表现是
   A. 脉浮　　　　B. 舌红苔白　　　　C. 身热不扬　　　　D. 恶寒发热

2. 里邪出表，反映
   A. 病势减轻　　　　B. 邪有去路　　　　C. 邪盛正衰　　　　D. 邪轻正衰

3. 里证形成的主要原因是
   A. 外邪直接侵犯脏腑　　　　B. 内有素食，外感风热　　　　C. 旧疾加新疾　　　　D. 情志内伤

4. 热证的主要临床表现是
   A. 颧红如妆　　　　B. 口渴饮冷　　　　C. 苔黑而润　　　　D. 恶热喜冷

5. 寒症和热证的辨别要点是
   A. 面色赤白　　　　B. 口渴与否　　　　C. 小便短赤与清长　　　　D. 舌苔的厚薄

6. 辨别虚证和实证的要点是
   A. 脉的有力无力　　　　B. 发热的有无　　　　C. 舌的苍老与娇嫩　　　　D. 语声的高低

7. 一般可以成立的提法是
   A. 内脏疾病均属里证　　　　　　　　B. 表证病变较为轻浅
   C. 里证病位多在脏腑　　　　　　　　D. 里证病变较为深重

8. 表里辨证的意义有
   A. 辨别病位的浅深　　　　B. 提示病情轻重　　　　C. 提示邪正盛衰　　　　D. 提示病变趋势

9. **里证形成的原因有**
    A. 表证传里 　　　　B. 情志内伤 　　　　C. 外邪"直中" 　　　　D. 饮食所伤

10. **对于虚证的下述认识,正确的是**
    A. 正气亏虚 　　　　B. 正不胜邪 　　　　C. 邪气不明显 　　　　D. 正气亡脱

11. **以下哪些是真热假寒证的表现**
    A. 四肢厥冷而胸腹灼热 　　　　　　　　B. 面色紫暗而舌红苔黄
    C. 两颧红赤而浮红如妆 　　　　　　　　D. 脉象沉迟但切之有力

12. **下列哪些为寒证转化为热证的常见原因**
    A. 寒证而过用温燥之品 　　　　　　　　B. 阳虚之体而感受热邪
    C. 寒湿郁久而阳气不衰 　　　　　　　　D. 外感寒邪而阳气旺盛

13. **下列对虚证转实的认识,正确的有**
    A. 当前证候以实为主 　　　　　　　　　B. 为病变的一般规律
    C. 常常是因虚而致实 　　　　　　　　　D. 实际多为虚实夹杂

14. **寒证转化为热证,提示哪些病情变化**
    A. 复感热邪 　　　　B. 阳气较旺 　　　　C. 正能抗邪 　　　　D. 阴液受损

15. **导致真实假虚证的常见病因病机有**
    A. 痰食壅积 　　　　B. 湿热内蕴 　　　　C. 瘀血内阻 　　　　D. 热结肠胃

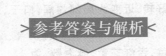

参考答案与解析

一、A型题。

1. **B**。
    表证是指六淫等外邪经皮毛、口鼻侵入时所产生的证候。所以本题的正确答案为 B。

2. **C**。
    某些里证,病邪从里透达于外,称为里邪出表。内热烦躁,继而汗出热解,烦躁亦减都是病邪由里出表的表现。所以本题的正确答案为 C。

3. **C**。
    上热下寒证是指病人在同一时间内,上部表现为热,下部表现为寒的证候。胸中烦热、口臭、牙龈肿痛属上热特点;腹痛喜暖喜按,大便溏泄属下寒证特征,故此为上焦有热而中焦有寒的上热下寒证。所以本题的正确答案为 C。

4. **B**。
    表寒里热证是指寒在表而热在里的证候。发热恶寒,头身痛,无汗属表寒证特点,口渴,烦躁,尿黄属里热证特征。所以本题的正确答案为 B。

5. **C**。
    真热假寒证即内有真热而外现假寒的证候。该病人手足厥冷,脉沉为假寒之象,是由于内热炽盛,阳气郁闭,不能外达所致。脉数有力,口渴喜冷饮,便干尿赤,舌红苔黄等内热表现才是疾病的本质。所以本题的正确答案为 C。

6. **B**。
    实证是指邪气亢盛所表现出来的证候。五心烦热为虚证的临床表现所以本题的正确答案为 B。

7. **D**。
    虚实辨证是辨别邪正盛衰的两个纲领。虚指正气下足,实指邪气盛实,通过虚实辨证可以掌握患者邪正盛衰情况,为扶正和驱邪治疗原则的确立提供治疗依据 D。

8. **A**。
    虚证是指人体正气不足所表现的证候。脉沉有力为实证的临床表现。所以本题的正确答案为 A。

9. **D**。

疾病本质属虚证,但又出现一些类似实证的现象,称为真虚假实证。腹部胀满,脉弦等属于类似实证的现象,但腹满时有缓解,按之痛减,不似实证之腹满不减,拒按。其原因是机体正气虚弱,气化无力所致。所以本题的正确答案为D。

10. **C。**

阳虚证的主要临床表现有面色淡白或㿠白或萎黄,精神萎靡,身倦乏力,形寒肢冷,自汗,舌淡胖嫩,脉虚等。所以本题的正确答案为C。

11. **D。**

虚热证的临床者现有形体消瘦,口燥咽干,颧红,午后潮热,五心烦热,或骨蒸,或劳热,盗汗,舌红绛,少苔或无苔,脉细数。所以本题的正确答案为D。

12. **B。**

阳证以亢奋,躁动,功能亢进,红赤,分泌物黏稠等为主要特点,呼吸微弱属阴证的临床表现,所以本题的正确答案为B。

13. **C。**

发热恶寒交替出现属半表半里证,与其他病证无关,所以本题的正确答案为C。

14. **D。**

实证是指邪气亢盛所表现的证候。脉细数属虚证的临床表现。所以本题的正确答案为D。

15. **B。**

表虚证以发热,恶风,汗出,脉浮无力为辨证要点。所以本题的正确答案为B。

16. **B。**

表证是指六淫等外邪经皮毛,口鼻侵入时所产生的证候。其临床表现有恶寒(或恶风)发热,头身疼痛,鼻塞流涕,咽喉痒痛,咳嗽,舌苔薄白,脉浮。所以本题的正确答案为B。

17. **A。**

实热证的临床表现有恶热喜凉,面红目赤,口渴喜冷饮,烦躁不安,或神昏谵语,腹胀满痛拒按,大便秘结,尿少色黄,舌红苔黄燥,脉洪、滑、数、实等。所以本题的正确答案为A。

18. **C。**

上热下寒证是指病人在同一时间内,上部表现为热,下部表现为寒的证候。如既见胸中烦热,口臭,牙龈肿痛等上热证,同时又见腹痛喜暖喜按,大便溏泄之下寒证。此为上焦有热而中焦有寒的上热下寒证。所以本题的正确答案为C。

19. **C。**

虚证是指人体阴阳,气血,津液,精髓等正气亏虚,而邪气不著,表现为不足,松弛,衰退特征的各种证候。临床一般以久病,势缓者多虚证,耗损过多者多虚证,体质素弱者多虚证。所以本题的正确答案为C。

20. **C。**

近人祝味菊在《伤寒质难》中正是提出八纲名称。他说:"所谓八纲者,阴阳表里寒热虚实是也。"这是八纲名称的正式提出。所以本题的正确答案为C。

21. **C。**

八纲的内容,《内经》已经奠定了八纲辨证的基础。张仲景更具体地运用于伤寒与杂病的诊疗。《景岳全书》中有《阴阳》《六变辨》等篇,初步运用八纲进行辨证,对八纲更有进一步的阐发。所以本题的正确答案为C。

22. **C。**

八纲辨证,散论于《内经》,运用于《伤寒杂病论》,形成于明代,倡导于清代,正式提出于五十年代。明代医家明确提出和完善,如王执中提出:"治病八法,虚实阴阳表里寒热。八字不分,杀人反掌。"张介宾提"二纲六变"说。"阴阳篇""六变篇"即所谓"二纲(阴阳)六变(表里寒热虚实)"。程钟龄说:"受病百端,不过寒热虚实表里阴阳,八字而尽之。"所以本题的正确答案为C。

23. **D。**

八纲就是表、里、寒、热、虚、实、阴、阳八个辨证纲领。它是从各种具体证候的个性中抽象出来的,带有普遍规律的共性,为中医最基本的辨证方法。但一定不能盲目认为辨证仅用八纲即可,所以本题的正确答案为D。

24. **D。**

表证指六淫,疫疠等邪气,经皮毛,口鼻侵入机体的初期阶段,正(卫)气抗邪于肤表浅层,以新起恶寒发热为主要表现的轻浅证候。临床表现为新起恶风寒,或恶寒发热,头身疼痛,喷嚏,鼻塞,流涕,咽喉痒痛,微有咳嗽,气喘。舌淡红,苔薄,脉浮。ABC三项观点均存在问题,所以本题的正确答案为D。

25.D。

表证指六淫;疫疠等邪气,经皮毛;口鼻侵入机体的初期阶段,正(卫)气抗邪于肤表浅层,以新起恶寒发热为主要表现的轻浅证候。多见于外感初期,所以本题的正确答案为D。

26.C。

疾病的传变尽管有其自身的规律,并且会随着周围很多因素的变化而变化,所以不能说表证就一定能够发展成里证。所以本题的正确答案为C。

27.B。

表证的临床表现为新起恶风寒,或恶寒发热、头身疼痛、喷嚏、鼻塞、流涕、咽喉痒痛,微有咳嗽、气喘。舌淡红,苔薄,脉浮。寒热往来是半表半里的症状,所以本题的正确答案为B。

28.D。

表证多见于外感病初期,具有起病急、病位浅、病程短的特点。所以本题的正确答案为D。

29.B。

寒证是指感受寒邪,或阳虚阴盛,导致机体功能活动衰退所表现的具有冷、凉特点的证候。有实寒证、虚寒证之分。热证是指感受热邪,或脏腑阳气亢盛,或阴虚阳亢,导致机体机能活动亢进所表现的具有温,热特点的证候。热证有实热证、虚热证之分。二者最主要的特点是寒证口干、热证口渴,所以本题的正确答案为B。

30.C。

实证是指人体感受外邪,或疾病过程中阴阳气血失调,体内病理产物蓄积,以邪气盛、正气不虚为基本病理,表现为有余、亢盛、停聚特征的各种证候。临床一般是新起,暴病多实证,病情急剧者多实证,体质壮实者多实证。所以本题的正确答案为C。

二、B型题。

1、2.D;B。

实寒证的临床表现为恶寒喜暖,面色苍白,四肢欠温,腹冷痛拒按,大便溏泄或冷秘,或咳喘痰鸣,口淡多涎,小便清长,脉迟有力或沉紧。所以1题的正确答案为D。虚热证的临床表现为形体消瘦,口燥咽干,颧红,午后烦热,五心烦热,或骨蒸,或劳热,盗汗,舌红绛少苔或无苔,脉细数。所以2题的正确答案为B。

3、4.A;B。

表虚证的临床表现为发热,恶风,头项强痛,汗出,脉浮无力。所以3题的正确答案为A。表实证的临床表现为恶寒,发热,无汗,头身疼痛,脉浮有力。所以4题的正确答案为B。

5、6.D;C。

表寒里热证指寒在表而热在里的证候,常见恶寒发热,头身痛,无汗,烦躁,口渴,尿黄,脉浮紧。所以5题的正确答案为D。表热里寒证指热在表而寒在里的证候。发热恶寒,头痛咳嗽,咽喉肿痛属表热证,大便溏泄,四肢不温,小便清长属里寒证。所以6题的正确答案为C。

7、8.A;C。

大汗淋漓,四肢厥冷,面色苍白,神情淡漠,呼吸微弱,脉微欲绝属亡阳证者;形体消瘦,五心烦热,颧红盗汗,口燥咽干,皮肤干燥,脉象细数属阴虚证者;身热大汗,汗热质黏,面色潮红,躁扰不安,渴喜冷饮,脉细数疾属亡阴证者;高热肢厥,神志昏沉,胸腹灼热,口渴喜饮,而色紫暗,脉沉有力属真热假寒证者。所以7题选A,8题选C。

9、10.B;A。

寒证化热指原为寒证,后出现热证,而寒证随之消失。如寒湿痹证,初为关节冷痛、重着、麻木,病程日久,或过服温燥药物,而变成患处红肿灼痛;哮病因寒引发,痰白稀薄,久之见舌红苔黄,痰黄而稠;痰湿凝聚的阴疽冷疮,其形漫肿无头,皮色不变,以后转为红肿热痛而成脓等;虚证转实:如心阳气虚日久,温煦无能,推运无力,则可血行迟缓而成瘀,在原有心悸、气短、脉弱等心气虚证的基础上,出现心胸绞痛,唇舌紫暗,脉涩等症,则是心血瘀阻证,血瘀之实已超过心气之虚,可视作虚证转实。所以9题选B,10题选A。

11、12.C;D。

伤阳者,以阳气虚的表现为主。由于阳失温运与固摄的功能,故可见面色淡白,形寒肢冷,神疲乏力,心悸气短,大便滑脱,小便失禁等。阳虚则阴寒盛,则舌胖嫩,脉虚沉迟。其中肾阳虚的表现为浮肿或久泄,完谷不化。所以11题选C,12题选D。

13、14.C;A。

真热假寒证是指内有真热而外见某些假寒的"热极似寒"证候,常有热深厥亦深的特点,故可称作热极肢厥证,亦称阳盛格阴证。表现为假寒:四肢凉甚至厥冷,面色紫暗,脉沉迟;真热:神志昏沉,身热,胸腹灼热,口鼻气灼,口臭息粗,口渴引饮,小便短黄;舌脉:舌红苔黄而干,脉有力。寒证化热指原为寒证,后出现热证,而寒证随之消失。如寒湿痹证,初为关节冷痛,重着,麻木,病程日久,或过服温燥药物,而变成患处红肿灼痛;哮病因寒引发,痰白稀薄,久之见舌红苔黄,痰黄而稠,痰湿凝聚的阴疽冷疮,其形漫肿无头,皮色不变,以后转为红肿热痛而成脓等。所以 13 题选 C,14 题选 A。

15、16.**C;A**。

首先从题干中看出两题都有发热和脉数的描述,确定两者都为热证,结合表里病证的鉴别,15 题选 C,16 题选 A。

三、X 型题。

1.**AD**。

表证的临床表现有恶寒(或恶风)发热,头身疼痛,鼻塞流涕,咽喉痒痛,咳嗽,舌苔薄白,脉浮,所以本题的正确答案为 AD。

2.**AB**。

里邪出表多反映邪气渐退,病势减轻所以本题的正确答案为 AB。

3.**AD**。

里证的成因大致有四种情况:一是表邪内传入里,侵犯脏腑而成,二是外邪直接侵犯脏腑所致,三是情志内伤;饮食劳倦等因素损伤脏腑,使脏腑功能失调,气而阴阳逆乱而致病,四是病理产物性病因所引起的疾病。所以本题的正确答案为 AD。

4.**BD**。

热证的表现常见的有:恶热喜冷,口渴喜冷饮,面红目赤,烦躁不宁,痰涕黄稠,大便干,尿少色黄,舌红苔黄而干,脉数等。所以本题的正确答案为 BD。

5.**ABC**。

寒证以恶寒喜暖,面色㿠白,口淡不渴,分泌物及排泄物清稀,舌苔白滑等症状为辨证依据。热证以恶热喜凉,面红,渴喜冷饮,尿少色黄,舌红苔黄脉数等症状为辨证依据。所以本题的正确答案为 ABC。

6.**ACD**。

形体虚弱,精神萎靡不振,声低息微,痛处喜按,舌淡嫩无苔或少苔,脉象虚弱无力属虚证。形体壮实,精神亢奋,声高息粗,痛处拒按,舌质苍老,舌苔厚腻,脉实有力者属实证。所以本题的正确答案为 ACD。

7.**BCD**。

四项中 A 选项"内脏疾病均属里证"的提法是错误的,表证病变较为轻浅,里证病位多在脏腑,里证病变较为深重,里证病变较为深重这些描述没有问题,所以本题的正确答案为 BCD。

8.**ABD**。

表里辨证,在外感病辨证中有着重要的意义,它可以察知病情的轻重,明确病位的深浅,预测病情发展的趋势。并无提示邪正盛衰此项,所以本题的正确答案为 ABD。

9.**ABCD**。

形成里证的原因有三个方面外邪袭表,表证不解,病邪传里,形成里证。外邪直接入里,侵犯脏腑等部位,即所谓"直中"为病。情志内伤,饮食劳倦等因素,直接损伤脏腑气血,或脏腑气血功能紊乱而出现种种证候。所以本题的正确答案为 ABCD。

10.**ACD**。

虚证是指人体阴阳,气血,津液,精髓等正气亏虚,而邪气不著,表现为不足,松弛,衰退特征的各种证候。临床一般以久病,势缓者多虚证,耗损过多者多虚证,体质素弱者多虚证。并无正不胜邪之说,所以本题的正确答案为 ACD。

11.**ABD**。

真热假寒证是指内有真热而外见某些假寒的"热极似寒"证候,常有热深厥亦深的特点,故可称作热极肢厥证,亦称阳盛格阴证。表现为假寒:四肢凉甚至厥冷,面色紫暗,脉沉迟;真热:神志昏沉,身热,胸腹灼热,口鼻气灼,口臭息粗,口渴引饮,小便短黄;舌脉:舌红苔黄而干,脉有力。两颧红赤而浮红如妆为阴虚症状可以排除,所以本题的正确答案为 ABD。

12.**ACD**。

寒证化热是指原为寒证,后出现热证,而寒证随之消失。如寒湿痹证,初为关节冷痛、重着、麻木,病程日久,或过服温燥药物,而变成患处红肿灼痛;哮病因寒引发,痰白稀薄,久之见舌红苔黄,痰黄而稠,痰湿凝聚的阴疽冷疮,其形漫肿无头,皮色不变,以后转为红肿热痛而成脓等,均属寒证转化为热证。寒证化热示阳气旺盛,与阳虚之体感受热邪无关,所以本题的正确答案为 ACD。

13. **ACD**。

虚证转实常常是证候的虚实夹杂。指正气不足,脏腑机能衰退,组织失却濡润充养,或气机运化迟钝,以致气血阻滞,病理产物蓄积,邪实上升为矛盾的主要方面,而表现以实为主的证候。而且所谓虚证转化为实证,并不是指正气来复,病邪转为亢盛,邪盛而正不虚的实证,而是在虚证基础上转化为以实证为主要矛盾的证候,故并非病势向好的方向转变,而是提示病情发展,但并不是所有病变的一般规律。所以本题的正确答案为 ACD。

14. **BC**。

此题考查寒热转化病理机制方面的内容,寒热转化反映邪正盛衰的情况,由寒证转化为热证,是人体正气尚盛,寒邪郁而化热;热证转化为寒证,多属邪盛正虚,正不胜邪。由此可见,本题的正确答案为 BC。

15. **ABCD**。

真实假虚证是指本质为实证,反见某些虚羸现象的证候。其病理机制是由于热结肠胃,痰食壅积,湿热内蕴,瘀血停蓄等,邪气大积大聚,以致经脉阻滞,气血不能畅达,因而表现出神情默默,倦怠懒言,身体羸瘦,脉象沉细等类似虚证的假象。但病变的本质属实,故虽默默不语却语时声高气粗,虽倦怠乏力却动之觉舒,虽肢体羸瘦而腹部硬满拒按,脉虽沉细却按之有力。综上所述,本题的正确答案为 ABCD。

第八章

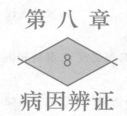

病因辨证

一、A型题:在每小题给出的 A、B、C、D 四个选项中,请选出一项最符合题目要求的。

1.患者关节疼痛,沉重不移者,属于
A. 行痹　　　　　　B. 着痹　　　　　　C. 痛痹　　　　　　D. 热痹

2.下列各项,不属于燥淫证的是
A. 干咳少痰　　　　B. 咽喉疼痛　　　　C. 脉数有力　　　　D. 大便干燥

3.凉燥与温燥的共同点是
A. 有汗　　　　　　B. 无汗　　　　　　C. 脉浮数　　　　　D. 干咳少痰

4.外感风邪所致中风表虚证,常见
A. 无汗出　　　　　B. 有汗出　　　　　C. 大汗出　　　　　D. 冷汗出

5.湿淫患者头重如裹,遍体不舒,四肢懈怠,属于
A. 内湿　　　　　　B. 外湿　　　　　　C. 湿伤关节　　　　D. 湿渍肌肤

6.患者发热,恶风,头痛,汗出,脉浮缓,其病因是
A. 湿邪　　　　　　B. 热邪　　　　　　C. 风邪　　　　　　D. 寒邪

7.下列各项中与火热致病最不相关的是
A. 吐血衄血　　　　B. 大便干结　　　　C. 局部肿疡　　　　D. 脉细而弱

8.火热致病的特点是
A. 发病急剧　　　　B. 重浊黏腻　　　　C. 游走不定　　　　D. 伤津耗液

9.风淫证候的临床表现常不具有
A. 半身不遂　　　　B. 口眼㖞斜　　　　C. 皮肤瘙痒　　　　D. 关节游走疼痛

10.暑淫证与火热证的共同点是
A. 都有明显的季节性　B. 脉数有力　　　　C. 发热神昏　　　　D. 舌红绛

11.不属于燥淫证与火热证共同点的是
A. 恶热汗多　　　　B. 大便干燥　　　　C. 发热心烦　　　　D. 口渴喜饮

12.湿淫证致病特点是
A. 易袭阳位,善行数变　B. 易伤阳气,重浊黏腻　C. 其性清冷,易伤阳气　D. 其性炎上,耗气伤津

13.暑淫证致病特点为
A. 其性炎上,耗气伤津　B. 伤津耗液,损伤肺脏　C. 易伤阳气,重浊黏腻　D. 耗气伤津,易夹湿邪

14.导致皮肤、口鼻干燥的邪气是
A. 火邪　　　　　　B. 热邪　　　　　　C. 燥邪　　　　　　D. 暑邪

15.患者以发热,口渴,便秘,尿黄,舌红苔黄,脉数有力为主要表现的病因是
A. 暑淫证　　　　　B. 火热证　　　　　C. 燥淫证　　　　　D. 湿淫证

16.燥邪的致病特点不包括
A. 伤津耗液　　　　B. 损伤脾脏　　　　C. 损伤肺脏　　　　D. 具有季节易感性

17.下列各项不属于燥邪的临床表现的是

A. 皮肤；口唇干燥　　　　B. 发热有汗　　　　　C. 发热无汗　　　　　D. 发热汗多

18. 风邪为病,表现为恶寒发热,脉浮等是因为
    A. 风邪袭表,肺卫失调　B. 风邪袭肺系,肺气失宣　C. 其性轻扬,善行数变　D. 风邪侵犯肺卫,宣降失常

19. 寒邪的特性是
    A 其性轻扬,善行数变　B. 凝滞、收引,易伤阳气　C. 黏滞缠绵,重浊趋下　D. 伤津耗液,损伤肺脏

20. 下列不属于暑邪耗气伤津的临床表现是
    A. 口渴喜饮　　　　　　B. 气短神疲　　　　　C. 尿短黄　　　　　　D. 舌绛干燥

21. 患者关节疼痛,痛无定处病因为
    A. 湿邪　　　　　　　　B. 风邪　　　　　　　C. 寒邪　　　　　　　D. 热邪

22. 下列哪项不是火热证与暑淫证的共同临床表现是
    A. 神昏惊厥　　　　　　B. 耗气伤津　　　　　C. 发热口渴　　　　　D 脉数而洪

23. 风邪中络证的临床表现是
    A. 肢体关节游走性疼痛　B. 皮肤瘙痒,丘疹　　　C. 肌肤麻木,口眼㖞斜　D. 恶寒发热,汗出

24. 暑淫之邪所致发热恶寒,汗出多的原因是
    A. 暑性炎热升散　　　　B. 暑邪耗气伤津　　　C. 暑性炎上　　　　　D. 暑邪伤津耗液

25. 暑夹湿邪的临床表现是
    A. 腹痛,呕恶　　　　　B. 无汗,气喘　　　　C. 肢体困倦,苔白或黄　D. 口渴喜饮,气短神疲

26. 暑邪易与哪种邪气合而致病
    A. 火邪　　　　　　　　B. 湿邪　　　　　　　C. 风邪　　　　　　　D. 燥邪

27. 燥邪易损伤的内脏是
    A. 脾　　　　　　　　　B. 心　　　　　　　　C. 肝　　　　　　　　D. 肺

28. 下列哪项不是火热证的致病特点
    A. 耗气伤津　　　　　　B. 生风动血　　　　　C. 易袭阳位　　　　　D. 易致肿疡

29. 属于湿淫证特性的是
    A. 其性收引,凝滞　　　B. 阻遏气机　　　　　C. 易伤阳气　　　　　D. 其性清冷

30. 不属于温燥的表现的是
    A. 发热有汗　　　　　　B. 心烦；舌红　　　　C. 咽喉痛　　　　　　D. 神疲汗出

二、B型题:A、B、C、D是其下面两道小题的备选项,请从中选择一项最符合题目要求的,每个选项可以被选择
一次或两次。

    A. 火邪　　　　　　　　B. 湿邪　　　　　　　C. 暑邪　　　　　　　D. 寒邪
1. 易侵袭人体上部的邪气是
2. 易侵袭人体下部的邪气是

    A. 热痹　　　　　　　　B. 痛痹　　　　　　　C. 着痹　　　　　　　D. 行痹
3. 痹证关节疼痛游走不定,痛无定处
4. 痹证关节变性,拘急冷痛,屈伸受限

    A. 燥邪　　　　　　　　B. 湿邪　　　　　　　C. 暑邪　　　　　　　D. 寒邪
5. 夏季易感受的邪气是
6. 秋季易感受的邪气是

    A. 耗气伤津　　　　　　B. 伤津耗液　　　　　C. 阻遏气血,易袭阳位　D. 阻遏气机,损伤阳气
7. 风淫证致病特点
8. 燥淫证致病特点

A. 发热,无汗,脉浮缓　　B. 发热,有汗,脉浮数　　C. 发热,有汗,脉浮缓　　D. 发热,无汗,脉浮数

9. 凉燥的临床表现

10. 温燥的临床表现

A. 发热恶热,汗出　　B. 发热恶热,汗多　　C. 恶寒,无汗　　D. 恶寒发热,汗出

11. 寒淫证的临床表现

12. 火热证的临床表现

A. 风邪　　B. 寒邪　　C. 燥邪　　D. 火邪

13. 患者以恶寒重,无汗,苔白,脉弦紧为主要表现的病因是

14. 患者以发热,口渴,便秘,尿黄,舌红苔黄,脉数有力为主要表现的病因是

A. 口渴喜饮　　B. 神疲乏力　　C. 腹胀纳呆　　D. 肢体困重

15. 外湿的临床表现是

16. 内湿的临床表现是

三、X 型题:在每小题给出的 A、B、C、D 四个选项中,至少有两项是符合题目要求的,请选出所有符合题目要求
的答案,多选或少选均不得分。

1. 寒淫证候的表现有
A. 恶寒重,无汗,鼻塞,流涕,脉浮缓　　　　　B. 咳嗽,哮喘,咳稀白痰
C. 肢体厥冷,局部拘急冷痛　　　　　　　　　D. 口不渴,小便清长,面色㿠白甚或青

2. 湿淫证候的表现有
A. 头昏沉如裹,胸闷脘痞,口腻不渴　　　　　B. 纳呆,恶心,大便稀,小便浑浊
C. 皮肤湿疹;瘙痒　　　　　　　　　　　　　D. 面色晦垢,舌苔滑腻,脉濡缓

3. 暑淫证的性质特点
A. 炎热升散　　B. 耗气伤津　　C. 易夹湿邪　　D. 生风动血

4. 燥淫证的致病特点
A. 伤津耗液　　B. 炎热升散　　C. 伤津耗气　　D. 损伤肺脏

5. 湿邪阻滞气机,阻遏清阳的表现是
A. 身体困重　　B. 胸闷脘痞　　C. 脉濡缓　　D. 面色晦垢

6. 下列哪项属于湿淫证的致病特点
A. 阻遏气机　　B. 损伤阳气　　C. 黏滞缠绵　　D. 重浊趋下

7. 都具有耗气伤津特性的致病邪气是
A. 火热之邪　　B. 燥邪　　C. 暑邪　　D. 湿邪

8. 致病特点都具有明显季节性的病邪是
A. 火邪　　B. 暑邪　　C. 燥邪　　D. 寒邪

9. 下列各项属于火热证的是
A. 吐血衄血　　B. 神昏谵语　　C. 烦躁汗多　　D. 神疲汗出

10. 阳热之气过盛的临床表现是
A. 发热恶热　　B. 颜面色赤　　C. 舌红或绛　　D. 脉数有力

11. 外湿的临床表现是
A. 肢体困重,酸痛　　B. 皮肤湿疹,瘙痒　　C. 胸闷脘痞　　D. 恶寒微热

12. 内湿的临床表现是
A. 脘腹痞胀　　B. 皮肤湿疹　　C. 纳呆,恶心　　D. 大便稀

13. 凉燥与温燥的鉴别点是

    A. 有无汗出   B. 有无心烦   C. 脉浮缓或浮数   D. 有无恶寒

14. 风淫证的致病特点是

    A. 其性开泄   B. 善行数变   C. 易袭阳位   D. 易伤阳气

15. 寒淫证的特性是

    A. 凝滞收引   B. 易伤阳气   C. 其性清冷   D. 易夹湿邪

16. 下列各项中,属于风淫证临床表现的是

    A. 头身疼痛,鼻塞流涕   B. 新起面睑、肢体浮肿

    C. 突起风团、皮肤瘙痒   D. 肢体关节游走疼痛

17. 属于火淫证临床表现的是

    A. 发热恶热,烦躁口渴   B. 咯血鲜红,痈肿疮疡

    C. 神昏谵语,惊风抽搐   D. 舌色紫暗,苔黑而润

▶参考答案与解析◀

一、A 型题。

1. B。

行痹属于风邪致病,风为阳邪,善行而数变,故肢体关节疼痛具有游走不定的特点;着痹属于湿邪致病,湿为阴邪,重浊黏腻,故关节疼痛具有沉重不移的特点;痛痹属于寒邪致病,寒淫证具有凝滞,收引的特性,故关节表现为拘急冷痛;热痹属于火热之邪致病,为阳热之邪,关节疼痛并有发热感。

2. C。

此题属于识记并理解类考题,考题具有一定难度。燥邪侵袭,易伤津液,临床主要表现为皮肤干燥,咽喉干燥疼痛,舌苔干燥,大便干燥,干咳少痰,脉象偏浮等,脉数有力是火热证的表现。

3. D。

此题属于识记并理解类考题,考题具有一定难度,选项具有一定迷惑性。凉燥与温燥均属于燥邪致病,燥邪的临床变为皮肤干燥甚或皲裂,脱屑,口唇,鼻孔,咽喉干燥,口渴饮水,舌苔干燥,大便干燥,或见干咳少痰,痰黏难咯,小便短黄,脉象偏浮等。除以上表现外,凉燥常有恶寒发热,无汗,头痛,脉浮缓或浮紧等表寒症状;温燥常有发热有汗,咽喉疼痛,心烦,舌红,脉浮数等表热症状。

4. B。

此题可用排除法,风邪治病,风为阳邪,其性开泄,故汗出;无汗为寒淫证的表现。大汗出见于火热证,冷汗见于亡阳证。

5. B。

湿淫证可表现为外湿和内湿,外湿以肢体困重,酸痛为主,或见皮肤湿疹,瘙痒,或有恶寒微热,病位在体表,是湿郁于肌表,阻滞经气所致;内湿以脘腹痞胀,纳呆,恶心,便稀等为主,病位在内脏,是湿邪阻滞气机,脾胃运化失调所致。湿淫患者头重如裹,遍体不舒,四肢懈怠,病位在体表,故属于外湿。

6. C。

此题属于识记并理解类考题,属于比较简单题目。风邪的辨证要点为新起恶风,微热,汗出,脉浮缓等;湿邪致病起病较缓而缠绵,头痛如裹,脉濡缓或细;热邪辨证要点以新病突起,病势较剧,以发热,口渴,便秘,尿黄,舌红或绛,舌黄干,脉数有力等主要表现;寒邪致病表现为无汗,脉弦紧等为主。

7. D。

此题属于识记类考题,比较简单,火热之邪,具有炎上,耗气伤津,生风动血,易致肿疡等特性,故临床常见吐血衄血;局部肿疡;阳热之邪耗伤津液,则见大便干结,小便短黄;火热证以阳热之邪有余为主,发热较甚,脉洪滑数有力。

8. D。

此题属于识记并理解类考题,风为阳邪,其性开泄,易袭阳位,善行而数变,故风淫证具有发病迅速,变化快,

游走不定的特点;湿为阴邪,阻滞气机,困遏清阳,故重浊黏腻;火热证阳热之气过盛,火热燔灼急迫,易伤津耗液。

9.**A**。

风邪侵袭肤腠,邪气与卫气相搏于肌表,则见皮肤瘙痒,风邪侵袭经络、肌肤,经气阻滞,则口眼㖞斜,风为阳邪,善行而数变,与寒湿相合,侵袭筋骨关节,痹阻经络,则见肢体关节游走疼痛。

10.**C**。

此题属于识记并理解类考题,考题具有一定难度,选项具有一定迷惑性。发病具有明显季节性的是暑淫证;脉数有力为火热证的表现,暑淫证的脉相为脉虚数,舌红绛为火热证的表现,暑淫证为舌红或白或黄,发热神昏为其共同表现。

11.**A**。

此题属于识记并理解类考题,恶热汗多为火热证的表现,燥淫证表现为无汗或有汗,汗出不多,其余均为共同表现。

12.**B**。

此题属于识记类考题,比较简单。风淫证致病特点为易袭阳位,善行数变;寒淫证致病特点为其性清冷,易伤阳气;火热证致病特点为其性炎上,耗气伤津;湿淫证致病特点是易伤阳气,重浊黏腻。

13.**D**。

其性炎上,耗气伤津属于火热证致病特点;伤津耗液,损伤肺脏属于燥淫证致病特点;易伤阳气,重浊黏腻属于湿淫证致病特点;暑淫证致病特点为耗气伤津,易夹湿邪。

14.**C**。

此题属于识记并理解类考题,比较简单。燥邪侵袭,易伤津液,与外界接触的皮肤、清窍等首当其冲,表现为皮肤,口鼻,咽喉等干燥。

15.**B**。

此题考查的知识点是火热证的辨证依据,以新病突起,病势较剧,发热,口渴,便秘,尿黄,舌红或绛,苔黄干,脉数有力等为主要表现。

16.**B**。

燥淫证的致病特点具有干燥,伤津耗液,损伤肺脏,其发生有明显的季节性。

17.**D**。

此题属于识记并理解类考题,考题具有一定难度。发热汗多属于火热证的临床表现;燥邪的临床表现是皮肤,口唇,鼻咽等干燥,发热有汗为温燥的表现,发热无汗为凉燥的表现。

18.**A**。

此题属于识记并理解类考题,具有一定难度。风邪袭表,肺卫失调,腠理疏松,卫气不固,则具有恶寒发热,脉浮等表证症状。风邪侵袭肺系,肺气失宣,鼻窍不利,则见咳嗽,咽喉痒痛,鼻塞,流清涕或喷嚏等症状。风为百病之长,其性轻扬,善行数变,具有发病迅速,消退快,游走不定的特点。风邪侵犯肺卫,宣降失常,通调水道失职,则见突起面睑肢体浮肿。

19.**B**。

寒邪具有凝滞、收引、易伤阳气的特性;风邪具有其性轻扬,善行数变的特性;湿邪具有黏滞缠绵,重浊趋下的特性;燥邪具有伤津耗液,损伤肺脏的特性。

20.**D**。

暑邪耗气伤津,而见口渴喜饮,气短神疲,尿短黄等症;暑热炽甚,营阴受灼,可见舌绛干燥,脉濡数。

21.**B**。

风为阳邪,善行而数变,故肢体关节疼痛具有游走不定的特点;湿为阴邪,重浊黏腻,故关节疼痛具有沉重不移的特点;寒淫证具有凝滞,收引的特性,故关节表现为拘急冷痛;热痹属于火热之邪致病,为阳热之邪,关节疼痛并有发热感。

22.**D**。

脉洪而数是火热证的表现;暑淫证的脉相为虚数,其余均为两者的共同表现。

23.**C**。

风邪或风毒侵袭经络、肌肤,经气阻滞,肌肤麻痹,则可出现肌肤麻木,口眼㖞斜等为风邪中络证。

24.**A**。

此题属于识记并理解类考题,答案具有一定的迷惑性。由于暑性炎热升散,故见发热恶寒,汗出多,暑邪耗气伤津,可见口渴喜饮,气短神疲等。

25. **C**。

　　此题属于识记并理解类考题,暑邪夹湿,阻遏气机的表现是肢体困倦,苔白或黄,脾胃运化失司,气机升降失调,则表现为腹痛,呕恶,肺气闭阻,玄府不通,则为无汗,气喘,暑邪耗气伤津,而见口渴喜饮,气短神疲,尿短黄等症。

26. **B**。

　　此题考查的是暑淫的致病特点,具有炎热升散,耗气伤津,易夹湿邪。

27. **D**。

　　此题考查的是燥邪的致病特点。燥邪具有干燥,伤津耗液,损伤肺脏的特点。

28. **C**。

　　此题属于识记并理解类考题,较简单。火为阳邪,具有炎上,耗气伤津,生风动血,易致肿疡等特性;易袭阳位属于风淫证致病特点。

29. **B**。

　　湿为阴邪,具有阻遏气机,损伤阳气,黏滞缠绵,重浊趋下等致病特点。ACD属于寒淫证的致病特点。

30. **D**。

　　温燥具有发热有汗,咽喉疼痛,心烦,舌红,脉浮数等表热症状;神疲汗出为暑淫证表现。

二、B 型题。

1、2. **A;B**。

　　此题考查的是六淫病邪的致病特点。火邪其性炎上,耗气伤津,故易侵袭人体上部,如头面部;湿邪致病特点是易伤阳气,重浊黏腻,易侵袭人体下部;暑邪其性炎热升散,耗气伤津,易夹湿邪;寒邪致病特点为其性清冷,易伤阳气。

3、4. **D;B**。

　　热痹属于火热之邪致病,为阳热之邪,关节疼痛并有发热感;痛痹属于寒邪致病,寒淫证具有凝滞,收引的特性,故关节表现为拘急冷痛,屈伸受限;着痹属于湿邪致病,湿为阴邪,重浊黏腻,故关节疼痛具有沉重不移的特点;行痹属于风邪致病,风为阳邪,善行而数变,故肢体关节疼痛具有游走不定,痛无定处的特点。

5、6. **C;A**。

　　此题考查的是病邪致病具有一定的季节性,属于较简单的题目。夏月炎暑之季易感受暑邪;初秋气温易感受温燥;深秋气凉易感受凉燥。其余病邪致病无明显季节性。

7、8. **C;B**。

　　此题属于识记并理解类考题,考题有一定难度,选项具有一定迷惑性。风淫证致病特点是阻遏气血,易袭阳位;湿淫证致病特点是阻遏气机,损伤阳气;耗气伤津属于暑淫证、火热证致病特点;伤津耗液属于燥淫证致病特点。

9、10. **A;B**。

　　凉燥与温燥除了有燥邪共有的临床表现,还具有各自的临床表现。凉燥常有恶寒发热,无汗,头痛,脉浮缓或浮紧等表寒症状;温燥常有发热有汗,咽喉疼痛,心烦,舌红,脉浮数等表热症状。

11、12. **C;B**。

　　寒淫证的临床表现为恶寒重,或伴发热,无汗等;火热证的临床表现为发热恶热;汗多发热恶热,汗出为暑淫证的表现;恶寒发热,汗出为风淫证的临床表现。

13、14. **B;D**。

　　此题考查的是各病邪的辨证要点及临床表现,属于识记并理解类的。风邪的辨证依据是恶风,微热,汗出,脉浮缓等;寒邪以恶寒甚,无汗,头身或胸腹疼痛,苔白,脉弦紧等为主要表现;燥邪以皮肤,口鼻,咽喉干燥为主要临床表现;火邪以发热,口渴,便秘,尿黄,舌红或绛,苔黄干,脉数有力等为主要表现。

15、16. **D;C**。

　　外湿的临床表现是以肢体困重,酸痛为主,或皮肤湿疹,瘙痒等偏于体表;内湿以脘腹痞胀、纳呆、恶心、便稀等偏于内脏的表现为主;口渴喜饮是火热证的表现;神疲乏力是暑淫证的表现。

三、X 型题。

1. **BCD**。

此题的考点为寒淫证的临床表现,属于识记并理解类考题,属于比较简单题目。寒淫证的临床表现有恶寒重,或伴发热,无汗,头身疼痛,鼻塞或流清涕,脉浮紧;或见咳嗽,哮喘,咯稀白痰;或为脘腹疼痛,肠鸣腹泻,呕吐;或为肢体厥冷,局部拘急冷痛,口不渴,小便清长,面色㿠白甚或青,舌苔白,脉弦紧或脉浮。

2. **ABCD**。

此题的考点为湿淫证的临床表现,属于识记并理解类考题,湿淫证的临床表现有头昏沉如裹,嗜睡,身体困重,胸闷脘痞,口腻不渴,纳呆,恶心,肢体关节,肌肉酸痛,大便稀,小便浑浊,或为局部渗漏湿液,或皮肤出现湿疹,瘙痒;妇女可见带下量多,面色晦垢,舌苔滑腻,脉濡缓或细等。

3. **ABC**。

暑淫证的性质特点是炎热升散,耗气伤津,易夹湿邪;生风动血属于火热证的性质特点。

4. **AD**。

燥淫证致病特点是伤津耗液,损伤肺脏;炎热升散,伤津耗气属于暑淫证。

5. **ABCD**。

湿邪阻滞气机,困遏清阳,故以困重、闷胀、酸楚、腻浊、面色晦垢、脉濡缓或细等为证候特点。

6. **ABCD**。

此题考查的是对湿淫证致病特点的记忆,题目较简单。湿淫证的致病特点就是阻遏气机,损伤阳气,黏滞缠绵,重浊趋下。

7. **AC**。

火热之邪与暑邪同时具有耗气伤津的特性;燥邪的特性是干燥,伤津耗液,损伤肺脏。

8. **BC**。

此题目需要记忆并理解。暑邪致病常见于夏季;燥邪致病常见于秋季。其余病邪致病无明显季节性。

9. **ABC**。

火热证的临床表现是发热恶热,烦躁,口渴喜饮,汗多,大便秘结,小便短黄,面色赤,舌红或绛,苔黄干燥或灰黑,脉数有力;神疲汗出属于暑淫证的表现。

10. **ABCD**。

阳热之气过盛,火热燔灼急迫,气血沸涌,则见发热恶热,颜面色赤,舌红或绛,脉数有力。

11. **ABD**。

外湿以肢体困重,酸痛为主,或见皮肤湿疹、瘙痒,或有恶寒微热,病位偏重于体表,是因湿郁于肤表,阻滞经气所致。胸闷脘痞属于内湿证表现。

12. **ACD**。

内湿以脘腹痞胀,纳呆,恶心,便稀等为主。病位多偏重于内脏,是因湿邪阻滞气机,脾胃运化失调所致。皮肤湿疹属于外湿证表现。

13. **ABC**。

凉燥与温燥都具有燥邪的致病特点,在临床中有共同的表现,但各自又有不同的特点。凉燥还有恶寒发热,无汗,头痛,脉浮缓或浮紧等表寒症状;温燥还有发热,微恶风寒,有汗,咽喉疼痛,心烦,舌边尖红,脉浮数等表热症状。

14. **ABC**。

风淫证的致病特点是风为阳邪,其性开泄,易袭阳位,善行数变。易伤阳气属于寒邪致病。

15. **ABC**。

此题属于识记类考题。寒为阴邪,其性清冷,具有凝滞,收引,易伤阳气的特性。易夹湿邪属于暑淫证特性。

16. **BCD**。

风淫证指风邪侵袭人体肤表、经络,导致卫外机能失常,表现出符合"风"性特征的证候。临床表现:恶风,微发热,汗出,脉浮缓,苔薄白;或鼻塞、流清涕、喷嚏,或伴咽喉痒痛、咳嗽;或突起风团、皮肤瘙痒、瘾疹;或突发肌肤麻木、口眼喎斜;或肌肉僵直、痉挛、抽搐;或肢体关节游走作痛;或新起面睑、肢体浮肿等。头身疼痛,鼻塞流涕属于寒淫证的临床表现。所以本题选 BCD。

17. **ABC**。

火淫证指外感火热等邪,或饮食不当,或情志过极,导致阳热内盛,以发热、口渴、面红、便秘尿黄等为主要表现的证候。临床表现是发热恶热,烦躁口渴,喜饮,汗多,大便秘结,小便短黄,面色赤,舌红或绛,苔黄干燥或灰黑,脉数有力。甚者或见神昏、谵语、惊厥、抽搐,吐血、衄血,痈肿疮疡。

第九章

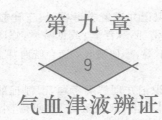

气血津液辨证

一、A型题:在每小题给出的 A、B、C、D 四个选项中,请选出一项最符合题目要求的。

1. 下列不属于气虚证的表现是
　　A. 气短声低　　　　　B. 精神疲惫　　　　　C. 头晕目眩　　　　　D. 面色淡白

2. 气陷证是由于气的哪种功能异常引起的
　　A. 推动　　　　　　　B. 固摄　　　　　　　C. 防御　　　　　　　D. 气化

3. 血瘀证的典型表现为
　　A. 纳少　　　　　　　B. 胀痛　　　　　　　C. 刺痛　　　　　　　D. 胸闷

4. 气滞证的疼痛特点,不包括下列哪项
　　A. 按之一般有形　　　B. 部位多不固定　　　C. 随情绪而增减　　　D. 随"气行"觉舒

5. 患者头晕目花,少气倦怠,腹部有坠胀感,脱肛,舌淡苔白,脉弱。其证候是
　　A. 气滞　　　　　　　B. 气虚　　　　　　　C. 气陷　　　　　　　D. 气逆

6. 临床上常见的气逆证,多与下列何项关系密切
　　A. 肺脾肾　　　　　　B. 肝肺胃　　　　　　C. 肺心肝　　　　　　D. 心肾肺

7. 气滞证发生的原因不包括
　　A. 情志因素　　　　　B. 外邪阻滞　　　　　C. 年老体弱　　　　　D. 脏器虚弱

8. 气逆证发生的原因不包括
　　A. 脏器虚弱　　　　　B. 情志过激　　　　　C. 痰饮瘀血内停　　　D. 寒热刺激

9. 气滞血瘀证临床表现不包括
　　A. 胸胁闷胀窜痛　　　B. 刺痛拒按　　　　　C. 倦怠乏力　　　　　D. 舌紫暗或紫斑,脉涩

10. 饮证的咯痰特点是
　　A. 痰色黄白　　　　　B. 痰清稀如水　　　　C. 痰中带血　　　　　D. 痰白滑易咯出

11. 病人突然呕血,面色苍白,四肢厥冷,大汗淋漓,脉浮大而散,证属
　　A. 亡阴证　　　　　　B. 气随血脱证　　　　C. 气不摄血证　　　　D. 气血两虚证

12. 瘀、石、虫、痰等阻塞所致之"气闭",最突出的表现是
　　A. 肢厥脉弦　　　　　B. 胀闷不舒　　　　　C. 绞痛阵作　　　　　D. 患处胀痛

13. 痰与饮的共有症,不包括以下哪项
　　A. 咳吐痰涎　　　　　B. 舌苔白滑　　　　　C. 胸闷脘痞　　　　　D. 头晕目眩

14. 不属于阴水的辨证要点为
　　A. 发病缓来势徐　　　　　　　　　　　　　B. 水肿先从足部开始,腰以下为甚
　　C. 尿少　　　　　　　　　　　　　　　　　D. 舌淡嫩苔白滑

15. 气不摄血与血热妄行鉴别要点为
　　A. 病程长短　　　　　B. 血质淡薄与红稠　　C. 出血的多少　　　　D. 脉象的细弱与弦数

16. 痰饮、悬饮、支饮、溢饮主要是根据下列哪项而命名
　　A. 饮停部位　　　　　B. 饮邪性质　　　　　C. 饮邪多少　　　　　D. 饮停先后

17. 下列除哪一项外,都是气虚证的临床表现
    A. 少气自汗 　　　　B. 疲倦乏力 　　　　C. 畏寒肢冷 　　　　D. 舌淡脉弱

18. 气滞证的临床表现特点是
    A. 嗳气恶心 　　　　B. 腹部坠胀 　　　　C. 胀闷疼痛 　　　　D. 性情急躁

19. 下列哪一项不是血瘀证的临床表现
    A. 肌肤甲错 　　　　B. 疼痛如针刺刀割 　　C. 出血血色鲜红 　　D. 舌紫暗

20. 血寒证疼痛的特点是
    A. 疼痛喜暖 　　　　B. 疼痛喜按 　　　　C. 疼痛且胀 　　　　D. 痛处不定

21. 患者面色萎黄,神疲乏力,少气懒言,自汗,心悸多梦,头晕目眩,舌淡嫩,脉细弱,应考虑为
    A. 气虚证 　　　　　B. 气陷证 　　　　　C. 血虚证 　　　　　D. 气血两虚证

22. 患者月经量多如崩,突然面色苍白,四肢厥冷,大汗淋漓,此属
    A. 气血两虚证 　　　B. 气不摄血证 　　　C. 血热证 　　　　　D. 气随血脱证

23. 间时左胸前区刺痛,常于夜间发作,面色略暗,舌尖有紫色斑点,脉弦涩,为
    A. 气滞证 　　　　　B. 气逆证 　　　　　C. 气闭证 　　　　　D. 血瘀证

24. 下列哪项不是阴水的临床表现
    A. 脘闷腹胀,尿少便溏 　B. 面色㿠白,神倦肢冷 　C. 水肿腰以下为甚 　D. 恶寒发热咽痛

25. 下列哪项不属痰证的临床表现
    A. 咳喘咯痰 　　　　B. 肢体浮肿 　　　　C. 半身不遂 　　　　D. 神志昏迷

26. 饮停于心肺,出现咳嗽痰多清稀,胸闷心悸,倚息不能平卧,谓之
    A. 痰饮 　　　　　　B. 支饮 　　　　　　C. 悬饮 　　　　　　D. 溢饮

27. 水饮留于胸胁,证见胸胁作痛,咳嗽时更甚,肋间胀满,脉弦,此属
    A. 痰饮 　　　　　　B. 支饮 　　　　　　C. 悬饮 　　　　　　D. 溢饮

28. 根据胁肋闷胀,痞块肿痛,舌紫暗等表现
    A. 寒客血脉证 　　　B. 气滞血瘀证 　　　C. 气虚血瘀证 　　　D. 血虚气滞证

29. 气陷证的特征是
    A. 脱肛 　　　　　　B. 腹痛 　　　　　　C. 尿赤 　　　　　　D. 下痢

30. 气短乏力,脉虚,面色淡白,出血淡红等表现的证候为
    A. 气血两虚 　　　　B. 气虚失血 　　　　C. 气随血脱 　　　　D. 血热妄行

31. 血瘀证与血寒证均可见的表现是
    A. 痛如针刺 　　　　B. 少腹拘急 　　　　C. 经色紫暗 　　　　D. 皮下紫斑

32. 症见眼睑头面浮肿,继及全身,上半身肿甚,来势迅速,皮薄光亮,小便短少,苔薄白,脉浮紧,其辨证是
    A. 饮停胸胁证 　　　B. 风水搏肺证 　　　C. 肾虚水犯证 　　　D. 水湿困脾证

33. 气血两虚证与气不摄血证均可见的表现是
    A. 神疲乏力,少气懒言 　　　　　　　　B. 月经量少色淡
    C. 鼻衄、齿衄,皮下紫斑 　　　　　　　D. 形体消瘦,肢体麻木

34. 患者小腹冷痛,经色紫暗,舌质淡紫,脉沉涩,其诊断是
    A. 寒凝血瘀证 　　　B. 痰凝血瘀证 　　　C. 气虚血瘀证 　　　D. 气滞血瘀证

二、B型题:A、B、C、D是其下面两道小题的备选项,请从中选择一项最符合题目要求的,每个选项可以被选择
   一次或两次。
    A. 气滞证 　　　　　B. 气逆证 　　　　　C. 气闭证 　　　　　D. 血寒证

1. 病人饮冰啤酒后,脘腹痞胀不适,呃声振作,嗳气,舌象无异,脉弦,证属

2. 病人冬季双手受寒,入水则瘙痒,麻木作痛,拘急不灵活,肢凉肤白,得温症减,舌淡紫苔白滑,脉沉迟或涩,证属

    A. 气血两虚证　　　　B. 气滞血瘀证　　　　C. 气虚血瘀证　　　　D. 气不摄血证

3. 头晕目眩,少气懒言,乏力自汗,心悸失眠,面色淡白或萎黄,唇爪甲淡白,舌淡嫩,脉细弱,证属

4. 胸胁胀满,或走窜疼痛,性情急躁,胁下痞块,刺痛拒按,入夜更甚,或妇女痛经,经色紫暗,夹有瘀块,舌紫暗或有瘀斑,脉弦涩,其证属

    A. 痰饮　　　　B. 悬饮　　　　C. 溢饮　　　　D. 支饮

5. 饮证,症见脘腹痞胀,泛吐清水,脘腹部水声辘辘属于

6. 饮证,症见当汗出而不汗出,身体,肢节痛重等属于

    A. 胸闷眩晕　　　　B. 小便不利　　　　C. 腹大痞胀　　　　D. 肋间饱满

7. 属于饮证的临床表现的是

8. 属于痰证的临床表现的是

    A. 窜痛胀痛　　　　B. 突发绞痛　　　　C. 固定刺痛　　　　D. 冷痛拘急

9. 气闭证的疼痛性质

10. 气滞证的疼痛性质

    A. 痰证　　　　B. 水停证　　　　C. 气滞证　　　　D. 饮证

11. 以肢体浮肿,小便不利为主证属

12. 以胸闷脘痞,呕吐清水为主证属

    A. 出血色紫暗夹瘀块　　B. 出血色鲜红　　　　C. 出血色淡　　　　D. 出血量大

13. 血瘀证见

14. 血热证见

    A. 气虚血瘀证　　　　B. 气不摄血证　　　　C. 气血两虚证　　　　D. 气随血脱证

15. 症见少气懒言,唇甲色淡,属于

16. 症见面色苍白,气少息微,冷汗淋漓,属于

三、X型题:在每小题给出的 A、B、C、D 四个选项中,至少有两项是符合题目要求的,请选出所有符合题目要求的答案,多选或少选均不得分。

1. 气血两虚证的临床表现是
    A. 头昏目眩　　　　B. 少气懒言　　　　C. 面色萎黄　　　　D. 心悸失眠

2. 气逆证的发生与下列哪个脏腑有关
    A. 肺　　　　B. 肾　　　　C. 肝　　　　D. 胃

3. 由于气的病理变化而直接造成血瘀的有
    A. 气虚　　　　B. 气逆　　　　C. 气滞　　　　D. 气陷

4. 血热证可见
    A. 咳血吐血　　　　B. 尿血衄血　　　　C. 脉数　　　　D. 舌红绛

5. 气虚证的临床表现,可见
    A. 畏寒肢冷　　　　B. 疲倦乏力　　　　C. 头晕目眩　　　　D. 少气懒言

6. 肝气升发太过可出现
    A. 头痛　　　　B. 眩晕　　　　C. 昏厥　　　　D. 呃逆

7. 胃气上逆可出现
    A. 呃逆　　　　B. 嗳气　　　　C. 恶心　　　　D. 呕吐

8. 肺气上逆可出现
    A. 嗳气　　　　B. 咳嗽　　　　C. 喘息　　　　D. 胸痛

9. 气陷证可出现

    A. 头晕目眩   B. 少气倦怠   C. 便溏   D. 脱肛

10. 血虚证可以出现

    A. 面色淡白   B. 头晕目眩   C. 手足发麻   D. 妇女经闭

11. 血寒证可以出现

    A. 喜暖恶寒   B. 手足厥冷   C. 妇女痛经   D. 舌紫暗

12. 气滞血瘀证可以出现

    A. 胸胁胀痛   B. 胁下痞块刺痛   C. 妇女痛经   D. 舌紫暗

13. 气虚血瘀证可以出现

    A. 身倦乏力   B. 少气懒言   C. 妇女痛经   D. 舌淡紫

14. 引起气滞证的常见原因有

    A. 六淫邪气内袭   B. 七情郁结   C. 阳气虚弱   D. 食积

15. 下列各项中,属于饮证临床表现的是

    A. 脘腹痞胀,水声辘辘   B. 胸闷心悸,喘息气促

    C. 咳嗽痰多,质稀色白   D. 头晕目眩,舌苔白滑

16. 属于痰证临床表现的是

    A. 咳嗽痰多,胸闷脘痞   B. 形体肥胖,泛吐清爽

    C. 皮下包块,圆滑柔韧   D. 头晕目眩,恶心纳呆

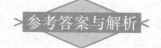
参考答案与解析

一、A 型题

1. D。

此题考查的是气虚证的临床表现,属于识记并理解类考题。气虚证的临床表现是精神疲惫,体倦,或有头晕目眩,自汗,动则诸症加重,乏力,气短声低,少气懒言,脉虚,舌质淡嫩等。面色淡白属于血虚证的表现。

2. B。

气陷证是指气虚无力升举,清阳之气下陷,以自觉气坠,或脏器下垂为主要表现的虚弱证候,是由于气的固摄功能发生异常导致的。

3. C。

此题属于较简单题目,考点是血瘀证的临床表现。血瘀证是指瘀血内阻,血行不畅,以固定刺痛,肿块,出血,瘀血色脉征为主要表现的证候。

4. A。

此题考查的是气滞证的表现,主要考查的是疼痛。气滞证导致的疼痛为胸胁,脘腹等处或损伤部位的胀闷或疼痛,疼痛性质可为胀痛,窜痛,攻痛,症状时轻时重,部位不固定,按之一般无形。痛胀常随嗳气,肠鸣,矢气等而减轻,或症状随情绪变化而增减。

5. C。

气陷的临床表现头晕眼花,气短疲乏,脘腹坠胀感,大便稀溏,形体消瘦,或见内脏下垂;脱肛;阴挺等。

6. B。

此题属于理解类考题,需要仔细分析。气逆一般是在气滞基础上的一种表现形式。主要是指肺胃之气不降而上逆,或肝气升发太过而上逆。

7. C。

此题属于识记并理解类的考题,考查的是引起气滞证的原因,包括情志不舒,忧郁悲伤,思虑过度,而致气机郁滞,痰饮,瘀血,宿食,蛔虫,砂石等病理物质的阻塞,或阴寒凝滞,湿邪阻碍,外伤络阻等,都能导致气机郁

滞,脏气虚弱,运行乏力而气机阻滞。

8. A。

此题属于识记并理解类的考题,考查的是引起气逆证的原因,气逆证形成的主要原因有外邪侵袭,痰饮瘀血内停,寒热刺激,情志过激等。

9. C。

此题考点为气滞血瘀证的临床表现,常见到胸胁闷胀窜痛,胁下痞块,刺痛固定,拒按,妇女闭经,舌紫暗或紫斑,脉涩。

10. B。

饮证指水饮停聚于腔隙或胃肠,以胸闷脘痞,呕吐清水,咳吐清稀痰涎,肋间饱满,苔滑等为主要表现的证候。它可根据饮邪在体内停留的位置的不同分为痰饮、悬饮、溢饮和支饮四型。

11. B。

此题考查的是气随血脱证的临床表现,大出血时突然面色苍白,四肢厥冷,大汗淋漓,精神萎靡,甚至晕厥,舌淡,脉微细欲绝,或浮大而散。

12. C。

此题属于识记并理解类考题,具有一定难度。痰浊、瘀血、砂石、蛔虫等阻塞脉络、管腔等,导致气机闭塞,则突发绞痛,或见二便不通。

13. D。

此题考查的是痰证与饮证的临床表现。痰证是指痰浊内阻或流窜,以咳吐痰多,胸闷,呕恶,眩晕,体胖,或局部有圆滑包块(痰核、乳癖),苔腻,脉滑等为主要表现的证候。饮证指水饮停聚于腔隙或胃肠,以胸闷脘痞,呕吐清水,咳吐清稀痰涎,肋间饱满,苔滑等为主要表现的证候。

14. C。

阴水是指水肿性质属虚者,多由病久正虚,劳倦内伤,房事不节等因素引起。辨证要点:发病缓,来势徐,水肿从足部开始,腰以下肿甚者,舌淡,苔白滑,脉沉。

15. D。

此题考查的是气不摄血证与血热证的临床表现。气不摄血证的临床表现吐血,便血,皮下瘀斑,崩漏,气短,倦怠乏力,面色白而无华,舌淡,脉细弱。血热证是指火热内炽,侵迫血分,以身热口渴,斑疹吐衄,烦躁谵语,舌绛,脉数等为主要表现的实热证候。

16. A。

饮证指水饮停聚于腔隙或胃肠,以胸闷脘痞,呕吐清水,咳吐清稀痰涎,肋间饱满,苔滑等为主要表现的证候。它可根据饮邪在体内停留的位置的不同分为痰饮、悬饮、溢饮和支饮四型。

17. C。

气虚证的临床表现:精神疲惫,体倦,或有头晕目眩,自汗,动则诸症加重,乏力,气短声低,少气懒言,脉虚,舌质淡嫩。

18. C。

气滞证指人体某一部分或某一脏腑,经络的气机阻滞,运行不畅,以胀闷疼痛为主要表现的证候。

19. C。

血瘀证是指瘀血内阻,血行不畅,以固定刺痛,肿块,出血,瘀血色脉征为主要表现的证候。有疼痛,肿块,出血;瘀血色脉征等方面的证候;其疼痛特点为刺痛,痛处拒按,固定不移,常在夜间痛甚,肿块的性状是在体表者包块色青紫,腹内者触及质硬而推之不移;出血的特征是出血反复不止,色紫暗或夹血块,或大便色黑如柏油状,或妇女血崩,漏血,瘀血色脉证主要有面色黧黑,或唇甲青紫,或皮下紫斑,或肌肤甲错,或腹露青筋,或皮肤出现丝状红缕,舌有紫色斑点,舌下络脉曲张,脉多细涩或结代、无脉等。

20. A。

血寒证,寒凝脉络,气血运行不畅,阳气不得流通,组织失于温养,故常表现为患处的寒冷;疼痛,寒性凝滞收引,故其痛具有拘急冷痛,得温痛减的特点。

21. D。

气血两虚证的临床表现是头晕目眩,少气懒言,乏力自汗,面色淡白或萎黄,心悸失眠,舌淡而嫩,脉细弱。

22. D。

气血的相互依存的关系,大量出血,则气无所附,而随之外脱,则突然面色苍白,四肢厥冷,大汗淋漓,精神萎靡,甚至晕厥,舌淡,脉微细欲绝,或浮大而散。

23.D。

解析同 19 题。

24.D。

阴水证临床表现脾虚水肿：水肿，腰以下为甚，按之凹陷不起，面色㿠白，神倦肢困，小便短少，脘闷腹胀，纳呆便溏，舌淡，苔白滑，脉沉。肾虚水肿：水肿日益加剧，小便不利，腰膝酸冷，四肢不温，畏寒神疲，面色㿠白或灰滞，舌淡伴苔白滑，脉沉迟无力。

25.B。

痰证是指痰浊阻内阻或流窜，以咳吐痰多，胸闷，呕恶，眩晕，体胖，或局部有圆滑包块（痰核、乳癖），苔腻，脉滑等为主要表现的证候。痰迷于心：或神昏而喉中痰鸣，或神志错乱而为癫，狂，痴，痫。

26.B。

此题属于记忆型题，较简单，饮邪停于心包，阻遏心阳，阻滞气血运行，则见胸闷心悸，气短不得卧等症，是为支饮。

27.C。

此题属于记忆型题，较简单，饮邪停于胸胁，阻碍气机，压迫肺脏，则有肋间饱满，咳唾引痛，胸闷息促等症，是为悬饮。

28.B。

此题考点为气滞血瘀证的临床表现：胸胁胀闷，走窜疼痛，性情急躁，胁下痞块，刺痛拒按，妇女可见经闭或痛经，经色紫暗，夹有血块等，舌紫暗或见紫斑，脉涩。

29.A。

此题属于识记并理解类考题，题目较简单。气陷证是指气虚无力升举，清阳之气下陷，以自觉气坠，或脏器下垂为主要表现的虚弱证候。

30.B。

此题考点为气不摄血证的临床表现，主要表现为吐血，便血，皮下瘀斑，崩漏，气短，倦怠乏力，面色白而无华，舌淡，脉细弱。

31.C。

血瘀证是指瘀血内阻，以疼痛、肿块、出血、瘀血、舌脉征为主要表现的证候。其疼痛特点为痛如针刺、痛处拒按、固定不移、常在夜间痛甚。肿块在体表者，色呈青紫，在腹内者触之坚硬，推之不移。出血的特征是出血反复不止，色紫暗或夹有血块。瘀血舌脉主要有面色黧黑，或唇甲青紫，或皮下紫斑，或肌肤甲错，或皮肤出现丝状红缕，舌有紫色斑点、舌下络脉曲张，脉涩或结、代等。血寒证是指寒邪客于血脉，凝滞气机，血行不畅，以冷痛拘急、形寒、肤色紫暗等为主要表现的实寒证候。临床表现为手足或局部冷痛，肤色紫暗发凉，形寒肢冷，得温痛减；或少腹拘急冷痛；或为痛经，或月经衍期，经色紫暗，夹有血块；舌淡紫，苔白润或滑，脉沉迟弦涩等。二者均可见的表现是经色紫暗。

32.B。

①风水搏肺证指由于风邪袭肺，宣降失常，通调水道失职，水湿泛溢肌肤，以突起头面浮肿及表证症状为主要表现的证候。临床表现：浮肿始自眼睑头面，继及全身、上半身肿甚，来势迅速，皮薄光亮，小便短少，或见恶寒重发热轻，无汗，苔薄白，脉浮紧，或见发热重恶寒轻，咽喉肿痛，苔薄黄，脉浮数。②饮停胸胁证指水饮停于胸胁，阻滞气机，以肋间饱满，胸胁胀闷或痛及饮证症状为主要表现的证候。即属痰饮病之"悬饮"。临床表现：胸廓饱满，胸胁部胀闷或痛，呼吸、咳嗽或转侧时牵引作痛，或伴头晕目眩，舌苔白滑，脉沉弦。③肾虚水犯证指肾的阳气亏虚，气化无权，水液泛溢，以浮肿腰以下为甚、尿少及肾阳虚症状为主要表现的证候。临床表现：全身浮肿，腰以下为甚，按之没指，小便短少，腰膝酸软冷痛，畏寒肢冷，腹部胀满，或心悸气短，咳喘痰鸣，舌淡胖苔白滑，脉沉迟无力。④水湿困脾证为湿困脾土，水泛肌肤，全身水肿，来势较缓，按之没指，肢体沉重困倦，小便短少，脘闷纳呆，泛恶欲吐，舌苔白腻，脉沉。所以本题选 B。

33.A。

①气血两虚证指气血不能互相化生，以气虚和血虚症状相兼为主要表现的证候。临床表现：神疲乏力，少气懒言，自汗，面色淡白或萎黄，口唇、眼睑、爪甲颜色淡白，头晕目眩，心悸失眠，形体消瘦，肢体麻木，月经量少色淡，愆期甚或闭经，舌淡白，脉细无力。②气不摄血证指气虚不能统摄血液而致出血，以气虚及出血症状为主要表现的证候。临床表现：鼻衄、齿衄，皮下紫斑、吐血、便血、尿血、月经过多、崩漏等各种出血，面色淡白无华，神疲乏力，少气懒言，心悸失眠，舌淡白，脉弱。A 项神疲乏力，少气懒言为二者均可见的表现，所以本题选 A。

34.A。

冷痛为寒，经色紫暗，舌质淡紫，脉涩为瘀，选 A。寒凝血瘀证是指寒邪客于血脉，凝滞气机，血行不畅，临床还可有畏寒,妇女月经后期的表现。痰凝血瘀证的临床表现为或有肿块,重坠不适,或胸闷牵痛,烦闷急躁,或月经不调、痛经等;舌质暗红,苔薄腻,脉弦滑或弦细。气滞血瘀证是指兼有气滞和血瘀的证候。临床以胸胁胀闷,走窜疼痛,急躁易怒,胁下痞块,刺痛拒按,妇女可见闭经或痛经,经色紫暗有块,或乳房胀痛,舌质紫暗或见瘀斑,脉涩为主要表现。气虚血瘀证是指兼有气虚和血瘀的证候。临床以面色淡白或晦滞,身倦乏力,气少懒言,疼痛如刺,常见于胸胁,以痛处不移,拒按,舌淡暗或有紫斑,脉沉涩为辨证依据。

二、B型题。

1、2. B;D。
气逆证是指气机升降失常,脏腑之气上逆所表现的证候。多由于饮冷而致胃气上逆,出现脘腹痞胀不适,呃声频作,嗳气等症状。血寒证是指寒邪客于血脉,凝滞气机,血液运行不畅所表现的证候。手部瘙痒,麻木疼痛,拘急不灵活,肢凉肤白,得温则减,舌淡紫苔白滑,脉沉迟或涩均为血寒证的表现。

3、4. A;B。
气血两虚证是指气虚与血虚同时存在所表现的证候。临床表现为头晕目眩,少气懒言,乏力自汗,心悸失眠,面色淡白或萎黄,唇爪甲淡白,舌淡嫩,脉细弱。气滞血瘀证是指气机阻滞而致血行瘀阻所表现的证候。临床表现为胸胁胀满或走窜疼痛,性情急躁,胁下痞块,刺痛拒按,入夜更甚,或妇女痛经,经色紫暗,夹有瘀块,舌紫暗或有瘀斑,脉弦涩。

5、6. A;C。
饮证根据饮邪在体内停留的位置的不同分为痰饮、悬饮、溢饮和支饮四型。痰饮:脘腹痞胀,泛吐清水,脘腹部水声辘辘。悬饮:肋间饱满,咳唾引痛,胸闷息促。溢饮:当汗出而不汗出,身体,肢节痛重等。支饮:胸闷心悸,气短不得卧等症。

7、8. D;A。
饮证指水饮停聚于腔隙或胃肠,以胸闷脘痞,呕吐清水,咳吐清稀痰涎,肋间饱满,苔滑等为主要表现的证候。痰证是指痰浊内阻或流窜,以咳吐痰多,胸闷,呕恶,眩晕,体胖,或局部有圆滑包块(痰核、乳癖),苔腻;脉滑等为主要表现的证候。小便不利,腹大痞胀为水停证的临床表现。

9、10. B;A。
此题属于识记并理解类考题,认真分析不难回答。窜痛胀痛属于气滞证的疼痛性质;突发绞痛属于气闭证的疼痛性质;固定刺痛属于血瘀证的疼痛性质;冷痛拘急属于血寒证疼痛性质。

11、12. B;D。
此题考查的是对气血津液病证临床表现的记忆。痰证是指痰浊内阻或流窜,以咳吐痰多,胸闷,呕恶,眩晕,体胖,或局部有圆滑包块(痰核、乳癖),苔腻,脉滑等为主要表现的证候。饮证指水饮停聚于腔隙或胃肠,以胸闷脘痞,呕吐清水,咳吐清稀痰涎,肋间饱满,苔滑等为主要表现的证候。气滞证指人体某一部分或某一脏腑,经络的气机阻滞,运行不畅,以胀闷疼痛为主要表现的证候。水停证以肢体浮肿,小便不利,或腹大痞胀,舌淡胖等为主要表现。

13、14. A;B。
此题考查的是各种血症的临床表现,仔细分析不难选择。出血色紫暗夹瘀块见于血瘀证;出血色鲜红见于血热证;出血色淡见于血虚证;出血量大见于血脱证。

15、16. C;D。
气血两虚的临床表现头晕目眩,少气懒言,乏力自汗,面色淡白或萎黄,心悸失眠,舌淡而嫩,脉细弱;气随血脱证临床表现大出血时突然面色苍白,四肢厥冷,大汗淋漓,精神萎靡,甚至晕厥,舌淡,脉微细欲绝,或浮大而散。

三、X型题。

1. ABCD。
此题考点为气血两虚证的临床表现,题目较简单。临床上表现为头昏目眩,少气懒言,乏力自汗,面色萎黄,心悸失眠,舌淡嫩,脉细弱。

2. ACD。
此题属于理解类考题,需要仔细分析。气逆一般是在气滞基础上的一种表现形式,主要是指肺胃之气不降而上逆,或肝气升发太过而上逆。

3. AC。

引起血瘀证的原因包括外伤,跌仆及其他原因造成的体内出血,离经之血未及时排出或消散,瘀积于内;气滞而血行不畅,以致血脉瘀滞;血寒而使血脉凝滞,或血热而使血行壅聚或血受煎熬,血液浓缩黏滞,致使脉道瘀塞;湿热,痰浊,砂石等有形实邪压迫,阻塞脉络,以致血运受阻,气虚,阳虚而运血无力,血行迟缓。

4. **ABCD**。

此题考查的是血热证的临床表现以身热口渴,斑疹吐衄,烦躁谵语,舌绛,脉数等为主要表现的实热证候。血热迫血妄行,可见各种出血。

5. **BCD**。

气虚证是指元气不足,气的推动,固摄,防御,气化等功能减退,或脏器组织的机能减退,临床表现精神疲惫,体倦,或有头晕目眩,自汗,动则诸症加重,乏力。气短声低,少气懒言。脉虚,舌质淡嫩。

6. **ABC**。

此题考查的是气逆证的临床表现。肺气上逆以咳喘为主证;胃气上逆以呃逆,呕恶,嗳气等为主证;肝气上逆以头痛眩晕,昏厥,呕血或咯血等为主证。

7. **ABCD**。

此题考查的是气逆证的临床表现。肺气上逆以咳喘为主证;胃气上逆以呃逆,呕恶,嗳气等为主证;肝气上逆以头痛眩晕,昏厥,呕血或咯血等为主证。

8. **BC**。

此题考查的是气逆证的临床表现。肺气上逆以咳喘为主证;胃气上逆以呃逆,呕恶,嗳气等为主证;肝气上逆以头痛眩晕,昏厥,呕血或咯血等为主证。

9. **ABCD**。

气陷证是指气虚无力升举,清阳之气下陷,以自觉气坠,或脏器下垂为主要表现的虚弱证候。临床表现头晕眼花,气短疲乏,脘腹坠胀感,大便稀溏,形体消瘦,或见内脏下垂,脱肛,阴挺等。

10. **ABCD**。

血虚证是指血液亏虚,不能濡养脏腑、经络、组织,以面、睑、唇、舌色白,脉细为主要表现的虚弱证候。临床表现:面色淡白或萎黄,眼睑、口唇、舌质、爪甲的颜色淡白,头晕,或见眼花,两目干涩,心悸,多梦,健忘,神疲,手足发麻,或妇女月经量少,色淡,延期甚或经闭,舌淡苔白,脉细无力。

11. **ABCD**。

血寒证是指寒邪客于血脉,凝滞气机,血行不畅,以患处冷痛拘急,畏寒,唇舌青紫,妇女月经后期,经色紫暗夹块等为主要表现的实寒证候,即血分的寒证。临床表现畏寒,手足或少腹等患处冷痛拘急,得温痛减,肤色紫暗发凉,痛经,月经延期,经色紫暗,夹有血块,唇舌青紫,苔白滑,脉沉迟弦涩等。

12. **ABCD**。

气滞血瘀证的临床表现为胸胁胀闷,走窜疼痛,性情急躁,胁下痞块,刺痛拒按。妇女可见经闭或痛经,经色紫暗,夹有血块等。舌紫暗或见紫斑,脉涩。

13. **ABCD**。

气虚血瘀证的临床表现:面色淡白或晦滞,少气懒言,身倦乏力。疼痛如刺,常见于胸胁,痛处不移,拒按。舌淡暗或有紫斑,脉沉涩。

14. **ABCD**。

引起气滞证的主要病因情志不舒,忧郁悲伤,思虑过度,而致气机郁滞。痰饮、瘀血、宿食、蛔虫、砂石等病理物质的阻塞,或阴寒凝滞,湿邪阻碍,外伤络阻等,都能导致气机郁滞。脏气虚弱,运行乏力而气机阻滞。

15. **ABCD**。

饮证指水饮停聚于腔隙或胃肠,以胸闷脘痞、呕吐清水、咳吐清稀痰涎、肋间饱满等为主要表现的证候。可根据饮邪在体内停留的位置的不同分为痰饮、悬饮、溢饮和支饮四型。临床表现:脘腹痞胀,水声辘辘,泛吐清水;肋间饱满,支撑胀痛;胸闷心悸,息促不得卧;身体、肢节痛重;咳嗽痰多,质稀色白,甚则喉间哮鸣;头晕目眩,舌苔白滑,脉弦或滑。所以本题选 ABCD。

16. **ACD**。

痰证指痰浊内阻或流窜,以咳吐痰多、胸闷、呕恶、眩晕、体胖等为主要表现的证候。临床表现为咳嗽痰多,痰质黏稠,胸脘痞闷,呕恶,纳呆,或头晕目眩,或形体肥胖,或神昏而喉中痰鸣,或神志错乱而为癫、狂、痴、痫,或某些部分出现圆滑柔韧的包块等,苔白腻,脉滑。痰证需与饮证相鉴别,饮证指水饮停聚于腔隙或胃肠,以胸闷脘痞、呕吐清水、咳吐清稀痰涎、肋间饱满等为主要表现。B 选项的泛吐清爽则属于饮证的范畴,故不选。

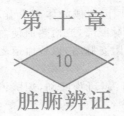

第十章

10

脏腑辨证

一、A 型题:在每小题给出的 A、B、C、D 四个选项中,请选出一项最符合题目要求的。

1. 大肠津亏证的主症是
    A. 口干咽燥   B. 口臭头晕   C. 便干难以排出   D. 舌红苔白干

2. 下列肝胆病中,哪项不出现眩晕症状
    A. 胆郁痰扰   B. 肝阳上亢   C. 肝气郁结   D. 肝血虚

3. 下列除哪项外,均为肾虚的症状
    A. 腰膝酸软   B. 耳鸣耳聋   C. 牙齿动摇   D. 尿频急痛

4. 患者,男,50 岁。咳喘 20 余年,现咳嗽痰少,口燥咽干,形体消瘦,腰膝酸软,颧红盗汗,舌红少苔,脉细数。其病机是
    A. 肺气虚损   B. 肺阴虚亏   C. 肺肾阴虚   D. 肺肾气虚

5. 患者,男,70 岁。神志痴呆,表情淡漠,举止失常,面色晦滞,胸闷泛恶,舌苔白腻,脉滑。其病机是
    A. 痰迷心窍   B. 痰火扰心   C. 心血瘀阻   D. 肾精亏虚

6. 脏腑湿热证的共同特点是
    A. 黄疸   B. 腹痛   C. 腹泻   D. 舌苔黄腻

7. 患者,女,36 岁。面色萎黄,神疲乏力,气短懒言,食少便溏,月经淋漓不断,经血色淡,舌淡无苔,脉沉细无力。其病机是
    A. 脾不统血   B. 脾肾阳虚   C. 气血两虚   D. 脾肺气虚

8. 患者腹部痞胀,纳呆呕恶,肢体困重,身热起伏,汗出热不解,尿黄便溏。其舌象应是
    A. 舌红苔黄腻   B. 舌红苔黄糙   C. 舌绛苔少而干   D. 舌绛苔少而润

9. 患者身目发黄,黄色鲜明,腹部痞满,肢体困重,便溏尿黄,身热不扬,舌红苔黄腻,脉濡数。其证候是
    A. 肝胆湿热   B. 大肠湿热   C. 肝火上炎   D. 湿热蕴脾

10. 患者,女,26 岁,已婚。胃脘隐痛,饥不欲食,口燥咽干,大便干结,舌红少津,脉细数。其病机是
    A. 脾阴不足   B. 胃阴不足   C. 胃燥津亏   D. 胃热炽盛

11. 患者,男,50 岁。眩晕欲仆,头摇而痛,项强肢颤,腰膝酸软,舌红苔薄白,脉弦有力。其病机是
    A. 肝阳上亢   B. 肝肾阴虚   C. 肝阳化风   D. 阴虚风动

12. 患者,男,45 岁。平日急躁易怒,今日因事与人争吵时突感头晕,站立不住,面赤如醉,舌体颤动,脉弦。其证候是
    A. 肝火上炎   B. 肝阳上亢   C. 热极生风   D. 肝阳化风

13. 患者平素性急易怒,时有胁胀,近日胁胀加重,伴食欲不振,食后腹胀,便溏,舌苔薄白,脉弦。其证候是
    A. 脾气虚   B. 脾阳虚   C. 脾肾阳虚   D. 肝脾不调

14. 患者,男,50 岁。咳喘 20 余年,现咳嗽痰少,口燥咽干,形体消瘦,腰膝酸软,颧红盗汗,舌红少苔,脉细数。其病机是
    A. 肺气虚损   B. 肺阴虚亏   C. 肺肾阴虚   D. 肺肾气虚

15. 下列哪项不属于心血虚证的临床表现
    A. 心悸   B. 头晕   C. 多梦   D. 舌红少津

16. 心悸气短与下列哪项同见,对诊断心阳虚证最有意义
    A. 面色萎黄　　　　B. 神疲乏力　　　　C. 形寒肢冷　　　　D. 头晕目眩

17. 患者面赤口渴,胸闷气粗,心烦不寐,甚则胡言乱语,哭笑无常,尿赤便秘,舌红苔黄腻,脉滑数。此属
    A. 痰火扰心证　　　B. 痰迷心窍证　　　C. 心火亢盛证　　　D. 心血瘀阻证

18. 患者心烦口渴,小便赤涩,尿道灼痛,舌尖红赤,苔黄,脉数。应考虑为
    A. 膀胱湿热证　　　B. 心火亢盛证　　　C. 肝胆湿热证　　　D. 小肠实热证

19. 心气虚证,心血虚证,心阳虚证及心阴虚证的共同表现是
    A. 心悸　　　　　　B. 气短　　　　　　C. 失眠　　　　　　D. 多梦。

20. 患者神疲乏力,咳嗽无力,动则气短,痰液清稀,声音低怯,自汗,畏风,易感冒,舌淡嫩,脉虚。应考虑为
    A. 脾气虚证　　　　B. 肺气虚证　　　　C. 心肺气虚证　　　D. 肺肾气虚证

21. 下列哪项不是燥邪犯肺证和肺阴虚证的共同症状
    A. 干咳痰少　　　　B. 痰黏难咯　　　　C. 发热恶风　　　　D. 舌干少津

22. 患者干咳少痰,痰黏难咯,鼻燥咽干,胸痛发热,微恶风寒,头痛,便干,苔薄黄而干,脉细,可拟诊为
    A. 风寒犯肺证　　　B. 肺热壅盛证　　　C. 燥邪犯肺证　　　D. 肺阴虚证

23. 诊断心的病证,哪种表现最为典型
    A. 失血　　　　　　B. 气短　　　　　　C. 心悸　　　　　　D. 脉细

24. 患者大便干燥秘结,难以排出,数日一行,口干咽燥,舌红少津,脉细涩。可拟诊为
    A. 阳明腑证　　　　B. 胃热证　　　　　C. 胃阴不足证　　　D. 大肠津亏证

25. 患者面色淡白,神疲倦怠,气短懒言,头晕目眩,便意频数,小便浑浊如米泔,舌淡苔白,脉缓弱。可拟诊为
    A. 脾气虚证　　　　B. 脾气下陷证　　　C. 胃气虚证　　　　D. 肾阳虚证

26. 下列症状中,哪项不是脾气下陷证的临床表现
    A. 头晕目眩　　　　B. 食后脘腹胀甚　　C. 小便浑浊如米泔　D. 四肢厥冷

27. 患者腹痛,便泄,日行七八次,粪质黏稠而臭,肛门灼热,小便短赤,身热,口渴,舌红,苔黄腻,脉滑数,可拟诊为
    A. 大肠湿热证　　　B. 湿热蕴脾证　　　C. 肝脾不调证　　　D. 小肠实热证

28. 下列哪一项是寒湿困脾证与湿热蕴脾证的共同症状
    A. 口淡不渴　　　　B. 身热起伏,汗出热不解　C. 恶心纳呆　　　D. 苔黄腻,脉濡数

29. 下列哪一项,不见于寒湿困脾证
    A. 头身困重　　　　　　　　　　　　　B. 食少便溏
    C. 泛恶欲吐　　　　　　　　　　　　　D. 面、目、身俱黄,黄色鲜明如橘色

30. 牙龈红肿疼痛,出血鲜红,多属
    A. 胃火上炎,灼伤血络　B. 气虚不能摄血　C. 心脾热盛,迫血妄行　D. 肾阴不足,虚火伤络

31. 肾阳不足证与肾不纳气证的共同特点是
    A. 水肿　　　　　　B. 腰酸　　　　　　C. 心悸　　　　　　D. 肢冷

32. 肾不纳气证和肾气不固证的共同症状是
    A. 夜尿频多　　　　B. 胎动易滑　　　　C. 腰膝酸软　　　　D. 呼多吸少

33. 症见胆怯易惊,心烦失眠,舌红苔黄腻,脉弦数者,其辨证是
    A. 痰蒙心神证　　　B. 痰火扰神证　　　C. 胆郁痰扰证　　　D. 心火亢盛证

34. 肝血虚证与心血虚证均有的临床表现是
    A. 心悸怔忡,失眠多梦　B. 肢体麻木,手足震颤　C. 头晕目眩,面色淡白　D. 形体消瘦,口燥咽干

35. 膀胱湿热证与小肠实热证均可出现的临床表现是
    A. 小便赤涩,尿道灼痛　　　　　　　　　　B. 小腹胀满,发热腰痛
    C. 口舌生疮,溃烂灼痛　　　　　　　　　　D. 舌红苔黄腻,脉滑数

36. 患者胆怯惊悸,失眠多梦,胸胁胀闷,眩晕呕恶,苔黄腻,脉弦滑,其诊断是
    A. 心肾不交证　　　　B. 胆郁痰扰证　　　　C. 肝胆湿热证　　　　D. 痰火扰神证

二、B型题:A、B、C、D是其下面两道小题的备选项,请从中选择一项最符合题目要求的,每个选项可以被选择
　　一次或两次。

    A. 五更泄泻　　　　B. 食后即泻　　　　C. 两者均有　　　　D. 两者均无
1. 脾肾阳虚可见
2. 大肠湿热可见

    A. 胃强脾弱　　　　B. 胃火炽盛　　　　C. 两者均有关　　　　D. 两者均无关
3. 嗜食异物为
4. 易饥多食,大便溏泄为

    A. 脾虚气陷　　　　B. 脾气虚　　　　C. 脾阳虚　　　　D. 寒湿困脾
5. 以食少、腹胀、便溏及气虚症状为主要表现的病证是
6. 以食少、腹胀腹痛、便溏等为主要表现的病证是

    A. 肝阳化风　　　　B. 热极生风　　　　C. 阴虚动风　　　　D. 血虚生风
7. 以口渴,颈项强直,两目上视,手足抽搐,角弓反张,牙关紧闭,舌质红绛,苔黄燥,脉弦数为主症属于
8. 手足震颤、蠕动,或肢体抽搐,舌红少津,脉细数为主症属于

    A. 腰膝酸冷　　　　B. 下肢水肿　　　　C. 腰酸而痛　　　　D. 夜尿频多
9. 肾阳虚的表现
10. 肾阴虚的表现

    A. 心阴虚证　　　　B. 心脾气虚证　　　　C. 痰蒙心窍证　　　　D. 心肝血虚证
11. 心悸、失眠多梦兼食少、腹胀、便溏见于
12. 心悸、失眠多梦兼眩晕、肢麻、视力减退见于

    A. 劳神过度　　　　B. 外邪侵袭　　　　C. 先天不足　　　　D. 情志因素
13. 导致心血虚的因素是
14. 导致心气虚的因素是

    A. 痰热壅肺证　　　　B. 肺热炽盛证　　　　C. 燥邪犯肺证　　　　D. 风热犯肺证
15. 干咳痰少、鼻咽口舌干燥
16. 咳嗽、痰少色黄见于

三、X型题:在每小题给出的A、B、C、D四个选项中,至少有两项是符合题目要求的,请选出所有符合题目要求
　　的答案,多选或少选均不得分。

1. 心气虚证与心阳虚证的相同表现是
    A. 心悸　　　　B. 气短　　　　C. 畏寒肢冷　　　　D. 自汗

2. 心血虚证与心阴虚证的相同表现是
    A. 心悸　　　　B. 心烦　　　　C. 多梦　　　　D. 脉细

3. 心脉痹阻证的形成与下列哪几种因素有关
    A. 心气、心阳虚,运血无力　　　　　　　　B. 感受寒邪,血行不畅
    C. 情志不遂,气机郁滞　　　　　　　　　　D. 嗜食肥腻,痰浊内阻

4. 心脉痹阻证可出现
    A. 心悸怔忡　　　　B. 心胸憋闷疼痛　　　　C. 胸痛时作时止　　　　D. 舌有紫斑

5. 痰迷心窍证的主要临床表现有

    A. 精神抑郁　　　　　B. 神志痴呆　　　　　　C. 举止失常　　　　　D. 苔白腻

6. 痰迷心窍证与痰火扰心证均可出现的临床表现是

    A. 面赤口渴　　　　　B. 神志异常　　　　　　C. 喉中痰鸣　　　　　D. 苔腻脉滑

7. 心火亢盛证与心阴虚证均可出现的临床表现是

    A. 颧红盗汗　　　　　B. 心烦　　　　　　　　C. 失眠　　　　　　　D. 脉数

8. 肺气虚证可出现

    A. 咳嗽无力　　　　　B. 痰液清稀　　　　　　C. 自汗畏风　　　　　D. 神疲乏力

9. 肺阴虚证可出现

    A. 潮热盗汗　　　　　B. 干咳少痰　　　　　　C. 痰黏难咯　　　　　D. 痰中带血

10. 脾肾阳虚证可出现

    A. 形寒肢冷　　　　　B. 腹部、腰部冷痛　　　C. 尿少浮肿　　　　　D. 五更泄泻

11. 膀胱湿热证可出现下列哪些症状

    A. 尿频尿急　　　　　B. 尿道涩痛　　　　　　C. 小便浑浊如米泔　　D. 发热

12. 肝胆湿热证的特征是

    A. 面目身发黄　　　　B. 大便秘结　　　　　　C. 胁胀口苦　　　　　D. 腹胀浮肿

13. 肺阴虚证与燥邪犯肺证均可出现的临床表现是

    A. 五心烦热　　　　　B. 干咳少痰　　　　　　C. 痰黏难咯　　　　　D. 脉细

14. 脾气虚证的临床表现是

    A. 面黄消瘦　　　　　B. 倦怠乏力　　　　　　C. 畏寒肢冷　　　　　D. 腹胀纳少

15. 肝火炽盛证和肝阳上亢证均可见的表现有

    A. 头目胀痛　　　　　B. 吐血衄血　　　　　　C. 腰膝酸软　　　　　D. 眩晕耳鸣

16. 下列各证中,可出现失眠表现的有

    A. 心肾不交证　　　　B. 心脾两虚证　　　　　C. 痰火扰神证　　　　D. 心脉痹阻证

17. 心肾不交证可见的表现有

    A. 心烦失眠　　　　　B. 潮热盗汗　　　　　　C. 肢体浮肿　　　　　D. 形寒肢冷

18. 寒滞胃脘证与寒凝肝脉证均可见的表现有

    A. 恶心呕吐　　　　　B. 少腹冷痛　　　　　　C. 恶寒肢冷　　　　　D. 得温痛减

19. 胃阴虚证与胃热炽盛证均可见

    A. 胃脘灼痛,大便干结　　　　　　　　　B. 消谷善饥,吞酸嘈杂

    C. 口渴,舌红,脉数　　　　　　　　　　D. 饥不欲食,干呕呃逆

20. 心肺气虚证与脾肺气虚证均可见

    A. 咳喘痰稀,声低懒言　　B. 腹胀便溏,面肢浮肿　　C. 心悸胸闷,气短自汗　　D. 面色淡白,舌淡脉弱

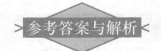
参考答案与解析

一、A 型题。

1. C。

    大肠津亏证的临床表现:指津液亏损,肠失濡润,传导失职,以大便燥结,排便困难及津亏症状为主要表现的证候。

2. C。

    肝气郁结的临床表现:肝郁气滞证是指肝失疏泄,气机郁滞,以情志抑郁、胸胁或少腹胀痛等为主要表现的

证候。又名肝气郁结证,简称肝郁证。临床表现情志表现:情志抑郁,善太息。气机郁滞、胸胁;少腹胀满疼痛,走窜不定。痰凝血聚:或咽部异物感,或颈部瘿瘤,瘰疬,或胁下肿块。冲任失调:妇女可见乳房作胀疼痛,月经不调,痛经。舌脉:舌苔薄白,脉弦。病情轻重与情绪变化的关系密切。

3. D。
考查肾虚的临床表现。

4. C。
考查肺肾阴虚的临床表现,题目较简单。

5. A。
考查痰迷心窍的临床表现,题目较简单。

6. D。
考查湿热证的表现,题目较难。

7. A。
考查脾不统血的临床表现。

8. A。
考查湿热蕴脾的舌象表现。

9. D。
考查湿热蕴脾的临床表现。

10. B。
考查胃阴不足的临床表现。

11. C。
考查肝阳化风的临床表现。

12. D。
考查肝阳化风的临床表现。

13. D。
考查肝脾不调的临床表现。

14. C。
考查肺肾阴虚的临床表现。

15. D。
心血虚证是指血液亏虚,心与心神失于濡养,以心悸、失眠、多梦及血虚症状为主要表现的虚弱证候。临床表现:①心病表现:心悸,失眠,多梦。②血虚表现:头晕眼花,健忘,面色淡白或萎黄,唇、舌色淡,脉细无力。

16. C。
此题考查的是心阳虚证辨证要点:本证以心悸怔忡、心胸憋闷与阳虚症状共见为辨证的主要依据。

17. A。
痰火扰神证是指火热痰浊交结,扰闭心神,以狂躁、神昏及痰热症状为主要表现的证候。又名痰火扰心(闭窍)证。临床表现:①神志异常:心烦,失眠,甚则神昏谵语,或狂躁妄动,打人毁物,不避亲疏,胡言乱语,哭笑无常(狂证)。②痰火内扰:发热,口渴,胸闷,气粗,咯吐黄痰,喉间痰鸣,面赤,舌质红,苔黄腻,脉滑数。

18. D。
小肠实热证是指小肠里热炽盛所表现的证候。多由于心热下移小肠所致。临床表现口渴,心烦,口舌生疮,小便短赤,灼热涩痛,尿血,舌红苔黄,脉数。

19. A。
心气虚证、心阳虚证及心阳暴脱证的鉴别:

证候	相同点	不同点
心气虚证	心悸怔忡,胸闷气短,活动后加重,自汗	面色淡白或㿠白,舌淡苔白,脉虚
心阳虚证		畏寒肢冷,心痛,面色㿠白或晦暗,舌淡胖苔白滑,脉微细
心阳暴脱证		突然冷汗淋漓,四肢厥冷,呼吸微弱,面色苍白,口唇发紫,神志模糊或昏迷(舌淡紫青滑,脉微细欲绝)

心血虚证及心阴虚证的鉴别要点:

证候	相同点	不同点
心血虚证	心悸、失眠、多梦	头晕眼花,健忘,面色淡白或萎黄,唇、舌色淡,脉细无力
心阴虚证		心烦;口燥咽干,形体消瘦,或见手足心热,潮热盗汗,两颧潮红,舌红少苔乏津,脉细数

20．B。

肺气虚证是指肺气虚弱,呼吸无力,卫外不固,以咳嗽无力、气短而喘、自汗等为主要表现的虚弱证候。临床表现肺病表现:咳嗽无力,气短而喘,动则尤甚,咯痰清稀,或有自汗、畏风,易于感冒。气虚的表现:声低懒言,神疲体倦,面色淡白,舌淡苔白,脉弱。

21．C。

燥邪犯肺证与肺阴虚证的鉴别。相同点:均有干咳,痰少难咳的表现。不同点:①燥邪犯肺证属于外感新病,常兼有表证,干燥症状突出,虚热之象不明显。②肺阴虚证属内伤久病,无表证,虚热内扰的症状明显。

22．C。

燥邪犯肺证是指外感燥邪,肺失宣降,以干咳痰少、鼻咽口舌干燥等为主要表现的证候,简称肺燥证。燥邪有偏寒、偏热的不同,而有温燥袭肺证和凉燥袭肺证之分。临床表现干咳无痰,或痰少而黏,不易咯出,甚则胸痛,痰中带血,或见鼻衄、口、唇、鼻、咽、皮肤干燥,尿少,大便干结,舌苔薄而干燥少津。或微有发热恶风寒,无汗或少汗,脉浮数或浮紧。

23．C。

解析同19题。

24．D。

大肠津亏证指津液亏损,肠失濡润,传导失职,以大便燥结、排便困难及津亏症状为主要表现的证候。临床表现大便难:大便干燥如羊屎,艰涩难下,数日一行,腹胀作痛,或可于左少腹触及包块。津亏表现:口干,或口臭,或头晕,舌红少津,苔黄燥,脉细涩。

25．B。

脾虚气陷证指脾气虚弱,中气下陷,以脘腹重坠、内脏下垂及气虚症状为主要表现的虚弱证候。又名脾(中)气下陷证。临床表现内脏下垂:脘腹重坠作胀,食后益甚,或便意频数,肛门重坠,或久泄不止,甚至脱肛,或小便浑浊如米泔,或内脏、子宫下垂。气虚表现:气短懒言,神疲乏力,头晕目眩,面白无华,食少,便溏,舌淡苔白,脉缓或弱。

26．D。

脾气下陷证临床表现:内脏下垂,脘腹重坠作胀,食后益甚,或便意频数,肛门重坠,或久泄不止,甚或脱肛,或小便浑浊如米泔,或内脏、子宫下垂。气虚表现:气短懒言,神疲乏力,头晕目眩,面白无华,食少,便溏,舌淡苔白,脉缓或弱。

27．A。

大肠湿热证是指湿热壅阻肠道气机,大肠传导失常,以腹痛、泄泻及湿热症状为主要表现的证。

28．C。

寒湿困脾证临床表现:脘腹胀闷,口腻纳呆,泛恶欲呕,口淡不渴,腹痛便溏,头身困重,或小便短少,肢体肿胀,或身目发黄,面色晦暗不泽,或妇女白带量多,舌体淡胖,舌苔白滑或白腻,脉濡缓或沉细。湿热蕴脾证临床表现:脘腹胀闷,纳呆便溏,恶心欲呕,口中黏腻,渴不多饮,小便短黄,肢体困重,或身热不扬,汗出热不解,或见面目发黄色鲜明,或皮肤发痒。舌脉:舌质红,苔黄腻,脉濡数或滑数。

29．D。

解析参考28题寒湿困脾证临床表现。

30．A。

胃经经脉络于龈,胃火循经上炎,气血壅滞,则牙龈红肿疼痛,甚至化脓、溃烂、血得热而妄行,损伤龈络,则齿龈出血。

31．B。

肾阳虚证是指肾阳亏虚,机体失却温煦,以腰膝酸冷、性欲减退、夜尿多为主要表现的虚寒证候。又名元阳亏虚(虚衰)证、命门火衰证。临床表现命门火衰:腰膝酸冷疼痛,畏冷肢凉,下肢尤甚,精神萎靡,性欲减退,男子阳痿早泄、滑精精冷,女子宫寒不孕。二便失司:或久泄不止,完谷不化,五更泄泻,或小便频数清长,夜尿频多。阳虚表现:头目眩晕,面色发白或黧黑,舌淡,苔白,脉沉细无力,尺脉尤甚。肾不纳气证是肾气虚

161

衰,气不归元所表现的证候。多由久病咳喘,肺虚及肾,或劳伤肾气所致。临床表现肾虚不纳气:久病咳嗽,呼多吸少,气不得续,动则喘息,腰膝酸软。肺气虚:声音低怯,自汗神疲。舌淡苔白,脉沉弱。阳虚:或喘息加剧,冷汗淋漓,肢冷面青,脉浮大无根。阴虚:或气短息促,面赤心烦,咽干口燥,舌红,脉搏细数。

32. C。

(1)肾不纳气证是肾气虚衰,纳气无权,以久病咳喘,呼多吸少,动则尤甚及肾气虚症状为主要表现的证候。临床表现:久病咳喘,呼多吸少,气不得续,动则喘甚,腰膝酸软,或声音低怯,自汗神疲,舌淡苔白,脉弱。或喘息加剧,冷汗淋漓,肢冷面青,脉浮大无根;或气短息促,面赤心烦,咽干口燥,舌红,脉细数。

(2)肾气不固证是指肾气亏虚,失于封藏、固摄,以腰膝酸软,小便、精液、经带、胎气不固及肾虚为主要表现的证候。临床表现:腰膝酸软,神疲乏力,耳鸣耳聋,小便频数而清长,或尿后余沥不尽,或遗尿,或夜尿频多,或小便失禁;男子滑精、早泄;女子月经淋漓不尽,带下清稀量多,或胎动易滑;舌质淡,苔白,脉弱。肾不纳气证无夜尿频多、胎动易滑的表现,肾气不固证无呼多吸少的表现,所以本题选C。

33. C。

(1)胆郁痰扰证是指痰热内扰,胆气不宁,以胆怯易惊、心烦失眠及痰热症状为主要表现的证候。临床表现:胆怯易惊,惊悸失眠,烦躁不安,犹豫不决,口苦呕恶,胸胁闷胀,眩晕耳鸣,舌红苔黄腻,脉弦数。

(2)痰蒙心神证是指痰浊内盛,蒙蔽心神,以神志抑郁、错乱、痴呆、昏迷及痰浊症状为主要表现的证候。又名痰迷心窍证。临床表现:神情痴呆,意识模糊,甚则昏不知人,或精神抑郁,表情淡漠,喃喃独语,举止失常,或突然昏仆,不省人事,口吐涎沫,喉有痰声,并见面色晦暗,胸闷呕恶,舌苔白腻,脉滑等症。

(3)痰火扰神证是指火热痰浊交结,扰乱心神,以狂躁、神昏及痰热症状为主要表现的证候。又名痰火扰心(闭窍)证。临床表现:烦躁不宁,失眠多梦,甚或神昏谵语,胸闷气粗,咳吐黄痰,喉间痰鸣,发热口渴,面红目赤,或狂躁妄动,打人毁物,不避亲疏,胡言乱语,哭笑无常,舌红,苔黄腻,脉滑数。

(4)心火亢盛证是指火热内炽,扰乱心神,火热上炎下移,以心烦失眠、吐衄、舌赤生疮、尿赤及火热症状等为主要表现的证候。临床表现:心烦失眠,或狂躁谵语、神志不清;或口舌生疮、溃烂疼痛;或吐血、衄血;或小便短赤、灼热涩痛;伴见发热口渴,便秘尿黄,面红舌赤,苔黄,脉数。所以本题选C。

34. C。

肝血虚证指血液亏损,肝失濡养,以眩晕、视力减退、经少、肢麻震颤及血虚症状为主要表现的证候,临床表现多见头晕眼花,视力减退,甚至雀盲;或肢体麻木,关节拘急不利,手足震颤,肌肉瞤动;或妇女月经量少,色淡甚则经闭;面白无华;爪甲不荣,舌淡,脉细。心血虚证是指血液亏虚,心与心神失养,以心悸、失眠、多梦及血虚症状为主要表现的证候,临床表现为心悸,头晕眼花,失眠,多梦,健忘,面色淡白或萎黄,唇舌色淡,脉细无力。A选项可见于心血虚证,B选项可见于肝血虚证,D选项则见于阴虚证,C选项为肝血虚证与心血虚证均有的临床表现。

35. A。

膀胱湿热证指湿热侵袭,蕴结膀胱,以小便频急、灼涩疼痛及湿热症状为主要表现的证候。临床表现为小便频数、急迫、短黄、排尿灼热、涩痛,或小便浑浊、尿血、有砂石,或腰部、小腹胀痛,发热,口渴,舌红,苔黄腻,脉滑数或濡数。小肠实热证是由于心热下移小肠所致的小肠里热炽盛表现的证候,以心火热炽及小便赤涩灼痛为辨证要点,临床表现为心烦失眠、渴喜冷饮,或口舌生疮,或见小便赤涩,尿道灼痛,尿血,舌红苔黄,脉数。B选项见于膀胱湿热证,C选项见于小肠实热证,D选项是湿热的表现。

36. B。

胆郁痰扰证的临床表现有:胆怯易惊,惊悸不宁,失眠多梦,烦躁不安,胸胁闷胀,善太息,头晕目眩,口苦,呕恶,吐痰涎,舌淡红或红,苔白腻或黄滑,脉弦缓或弦数。本证以胆怯、惊悸、烦躁、失眠、眩晕、呕恶等为辨证的主要依据。根据题干描述,可得答案为B。心肾不交证是心肾阴液亏虚,以心烦、失眠、耳鸣、腰酸、梦遗等为主要表现的证候,临床表现为心烦失眠,惊悸健忘,头晕,耳鸣,腰膝酸软,梦遗,口燥咽干,五心烦热,潮热盗汗,便结尿黄,舌红少苔,脉细数。肝胆湿热证是指湿热内蕴,肝胆疏泄失常,以身目发黄、胁肋胀痛等及湿热症状为主要表现的证候。临床表现为胁肋部胀痛,腹部胀满,恶心厌食,口苦,舌红苔黄腻,脉弦数。痰火扰神证是指火热痰浊交结,热闭心神,以狂躁、神昏及痰热症状为主要表现的证候,临床表现为发热,口渴,胸闷,气粗,咯吐黄痰,喉间痰鸣,心烦失眠,甚则神昏谵语,或狂躁妄动,打人毁物,不避亲疏,胡言乱语,哭笑无常,面赤,舌红,苔黄腻,脉弦滑。

二、B型题。

1、2. A;D。

脾肾阳虚证是指脾肾阳气亏虚,虚寒内生,以久泻久痢、水肿、腰腹冷痛等为主要表现的虚寒证候。临床表现腰膝、下腹冷痛,畏冷肢凉,久泄久痢,或五更泄泻,完谷不化,便质清冷,或全身水肿,小便不利,面色苍白,舌淡胖,苔白滑,脉沉迟无力。大肠湿热证是指湿热内蕴,阻滞肠道,以腹痛时时欲便,暴泻如水,下痢脓血、大便黄稠秽臭及湿热症状为主要表现的证候。临床表现肠病表现:腹痛腹胀,下痢脓血,里急后重,或暴泻如水,或腹泻不爽,粪质黄稠秽臭,肛门灼热。湿热证表现:身热口渴,小便短黄,舌质红,苔黄腻,脉滑数。

3、4.D;A。

胃火炽盛证是指火热壅滞于胃,胃失和降,以胃脘灼痛、消谷善饥等为主要表现的实热证候。又名胃(实)热(火)证。临床表现胃痛特点:胃脘灼痛、拒按。胃病表现:渴喜冷饮,或消谷善饥,或口臭,牙龈肿痛溃烂,齿衄。实热表现:小便短黄,大便秘结,舌红苔黄,脉滑数。

5、6.B;C。

脾气虚证是指脾气不足,运化失职,以食少、腹胀、便溏及气虚症状为主要表现的虚弱证候。脾阳虚证是指脾阳虚衰,失于温运,阴寒内生,以食少、腹胀腹痛、便溏等为主要表现的虚寒证候。又名脾虚寒证。

7、8.B;C。

证候	性质	主症	兼症	舌象	脉象
肝阳化风	上实下虚	眩晕欲仆,急躁易怒,耳鸣,项强,头摇,肢体震颤,语言謇涩,甚至突然昏仆,口眼㖞斜,半身不遂,舌强语謇	头胀头痛,手足麻木,步履不稳,面赤	舌红苔白或腻	弦而有力
热极生风	热证	口渴,颈项强直,两目上视,手足抽搐,角弓反张,牙关紧闭	高热,烦躁谵语或神昏	舌质红绛,苔黄燥	脉弦数
阴虚动风	虚证	手足震颤,蠕动,或肢体抽搐	五心烦热,潮热颧红,口燥咽干,眩晕耳鸣,形体消瘦	舌红少津	细数
血虚生风	虚证	肢体震颤,麻木,手足拘急,肌肉眴动	眩晕,爪甲不荣,面白无华,皮肤瘙痒	舌质淡白	细或弱

9、10.A;C。

肾阳虚证是指肾阳亏虚,机体失却温煦,以腰膝酸冷,性欲减退,夜尿多为主要表现的虚寒证候。又名元阳亏虚(虚衰)证、命门火衰证。肾阴虚证是指肾阴亏损,失于滋养,虚热内扰,以腰酸而痛、遗精、经少、头晕耳鸣等为主要表现的虚热证候。又名真阴(肾水)亏虚证。

11、12.B;D。

心脾气虚证及心肝血虚证的鉴别。相同点:均有心血不足,心及心神失养,而见心悸、失眠多梦等症。不同点:①心脾气虚证:兼有脾虚失运,血不归经的表现,常见食少、腹胀、便溏、慢性失血等。②心肝血虚证:兼有肝血不足,失于充养的表现,常见眩晕、肢麻、视力减退、经少等。

13、14.A;C。

心气虚由素体虚弱,或久病失养,或先天不足,脏器缺损,或年高脏气衰弱等原因导致。心血虚主要病因为劳神过度而耗血,或失血过多,或久病伤及营血或因脾失健运或肾精亏损,生血之源不足而导致。

15、16.C;D。

风热犯肺辨证要点:多有感受风热的病史,以咳嗽、痰少色黄与风热表证共见为辨证的主要依据。燥邪犯肺证辨证要点:与气候干燥有关,以干咳痰少、鼻咽口舌干燥等为辨证的主要依据。

三、X型题。

1.ABD。

心气虚证;心阳虚证及心阳暴脱证的鉴别:

证候	相同点	不同点
心气虚证	心悸怔忡,胸闷气短,活动后加重,自汗	面色淡白或㿠白,舌淡苔白,脉虚
心阳虚证		畏寒肢冷,心痛,面色㿠白或晦暗,舌淡胖苔白滑,脉微细
心阳暴脱证		突然冷汗淋漓,四肢厥冷,呼吸微弱,面色苍白,口唇发紫,神志模糊或昏迷(舌淡紫青滑,脉微细欲绝)

2.ACD。

心血虚证及心阴虚证的鉴别要点：

证候	相同点	不同点
心血虚证	心悸、失眠、多梦	头晕眼花，健忘，面色淡白或萎黄，唇、舌色淡，脉细无力
心阴虚证		心烦，口燥咽干，形体消瘦，或见手足心热，潮热盗汗，两颧潮红，舌红少苔乏津，脉细数

3. **ABCD**。

本证多因正气先虚，心阳不振，运血无力，而致气滞、血瘀、痰浊、阴寒等邪气痹阻，心脉瘀阻。其性质多属本虚标实。

4. **ABCD**。

心脉痹阻证的临床表现为心悸怔忡，心胸憋闷疼痛，痛引肩背内臂，时作时止。瘀阻心脉：以刺痛为主，舌质晦暗或有青紫斑点，脉细、涩、结、代。痰阻心脉：以心胸憋闷为主，体胖痰多，身重困倦，舌苔白腻，脉沉滑或沉涩。寒凝心脉：以遇寒痛剧为主，得温痛减，畏寒肢冷，舌淡苔白，脉沉迟或沉紧。气滞心脉：以胀痛为主，与情志变化有关，喜太息，舌淡红，脉弦。

5. **ABCD**。

痰蒙心神证是指痰浊蒙蔽心神，以神志抑郁、错乱、痴呆、昏迷为主要表现的证候。又名痰迷心窍证。临床表现神昏，神情痴呆，意识模糊，甚则昏不知人。癫证：神情抑郁，表情淡漠，喃喃独语，举止失常。痫证：突然昏仆，不省人事，口吐涎沫，喉有痰声。痰浊内阻：面色晦暗，胸闷，呕恶，舌苔白腻，脉滑等症。

6. **BCD**。

痰蒙心神证、热扰（闭）心神及痰火扰神证的鉴别。相同点：均有神智异常的表现，均可或见神昏，痰蒙心神证和痰火扰神证还可见到喉中痰鸣。不同点：①痰蒙心神证为痰浊闭阻，属于阴证，其证以抑郁、痴呆、错乱为主，无热象，如可见面色晦暗。②热扰心神证为火热扰神，其证以狂躁、谵语、神昏为主，一派火热证候。③痰火扰神证既有痰又有热，为两者的兼并，可出现咳痰黄稠等痰热的症状。

7. **BCD**。

心火亢盛证是指火热内炽，扰乱心神，迫血妄行，上炎口舌，热邪下移，以发热、心烦、吐衄、舌赤生疮、尿赤涩灼痛等为主要表现的实热证候。临床表现：心病热象为心烦，失眠，甚或口舌生疮、溃烂疼痛，或见小便短赤、灼热涩痛、或见吐血、衄血，或见狂躁谵语、神志不清。实热表现为发热，口渴，便秘，尿黄，面红，舌尖红绛，苔黄，脉数有力。心阴虚证是指阴液亏损，心与心神失养，虚热内扰，以心烦、心悸、失眠及阴虚症状为主要表现的虚热证候。临床表现：心病表现为心烦，心悸，失眠，多梦。阴虚表现为口燥咽干，形体消瘦，或见手足心热，潮热盗汗，两颧潮红，舌红少苔乏津，脉细数。

8. **ABCD**。

肺气虚证是指肺气虚弱，呼吸无力，卫外不固，以咳嗽无力、气短而喘、自汗等为主要表现的虚弱证候。临床表现肺病表现：咳嗽无力，气短而喘，动则尤甚，咯痰清稀，或有自汗；畏风，易于感冒。气虚的表现：声低懒言，神疲体倦，面色淡白，舌淡苔白，脉弱。

9. **ABCD**。

肺阴虚证是指肺阴亏虚，虚热内扰，以干咳少痰、潮热、盗汗等为主要表现的虚热证候。又名肺虚热证。临床表现肺病表现：干咳无痰，或痰少而黏、不易咯出，或痰中带血，声音嘶哑，阴虚表现：口燥咽干，形体消瘦，五心烦热，潮热盗汗，两颧潮红，舌红少苔乏津，脉细数。

10. **ABCD**。

脾肾阳虚证是指脾肾阳气亏虚，虚寒内生，以久泻久痢、水肿、腰腹冷痛等为主要表现的虚寒证候。临床表现腰膝、下腹冷痛，畏冷肢凉，久泄久痢，或五更泄泻，完谷不化，便质清冷，或全身水肿，小便不利，面色苍白，舌淡胖，苔白滑，脉沉迟无力。

11. **ABD**。

膀胱湿热证是指湿热侵袭，蕴结膀胱，以小便频急、灼涩疼痛及湿热症状为主要表现的证候。临床表现尿感的异常：小便频数、急迫、短黄，排尿灼热、涩痛。尿质的异常：或小便浑浊、尿血；有砂石，或腰部、小腹胀痛。湿热表现：发热，口渴，舌红，苔黄腻，脉滑数或濡数。

12. **AC**。

肝胆湿热证是指湿热内蕴，肝胆疏泄失常，以身目发黄；胁肋胀痛等及湿热症状为主要表现的证候。以阴痒、带下黄臭等为主要表现者,称肝经湿热(下注)证。临床表现肝胆湿热:身目发黄,胁肋胀痛。肝脾湿热:或胁下有痞块,纳呆,厌油腻,泛恶欲呕,腹胀,大便不调,小便短赤。肝经湿热:为阴部潮湿、瘙痒、湿疹,阴器肿痛,带下黄稠臭秽等。湿热内蕴:发热或寒热往来,口苦口干,舌红,苔黄腻,脉弦滑数。

13. BC。

燥邪犯肺证与肺阴虚证的鉴别。相同点:均有干咳,痰少难咳的表现。不同点:①燥邪犯肺证属于外感新病,常兼有表证,干燥症状突出,虚热之象不明显。②肺阴虚证属内伤久病,无表证,虚热内扰的症状明显。

14. ABD。

脾气虚证是指脾气不足,运化失职,以食少、腹胀、便溏及气虚症状为主要表现的虚弱证候。临床表现脾病表现:不欲食,纳少,脘腹胀满,食后胀甚,或饥时饱胀,大便溏稀,或肥胖、下肢浮肿。气虚表现:肢体倦怠,神疲乏力,少气懒言,形体消瘦,面色淡黄或萎黄,舌淡苔白,脉缓或弱。

15. AD。

肝火炽盛证是指火热炽盛,内扰于肝,气火上逆,以头痛、烦躁、耳鸣、胁痛及实热症状为主要表现的证候。又名肝火上炎证。临床表现:头目胀痛,眩晕,面红目赤,口苦口干,急躁易怒,失眠多梦,耳鸣耳聋,或胁肋灼痛,或吐血衄血,小便短黄,大便秘结,舌红苔黄,脉弦数。肝阳上亢证是指肝肾阴亏,阴不制阳,阳亢于上,以眩晕耳鸣、头目胀痛、面红烦躁、腰膝酸软等上盛下虚症状为主要表现的证候。临床表现:眩晕耳鸣,头目胀痛,面红目赤,急躁易怒,失眠多梦,头重脚轻,腰膝酸软,舌红少津,脉弦或弦细数。所以本题选 AD。

16. ABC。

心肾不交证是指心与肾的阴液亏虚,虚火内扰,以心烦、失眠、梦遗、耳鸣、腰酸为主要表现的虚热证候。又名心肾阴虚阳亢(火旺)。心脾两虚证是指脾气亏虚,心血不足,以心悸怔忡、失眠多梦、食少、腹胀、便溏等为主要表现的虚弱证候。亦称心脾气血虚证。痰火扰神证是指火热痰浊交结,扰闭心神,以狂躁、神昏及痰热症状为主要表现的证候。又名痰火扰心(闭窍)证。临床表现:心烦,失眠,甚则神昏谵语,或狂躁妄动,打人毁物,不避亲疏,胡言乱语,哭笑无常,发热,口渴,胸闷,气粗,咯吐黄痰,喉间痰鸣,面赤,舌质红,苔黄腻,脉滑数。心脉痹阻证是指瘀血、痰浊、阴寒、气滞等因素痹阻心脉,以心悸怔忡、胸闷、心痛为主要表现的证候。本证以心悸怔忡,心胸憋闷疼痛与瘀血症状共见为辨证的主要依据。所以本题选 ABC。

17. AB。

心肾不交证是指心肾水火既济失调,以心烦、失眠、梦遗、耳鸣、腰酸为主要表现的证候。临床表现:心烦失眠,惊悸健忘,头晕,耳鸣,腰膝酸软,梦遗,口咽干燥,五心烦热,潮热盗汗,便结尿黄,舌红少苔,脉细数;或阳痿,腰膝冷痛,脉沉细无力等。肢体浮肿、形寒肢冷为阳虚的表现。所以本题选 AB。

18. CD。

①寒滞胃脘证是指寒邪犯胃,阻滞气机,以胃脘冷痛,恶心呕吐及实寒症状等为主要表现的证候。临床表现:胃脘冷痛,痛势暴急,遇寒加剧,得温则减,恶心呕吐,吐后痛缓;或口泛清水,口淡不渴,恶寒肢冷,舌苔白润,脉弦紧或沉紧。②寒凝肝脉证指寒邪侵袭,凝滞肝经,以少腹、前阴、颠顶冷痛,遇寒痛甚,得温痛减,恶寒肢冷,舌苔白,脉弦紧或沉紧。所以本题选 CD。

19. AC。

胃阴虚的临床表现有:胃脘嘈杂,饥不欲食,或痞胀不舒,隐隐灼痛,干呕,呃逆,口燥咽干,大便干结,小便短少,舌红少苔乏津,脉细数。胃热炽盛证的临床表现有:胃脘灼痛,拒按,渴喜热饮,或消谷善饥,或口臭,牙龈肿痛溃烂,齿衄,小便短黄,大便秘结,舌红苔黄,脉滑数。

综上可知,答案为 AC。B 选项为胃阴虚证独有,D 选项为胃热炽盛证独有。此题属于识记类和理解应用类考题,要注意鉴别。

20. AD。

两者都应具有肺脏疾病及气虚症状共见的症状。心肺气虚证的临床表现有:胸闷,咳嗽,气短而喘,心悸,动则尤甚,吐痰清稀,神疲乏力,声低懒言,自汗,面色淡白,舌淡苔白,或唇舌淡紫,脉弱或结或代。脾肺气虚证的临床表现有:食欲不振,食少,腹胀,便溏,久咳不止,气短而喘,咯痰清晰,面部虚浮,下肢微肿,声低懒言,神疲乏力,面白无华,舌淡,苔白滑,脉弱。

综上可知,答案为 AD。B 选项心肺气虚证不具备,C 选项脾肺气虚证不具备。

第十一章

其他辨证方法

一、A 型题:在每小题给出的 A、B、C、D 四个选项中,请选出一项最符合题目要求的。

1.下列除哪项外,均为阳明腑实证的临床表现
    A. 脉沉迟而实　　　　　　B. 日晡潮热　　　　　　C. 身热不扬　　　　　　D. 腹胀拒按

2.下列哪项不属于太阳中风证的表现
    A. 发热恶寒　　　　　　　B. 头痛自汗　　　　　　C. 鼻鸣干呕　　　　　　D. 脉浮数

3.下列哪项不属于阳明病证的表现
    A. 发热重恶寒轻　　　　　B. 大汗出　　　　　　　C. 大渴引饮　　　　　　D. 苔黄脉洪大

4.腹满而吐,食不下,自利,时腹自痛,或苔白腻,脉沉缓,此属
    A. 少阴寒化证　　　　　　B. 太阴病证　　　　　　C. 厥阴病证　　　　　　D. 中焦病证

5.阳明病腑证的脉象可见
    A. 洪数脉　　　　　　　　B. 浮脉　　　　　　　　C. 数脉　　　　　　　　D. 沉迟而实

6.少阴病热化证的脉象是
    A. 沉细　　　　　　　　　B. 细数　　　　　　　　C. 微细　　　　　　　　D. 沉迟

7.二经病或三经病同时发生的为
    A. 并病　　　　　　　　　B. 传经　　　　　　　　C. 合病　　　　　　　　D. 直中

8.病邪初起不从阳经传入,而径中阴经,表现出阴经证候的为
    A. 循经传　　　　　　　　B. 直中　　　　　　　　C. 越经传　　　　　　　D. 表里传

9.患者面目俱赤,呼吸俱粗,便秘,腹满,唇裂舌焦,苔焦黑,脉沉涩,此为
    A. 太阴湿热　　　　　　　B. 阳明燥热　　　　　　C. 阳明经热　　　　　　D. 少阳实热

10.气分证的舌象为
    A. 舌淡红,苔薄黄　　　　B. 舌红苔白腻　　　　　C. 舌绛苔黄　　　　　　D. 舌红苔黄

11.下列哪项是太阳病的主要病机
    A. 风邪外袭,卫外不固,营不内守　　　　　　　B. 风寒袭表,郁遏卫气,损伤营阴
    C. 风寒外束,卫阳被遏,营阴郁滞　　　　　　　D. 风寒袭表,营卫不和,正邪交争

12.太阳中风证的主要脉症是
    A. 恶寒发热,头项强痛,脉浮紧　　　　　　　　B. 发热恶风,头痛汗出,脉浮缓
    C. 发热恶寒,项背强痛,脉浮缓　　　　　　　　D. 发热恶寒,头痛汗出,脉浮数

13.太阳伤寒证不可能出现的症状是
    A. 恶寒发热　　　　　　　B. 有汗脉缓　　　　　　C. 项强痛　　　　　　　D. 无汗而喘

14.下列哪项是太阳中风证汗出的机理
    A. 气虚不固,津液外泄　　　　　　　　　　　　B. 卫阳不固,营不内守
    C. 外邪化热,迫津外泄　　　　　　　　　　　　D. 卫阳素虚,肌表不固

15.鉴别太阳伤寒证与太阳中风证最有意义的是
    A. 有无头痛　　　　　　　B. 有无恶寒　　　　　　C. 有无汗出　　　　　　D. 有无发热

166

16. 下列哪项是太阳蓄血证最主要的临床特征
 A. 少腹硬满，小便不利 　　　　　　　　B. 其人如狂，少腹急结
 C. 脘腹痞满，惊悸不宁 　　　　　　　　D. 其人发狂，脐腹满痛

17. 鉴别蓄水证与蓄血证，下述哪项最有意义
 A. 少腹硬满或不满 　　　　　　　　　　B. 口渴引饮或不渴
 C. 小便自利或不利 　　　　　　　　　　D. 大便泄泻或秘结

18. "胃家实"中的"胃家"，其病位是指
 A. 胃　　　　　　B. 脾与胃　　　　　　C. 胃与大肠　　　　　　D. 大肠

19. 下列哪项是阳明经证与阳明腑证的鉴别要点
 A. 发热的高低　　　B. 有无神志变化　　　C. 有无燥屎内结　　　D. 腹满的轻重

20. 下列何证的主症是寒热往来，胸胁苦满，心烦喜呕
 A. 阳明病证　　　　B. 厥阴病证　　　　　C. 太阴病证　　　　　D. 少阳病证

21. 外邪最易侵袭何经
 A. 厥阴经　　　　　B. 太阳经　　　　　　C. 阳明经　　　　　　D. 太阴经

22. 下列哪项是太阴病"腹满"的病机
 A. 腑气不通，气机壅滞 　　　　　　　　B. 湿郁化热，气机逆乱
 C. 纳运失常，胃失和降 　　　　　　　　D. 寒湿内生，气机阻滞

23. 下列哪项是少阴寒化证中"面赤"的病机
 A. 阳衰阴盛，格阳于上 　　　　　　　　B. 病情向愈，阳气来复
 C. 寒郁化热，蒸腾于上 　　　　　　　　D. 卫阳郁闭，从阳化火

24. 少阳病转变为厥阴病，在六经传变中称为
 A. 合病　　　　　　B. 表里传　　　　　　C. 循经传　　　　　　D. 直中

25. 下列哪项是少阴热化证中"心烦不得眠"的病机
 A. 余热未清，留扰胸膈 　　　　　　　　B. 阴虚热扰，心神不宁
 C. 阴血不足，心失所养 　　　　　　　　D. 寒郁化热，扰乱心神

26. 素体虚衰，外邪入侵而出现三阴经证候，称为
 A. 越经传　　　　　B. 并病　　　　　　　C. 循经传　　　　　　D. 直中

27. 六经传变中，"并病"最确切的涵义是下列哪项
 A. 一经病证同时兼有他经证候 　　　　　B. 由一经病证转变为另一经病证
 C. 两经或者三经证候同时出现 　　　　　D. 一经之证未罢又见他经病证

28. 下列表现中不属卫分证的是
 A. 咳喘胸闷　　　　B. 咽喉疼痛　　　　　C. 发热恶风　　　　　D. 口干微渴

29. 卫气营血辨证的临床意义应下列哪项除外
 A. 归类温病病变中的不同证候 　　　　　B. 阐明各种温热病的感邪途径
 C. 揭示温病病情的浅深与轻重 　　　　　D. 说明温病过程中的传变规律

30. 下列哪项是中焦病证的病位
 A. 胃与大肠　　　　B. 胃　　　　　　　　C. 脾与胃　　　　　　D. 脾胃与大肠

二、B型题：A、B、C、D 是其下面两道小题的备选项，请从中选择一项最符合题目要求的，每个选项可以被选择
 一次或两次。

 A. 三焦辨证　　　　B. 经络辨证　　　　　C. 卫气营血辨证　　　D. 六经辨证
1. 张仲景首创
2. 叶天士首创

A. 寒邪袭表,郁遏卫气,损伤营阴   B. 风寒袭表,营卫不和,正邪交争
C. 风寒袭表,郁遏卫气,损伤营阴   D. 风寒外袭,卫外不固,营不内守

3. 太阳病的主要病机是

4. 太阳中风证的主要病机是

  A. 发热恶寒,无汗而喘,头项强痛,身体疼痛,脉浮紧 B. 微有恶寒发热,身痛无汗,咳嗽,咳痰清稀,脉浮紧
  C. 恶风发热,汗出头痛,鼻鸣干呕,舌苔薄白,脉浮缓 D. 发热微恶风寒,咳嗽,痰稠色黄,咽喉疼痛,脉浮紧

5. 太阳伤寒证的主要临床表现是

6. 太阳中风证的主要临床表现是

  A. 少腹急结,其人如狂,小便自利,人便色黑如漆 B. 脐腹胀满硬痛,潮热,大便秘结不通,神昏谵语
  C. 腹满而吐,食欲不振,自利,时腹自痛,口不渴 D. 发热恶寒,小便不利,少腹满,消渴,水入即吐

7. 太阳蓄血证的临床表现是

8. 太阳蓄水证的临床表现是

  A. 脉微细,但欲寐   B. 身热,不恶寒反恶热,汗出,脉大
  C. 寒热往来,胸胁苦满,口苦咽干,脉弦 D. 消渴,气上撞心,心中疼热,饥不欲食,食则吐蛔

9. 厥阴病证的临床表现是

10. 阳明病的主要脉症特征是

  A. 两经或三经证候同时出现   B. 一经证候已罢,继而出现另一经证候
  C. 互为表里的阴阳两经证候同时出现 D. 一经证候未罢,又出现另一经证候

11. "合病"是指

12. "并病"是指

  A. 温邪犯表,肺卫失宣   B. 邪热壅肺,肺气郁闭
  C. 热灼营阴,心神被扰   D. 邪入气分,热炽伤津

13. 卫分证的主要病机是

14. 气分证的主要病机是

  A. 身热不扬   B. 往来寒热   C. 五心烦热   D. 身热无汗

15. 少阳病证的发热特征是

16. 肾阴虚证的发热特征是

三、X 型题:在每小题给出的 A、B、C、D 四个选项中,至少有两项是符合题目要求的,请选出所有符合题目要求的答案,多选或少选均不得分。

1. 发热,微恶风寒,舌边尖红,脉浮数,咽喉肿痛,少汗。可见于下列哪些病证
  A. 风热表证   B. 卫分证   C. 太阳中风证   D. 太阳伤寒证

2. 营分证的临床表现有
  A. 身热夜甚   B. 心烦不寐   C. 斑疹隐现   D. 舌绛

3. 血分实热证的临床表现有
  A. 烦热躁扰   B. 吐衄便血   C. 舌绛紫   D. 手足蠕动

4. 少阳病证的临床表现有
  A. 口苦咽干   B. 往来寒热   C. 胸胁苦满   D. 心烦喜呕

5. 太阳伤寒证的病因病机为
  A. 寒邪袭表   B. 卫阳被束   C. 营阴郁滞   D. 肺气不利

6. 发热恶寒,头项强痛,无汗而喘,脉浮紧,此为
  A. 表寒证   B. 表实证   C. 表热证   D. 太阳伤寒证

7. 阳明经证的病机是

    A.病邪入里　　　　　　B.邪热弥漫全身　　　　　C.充斥阳明经脉　　　　D.燥屎内结

8.脉象细数可见于

    A.少阴寒化证　　　　　B.少阴热化证　　　　　　C.营分证　　　　　　　D.血分虚热证

9.脉象浮数可见于

    A.表热证　　　　　　　B.卫分证　　　　　　　　C.上焦病证　　　　　　D.太阳中风证

10.下焦病证多为肝肾阴伤,故可出现

    A.身热面赤　　　　　　B.口舌干燥　　　　　　　C.神倦耳聋　　　　　　D.手足蠕动

11.手太阴肺经病证的临床表现为

    A.肺胀、咳喘　　　　　B.肩背痛　　　　　　　　C.自汗出　　　　　　　D.胸部满闷

12.血分证的辨证要点包括

    A.身热夜甚、谵语神昏　B.斑疹、吐衄　　　　　　C.抽搐或手足蠕动　　　D.舌质深绛、脉细数

13.卫气营血病证的传变形式包括

    A.顺传　　　　　　　　B.并病　　　　　　　　　C.合病　　　　　　　　D.逆传

14.气分证病位在

    A.胸　　　　　　　　　B.膈　　　　　　　　　　C.胃　　　　　　　　　D.胆

15.下焦病证的辨证要点包括

    A.身热颧红　　　　　　B.手足蠕动或瘛疭　　　　C.舌绛苔少　　　　　　D.腹满便秘

16.下列各项中,属于伤寒六经病证传经的有

    A.循经传　　　　　　　B.越经传　　　　　　　　C.表里传　　　　　　　D.三阳合病

17.下列各项中,属于逆传的有

    A.卫分传到气分　　　　B.营分传到血分　　　　　C.卫分传到血分　　　　D.肺卫传到厥阴

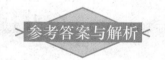

参考答案与解析

一、A 型题。

1.C。

    大纲内容,六经辨证要点太阳病证、阳明病证、少阳病证的临床表现,证候分析及辨证要点,考查点:阳明腑
实证的临床表现,题目较简单。

2.D。

    太阳中风证的临床表现为发热,恶风,汗出,脉浮缓,或见鼻鸣,干呕。

3.A。

    阳明病证又可分为阳明经证和阳明腑证。阳明经证表现为身大热,不恶寒,反恶热,汗大出,大渴引饮,心烦
躁扰,面赤,气粗,苔黄燥,脉洪大。阳明腑证表现为日晡潮热,手足濈然汗出,脐腹胀满疼痛,拒按,大便秘
结,甚则神昏谵语,狂躁不得眠,舌苔黄厚干燥,或起芒刺,甚至苔焦黑燥裂,脉沉实或滑数。

4.B。

    太阴病证是指脾阳虚弱,寒湿内生,以腹满而痛,不欲食,腹泻等为主要表现的虚寒证候。临床表现腹满而
吐,食不下,大便泄泻,口不渴,时腹自痛,四肢欠温,脉沉缓或弱。

5.D。

    阳明腑证表现为日晡潮热,手足濈然汗出,脐腹胀满疼痛,拒按,大便秘结,甚则神昏谵语,狂躁不得眠,舌苔
黄厚干燥,或起芒刺,甚至苔焦黑燥裂,脉沉实或滑数。

6.B。

    少阴病热化证的临床表现为心烦不得眠,口燥咽干,舌尖红,脉细数。

7. C。

六经病证是脏腑,经络病变的反映,而脏腑,经络之间又是相互联系不可分割的整体,因此,六经病证可以相互传变,从而表现为传经,直中,合病,并病等。传经:病邪自外侵入,逐渐向里发展,由某一经病证转变为另一经病证。①循经传是指按伤寒六经的顺序相传者,即太阳病证→阳明病证→少阳病证→太阴病证→少阴病证→厥阴病证。②越经传是指隔一经或两经以上相传者。③表里传是指相互表里的两经相传者,如太阳病传少阴病等。直中:伤寒病初起不从三阳经传入,而病邪直入于三阴者。合病:伤寒病不经过传变,两经或三经同时出现的病证,如太阳阳明合病,太阳太阴合病等。并病:伤寒病凡一经病证未罢,又见他经病证者。如太阳少阴并病,太阴少阴并病等。

8. B。

直中:伤寒病初起不从三阳经传入,而病邪直入于三阴者。

9. B。

阳明腑证表现为日晡潮热,手足濈然汗出,脐腹胀满疼痛,拒按,大便秘结,甚则神昏谵语,狂躁不得眠,舌苔黄厚干燥,或起芒刺,甚至苔焦黑燥裂,脉沉实或滑数,为邪热内盛的表现。

10. D。

气分证以发热不恶寒,舌红苔黄,脉数有力为主要表现。

11. D。

风寒侵袭人体,多先伤及体表,正邪抗争于肤表浅层所表现的证候,即为太阳经证,经证有中风、伤寒之分,是外感风寒而致病的初起阶段,若太阳经证不愈,病邪可循经入腑,而出现太阳腑证,腑证有蓄水、蓄血之分。

12. B。

太阳中风证的临床表现是发热,恶风,汗出,脉浮缓,或见鼻鸣,干呕。

13. B。

太阳伤寒证的临床表现是恶寒,发热,头项强痛,身体疼痛,无汗,脉浮紧,或见气喘。

14. B。

卫为阳,营为阴,风寒外邪以风邪为主侵犯太阳经,卫气受邪而阳浮于外,与邪相争则发热,益甚至风性开泄,以致卫外不固,营不内守则汗出。

15. C。

太阳中风证以恶风、汗出、脉浮缓为辨证要点。太阳伤寒证以恶寒、无汗、头身痛、脉浮紧为辨证要点。因此有无汗出是鉴别的关键。

16. B。

太阳蓄血证的临床表现是少腹急结或硬满,小便自利,如狂或发狂,善忘,大便色黑如漆,脉沉涩或沉结。

17. C。

蓄水证以太阳经证与小便不利、小腹满并见为辨证要点。蓄血证以少腹急结,小便自利,大便色黑等为辨证要点。

18. C。

阳明病证是指伤寒病发展过程中,阳热亢盛,胃肠燥热所表现的证候。阳明病的主要病机是"胃家实"。"胃家实":胃家,包括胃与大肠实,指邪气亢盛。故阳明病的性质属里实热证,为邪正斗争的极期阶段。

19. C。

阳明经证以大热、大汗、大渴、脉洪大为辨证要点。阳明腑证以潮热汗出,腹满痛,便秘,脉沉实等为辨证要点。

20. D。

少阳病证是指邪犯少阳胆腑,枢机不运,经气不利,以寒热往来、胸胁苦满等为主要表现的证候。

21. B。

循经传是指按伤寒六经的顺序相传者,即太阳病证→阳明病证→少阳病证→太阴病证→少阴病证→厥阴病证。

22. D。

太阴病"腹满"的病机是脾阳虚弱,寒湿内生,气机阻滞,故见腹满时痛。

23. A。

病至少阴,心肾阳气俱虚,故表现为整体的虚寒证候。若阴盛格阳,则见自觉身热而反不恶寒,面色赤。

24. B。

表里传是指相互表里的两经相传者,少阳病转变为厥阴病为表里经相传,因此答案选 B。

25. B。

邪入少阴,从阳热化,热灼真阴,水不济火,心火独亢,侵扰心神,故见心中烦热而不得眠。

26. D。

传经:病邪自外侵入,逐渐向里发展,由某一经病证转变为另一经病证。①循经传是指按伤寒六经的顺序相传者,即太阳病证→阳明病证→少阳病证→太阴病证→少阴病证→厥阴病证。②越经传是指隔一经或两经以上相传者。③表里传是指相互表里的两经相传者,如太阳病传少阴病等。直中:伤寒病初起不从三阳经传入,而病邪直入于三阴者。合病:伤寒病不经过传变,两经或三经同时出现的病证,如太阳阳明合病、太阳太阴合病等。并病:伤寒病凡一经病证未罢,又见他经病证者。如太阳少阴并病,太阴少阴并病等。

27. D。

并病:伤寒病凡一经病证未罢,又见他经病证者。如太阳少阴并病,太阴少阴并病等。

28. A。

卫分证是温热病邪侵袭肌表,卫气功能失调,肺失宣降,以发热、微恶风寒、脉浮数等为主要表现的表热证候。临床表现发热,微恶风寒,少汗,头痛,全身不适,口微渴,舌边尖红,苔薄黄,脉浮数,或有咳嗽、咽喉肿痛。

29. B。

卫气营血辨证,是清·叶天士在《外感温热篇》中所创立的一种适用于外感温热病的辨证方法。即将外感温热病发展过程中,不同病理阶段所反映的证候,分为卫分证、气分证、营分证、血分证四类,用以说明病位的浅深、病情的轻重和传变的规律,并指导临床治疗。

30. D。

上焦病证就是指温热之邪侵袭手太阴肺和手厥阴心包;中焦病证是指温热之邪侵袭中焦脾胃;下焦病证是指温热之邪犯及下焦,劫夺肝肾之阴。

二、B 型题。

1、2. D;C。

三焦辨证由吴鞠通首创,经络辨证起源于《黄帝内经》,卫气营血辨证由叶天士首创,六经辨证由张仲景首创,对比以上选项,所以 1 题选 D,2 题选 C。

3、4. B;D。

太阳经病,其人营卫不和,卫失固外开阖之权,肌表疏泄者为中风(即伤风,不是脑溢血)。其人卫阳被遏,营卫郁滞不通,肌表致密者为伤寒。其人外受温邪,津伤内热者为温病。所以 3 题选 B,4 题选 D。

5、6. A;C。

太阳伤寒证的主要临床表现是恶寒,发热,头项强痛,身体疼痛,无汗,脉浮紧,或见气喘;太阳中风证的主要临床表现是发热,恶风,汗出,脉浮缓,或见鼻鸣,干呕,对比选项后得出 5 题选 A,6 题选 C。

7、8. A;D。

太阳蓄血证的临床表现是少腹急结或硬满,小便自利,如狂或发狂,善忘,大便色黑如漆,脉沉涩或沉结;太阳蓄水证的临床表现是发热恶寒,小便不利,小腹满,口渴,或水入即吐,脉浮或浮数。所以 7 题选 A,8 题选 D。

9、10. D;B。

厥阴病证的临床表现为消渴,气上撞心,心中疼热,饥而不欲食,食则吐蛔等;阳明经证的临床表现为身大热,不恶寒,反恶热,汗大出,大渴引饮,心烦躁扰,面赤,气粗,苔黄燥,脉洪大。

11、12. A;D。

合病:伤寒病不经过传变,两经或三经同时出现的病证,如太阳阳明合病、太阳太阴合病等。并病:伤寒病凡一经病证未罢,又见他经病证者。如太阳少阴并病,太阴少阴并病等。

13、14. A;D。

卫气证是指温热病邪侵袭肌表,卫气功能失调,肺失宣降,以发热、微恶风寒、脉浮数等为主要表现的表热证候。气分证是指温热病邪内传脏腑,正盛邪炽,阳热亢盛所表现的里实热证候。

15、16. B;C。

少阳病证是指邪犯少阳胆腑,枢机不运,经气不利,以寒热往来、胸胁苦满等为主要表现的证候。肾阴虚的表现:口咽干燥,形体消瘦,五心烦热,潮热盗汗,骨蒸发热,午后颧红,小便短黄,舌红少津、少苔或无苔,脉细数。

三、X 型题。

1. **AB**。
卫分证是指温热病邪侵袭肤表,卫气功能失调,肺失宣降,以发热;微恶风寒、脉浮数等为主要表现的表热证候。临床表现发热,微恶风寒,少汗,头痛,全身不适,口微渴,舌边尖红,苔薄黄,脉浮数,或有咳嗽、咽喉肿痛。

2. **ABCD**。
营分证是指温热病邪内陷,营阴受损,心神被扰,以身热夜甚、心烦不寐、斑疹隐隐、舌绛等为主要表现的证候。临床表现身热夜甚,口不甚渴或不渴,心烦不寐,甚或神昏谵语,斑疹隐隐,舌质红绛无苔,脉细数。

3. **ABCD**。
血分证是指温热病邪深入血分,耗血、伤阴、动血、动风,以发热、谵语神昏、抽搐或手足蠕动、斑疹、吐衄、舌质深绛等为主要表现的证候。临床表现邪热入血,阴虚内热,内扰心神故身热夜甚,躁扰不宁,甚或谵语神昏。邪热迫血妄行,则有出血诸症如吐血,衄血,便血,尿血。邪热灼津,血行壅滞,故斑疹紫黑,舌质深绛,脉细数。若肝阴不足,筋失所养,可见手足蠕动,瘛疭等虚风内动之象。若邪热久羁,劫灼肝肾之阴,故见低热,或暮热早凉,五心烦热,口干咽燥,舌红少津,肾阴亏耗,则耳聋,神疲欲寐,体瘦,脉虚细,为精血不充之象。

4. **ABCD**。
少阳病证是指邪犯少阳胆腑,枢机不运,经气不利,以寒热往来,胸胁苦满等为主要表现的证候。临床表现口苦,咽干,目眩,寒热往来,胸胁苦满,嘿嘿不欲饮食,心烦欲呕,脉弦。

5. **ABD**。
太阳伤寒证是以寒邪为主的风寒之邪侵犯太阳经脉,卫阳被遏,毛窍闭伏。

6. **ABD**。
太阳伤寒证的临床表现为恶寒,发热,头项强痛,身体疼痛,无汗,脉浮紧,或见气喘。

7. **ABC**。
阳明经证指邪热亢盛,充斥阳明经脉,弥漫全身,肠中尚无燥屎内结。

8. **BCD**。
少阴寒化证以畏寒肢厥、下利清谷、脉微细等为辨证要点。少阴热化证以心烦不得眠,以及阴虚证候为辨证要点。营分证本证以身热夜甚、心烦不寐、舌绛、脉细数等为辨证要点。血分虚热证本证以身热夜甚,谵语神昏,抽搐或手足蠕动,斑疹,吐衄,舌质深绛,脉细数等为辨证要点。

9. **ABC**。
卫分证以发热而微恶风寒,舌边尖红,脉浮数等为主要表现。上焦病证本证以发热汗出,咳嗽气喘,或谵语神昏等为辨证的主要表现。

10. **ABCD**。
下焦病证是指温热之邪犯及下焦,劫夺肝肾之阴,以身热颧红,手足蠕动或瘛疭,舌绛苔少等为主要表现的证候。临床表现身热颧红,手足心热,口燥咽干,神倦,耳聋,或见手足蠕动,瘛疭,心中憺憺大动,舌绛苔少,脉细数或虚大。

11. **ABCD**。
手太阴肺经病证的临床表现是肺胀,咳喘,胸部满闷,肩背痛,或肩背寒,少气,洒淅寒热,自汗出等,以及手臂内侧前缘痛。

12. **ABCD**。
血分证是指温热病邪深入血分,耗血,伤阴,动血,动风,以身热夜甚,谵语神昏,抽搐或手足蠕动,斑疹,吐衄,舌质深绛,脉细数等为辨证要点。

13. **AD**。
温热病的整个发展过程,实际上就是卫气营血证候的传变过程。卫气营血证候的传变,一般有顺传和逆传两种形式。

14. **ABCD**。
气分证主里,病在胸、膈、胃、肠、胆等脏腑,为邪正斗争的亢盛期。

15. **ABC**。
本证以身热颧红,手足蠕动或瘛疭,舌绛苔少等为辨证的主要依据。腹满便秘是中焦病证的辨证要点之一。

16. ABC。

六经病证是脏腑、经络病变的反映,而脏腑、经络之间又是相互联系不可分割的整体,因此,六经病证可以相互传变,从而表现为传经、直中、合病,并病等。传经指病邪自外侵入,逐渐向里发展,由某一经病证转变为另一经病证,有三种方式:①循经传,是指按伤寒六经的顺序相传者,即太阳病证→阳明病证→少阳病证→太阴病证→少阴病证→厥阴病证。②越经传,是指隔一经或两经以上相传者。③表里传,是指相互表里的两经相传者,如太阳病传少阴病等。直中指伤寒病初起不从三阳经传入,而病邪直入于三阴者。合病指伤寒病不经过传变,两经或三经同时出现的病证,如太阳阳明合病、太阳太阴合病等。并病指伤寒病凡一经病证未罢,又见他经病证者。如太阳少阴并病,太阴少阴并病等。所以本题选 ABC。

17. CD。

温热病的整个发展过程,实际上就是卫气营血证候的传变过程。其传变有顺传和逆传两种形式。顺传指变多从卫分开始,依次传入气分、营分、血分。它体现了病邪由表入里,由浅入深,病情由轻而重,反映了温热病发展演变的一般规律。逆传指邪入卫分后,不经过气分阶段而直接深入营、血分。温病的传变也有不按上述规律传变者。如发病之初无卫分证,而径见气分证或营分证;卫分证未罢,又兼气分证,而致"卫气同病";气分证尚存,又出现营分证或血分证,称"气营两燔"或"气血两燔"。三焦病证自上而下的传变,是一般的规律。三焦病证多由上焦手太阴肺经开始,传入中焦,进而传入下焦,此为"顺传",标志着病邪由浅入深,病情由轻到重。若病邪从肺卫直接传入手厥阴心包经者,称为"逆传",说明邪热炽盛,病情重笃。临床有邪犯上焦,经治而愈,并不传变者;亦有上焦病证未罢而又见中焦病证者,或自上焦而径传下焦者;亦有中焦病证未除而又出现下焦病证者,或起病即见下焦病证者;还有两焦病证错综互见和病邪弥漫三焦者。因此,临床当灵活掌握。

中药学

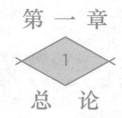

第 一 章

总 论

一、A 型题:在每小题给出的 A、B、C、D 四个选项中,请选出一项最符合题目要求的。

1. 香附、柴胡入药的共同的炮制方法是
  A. 水飞   B. 炙   C. 煨   D. 淬

2. 肉豆蔻入药的炮制方法是
  A. 水飞   B. 炙   C. 煨   D. 淬

3. 朱砂入药的正确炮制方法是
  A. 水飞   B. 炙   C. 煨   D. 淬

4. 杏仁、桃仁入药去皮的炮制方法是
  A. 水飞   B. 炙   C. 煨   D. 燀

5. 下列各类药物中,性属沉降的是
  A. 温里药   B. 活血化瘀药   C. 补益药   D. 清热药

6. 下列各类药物中,性属升浮的是
  A. 利水渗湿药   B. 安神药   C. 清热药   D. 开窍药

7. 半夏配陈皮属于药物七情中的
  A. 相须   B. 相使   C. 相畏   D. 相恶

8. 金钱草配雷公藤属于药物七情中的
  A. 相须   B. 相使   C. 相杀   D. 相恶

9. 除了哪味药物,入汤剂都宜先煎
  A. 附子   B. 磁石   C. 龙骨   D. 珍珠

10. 入汤剂宜后下的药物是
  A. 番泻叶   B. 乌头   C. 鳖甲   D. 雷丸

11. 入汤剂宜另煎的药物是
  A. 钩藤   B. 鹿茸   C. 朱砂   D. 灶心土

12. 按照药性理论,治疗气血阻滞之证的药物大多具有的药味是
  A. 淡味   B. 甘味   C. 辛味   D. 咸味

13. 按照药性理论,治疗正气衰弱、身体诸痛药物大多具有的药味是
  A. 淡味   B. 甘味   C. 咸味   D. 酸味

14. 按照药性理论,治疗大便燥结、痰核的药物大多具有的药味是
  A. 淡味   B. 甘味   C. 辛味   D. 咸味

15. 按照药性理论,治疗水肿、脚气的药物大多具有的药味是
  A. 淡味   B. 甘味   C. 辛味   D. 咸味

16. 黄芪配茯苓属于药物七情中的
  A. 相须   B. 相使   C. 相畏   D. 相恶

17. 下列著作中成书年代最早的古代本草著作是

A.《本草经集注》　　　　　B.《经史证类备急本草》　　C.《本草纲目》　　　　　　D.《饮膳正要》

18.记载"雷公炮制十七法"的本草著作是
　　A.《炮炙论》　　　　　　　B.《炮炙大法》　　　　　　C.《修事指南》　　　　　　D.《饮膳正要》

19.考订了古今用药的度量衡,并规定了汤、酒、膏、丸等剂型的制作规范的本草著作是
　　A.《新修本草》　　　　　　B.《本草拾遗》　　　　　　C.《滇南本草》　　　　　　D.《本草经集注》

20.我国现存内容最丰富的古代地方本草是
　　A.《救荒本草》　　　　　　B.《本草拾遗》　　　　　　C.《滇南本草》　　　　　　D.《白猿经》

21.采用图文对照的方法,开创了世界药学著作的先例的本草著作是
　　A.《本草纲目拾遗》　　　　B.《图经本草》　　　　　　C.《新修本草》　　　　　　D.《开宝本草》

22.奠定了四气五味学说的理论基础,开中药归经学说之先导指的是
　　A.《山海经》　　　　　　　B.《神农本草经》　　　　　C.《黄帝内经》　　　　　　D.《五十二病方》

23.我国封建社会最后一部大型官修本草是
　　A.《神农本草经疏》　　　　B.《新修本草》　　　　　　C.《本草品汇精要》　　　　D.《中国药学大辞典》

24.不宜与生姜同用的药物是
　　A.黄芩　　　　　　　　　　B.大黄　　　　　　　　　　C.半夏　　　　　　　　　　D.莱菔子

25.下列哪项不属于"十八反"的药物
　　A.甘草反甘遂　　　　　　　B.乌头反贝母　　　　　　　C.莱菔子反人参　　　　　　D.甘草反大戟

26.中药药性中,五味的确定是
　　A.仅从口尝获得　　　　　　　　　　　　　　　　B.仅从药物疗效中推导
　　C.以口尝获得为主,从药物疗效中推导为辅　　　　D.从药物疗效中推导为主,以口尝获得为辅

27.下列哪项不是道地药材
　　A.青海的大黄　　　　　　　B.江苏的薄荷　　　　　　　C.东北的细辛　　　　　　　D.广东的薄荷

28.下列药物中,孕妇宜慎用的是
　　A.连翘　　　　　　　　　　B.牛膝　　　　　　　　　　C.板蓝根　　　　　　　　　D.大青叶

29.下列药物中,孕妇禁用的是
　　A.黄连　　　　　　　　　　B.桂枝　　　　　　　　　　C.商陆　　　　　　　　　　D.冬葵子

30.早春二月和深秋时节最宜采收的药材是
　　A.叶类　　　　　　　　　　B.全草类　　　　　　　　　C.果实类　　　　　　　　　D.根和根茎

31.下列哪项属于水火共制法
　　A.炒　　　　　　　　　　　B.蒸　　　　　　　　　　　C.炙　　　　　　　　　　　D.水飞

32.下列哪项不属于水制法
　　A.漂洗　　　　　　　　　　B.闷润　　　　　　　　　　C.水飞　　　　　　　　　　D.煮

33.炙法属于
　　A.水制　　　　　　　　　　B.火制　　　　　　　　　　C.水火共制　　　　　　　　D.其他制法

34.神曲的炮制方法是
　　A.制霜　　　　　　　　　　B.精制　　　　　　　　　　C.发酵　　　　　　　　　　D.药拌

35.生首乌制熟的目的是
　　A.降低毒副作用　　　　　　B.增强药物功能　　　　　　C.改变药物性能　　　　　　D.引药入经

36.除哪项外,都是产生中药中毒的主要原因
　　A.剂量过大　　　　　　　　B.误服伪品　　　　　　　　C.炮制不当　　　　　　　　D.服药时间不当

37. 下列哪项配伍方法应当避免

    A. 相恶   B. 相畏   C. 相使   D. 相杀

38. 下列哪项药物配伍应当避免

    A. 巴豆配牵牛   B. 麻黄配桂枝   C. 陈皮配半夏   D. 全蝎配蜈蚣

39. 青黛、旋覆花入煎剂宜

    A. 包煎   B. 后下   C. 先煎   D. 另煎

40. 延胡索醋制的目的是

    A. 改变性能   B. 增强药效   C. 便于调剂   D. 便于制剂

二、B型题：A、B、C、D是其下面两道小题的备选项,请从中选择一项最符合题目要求的,每个选项可以被选择
    一次或两次。

    A. 载药365种   B. 载药730种   C. 载药1892种   D. 载药1500种

1. 《本草纲目》的载药数是

2. 《本草经集注》的载药数是

    A.《滇南本草》   B.《本草品汇精要》   C.《白猿经》   D.《本草衍义》

3. 明代著名的地方本草是

4. 我国封建社会最后一部大型官修本草是

    A. 蜜炙   B. 酒炙   C. 醋炙   D. 盐炙

5. 为了增强药物的润肺止咳作用,宜采用

6. 为了增强药物的疏肝止痛作用,宜采用

    A. 蜜炙   B. 酒炙   C. 醋炙   D. 盐炙

7. 为了增强药物的补肾作用,宜采用

8. 为了引药入肾,宜采用

    A. 增强活性作用   B. 缓和药性   C. 降低毒性   D. 除去部分挥发油

9. 炒黄的目的是

10. 炒炭的目的是

    A. 四气   B. 五味   C. 归经   D. 升降浮沉

11. 表示药物对人体作用的不同趋向性的是

12. 表示药物对于机体某部分的选择性作用的是

    A. 相须   B. 相使   C. 相畏   D. 相恶

13. 大黄与芒硝配伍属于

14. 生姜与黄芩配伍属于

    A. 绿豆配巴豆   B. 乌头配半夏   C. 丁香配郁金   D. 全蝎配蜈蚣

15. 属于十八反的是

16. 属于十九畏的是

    A. 先煎   B. 煎汤代水   C. 包煎   D. 烊化

17. 鹿角胶入汤剂宜

18. 金钱草入汤剂宜

三、X型题：在每小题给出的A、B、C、D四个选项中,至少有两项是符合题目要求的,请选出所有符合题目要求
    的答案,多选或少选均不得分。

1. 官修本草有

    A.《新修本草》   B.《经史证类备急本草》 C.《开宝本草》   D.《本草品汇精要》

2. 下列各药中,宜用水飞炮制的是

A. 雄黄   B. 朱砂   C. 炉甘石   D. 滑石、蛤粉

3. 炙法常用的液体辅料有
  A. 姜汁   B. 盐水   C. 酒   D. 蜜

4. 苦味药的作用有
  A. 收敛   B. 燥湿   C. 坚阴   D. 固涩

5. 影响药物升降浮沉的因素有
  A. 四气五味   B. 质地轻重   C. 炮制   D. 配伍

6. 使用毒副作用较强的药物应考虑的配伍方法是
  A. 相须   B. 相使   C. 相畏   D. 相杀

7. 下列药物中,不宜与藜芦同用的是
  A. 玄参   B. 人参   C. 太子参   D. 红参

8. 入汤剂宜后下的药物有
  A. 薄荷   B. 旋覆花   C. 人参   D. 沉香

9. 入汤剂宜包煎的药物有
  A. 蒲黄   B. 旋覆花   C. 滑石   D. 番泻叶

10. 下列服药时间,正确的是
  A. 滋补药饭前服   B. 健胃药饭后服   C. 驱虫药空腹服   D. 安神药睡前服

11. 以种子入药的药物有
  A. 沙苑子   B. 菟丝子   C. 车前子   D. 覆盆子

12. 包煎的药物一般
  A. 气味芳香   B. 带有绒毛   C. 粉末状   D. 黏性强

13. 煎药器具最宜选用
  A. 铁锅   B. 砂锅   C. 瓦罐   D. 铝锅

14. 下列药物中,属于配伍禁忌的是
  A. 硫黄与朴硝   B. 人参与五灵脂   C. 草乌与犀角   D. 牙硝与三棱

15. 不宜与川乌同用的药物有
  A. 天花粉   B. 瓜蒌   C. 白及   D. 白蔹

16. 决定道地药材的因素有
  A. 生长环境   B. 药材品种   C. 栽培方法   D. 加工经验

参考答案与解析

一、A 型题。

1. **B**。
用液体辅料拌炒药物,使辅料渗入药物组织内部,以改变药性,增强疗效或减少副作用的炮制方法称为炙。醋炙香附、柴胡可增强疏肝止痛功效。

2. **C**。
煨:利用湿面粉或湿纸包裹药物,置热火灰中加热至面或纸焦黑为度,可减轻药物的烈性和副作用,如煨生姜、煨甘遂、煨肉豆蔻等。

3. **A**。
水飞是借药物在水中的沉降性质分取药材极细粉末的方法,用于朱砂、炉甘石、滑石、蛤粉、雄黄等。

4. D。

燀法是将药物快速放入沸水中短暂潦过,立即取出的方法。常用于种子类药物的去皮及肉质多汁类药物的干燥处理,如燀马齿苋、天门冬以便晒干贮存。

5. D。

凡味属苦、酸、咸,性属寒、凉的药物,大都是沉降药。一般具有清热泻火、泻下通便、利水渗湿、重镇安神、平肝潜阳、息风止痉、降逆平喘、止呕、止呃、消积导滞、固表止汗、敛肺止咳、涩肠止泻、固崩止带、涩精止遗、收敛止血、收湿敛疮等作用。

6. D。

凡味属辛、甘,气属温、热的药物,大都是升浮药。一般具有疏散解表、宣毒透疹、解毒消疮、宣肺止咳、温里散寒、暖肝散结、温通经脉、通痹散结、行气开郁、活血消癥、开窍醒神、升阳举陷、涌吐等作用。

7. A。

相须,就是两种功效类似的药物配合应用,可以增强原有药物的功效,如麻黄配桂枝,能增强发汗解表、祛风散寒的作用;知母配贝母,可以增强养阴润肺、化痰止咳的功效;又附子、干姜配合应用,以增强温阳守中、回阳救逆的功效;陈皮配半夏以加强燥湿化痰、理气和中之功;全蝎、蜈蚣同用能明显增强平肝息风、止痉定搐的作用。

8. C。

相杀,就是一种药物能够降低或消除另一种药物的毒副作用。如羊血杀钩吻毒;金钱草杀雷公藤毒;麝香杀杏仁毒;绿豆杀巴豆毒;生白蜜杀乌头毒;防风杀砒霜毒等。

9. D。

先煎:主要指有效成分难溶于水的一些金石、矿物、介壳类药物,除了煅石膏、炉甘石、珍珠等。此外,附子、乌头等也应该先煎。

10. A。

后下:主要指一些气味芳香的药物,久煎其有效成分易于挥发而降低药效,须在其他药物煎沸5～10分钟后放入,如薄荷、青蒿、香薷、木香、砂仁、沉香、白豆蔻、草豆蔻等。此外,有些药物虽不属芳香药,但久煎也能破坏其有效成分,如钩藤、大黄、番泻叶等亦属后下之列。

11. B。

另煎:又称另炖,主要是指某些贵重药材,为了更好地煎出有效成分,还应单独另煎,如人参、西洋参、羚羊角、麝香、鹿茸等。

12. C。

辛:"能散、能行",即具有发散、行气行血的作用。一般来讲,解表药、行气药、活血药多具有辛味。因此辛味药多用于表证及气血阻滞之证。

13. B。

甘:"能补、能和、能缓",即具有补益、和中、调和药性和缓急止痛的作用。一般来讲,滋养补虚、调和药性及制止疼痛的药物多具有甘味。

14. D。

咸:"能下、能软",即具有泻下通便、软坚散结的作用。一般来讲,泻下或润下通便及软化坚硬、消散结块的药物多具有咸味,咸味药多用治大便燥结、痰核、瘿瘤、癥瘕痞块等证。

15. A。

淡:"能渗、能利",即具有利水渗湿的作用,故有些利水渗湿的药物具有淡味。多用于治疗水肿、脚气、小便不利等。

16. B。

相使,就是以一种药物为主,另一种药物为辅,两药合用,辅药可以提高主药的功效,如黄芪配茯苓治脾虚水肿,黄芪为健脾益气、利尿消肿的主药,茯苓淡渗利湿,可增强黄芪益气利尿的作用;又大黄配芒硝治热结便秘,大黄为清热泻火、泻热通肠的主药,芒硝长于润燥通便,可以增强大黄峻下热结、排除燥屎的作用;枸杞子配菊花治目暗昏花,枸杞子为补肾益精、养肝明目的主药,菊花清肝泻火,兼能益阴明目,可以增强枸杞的补虚明目的作用。

17. A。

《本草经集注》作者梁·陶弘景,载药730种,首创按药物自然属性分类的方法,该书还首创"诸病通用药",

还考订了古今用药的度量衡,并规定了汤、酒、膏、丸等剂型的制作规范。《经史证类备急本草》(《证类本草》)作者宋·唐慎微,载药 1500 余种,宋以前许多本草资料后来已经亡佚,亦赖此书的引用得以保存下来。《本草纲目》作者明·李时珍,载药数达到 1892 种,附方 11000 多个,并以药物的自然属性和生态条件为分类基础。《饮膳正要》元·忽思慧所著,是饮食疗法的专门著作,记录了不少回、蒙民族的食疗方药,并首次记载了用蒸馏法的工艺制酒。

18. B。

《炮炙大法》作者缪希雍,书中所述的"雷公炮制十七法"对后世影响很大。

19. D。

见 17 题解析。

20. C。

《滇南本草》作者兰茂,是我国现存内容最丰富的古代地方本草。

21. C。

《新修本草》由李勣、苏敬等主持编纂,载药物共 844 种,是世界上最早的一部药典学著作;采用图文对照的方法,开创了世界药学著作的先例。

22. C。

《黄帝内经》奠定了四气五味学说的理论基础;是中药归经学说之先导;后世中药升降浮沉学说的理论依据。

23. C。

《本草品汇精要》所附 1300 多幅药图,是古代彩绘本草图谱的珍品;是我国封建社会最后一部大型官修本草。

24. A。

相恶,就是一种药物能破坏另一种药物的功效。如人参恶莱菔子,莱菔子能削弱人参的补气作用;生姜恶黄芩,黄芩能削弱生姜的温胃止呕的作用;近代研究吴茱萸有降压作用,但与甘草同用时,这种作用即消失,也可以说吴茱萸恶甘草。

25. C。

人参恶莱菔子,莱菔子能削弱人参的补气作用,此配伍属于"相恶"。十八反歌:半蒌贝蔹及攻乌,藻戟遂芫俱战草,诸参辛芍叛藜芦。

26. D。

五味的确定依据:五味不仅仅是药物味道的真实反映,更重要的是对药物作用的高度概括。

27. D。

甘肃的当归,宁夏的枸杞,青海的大黄,内蒙古的黄芪,东北的人参、细辛、五味子,山西的党参,河南的地黄、牛膝、山药、菊花,云南的三七、茯苓,四川的黄连、川芎、贝母、乌头,山东的阿胶,浙江的白术、乌药,江苏的薄荷,广东的陈皮、砂仁等,自古以来都被称为道地药材,沿用至今。

28. B。

孕妇慎用的药物包括通经祛瘀、行气破滞及辛热滑利之品,如桃仁、红花、牛膝、大黄、枳实、附子、肉桂、干姜、木通、冬葵子、瞿麦等。

29. C。

禁用的药物是指毒性较强或药性猛烈的药物,如巴豆、牵牛、大戟、商陆、麝香、三棱、莪术、水蛭、斑蝥、雄黄、砒霜等。凡禁用的药物绝对不能使用,慎用的药物可以根据病情的需要斟酌使用。

30. D。

根、根茎:一般以秋末或春初即 2 月、8 月采收为佳。

31. B。

水火共制:包括蒸、煮、炖、婵、淬等方法。

32. D。

水制法:漂洗、浸泡、闷润、喷洒、水飞。

33. B。

火制:是将药物经火加热处理的方法,包括炒、炙、烫、煅、煨。

34. C。

发酵:在一定条件(温度等)下使药物发酵,从而改变原来药物的性质,可增强和胃消食的作用,如神曲、建曲、半夏曲等。

35. C。

生首乌性平,炮制后成制首乌性微温。

36. D。

产生中药中毒的主要原因:剂量过大、误服伪品、炮制不当、制剂服法不当、配伍不当等。

37. A。

相恶,就是一种药物能破坏另一种药物的功效,应当避免这种配伍。

38. A。

配伍禁忌:是指某些药物合用会产生剧烈的毒副作用或降低和破坏药效,因而应该避免。十九畏:硫黄畏朴硝,水银畏砒霜,狼毒畏密陀僧,巴豆畏牵牛,丁香畏郁金,川乌、草乌畏犀角,牙硝畏三棱,官桂畏赤石脂,人参畏五灵脂。

39. A。

包煎:主要指那些黏性强、粉末状及带有绒毛的药物,宜先用纱布袋装好,再与其他药物同煎,以防止药液浑浊或刺激咽喉引起咳嗽及沉于锅底,加热时引起焦化或糊化。如蛤粉、滑石、青黛、旋覆花、车前子、蒲黄及灶心土等。

40. B。

延胡索为活血化瘀药之活血止痛药。本题考查点则为醋炙的目的,醋炙可入肝经而增强疏肝功能,如香附、柴胡;增强止痛功效如延胡索;降低毒性,如甘遂、芫花、大戟等;矫味矫臭,如五灵脂。延胡索,辛、苦、温,归心、肝、脾经,既活血,又行气,尤擅止痛,凡疼痛属血凝气滞者,皆可用之。其辛散温通之性,可除寒邪所致的筋膜挛急或气血津液凝滞。但延胡索可走三经,作用分散,而疼痛与肝系最为相关,醋与延胡索相须配伍炮制后,可使延胡索入肝经更专,止痛作用增强。

二、B型题。

1、2. C;B。

《本草纲目》作者李时珍,载药数达到1892种,附方11000多个。《本草经集注》作者梁·陶弘景,载药730种。

3、4. A;B。

《滇南本草》作者明·兰茂,是我国现存内容最丰富的古代地方本草。《本草品汇精要》所附1300多幅药图,是古代彩绘本草图谱的珍品;是我国封建社会最后一部大型官修本草。

5、6. A;C。

炙:用液体辅料拌炒药物,使辅料渗入药物组织内部,以改变药性,增强疗效或减少副作用的炮制方法称为炙。蜜炙可增强药物的润肺止咳作用;醋炙可增强药物的疏肝止痛作用。

7、8. D;D。

解析同上。

9、10. B;B。

炒:有炒黄、炒焦、炒炭等程度不同的清炒法。炒黄、炒焦使药材宜于粉碎加工,并缓和药性。炒炭能缓和药物的烈性和副作用,或增强收敛止血、止泻的作用。

11、12. D;C。

升降浮沉含义:是药物对人体作用的不同趋向性。升,即上升提举,趋向于上;降,即下达降逆,趋向于下;浮,即向外发散,趋向于外;沉,即向内收敛,趋向于内。归经含义:指药物对于机体某部分的选择性作用,即某药对某些脏腑经络有特殊的亲和作用。

13、14. B;D。

相使,就是以一种药物为主,另一种药物为辅,两药合用,辅药可以提高主药的功效,如黄芪配茯苓治脾虚水肿,黄芪为健脾益气、利尿消肿的主药,茯苓淡渗利湿,可增强黄芪益气利尿的作用;又大黄配芒硝治热结便秘,大黄为清热泻火、泻热通肠的主药,芒硝长于润燥通便,可以增强大黄峻下热结、排除燥屎的作用;枸杞子配菊花治目暗昏花,枸杞子为补肾益精、养肝明目的主药,菊花清肝泻火,兼能益阴明目,可以增强枸杞的补虚明目的作用。相恶,就是一种药物能破坏另一种药物的功效。如人参恶莱菔子,莱菔子能削弱人参的补气作用;生姜恶黄芩,黄芩能削弱生姜的温胃止呕的作用;近代研究吴茱萸有降压作用,但与甘草同用时,这种作用即消失,也可以说吴茱萸恶甘草。

15、16. B;C。

十八反歌:半蒌贝蔹及攻乌,藻戟遂芫俱战草,诸参辛芍叛藜芦。十九畏:硫黄畏朴硝,水银畏砒霜,狼毒畏密陀僧,巴豆畏牵牛,丁香畏郁金,川乌、草乌畏犀角,牙硝畏三棱,官桂畏赤石脂,人参畏五灵脂。

17、18. D;B。

溶化:又称烊化,主要是指某些胶类药物及黏性大而易溶的药物,为避免入煎粘锅或黏附其他药物影响煎煮,可单用水或黄酒将此类药加热溶化即烊化后,用煎好的药液冲服,也可将此类药放入其他药物煎好的药液中加热烊化后服用,如阿胶、鹿角胶、龟甲胶、鳖甲胶、鸡血藤胶及蜂蜜、饴糖等。煎汤代水:主要指某些药物为了防止与其他药物同煎使煎液浑浊,难于服用,宜先煎后取其上清液代水再煎煮其他药物,如灶心土等。此外,某些药物质轻用量多,体积大,吸水量大,如玉米须、丝瓜络、金钱草等,也须煎汤代水用。

三、X 型题。

1. ACD。

《新修本草》为唐代官修本草,由李勣、苏敬等主持编纂,载药物共 844 种,是世界上最早的一部药典学著作;《开宝本草》为宋代官修本草;《本草品汇精要》为明代官修本草,所附 1300 多幅药图,是古代彩绘本草图谱的珍品,是我国封建社会最后一部大型官修本草。《经史证类备急本草》为宋代唐慎微个人著作,载药 1500 余种。

2. ABCD。

水飞:是借药物在水中的沉降性质分取药材极细粉末的方法,如雄黄、朱砂、炉甘石、滑石、蛤粉。

3. ABCD。

炙法常用的液体辅料有姜汁、盐水、酒、蜜、醋、童便。

4. BC。

苦:"能泄、能燥、能坚",即具有清泄火热、泄降气逆、通泄大便、燥湿、坚阴(泻火存阴)等作用。

5. ABCD。

影响药物升降浮沉的因素有药物的四气五味、质地轻重、炮制和配伍的影响。

6. CD。

相畏,就是一种药物的毒副作用能被另一种药物所抑制。如半夏畏生姜,即生姜可以抑制半夏的毒副作用,生半夏可"戟人咽喉",令人咽痛喑哑,用生姜炮制后成姜半夏,其毒副作用大为缓和;甘遂畏大枣,大枣可抑制甘遂峻下逐水、减伤正气的毒副作用;熟地畏砂仁,砂仁可以减轻熟地滋腻碍胃、影响消化的副作用;常山畏陈皮,陈皮可以缓和常山截疟而引起恶心呕吐的胃肠反应,这都是相畏配伍的范例。相杀,就是一种药物能够消除另一种药物的毒副作用。如羊血杀钩吻毒;金钱草杀雷公藤毒;麝香杀杏仁毒;绿豆杀巴豆毒;生白蜜杀乌头毒;防风杀砒霜毒等。

7. ABD。

"十八反"中,藜芦反人参、丹参、玄参、沙参、细辛、芍药。

8. AD。

后下:主要指一些气味芳香的药物,久煎其有效成分易于挥发而降低药效,须在其他药物煎沸 5～10 分钟后放入,如薄荷、青蒿、香薷、木香、砂仁、沉香、白豆蔻、草豆蔻等。此外,有些药物虽不属芳香药,但久煎也能破坏其有效成分,如钩藤、大黄、番泻叶等亦属后下之列。

9. ABC。

包煎:主要指那些黏性强、粉末状及带有绒毛的药物,宜先用纱布袋装好,再与其他药物同煎,以防止药液浑浊或刺激咽喉引起咳嗽及沉于锅底,加热时引起焦化或糊化。如蛤粉、滑石、青黛、旋覆花、车前子、蒲黄及灶心土等。

10. ABCD。

服药时间:滋补药宜在饭前服;驱虫药和泻下药大多在空腹时服;健胃药和对胃肠刺激性较大的药物宜于饭后服;其他药物一般也宜在饭后服;而安眠的药物则应在睡前服。无论食前或饭后服药,都应略有间隔,如饭前后 1～2 小时,以免影响疗效。

11. ABC。

果实类药物除青皮、枳实、覆盆子、乌梅等少数药材要在果实未成熟时采收果皮或果实外,一般都在果实成熟时采收,如瓜蒌、槟榔、马兜铃等。以种子入药的,通常在完全成熟后采集,如莲子、银杏、沙苑子、菟丝子等。有些既用全草又用种子入药的,可在种子成熟后割取全草,将种子打下后分别晒干贮存,如车前子、苏子等。

12. **BCD**。

金石、矿物、介壳类药物一般先煎；一些气味芳香的药物，久煎其有效成分易于挥发一般后下；黏性强、粉末状及带有绒毛的药物一般包煎；某些贵重药材一般另煎；某些胶类药物及黏性大而易溶的药物一般溶化；某些贵重药，用量较轻一般冲服。

13. **BC**。

煎药器具最宜选用砂锅、瓦罐。

14. **ABCD**。

十九畏：硫黄畏朴硝，水银畏砒霜，狼毒畏密陀僧，巴豆畏牵牛，丁香畏郁金，川乌、草乌畏犀角，牙硝畏三棱，官桂畏赤石脂，人参畏五灵脂。

15. **ABCD**。

十八反歌诀：本草明言十八反，半蒌贝蔹及攻乌。藻戟遂芫俱战草，诸参辛芍叛藜芦。

十九畏药歌诀：硫黄原是火中精，朴硝一见便相争。水银莫与砒霜见，狼毒最怕密陀僧。巴豆性烈最为上，偏与牵牛不顺情，丁香莫与郁金见，牙硝难合京三棱。川乌草乌不顺犀，人参最怕五灵脂。官桂善能调冷气，若逢石脂便相欺。大凡修合看顺逆，炮爁炙煿莫相依。

十八反：甘草反甘遂、京大戟、海藻、芫花；乌头（川乌、附子、草乌）反半夏、瓜蒌（全瓜蒌、瓜蒌皮、瓜蒌仁、天花粉）、贝母（川贝、浙贝）、白蔹、白及；藜芦反人参、南沙参、丹参、玄参、苦参、细辛、芍药（赤芍、白芍）。十九畏：硫黄畏朴硝，水银畏砒霜，狼毒畏密陀僧，巴豆畏牵牛，丁香畏郁金，川乌、草乌畏犀角，牙硝畏三棱，官桂畏石脂，人参畏五灵脂。

因此 A 项天花粉（瓜蒌根）、B 项瓜蒌、C 项白及、D 项白蔹均为正确答案。

16. **ABCD**。

道地药材的确定，与药材的产地、品种、质量等多种因素有关，而临床疗效则是其关键因素。历代医药学家都十分重视道地药材的生产。所谓道地药材，又称地道药材，是优质纯真药材的专用名词，它是指历史悠久、产地适宜、品种优良、产量宏丰、炮制考究、疗效突出、带有地域特点的药材。道地药材的确定，与药材的产地、品种、质量等多种因素有关，而临床疗效则是其关键因素。历代医药学家都十分重视道地药材的生产。如甘肃的当归，宁夏的枸杞，青海的大黄，内蒙古的黄芪，东北的人参、细辛、五味子，山西的党参，河南的地黄、牛膝、山药、菊花，云南的三七、茯苓，四川的黄连、川芎、贝母、乌头，山东的阿胶，浙江的贝母、江苏的薄荷，广东的陈皮、砂仁等，自古以来都被称为道地药材，沿用至今。故 ABCD 都正确。

第 二 章

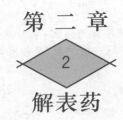

解表药

一、A 型题：在每小题给出的 A、B、C、D 四个选项中，请选出一项最符合题目要求的。

1. 升麻具有而柴胡不具有的功效是
   A. 祛风解表　　　　　B. 升阳举陷　　　　　C. 清热解毒　　　　　D. 疏肝解郁

2. 麻黄具有而桂枝不具有的功效是
   A. 利水消肿　　　　　B. 发汗解表　　　　　C. 助阳化气　　　　　D. 温通经脉

3. 入汤剂宜包煎的是
   A. 荆芥　　　　　　　B. 紫苏　　　　　　　C. 薄荷　　　　　　　D. 辛夷

4. 既可治疗肝郁气滞，又可治疗表证发热，少阳证的是
   A. 升麻　　　　　　　B. 葛根　　　　　　　C. 柴胡　　　　　　　D. 香薷

5. 下列各药中，治疗风寒表证兼气滞宜选用的是
   A. 薄荷　　　　　　　B. 桑叶　　　　　　　C. 生姜　　　　　　　D. 紫苏

6. 下列各药中，有毒不宜过量服的是
   A. 苍耳子　　　　　　B. 白芷　　　　　　　C. 辛夷　　　　　　　D. 薄荷

7. 下列各药中，治疗风寒表实而有喘逆咳嗽者宜选用的是
   A. 辛夷　　　　　　　B. 紫苏　　　　　　　C. 麻黄　　　　　　　D. 桂枝

8. 发表透疹消疮宜生用，止血宜炒用的是
   A. 防风　　　　　　　B. 荆芥　　　　　　　C. 羌活　　　　　　　D. 薄荷

9. 辛夷具有的功效
   A. 通鼻窍　　　　　　B. 祛风湿　　　　　　C. 止痛　　　　　　　D. 止咳

10. 白芷具有而细辛不具有的功效是
    A. 解表散寒　　　　　B. 消肿排脓　　　　　C. 温肺化饮　　　　　D. 通鼻窍

11. 细辛的用法用量是
    A. 煎服，1～3g；散剂每次服 0.5～1g　　　　B. 煎服 1～4g；散剂每次服 0.5～1g
    C. 煎服，1～5g；散剂每次服 0.5～1g　　　　D. 煎服，1～4g；散剂每次服 0.5～2g

12. 柴胡具有而葛根不具有的功效是
    A. 发表　　　　　　　B. 疏肝解郁　　　　　C. 升阳　　　　　　　D. 生津止渴

13. 发汗解表宜生用，止咳平喘多炙用的是
    A. 荆芥　　　　　　　B. 紫苏　　　　　　　C. 桂枝　　　　　　　D. 麻黄

14. 发表透疹、清热解毒宜生用，升阳举陷宜炙用的是
    A. 紫苏　　　　　　　B. 柴胡　　　　　　　C. 升麻　　　　　　　D. 葛根

15. 薄荷的性味归经是
    A. 辛，凉。归肺、肝经　　　　　　　　　　B. 辛，温。归肺、胃经
    C. 辛，凉。归肺、肝、肾经　　　　　　　　D. 辛，温。归肺、肝经

16. 防风具有而羌活不具有的功效是
    A. 祛风　　　　　　　B. 解表　　　　　　　C. 止痛　　　　　　　D. 止痉

17. 下列各药中,治疗外感风寒夹湿者宜选用
    A. 羌活　　　　　　　B. 细辛　　　　　　　C. 辛夷　　　　　　　D. 薄荷

18. 下列各药中,治疗风热感冒,症见声音嘶哑或咽喉肿痛者宜选用
    A. 葱白　　　　　　　B. 鹅不食草　　　　　C. 蝉蜕　　　　　　　D. 生姜

19. 苍耳子具有而藁本不具有的功效是
    A. 祛风湿　　　　　　B. 发散风寒　　　　　C. 通鼻窍　　　　　　D. 止痛

20. 下列各药中,治疗寒热往来宜选用
    A. 葛根　　　　　　　B. 升麻　　　　　　　C. 防风　　　　　　　D. 柴胡

21. 桑叶具有而菊花不具有的功效是
    A. 清肺润燥　　　　　B. 清肝明目　　　　　C. 清热解毒　　　　　D. 平抑肝阳

22. 解表退热宜生用,疏肝解郁宜醋炙,升阳可生用或酒炙的是
    A. 葛根　　　　　　　B. 柴胡　　　　　　　C. 升麻　　　　　　　D. 荆芥

23. 治疗外感风热所致的头痛,以及麻疹初期,疹发不畅诸证使用的配伍是
    A. 升麻配葛根　　　　B. 柴胡配黄芩　　　　C. 荆芥配防风　　　　D. 麻黄配桂枝

24. 解肌退热、透疹、生津宜生用,升阳止泻宜煨用的是
    A. 柴胡　　　　　　　B. 葛根　　　　　　　C. 升麻　　　　　　　D. 香薷

25. 藁本具有的功效
    A. 通鼻窍　　　　　　B. 温肺化饮　　　　　C. 除湿止痛　　　　　D. 解毒

26. 既可治疗风寒感冒,又可治疗胃寒呕吐的是
    A. 桂枝　　　　　　　B. 生姜　　　　　　　C. 紫苏　　　　　　　D. 香薷

27. 既可治疗风寒感冒,又可治疗水肿脚气的是
    A. 桂枝　　　　　　　B. 香薷　　　　　　　C. 紫苏　　　　　　　D. 葛根

28. 既可治疗鼻渊,又可治疗疮痈肿毒的是
    A. 细辛　　　　　　　B. 白芷　　　　　　　C. 苍耳子　　　　　　D. 辛夷

29. 麻黄的性味归经是
    A. 辛、微苦,温,归肺、膀胱、肾经　　　　　B. 辛、甘,温,归肺、膀胱经
    C. 辛、微苦,温,归肺、膀胱经　　　　　　　D. 辛、微苦,温,归肺、膀胱、大肠经

30. 既能透疹消疮,又能止血的是
    A. 荆芥　　　　　　　B. 防风　　　　　　　C. 羌活　　　　　　　D. 独活

31. 桂枝的药用部位是
    A. 树皮　　　　　　　B. 根　　　　　　　　C. 根茎　　　　　　　D. 嫩枝

32. 牛蒡子的药用部位是
    A. 果实　　　　　　　B. 果皮　　　　　　　C. 种子　　　　　　　D. 种仁

33. 菊花的药用部位是
    A. 干燥头状花序　　　B. 全草　　　　　　　C. 干燥花蕾　　　　　D. 干燥地上部分

34. 常用荆芥而不用防风治疗的病证是
    A. 外感表证　　　　　B. 风疹瘙痒　　　　　C. 破伤风证　　　　　D. 吐衄下血

35. 常用防风而不用羌活治疗的病证是
    A. 风寒感冒　　　　　B. 吐衄下血　　　　　C. 破伤风证　　　　　D. 风寒湿痹

36. 下列关于药物的用量错误的是

A. 麻黄,煎服,2～9g　　B. 荆芥,4.5～9g　　C. 薄荷,3～6g　　D. 细辛,1～4g

37. 常用细辛而不用白芷治疗的病证是
　　A. 风寒感冒　　　　B. 肺寒咳喘　　　　C. 鼻渊　　　　D. 风湿痹痛

38. 常用蝉蜕而不用牛蒡子治疗的病证是
　　A. 风热感冒　　　　B. 风疹瘙痒　　　　C. 丹毒　　　　D. 小儿夜啼不安

39. 常用桑叶而不用菊花治疗的病证是
　　A. 目赤昏花　　　　B. 疮痈肿毒　　　　C. 肺热咳嗽　　　　D. 肝阳上亢眩晕

40. 常用葛根而不用升麻治疗的病证是
　　A. 风热感冒　　　　B. 麻疹不透　　　　C. 咽喉肿痛　　　　D. 消渴症

41. 常用柴胡而不用升麻治疗的病证是
　　A. 风热感冒　　　　B. 麻疹不透　　　　C. 气虚下陷　　　　D. 疟疾寒热

42. 治疗脾虚湿盛,清阳不升所致的泄泻宜选用的药物是
　　A. 羌活　　　　B. 荆芥　　　　C. 藁本　　　　D. 防风

二、B型题:A、B、C、D是其下面两道小题的备选项,请从中选择一项最符合题目要求的,每个选项可以被选择
　　一次或两次。

　　A. 羌活　　　　B. 细辛　　　　C. 白芷　　　　D. 荆芥
1. 治疗太阳膀胱经,上半身风寒湿痹、肩背肢节疼痛,宜选用的药物是
2. 治疗阳明经头额痛及牙龈肿痛,宜选用的药物是

　　A. 麻黄　　　　B. 桂枝　　　　C. 紫苏　　　　D. 薄荷
3. 治疗痰饮病、蓄水证,宜选用的药物是
4. 治疗风寒痹证,阴疽、痰核,宜选用的药物是

　　A. 柴胡　　　　B. 荆芥　　　　C. 升麻　　　　D. 防风
5. 既能发表散风,又能透疹、消疮、止血的是
6. 既能发表散风,又能胜湿、止痛、止痉的是

　　A. 种仁　　　　B. 果实　　　　C. 果仁　　　　D. 种子
7. 苍耳子的药用部位是
8. 蔓荆子的药用部位是

　　A. 解表散寒　　　　B. 利咽　　　　C. 止痛　　　　D. 止血
9. 荆芥和防风功效的共同点是
10. 薄荷和牛蒡子功效的共同点是

　　A. 柴胡　　　　B. 升麻　　　　C. 木贼　　　　D. 葛根
11. 功能解表透疹,清热解毒,升举阳气的药物是
12. 功能解表退热,疏肝解郁,升举阳气的药物是

　　A. 羌活　　　　B. 防风　　　　C. 薄荷　　　　D. 蝉蜕
13. 既能散外风,又能息内风的药物是
14. 既能疏散肺经风热而利咽、透疹、止痒,又能疏散肝经风热而明目退翳,凉肝息风止痉的药物是

　　A. 疏散风热,明目退翳　　B. 疏散风热,解毒消肿　　C. 疏散风热,疏肝解郁　　D. 利咽开音,生津止渴
15. 蝉蜕的功效是
16. 牛蒡子的功效是

　　A. 麻黄　　　　B. 薄荷　　　　C. 香薷　　　　D. 防风
17. 治疗风邪所致瘙痒,常选用的药物是
18. 治疗肺气壅遏所致咳喘,常选用的药物是

◇ 刘应科 ◇

考研中医综合复习指导同步练习3000题

三、X型题:在每小题给出的 A、B、C、D 四个选项中,至少有两项是符合题目要求的,请选出所有符合题目要求的答案,多选或少选均不得分。

1. 桑叶和菊花功效的共同点是
   A. 疏散风热　　　　　　B. 平抑肝阳　　　　　　C. 清肝明目　　　　　　D. 清肺润燥

2. 薄荷和牛蒡子功效的共同点是
   A. 疏散风热　　　　　　B. 平抑肝阳　　　　　　C. 清肝明目　　　　　　D. 利咽透疹

3. 菊花常用于治疗的病证有
   A. 风热感冒　　　　　　B. 肝阳眩晕　　　　　　C. 目赤昏花　　　　　　D. 疮痈肿毒

4. 柴胡的功效有
   A. 解表退热　　　　　　B. 疏肝解郁　　　　　　C. 升举阳气　　　　　　D. 退热截疟

5. 解表药的适应证有
   A. 外感表证　　　　　　B. 水肿兼有表证　　　　C. 风湿痹痛兼有表证　　D. 咳喘兼有表证

6. 葛根的适应证有
   A. 麻疹不透　　　　　　B. 脾虚泄泻　　　　　　C. 表证发热,项背强痛　　D. 热病口渴

7. 治疗风寒感冒宜选用
   A. 麻黄　　　　　　　　B. 薄荷　　　　　　　　C. 葱白　　　　　　　　D. 淡豆豉

8. 治疗风热感冒宜选用
   A. 桂枝　　　　　　　　B. 紫苏　　　　　　　　C. 柴胡　　　　　　　　D. 蝉蜕

9. 下列药物中具有一定解毒作用的有
   A. 紫苏　　　　　　　　B. 生姜　　　　　　　　C. 牛蒡子　　　　　　　D. 菊花

10. 苍耳子和辛夷功效的共同点
    A. 祛风湿　　　　　　　B. 通鼻窍　　　　　　　C. 发散风寒　　　　　　D. 止痛

11. 白芷和细辛功效的共同点
    A. 祛风止痛　　　　　　B. 解表散寒　　　　　　C. 温肺化饮　　　　　　D. 通鼻窍

12. 羌活和防风功效的共同点是
    A. 止痛　　　　　　　　B. 止痉　　　　　　　　C. 祛风　　　　　　　　D. 解表

13. 薄荷和蝉蜕功效的共同点是
    A. 疏散风热　　　　　　B. 疏肝行气　　　　　　C. 解毒消肿　　　　　　D. 利咽透疹

14. 具有止痛功效的药物是
    A. 苍耳子　　　　　　　B. 防风　　　　　　　　C. 白芷　　　　　　　　D. 细辛

15. 薄荷常用于治疗的病证有
    A. 风热感冒　　　　　　B. 肝郁气滞　　　　　　C. 咽喉肿痛　　　　　　D. 麻疹不透

16. 下列各药中,以干燥地上部分入药的有
    A. 香薷　　　　　　　　B. 荆芥　　　　　　　　C. 防风　　　　　　　　D. 薄荷

17. 蔓荆子常用于治疗的病证有
    A. 风热感冒　　　　　　B. 目赤肿痛　　　　　　C. 风湿痹痛　　　　　　D. 耳鸣耳聋

18. 既能清肝明目,又能平抑肝阳的药物是
    A. 菊花　　　　　　　　B. 桑叶　　　　　　　　C. 石决明　　　　　　　D. 车前子

19. 紫苏、生姜都具有的功效是
    A. 发汗解表　　　　　　B. 行气宽中　　　　　　C. 解鱼蟹毒　　　　　　D. 止呕

一、A 型题。

1.C。

中药名	性味	归经	功效	主治
升麻	辛、微甘,微寒	归脾、胃、肺、大肠经	解表透疹,清热解毒,升举阳气	外感表证; 麻疹不透; 齿痛口疮,咽喉肿痛,温毒发斑; 气虚下陷,脏器脱垂,崩漏下血
柴胡	苦、辛,微寒	归肝、胆经	解表退热,疏肝解郁,升举阳气	表证发热入少阳证。 本品辛散苦泄,微寒退热,善于祛邪解表退热和疏散少阳半表半里之邪;肝郁气滞;气虚下陷,脏器脱垂

柴胡其性升散,古人有"柴胡劫肝阴"之说,阴虚阳亢,肝风内动,阴虚火旺及气机上逆者忌用或慎用。所以 A、B 选项是两药共有的,C 选项是升麻独有的,D 选项是柴胡独有的。

2.A。

麻黄具有发汗解表,宣肺平喘,利水消肿的功效;桂枝具有发汗解肌,温通经脉,助阳化气,平冲降逆的功效。

3.D。

包煎是指那些黏性强、粉末状及带有绒毛的药物,宜先用纱布袋装好,再与其他药物同煎,以防止药液浑浊或刺激咽喉引起咳嗽及沉于锅底,加热时引起焦化或糊化。如旋覆花、车前子、蒲黄、灶心土、辛夷等。辛夷有毛,易刺激咽喉,故入汤剂时宜用纱布包煎。

4.C。

柴胡具有解表退热,疏肝解郁,升举阳气的功效。辛散苦泄,微寒退热,善于祛邪解表退热和疏散少阳半表半里之邪,可应用于表证发热,少阳证,同时,柴胡性善条达肝气,疏肝解郁,治疗肝郁气滞证。

5.D。

紫苏辛散性温,外能解表散寒,内能行气宽中,且兼有化痰止咳之功,故风寒表证而兼气滞者较为适宜;薄荷虽也能疏肝行气,治疗肝郁气滞,但因其辛散性凉,适用于风热表证。

6.A。

苍耳子有毒,过量服用易致中毒。

7.C。

麻黄味辛发散,性温散寒,具有发汗解表的功效,因其兼有平喘之功,故对风寒表实而兼有喘逆咳嗽者尤为适宜。

8.B。

荆芥具有祛风解表,透疹消疮,止血的功效,生用解表作用强,炒用止血作用加强。

9.A。

辛夷有发散风寒,通鼻窍的功效。

10.B。

白芷具有解表散寒,祛风止痛,通鼻窍,燥湿止带,消肿排脓的功效;细辛具有解表散寒,祛风止痛,通窍,温肺化饮的功效。

11.A。

使用细辛一般不过钱,用法用量:煎服,1～3g;散剂每次服 0.5～1g。

12.B。

柴胡有疏散退热,疏肝解郁,升举阳气的功效;葛根具有解肌退热,透疹,生津止渴,升阳止泻的功效。

13.D。

麻黄具有发汗解表,止咳平喘的功效,生用发汗力强,炙用后止咳平喘作用增强。

14. C。

升麻具有发表透疹,清热解毒,升阳举陷的功效,生品发表透疹、清热解毒作用强,炙用后升阳举陷功效增强。

15. A。

薄荷药性辛,凉。归肺、肝经。

16. D。

防风具有祛风解表,胜湿止痛,止痉的功效;羌活具有解表散寒,祛风胜湿,止痛的功效。

17. A。

羌活辛温发散,善于升散发表,有较强的解表散寒,祛风胜湿,止痛之功。故外感风寒夹湿,恶寒发热、肌表无汗、头痛项强、肢体酸痛较重者,尤为适宜。

18. C。

蝉蜕甘寒清热,质轻上浮,长于疏散肺热经风热以宣肺利咽、开音疗哑,故风热感冒,温病初起,症见声音嘶哑或咽喉肿痛者,尤为适宜。

19. C。

苍耳子具有发散风寒,通鼻窍,祛风湿,止痛的功效;藁本具有祛风散寒,除湿止痛的功效。

20. D。

柴胡辛散苦泄,微寒退热,善于祛邪解表退热和疏散少阳半表半里之邪,若伤寒邪在少阳,寒热往来、胸胁苦满、口苦咽干、目眩,本品用之最宜,为治疗少阳证之要药。

21. A。

桑叶具有疏散风热,清肺润燥,平抑肝阳,清肝明目的功效;菊花具有疏散风热,平抑肝阳,清肝明目,清热解毒的功效。

22. B。

柴胡具有解表退热,疏肝解郁,升举阳气的功效,生品解表退热作用较强,醋制后增强入肝经,适宜疏肝解郁,生品或酒炙品均具有较好的升阳作用。

23. A。

葛根味辛性凉,有发表散邪,解肌退热,透发麻疹之功,故可用于治疗外感风热所致的头痛,以及麻疹初期,疹发不畅诸证,常与升麻等配伍使用,如升麻葛根汤。

24. B。

葛根具有解肌退热,透疹,生津止渴,升阳止泻的功效,生品解肌退热、透疹、生津作用力强,煨用后升阳止泻功效增强。

25. C。

藁本具有祛风散寒,除湿止痛的功效。

26. B。

生姜辛散温通,能发汗解表,祛风散寒,可适用于风寒感冒,同时,其能温中止呕,对胃寒呕吐最为适合。

27. B。

香薷辛温发散,入肺经能发汗解表而散寒,其气芳香,入脾胃又能化湿和中而祛暑,多用于风热感冒而兼脾胃湿困;其外能发汗以散肌表之水湿,又能宣肺气,通畅水道,以利尿退肿,多用于水肿而有表证者。

28. B。

白芷祛风、散寒、燥湿,可宣利肺气,升阳明清气,通鼻窍而止疼痛,故可用治鼻渊,同时,白芷辛散温通,对于疮疡初起,红肿热痛者,可收散结消肿止痛之功,若脓成难溃者常与益气补血药同用,共奏脱毒排脓之功。

29. C。

麻黄药性辛、微苦,温,归肺、膀胱经。

30. A。

荆芥具有祛风解表,透疹消疮,止血的功效。

31. D。

桂枝为樟科植物肉桂的干燥嫩枝。

32. A。

牛蒡子为菊科植物牛蒡的干燥成熟果实。

33. A。

菊花为菊科植物菊的干燥头状花序。

34. **D**。

荆芥具有祛风解表,透疹消疮,止血的功效,可用于治疗:①外感表证。②麻疹不透、风疹瘙痒。③疮疡初起兼有表证。④吐衄下血。防风具有祛风解表,胜湿止痛,止痉的功效,可用于治疗:①外感表证。②风疹瘙痒。③风湿痹痛。④破伤风证。⑤脾虚湿盛,清阳不升所所致的泄泻。

35. **C**。

防风具有祛风解表,胜湿止痛,止痉的功效,可用于治疗:①外感表证。②风疹瘙痒。③风湿痹痛。④破伤风证。⑤脾虚湿盛,清阳不升所所致的泄泻。羌活具有解表散寒,祛风胜湿,止痛的功效,可用于治疗:①风寒感冒。②风寒湿痹。

36. **D**。

使用细辛有不过钱之说,细辛煎服用量1～3g,散剂每次服0.5～1g。

37. **B**。

白芷具有解表散寒,祛风止痛,通鼻窍,燥湿止带,消肿排脓的功效,可用于治疗:①风寒感冒。②头痛,牙痛,风湿痹痛。③鼻渊鼻衄。④带下证。⑤疮痈肿毒。⑥皮肤风湿瘙痒。细辛具有解表散寒,祛风止痛,通窍,温肺化饮的功效,可用于治疗:①风寒感冒。②头痛,牙痛,风湿痹痛。③鼻渊鼻衄。④肺寒咳喘。

38. **D**。

蝉蜕具有疏散风热,利咽开音,透疹,明目退翳,息风止痉的功效,可用于治疗:①风热感冒,温病初起,咽痛暗哑。②麻疹不透,风疹瘙痒。③目赤翳障。④急慢惊风,破伤风证。⑤小儿夜啼不安。牛蒡子具有疏散风热,宣肺透疹,解毒利咽的功效,可用于治疗:①风热感冒,温病初起。②麻疹不透,风疹瘙痒。③痈肿疮毒,丹毒,痄腮,喉痹。

39. **C**。

桑叶具有疏散风热,清肺润燥,平抑肝阳,清肝明目的功效,可用于治疗:①风热感冒,温病初起。②肺热咳嗽、燥热咳嗽。③肝阳上亢眩晕。④目赤昏花。⑤血热妄行之咳血、吐血、衄血。菊花具有疏散风热,平抑肝阳,清肝明目,清热解毒的功效,可用于治疗:①风热感冒,温病初起。②肝阳眩晕,肝风实证。③疮痈肿毒。④目赤昏花。

40. **D**。

葛根具有解肌退热,透疹,生津止渴,升阳止泻的功效,可用于治疗:①表证发热,项背强痛。②麻疹不透。③热病口渴,阴虚消渴。④热泻热利,脾虚泄泻。⑤中风偏瘫,胸痹心痛,眩晕头痛;⑥酒毒伤中。升麻具有解表透疹,清热解毒,升举阳气的功效,可用于治疗:①外感表证。②麻疹不透。③齿痛口疮,咽喉肿痛,温毒发斑。④气虚下陷,脏器脱垂,崩漏下血。

41. **D**。

升麻具有解表透疹,清热解毒,升举阳气的功效,可用于治疗:①外感表证。②麻疹不透。③齿痛口疮,咽喉肿痛,温毒发斑。④气虚下陷,脏器脱垂,崩漏下血。柴胡具有解表退热,疏肝解郁,升举阳气的功效,可用于治疗:①表证发热,少阳证。②肝郁气滞,胸胁胀痛,月经不调。③气虚下陷,脏器脱垂。④疟疾寒热。

42. **D**。

防风以其升清燥湿之性,可用于脾虚湿盛,清阳不升所致的泄泻。

二、B型题。

1、2. **A;C**。

羌活辛散祛风、味苦燥湿、性温散寒,有较强的祛风湿,止痛作用,因其善入足太阳膀胱经,以除头项肩背之痛见长,故上半身风寒湿痹、肩背肢节疼痛者宜选用;白芷辛散温通,长于止痛,且善入足阳明胃经,故阳明经头额痛及牙龈肿痛宜选用。

3、4. **B;A**。

桂枝甘温,既可温扶脾阳以助运水,又可温肾阳、逐寒邪以助膀胱气化,而行水湿痰饮之邪,故治疗痰饮病、蓄水证宜选用;麻黄取散寒通滞之功,可用于治疗风寒痹证,阴疽,痰核。

5、6. **B;D**。

荆芥具有祛风解表,透疹消疮,止血的功效;防风具有祛风解表,胜湿止痛,解痉的功效。

7、8. **B;B**。

苍耳子为菊科植物苍耳的干燥成熟带总苞的果实;蔓荆子为马鞭草科植物单叶蔓荆或蔓荆的干燥成熟果

实。

9、10. **A;B**。

荆芥具有祛风解表,透疹消疮,止血的功效,防风具有祛风解表,胜湿止痛,解痉的功效;薄荷具有疏散风热,清利头目,利咽透疹,疏肝行气,芳香辟秽,化湿和中的功效,牛蒡子具有疏散风热,宣肺透疹,解毒利咽的功效。

11、12. **B;A**。

升麻具有解表透疹,清热解毒,升举阳气的功效;柴胡具有解表退热,疏肝解郁,升举阳气,截疟的功效。

13、14. **B;D**。

防风辛散外风解表,同时具有止痉的功效;蝉蜕具有疏散风热,利咽开音,透疹,明目退翳,息风止痉,安神的功效。

15、16. **A;B**。

蝉蜕具有疏散风热,利咽开音,透疹,明目退翳,息风止痉,镇静安神的功效;牛蒡子具有疏散风热,宣肺,利咽透疹,解毒的功效。

17、18. **D;A**。

防风辛温发散,能祛风止痒,可用于治疗风邪所致瘙痒;麻黄辛散苦泄,温通宣畅,主入肺经,可开宣肺气,又善平喘,可用于治疗肺气壅遏所致咳喘。

三、X型题。

1. **ABC**。

桑叶的功效为疏散风热,清肺润燥,平抑肝阳,清肝明目;菊花的功效为疏散风热,平抑肝阳,清肝明目,清热解毒。

2. **AD**。

薄荷的功效是疏散风热,清利头目,利咽透疹,疏肝行气;牛蒡子的功效是疏散风热,宣肺祛痰,利咽透疹,解毒利咽。

3. **ABCD**。

菊花具有疏散风热,平抑肝阳,清肝明目,清热解毒的功效,可用于治疗:①风热感冒,温病初起。②肝阳眩晕,肝风实证。③目赤昏花。④疮痈中毒。

4. **ABCD**。

柴胡具有解表退热,疏肝解郁,升举阳气,退热截疟的功效。

5. **ABCD**。

解表药可用于治疗恶寒发热、头身疼痛、无汗或有汗不畅、脉浮之外感表证。部分解表药尚可用于水肿、咳喘、麻疹、风疹、风湿痹痛、疮疡初起等兼有表证者。

6. **ABCD**。

葛根具有味辛性凉,有发散表邪,解肌退热,透发麻疹之功,可用于治疗麻疹不透;味辛升发,能升发清阳,鼓舞脾胃清阳之气而奏止泻痢之效;具有发汗解表,解肌退热之功,可用治外感表证发热,又长于缓解外邪郁阻、经气不利、筋脉失养所致的项背强痛;具有生津止渴之功,用于治疗热病口渴。

7. **AC**。

治疗风寒感冒宜选择发散风寒药,麻黄,葱白属于发散风寒药,薄荷,淡豆豉属于发散风热药。

8. **CD**。

治疗风热感冒宜选择发散风热药,桂枝,紫苏属于发散风寒药,柴胡,蝉蜕属于发散风热药。

9. **ABCD**。

紫苏能解鱼蟹毒,对于进食鱼蟹中毒而致腹痛吐泻者,能和中解毒;生姜对生半夏、生南星等药物之毒,以及鱼蟹等食物中毒,均有一定的解毒作用;牛蒡子具有解毒消肿的功效;菊花具有清热解毒的功效。

10. **BC**。

苍耳子具有发散风寒,通鼻窍,祛风湿,止痛的功效;辛夷具有发散风寒,通鼻窍的功效。

11. **ABD**。

白芷具有解表散寒,祛风止痛,通鼻窍,燥湿止带,消肿排脓的功效;细辛具有解表散寒,祛风止痛,通窍,温肺化饮。

12. **ACD**。

防风具有祛风解表,胜湿止痛,止痉的功效;羌活具有解表散寒,祛风胜湿,止痛的功效。

13. **AD**。

薄荷具有疏散风热,清利头目,利咽透疹,疏肝行气的功效;蝉蜕具有疏散风热,利咽开音,透疹,明目退翳,息风止痉的功效。

14. **ABCD**。

苍耳子具有发散风寒,通鼻窍,祛风湿,止痛的功效;防风具有祛风解表,胜湿止痛,止痉的功效;白芷具有解表散寒,祛风止痛,通鼻窍,燥湿止带,消肿排脓的功效;细辛具有解表散寒,祛风止痛,通窍,温肺化饮的功效。

15. **ABCD**。

薄荷具有疏散风热,清利头目,利咽透疹,疏肝行气的功效,可用于治疗:①风热感冒,温病初起。②风热头痛,目赤多泪,咽喉肿痛。③麻疹不透,风疹瘙痒。④肝郁气滞,胸闷胁痛。⑤夏令感受暑湿秽浊之气。

16. **ABD**。

香薷为唇形科植物石香薷或江香薷的干燥地上部分;荆芥为唇形科草本植物荆芥的干燥地上部分;防风为伞形科多年生草本植物防风的根;薄荷为唇形科多年生草本植物薄荷的干燥地上部分。

17. **ABCD**。

蔓荆子具有疏散风热,清利头目,祛风止痛的功效,可用于治疗:①风热感冒,头昏头痛。②目赤肿痛,耳鸣耳聋。③风湿痹痛。

18. **ABC**。

桑叶与菊花皆能疏散风热,平抑肝阳,清肝明目,同可用治风热感冒或温病初起,发热、微恶风寒、头痛;肝阳上亢,头痛眩晕;风热上攻或肝火上炎所致的目赤肿痛,以及肝肾精血不足,目暗昏花等证。但桑叶疏散风热之力较强,又能清肺润燥,凉血止血。菊花平肝、清肝明目之力较强,又能清热解毒。

石决明与决明子均有清肝明目之功效,皆可用治目赤肿痛、翳障等偏于肝热者。然石决明咸寒质重,凉肝镇肝,滋养肝阴,故无论实证、虚证之目疾均可应用,多用于血虚肝热之羞明、目暗、青盲等;决明子苦寒,功偏清泻肝火而明目,常用治肝经实火之目赤肿痛。

车前子只能清肝明目,却无平抑肝阳的功效,正确答案应为 ABC。

19. **ACD**。

紫苏的功效:解表散寒,行气宽中。此外,紫苏能解鱼蟹中毒,对于进食鱼蟹中毒而致腹痛吐泻者,能和中解毒。可单用本品煎汤服,或配伍生姜、陈皮、藿香等药。生姜的功效:解表散寒,温中止呕,温肺止咳。此外生姜对生半夏、生南星等药物之毒,以及鱼蟹等食物中毒,均有一定的解毒作用。

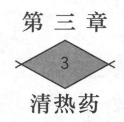

第 三 章

清热药

一、A 型题：在每小题给出的 A、B、C、D 四个选项中，请选出一项最符合题目要求的。

1. 既能泻肺胃肾火，又能滋肺胃肾阴的药物是
    A. 栀子   B. 知母   C. 竹叶   D. 石膏

2. 既能清心胃实火，又能解瘟疫时毒的药物是
    A. 石膏   B. 大青叶   C. 天花粉   D. 赤芍

3. 既能清热燥湿，又能杀虫、利尿的药物是
    A. 黄连   B. 龙胆   C. 秦皮   D. 苦参

4. 既能清热解毒，又能凉血利咽的药物是
    A. 穿心莲   B. 大青叶   C. 青黛   D. 板蓝根

5. 石膏和知母功效的共同点是
    A. 清热   B. 解毒   C. 消肿   D. 止血

6. 天花粉的药用部位是
    A. 花粉   B. 根茎   C. 根   D. 花蕾

7. 黄柏的药用部位是
    A. 根   B. 根茎   C. 树皮   D. 根皮

8. 熊胆粉的药用部位是
    A. 干燥全体   B. 分泌物   C. 胆囊   D. 胆汁

9. 赤芍的归经是
    A. 肝经   B. 肝、肺经   C. 肝、胆经   D. 肾经

10. 常用石膏而不用知母治疗的病证是
    A. 外伤出血   B. 呕吐   C. 骨蒸潮热   D. 肠燥便秘

11. 黄芩和黄连功效的共同点是
    A. 凉血止血   B. 泻火解毒   C. 安胎   D. 止痛

12. 黄芩和黄柏都具有的功效是
    A. 除骨蒸   B. 清热泻火   C. 安胎   D. 止血

13. 大青叶和青黛都具有的功效是
    A. 清肝泻火   B. 定惊   C. 凉血   D. 清热燥湿

14. 金银花具有而连翘不具有的功效是
    A. 散结消肿   B. 凉血止痢   C. 疏散风热   D. 清热解毒

15. 下列除哪项外均可割取地上部分入药
    A. 龙胆草   B. 穿心莲   C. 鱼腥草   D. 青蒿

16. 竹叶具有而淡竹叶不具有的功效是
    A. 除烦   B. 利尿   C. 清热泻火   D. 生津

17. 常用牡丹皮而不用赤芍治疗的病证是

A. 温毒发斑,血热吐衄　　B. 目赤肿痛,痈肿疮疡　　C. 无汗骨蒸　　　　D. 经闭痛经,跌打损伤

18. 紫草具有而水牛角不具有的功效是
　　A. 清热凉血　　　　　B. 活血消肿　　　　　C. 定惊　　　　　D. 清热解毒

19. 治疗阴虚发热、小儿疳热宜选用的药物是
　　A. 黄连　　　　　　　B. 麻黄　　　　　　　C. 柴胡　　　　　D. 银柴胡

20. 治疗咽喉肿痛、痰火瘰疬宜选用的药物是
　　A. 牡丹皮　　　　　　B. 赤芍　　　　　　　C. 玄参　　　　　D. 生地黄

21. 治疗疔毒宜选用的药物是
　　A. 紫花地丁　　　　　B. 金银花　　　　　　C. 黄柏　　　　　D. 知母

22. 治疗乳痈宜选用的药物是
　　A. 蒲公英　　　　　　B. 板蓝根　　　　　　C. 穿心莲　　　　D. 紫花地丁

23. 栀子的归经是
　　A. 心、肺、三焦经　　　B. 心、肺经　　　　　C. 心、肺、胃经　　D. 心、肺、肾经

24. 连翘的归经是
　　A. 肺、大肠经　　　　　B. 肺、心、小肠经　　　C. 肝、胆经　　　D. 心、肺经

25. 治疗有汗骨蒸宜选用的药物是
　　A. 牡丹皮　　　　　　B. 地骨皮　　　　　　C. 水牛角　　　　D. 赤芍

26. 既能清气分之实热,又能解血分之热毒的药物是
　　A. 射干　　　　　　　B. 紫草　　　　　　　C. 重楼　　　　　D. 贯众

27. 疏散风热、清泻里热宜用生品,热毒血痢宜用炒炭品,热暑烦渴多用露剂的是
　　A. 板蓝根　　　　　　B. 金银花　　　　　　C. 大青叶　　　　D. 连翘

28. 清热凉血宜生用,活血祛瘀宜酒炙用的是
　　A. 夏枯草　　　　　　B. 荆芥　　　　　　　C. 紫草　　　　　D. 牡丹皮

29. 下列哪项药物的用量是不正确的
　　A. 生石膏煎服,15～60g　　　　　　　B. 知母煎服,6～12g
　　C. 决明子煎服,15～20g　　　　　　　D. 栀子煎服,5～10g

30. 下列关于药物主治病证的叙述,错误的是
　　A. 败酱草治疗肠痈腹痛　　B. 白头翁治疗热毒血痢　　C. 射干治疗咽喉肿痛　　D. 白鲜皮治疗肝火头痛

31. 下列哪项不是石膏的功效是
　　A. 止血　　　　　　　B. 收湿　　　　　　　C. 除烦止渴　　　　D. 解毒

32. 入汤剂宜先煎的是
　　A. 紫草　　　　　　　B. 青蒿　　　　　　　C. 薄荷　　　　　D. 石膏

33. 下列各药中除哪项外均不能与乌头类同用
　　A. 白蔹　　　　　　　B. 苦参　　　　　　　C. 半夏　　　　　D. 天花粉

34. 具有清热泻火,生津止渴,消肿排脓功效的药物是
　　A. 天花粉　　　　　　B. 熊胆粉　　　　　　C. 青蒿　　　　　D. 决明子

35. 夏枯草的药用部位是
　　A. 干燥果穗　　　　　B. 全草　　　　　　　C. 叶　　　　　　D. 干燥地上部分

36. 有毒不宜过量服用的药物是
　　A. 射干　　　　　　　B. 鱼腥草　　　　　　C. 芦根　　　　　D. 山豆根

37. 穿心莲内服最为适宜的剂型是

    A. 汤剂   B. 丸散片剂   C. 酒剂   D. 露剂

38. 治疗热毒血痢,宜选用的药物是

    A. 银花炭   B. 贯众炭   C. 荆芥炭   D. 盐黄柏

二、B 型题:A、B、C、D 是其下面两道小题的备选项,请从中选择一项最符合题目要求的,每个选项可以被选择一次或两次。

    A. 清热解毒   B. 清热燥湿   C. 清透虚热   D. 清肝明目

1. 野菊花、菊花功效的共同点是

2. 胡黄连、黄连功效的共同点是

    A. 鱼腥草   B. 射干   C. 决明子   D. 栀子

3. 功能清热泻火、凉血利胆的药物是

4. 功能清热解毒、消痰、利咽的药物是

    A. 清热解毒,利咽止血   B. 清热解毒,祛风止痛

    C. 清热解毒,消痰利咽   D. 祛风止痛,散结消肿

5. 马勃功效是

6. 大血藤功效是

    A. 白薇   B. 青蒿   C. 山豆根   D. 石膏

7. 治疗溃疡不敛、湿疹瘙痒、水火烫伤、外伤出血可选用的药物是

8. 治疗疟疾寒热可选用的药物是

    A. 夏枯草   B. 知母   C. 决明子   D. 牛蒡子

9. 既可治目赤肿痛、头痛眩晕、目珠夜痛又可治乳痈肿痛的药物是

10. 既可治目赤肿痛、羞明多泪、目暗不明又可治肠燥便秘的药物是

    A. 黄芩   B. 黄连   C. 黄柏   D. 苦参

11. 既可治湿温、暑湿、胸闷呕恶,湿热痞满、黄疸泻痢又可治胎动不安的药物是

12. 既可治湿热泻痢、黄疸又可治骨蒸劳热,盗汗,遗精的药物是

    A. 白鲜皮   B. 赤芍   C. 牡丹皮   D. 白头翁

13. 既能清热凉血,又能活血祛瘀的药物是

14. 既能清热凉血,又能散瘀止痛的药物是

    A. 龙胆   B. 地骨皮   C. 土茯苓   D. 青蒿

15. 既能凉血除蒸又能解暑截疟的药物是

16. 既能凉血除蒸又能清肺降火的药物是

三、X 型题:在每小题给出的 A、B、C、D 四个选项中,至少有两项是符合题目要求的,请选出所有符合题目要求的答案,多选或少选均不得分。

1. 下列药物中,不宜与藜芦同用的是

    A. 苦参   B. 牡丹皮   C. 赤芍   D. 玄参

2. 常用青黛而不用板蓝根治疗的病证有

    A. 外感风热,温毒发斑   B. 惊风抽搐   C. 咳嗽胸痛,痰中带血   D. 咽喉肿痛

3. 下列药物中,既能清热凉血,又能养阴生津的有

    A. 栀子   B. 生地黄   C. 白薇   D. 玄参

4. 下列选项中,符合山豆根与射干功效共同点的是

    A. 清热解毒   B. 利咽   C. 消痰   D. 消肿

5. 下列有关清热药用法用量的叙述中,正确的是

A. 生石膏煎服,15～60g,宜先煎。煅石膏适量外用,研末撒敷患处

B. 黄芩:煎服,3～10g。清热多生用,安胎多炒用,清上焦热酒炙用,止血炒炭用

C. 决明子:煎服,10～15g。用于润肠通便,不宜久煎

D. 贯众:煎服,15～20g。杀虫及清热解毒宜生用;止血宜炒炭用。外用适量

6. 栀子常用于治疗的病证有

A. 热病心烦　　　　B. 目赤肿痛　　　　C. 血热吐衄　　　　D. 湿热黄疸

7. 生地黄、玄参均可治疗的病证有

A. 阴虚内热　　　　B. 热入营血　　　　C. 脾虚湿盛泄泻　　　　D. 热病伤阴

8. 鱼腥草的主治病证是

A. 肺痈吐脓,肺热咳嗽　　B. 湿热泻痢　　　　C. 湿热淋证　　　　D. 热毒疮毒

9. 入汤剂不宜久煎的药物有

A. 鱼腥草　　　　B. 龙胆草　　　　C. 紫草　　　　D. 青蒿

10. 下列哪项是天花粉的主治病证

A. 肺热燥咳　　　　B. 内热消渴　　　　C. 疮疡肿毒　　　　D. 热病烦渴

11. 熊胆粉主治

A. 热极生风,惊痫抽搐　　B. 黄疸　　　　C. 热毒疮痈　　　　D. 目赤翳障

12. 下列清热解毒药中,治疗咽喉肿痛常选用

A. 穿心莲　　　　B. 板蓝根　　　　C. 金银花　　　　D. 贯众

13. 银柴胡具有而柴胡不具有的功效是

A. 退热　　　　B. 除疳热　　　　C. 解毒　　　　D. 清虚热

14. 主清肺胃火的药的是

A. 石膏　　　　B. 芦根　　　　C. 天花粉　　　　D. 夏枯草

15. 既能清热泻火,又能明目的药物是

A. 夏枯草　　　　B. 芦根　　　　C. 密蒙花　　　　D. 决明子

16. 功能清热泻火,除烦止渴,配伍后相须为用,主治气分热证,阳明热证,肺热喘咳,胃火牙痛的药物是

A. 栀子　　　　B. 芦根　　　　C. 天花粉　　　　D. 石膏

17. 下列哪组为治疗肝火目赤肿痛的药组

A. 夏枯草、密蒙花　　B. 龙胆草、赤芍　　C. 青葙子、决明子　　D. 石决明、谷精草

18. 不具有透疹作用的药组是

A. 蝉蜕、金银花、菊花　　　　　　　　B. 薄荷、葛根、升麻

C. 紫草、牛蒡子、防风　　　　　　　　D. 荆芥、连翘、升麻

19. 可用于治疗骨蒸潮热的药物是

A. 知母　　　　B. 牡丹皮　　　　C. 麦冬　　　　D. 天冬

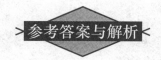

►参考答案与解析◄

一、A型题。

1. B。

　　知母味苦甘而性寒质润,归肺、胃、肾经,具有清热泻火,滋阴润燥的功效,既能泻肺胃肾火,又能滋肺胃肾阴。

2. B。

　　大青叶苦寒,归心、胃经,具有清热解毒,凉血消斑的功效,既能清心胃实火,又能解瘟疫时毒。

3. D。

苦参具有清热燥湿,杀虫,利尿的功效;黄连具有清热燥湿,泻火解毒的功效;龙胆具有清热燥湿,泻肝胆火的功效;秦皮具有清热燥湿,收涩止痢,止带,明目的功效。

4. D。

板蓝根具有清热解毒,凉血,利咽的功效;穿心莲具有清热解毒,凉血消肿,燥湿,止痢的功效;大青叶具有清热解毒,凉血消斑的功效;青黛具有清热解毒,凉血消斑,清肝泻火,定惊,止血,息风止痉的功效。

5. A。

石膏具有生用:清热泻火,除烦止渴;煅用:敛疮生肌,收湿,止血的功效;知母具有清热泻火,滋阴润燥的功效。

6. C。

天花粉来源于葫芦科植物瓜蒌或双边瓜蒌的干燥根。

7. C。

黄柏来源于芸香科植物黄皮树或黄檗的干燥树皮。

8. D。

熊胆粉来源于脊椎动物熊科棕熊、黑熊的干燥胆汁。

9. A。

赤芍味苦性微寒,归肝经。

10. A。

石膏具有生用:清热泻火,除烦止渴;煅用:敛疮生肌,收湿,止血的功效,可用于治疗:①温热病气分实热证。②肺热喘咳证。③溃疡不敛、湿疹瘙痒、水火烫伤、外伤出血。④温病气血两燔。⑤暑热初起,或热病后期。⑥胃火牙痛、头痛、消渴证。知母具有清热泻火,滋阴润燥的功效,可用于治疗:①热病烦渴。②肺热燥咳。③骨蒸潮热。④内热消渴。⑤肠燥便秘。

11. B。

黄芩具有清热燥湿,泻火解毒,止血安胎的功效;黄连具有清热燥湿,泻火解毒的功效。

12. B。

黄芩具有清热燥湿,泻火解毒,止血安胎的功效;黄柏具有清热燥湿,泻火解毒除骨蒸的功效。

13. C。

大青叶具有清热解毒,凉血消斑的功效;青黛具有清热解毒,凉血消斑,清肝泻火,定惊,止血,息风止痉的功效。

14. B。

金银花具有清热解毒,疏散风热,散痈消肿,透营转气,凉血止痢的功效;连翘具有清热解毒,消肿散结,疏散风热,透热转气,清心利尿的功效。

15. A。

龙胆草来源于龙胆科植物条叶龙胆、龙胆、三花龙胆或滇龙胆的干燥根及根茎;鱼腥草来源于三白草科植物蕺菜的干燥地上部分或新鲜全草;青蒿来源于菊科植物黄花蒿的干燥地上部分;穿心莲来源于爵床科植物穿心莲的干燥地上部分。

16. D。

竹叶具有清热泻火,除烦,生津,利尿的功效;淡竹叶具有清热泻火,除烦,利尿的功效。

17. C。

牡丹皮具有清热凉血,活血化瘀,止血的功效,可用于治疗:①温毒发斑,血热吐衄。②温病伤阴,阴虚发热,夜热早凉,无汗骨蒸。③血滞经闭、痛经、跌打伤痛。④痈肿疮毒。赤芍具有清热凉血,散瘀止痛的功效,可用于治疗:①温毒发斑,血热吐衄。②目赤肿痛,痈肿疮疡。③肝郁胁痛,经闭痛经,癥瘕腹痛,跌打损伤。

18. B。

紫草具有清热凉血、活血消肿、解毒透疹的功效;水牛角具有清热凉血、解毒、定惊的功效。

19. D。

银柴胡具有退虚热,除疳热的功效,可用于治疗阴虚发热和疳积发热。

20. D。

玄参性味苦咸微寒,既能清热凉血,又能解毒散结,常用于治疗目赤咽痛,瘰疬,白喉,痈肿疮毒等。

21. A。

紫花地丁苦泄辛散,寒能清热,入心肝血分,故能清热解毒,凉血消肿,消痈散结,为治疗血热壅滞,痈肿疮毒,红肿热痛的常用药物,尤以治疗疔毒为其特长。

22. A。

蒲公英苦寒，既能清解火热毒邪，又能泄降滞气，兼能疏郁通乳，故为治疗乳痈之要药。

23. A。

栀子味苦性寒，归心、肺、三焦经。

24. B。

连翘味苦性微寒，归肺、心、小肠经。

25. B。

地骨皮甘寒清润，具有凉血除蒸，清肺降火的功效，为退虚热，疗骨蒸的佳品。

26. D。

贯众性味苦微寒，具有清热解毒，凉血止血的功效，既可清气分之实热，又能解血分之热毒。

27. B。

金银花生品可用于疏散风热、清泻里热，炒炭品可用于热毒血痢，露剂多用于热暑烦渴。

28. D。

牡丹皮具有清热凉血，活血祛瘀的功效。

29. C。

决明子煎服9~15g。

30. D。

白鲜皮具有清热燥湿，祛风解毒的功效，可用于治疗：①湿热疮毒，湿疹，疥癣。②湿热黄疸，风湿热痹。

31. D。

石膏具有清热泻火，除烦止渴；煅用：敛疮生肌，收湿，止血的功效。

32. D。

先煎主要指有效成分难溶于水的一些金石、矿物、贝壳类药物，应先打碎，煮沸20~30分钟，再下其他药物同煎，以使有效成分充分析出，如磁石，生石膏，寒水石，珍珠母等。此外，一些毒性较强的药物宜先煎45~60分钟后再下他药，久煎可以降低毒性，安全用药，如附子，乌头等。

33. B。

"十八反歌"记载有："本草明言十八反，半蒌贝蔹及攻乌，藻戟遂芫俱战草，诸参辛芍叛藜芦。"

34. A。

天花粉具有清热泻火，生津止渴，消肿排脓的功效。

35. A。

夏枯草为唇形科植物夏枯草的干燥果穗。

36. D。

山豆根有毒，过量服用易引起呕吐、腹痛、胸闷、心悸等，故用量不宜过大。

37. B。

煎剂易致呕吐，故多作丸、散、片剂。

38. A。

炒炭是中药的一种炮制方法，即将药物炒（或煅）至外部枯黑，内部焦黄，有焦苦味为度。

中药炒炭后，改变了药性，具有以下作用：一是增强药物的止血作用。中医五行学说认为，黑可制红，所以"血见黑必止"，如茜草炭、蒲黄炭等；二是缓和峻药药性，减弱补药腻胃，有利于中焦，如大黄炭、干姜炭、青皮炭、首乌炭等；三是增强药物的温热之性，而减其寒凉，如金银花炭、黄芩炭等；四是增强药物的收敛之性，使止血、止泻痢、涩精、缩尿、止咳、敛疮等作用加强，如乌梅炭、地榆炭、石榴皮炭等，金银花炒炭宜用于热毒血痢，取其凉血止血而不留瘀，因此选A项。

二、B型题。

1、2. A；B。

野菊花具有清热解毒的功效，菊花具有疏散风热，清热解毒，平抑肝阳，清肝明目的功效；黄连具有清热燥湿，泻火解毒的功效，胡黄连具有退虚热，清湿热，除疳热的功效。

3、4. D；B。

栀子具有清热泻火，滋阴润燥的功效；射干具有清热解毒，消痰，利咽的功效。

5、6. A；B。

马勃具有清热解毒,利咽止血的功效;大血藤具有清热解毒,祛风止痛,活血的功效。

7、8.**D;B**。

石膏具有生用:清热泻火,除烦止渴;煅用:敛疮生肌,收湿,止血的功效,可用于治疗:①温热病气分实热证。②肺热喘咳证。③胃火牙痛、头痛、消渴证。④溃疡不敛、湿疹瘙痒、水火烫伤、外伤出血。⑤温病气血两燔。⑥暑热初起,或热病后期。青蒿具有清透虚热,凉血除蒸,解暑,截疟的功效,可用于治疗:①温邪伤阴,夜热早凉。②阴虚发热,劳热骨蒸。③暑热外感,发热口渴。④疟疾寒热。

9、10.**A;C**。

夏枯草具有清热泻火,明目,散结消肿,略兼养肝的功效,可用于治疗:①目赤肿痛、头痛眩晕、目珠夜痛。②瘰疬、瘿瘤。③乳痈肿痛。决明子具有清热明目,润肠通便的功效,可用于治疗:①目赤肿痛、羞明多泪、目暗不明。②头痛、眩晕。③肠燥便秘。

11、12.**A;C**。

黄芩具有清热燥湿,泻火解毒,止血安胎的功效,可用于治疗:①湿温、暑湿、胸闷呕恶,湿热痞满、黄疸泻痢。②肺热咳嗽、高热烦渴。③血热吐衄。④痈肿疮毒。⑤胎动不安。黄柏具有清热燥湿,泻火解毒的功效,可用于治疗:①湿热痞满、呕吐吞酸。②湿热泻痢。③高热神昏,心烦不寐,血热吐衄。④消渴。⑤外治湿疹、湿疮、耳道流脓。

13、14.**C;B**。

牡丹皮具有清热凉血,活血祛瘀的功效;赤芍具有清热凉血,散瘀止痛,止血的功效;白鲜皮具有清热燥湿,祛风解毒的功效;白头翁具有清热解毒,凉血止痢的功效。

15、16.**D;B**。

青蒿具有清透虚热,凉血除蒸,解暑,截疟的功效;地骨皮具有凉血除蒸,清肺降火的功效;龙胆具有清热燥湿,泻肝胆火的功效;土茯苓具有解毒除湿,通利关节,消肿散结的功效。

三、X 型题。

1.**ACD**。

"十八反歌"记载有:"本草明言十八反,半蒌贝蔹及攻乌,藻戟遂芫俱战草,诸参辛芍叛藜芦。"

2.**BC**。

大青叶、板蓝根、青黛三者大体同出一源,功效亦相近,皆有清热解毒、凉血消斑之作用,但大青叶凉血消斑力强,板蓝根解毒利咽效佳,咽喉肿痛,青黛清肝定惊功著。

3.**BD**。

生地黄具有清热凉血,养阴生津的功效;玄参具有清热凉血,泻火解毒,滋阴的功效。

4.**AB**。

射干具有清热解毒,消痰,利咽的功效;山豆根具有清热解毒,利咽消肿的功效。

5.**ABC**。

贯众有小毒用量不宜过大,煎服,5～10g。杀虫及清热解毒宜生用;止血宜炒炭用。外用适量。

6.**ABCD**。

栀子具有泻火除烦,清热利湿,凉血解毒,外用消肿止痛,焦栀子同时具有凉血止血的功效,可用于治疗:①热病心烦。②湿热黄疸。③血淋涩痛。④血热吐衄。⑤目赤肿痛。⑥火毒疮疡。⑦扭挫伤痛。

7.**ABD**。

生地黄和玄参清热凉血、养阴生津,用治热入营血、热病伤阴、阴虚内热等证。

8.**ABCD**。

鱼腥草具有清热解毒,消痈排脓,利尿通淋,清热止痢的功效,可用于治疗:①肺痈吐脓,肺热咳嗽。②湿热泻痢。③湿热淋证。④热毒疮毒。

9.**AD**。

鱼腥草和青蒿含易挥发性成分,久煎会降低药效,故不宜久煎。

10.**ABCD**。

天花粉具有清热泻火,生津止渴,消肿排脓的功效,可用于治疗:①肺热燥咳。②内热消渴。③疮疡肿毒。④热病烦渴。

11.**ACD**。

熊胆粉具有清热解毒,息风止痉,清肝明目的功效,可用于治疗:①热极生风,惊痫抽搐。②热毒疮痈,咽喉肿痛。③目赤翳障。

12. **ABC**。

穿心莲具有清热解毒,凉血消肿,燥湿,止痢的功效,可用于治疗:①外感风热,温病初起。②肺热咳喘,肺痈吐脓,咽喉肿痛。③湿热泻痢,热淋,湿疹瘙痒。④痈肿疮毒,蛇虫咬伤。板蓝根具有清热解毒,凉血利咽的功效,可用于治疗:①外感发热,温病初起,咽喉肿痛。②温毒发斑,痄腮,丹毒,痈肿疮毒。金银花具有清热解毒,疏散风热,散痈消肿的功效,可用于治疗:①痈肿疔疮。②外感风热,温病初起。③热毒血痢。④咽喉肿痛、小儿热疮及痱子。

13. **BD**。

银柴胡具有清虚热,除疳热,清热凉血的功效;柴胡具有解表退热,疏肝解郁,升举阳气的功效。

14. **ABC**。

夏枯草归肝、胆经。

15. **ACD**。

夏枯草具有清热泻火,明目,散结消肿的功效;密蒙花具有清热泻火,养肝明目,退翳的功效;决明子具有清热明目,润肠通便,兼能平抑肝阳的功效;芦根具有清热泻火,生津止渴,除烦,止呕,利尿的功效。

16. **CD**。

栀子苦寒,功能清热泻火除烦,但没有止渴的功效。芦根功能清热泻火,除烦止渴,常用于热病烦渴、胃热呕哕、肺热咳嗽,肺痈吐脓、热淋涩痛,无治疗胃火牙痛的作用。石膏、天花粉,皆能清热泻火,除烦止渴,二者常相须配伍,治疗气分热证,阳明热证,肺热喘咳,胃火牙痛。

17. **ABCD**。

夏枯草、密蒙花均具有清热泻火、明目的功效,均可用于治疗肝火上炎所致的目赤肿痛。龙胆草、赤芍均具有清热泻火、明目的功效,均可用于治疗肝火上炎所致的目赤肿痛。青葙子、决明子均具有清肝泻火、明目退翳的功效,均可以治疗肝火上炎所致的目赤肿痛。石决明、谷精草均具有清肝泻火、明目的功效,均具有治疗肝火上炎所致的目赤肿痛。

18. **ACD**。

薄荷的功效是疏散风热,清利头目,利咽透疹,疏肝行气;葛根的功效是解肌退热,透疹,生津止渴,升阳止泻;升麻的功效是解表透疹,清热解毒,升举阳气。三者均具有透疹的作用。蝉蜕的功效是疏散风热,利咽开音,透疹,明目退翳,解痉。菊花的功效是疏散风热,平抑肝阳,清肝明目,清热解毒。金银花的功效是清热解毒,疏散风热。紫草的功效是清热凉血,活血,解毒透疹;防风的功效是祛风解表,胜湿止痛,止痉;牛蒡子的功效是疏散风热,宣肺祛痰,利咽透疹,解毒消肿。荆芥的功效是祛风解表,透疹消疮,止血;连翘的功效是清热解毒,消肿散结,疏散风热。

19. **ABD**。

石膏、知母均能清热泻火,可用治温热病气分热盛及肺热咳嗽等证。但石膏泻火之中长于清解,重在清泻肺胃实火,肺热喘咳、胃火头痛牙痛多用石膏;知母泻火之中长于清润,肺热燥咳、内热骨蒸、消渴多选知母。天冬与麦冬,既能滋肺阴、润肺燥、清肺热,又可养胃阴、清胃热、生津止渴,对于热病伤津之肠燥便秘,还可增液润肠以通便。二药性能功用相似,相须为用。然天冬苦寒之性较甚,清火与润燥之力强于麦冬,且入肾滋阴,还宜于肾阴不足,虚火亢旺之证。麦冬微寒,清火与滋润之力虽稍弱,但滋腻性亦较小,且能清心除烦,宁心安神,又宜于心阴不足及心热亢旺之证。

因此,天冬滋肾阴,治疗骨蒸潮热,而麦冬则没有此功效,正确答案为 ABD。

◆ 刘应科 ◆ 考研中医综合复习指导同步练习3000题

第 四 章

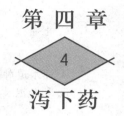

泻下药

一、A型题:在每小题给出的 A、B、C、D 四个选项中,请选出一项最符合题目要求的。

1. 既能清热消肿,泻下攻积,又能润燥软坚的药物是
A. 大黄　　　　　　B. 紫草　　　　　　C. 栀子　　　　　　D. 芒硝

2. 既能泻下逐水,又能去积杀虫的药物是
A. 京大戟　　　　　B. 商陆　　　　　　C. 巴豆　　　　　　D. 牵牛子

3. 既能祛痰止咳,又能杀虫疗疮的是
A. 京大戟　　　　　B. 商陆　　　　　　C. 芫花　　　　　　D. 甘遂

4. 牵牛子内服剂量是
A. 0.1～0.5g　　　B. 1.5～3g　　　　C. 0.5～1.0g　　　D. 1.0～1.5g

5. 治疗湿热痢疾、黄疸、淋证宜选用的药物是
A. 大黄　　　　　　B. 芒硝　　　　　　C. 番泻叶　　　　　D. 松子仁

6. 治疗胸胁停饮所致的喘咳宜选用的药物是
A. 商陆　　　　　　B. 京大戟　　　　　C. 甘遂　　　　　　D. 芫花

7. 治疗大肠气滞,肠燥便秘之证宜选用的药物是
A. 郁李仁　　　　　B. 牵牛子　　　　　C. 巴豆霜　　　　　D. 芫花

8. 治疗痈肿脓成未溃、疥癣恶疮宜选用的药物是
A. 巴豆霜　　　　　B. 牵牛子　　　　　C. 松子仁　　　　　D. 京大戟

9. 大黄的性味是
A. 辛,凉　　　　　B. 苦,温　　　　　C. 苦,寒　　　　　D. 辛,温

10. 火麻仁的性味是
A. 苦,寒　　　　　B. 辛,温　　　　　C. 甘,寒　　　　　D. 甘,平

11. 郁李仁的性味是
A. 辛,苦,温　　　B. 辛,甘,温　　　C. 辛,苦,平　　　D. 辛,苦,甘,平

12. 下列关于药物用法用量的叙述错误的是
A. 甘遂入丸散,每次 0.5～1.5g　　　　　B. 巴豆入丸散服,每次 1～3g
C. 京大戟入丸散服,每次 1g　　　　　　D. 芫花入丸散服,每次 0.6g

13. 巴豆内服最为适宜的剂型是
A. 汤剂　　　　　　B. 露剂　　　　　　C. 丸散剂　　　　　D. 酒剂

14. 牵牛子内服最为适宜的剂型是
A. 汤剂　　　　　　B. 露剂　　　　　　C. 丸散剂　　　　　D. 酒剂

15. 京大戟内服最为适宜的剂型是
A. 汤剂　　　　　　B. 露剂　　　　　　C. 丸散剂　　　　　D. 酒剂

16. 芫花内服最为适宜的剂型是
A. 汤剂　　　　　　B. 露剂　　　　　　C. 丸散剂　　　　　D. 酒剂

17.甘遂具有的功效是

    A.解毒   B.逐痰涎   C.止痛   D.止血

18.巴豆霜具有的功效是

    A.活血祛瘀,通络止痛   B.逐水退肿,豁痰利咽

    C.泻火解毒,凉血除蒸   D.利胆退黄,清热除痹

19.甘遂、京大戟、芫花都具有的功效是

    A.杀虫   B.祛痰止咳   C.解毒   D.泻水逐饮

20.大黄和巴豆都具有的功效是

    A.祛痰利咽   B.凉血消肿   C.杀虫解毒   D.攻下祛积

21.大黄酒制的目的是

    A.凉血止血   B.泻热通便   C.活血祛瘀   D.清热解毒

22.大黄制炭的目的是

    A.凉血止血   B.泻热通便   C.活血祛瘀   D.清热解毒

23.下列哪项不是番泻叶的功效

    A.泻下通便   B.清导实热   C.行水消胀   D.清热解毒

24.具有行气利水功效的药物是

    A.火麻仁   B.巴豆霜   C.郁李仁   D. 松子仁

25.具有解毒功效的药物是

    A.芫花   B.商陆   C.巴豆霜   D.大戟

26.治疗水肿、鼓胀、胸胁停饮证的最佳药组是

    A.京大戟、巴豆霜及芫花   B.京大戟、牵牛子及芫花

    C.芒硝、甘遂及芫花   D.京大戟、甘遂及芫花

27.治疗腹大水肿,二便不通的最佳药组是

    A.大黄配牵牛子   B.京大戟、甘遂及芫花   C.甘遂配大黄   D.甘遂配牵牛子

28.治疗积滞便秘的最佳药组是

    A.大黄配巴豆霜   B.巴豆霜配芒硝   C.大黄配芒硝   D.牵牛子配芒硝

29.大黄具有而芒硝不具有的功效是

    A.润燥软坚   B.散结消肿   C.泻下攻积   D.凉血止血

30.治疗热结便秘,兼见心、肝火旺,烦躁失眠症宜选用的药物是

    A.芒硝   B.芦荟   C.番泻叶   D.火麻仁

31.火麻仁具有而郁李仁不具有的功效是

    A.润肠通便   B.利水消肿   C.润肺止咳   D.滋养补虚

32.火麻仁的药用部位是

    A.种子   B.种仁   C.种子   D.果实

33.巴豆霜的药用部位是

    A.种子   B.种仁   C.种子   D.果实

34.具有凉血解毒、逐瘀通经功效的药物是

    A.姜黄   B.栀子   C.水蛭   D.大黄

35.治疗热淋涩痛,应选用

    A.大黄   B.芦荟   C.番泻叶   D.大戟

36.治疗烧烫伤,应选用
    A.大黄   B.芦荟   C.甘遂   D.大戟

二、B型题:A、B、C、D是其下面两道小题的备选项,请从中选择一项最符合题目要求的,每个选项可以被选择
    一次或两次。

    A.郁李仁   B.火麻仁   C.松子仁   D.决明子
1.功能润肠通便,滋养补虚的药物是
2.功能润肠通便,利水消肿的药物是

    A.郁李仁   B.芦荟   C.番泻叶   D.大黄
3.既能泻下通便,又能清肝杀虫的是
4.既能泻下通便,清导实热,又能行水消胀的是

    A.芫花   B.番泻叶   C.牵牛子   D.火麻仁
5.治疗老人、产妇及体弱津血不足的肠燥便秘证宜选用的药物是
6.治疗习惯性便秘及老年便秘宜选用的药物是

    A.芒硝   B.商陆   C.芦荟   D.牵牛子
7.治疗虫积腹痛、面色萎黄、形瘦体弱的小儿疳积证宜选用的药物是
8.治疗蛔虫、绦虫及虫积腹痛者宜选用的药物是

    A.大黄   B.巴豆霜   C.牵牛子   D.芒硝
9.既可治实热便秘,又可治瘀血诸证的药物是
10.既可治寒积便秘,又可治喉痹痰阻的药物是

    A.泻下逐水,清热解毒 B.消肿散结,清热解毒 C.泻下逐水,消肿散结 D.泻下攻积,清热泻火
11.大黄和芒硝功效的共同点是
12.甘遂和商陆功效的共同点是

    A.郁李仁   B.京大戟   C.芫花   D.商陆
13.既可治肠燥便秘又可治水肿脚气浮肿的药物是
14.既可治胸胁停饮,水肿又可治咳嗽痰喘的药物是

三、X型题:在每小题给出的 A、B、C、D 四个选项中,至少有两项是符合题目要求的,请选出所有符合题目要求
    的答案,多选或少选均不得分。

1.芦荟具有而番泻叶不具有的功效是
    A.泻下通便   B.除烦热   C.清肝杀虫   D.行水消胀

2.下列药物中,不宜与甘草同用的是
    A.芫花   B.甘遂   C.京大戟   D.商陆

3.常用郁李仁而不用火麻仁治疗的病证有
    A.肠燥便秘   B.水肿   C.脚气浮肿   D.肺热咳嗽

4.具有泻下逐水,散结消肿功效的药物是
    A.商陆   B.京大戟   C.甘遂   D.芒硝

5.巴豆霜常用于治疗的病证有
    A.热结便秘   B.腹水肿胀   C.喉痹痰阻   D.疥癣恶疮

6.下列选项中,符合甘遂与京大戟功效共同点的有
    A.祛痰止咳   B.散结消肿   C.泻水逐饮   D.去积杀虫

7.治疗热结便秘可选用的药物有
    A.大黄   B.巴豆霜   C.芒硝   D.芦荟

8. 治疗水肿可选用的药物有
   A. 商陆   B. 番泻叶   C. 甘遂   D. 巴豆霜

9. 牵牛子的主治病证是
   A. 虫积腹痛   B. 水肿胀满   C. 痰饮喘咳   D. 疮痈肿毒

10. 常用大黄而不用芒硝治疗的病证有
    A. 肠燥便秘   B. 瘀血诸证   C. 目赤咽痛   D. 湿热痢疾、黄疸

11. 芫花主治
    A. 头疮   B. 痈肿   C. 水肿   D. 咳嗽痰喘

12. 常用芦荟而不用番泻叶治疗的病证有
    A. 热结便秘   B. 腹水肿胀   C. 烦躁惊痫   D. 小儿疳积

13. 下列药物中,既能泻下,又能杀虫的有
    A. 芦荟   B. 商陆   C. 芫花   D. 牵牛子

14. 下列选项中,符合芒硝功效的有
    A. 泻火凉血   B. 通络止痛   C. 清热消肿   D. 润燥软坚

15. 生地黄能治疗的病证是
    A. 血热妄行   B. 津伤口渴   C. 内热消渴   D. 热入营血

16. 下列能润肠通便的药物是
    A. 郁李仁   B. 薏苡仁   C. 松子仁   D. 酸枣仁

►参考答案与解析◄

一、A 型题。

1. **D**。
   芒硝具有清热消肿,泻下攻积,润燥软坚的功效;大黄具有泻下攻积,清热泻火,凉血解毒,逐瘀通经,利湿退黄的功效;栀子具有泻火除烦,清热利湿,凉血解毒的功效。

2. **D**。
   牵牛子具有泻下逐水,去积杀虫的功效;京大戟具有泻水逐饮,消肿散结的功效;商陆具有泻下逐水,消肿散结,解毒的功效;巴豆霜具有峻下冷积,逐水退肿,豁痰利咽,外用蚀疮的功效。

3. **C**。
   芫花具有泻水逐饮,祛痰止咳,杀虫疗疮的功效;商陆具有泻下逐水,消肿散结,解毒的功效;芫花具有泻水逐饮,祛痰止咳,杀虫疗疮的功效;甘遂具有泻水逐饮,消肿散结的功效。

4. **B**。
   牵牛子煎服,3~6g。入丸散服,每次1.5~3g。本品炒用药性减缓。

5. **A**。
   大黄具有泻下攻积,清热泻火,凉血解毒,逐瘀通经,利湿退黄的功效,可用于治疗:①积滞便秘。②血热吐衄,目赤咽肿。③热毒疮疡,烧烫伤。④瘀血证。⑤湿热痢疾、黄疸、淋证。⑥老痰壅塞,喘逆不得平卧,大便秘结。

6. **D**。
   芫花以泻胸胁水饮,并能祛痰止咳见长,故适用于胸胁停饮所致的喘咳。

7. **A**。
   郁李仁质润多脂,润肠通便作用类似火麻仁而较强,且润中兼有行大肠之气滞,可用于治疗大肠气滞,肠燥便秘之证。

8. **A**。
   巴豆霜具有峻下冷积,逐水退肿,豁痰利咽,外用蚀疮的功效,可用于治疗:①寒积便秘。②腹水鼓胀。③喉

痹痰阻。④痈肿脓成未溃、疥癣恶疮。

9. **C**。
大黄性味苦,寒。归脾、胃、大肠、肝、心包经。

10. **D**。
火麻仁性味甘,平。归脾、胃、大肠经。

11. **D**。
郁李仁性味辛、苦、甘,平。归脾、大肠、小肠经。

12. **B**。
巴豆霜入丸散服,每次 0.1~0.3g。

13. **C**。
巴豆霜内服宜入丸散剂。

14. **C**。
牵牛子内服宜入丸散剂。

15. **C**。
京大戟内服宜入丸散剂。

16. **C**。
芫花内服宜入丸散剂。

17. **B**。
甘遂具有泻水逐饮,散结消肿,逐痰涎之功。

18. **B**。
巴豆霜具有峻下冷积,逐水退肿,豁痰利咽,外用蚀疮的功效。

19. **D**。
甘遂具有泻水逐饮,消肿散结的功效;京大戟具有泻水逐饮,消肿散结的功效;芫花具有泻水逐饮,祛痰止咳,杀虫疗疮的功效。

20. **D**。
大黄具有泻下攻积,清热泻火,凉血解毒,逐瘀通经,利湿退黄的功效;巴豆霜具有峻下冷积,逐水退肿,豁痰利咽,外用蚀疮的功效。

21. **C**。
生大黄泻下力强,故欲攻下者宜生用,入汤剂后下,或开水泡服;久煎则泻下力减弱。酒制大黄泻下力较弱,活血作用较好,宜用于瘀血证。大黄炭则多用于出血证。

22. **A**。
生大黄泻下力强,故欲攻下者宜生用,入汤剂后下,或开水泡服;久煎则泻下力减弱。酒制大黄泻下力较弱,活血作用较好,宜用于瘀血证。大黄炭则多用于出血证。

23. **D**。
番泻叶具有泻下通便,清导实热,行水消胀的功效。

24. **C**。
火麻仁具有润肠通便,滋养补虚的功效;郁李仁具有润肠通便,利水消肿的功效;松子仁具有润肠通便,润肺止咳的功效;巴豆霜具有峻下冷积,逐水退肿,豁痰利咽,外用蚀疮的功效。

25. **B**。
商陆具有泻下逐水,消肿散结,解毒的功效;芫花具有泻水逐饮,祛痰止咳,杀虫疗疮的功效;巴豆霜具有峻下冷积,逐水退肿,豁痰利咽,外用蚀疮的功效;大戟具有泻水逐饮,消肿散结的功效。

26. **D**。
京大戟、甘遂及芫花三药都能泄水逐饮,三药相配相须为用治疗水肿、鼓胀、胸胁停饮证。

27. **D**。
甘遂、牵牛子都为泄下逐水药,二者相须为用治疗腹大水肿,二便不通。

28. **C**。
大黄、芒硝都能泻下攻积,二者相配相须为用,治疗积滞便秘,如大承气汤、调胃承气汤。

29. **D**。
芒硝具有清热消肿,泻下攻积,润燥软坚的功效;大黄具有泻下攻积,清热泻火,凉血解毒,逐瘀通经,利湿退黄的功效。

30. **B**。

芦荟苦寒降泄,既能泻下通便,又能清肝火,除烦热,可用于治疗热结便秘,兼见心、肝火旺,烦躁失眠症。

31. **D**。

郁李仁具有润肠通便,利水消肿的功效;火麻仁具有润肠通便,滋养补虚的功效。

32. **D**。

火麻仁为桑科植物大麻的干燥成熟果实。

33. **D**。

巴豆霜为大戟科植物巴豆的干燥成熟果实。

34. **D**。

焦栀子功专凉血止血,用于血热吐血、衄血、尿血、崩漏。栀子入药,除果实全体入药外,还有果皮、种子分开用者。栀子皮(果皮)偏于达表而去肌肤之热;栀子仁(种子)偏于走里而清内热。生栀子走气分而泻火,焦栀子入血分而止血。大黄炭则多用于出血证。两种功效都有的是 D 选项,因此正确答案为 D。

35. **A**。

大黄的应用:实热积滞便秘;血热吐衄,目赤咽痛;热毒疮疡、烧烫伤;瘀血诸证;湿热痢疾、黄疸、淋证。芦荟的应用:热结便秘;惊痫抽搐;小儿疳积;癣疮。番泻叶的应用:热结便秘;腹水肿胀。大戟的应用:水肿,鼓胀,胸胁停饮;痈肿疮毒,瘰疬痰核。

36. **A**。

大黄主治:实热积滞便秘;血热吐衄,目赤咽痛;热毒疮疡、烧烫伤;瘀血诸证;湿热痢疾、黄疸、淋证。芦荟主治:热结便秘;惊痫抽搐;小儿疳积;癣疮。甘遂主治:水肿,鼓胀,胸胁停饮;风痰癫痫;疮痈肿毒。大戟主治:水肿,鼓胀,胸胁停饮;痈肿疮毒,瘰疬痰核。故选 A。

二、B 型题。

1、2. **B;A**。

火麻仁具有润肠通便,滋养补虚的功效;决明子具有清热明目,润肠通便的功效;松子仁具有润肠通便,润肺止咳的功效;郁李仁具有润肠通便,利水消肿的功效。

3、4. **B;C**。

芦荟具有泻下通便,清肝杀虫的功效;郁李仁具有润肠通便,利水消肿的功效;番泻叶具有泻下通便,清导实热,行水消胀的功效;大黄具有泻下攻积,清热泻火,凉血解毒,逐瘀通经,利湿退黄的功效。

5、6. **D;B**。

火麻仁甘平,质润多脂,能润肠通便,且又兼有滋养补虚作用,故适用于治疗老人、产妇及体弱津血不足的肠燥便秘证;番泻叶苦寒降泄,既能泻下导滞,又能清导实热,适用于热结便秘,亦可用于习惯性便秘及老年便秘。

7、8. **C;D**。

芦荟能杀虫疗疳的功效,故可用于治疗虫积腹痛、面色萎黄、形瘦体弱的小儿疳积证;牵牛子能去积杀虫,并可借其泻下通便作用将虫体排除,故可用于治疗蛔虫、绦虫及虫积腹痛者。

9、10. **A;B**。

大黄具有泻下攻积,清热泻火,凉血解毒,逐瘀通经,利湿退黄的功效,可用于治疗:①积滞便秘。②血热吐衄,目赤咽肿。③热毒疮疡、烧烫伤。④瘀血证。⑤湿热痢疾、黄疸、淋证。⑥老痰壅塞,喘逆不得平卧,大便秘结者;巴豆霜具有峻下冷积,逐水退肿,祛痰利咽,外用蚀疮的功效,可用于治疗:①寒积便秘。②腹水鼓胀。③喉痹痰阻。④痈肿脓成未溃、疥癣恶疮。

11、12. **D;C**。

芒硝具有清热消肿,泻下攻积,润燥软坚的功效;大黄具有泻下攻积,清热泻火,凉血解毒,逐瘀通经,利湿退黄的功效;甘遂具有泻水逐饮,消肿散结的功效;商陆具有泻下逐水,消肿散结,解毒的功效。

13、14. **A;C**。

郁李仁具有润肠通便,利水消肿的功效,可用于治疗:①肠燥便秘。②水肿胀满,脚气浮肿。芫花具有泻水逐饮,祛痰止咳,杀虫疗疮的功效,可用于治疗:①胸胁停饮,水肿,鼓胀。②咳嗽痰喘。③头疮、白秃、顽癣及痈肿。

三、X 型题。

1. **BC**。

芦荟具有泻下通便,清肝泻火杀虫,疗癣的功效;番泻叶具有泻下通便,清导实热,行水消胀的功效。

2. **ABC**。

"十八反歌"记载有:"本草明言十八反,半蒌贝蔹及攻乌,藻戟遂芫俱战草,诸参辛芍叛藜芦。"

3. **BC**。

郁李仁具有润肠通便,利水消肿的功效,可用于治疗:①肠燥便秘。②水肿胀满,脚气浮肿。火麻仁具有润肠通便,滋养补虚的功效,可用于治疗肠燥便秘。

4. **ABC**。

商陆具有泻下逐水,消肿散结,解毒的功效;京大戟具有泻水逐饮,消肿散结的功效;甘遂具有泻水逐饮,消肿散结的功效;芒硝具有泻下攻积,润燥软坚,清热消肿的功效。

5. **BCD**。

巴豆霜具有峻下冷积,逐水退肿,豁痰利咽,外用蚀疮的功效,可用于治疗:①寒积便秘。②腹水鼓胀。③喉痹痰阻。④痈肿脓成未溃、疥癣恶疮。

6. **BC**。

甘遂具有泻水逐饮,消肿散结的功效;京大戟具有泻水逐饮,消肿散结的功效。

7. **ACD**。

大黄,芒硝,芦荟均药性苦寒,具有泻下作用,可用于治疗热结便秘,巴豆霜药性热,可用于治疗寒积便秘。

8. **ABCD**。

商陆,甘遂,巴豆霜均属于峻下逐水药,番泻叶具有行水消胀的功效,四者均可用于治疗水肿。

9. **ABC**。

牵牛子具有泻下逐水,去积杀虫的功效,可用于治疗:①水肿,鼓胀。②痰饮喘咳。③虫积腹痛。

10. **BD**。

大黄具有泻下攻积,清热泻火,凉血解毒,逐瘀通经,利湿退黄的功效,可用于治疗:①积滞便秘。②血热吐衄,目赤咽肿。③热毒疮疡,烧烫伤。④瘀血证。⑤湿热痢疾、黄疸、淋证。⑥老痰壅塞,喘逆不得平卧,大便秘结者。芒硝具有清热消肿,泻下攻积,润燥软坚的功效,可用于治疗:①积滞便秘。②咽痛、口疮、目赤及痈疮肿痛。

11. **ABCD**。

芫花具有泻水逐饮,祛痰止咳,杀虫疗疮的功效,可用于治疗:①胸胁停饮,水肿,鼓胀。②咳嗽痰喘。③头疮、白秃、顽癣及痈肿。

12. **CD**。

芦荟具有泻下通便,清肝泻火杀虫,疗癣的功效,可用于治疗:①热结便秘。②烦躁惊痫。③小儿疳积。④癣疮。番泻叶具有泻下通便,清导实热,行水消胀的功效,可用于治疗:①热结便秘。②腹水肿胀。

13. **ACD**。

芦荟具有泻下通便,清肝杀虫的功效;芫花具有泻水逐饮,祛痰止咳,杀虫疗疮的功效;牵牛子具有泻下逐水,去积杀虫的功效;商陆具有泻下逐水,消肿散结,解毒的功效。

14. **CD**。

芒硝具有清热消肿,泻下攻积,润燥软坚的功效。

15. **ABCD**。

生地的功效:清热凉血,养阴生津。应用:①热入营血,舌绛烦渴、斑疹吐衄。本品苦寒入营血分,为清热、凉血、止血之要药,又其性甘寒质润,能清热生津止渴,故常用治温热病热入营血,壮热烦渴、神昏舌绛者。②阴虚内热,骨蒸劳热。本品甘寒养阴,苦寒泻热,入肾经而滋阴降火,养阴津而泄伏热。③津伤口渴,内热消渴,肠燥便秘。本品甘寒质润,既能清热养阴,又能生津止渴。因此正确答案为 ABCD。

16. **AC**。

郁李仁的药性:辛、苦、甘、平。归脾、大肠、小肠经。功效:润肠通便,下气利水。松子仁的药性:甘、温,入肺、肝、大肠经。功效:润肠通便,润肺止咳。

第 五 章

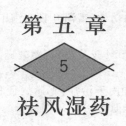

祛风湿药

一、A型题:在每小题给出的 A、B、C、D 四个选项中,请选出一项最符合题目要求的。

1. 海风藤、络石藤功效的共同点是
  A. 利水消肿   B. 杀虫解毒   C. 凉血消肿   D. 祛风通络

2. 羌活、独活都具有的功效是
  A. 消肿排脓   B. 祛风止痛   C. 利水消肿   D. 平肝定惊

3. 既能舒筋活络,又能生津止渴的药物是
  A. 独活   B. 臭梧桐   C. 木瓜   D. 海风藤

4. 具有祛风通络,消骨鲠功效的药物是
  A. 威灵仙   B. 独活   C. 防己   D. 络石藤

5. 下列选项中,具有祛风通络,安胎功效的药物是
  A. 海桐皮   B. 海风藤   C. 五加皮   D. 桑寄生

6. 既能祛风通络,又能杀虫解毒的是
  A. 络石藤   B. 雷公藤   C. 桑枝   D. 海桐皮

7. 治疗风湿痹痛、腰膝酸软,宜选用的药物是
  A. 威灵仙配防己   B. 羌活配独活   C. 蕲蛇配桑寄生   D. 独活配桑寄生

8. 治疗风湿痹证湿热偏盛,肢体酸重,关节红肿疼痛及湿热身痛,宜选用的药物是
  A. 桑枝   B. 臭梧桐   C. 独活   D. 防己

9. 治疗老人及久病体虚者风湿,宜选用的药物是
  A. 秦艽   B. 川乌   C. 豨莶草   D. 五加皮

10. 治疗妊娠漏血,胎动不安,宜选用的药物是
  A. 桑寄生   B. 雪莲花   C. 五加皮   D. 昆明山海棠

11. 胃纳不佳及阴虚体弱者慎服的是
  A. 独活   B. 木瓜   C. 秦艽   D. 防己

12. 秦艽的性味归经是
  A. 辛、苦,温。归胃、肝经   B. 辛、苦,寒。归胃、胆经
  C. 辛、苦,寒。归胃、肝、胆经   D. 辛、苦,平。归胃、肝、胆经

13. 性味苦甘,平,归属肝肾经的药物是
  A. 乌梢蛇   B. 木瓜   C. 桑寄生   D. 秦艽

14. 入汤剂宜先煎的药物是
  A. 蕲蛇   B. 五加皮   C. 蚕砂   D. 川乌

15. 下列选项中,不属于木瓜主治病证的是
  A. 脚气水肿   B. 津伤口渴   C. 风湿热痹   D. 消化不良

16. 下列选项中,不属于秦艽主治病证的是
  A. 中风不遂   B. 湿热黄疸   C. 水肿脚气,小便不利   D. 风湿痹证

17. 治疗风湿痹证,无论寒热新久皆可配伍应用的是
    A. 秦艽   B. 防己   C. 威灵仙   D. 豨莶草

18. 常用桑寄生而不用狗脊治疗的病证是
    A. 风湿痹证   B. 腰膝酸软   C. 筋骨无力   D. 胎动不安

19. 常用络石藤而不用雷公藤治疗的病证是
    A. 咽喉肿痛   B. 湿疹   C. 风湿热痹   D. 疔疮肿毒

20. 既治中风半身不遂,又治高血压病的是
    A. 桑枝   B. 豨莶草   C. 五加皮   D. 海桐皮

21. 既治风湿痹证,又治跌打损伤,骨折的是
    A. 木瓜   B. 乌梢蛇   C. 威灵仙   D. 昆明山海棠

22. 五加皮具有狗脊而不具有的功效是
    A. 除湿利水   B. 补肝肾   C. 安胎   D. 祛风湿

23. 既可治跌打损伤,又可治心腹冷痛,寒疝疼痛的是
    A. 川乌   B. 昆明山海棠   C. 乌梢蛇   D. 海风藤

24. 生用性寒,宜于风湿热痹,酒蒸后甘温,常用于中风半身不遂的是
    A. 臭梧桐   B. 桑寄生   C. 豨莶草   D. 桑枝

25. 雷公藤的药用部位是
    A. 藤茎   B. 根皮   C. 茎枝   D. 根或根的木质部

26. 下列关于药物用法用量的叙述错误的是
    A. 独活,煎服,3～10g   B. 威灵仙,煎服,6～10g
    C. 川乌,煎服,3～4.5g   D. 雷公藤,煎汤,10～25g

27. 下列哪项不属于秦艽的功效
    A. 清湿热   B. 补肝肾   C. 退虚热   D. 祛风湿

28. 豨莶草具有而桑枝不具有的功效是
    A. 祛风湿   B. 利水   C. 解毒   D. 利关节

29. 蕲蛇和乌梢蛇都具有的功效是
    A. 祛风,止咳,止痒   B. 化痰,消肿,止痒   C. 祛风,通络,止痛   D. 祛风,杀虫,解毒

二、B型题:A、B、C、D是其下面两道小题的备选项,请从中选择一项最符合题目要求的,每个选项可以被选择
    一次或两次。

    A. 蕲蛇   B. 独活   C. 秦艽   D. 川乌
1. 治疗骨蒸潮热,疳积发热,宜选用的药物是
2. 治疗少阴头痛,宜选用的药物是

    A. 昆明山海棠   B. 桑寄生   C. 防己   D. 秦艽
3. 功能祛风湿、续筋接骨的药物是
4. 功能祛风湿、利水消肿的药物是

    A. 祛风湿,通经络,平肝 B. 祛风湿,通经络,杀虫 C. 祛风湿,平肝,杀虫 D. 祛风湿,强筋骨,杀虫
5. 臭梧桐的功效是
6. 海桐皮的功效是

    A. 豨莶草   B. 海风藤   C. 海桐皮   D. 桑枝
7. 既可治跌打损伤,又可治风寒湿痹的药物是
8. 既可治风湿痹证,又可治消渴、水肿的药物是

A. 独活   B. 豨莶草   C. 桑寄生   D. 川乌
9. 既能祛风湿,又能解毒的药物是
10. 既能祛风湿,又能安胎的药物是

A. 祛风湿,止痛   B. 祛风湿,利水   C. 补肝肾,强筋骨   D. 利水,安胎
11. 五加皮和桑寄生功效的共同点是
12. 秦艽和防己功效的共同点是

A. 木瓜   B. 威灵仙   C. 臭梧桐   D. 乌梢蛇
13. 既可治风疹,湿疹,又可治头痛眩晕的是
14. 既可治风湿痹痛,又可治小儿惊风的是

A. 蕲蛇   B. 防己   C. 独活   D. 威灵仙
15. 治疗骨鲠咽喉,宜选用的药物是
16. 治疗急慢惊风、破伤风之抽搐痉挛,宜选用的药物是

三、X型题:在每小题给出的 A、B、C、D 四个选项中,至少有两项是符合题目要求的,请选出所有符合题目要求的答案,多选或少选均不得分。

1. 下列哪项是独活的主治病证
   A. 风寒湿痹   B. 风寒夹湿表证   C. 皮肤瘙痒   D. 少阴头痛

2. 下列哪项是川乌的主治病证
   A. 心腹冷痛,寒疝疼痛 B. 小儿惊风,破伤风   C. 跌打损伤,麻醉止痛 D. 风寒湿痹

3. 下列药物中,不宜与川乌同用的是
   A. 贝母   B. 白及   C. 半夏   D. 天花粉

4. 下列选项中,符合木瓜功效的有
   A. 消食   B. 化湿   C. 解毒   D. 生津止渴

5. 下列选项中,既能祛风,又能止痛的有
   A. 秦艽   B. 海桐皮   C. 海风藤   D. 昆明山海棠

6. 治疗风寒湿痹证,可选择的药物有
   A. 独活   B. 川乌   C. 蕲蛇   D. 木瓜

7. 常用桑寄生而不用五加皮治疗的病证有
   A. 高血压   B. 风湿痹证   C. 水肿、脚气   D. 胎动不安

8. 具有降血压作用的药物有
   A. 豨莶草   B. 桑寄生   C. 五加皮   D. 防己

9. 下列有关祛风湿药用法用量的叙述中,正确的是
   A. 秦艽,煎服,3~10g   B. 防己,煎服,5~10g
   C. 五加皮,煎服,5~10g   D. 蕲蛇,煎服,3~9g

10. 下列哪项不是秦艽的功效
    A. 解毒   B. 止痛   C. 安胎   D. 祛风湿

11. 有一定毒性的祛风湿药是
    A. 昆明山海棠   B. 川乌   C. 雷公藤   D. 蕲蛇

12. 桑枝和豨莶草功效的共同点是
    A. 解毒   B. 祛风湿   C. 降血压   D. 利关节

13. 臭梧桐和海桐皮功效的共同点是
    A. 通络   B. 祛风湿   C. 杀虫   D. 解毒

◇ 刘应科 ◇
考研中医综合复习指导同步练习3000题

14. 常用络石藤而不用海风藤治疗的病证有

    A. 风寒湿痹　　　　　B. 喉痹痈肿　　　　　C. 跌打损伤　　　　　D. 风湿热痹

15. 具有杀虫作用的药物有

    A. 雷公藤　　　　　　B. 防己　　　　　　　C. 桑枝　　　　　　　D. 海桐皮

参考答案与解析

一、A 型题。

1. D。

海风藤具有祛风湿,通经络止痹痛的功效;络石藤具有祛风通络,凉血消肿的功效。

2. B。

羌活具有解表散寒,祛风胜湿,止痛的功效;独活具有祛风湿,止痛,解表的功效。

3. C。

木瓜具有舒筋活络,和胃化湿,消食,生津止渴的功效;独活具有祛风湿,止痛,解表的功效;臭梧桐具有祛风湿,通经络,平肝的功效;海风藤具有祛风湿,通经络止痹痛的功效。

4. A。

威灵仙具有祛风湿,通络止痛,消骨鲠的功效;独活具有祛风湿,止痛,解表的功效;防己具有祛风湿,止痛,利水消肿,清热,降血压的功效;络石藤具有祛风通络,凉血消肿的功效。

5. D。

桑寄生具有祛风湿,补肝肾,强筋骨,安胎,降血压的功效;海风藤具有祛风湿,通经络止痹痛的功效;海桐皮具有祛风湿,通络止痛,杀虫止痒的功效;五加皮具有祛风湿,补肝肾,强筋骨,利水消肿的功效。

6. B。

雷公藤具有祛风湿,活血通络,消肿止痛,杀虫解毒的功效;络石藤具有祛风通络,凉血消肿的功效;桑枝具有祛风湿,利关节的功效;海风藤具有祛风湿,通络止痛的功效。

7. D。

独活性微温,功能散风寒湿止痛;桑寄生性平,既能祛风湿,又能强筋骨。两药合用,既祛风湿又能强筋骨,治风湿痹痛、腰膝酸软者佳。

8. D。

防己苦寒降泄,既能祛风除湿止痛,又能清热,故可用于治疗风湿痹证湿热偏盛,肢体酸重,关节红肿疼痛及湿热身痛。

9. D。

五加皮辛能散风,苦能燥湿,温能驱寒,且兼有补益之功,为强壮性祛风湿药,尤其适用于老人及久病体弱者。

10. A。

桑寄生能补肝肾,养血而固冲任,安胎,治疗妊娠漏血,胎动不安。

11. D。

本品大苦大寒易伤胃气,胃纳不佳及阴虚体弱者慎服。

12. D。

秦艽性味辛、苦,平。归胃、肝、胆经。

13. C。

乌梢蛇甘,平,归肝经;木瓜酸,温,归肝、脾经;秦艽辛、苦,平,归胃、肝、胆经。

14. D。

先煎主要是指有效成分难溶于水的一些金石、矿物、贝壳类药物,应打碎先煎,煮沸 20～30 分钟,再下其他药物同煎,以使有效成分充分析出,如磁石、生石膏、珍珠母等。此外,附子、乌头等毒副作用较强的药物,应先煎 45～60 分钟后再下他药,久煎可以降低毒副作用,安全用药。

15. C。

木瓜具有舒筋活络,和胃化湿,消食,生津止渴的功效,可用于治疗:①风湿痹证。②脚气水肿。③吐泻转筋,温香入脾,味酸入肝。④消化不良。⑤津伤口渴。

16. C。

秦艽具有祛风湿,止痹痛,退虚热,清湿热的功效,可用于治疗:①风湿痹证。②中风不遂。③骨蒸潮热,疳积发热。④湿热黄疸。

17.A。

秦艽性平,为风药中之润剂,治疗风湿痹证,无论寒热新久皆可配伍应用。对热痹尤为适宜。

18.D。

桑寄生具有祛风湿,补肝肾,强筋骨,安胎,降血压的功效,可用于治疗:①风湿痹证。②崩漏经多。③高血压。狗脊具有祛风湿,补肝肾,强腰膝,绒毛能止血的功效,可用于治疗:①风湿痹证。②腰膝酸软,下肢无力。③遗尿,白带过多。

19.A。

络石藤具有祛风通络,凉血消肿的功效,可用于治疗:①风湿热痹。②喉痹,痈肿。③跌仆损伤。雷公藤具有祛风湿,活血通络,消肿止痛,杀虫解毒的功效,可用于治疗:①风湿顽痹。②麻风,顽癣,湿疹,疥疮。

20.B。

豨莶草具有祛风湿,利关节,解毒,降血压的功效,可用于治疗:①风湿痹痛,中风半身不遂。②风疹,湿疮,疮痈。③高血压病。

21.D。

昆明山海棠具有祛风湿,祛瘀通络,续筋接骨,止血、解毒杀虫的功效,可用于治疗:①风湿痹证,能"行十二经脉"。②跌打损伤,骨折。③产后出血过多、癥肿、顽癣。

22.A。

五加皮具有祛风湿,补肝肾,强筋骨,利水消肿兼补益的功效;狗脊具有祛风湿,补肝肾,强腰膝,绒毛能止血的功效。

23.A。

川乌具有祛风湿,温经止痛的功效,可用于治疗:①风寒湿痹。②心腹冷痛,寒疝疼痛。③跌打损伤,麻醉止痛。

24.C。

生用性寒,宜于风湿热痹,酒蒸后甘温,常用于中风半身不遂。

25.D。

雷公藤为卫矛科植物雷公藤的干燥根或根的木质部。

26.C。

川乌,煎服,1.5～3g。

27.B。

秦艽具有祛风湿,止痹痛,退虚热,清湿热的功效。

28.C。

豨莶草具有祛风湿,利关节,解毒,降血压的功效;桑枝具有祛风湿,利关节的功效。

29.C。

蕲蛇具有祛风,通络,止痉的功效;乌梢蛇具有祛风,通络,止痉的功效。

二、B型题。

1、2.C;B。

秦艽能退虚热,除骨蒸,为治虚热要药,治骨蒸潮热,常与青蒿、地骨皮等同用,治小儿疳积发热,常与薄荷、炙甘草相伍,独活善入肾经而搜伏风,与细辛、川芎等配伍,可治风扰肾经,伏而不出之少阴头痛。

3、4.A;C。

昆明山海棠具有祛风湿,祛瘀通络,续筋接骨,止血、解毒杀虫的功效;防己具有祛风湿,止痛,利水消肿,清热,降血压的功效。

5、6.A;B。

臭梧桐具有祛风湿,通经络,平肝的功效;海桐皮具有祛风湿,通络止痛,杀虫止痒的功效。

7、8.B;D。

海风藤具有祛风湿,通经络止痹痛的功效,可用于治疗:①风湿痹证,能"行十二经脉"。②跌打损伤,骨折。③产后出血过多、癥肿、顽癣。桑枝具有祛风湿,利关节的功效,可用于治疗风湿痹证,痹证新久、寒热均可应用,尤宜于风湿热痹,肩臂、关节酸痛麻木者。

9、10.B;C。

豨莶草具有祛风湿,利关节,解毒,降血压的功效;桑寄生具有祛风湿,补肝肾,强筋骨,安胎,降血压的功效。

11、12. **C；A**。

五加皮具有祛风湿，补肝肾，强筋骨，利水消肿兼补益的功效；桑寄生具有祛风湿，补肝肾，强筋骨，安胎降血压的功效；秦艽具有祛风湿，止痹痛，退虚热，清湿热的功效；防己具有祛风湿，止痛，利水消肿清热，降血压的功效。

13、14. **C；D**。

臭梧桐具有祛风湿，通经络，平肝的功效，可用于治疗：①风湿痹证。②风疹，湿疮，散风，除湿。③头痛眩晕，高血压病。乌梢蛇具有祛风，通络，止痉的功效，可用于治疗：①风湿顽痹，中风半身不遂，尤宜于风湿顽痹，日久不愈者。②小儿惊风，破伤风。③麻风、疥癣，能祛风止痒。④瘰疬、恶疮。

15、16. **D；A**。

威灵仙味咸，能软坚而消骨鲠。蕲蛇入肝，既能祛外风，又能息内风，风去则惊搐自定，为治痉挛抽搐常用药。

三、X 型题。

1. **ABCD**。

独活可用于治疗：①风寒湿痹。②风寒夹湿表证。③少阴头痛。④皮肤瘙痒。

2. **ACD**。

川乌可用于治疗：①心腹冷痛，寒疝疼痛。②跌打损伤，麻醉止痛。③风寒湿痹。

3. **ABCD**。

"十八反歌"记载有："本草明言十八反，半蒌贝蔹及攻乌，藻戟遂芫俱战草，诸参辛芍叛藜芦。"

4. **ABD**。

木瓜具有舒筋活络，和胃化湿，消食，生津止渴的功效。

5. **ABC**。

秦艽具有祛风湿，止痹痛，退虚热，清湿热的功效；海风藤具有祛风湿，通经络止痹痛的功效；昆明山海棠具有祛风湿，祛瘀通络，续筋接骨，止血、解毒杀虫的功效；海桐皮具有祛风湿，通经络止痹痛，杀虫止痒的功效。

6. **ABCD**。

独活、川乌、蕲蛇、木瓜均为祛风寒湿药，具有祛风湿痹作用，可用于治疗风寒湿痹证。

7. **AD**。

桑寄生具有祛风湿，补肝肾，强筋骨，安胎，降血压的功效，可用于治疗：①风湿痹证。②崩漏经多。③高血压。五加皮具有祛风湿，补肝肾，强筋骨，利水消肿，兼补益的功效，可用于治疗：①风湿痹证。②筋骨痿软，小儿行迟，体虚乏力。③水肿，脚气。

8. **ABD**。

桑寄生具有祛风湿，补肝肾，强筋骨，安胎，降血压的功效；五加皮具有祛风湿，补肝肾，强筋骨，利水消肿，兼补益的功效；防己具有祛风湿，止痛，利水消肿，清热，降血压的功效；豨莶草具有祛风湿，利关节，解毒，降血压的功效。

9. **ABCD**。

秦艽，煎服，3～10g；防己，煎服，5～10g；五加皮煎服，5～10g；或酒浸、入丸散；蕲蛇，煎汤 3～9g；研末吞服，1 次 1～1.5g，1 日 2～3 次，或酒浸、熬膏、入丸散服。

10. **AC**。

秦艽具有祛风湿，止痹痛，退虚热，清湿热的功效。

11. **ABCD**。

昆明山海棠、川乌、雷公藤、蕲蛇均有毒。

12. **BD**。

豨莶草具有祛风湿，利关节，解毒，降血压的功效；桑枝具有祛风湿，利关节的功效。

13. **AB**。

臭梧桐具有祛风湿，通经络，平肝的功效；海桐皮具有祛风湿，通络止痛，杀虫止痒的功效。

14. **BD**。

海风藤具有祛风湿，通经络止痹痛的功效，可用于治疗：①风湿痹证，能"行十二经脉"。②跌打损伤，骨折。③产后出血过多、癥肿、顽癣。络石藤具有祛风通络，凉血消肿的功效，可用于治疗：①风湿热痹。②喉痹，痈肿。③跌仆损伤。

15. **AD**。

桑枝具有祛风湿，利关节的功效；防己具有祛风湿，止痛，利水消肿，清热，降血压的功效；海桐皮具有祛风湿，通络止痛，杀虫止痒的功效；雷公藤具有祛风湿，活血通络，消肿止痛，杀虫解毒的功效。

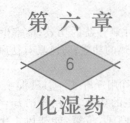

第 六 章

6

化湿药

一、A 型题:在每小题给出的 A、B、C、D 四个选项中,请选出一项最符合题目要求的。

1. 主归脾、胃经的药物是
　　A. 开窍药　　　　　　　B. 活血药　　　　　　　C. 安神药　　　　　　　D. 化湿药

2. 具有燥湿消痰,下气宽中作用,可用治梅核气证的药物是
　　A. 苍术　　　　　　　　B. 厚朴　　　　　　　　C. 佩兰　　　　　　　　D. 砂仁

3. 苍术具有而厚朴不具有的功效是
　　A. 燥湿　　　　　　　　B. 明目　　　　　　　　C. 消痰　　　　　　　　D. 平喘

4. 具有行气宽中,温胃止呕作用,可用治胃寒湿阻气滞呕吐的药物是
　　A. 豆蔻　　　　　　　　B. 佩兰　　　　　　　　C. 草果　　　　　　　　D. 苍术

5. 具有化湿止呕作用,可用治湿浊中阻所致的呕吐的是
　　A. 佩兰　　　　　　　　B. 苍术　　　　　　　　C. 广藿香　　　　　　　D. 厚朴

6. 具有燥湿,祛风作用,可用治痹证湿盛的药物是
　　A. 苍术　　　　　　　　B. 砂仁　　　　　　　　C. 佩兰　　　　　　　　D. 厚朴

7. 具有下气除满作用,可用治胀满的药物是
　　A. 砂仁　　　　　　　　B. 苍术　　　　　　　　C. 厚朴　　　　　　　　D. 佩兰

8. 具有安胎作用,可用治胎动不安的药物是
　　A. 草果　　　　　　　　B. 厚朴　　　　　　　　C. 苍术　　　　　　　　D. 砂仁

9. 具有燥湿作用,可用治泻痢的是
　　A. 肉豆蔻　　　　　　　B. 苍术　　　　　　　　C. 白豆蔻　　　　　　　D. 草豆蔻

10. 具有除痰截疟作用,可用治疟疾的药物是
　　A. 砂仁　　　　　　　　B. 草豆蔻　　　　　　　C. 豆蔻　　　　　　　　D. 草果

11. 广藿香具有而佩兰不具有的功效是
　　A. 止呕　　　　　　　　B. 化湿　　　　　　　　C. 温中　　　　　　　　D. 解暑

12. 药性苦、辛,温,归脾、胃、肺、大肠经的是
　　A. 厚朴　　　　　　　　B. 砂仁　　　　　　　　C. 苍术　　　　　　　　D. 广藿香

13. 始载佩兰之名的本草书籍是
　　A.《本草经集注》　　　B.《新修本草》　　　　C.《神农本草经》　　　D.《本草纲目》

14. 始载草豆蔻的本草书籍是
　　A.《本草经集注》　　　B.《新修本草》　　　　C.《神农本草经》　　　D.《雷公炮炙论》

15. 下列哪项中,不属于广藿香主治病证的是
　　A. 湿阻中焦　　　　　　B. 呕吐　　　　　　　　C. 疟疾　　　　　　　　D. 暑湿

16. 下列哪项不是砂仁的功效
　　A. 芳香化湿　　　　　　B. 止呕安胎　　　　　　C. 明目祛痰　　　　　　D. 温中止泻

17. 下列关于药物用法用量的叙述错误的是

A. 广藿香,煎服,3～10g   B. 苍术,煎服,5～9g
C. 厚朴,煎服,3～10g   D. 佩兰,煎服,10～15g

18. 下列除哪项外均可割取地上部分入药
    A. 广藿香   B. 龙胆草   C. 鱼腥草   D. 佩兰

19. 砂仁的药用部位是
    A. 种仁   B. 种皮   C. 种子   D. 果实

20. 下列除哪项外均以果实入药
    A. 砂仁   B. 豆蔻   C. 草果   D. 草豆蔻

21. 治疗湿浊中阻,无论兼寒兼热,也无论有无表证,宜使用的药物是
    A. 厚朴配苍术   B. 羌活配独活   C. 广藿香配佩兰   D. 苍术配白术

22. 既可治湿阻中焦及脾胃气滞证,又可治胎动不安的是
    A. 草果   B. 豆蔻   C. 砂仁   D. 广藿香

23. 既可治风湿痹痛,又可治夜盲症及眼花昏涩的是
    A. 苍术   B. 佩兰   C. 厚朴   D. 砂仁

24. 豆蔻和砂仁均不具有的功效是
    A. 化湿行气   B. 明目   C. 温中止呕   D. 止泻

25. 下列关于豆蔻的叙述错误的是
    A. 豆蔻可用于治疗湿阻中焦及脾胃气滞证   B. 豆蔻具有温中止呕,止泻的功效
    C. 豆蔻温中重在脾而善止泻   D. 豆蔻温中偏在胃而善止呕

26. 佩兰主治
    A. 痰饮喘咳   B. 夜盲症   C. 胎动不安   D. 脾瘅症

27. 常用砂仁而不用豆蔻治疗的病证是
    A. 脾胃虚寒呕吐   B. 湿阻中焦   C. 脾胃气滞   D. 胎动不安

28. 苍术和厚朴均可治疗的病证有
    A. 风湿痹痛   B. 梅核气   C. 痰饮喘咳   D. 湿阻中焦

29. 佩兰的性味是
    A. 辛,平   B. 辛,温   C. 辛、苦,温   D. 辛,微温

30. 入汤剂宜后下的药物是
    A. 辛夷   B. 川乌   C. 石膏   D. 砂仁

31. 治疗寒湿偏盛的疟疾当选用的药物是
    A. 常山   B. 槟榔   C. 草果   D. 青蒿

二、B型题:A、B、C、D是其下面两道小题的备选项,请从中选择一项最符合题目要求的,每个选项可以被选择一次或两次。

    A 草果   B. 佩兰   C. 草豆蔻   D. 广藿香
1. 治疗脘腹疼痛,呕吐泄泻,舌苔油腻,宜选用
2. 治疗脾胃寒湿偏重,气机不畅,宜选用

    A. 苍术   B. 广藿香   C. 佩兰   D. 厚朴
3. 治疗寒湿困脾所致的脘腹痞闷,少时作呕,神疲体倦,宜选用的是
4. 治疗脘腹胀闷,呕恶食少,吐泻乏力,舌苔白腻,宜选用

    A. 祛风散寒,燥湿健脾   B. 化湿,解暑   C. 化湿行气,安胎   D. 燥湿消痰,下气除满
5. 广藿香的功效是

217

6. 厚朴的功效是
    A. 安胎   B. 祛风   C. 燥湿   D. 止泻
7. 苍术和厚朴功效的共同点是
8. 砂仁和豆蔻功效的共同点是
    A. 砂仁   B. 草果   C. 草豆蔻   D. 厚朴
9. 既治湿阻中焦证,又治疟疾的药物是
10. 既治湿阻中焦证,又治泻痢的药物是
    A. 砂仁   B. 草果   C. 豆蔻   D. 苍术
11. 既能化湿行气,又能温中止呕、安胎的药物是
12. 既能燥湿健脾,又能祛风散寒的药物是
    A. 厚朴   B. 苍术   C. 佩兰   D. 广藿香
13. 功能止呕,解暑的药物是
14. 功能明目的药物是
    A. 草果   B. 佩兰   C. 厚朴   D. 藿香
15. 既能燥湿消痰,又能下气除满的药物是
16. 既能燥湿温中,又能除痰截疟的药物是

三、X 型题:在每小题给出的 A、B、C、D 四个选项中,至少有两项是符合题目要求的,请选出所有符合题目要求的答案,多选或少选均不得分。

1. 化湿药的归经是
    A. 脾经   B. 心经   C. 肝经   D. 胃经

2. 入汤剂宜后下的药物有
    A. 广藿香   B. 佩兰   C. 苍术   D. 厚朴

3. 佩兰常用于治疗
    A. 风湿痹证   B. 湿阻中焦   C. 呕吐   D. 湿温初起

4. 常用苍术而不用厚朴治疗的病证有
    A. 风湿痹证   B. 梅核气   C. 夜盲症   D. 热结便秘

5. 下列哪项中,符合厚朴功效的有
    A. 燥湿消痰   B. 下气除满   C. 消积导滞   D. 宽中平喘

6. 砂仁主治
    A. 脾胃气滞   B. 痰饮喘咳   C. 肝脾不和   D. 湿阻中焦

7. 下列哪项是豆蔻的主治病证
    A. 脾胃气滞   B. 痰饮喘咳   C. 肝脾不和   D. 湿阻中焦

8. 草豆蔻常用于治疗
    A. 肝脾不和   B. 寒湿呕吐   C. 腹痛泻痢   D. 湿阻中焦

9. 下列哪项是广藿香的功效
    A. 解暑   B. 祛风   C. 止呕   D. 化湿

10. 具有化湿行气、温中止泻功效的药物是
    A. 豆蔻   B. 苍术   C. 佩兰   D. 砂仁

11. 广藿香和佩兰均可用治
    A. 风湿痹证   B. 湿阻中焦   C. 呕吐   D. 湿温初起

12. 常用砂仁而不用草果治疗的病证有

A. 痰饮喘咳   B. 胃寒呕吐   C. 脾胃气滞   D. 胎动不安

13. 常用苍术而不用佩兰治疗的病证有
    A. 湿温初起   B. 风湿痹证   C. 眼目昏涩   D. 湿阻中焦

14. 治疗湿阻中焦可选择的药物有
    A. 草豆蔻   B. 苍术   C. 白术   D. 广藿香

15. 下列选项中,符合苍术功效的有
    A. 祛风湿   B. 解表   C. 燥湿   D. 明目

16. 下列选项中,以地上部分入药的有
    A. 厚朴   B. 广藿香   C. 苍术   D. 佩兰

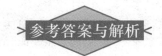
参考答案与解析

一、A 型题。

1. D。
化湿药气味芳香,性偏温燥,脾喜燥而恶湿,"土爱暖而喜芳香",主归脾、胃经;开窍药主归心经;活血药主归心、肝二经;安神药主归心、肝二经。

2. B。
厚朴具有燥湿消痰,下气除满,下气宽中,消积导滞,平喘的功效,取其燥湿消痰,下气宽中之效,配伍半夏、茯苓、苏叶、生姜等药,可用于治疗梅核气证。

3. B。
苍术具有燥湿健脾,祛风散寒,明目的功效;厚朴具有燥湿消痰,下气除满,下气宽中,消积导滞,平喘的功效。

4. A。
豆蔻具有化湿行气,温中止呕的功效,可用治胃寒湿阻气滞呕吐。

5. C。
广藿香具有化湿,止呕,解暑的功效,治疗湿浊中阻所致的呕吐,本品最为捷要。

6. A。
苍术具有燥湿健脾,祛风散寒的功效,长于祛湿,故痹证湿盛者尤为适宜。

7. C。
厚朴苦燥辛散,能燥湿,又下气除胀满,为消除胀满的要药。

8. D。
砂仁具有化湿开胃,温脾止泻,理气安胎的功效,可用于治疗:①湿阻中焦及脾胃气滞证。②脾胃虚寒吐泻。③气滞妊娠恶阻及胎动不安。

9. D。
草豆蔻具有燥湿行气,温中止呕的功效,可用于治疗:①寒湿中阻证。②寒湿呕吐。③腹痛泻痢。

10. D。
草果具有燥湿温中,除痰截疟的功效,可用于治疗寒湿中阻证和疟疾。

11. A。
广藿香具有化湿、止呕、解暑的功效;佩兰具有化湿、解暑的功效。

12. A。
广藿香味辛,性微温,归脾、胃、肺经;苍术味辛、苦,性温,归脾、胃、肝经;砂仁味辛,性温,归脾、胃、肾经。

13. C。
始载佩兰之名的本草书籍是《神农本草经》。

14. D。
始载草豆蔻的本草书籍是《雷公炮炙论》。

15. C。
广藿香具有化湿、止呕、解暑的功效,可用于治疗:①湿阻中焦。②呕吐。③暑湿或湿温初起。

16. C。

砂仁具有化湿开胃,温脾止泻,理气安胎的功效。

17. D。

佩兰,煎服,3～10g。

18. B。

广藿香为唇形科植物广藿香的干燥地上部分;佩兰为菊科植物佩兰的干燥地上部分;鱼腥草为三白科植物蕺菜的干燥地上部分或新鲜全草;龙胆草为龙胆科植物条叶龙胆、龙胆、三花龙胆或滇龙胆的干燥根及根茎。

19. D。

砂仁为姜科植物阳春砂、绿壳砂或海南砂的干燥成熟果实。

20. D。

砂仁为姜科植物阳春砂、绿壳砂或海南砂的干燥成熟果实;豆蔻为姜科植物白豆蔻或爪哇白豆蔻的干燥成熟果实;草果为姜科植物草果的干燥成熟果实;草豆蔻为姜科植物草豆蔻的干燥近成熟种子。

21. C。

广藿香性微温,功能化湿和中,解暑止呕,兼以解表;佩兰性平,功能化湿解暑。两药相合,既能解暑和中,又善解暑,且兼发表。凡湿浊中阻,无论兼寒兼热,也无论有无表证,都可以用。

22. C。

砂仁具有化湿行气、温中止泻、安胎的功效,可用于治疗:①温阻中焦及脾胃气滞证。②脾胃虚寒吐泻。③气滞妊娠恶阻及胎动不安。

23. A。

苍术具有燥湿健脾、祛风散寒、解表的功效,可用于治疗:①湿阻中焦证。②祛风散寒,用于风寒湿痹,足膝肿痛,痿软无力等。

24. B。

砂仁具有化湿行气,温中止泻,安胎,止呕的功效;豆蔻具有化湿行气,温中止呕的功效。

25. C。

砂仁和豆蔻均能化湿行气,温中止呕、止泻,但豆蔻化湿行气之力偏中上焦,砂仁偏中下焦,故豆蔻用于温中偏在胃而善止呕,砂仁温中偏于脾而善止泻。

26. D。

佩兰具有化湿,解暑的功效,可用于治疗:①湿阻中焦。②暑湿,湿温初起。

27. D。

砂仁具有化湿行气,温中止泻,安胎,止呕的功效,可用于治疗:①湿阻中焦及脾胃气滞证。②脾胃虚寒吐泻。③气滞妊娠恶阻及胎动不安;豆蔻具有化湿行气,温中止呕的功效,可用治胃寒湿阻气滞呕吐。

28. D。

苍术和厚朴二者均为化湿药,性能辛苦温,具有燥湿之功,常相须为用,治疗湿阻中焦之证。

29. A。

佩兰性味辛,平。归脾、胃、肺经。

30. D。

后下主要是指一些气味芳香的药物,久煎其有效成分易于挥发而降低药效,须在其他药物煮沸5～10分钟后放入,如薄荷、青蒿、香薷、砂仁、白豆蔻、草豆蔻等,此外,有些药物虽不属于芳香药,但久煎也能破坏其有效成分,如大黄、钩藤、番泻叶等。辛夷宜包煎;川乌宜先煎、久煎;石膏宜先煎。

31. C。

草果芳香辟浊,温脾燥湿,除痰截疟,属于治寒湿偏盛的疟疾当选用的药物。常山善祛痰而截疟,为治疟之要药。适用于各种疟疾,尤以治间日疟、三日疟为佳。槟榔治疗疟疾。青蒿辛寒芳香,主入肝胆,截疟之功甚强,尤善除疟疾寒热,为治疗疟疾之良药。

二、B型题。

1、2. A;C。

草果辛温燥烈,气浓味厚,其燥湿、温中之力皆强于草豆蔻,故多用于寒湿偏盛之脘腹疼痛,呕吐泄泻,舌苔油腻;草豆蔻芳香温燥,长于燥湿化浊,温中散寒,行气消胀,故脾胃寒湿偏重,气机不畅者宜用。

3、4. B;A。

广藿香气味芳香,为芳香化湿浊要药,又因其性微温,故多用于寒湿困脾所致的脘腹痞闷,少时作呕,神疲体倦等证;苍术苦温燥湿以祛湿浊,辛香健脾以和脾胃,对湿阻中焦,脾失健运而致脘腹胀闷,呕恶食少,吐泻乏力,舌苔白腻等症,尤为适宜。

5、6. **B;D**。
广藿香具有化湿、止呕、解暑的功效;厚朴具有燥湿消痰,下气除满,下气宽中,消积导滞,平喘的功效。

7、8. **C;D**。
苍术具有燥湿健脾,祛风散寒,明目的功效;厚朴具有燥湿消痰,下气除满,下气宽中,消积导滞,平喘的功效;砂仁具有化湿行气,温中止泻,安胎,止呕的功效;豆蔻具有化湿行气,温中止呕的功效。

9、10. **B;C**。
草果具有燥湿温中,除痰截疟的功效,可用于治疗寒湿中阻证和疟疾;草豆蔻具有燥湿行气,温中止呕,止泻痢的功效,可用于治疗:①寒湿中阻证。②寒湿呕吐。③腹痛泻痢。

11、12. **A;D**。
砂仁具有化湿行气,温中止泻,安胎,止呕的功效;苍术具有燥湿健脾,祛风散寒的功效。

13、14. **D;B**。
广藿香具有化湿、止呕、解暑的功效;苍术具有燥湿健脾,祛风散寒明目的功效。

15、16. **C;A**。
厚朴具有燥湿消痰,下气除满,下气宽中,消积导滞,平喘的功效;草果具有燥湿温中,除痰截疟的功效。

三、X 型题。

1. **AD**。
化湿药气味芳香,性偏温燥,脾喜燥而恶湿,"土爱暖而喜芳香",主归脾、胃经。

2. **AB**。
后下主要是指一些气味芳香的药物,久煎其有效成分易于挥发而降低药效,须在其他药物煮沸 5～10 分钟后放入,如薄荷、青蒿、香薷、砂仁白豆蔻、草豆蔻等,此外,有些药物虽不属于芳香药,但久煎也能破坏其有效成分,如大黄、钩藤、番泻叶等。

3. **BD**。
佩兰具有化湿,解暑的功效,可用于治疗:①湿阻中焦。②暑湿,湿温初起。

4. **AC**。
苍术具有燥湿健脾,祛风散寒,明目的功效,可用于治疗:①湿阻中焦证。②风湿痹证。③风寒夹湿表证。④夜盲症及眼目昏涩。厚朴具有燥湿消痰,下气除满,下气宽中,消积导滞,平喘的功效。可用于治疗:①湿阻中焦,脘腹胀满。②食积气滞,腹胀便秘。③痰饮喘咳。

5. **ABCD**。
厚朴具有燥湿消痰,下气除满,消积导滞,宽中,平喘的功效。

6. **AD**。
砂仁具有化湿开胃,温中止泻,理气安胎的功效,可用于治疗:①湿阻中焦及脾胃气滞证。②脾胃虚寒吐泻。③气滞妊娠恶阻及胎动不安。

7. **AD**。
豆蔻具有化湿行气,温中止呕的功效,可用治胃寒湿阻气滞呕吐。

8. **BCD**。
草豆蔻燥湿行气,温中止呕,止泻痢的功效,可用于治疗:①寒湿中阻证。②寒湿呕吐。③腹痛泻痢。

9. **ACD**。
广藿香具有化湿、止呕、解暑的功效。

10. **AD**。
豆蔻具有化湿行气,温中止呕的功效;砂仁具有化湿行气,温中止泻,安胎,止呕的功效。

11. **BD**。
广藿香具有化湿、止呕、解暑的功效,可用于治疗:①湿阻中焦。②呕吐。③暑湿或湿温初起。佩兰具有化湿,解暑的功效,可用于治疗:①湿阻中焦。②暑湿、湿温初起。

12. **BD**。
砂仁具有化湿行气,温中止泻,安胎,止呕的功效,可用于治疗:①湿阻中焦及脾胃气滞证。②脾胃虚寒吐泻。③气滞妊娠恶阻及胎动不安。草果具有燥湿温中,除痰截疟的功效,可用于治疗寒湿中阻证和疟疾。

13. **BC**。
苍术具有燥湿健脾,祛风散寒,明目的功效,可用于治疗:①湿阻中焦证。②风湿痹证。③风寒夹湿表证。④夜盲症及眼目昏涩。佩兰具有化湿,解暑的功效,可用于治疗:①湿阻中焦。②暑湿、湿温初起。

14. **ABD**。

化湿药具有化湿运脾的功效,可促进脾胃运化,清除湿浊,解除因湿浊引起的脾胃气滞之证,草豆蔻、苍术、广藿香均属于芳香化湿药。

15. **ABCD**。

苍术具有燥湿健脾,祛风散寒,明目的功效。

16. **BD**。

厚朴为木兰科植物厚朴或凹叶厚朴的干燥干皮、根皮及枝皮;广藿香为唇形科植物广藿香的干燥地上部分;苍术为菊科草本植物茅苍术或北苍术的干燥根茎;佩兰为菊科植物佩兰的干燥地上部分。

第 七 章

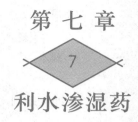

利水渗湿药

一、A型题：在每小题给出的 A、B、C、D 四个选项中，请选出一项最符合题目要求的。

1.生用清利湿热,炒用健脾止泻的是
A.车前子　　　　B.茯苓　　　　　C.金钱草　　　　D.薏苡仁

2.下列各药中,性味甘淡平的是
A.薏苡仁　　　　B.茯苓　　　　　C.车前子　　　　D.石韦

3.既能健脾,又能宁心的药物是
A.茯苓　　　　　B.猪苓　　　　　C.泽泻　　　　　D.灯心草

4.治疗寒热虚实各种水肿,均可使用的是
A.冬瓜皮　　　　B.茯苓　　　　　C.泽泻　　　　　D.地肤子

5.茯苓的药用部位是
A.菌索　　　　　B.子实体　　　　C.孢子　　　　　D.菌核

6.具有健脾,除痹功效的药物是
A.薏苡仁　　　　B.猪苓　　　　　C.通草　　　　　D.泽泻

7.猪苓的药物部位是
A.菌索　　　　　B.子实体　　　　C.孢子　　　　　D.菌核

8.猪苓的性味是
A.甘寒　　　　　B.甘淡平　　　　C.甘淡凉　　　　D.辛苦温

9.既能清膀胱之热,又能泄肾经之虚火的是
A.猪苓　　　　　B.车前子　　　　C.泽泻　　　　　D.香加皮

10.茯苓具有而薏苡仁不具有的功效是
A.利水消肿　　　B.渗湿　　　　　C.健脾　　　　　D.宁心安神

11.常用茯苓而不用薏苡仁治疗的病证是
A.水肿　　　　　B.脾虚泄泻　　　C.心悸,失眠　　　D.湿痹拘挛

12.治疗心脾两虚,气血不足之心悸,失眠,健忘,宜选用的药物是
A.车前子　　　　B.薏苡仁　　　　C.泽泻　　　　　D.茯苓

13.治疗湿痹而筋脉挛急疼痛,宜选用的药物是
A.车前子　　　　B.薏苡仁　　　　C.泽泻　　　　　D.茯苓

14.常用茯苓而不用猪苓治疗的病证是
A.水肿　　　　　B.小便不利　　　C.泄泻　　　　　D.心悸

15.茯苓具有而猪苓不具有的功效是
A.清热排脓　　　B.利水消肿　　　C.健脾宁心　　　D.清心降火

16.下列各药中,有毒,不宜大量服用的是
A.香加皮　　　　B.冬葵子　　　　C.草薢　　　　　D.灯心草

17.泽泻的药用部位是

18. 北五加具有而南五加不具有的功效是
　　A. 强筋骨　　　　　B. 祛风湿　　　　　C. 利水　　　　　　D. 强心

19. 常用南五加而不用北五加治疗的病证是
　　A. 风湿痹证　　　　B. 水肿　　　　　　C. 小便不利　　　　D. 小儿行迟

20. 车前子的归经是
　　A. 肝、肺、小肠经　B. 肝、肾、肺、小肠经　C. 肾、肺、小肠经　D. 肝、肾、膀胱、大肠经

21. 治疗淋证,宜选用的药物是
　　A. 滑石　　　　　　B. 木通　　　　　　C. 茯苓　　　　　　D. 香加皮

22. 入汤剂宜包煎的是
　　A. 车前子　　　　　B. 泽泻　　　　　　C. 木通　　　　　　D. 石膏

23. 既能清热解暑,又能收湿敛疮的药物是
　　A. 车前子　　　　　B. 木通　　　　　　C. 滑石　　　　　　D. 通草

24. 木通的归经是
　　A. 归小肠、膀胱经　B. 归心、膀胱经　　C. 归心、小肠经　　D. 归心、小肠、膀胱经

25. 功能利尿通淋,通气下乳的药物是
　　A. 滑石　　　　　　B. 瞿麦　　　　　　C. 通草　　　　　　D. 金钱草

26. 通草的药用部位是
　　A. 茎髓　　　　　　B. 根　　　　　　　C. 藤茎　　　　　　D. 根茎

27. 治疗热淋,宜选用的药物是
　　A. 滑石　　　　　　B. 车前子　　　　　C. 瞿麦　　　　　　D. 茯苓

28. 既能利尿通淋,又能活血通经的药物是
　　A. 滑石　　　　　　B. 车前子　　　　　C. 瞿麦　　　　　　D. 茯苓

29. 既能清热利湿,又能止痒的药物是
　　A. 海金沙　　　　　B. 地肤子　　　　　C. 石韦　　　　　　D. 萆薢

30. 海金沙的药用部位是
　　A. 种子　　　　　　B. 孢子　　　　　　C. 果实　　　　　　D. 子实体

31. 治疗诸淋涩痛,宜选用的药物是
　　A. 海金沙　　　　　B. 地肤子　　　　　C. 通草　　　　　　D. 滑石

32. 治疗血热妄行之吐血、衄血、尿血、崩漏,宜选用的药物是
　　A. 萆薢　　　　　　B. 金钱草　　　　　C. 石韦　　　　　　D. 海金沙

33. 既能通乳,又能润肠的是
　　A. 冬葵子　　　　　B. 地肤子　　　　　C. 瞿麦　　　　　　D. 通草

34. 既能利尿通淋,又能清心降火的是
　　A. 冬葵子　　　　　B. 灯心草　　　　　C. 海金沙　　　　　D. 地肤子

35. 冬葵子的药用部位是
　　A. 果实　　　　　　B. 种子　　　　　　C. 种仁　　　　　　D. 种皮

36. 灯心草的药用部位是
　　A. 根　　　　　　　B. 根茎　　　　　　C. 茎髓　　　　　　D. 全草

37. 治疗膏淋,宜选用的药物是

A. 海金沙　　　　　　　B. 滑石　　　　　　　C. 石韦　　　　　　　D. 萆薢

38. 治疗蛔虫、蛲虫、钩虫病,宜选用的药物是
A. 萹蓄　　　　　　　B. 石韦　　　　　　　C. 通草　　　　　　　D. 木通

39. 治疗黄疸的要药是
A. 虎杖　　　　　　　B. 金钱草　　　　　　C. 大黄　　　　　　　D. 茵陈

40. 既能利尿通淋,又能解毒消肿的是
A. 茵陈　　　　　　　B. 灯心草　　　　　　C. 金钱草　　　　　　D. 瞿麦

41. 既能清热解毒,又能化痰止咳的药物是
A. 虎杖　　　　　　　B. 金钱草　　　　　　C. 车前子　　　　　　D. 木通

42. 虎杖具有而大黄不具有
A. 清热泻火　　　　　B. 泻下攻积　　　　　C. 凉血解毒　　　　　D. 化痰止咳

43. 治疗水湿内停或兼脾虚者的最佳药组是
A. 茯苓配泽泻　　　　B. 茯苓配猪苓　　　　C. 泽泻配猪苓　　　　D. 车前子配猪苓

44. 治湿热黄疸效佳的最佳药组是
A. 茵陈配栀子　　　　B. 知母配栀子　　　　C. 茵陈配知母　　　　D. 茵陈配车前子

二、B型题:A、B、C、D是其下面两道小题的备选项,请从中选择一项最符合题目要求的,每个选项可以被选择一次或两次。

A 滑石　　　　　　　B. 金钱草　　　　　　C. 木通　　　　　　　D. 石韦
1. 治疗血淋,宜选用的药物是
2. 治疗石淋宜选用的药物是

A. 虎杖　　　　　　　B. 金钱草　　　　　　C. 萹蓄　　　　　　　D. 通草
3. 功能清热解毒,润肠通便的药物是
4. 功能利尿通淋,杀虫止痒的药物是

A. 木通　　　　　　　B. 茯苓　　　　　　　C. 车前子　　　　　　D. 滑石
5. 治疗小便不利之水泻,宜选用的药物是
6. 治疗暑湿,宜选用的药物是

A. 果实　　　　　　　B. 种皮　　　　　　　C. 种子　　　　　　　D. 种仁
7. 地肤子的药用部位是
8. 车前子的药用部位是

A. 萆薢　　　　　　　B. 石韦　　　　　　　C. 滑石　　　　　　　D. 海金沙
9. 既能利湿去浊,又能祛风除痹的是
10. 既能清肺止咳,又能凉血止血的药物是

A. 猪苓　　　　　　　B. 薏苡仁　　　　　　C. 泽泻　　　　　　　D. 茯苓
11. 既可治脾虚泄泻,又可治心悸、失眠的药物是
12. 既可治脾虚泄泻,又可治湿痹拘挛的药物是

A. 滑石　　　　　　　B. 石韦　　　　　　　C. 车前子　　　　　　D. 木通
13. 既可治痰热咳嗽,又可治目暗昏花的药物是
14. 既可治肺热咳嗽,又可治血热出血的药物是

A. 利尿通淋,破血通经　B. 利尿通淋,通气下乳　C. 利尿通淋,清热解暑　D. 利尿通淋,杀虫止痒
15. 瞿麦的功效是
16. 通草的功效是

三、X型题:在每小题给出的 A、B、C、D 四个选项中,至少有两项是符合题目要求的,请选出所有符合题目要求的答案,多选或少选均不得分。

1. 入汤剂宜包煎的药物有
    A. 车前子   B. 通草   C. 海金沙   D. 滑石

2. 茯苓常用于治疗的病证有
    A. 脾虚泄泻   B. 失眠   C. 痰饮   D. 水肿

3. 下列哪项是薏苡仁的主治病证
    A. 目暗昏花,目赤肿痛   B. 水肿,小便不利,脚气   C. 湿痹拘挛   D. 痰热咳嗽

4. 下列选项中,符合车前子功效的是
    A. 止泻   B. 祛痰   C. 杀虫   D. 明目

5. 治疗淋证可选择的药物有
    A. 滑石   B. 木通   C. 猪苓   D. 通草

6. 下列哪项不是海金沙的功效
    A. 利尿通淋   B. 清热利湿   C. 止痒   D. 止痛

7. 茯苓和猪苓功效的共同点是
    A. 渗湿   B. 健脾   C. 解暑   D. 利水消肿

8. 常用地肤子而不用海金沙治疗的病证有
    A. 阴痒带下   B. 淋证   C. 风疹   D. 湿疹

9. 虎杖主治
    A. 湿热黄疸,淋浊,带下   B. 水火烫伤,毒蛇咬伤   C. 热结便秘   D. 肺热咳嗽

10. 可用于治疗风湿痹痛的药物有
    A. 泽泻   B. 香加皮   C. 灯心草   D. 萆薢

11. 下列有关利水渗湿药用法用量的叙述中,正确的有
    A. 茵陈,煎服,6～15g   B. 车前子,煎服,9～15g   C. 茯苓,煎服,9～15g   D. 木通,煎服,9～15g

12. 下列选项中,符合珍珠草功效的有
    A. 小儿疳积   B. 疮疡肿毒,蛇犬咬伤   C. 目赤肿痛   D. 湿热黄疸,泄痢,淋证

13. 具有明目功效的药物是
    A. 车前子   B. 冬葵子   C. 石韦   D. 珍珠母

14. 下列选项中,符合大黄和虎杖功效共同点的有
    A. 清热解毒   B. 活血化瘀止痛   C. 利湿退黄   D. 泻下

15. 滑石的功效是
    A. 清热解暑   B. 杀虫解毒   C. 收湿敛疮   D. 利尿通淋

> 参考答案与解析

一、A型题。

1. D。
  薏苡仁具有利水渗湿,健脾止泻,除痹,排脓解毒散结的功效。

2. B。
  薏苡仁甘、淡,凉;车前子甘,寒;石韦甘、苦,微寒。

3. A。

茯苓具有利水渗湿,健脾,宁心的功效。

4. B。

茯苓味甘而淡,甘则能补,淡则能渗,药性平和,既能祛邪,又可扶正,利水而不伤正气,为利水消肿之要药,故可疗寒热虚实各种水肿。

5. D。

茯苓多孔菌科真菌茯苓的干燥菌核。

6. A。

薏苡仁具有利水渗湿,健脾,除痹,排脓解毒散结的功效。

7. D。

猪苓为多孔菌科真菌猪苓的干燥菌核。

8. B。

猪苓药性甘、淡,平。归肾、膀胱经。

9. C。

泽泻性寒,归肾、膀胱经,具有利水渗湿,泻热的功效,故既能清膀胱之热,又能泄肾经之虚火。

10. D。

茯苓和薏苡仁功效相近,均能利水消肿,渗湿,健脾。然薏苡仁性凉而清热,排脓消痈,又善除痹。而茯苓性平,且补益心脾,宁心安神。

11. C。

茯苓具有利水渗湿,健脾,宁心的功效,可用于治疗:①水肿。②痰饮。③脾虚泄泻。④心悸、失眠。薏苡仁具有利水渗湿,健脾,除痹,清热排脓的功效,可用于治疗:①水肿,小便不利,脚气。②脾虚泄泻。③湿痹拘挛。④肺痈、肠痈。

12. D。

茯苓益心脾而宁心安神,常用于治疗心脾两虚,气血不足之心悸,失眠,健忘,多与黄芪,当归,远志同用。

13. B。

薏苡仁渗湿除痹,能舒筋脉,缓和拘挛,常用于治疗湿痹而筋脉挛急疼痛,可与独活、防风、苍术同用。

14. D。

茯苓具有利水渗湿,健脾,宁心的功效,可用于治疗:①水肿。②痰饮。③脾虚泄泻。④心悸、失眠。猪苓具有利水渗湿的功效,可用于治疗水肿,小便不利,泄泻。

15. C。

茯苓和猪苓均能利水消肿,渗湿,用治水肿,小便不利等证。然猪苓利水作用较强,无补益作用。而茯苓性平和,能补能利,既善渗泄水湿,又能健脾宁心。

16. A。

香加皮为萝藦科植物杠柳的干燥根皮,有毒。

17. D。

泽泻为泽泻科植物泽泻的干燥块茎。

18. D。

北五加和南五加均能祛风湿,强筋骨,利水,但北五加有较强的强心利尿作用。

19. D。

南五加具有祛风湿,补肝肾,强筋骨的功效,可用于治疗:①风湿痹证。②筋骨痿软,小儿行迟,体虚乏力。③水肿,脚气。北五加具有利水消肿,祛风湿,强筋骨的功效,可用于:①治疗水肿,小便不利。②风湿痹证。

20. B。

车前子性味甘,寒,归肝、肾、肺、小肠经。

21. A。

滑石性滑利窍,寒则清热,故能清膀胱湿热而通利水道,是治淋证常用药。

22. A。

包煎是指那些黏性强、粉末状及带有绒毛的药物,宜先用纱布袋装好,再与其他药物同煎,以防止药液浑浊或刺激咽喉引起咳嗽及沉于锅底,加热时引起焦化或糊化。如旋覆花、车前子、蒲黄、灶心土、辛夷等。

23. C。

滑石具有利尿通淋,清热解暑,外用收湿敛疮的功效。

24. D。

木通性味苦,寒,归心、小肠、膀胱经。

25. C。

通草具有利尿通淋,通气下乳的功效。

26.A。

通草为五加科植物通脱木的干燥茎髓。

27.C。

瞿麦苦寒降泄，能清心与小肠火，导热下行，有利尿通淋之功，为治疗淋证常用药，尤以热淋最为适宜。

28.C。

瞿麦具有利尿通淋，活血通经的功效。

29.B。

地肤子具有清热利湿，止痒的功效。

30.B。

海金沙为海金沙科植物海金沙的干燥成熟孢子。

31.A。

海金沙其性下降，善清小肠、膀胱湿热，尤善止尿道疼痛，为治疗诸淋涩痛之要药。

32.C。

石韦既止血又凉血，故对血热妄行之吐血、衄血、尿血、崩漏尤为适宜。

33.A。

冬葵子具有清热利尿，下乳，润肠的功效。

34.B。

灯心草具有利尿通淋，清心降火的功效。

35.B。

冬葵子为锦葵科植物冬葵子的干燥成熟种子。

36.C。

灯心草为灯心草科植物灯心草的干燥茎髓。

37.D。

萆薢善利湿而分清去浊，为治疗膏淋要药。

38.A。

萹蓄苦能燥湿，微寒清热，又善杀虫止痒，故可用于治疗蛔虫、蛲虫、钩虫病。

39.D。

茵陈苦泄下降，性寒清热，善清利脾胃肝胆湿热，使之从小便而出，为治黄疸之要药。

40.C。

金钱草具有利湿退黄，利尿通淋，解毒消肿的功效。

41.A。

虎杖具有利湿退黄，清热解毒，散瘀止痛，化痰止咳，泻热通便的功效。

42.D。

虎杖具有利湿退黄，清热解毒，散瘀止痛，化痰止咳，泻热通便的功效；大黄具有泻下攻积，清热泻火，凉血解毒，逐瘀通经的功效。

43.B。

茯苓甘淡性平，功能利水渗湿、健脾；猪苓甘淡性平，功能利水渗湿。两药合用，利水渗湿力强，治疗水湿内停或兼脾虚者，如猪苓汤。

44.A。

茵陈苦微寒，功能清利湿热退黄；栀子苦寒，功能清热泻火除烦、利湿退黄。两药合用，清热利湿退黄作用强，治湿热黄疸效佳。

二、B型题。

1、2.D；B。

石韦药性寒凉，清利膀胱而通淋，兼可止血，尤善于治疗血淋；金钱草利尿通淋，善消结石，尤宜于治疗石淋。

3、4.A；C。

虎杖具有利湿退黄，清热解毒，散瘀止痛，化痰止咳，泻热通便的功效；萹蓄具有利尿通淋，杀虫止痒的功效。

5、6.C；D。

车前子能利水湿，分清浊而止泻，即利小便以实大便，尤宜于小便不利之水泻；滑石甘淡而寒，既能利水湿，又能解暑热，是治暑湿的常用药。

7、8.A；C。

地肤子为蓼科植物地肤子的成熟果实；车前子为车前科植物车前或平车前的干燥成熟种子。

9、10. A；B。

草薢具有利湿祛浊,祛风除痹的功效;石韦具有利尿通淋,清肺止咳,凉血止血的功效。

11、12. D；B。

茯苓具有利水渗湿,健脾,宁心的功效,可用于治疗:①水肿。②痰饮。③脾虚泄泻。④心悸、失眠。薏苡仁具有利水渗湿,健脾,除痹,清热排脓的功效,可用于治疗:①水肿,小便不利,脚气。②脾虚泄泻。③脾虚泄泻。④肺痈、肠痈。

13、14. C；B。

车前子具有利尿通淋,渗湿止泻,明目,祛痰的功效,可用于治疗:①淋证,水肿。②泄泻。③目赤肿痛,目暗昏花,翳障。④痰热咳嗽。石韦具有利尿通淋,清肺止咳,凉血止血的功效,可用于治疗:①淋证。②肺热咳喘。③血热出血。

15、16. A；B。

瞿麦具有利尿通淋,破血通经的功效;通草具有利尿通淋,通气下乳的功效。

三、X 型题。

1. ACD。

包煎是指那些黏性强、粉末状及带有绒毛的药物,宜先用纱布袋装好,再与其他药物同煎,以防止药液浑浊或刺激咽喉引起咳嗽及沉于锅底,加热时引起焦化或糊化。如旋覆花、车前子、蒲黄、灶心土、辛夷、海金沙、滑石等。

2. ABCD。

茯苓具有利水渗湿,健脾,宁心的功效,可用于治疗:①水肿。②痰饮。③脾虚泄泻。④心悸、失眠。

3. BC。

薏苡仁具有利水渗湿,健脾,除痹,清热排脓的功效,可用于治疗:①水肿,小便不利,脚气。②脾虚泄泻。③湿痹拘挛。④肺痈、肠痈。

4. ABD。

车前子具有利尿通淋,渗湿止泻,明目,祛痰的功效。

5. ABD。

滑石、木通、通草均具有利湿通淋的功效,可用于治疗淋证。

6. C。

海金沙具有利尿通淋,止痛的功效。

7. AD。

茯苓和猪苓均利水消肿,渗湿,用治水肿,小便不利等证。

8. ACD。

地肤子具有利尿通淋,清热利湿,止痒的功效,可用于治疗:①淋证。②阴痒带下,风疹,湿疹。海金沙具有清热利湿通淋,止痛的功效,可用于淋证。

9. ABCD。

虎杖具有利湿退黄,清热解毒,散瘀止痛,化痰止咳,凉血活血,泻热通便的功效,可用于治疗:①湿热黄疸,淋浊,带下。②水火烫伤,痈肿疮毒,毒蛇咬。③经闭,癥瘕,跌打损伤。④肺热咳嗽。⑤热结便秘。

10. BD。

香加皮具有利水消肿,祛风湿,强筋骨的功效,可用于治疗:①水肿,小便不利。②风湿痹证。草薢具有利湿祛浊,祛风除痹,通络止痛的功效,可用于治疗:①膏淋,白浊。②风湿痹痛。

11. ABC。

木通,煎服,3~6g。

12. ABCD。

珍珠草具有利湿退黄,清热解毒、明目、消积的功效,可用于治疗:①湿热黄疸,泄痢,淋证。②疮疡肿毒,蛇犬咬伤。③目赤肿痛。④小儿疳积。

13. AD。

车前子具有利尿通淋,渗湿止泻,明目,祛痰的功效;冬葵子具有利尿通淋,下乳,润肠的功效;石韦具有利尿通淋,清肺止咳,凉血止血的功效;珍珠母具有平肝潜阳,清肝明目,镇惊安神的功效。

14. ABCD。

大黄具有泻下攻积,清热泻火,凉血解毒,逐瘀通经,利湿退黄的功效;虎杖具有利湿退黄,清热解毒,散瘀止痛,化痰止咳,凉血活血,泻热通便的功效。

15. ACD。

滑石具有利尿通淋,清热解暑,收湿敛疮的功效。

第八章

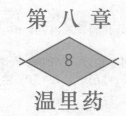

温里药

一、A 型题:在每小题给出的 A、B、C、D 四个选项中,请选出一项最符合题目要求的。

1. 入汤剂宜先煎的药物是
   A. 肉桂　　　　　　B. 小茴香　　　　　　C. 附子　　　　　　D. 丁香

2. 丁香的药用部位是
   A. 果实　　　　　　B. 种子　　　　　　C. 种皮　　　　　　D. 花蕾

3. 花椒的药用部位是
   A. 果实　　　　　　B. 种子　　　　　　C. 种皮　　　　　　D. 果皮

4. 荜茇的药用部位是
   A. 果实　　　　　　B. 种子　　　　　　C. 种皮　　　　　　D. 果穗

5. 既能回阳救逆,又能补火助阳的药物是
   A. 吴茱萸　　　　　B. 干姜　　　　　　C. 附子　　　　　　D. 肉桂

6. 既能温中止痛,又能杀虫止痒药物是
   A. 花椒　　　　　　B. 荜茇　　　　　　C. 丁香　　　　　　D. 胡椒

7. 既能降逆止呕,又能助阳止泻的药物是
   A. 吴茱萸　　　　　B. 山茱萸　　　　　C. 高良姜　　　　　D. 荜澄茄

8. 高良姜的内服剂量是
   A. 研末服,每次 0.6g　B. 研末服,每次 1.5g　C. 研末服,每次 3g　D. 研末服,每次 0.6~1.5g

9. 能上助心阳、中温脾阳、下补肾阳,为"回阳救逆第一品药"的是
   A. 干姜　　　　　　B. 附子　　　　　　C. 肉桂　　　　　　D. 吴茱萸

10. 能温中散寒、健运脾阳,为温暖中焦之主药的是
    A. 干姜　　　　　　B. 吴茱萸　　　　　C. 肉桂　　　　　　D. 附子

11. 治疗肾阳不足、命门火衰的阳痿宫冷,腰膝冷痛等,宜选用的药物是
    A. 附子　　　　　　B. 干姜　　　　　　C. 肉桂　　　　　　D. 吴茱萸

12. 治疗肝寒气滞诸痛,宜选用的药物是
    A. 干姜　　　　　　B. 吴茱萸　　　　　C. 小茴香　　　　　D. 花椒

13. 治疗胃寒呕逆,宜选用的药物是
    A. 吴茱萸　　　　　B. 小茴香　　　　　C. 花椒　　　　　　D. 丁香

14. 治疗虫积腹痛,手足厥逆,烦闷吐蛔,宜选用的药物是
    A. 丁香　　　　　　B. 花椒　　　　　　C. 胡椒　　　　　　D. 高良姜

15. 既能温中散寒,又能下气消痰的是
    A. 高良姜　　　　　B. 花椒　　　　　　C. 丁香　　　　　　D. 胡椒

16. 既能温中散寒,又能温肺化饮的是
    A. 丁香　　　　　　B. 荜茇　　　　　　C. 干姜　　　　　　D. 荜澄茄

17. 附子的性味是

A. 辛、甘，热　　　　　B. 辛、甘，大热　　　　C. 辛，热　　　　　　D. 辛、甘，温

18. 附子的功效是
　　A. 杀虫止痒　　　　　B. 温肺化饮　　　　　　C. 引火归原　　　　　D. 回阳救逆

19. 丁香的功效是
　　A. 下气消痰　　　　　B. 杀虫止痒　　　　　　C. 温中降逆　　　　　D. 温肺化饮

20. 附子和干姜功效的共同点是
　　A 补火助阳　　　　　B. 温肺化饮　　　　　　C. 散寒止痛　　　　　D. 温经通脉

21. 肉桂和桂枝功效的共同点是
　　A. 补火助阳　　　　　B. 温肺化饮　　　　　　C. 降逆止呕　　　　　D. 温经通脉

22. 小茴香和吴茱萸功效的共同点是
　　A. 补火助阳　　　　　B. 散寒止痛　　　　　　C. 降逆止呕　　　　　D. 温经通脉

23. 附子和干姜均可治疗的病证有
　　A. 寒痹证阳虚证　　　B. 呕吐　　　　　　　　C. 寒饮喘咳　　　　　D. 亡阳证

24. 肉桂和桂枝均可治疗的病证有
　　A. 阳痿　　　　　　　B. 胸痹　　　　　　　　C. 心悸　　　　　　　D. 痰饮

25. 常用干姜而不用附子治疗的病证是
　　A. 寒痹证阳虚证　　　B. 呕吐　　　　　　　　C. 寒饮喘咳　　　　　D. 亡阳证

26. 治疗肾阳虚衰、脾肾阳衰及里寒重证均可应用的药组是
　　A. 肉桂配干姜　　　　B. 干姜配附子　　　　　C. 吴茱萸配附子　　　D. 肉桂配附子

27. 治疗亡阳虚脱及中脏寒盛者均可以用的药组是
　　A. 干姜配附子　　　　B. 肉桂配附子　　　　　C. 干姜配肉桂　　　　D. 干姜配吴茱萸

28. 不宜与赤石脂同用的是
　　A. 肉桂　　　　　　　B. 附子　　　　　　　　C. 干姜　　　　　　　D. 吴茱萸

29. 患者呕吐吞酸，嗳气频繁，胸胁闷痛，脉弦。治疗应选用
　　A. 干姜　　　　　　　B. 吴茱萸　　　　　　　C. 丁香　　　　　　　D. 小茴香

30. 治疗气血虚寒，痈肿脓成不溃，或溃后久不收口，肾阳不足，畏寒肢冷，阳痿，尿频，应首选
　　A. 吴茱萸　　　　　　B. 小茴香　　　　　　　C. 丁香　　　　　　　D. 肉桂

二、B 型题：A、B、C、D 是其下面两道小题的备选项，请从中选择一项最符合题目要求的，每个选项可以被选择
　　一次或两次。

　　A. 干姜　　　　　　　B. 荜茇　　　　　　　　C. 花椒　　　　　　　D. 小茴香
1. 治疗寒饮喘咳，宜选用的药物是
2. 治疗虫积腹痛，宜选用的药物是

　　A. 胡椒　　　　　　　B. 高良姜　　　　　　　C. 花椒　　　　　　　D. 附子
3. 治疗寒痹证，宜选用
4. 治疗癫痫证，宜选用

　　A. 杀虫止痒　　　　　B. 温肾助阳　　　　　　C. 化痰止咳　　　　　D. 温中散寒止痛
5. 荜茇、荜澄茄的功效共同点是
6. 丁香、高良姜的功效共同点是

三、X 型题：在每小题给出的 A、B、C、D 四个选项中，至少有两项是符合题目要求的，请选出所有符合题目要求
　　的答案，多选或少选均不得分。

1. 不宜和附子同用的药物有

    A. 瓜蒌   B. 白及   C. 贝母   D. 半夏

2. 常用肉桂治疗的病证有

    A. 胸痹,阴疽   B. 阳痿,宫冷   C. 闭经,痛经   D. 腹痛,寒疝

3. 下列属于胡椒功效的有

    A. 温中散寒   B. 下气消痰   C. 开胃进食   D. 杀虫解毒

4. 常用花椒而不用胡椒治疗的病证有

    A. 呕吐   B. 虫积腹痛   C. 湿疹   D. 阴痒

5. 下列不属于吴茱萸的主治病证的是

    A. 寒湿痹痛   B. 胸痹心痛   C. 热毒血痢   D. 寒饮咳喘

6. 肉桂不具有的功效是

    A. 温通经脉   B. 回阳救逆   C. 温肺化饮   D. 温中降逆

参考答案与解析

一、A 型题。

1. C。

先煎主要指有效成分难溶于水的一些金石、矿物、贝壳类药物,应先打碎,煮沸 20～30 分钟,再下其他药物同煎,以使有效成分充分析出,如磁石,生石膏,寒水石,珍珠母等。此外,一些毒性较强的药物宜先煎 45～60 分钟后再下他药,久煎可以降低毒性,安全用药,如附子、乌头等。

2. D。

丁香为桃金娘科植物丁香的干燥花蕾。习称公丁香。

3. D。

花椒为芸香科植物青椒或花椒的干燥成熟果皮。

4. D。

荜茇为胡椒科植物荜茇的干燥近成熟或成熟果穗。

5. C。

附子具有回阳救逆,补火助阳,散寒止痛的功效;吴茱萸具有散寒止痛,降逆止呕,助阳止泻的功效。干姜具有温中散寒,回阳通脉,温肺化饮的功效;肉桂具有补火助阳,散寒止痛,温经通脉,引火归原的功效。

6. A。

花椒具有温中止痛,杀虫止痒的功效;荜茇具有温中散寒,下气止痛的功效;丁香具有温中降逆,温肾助阳的功效;胡椒具有温中散寒,下气消痰,开胃进食的功效。

7. A。

吴茱萸具有散寒止痛,降逆止呕,助阳止泻的功效;高良姜具有散寒止痛,温中止呕的功效;荜澄茄具有温中散寒,行气止痛的功效。

8. C。

高良姜的内服剂量是研末服,每次 3g。

9. B。

附子能上助心阳、中温脾阳、下补肾阳,为"回阳救逆第一品药"。

10. A。

干姜辛热燥烈,主入脾胃而长于温中散寒、健运脾阳,为温暖中焦之主药。

11. C。

肉桂辛甘大热,能补火助阳,益阳消阴,作用温和持久,为命门火衰之要药,常配伍附子、熟地、山茱萸等,治疗肾阳不足、命门火衰的阳痿宫冷,腰膝冷痛等。

12. B。

吴茱萸辛散苦泄,性热驱寒,主入肝经,既散肝经之寒邪,又疏肝气之郁滞,为治肝寒气滞诸痛之主药。

13. D。

丁香辛温芳香，暖脾胃而行气滞，尤善降逆，故有温中散寒、降逆止呕、止呃之功，为胃寒呕逆之要药。

14. B。

花椒有驱蛔杀虫之功，常与乌梅、干姜、黄柏等同用，治疗虫积腹痛，手足厥逆，烦闷吐蛔。

15. D。

高良姜具有温中止呕，散寒止痛的功效；花椒具有温中止痛，杀虫止痒的功效；丁香具有温中降逆，温肾助阳的功效。

16. C。

丁香具有温中降逆，温肾助阳的功效；荜茇具有的功效温中散寒，下气止痛的功效；荜澄茄具有温中散寒，行气止痛的功效。

17. B。

附子药性辛、甘，大热。有毒。归心、肾、脾经。

18. D。

附子具有回阳救逆，补火助阳，散寒止痛的功效。

19. C。

丁香具有温中降逆，温肾助阳的功效。

20. C。

附子具有回阳救逆，补火助阳，散寒止痛的功效；干姜具有温中散寒，温肺化饮，回阳通脉的功效。

21. D。

肉桂具有补火助阳，散寒止痛，温经通脉，引火归原的功效；桂枝具有发汗解肌，温经通脉，助阳化气，平冲降逆的功效。

22. B。

小茴香具有散寒止痛，理气和胃的功效；吴茱萸具有散寒止痛，降逆止呕，助阳止泻的功效。

23. D。

附子具有回阳救逆，补火助阳，散寒止痛的功效，可用于治疗：①亡阳证。②阳虚证。③寒痹证。干姜具有温中散寒，回阳通脉，温肺化饮的功效，可用于治疗：①腹痛，呕吐，泄泻。②亡阳证。③寒饮喘咳。

24. B。

桂枝和肉桂性味均辛甘温，能散寒止痛、温经通脉，用治寒凝血滞之胸痹、闭经、痛经、风寒湿痹证。

25. B。

附子和干姜性味均辛热，能温中散寒止痛，用治脾胃虚寒之脘腹冷痛、大便溏泄等，然干姜主入脾胃，长于温中散寒、健运脾阳而止呕，且能温肺化饮，治疗肺寒痰饮咳喘。

26. D。

肉桂辛甘大热，功能补火助阳、散寒通脉；附子辛热，功能补火助阳、散寒止痛。两药合用，补火助阳、散寒止痛力强，肾阳虚衰、脾肾阳衰及里寒重证均可应用。

27. A。

干姜辛热无毒，功能回阳通脉、温中散寒；附子辛热有毒，功能回阳救逆。两药合用，不但回阳救逆力强，而且温中散寒效佳，亡阳虚脱及中脏寒盛者均可以用。

28. A。

十九畏：硫黄畏朴硝，水银畏砒霜，狼毒畏密陀僧，巴豆畏牵牛，丁香畏郁金，川乌、草乌畏犀角，牙硝畏三棱，官桂畏赤石脂，人参畏五灵脂。

29. B。

吴茱萸的应用：寒凝疼痛，为治肝寒气滞诸痛之主药；胃寒呕吐，能疏肝解郁，降逆止呕，制酸止痛；虚寒泄泻。干姜的应用：腹痛，呕吐，泄泻；亡阳证；寒饮喘咳。丁香的应用：胃寒呕吐，呃逆；心腹冷痛；阳痿，宫冷。小茴香的应用：寒疝腹痛，睾丸偏坠胀痛，少腹冷痛，痛经；脘腹腹痛，食少吐泻。

30. D。

肉桂的主治：阳痿，宫冷；腹痛，寒疝；腰痛，胸痹，阴疽，闭经，痛经；虚阳上浮。功效：补火助阳，散寒止痛，温经通脉，引火归原，此外，久病体虚气血不足者，在补气益血方中少量加入肉桂，有鼓舞气血生长之效。吴茱萸的主治：寒凝疼痛；胃寒呕吐；虚寒泄泻。小茴香的主治：寒疝腹痛，睾丸偏坠胀痛，少腹冷痛，痛经；中焦虚寒气滞证。丁香的主治：胃寒呕吐、呃逆；脘腹冷痛；阳痿，宫冷。

二、B型题。

1、2. A；C。

干姜辛热，入肺经，善能温肺散寒化饮，治疗寒饮喘咳；花椒具有杀虫止痒的功效，可用于治疗虫积腹痛。

3、4. D；A。

附子气雄性悍，走而不守，能温经通络，逐经络中风寒湿邪，故有较强的散寒止痛作用。胡椒辛散温通，能下气行滞，消痰宽胸，治痰气郁滞，蒙蔽清窍的癫痫痰多证。

5、6. D；D。

荜茇具有温中散寒，下气止痛的功效，荜澄茄具有温中散寒，行气止痛的功效；丁香具有温中降逆，散寒止痛，温肾助阳的功效，高良姜具有散寒止痛，温中止呕的功效。

三、X型题。

1. ABCD。

"十八反歌"记载有："本草明言十八反，半蒌贝蔹及攻乌，藻戟遂芫俱战草，诸参辛芍叛藜芦。"

2. ABCD。

肉桂具有补火助阳，散寒止痛，温经通脉，引火归原的功效，可用于治疗：①阳痿，宫冷。②腹痛，寒疝。③腰痛，胸痹，阴疽，闭经，痛经。④虚阳上浮。⑤久病体虚气血不足。

3. ABC。

胡椒具有温中散寒，下气消痰，开胃进食的功效。

4. BCD。

胡椒温中止痛，杀虫止痒的功效，可用于治疗：①中寒腹痛，寒湿吐泻。②虫积腹痛，湿疹，阴痒。胡椒具有温中散寒，下气消痰，开胃进食的功效，可用于治疗：①胃寒呕吐腹痛。②癫痫证。

5. ABCD。

吴茱萸的药性：辛、苦，热；有小毒。归肝、脾、胃、肾经。功效：散寒止痛，降逆止呕，助阳止泻。应用：①寒凝疼痛。本品辛散苦泄，性热祛寒，主入肝经，既散肝经之寒邪，又疏肝气之郁滞，为治寒气滞诸痛之主药。②胃寒呕吐。本品辛散苦泄，性热祛寒，善能散寒止痛，还能疏肝解郁，降逆止呕，兼能制酸止痛。③虚寒泄泻。本品性味辛热，能温脾益肾，助阳止泻，为治脾肾阳虚，五更泄泻之常用药。

6. BCD。

肉桂味辛、甘，性大热，入肾、脾、心、肝经，具有补火助阳，散寒止痛，温经通脉，引火归原的功效。

第 九 章

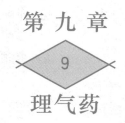

理气药

一、A型题：在每小题给出的 A、B、C、D 四个选项中，请选出一项最符合题目要求的。

1. 具有化痰除痞的理气药是
 A. 枳实   B. 枳壳   C. 青皮   D. 木香

2. 下列哪味药属于孕妇慎用药
 A. 陈皮   B. 枳壳   C. 青皮   D. 木香

3. 下列哪味药为理气止痛之要药
 A. 陈皮   B. 木香   C. 香附   D. 沉香

4. 下列哪味药为妇科调经之要药
 A. 陈皮   B. 木香   C. 香附   D. 沉香

5. 善散阴寒之凝滞，通胸阳之闭结，为治胸痹之要药的是
 A. 陈皮   B. 木香   C. 香附   D. 薤白

6. 善降胃气而止呃逆，为止呃要药的是药物是
 A. 乌药   B. 柿蒂   C. 大腹皮   D. 沉香

7. 既能行气止痛，又能温中止呕的药物是
 A. 沉香   B. 木香   C. 檀香   D. 乌药

8. 既能行气止痛，又能温肾散寒的药物是
 A. 沉香   B. 木香   C. 檀香   D. 乌药

9. 既能燥湿化痰，又能温化寒痰，为治痰之要药的药物是
 A. 陈皮   B. 桔梗   C. 百部   D. 半夏

10. 多与半夏、茯苓配伍治疗湿痰咳嗽的药物是
 A. 苦杏仁   B. 桔梗   C. 紫菀   D. 陈皮

11. 多与干姜、细辛、五味子配伍治疗寒痰咳嗽的药物是
 A. 半夏   B. 桔梗   C. 陈皮   D. 紫菀

12. 醋炙能够增强其疏肝止痛力的药物是
 A. 青皮   B. 木香   C. 陈皮   D. 枳实

13. 能够苦泻下行，疏肝破气，消积化滞的药物是
 A. 陈皮   B. 青皮   C. 沉香   D. 枳实

14. 能够与山楂、神曲、麦芽等配伍治疗食积气滞的药物是
 A. 陈皮   B. 木香   C. 沉香   D. 青皮

15. 能够与三棱、莪术配伍用于治疗气滞血瘀之癥瘕积聚的药物是
 A. 陈皮   B. 枳实   C. 青皮   D. 檀香

16. 能够与大黄、芒硝配伍用于治疗胃肠积滞，热结便秘的药物是
 A. 枳实   B. 陈皮   C. 青皮   D. 枳壳

17. 下列不属于沉香功效的是

A. 纳气平喘　　　　　B. 行气止痛　　　　　C. 温中止呕　　　　　D. 健脾消食

18. 下列不属于香附功效的是
　A. 理气调中　　　　　B. 燥湿化痰　　　　　C. 疏肝解郁　　　　　D. 调经止痛

19. 下列药物中有毒的是
　A. 刀豆　　　　　　　B. 川楝子　　　　　　C. 佛手　　　　　　　D. 大腹皮

20. 通阳散结,行气导滞是下列哪味药的功效
　A. 香橼　　　　　　　B. 青皮　　　　　　　C. 薤白　　　　　　　D. 大腹皮

21. 陈皮和青皮都具有的功效是
　A. 燥湿化痰　　　　　B. 疏肝破气　　　　　C. 理气健脾　　　　　D. 散结止痛

22. 不属于理气药主要归经的是
　A. 脾经　　　　　　　B. 胃经　　　　　　　C. 肝经　　　　　　　D. 肾经

23. 治疗脾胃气滞,脘腹胀痛及泄痢里急后重,宜选用
　A. 陈皮　　　　　　　B. 枳壳　　　　　　　C. 佛手　　　　　　　D. 木香

24. 陈皮、木香共有的功效是
　A. 疏肝理气　　　　　B. 降气止呕　　　　　C. 理气健脾　　　　　D. 行气导滞

25. 治疗肝气郁结,月经不调,痛经,乳房胀痛,宜首选的药物是
　A. 木香　　　　　　　B. 香附　　　　　　　C. 沉香　　　　　　　D. 檀香

26. 木香治脾失运化、肝失疏泄之腹痛、胁痛、黄疸等症,是取其何种功效
　A. 疏肝解郁、利胆退黄　B. 行气健脾、宽胸散结　C. 行气宽中、顺气降逆　D. 行气健脾、疏肝利胆

27. 沉香治疗喘证,是取其何种功效
　A. 宣肺平喘　　　　　B. 纳气平喘　　　　　C. 清肺平喘　　　　　D. 温肺平喘

28. 善治胃寒呕吐的药物是
　A. 沉香　　　　　　　B. 木香　　　　　　　C. 乌药　　　　　　　D. 香附

29. 治肝郁胁痛、月经不调,香附最常与下列何药相须为用
　A. 佛手　　　　　　　B. 柴胡　　　　　　　C. 木香　　　　　　　D. 厚朴

30. 既能行气宽中,又能利水消肿的药物是
　A. 大腹皮　　　　　　B. 青木香　　　　　　C. 天仙藤　　　　　　D. 川楝子

31. 白术配伍哪味药能够起到补气健脾,又行气消积祛湿,治疗脾虚气滞夹积夹湿的作用
　A. 枳实　　　　　　　B. 木香　　　　　　　C. 陈皮　　　　　　　D. 沉香

32. 具有行气散结,散寒止痛功效的药物是
　A. 枳实　　　　　　　B. 荔枝核　　　　　　C. 青木香　　　　　　D. 佛手

33. 下列哪味药具有疏肝解郁,活血止痛的功效
　A. 枳实　　　　　　　B. 荔枝核　　　　　　C. 玫瑰花　　　　　　D. 绿萼梅

34. 下列哪味药能够治疗梅核气
　A. 枳实　　　　　　　B. 荔枝核　　　　　　C. 玫瑰花　　　　　　D. 绿萼梅

35. 下列哪味药具有降气止呃,温肾助阳的功效
　A. 九香虫　　　　　　B. 荔枝核　　　　　　C. 甘松　　　　　　　D. 刀豆

二、B型题:A、B、C、D是其下面两道小题的备选项,请从中选择一项最符合题目要求的,每个选项可以被选择
　　一次或两次。

　　A. 陈皮　　　　　　　B. 佛手　　　　　　　C. 青皮　　　　　　　D. 枳实

1. 功能破气除痞,化痰消积的药物是
2. 功能疏肝破气,消积化滞的药物是

    A. 香附   B. 木香   C. 陈皮   D. 枳实

3. 治湿热泻痢、里急后重,哪味药最宜与黄连配伍应用
4. 治痰湿阻闭、胸阳不振之胸痹疼痛,哪味药最宜与薤白配伍应用

    A. 行气止痛、杀虫   B. 行气止痛、化痰   C. 行气止痛、利水   D. 行气止痛、调经

5. 香附具有的功效包括
6. 川楝子具有的功效包括

    A. 青皮   B. 木香   C. 陈皮   D. 沉香

7. 具有疏肝破气、消积化滞的药物是
8. 具有行气止痛、温中止呕、纳气平喘的药物是

    A. 沉香   B. 檀香   C. 川楝子   D. 乌药

9. 具有行气止痛,杀虫功效的药物是
10. 具有温肾散寒功效的药物是

    A. 枳实   B. 木香   C. 香附   D. 檀香

11. 被誉为行气止痛之要药,健脾消食之佳品的药物是
12. 被誉为妇科调经之要药的药物是

    A. 行气止痛,纳气平喘   B. 行气止痛,散寒调中   C. 行气止痛,温肾散寒   D. 行气散结,散寒止痛

13. 荔枝核具有的功效是
14. 檀香具有的功效是

三、X 型题:在每小题给出的 A、B、C、D 四个选项中,至少有两项是符合题目要求的,请选出所有符合题目要求的答案,多选或少选均不得分。

1. 理气药的功效是
    A. 理气健脾   B. 行气止痛   C. 疏肝解郁   D. 破气散结

2. 功能健脾调中,调理脾胃气滞的药物是
    A. 木香   B. 陈皮   C. 佛手   D. 青皮

3. 善于疏肝解郁的药物是
    A. 枳实   B. 香附   C. 青皮   D. 香橼

4. 下述药物中,具有行气止痛功效的是
    A. 木香   B. 乌药   C. 檀香   D. 沉香

5. 治疗肝胃不和,气滞腹痛之证,宜选用
    A. 青木香   B. 佛手   C. 香附   D. 陈皮

6. 既用于疝气疼痛,又可用于痛经的药物有
    A. 乌药   B. 香附   C. 小茴香   D. 荔枝核

7. 具有理气和中、燥湿化痰功效的药物是
    A. 佛手   B. 枳实   C. 香橼   D. 陈皮

8. 具有降气作用的药物是
    A. 厚朴   B. 吴茱萸   C. 沉香   D. 刀豆

9. 陈皮具有的功效是
    A. 理气健脾   B. 疏肝破气   C. 燥湿化痰   D. 消积化滞

10. 枳实具有的功效是

A. 化痰除痞　　　　　　B. 破气消积　　　　　　C. 燥湿化痰　　　　　　D. 散寒调中

11. 下列哪项不是沉香的功效
　　A. 破气消积　　　　　　B. 纳气平喘　　　　　　C. 温中止呕　　　　　　D. 散寒调中

12. 下列哪项属于香附的功效
　　A. 疏肝解郁　　　　　　B. 燥湿化痰　　　　　　C. 调经止痛　　　　　　D. 理气调中

13. 下列药物属于理气药的药物是
　　A. 天仙藤　　　　　　　B. 刀豆　　　　　　　　C. 甘松　　　　　　　　D. 九香虫

14. 下列药物中具有温肾作用的是
　　A. 天仙藤　　　　　　　B. 刀豆　　　　　　　　C. 乌药　　　　　　　　D. 九香虫

15. 下列哪项属于木香的功效
　　A. 健脾消食　　　　　　B. 行气止痛　　　　　　C. 化痰除痞　　　　　　D. 纳气平喘

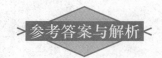

参考答案与解析

一、A 型题。

1. A。
枳实功效：破气消积，化痰除痞。

2. B。
枳壳长于行气开胸，宽中除胀，孕妇慎用。

3. C。
木香辛行苦泄温通，芳香气烈而味厚，善通行脾胃之滞气，既为行气止痛之要药，又为健脾消食之佳品。

4. C。
香附善于疏理肝气，调经止痛，为妇科调经之要药。

5. D。
薤白辛散苦降，温通滑利，善散阴寒之凝滞，通胸阳之闭结，为治胸痹之要药。

6. B。
柿蒂降气止呃，专入胃经，善降胃气而止呃逆，为止呃要药。

7. A。
沉香功效：行气止痛，温中止呕，纳气平喘。

8. D。
乌药功效：行气止痛，温肾散寒。

9. A。
陈皮既能燥湿化痰，又能温化寒痰，且辛行苦泄而能宣肺止咳，为治痰之要药。

10. D。
治疗湿痰咳嗽，陈皮多与半夏、茯苓等同用，如二陈汤。

11. C。
治疗寒痰咳嗽，陈皮多与干姜、细辛、五味子同用，如苓甘五味姜辛汤。

12. A。
青皮，醋炙疏肝止痛力强。

13. B。
青皮功效：疏肝破气，消积化滞。

14. D。
青皮辛行苦降温通，有消积化滞，疏肝破气之功。治食积气滞，脘腹胀痛，常与山楂，神曲，麦芽等同用，如青皮丸。

15. C。

青皮用于治疗气滞血瘀之癥瘕积聚,久疟痞块等,多与三棱,莪术,丹参等同用。

16. **A**。

枳实治疗胃肠积滞,热结便秘,腹满胀痛,与大黄、芒硝、厚朴等同用,如大承气汤。

17. **D**。

沉香功效:行气止痛,温中止呕,纳气平喘。

18. **B**。

香附功效:疏肝解郁,调经止痛,理气调中。

19. **B**。

川楝子有毒,不宜过量或持续服用,以免中毒。又因性寒,脾胃虚寒者慎用。

20. **C**。

薤白功效:通阳散结,行气导滞。

21. **C**。

陈皮、青皮二者皆可理中焦之气而健脾胃。

22. **D**。

理气药主要归经为脾、胃、肝、肺,虽有极个别的药物同时也归肾经,肾经仍不属于理气药的主要归经。

23.

备选答案中的药物都可用于治疗脾胃气滞,脘腹胀满,唯木香辛行苦泄,善行大肠之滞气而治泄痢里急后重。

24. **C**。

陈皮的功效是理气健脾,燥湿化痰。木香的功效是行气止痛,健脾消食。

25. **B**。

备选答案中木香、沉香、檀香不入肝经,肝气郁结之症一般不用。而香附主入肝经,具有疏肝解郁,调经止痛之功,主治肝气郁结,月经不调,痛经,乳房胀痛等。

26. **D**。

木香用治脾失运化、肝失疏泄而致湿热郁蒸、气机阻滞之脘腹胀痛、胁痛、黄疸,是取木香气香醒脾,味辛能行,味苦主泄,走三焦和胆经,既能行气健脾又能疏肝利胆之功。

27. **B**。

喘证有虚实之分,沉香治疗的喘证是肾不纳气或上盛下虚的虚喘,能温肾纳气,降逆平喘,沉香无宣肺、清肺、温肺之功。

28. **A**。

沉香辛温散寒,味苦质重性降,善温胃降气而止呕,是治胃寒呕吐的常用药。

29. **B**。

香附功效疏肝解郁、调经止痛,治肝郁胁痛、月经不调常与柴胡配伍。因为柴胡药性辛行苦泄,性善条达肝气而具有疏肝解郁之功,治疗肝郁胁痛、月经不调也是其所长,常与香附合用以相须增效。厚朴、木香不入肝经,无疏肝解郁之效。佛手一般不用于治疗妇科疾病。

30. **A**。

大腹皮功效:行气宽中,利水消肿。

31. **A**。

枳实苦、辛、酸、微寒,功效破气除痞、化痰消积;白术苦甘而温,功效补气健脾,燥湿利水。两药合用,既补气健脾,又行气消积祛湿,治疗脾虚气滞夹积夹湿。

32. **B**。

荔枝核功效:行气散结,散寒止痛。

33. **C**。

玫瑰花功效:疏肝解郁,活血止痛。

34. **D**。

绿萼梅芳香行气,化痰散结,治疗痰气郁结之梅核气,可与半夏、厚朴、茯苓同用。

35. **D**。

刀豆功效:降气止呕,温肾助阳。

1、2.**D；C**。

备选答案中理气功能较强，能破气的有青皮和枳实，但只有枳实又能消除痞满、化痰消积，其余均无破气除痞、化痰消积之功，故第一题答案是 D。备选答案中理气功能较强，能破气的有青皮和枳实，但只有青皮又能疏肝解郁、消积化滞。故第二题答案选 C。

3、4.**B；D**。

治湿热泻痢、里急后重应用黄连，取其清热解毒、燥湿止痢之功，而缓解腹痛里急后重，必须配伍行气导滞之品。木香辛行苦降，善行大肠之滞气，为治湿热泻痢里急后重之要药，常与黄连配伍应用。治痰湿阻闭、胸阳不振之胸痹疼痛宜化痰除痞、温通胸阳。薤白为通阳散结行气导滞之品，治疗本证应与有化痰除痞功效的药物配伍。备选答案中枳实能行气化痰以除痞，破气除满而止痛，最宜与薤白配伍。

5、6.**D；A**。

香附功效是疏肝解郁、调经止痛、理气调中。川楝子功效是行气止痛、杀虫。

7、8.**A；D**。

青皮的功效是疏肝破气、消积化滞。沉香的功效是行气止痛、温中止呕、纳气平喘。

9、10.**C；D**。

川楝子的功效是行气止痛，杀虫。乌药的功效是行气止痛，温肾散寒。

11、12.**B；C**。

木香芳香气烈而味厚，善通行脾胃之滞气，既为行气止痛之要药，又为健脾消食之佳品。故 11 题选 B。香附辛行苦泄，善于疏理肝气，调经止痛，为妇科调经之要药，故 12 题选 C。

13、14.**D；B**。

荔枝核的功效是行气散结，散寒止痛。檀香的功效是行气止痛，散寒调中。

1.**ABCD**。

理气药性味多辛苦温而芳香，其味辛能行，味苦能泄，芳香能走窜，性温能通行，故有疏理气机即行气、降气、解郁、散结的作用。

2.**ABC**。

备选答案中各药理中焦脾胃之气的功效分别是木香健脾消食，陈皮理气健脾，佛手理气和中，均符合题干的功能要求；青皮疏肝破气，消积化滞，入胃经以治食积气滞，脘腹胀痛为功，并无健脾调中作用。

3.**BCD**。

具有疏肝解郁作用的药物是香橼、青皮、香附。枳实不入肝经，其功效是破气除痞，化痰消积，无疏肝解郁之功。故答案应选 BCD。

4.**ABCD**。

木香、乌药、檀香、沉香均有理气止痛功效。

5.**ABC**。

备选药物中能疏肝理气，和中止痛的是青木香、佛手、香附，均适用于肝胃不和，气滞腹痛之证。陈皮则主要用于调理中焦脾胃气滞，理气健脾，宜于脾胃气滞证。

6.**ABCD**。

备选药物中均有疏理肝气止痛功效，其中乌药行气止痛、温肾散寒，香附疏肝解郁、调经止痛，小茴香散寒止痛、理气和胃，荔枝核行气散结、散寒止痛，既可用于寒凝气滞之疝气疼痛，又可用于肝郁气滞或寒凝气滞的痛经。

7.**ACD**。

佛手、香橼的功效相同，均为疏肝解郁，理气和中，燥湿化痰；陈皮的功效是理气健脾，燥湿化痰；枳实的功效是破气除痞，化痰消积。即佛手、香橼、陈皮有理气和中、燥湿化痰功效，而枳实无上述功效，故答案应选 ACD。

8.**ABCD**。

芳香化湿药厚朴有下气除满功效，温里药吴茱萸有降逆止呕功效，理气药沉香纳气平喘，刀豆降气止呃，各药降气作用特点虽各有不同，但都具有降气作用，故答案应选 ABCD。

9. **AC**。

陈皮的功效是理气健脾,燥湿化痰。

10. **AB**。

枳实的功效是破气消积,化痰除痞。

11. **AD**。

沉香的功效是行气止痛,温中止呕,纳气平喘。

12. **ACD**。

香附的功效是:疏肝解郁,调经止痛,理气调中。

13. **ABCD**。

备选答案中的药物均属于理气药,天仙藤的功效是行气活血,通络止痛。刀豆的功效是降气止呃,温肾助阳。甘松的功效是行气止痛,开郁醒脾。九香虫的功效是理气止痛,温肾助阳。

14. **BCD**。

天仙藤的功效是行气活血,通络止痛。没有温肾作用。刀豆的功效是降气止呃,温肾助阳。乌药的功效是行气止痛,温肾散寒。九香虫的功效是理气止痛,温肾助阳。故答案应选 BCD。

15. **AB**。

木香的功效是行气止痛,健脾消食。化痰除痞是枳实的功效。纳气平喘是沉香的功效。

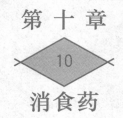

第 十 章

消食药

一、A型题：在每小题给出的 A、B、C、D 四个选项中，请选出一项最符合题目要求的。

1. 既具有消食化积作用，又具有行气散瘀作用的药物为
   A. 山楂　　　　　　　B. 神曲　　　　　　　C. 麦芽　　　　　　　D. 莱菔子

2. 既能消食除胀，又能降气化痰的药物为
   A. 莱菔子　　　　　　B. 子青　　　　　　　C. 皮积　　　　　　　D. 实厚朴

3. 丸剂中有金石、贝壳类药物，为防止质重伤胃，多选用
   A. 麦芽　　　　　　　B. 神曲　　　　　　　C. 鸡内金　　　　　　D. 焦山楂

4. 既能消食健胃，又能消食化坚的药物为
   A. 茯苓　　　　　　　B. 鸡内金　　　　　　C. 金钱草　　　　　　D. 海金沙

5. 既可消食化积，又能涩精止遗的药物为
   A. 山楂　　　　　　　B. 神曲　　　　　　　C. 莱菔子　　　　　　D. 鸡内金

6. 山楂可消食化积，还可
   A. 回乳　　　　　　　B. 涩精　　　　　　　C. 活血　　　　　　　D. 化痰

7. 长于消化米面薯芋积滞的药物为
   A. 山楂　　　　　　　B. 神曲　　　　　　　C. 麦芽　　　　　　　D. 莱菔子

8. 既能消食化积，又能行气消胀的药物为
   A. 山楂　　　　　　　B. 神曲　　　　　　　C. 麦芽　　　　　　　D. 莱菔子

9. 不宜与人参等补气药同用的药物为
   A. 山楂　　　　　　　B. 神曲　　　　　　　C. 麦芽　　　　　　　D. 莱菔子

10. 治疗小儿疳积的药物可用
    A. 山楂　　　　　　　B. 神曲　　　　　　　C. 麦芽　　　　　　　D. 鸡内金

11. 既可用于饮食积滞，又可用于泻痢腹痛、疝气的药物为
    A. 山楂　　　　　　　B. 神曲　　　　　　　C. 麦芽　　　　　　　D. 莱菔子

12. 三仙指
    A. 山楂,神曲,麦芽　　B. 山楂,麦芽,鸡内金　C. 山楂,神曲,槟榔　　D. 神曲,麦芽,莱菔子

13. 可用于治石淋的药物为
    A. 山楂　　　　　　　B. 鸡内金　　　　　　C. 神曲　　　　　　　D. 车前子

14. 既能消食健胃，又能回乳消胀的药物为
    A. 神曲　　　　　　　B. 麦芽　　　　　　　C. 山楂　　　　　　　D. 莱菔子

15. 麦芽除能消食外，还具有作用
    A. 泻下　　　　　　　B. 健脾　　　　　　　C. 回乳　　　　　　　D. 通乳

16. 患者饮食过量，脘腹胀满疼痛，最宜选用
    A. 山楂　　　　　　　B. 麦芽　　　　　　　C. 神曲　　　　　　　D. 莱菔子

17. 莱菔子善治

A. 肉食积滞　　　　　B. 酒食积滞　　　　　C. 米面积滞　　　　　D. 食积气滞

18. 消化油腻肉食积滞的要药是
　　A. 山楂　　　　　B. 麦芽　　　　　C. 莱菔子　　　　　D. 鸡内金

19. 消食兼可解表的药物是
　　A. 山楂　　　　　B. 神曲　　　　　C. 麦芽　　　　　D. 鸡矢藤

20. 食积气滞应首选的药物是
　　A. 山楂　　　　　B. 稻芽　　　　　C. 莱菔子　　　　　D. 鸡内金

21. 临床可广泛用于治各种食积及小儿疳积的药物是
　　A. 山楂　　　　　B. 麦芽　　　　　C. 莱菔子　　　　　D. 鸡内金

22. 既散痞又杀虫的药物是
　　A. 枳实　　　　　B. 牵牛子　　　　　C. 芫花　　　　　D. 阿魏

23. 具有消食,理气,下乳功效的药物是
　　A. 隔山消　　　　　B. 砂仁　　　　　C. 陈皮　　　　　D. 莱菔子

24. 山楂的性味是
　　A. 辛、甘、酸、温　　　B. 酸、苦、微温　　　C. 酸、甘、微温　　　D. 酸、苦、温

25. 下列哪味药物不属于消食药
　　A. 隔山消　　　　　B. 神曲　　　　　C. 陈皮　　　　　D. 莱菔子

26. 消食药的主要归经是
　　A. 脾胃　　　　　B. 肝胃　　　　　C. 脾肾　　　　　D. 肺胃

27. 若宿食内停,气机阻滞,消食药常配伍,使气行而积消
　　A. 驱虫药　　　　　B. 芳香化湿药　　　C. 理气药　　　　　D. 泻下药

28. 下列哪项不是阿魏的功效
　　A. 化癥散痞　　　　B. 消积　　　　　C. 杀虫　　　　　D. 行气

29. 用治砂石淋证或胆结石,金钱草常与哪味药同用
　　A. 鸡内金　　　　　B. 神曲　　　　　C. 莱菔子　　　　　D. 鸡矢藤

30. 具有通气下乳的药物是
　　A. 鸡内金　　　　　B. 隔山消　　　　　C. 莱菔子　　　　　D. 鸡矢藤

二、B型题:A、B、C、D是其下面两道小题的备选项,请从中选择一项最符合题目要求的,每个选项可以被选择
　　一次或两次。

　　A. 既消食又回乳　　B. 既消食又活血　　C. 既消食又化痰　　D. 既消食又催乳
1. 莱菔子的功效是
2. 隔山消的功效是

　　A. 食积兼血瘀胸痛　　B. 食积兼外感表证　　C. 食积兼肝郁胁痛　　D. 食积兼胆结石
3. 山楂主治
4. 麦芽主治

　　A. 既消食又回乳　　B. 既消食又解表　　C. 既消食又化痰　　D. 既消食又催乳
5. 麦芽的功效是
6. 神曲的功效是

　　A. 山楂　　　　　B. 神曲　　　　　C. 麦芽　　　　　D. 鸡内金
7. 具有行气散瘀功效的药物是
8. 具有解表退热功效的药物是

243

| A. 山楂 | B. 神曲 | C. 麦芽 | D. 鸡内金 |

9. 具有疏肝解郁功效的药物是

10. 能够治疗石淋的药物是

| A. 山楂 | B. 稻芽 | C. 莱菔子 | D. 鸡内金 |

11. 长于消化油腻肉食积滞之要药的是

12. 长于消化米面薯芋乳肉等食积证的药物是

| A. 山楂 | B. 鸡矢藤 | C. 隔山消 | D. 阿魏 |

13. 具有消食健胃,化痰止咳,清热解毒,止痛功效的药物是

14. 具有理气止痛,又能催乳作用的药物是

| A. 山楂 | B. 莱菔子 | C. 隔山消 | D. 阿魏 |

15. 具有降气化痰功效的药物是

16. 具有杀虫功效的药物是

三、X型题:在每小题给出的 A、B、C、D 四个选项中,至少有两项是符合题目要求的,请选出所有符合题目要求的答案,多选或少选均不得分。

1. 消积又可行气的药物有
   A. 枳实   B. 厚朴   C. 槟榔   D. 莱菔子

2. 能行气消食化痰的药物是
   A. 枳实   B. 厚朴   C. 鸡矢藤   D. 莱菔子

3. 下列有关鸡内金的描述,正确的是
   A. 性味甘平   B. 归脾、胃、小肠、膀胱经   C. 可化坚消食   D. 煎剂比研末服好

4. 阿魏的作用是
   A. 消食健脾   B. 涩精止遗   C. 化癥散痞   D. 消食化滞

5. 麦芽既能消食健胃,又能
   A. 健脾理气   B. 回乳消胀   C. 疏肝解郁   D. 活血化瘀

6. 下列哪项不属于莱菔子的功效
   A. 消食除胀   B. 降气化痰   C. 疏肝解郁   D. 涩精止遗

7. 鸡内金的功效是
   A. 消食除胀   B. 消食健胃   C. 疏肝解郁   D. 涩精止遗

8. 山楂可用于治疗
   A. 饮食积滞   B. 泻痢腹痛,疝气痛   C. 痛经   D. 涩精止遗

9. 麦芽可用于治疗
   A. 米面薯芋食滞   B. 泻痢腹痛,疝气痛   C. 断乳、乳房胀痛   D. 涩精止遗

10. 鸡内金可用于治疗
   A. 脾虚食积   B. 疳积   C. 胆结石   D. 遗尿遗精

11. 莱菔子可用于治疗
   A. 食积气胀   B. 疳积   C. 胆结石   D. 咳喘痰多

12. 鸡内金治疗小儿疳积,取其作用为
   A. 消食除胀   B. 行气和中   C. 消食化积   D. 健运脾胃

13. 下列属于消食药的是
   A. 陈皮   B. 山楂   C. 麦芽   D. 稻芽

◇ 刘应科 ◇
考研中医综合复习指导同步练习3000题

14. 下列属于鸡矢藤的功效的是

    A. 消食健胃　　　　B. 化痰止咳　　　　C. 清热解毒　　　　D. 止痛

15. 下列哪项属于隔山消的功效

    A. 消食健胃　　　　B. 化痰止咳　　　　C. 催乳　　　　D. 理气止痛

参考答案与解析

一、A 型题。

1. A。

山楂功效消食化积，行气散瘀。

2. A。

莱菔子功效消食除胀，降气化痰。

3. B。

神曲功效消食和胃。

4. B。

鸡内金入膀胱经，有化坚消石之功，故答案应选 B。

5. D。

鸡内金功效消食健胃，涩精止遗。

6. C。

山楂功效消食化积，行气散瘀。

7. C。

麦芽甘平，健胃消食，又能促进淀粉性食物的消化。主治米面薯芋类积滞不化，常与山楂、神曲、鸡内金同用。

8. D。

莱菔子味辛行散，消食化积之中，尤善行气消胀。常与山楂、神曲、陈皮、同用，治食积气滞所致的脘腹胀满或疼痛。

9. D。

前人认为人参不宜与莱菔子同用，恐其消减人参补虚之功，但服人参而引起的脘腹胀满时，服莱菔子则能使之缓解。

10. D。

鸡内金若与白术、山药、使君子等同用，可治小儿脾虚疳积。

11. A。

山楂酸甘，微温不热，功善消食化积，能治各种饮食积滞，尤为消化油腻肉食积滞之要药。入肝经，能行气散结止痛，炒用兼能止泻止痢。治泻痢腹痛，可单用焦山楂水煎服，或用山楂研末服；亦可配木香、槟榔等；治疝气痛，常与橘核、荔枝核等同用。

12. A。

13. B。

鸡内金入膀胱经，有化坚消食之功。现常与金钱草等药同用，治砂石淋证或胆结石。

14. B。

麦芽的功效消食健胃，回乳消胀。

15. C。

麦芽具有回乳之功。可单用生麦芽或炒麦芽120g(或生、炒麦芽各60g)煎服，用于妇女断乳或乳汁郁积之乳房胀痛等。

16. D。

莱菔子味辛行散消食化积之中，尤善行气消胀。常与山楂、神曲、陈皮同用，治食积气滞所致的脘腹胀满或疼痛，嗳气吞酸，如保和丸。

17. D。

中药学

莱菔子尤善消食行气消胀,主治食积气滞证。

18. **A**。

在备选答案中,各药均能消食化积,但只有山楂酸甘微温且兼能活血散瘀,最宜于消化油腻肉食积滞。故答案应选 A。

19. **B**。

备选药物中,均能消食化积。但是神曲在其制作工艺内加有青蒿、苍耳等兼有解表作用的药物,故而兼有解表之功,其余四药则无此功效。故答案应选 B。

20. **C**。

备选药物中,皆能消化食积,但只有莱菔子还能降气除胀,故食积兼气滞者当选用莱菔子。

21. **D**。

上述备选的消食药中,鸡内金可消食健胃,消食作用较强且适应证亦广,故可广泛用于各种食积及小儿疳积。所以本题应选 D。

22. **D**。

备选答案中只有阿魏功善散痞又杀虫,可用治癥积痞块及虫积。故答案应选 D。

23. **A**。

砂仁与陈皮能理气,莱菔子能消食行气,只有隔山消能消食理气及催乳,宜与食积气滞、疳积或乳汁不下。故答案应选 A。

24. **C**。

酸入肝,甘入脾,微温能散,故能消食化积及行气滞,此正与山楂相合,所以应选 C。

25. **C**。

陈皮属于理气药,其余的药物均属于消食药。

26. **A**。

消食药多味甘性平,主归脾胃二经。

27. **C**。

若宿食内停,气机阻滞,常需配理气药,使气行而积消。

28. **D**。

阿魏的功效是化癥散痞,消积,杀虫。没有行气的作用。

29. **A**。

鸡内金入膀胱经,有化坚消石之功,现常与金钱草等药同用治砂石淋证或胆结石。

30. **B**。

隔山消能通气下乳,可单用炖肉食以催乳。

二、B 型题。

1、2. **C;D**。

消食药虽以消导食积为主,但也常兼有其他功效或各有所长,临证选用时应予注意。莱菔子消食又能降气化痰止咳,故第 1 题选 C。隔山消既消食又催乳(下乳、通乳),麦芽的功效是既消食又回乳;催乳与回乳虽然均与泌乳有关,但作用相反,应注意辨析。故第 2 题答案选 D。

3、4. **A;C**。

对于食积停留而兼见其他病证,应选用不同的消食药。山楂可消食,并活血行气,因此适宜食积兼血瘀胸痛者,故第 3 题应选 A。麦芽消食而亦能疏肝解郁,对于肝郁克伐脾胃而致食积兼肝郁胁痛者相宜。故第 4 题应选 C。

5、6. **A;B**。

消食药虽以消导食积为主,但也常兼有其他功效或各有所长,临证选用时应予注意。麦芽的功效是既消食又回乳,故第 5 题选 A。隔山消既消食又催乳(下乳、通乳),麦芽的功效是既消食又回乳;催乳与回乳虽然均与泌乳有关,但作用相反,应注意辨析。神曲具有解表退热的功效。故第 6 题答案选 B。

7、8. **A;B**。

山楂的功效是消食化积,行气散瘀。神曲具有解表退热的功效。

9、10. **C;D**。

麦芽具有消食健胃,回乳消胀的功效,还兼能疏肝解郁。鸡内金入膀胱经,能够治疗砂石淋证或胆结石。

11、12. A;D。

山楂为消化油腻肉食积滞之要药。鸡内金消食化积作用较强,并可健运脾胃,广泛用于米面薯芋乳肉等食积证。

13、14. B;C。

鸡矢藤具有消食健胃,化痰止咳,清热解毒,止痛的功效。隔山消具有消食健胃,理气止痛,催乳的作用。

15、16. B;D。

莱菔子的功效是消食除胀,降气化痰。阿魏的功效是化癥散痞,消积,杀虫。

三、X 型题。

1. ABCD。

备选药物选自行气药,化湿药,消食药,驱虫药等不同章节,但各药皆有消积行气功效。故答案应选 ABCD。

2. AD。

备选药物中具有消食、行气、化痰功效的药物是枳实和莱菔子。

3. ABC。

鸡内金虽可煎服及研末服,但研末服效果更好且可减少用量。

4. CD。

阿魏的功效是化癥散痞,消积,杀虫,但不能健胃。故答案应选 CD。

5. ABC。

麦芽的功效是行气消食,健脾开胃,回乳消胀,此外,还兼能疏肝解郁,常配伍川楝子,柴胡等,用治肝气瘀滞或肝胃不和致胁痛等。

6. CD。

莱菔子的功效是消食除胀,降气化痰。故正确答案应选 CD。

7. BD。

鸡内金的功效是消食健胃,涩精止遗。故正确答案应选 BD。

8. ABC。

山楂酸甘,微温不热,功善消食化积,能治各种饮食积滞,为消化油腻肉食积滞之要药。入肝经,能行气散结止痛,入肝经血分,能通行气血,有活血祛瘀止痛之功。

9. AC。

麦芽甘平,健胃消食,尤能促进淀粉性食物的消化,有回乳之功。

10. ABCD。

鸡内金常与白术、山药、使君子同用,治疗小儿脾虚疳积;可固精缩尿止遗。入膀胱经,有化坚消石之功。

11. AD。

莱菔子味辛行散,消食化积之中,尤善行气消胀,可治疗食积气胀。又能降气化痰,止咳平喘。

12. CD。

鸡内金消食化积作用较强,并可健运脾胃,若与白术、山药、使君子等同用,可治小儿脾虚疳积。

13. BCD。

陈皮属于理气药,其余均属于消食药。

14. ABCD。

鸡矢藤的功效是消食健胃,化痰止咳,清热解毒,止痛。

15. ACD。

隔山消的功效是消食健胃,理气止痛,催乳。

第十一章

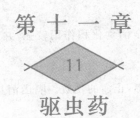

驱虫药

一、A 型题：在每小题给出的 A、B、C、D 四个选项中，请选出一项最符合题目要求的。

1. 下列药物中，最适用于小儿蛔虫病的药物是
   A. 使君子   B. 苦楝皮   C. 槟榔   D. 南瓜子

2. 具有疗癣作用的药物是
   A. 使君子   B. 苦楝皮   C. 槟榔   D. 南瓜子

3. 具有杀虫、消积、行气、利水、截疟功效的药物是
   A. 使君子   B. 苦楝皮   C. 槟榔   D. 南瓜子

4. 下列哪组药物常配伍治疗绦虫病
   A. 使君子、苦楝皮   B. 槟榔、南瓜子   C. 鹤草芽、雷丸   D. 鹤虱、榧子

5. 鹤草芽研粉吞服的每日用量为
   A. 5～10g   B. 10～15g   C. 15～20g   D. 30～45g

6. 雷丸用治下列何种虫病最佳
   A. 蛔虫病   B. 钩虫病   C. 蛲虫病   D. 绦虫病

7. 驱虫药中，兼有润肠通便、润肺止咳的药物是
   A. 榧子   B. 鹤草芽   C. 雷丸   D. 鹤虱

8. 服用驱虫药时，宜配伍使用的药物是
   A. 行气药   B. 泻下药   C. 消食药   D. 清热解毒药

9. 鹤草芽治绦虫病时，宜使用
   A. 研粉吞服   B. 煎服   C. 膏剂   D. 包煎

10. 槟榔治绦虫时，其用量为
    A. 5～10g   B. 10～15g   C. 15～20g   D. 30～60g

11. 使用驱虫药时，为使药力较易作用于虫体，宜
    A. 饭后服用   B. 空腹时服用   C. 睡前服药   D. 发热时服药

12. 苦楝皮的功效是
    A. 杀虫疗癣   B. 杀虫行气   C. 杀虫消积   D. 杀虫止痛

13. 槟榔的功效是
    A. 杀虫疗癣   B. 杀虫行气   C. 杀虫消积   D. 杀虫止痛

14. 使君子的功效是
    A. 杀虫疗癣   B. 杀虫行气   C. 杀虫消积   D. 杀虫止痛

15. 下列哪味药有毒
    A. 苦楝皮   B. 使君子   C. 槟榔   D. 南瓜子

16. 具有驱虫消积，行气导滞，利水作用的药物是
    A. 苦楝皮   B. 使君子   C. 槟榔   D. 南瓜子

17. 不宜与热茶同服的药物为

A. 苦楝皮   B. 使君子   C. 槟榔   D. 南瓜子

18. 能治疗湿疮的药物是
    A. 苦楝皮   B. 使君子   C. 槟榔   D. 南瓜子

19. 具有清热燥湿,杀虫止痒的药物是
    A. 苦楝皮   B. 使君子   C. 槟榔   D. 南瓜子

20. 既能治疗食积气滞,泻痢后重,又能治多种虫积证的药物是
    A. 苦楝皮   B. 使君子   C. 鹤草芽   D. 槟榔

21. 雷丸入药,宜
    A. 入煎剂   B. 包煎   C. 烊化   D. 入丸散

22. 有小毒的药物是
    A. 使君子   B. 槟榔   C. 南瓜子   D. 鹤虱

23. 下列有毒的药物是
    A. 使君子   B. 槟榔   C. 雷丸   D. 南瓜子

24. 有效成分难溶于水,需文火久煎的药物是
    A. 使君子   B. 槟榔   C. 苦楝皮   D. 南瓜子

25. 能够治疗水肿,脚气肿痛的药物是
    A. 使君子   B. 槟榔   C. 苦楝皮   D. 南瓜子

26. 能够治疗疟疾的药物是
    A. 使君子   B. 槟榔   C. 苦楝皮   D. 南瓜子

27. 南瓜子研粉用量是
    A. 5～10g   B. 60～120g   C. 45～60g   D. 30～60g

28. 下列药物属于真菌的是
    A. 使君子   B. 槟榔   C. 雷丸   D. 南瓜子

29. 具有润肠通便作用的药物是
    A. 使君子   B. 鹤虱   C. 榧子   D. 南瓜子

二、B 型题:A、B、C、D 是其下面两道小题的备选项,请从中选择一项最符合题目要求的,每个选项可以被选择
    一次或两次。

    A. 蛔虫病   B. 钩虫病   C. 蛲虫病   D. 绦虫病
1. 鹤草芽善治
2. 使君子善治

    A. 风寒表证   B. 脚气肿痛   C. 疥癣湿疮   D. 肺燥咳嗽
3. 苦楝皮可用治
4. 榧子可用治

    A. 苦楝皮   B. 鹤虱   C. 榧子   D. 南瓜子
5. 有毒的药物是
6. 有小毒的药物是

    A. 5～10g   B. 60～120g   C. 45～60g   D. 30～45g
7. 鹤草芽的用量是
8. 南瓜子的用量是

    A. 苦楝皮   B. 槟榔   C. 榧子   D. 南瓜子
9. 能够治疗水肿的药物是

10. 能够治血吸虫病的药物是

  A. 苦楝皮   B. 槟榔   C. 榧子   D. 南瓜子

11. 具有润肠通便作用的药物是

12. 能够治疗疟疾的药物是

  A. 使君子   B. 鹤虱   C. 榧子   D. 槟榔

13. 不能够与热茶同服的药物是

14. 能够治疗湿热泻痢的药物是

  A. 苦楝皮   B. 雷丸   C. 榧子   D. 槟榔

15. 有效成分难溶于水,需文火久煎且有毒的药物是

16. 宜入丸散的药物是

三、X型题:在每小题给出的 A、B、C、D 四个选项中,至少有两项是符合题目要求的,请选出所有符合题目要求的答案,多选或少选均不得分。

1. 槟榔可驱杀

  A. 蛔虫   B. 钩虫   C. 蛲虫   D. 绦虫

2. 可用治蛲虫病的药物是

  A. 使君子   B. 槟榔   C. 雷丸   D. 鹤虱

3. 驱虫药中,含有毒性的药物是

  A. 使君子   B. 槟榔   C. 雷丸   D. 鹤虱

4. 驱虫药中,不宜入煎剂的药物是

  A. 使君子   B. 南瓜子   C. 雷丸   D. 鹤草芽

5. 槟榔的功效有

  A. 杀虫消积   B. 截疟   C. 行气   D. 利水

6. 有小毒的药物是

  A. 使君子   B. 槟榔   C. 雷丸   D. 鹤虱

7. 下列药物中,不宜持续或过量服用的药物是

  A. 使君子   B. 苦楝皮   C. 雷丸   D. 鹤虱

8. 下列病证中,苦楝皮与槟榔均适宜者为

  A. 蛔虫病   B. 钩虫病   C. 蛲虫病   D. 绦虫病

9. 大量使用使君子,可引起的不良反应有

  A. 呃逆   B. 呕吐   C. 便秘   D. 腹泻

10. 苦楝皮的功效是

  A. 疗癣   B. 行气   C. 杀虫   D. 截疟

11. 可用治绦虫的药物是

  A. 苦楝皮   B. 槟榔   C. 南瓜子   D. 鹤草芽

12. 使君子宜于驱杀

  A. 蛔虫   B. 钩虫   C. 蛲虫   D. 绦虫

13. 苦楝皮可用于驱杀

  A. 蛔虫   B. 钩虫   C. 蛲虫   D. 绦虫

14. 槟榔不适宜用治

  A. 脾气虚弱   B. 便溏腹泻   C. 大便干燥   D. 气虚下陷

15. 下列属于驱虫药的是
  A. 使君子　　　　　　B. 槟榔　　　　　　C. 雷丸　　　　　　D. 鹤虱

◇参考答案与解析◇

一、A 型题。

1. A。
  尽管苦楝皮、槟榔可用于小儿蛔虫病，但苦楝皮有毒，槟榔最善治绦虫，二者治疗小儿蛔虫病，一般均需配伍使用。南瓜子主要治绦虫，使君子可单独炒香，令小儿嚼服，一来小儿宜于服用，二来使君子驱杀蛔虫疗效确切，故答案应选 A。

2. B。
  备选药物中，只有苦楝皮具有疗癣的功效，故答案应选 B。

3. C。
  槟榔的功效是杀虫、消积、行气、利水、截疟。

4. B。
  备选药物中，常用治绦虫的药物有槟榔、南瓜子、鹤草芽、雷丸、鹤虱、榧子。但常配伍使用的药物是槟榔、南瓜子。

5. D。
  鹤草芽因有效成分不溶于水，常研粉吞服，其每日用量为 30～45g。

6. D。
  雷丸含蛋白酶能使绦虫虫体蛋白质分解破坏。

7. A。
  榧子的功效是杀虫消积，润肠通便，润肺止咳。

8. B。
  驱虫药配伍使用泻下药，促进虫体排出体外。

9. A。
  鹤草芽所含有效成分鹤草酚几乎不溶于水，遇热易破坏，故不入煎剂。

10. D。
  槟榔煎服，3～10g。驱绦虫、姜片虫 30～60g。

11. B。
  驱虫药一般在空腹时服用，使药物充分作用于虫体而保证疗效。

12. A。
  苦楝皮的功效是杀虫疗癣。

13. C。
  槟榔的功效是杀虫消积，行气，利水，截疟。

14. C。
  使君子的功效是杀虫消积。

15. A。

16. C。
  槟榔的功效是杀虫、消积、行气、利水、截疟。

17. B。
  使君子若与热茶同服，能引起呃逆、腹泻。

18. A。
  苦楝皮能够清热燥湿，杀虫止痒。

19. A。

20. D。
  槟榔能够治疗食积气滞，泻痢后重，又是广谱驱虫药，能够驱杀各种肠道寄生虫。

21. D。
  雷丸含蛋白酶，加热 60℃ 左右即被破坏，故不入煎剂。

22. D。

苦楝皮有毒,鹤虱有小毒。二药在使用时均当注意。

23. C。

苦楝皮有毒,鹤虱有小毒。二药在使用时均当注意。

24. C。

苦楝皮有毒,有效成分难溶于水,需文火久煎。

25. B。

槟榔的功效是杀虫、消积、行气、利水、截疟。

26. B。

槟榔的功效是杀虫、消积、行气、利水、截疟。

27. B。

南瓜子,60～120g,冷开水调服。

28. C。

雷丸为白蘑科真菌雷丸的干燥菌核。

29. C。

榧子的功效是杀虫消积,润肠通便,润肺止咳。

二、B 型题。

1、2. D;A。

鹤草芽为专治绦虫之品,其所含鹤草酚能作用于绦虫的头节、颈节与体节,故第 1 题应选 D。使君子尽管可以治蛔虫,蛲虫,但以驱杀小儿蛔虫为其特点,其所含使君子酸钾能麻痹蛔虫的头部。故第 2 题应选 A。

3、4. C;D。

苦楝皮具有疗癣的功效,可用治疥癣、湿疮,故第 3 题选 C。榧子具有润肺止咳的功效,可用治肺燥咳嗽,故第 4 题答案应选 D。

5、6. A;B。

苦楝皮有毒,鹤虱有小毒,三药在使用时当注意。

7、8. D;B。

鹤草芽研粉吞服,每日 30～45g。南瓜子研粉,冷开水调服,60～120g。

9、10. B;D。

槟榔具有杀虫消积、行气、利水、截疟的功效,可用于水肿的治疗。南瓜子能够治疗绦虫病,还可治血吸虫病,

11、12. C;B。

榧子的功效是杀虫消积,润肠通便,润肺止咳。槟榔具有杀虫消积、行气、利水、截疟,故能够治疗疟疾。

13、14. A;D。

使君子若与热茶同服,能引起呃逆,腹泻等。槟榔能够治疗食积气滞,泻痢后重。

15、16. A;B。

苦楝皮有毒,不宜过量或持续久服。有效成分难溶于水,需文火久煎。雷丸含蛋白酶,加热 60℃ 左右即被破坏,故不入煎剂。

三、X 型题。

1. ABCD。

槟榔为广谱驱虫药,故对上述四种肠道寄生虫均有驱杀作用。

2. ABCD。

备选药物均能治疗蛲虫病。

3. D。

苦楝皮有毒,鹤虱有小毒,二药在使用时均当注意。

4. BCD。

南瓜子性味甘平无毒,用量较大,一般不入煎剂而研粉吞服。鹤草芽所含有效成分鹤草酚几乎不溶于水,遇热易破坏,故不入煎剂。雷丸含蛋白酶,加热 60℃ 左右即被破坏,故不入煎剂。

5. ABCD。

槟榔的功效是杀虫消积,行气,利水,截疟。

6. **D**。

苦楝皮有毒,鹤虱有小毒。三药在使用时均当注意。

7. **AB**。

使君子大量服用可致呃逆、眩晕、呕吐、腹泻等反应。苦楝皮有毒,不宜过量或持续久服。

8. **ABCD**。

苦楝皮是广谱驱虫药,对各种肠道寄生虫均有作用。槟榔对绦虫、蛔虫、钩虫、姜片虫等都有驱杀作用。

9. **ABD**。

使君子大量服用可致呃逆、眩晕、呕吐、腹泻等反应。

10. **AC**。

苦楝皮的功效是杀虫疗癣。

11. **ABCD**。

12. **AC**。

使君子能过驱杀蛔虫,蛲虫。

13. **ABCD**。

苦楝皮为广谱驱虫药。

14. **ABD**。

槟榔注意事项中:脾虚便溏或气虚下陷者忌用,孕妇慎用。

15. **ABCD**。

上述药物均属于驱虫药。

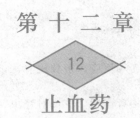

第十二章

止血药

一、A型题:在每小题给出的 A、B、C、D 四个选项中,请选出一项最符合题目要求的。

1. 在下列药物中,既能凉血止血,又能解毒敛疮的药物是
　　A. 大蓟　　　　　　　B. 地榆　　　　　　　C. 侧柏叶　　　　　　D. 白茅根

2. 功能凉血止血,尤善治尿血、血淋的药物是
　　A. 大蓟　　　　　　　B. 小蓟　　　　　　　C. 侧柏叶　　　　　　D. 白茅根

3. 治疗血热夹瘀的出血证,宜选用
　　A. 地榆　　　　　　　B. 艾叶　　　　　　　C. 仙鹤草　　　　　　D. 茜草

4. 蒲黄入汤剂宜
　　A. 先煎　　　　　　　B. 后下　　　　　　　C. 包煎　　　　　　　D. 烊化

5. 既能凉血止血,又能收敛止血的药物是
　　A. 大蓟　　　　　　　B. 白及　　　　　　　C. 侧柏叶　　　　　　D. 仙鹤草

6. 止血药中,能清肺胃热的药物是
　　A. 白茅根　　　　　　B. 小蓟　　　　　　　C. 槐花　　　　　　　D. 地榆

7. 治疗血热所致之痔血、便血,宜首选
　　A. 小蓟　　　　　　　B. 艾叶　　　　　　　C. 槐花　　　　　　　D. 灶心土

8. 素有伤科要药之称的药物是
　　A. 大蓟　　　　　　　B. 艾叶　　　　　　　C. 三七　　　　　　　D. 花蕊石

9. 治疗肺胃出血,宜首选
　　A. 槐花　　　　　　　B. 小蓟　　　　　　　C. 地榆　　　　　　　D. 白及

10. 既能收敛止血,又兼能补虚的药物是
　　A. 三七　　　　　　　B. 仙鹤草　　　　　　C. 白及　　　　　　　D. 紫珠

11. 治疗虚寒性崩漏下血宜首选
　　A. 地榆　　　　　　　B. 槐花　　　　　　　C. 灶心土　　　　　　D. 艾叶

12. 既能温中止血,又可治疗胃寒呕吐、脾虚久泻的药物是
　　A. 艾叶　　　　　　　B. 仙鹤草　　　　　　C. 降香　　　　　　　D. 灶心土

13. 最早记载于《本草纲目》的药物是
　　A. 小蓟　　　　　　　B. 三七　　　　　　　C. 紫珠　　　　　　　D. 降香

14. 艾叶以产于何地者为最佳
　　A. 辽宁　　　　　　　B. 广东　　　　　　　C. 四川　　　　　　　D. 湖北

15. 降香的功效是
　　A. 凉血止血　　　　　B. 温中止血　　　　　C. 化瘀止血　　　　　D. 温经止血

16. 三七研末吞服,常用量是
　　A. 3～10g　　　　　　B. 10～15g　　　　　C. 30～60g　　　　　D. 1～3g

17. 止血药中有小毒的药物是

A. 三七　　　　　　　B. 蒲黄　　　　　　　C. 花蕊石　　　　　　D. 艾叶

18. 在下列药物中,能清肝泻火的药物是
A. 白茅根　　　　　　B. 侧柏叶　　　　　　C. 槐花　　　　　　　D. 炮姜

19. 下列哪项不是白茅根的主治证
A. 尿血　　　　　　　B. 目赤　　　　　　　C. 血淋　　　　　　　D. 黄疸

20. 既能凉血止血,又能解毒杀虫的药物是
A. 羊蹄　　　　　　　B. 小蓟　　　　　　　C. 大蓟　　　　　　　D. 地榆

21. 下列哪项不属于温经止血药
A. 艾叶　　　　　　　B. 棕榈炭　　　　　　C. 炮姜　　　　　　　D. 灶心土

22. 下列哪项不属于小蓟的功效
A. 凉血止血　　　　　B. 散瘀解毒　　　　　C. 消痈　　　　　　　D. 敛疮

23. 既能治肺胃出血,又能消散痈肿、生肌敛疮的药物是
A. 黄芪　　　　　　　B. 生地　　　　　　　C. 仙鹤草　　　　　　D. 白及

24. 生用能活血化瘀、止血,炒用而凉血止血的药物是
A. 槐花　　　　　　　B. 白茅根　　　　　　C. 苎麻根　　　　　　D. 茜草

25. 内服能治下焦血热所致的出血证,外用又能治疗烫伤、湿疹的药物是
A. 穿心莲　　　　　　B. 地榆　　　　　　　C. 垂盆草　　　　　　D. 白及

26. 具有止血不留瘀,化瘀而不伤正之特点的药物是
A. 白及　　　　　　　B. 三七　　　　　　　C. 茜草　　　　　　　D. 蒲黄

27. 常用于出血证、顽癣、大便秘结的药物是
A. 木槿皮　　　　　　B. 蛇床子　　　　　　C. 羊蹄　　　　　　　D. 苦楝子

28. 下列哪味药物具有补虚的功效
A. 白及　　　　　　　B. 仙鹤草　　　　　　C. 紫珠　　　　　　　D. 棕榈炭

29. 下列哪味药不宜与乌头类药物同用
A. 白及　　　　　　　B. 仙鹤草　　　　　　C. 紫珠　　　　　　　D. 大蓟

30. 艾叶有小毒,使用用量是
A. 1～3g　　　　　　B. 5～10g　　　　　　C. 0.1～0.3g　　　　　D. 3～9g

二、B型题:A、B、C、D是其下面两道小题的备选项,请从中选择一项最符合题目要求的,每个选项可以被选择
一次或两次。

　A. 凉血止血,解毒敛疮　B. 凉血止血,清肝泻火　C. 凉血止血,清热解毒　D. 凉血止血,化痰止咳
1. 苎麻根具有的功效是
2. 槐花具有的功效是

　A. 尿血血淋　　　　　B. 便血痔血　　　　　C. 崩漏下血　　　　　D. 吐血咯血
3. 艾叶善治
4. 白及善治

　A. 止血,利尿　　　　B. 止血,解毒　　　　C. 止血,安胎　　　　D. 止血,补虚
5. 三七、仙鹤草都具有的功效是
6. 血余炭、蒲黄都具有的功效是

　A. 水火烫伤　　　　　B. 胎热不安　　　　　C. 手足皲裂　　　　　D. 须发早白
7. 地榆善治
8. 侧柏叶善治

A. 大便秘结　　　　　B. 月经不调　　　　　C. 疟疾寒热　　　　　D. 目赤头痛

9. 羊蹄善治

10. 仙鹤草善治

A. 清肝泻火　　　　　B. 解毒敛疮　　　　　C. 化痰止咳　　　　　D. 安胎

11. 苎麻根具有的功效是

12. 槐花具有的功效是

A. 血尿、血淋　　　　B. 清肝泻火　　　　　C. 化痰止咳　　　　　D. 吐血、咯血及崩漏下血

13. 大蓟凉血止血,散瘀解毒消痈,偏在

14. 小蓟凉血止血,散瘀解毒消痈,偏在

A. 血尿、血淋　　　　B. 凉血兼能收涩　　　C. 化痰止咳　　　　　D. 止血攻在大肠

15. 地榆的功效偏向

16. 槐花功效偏向

A. 呕家之圣药　　　　B. 温中散寒之至药　　C. 温经而止血　　　　D. 温肾散寒

17. 干姜被誉为

18. 生姜被誉为

19. 炮姜善于

三、X 型题:在每小题给出的 A、B、C、D 四个选项中,至少有两项是符合题目要求的,请选出所有符合题目要求
　　的答案,多选或少选均不得分。

1. 止血药一般分为哪几类
A. 凉血止血药　　　　B. 温经止血药　　　　C. 化瘀止血药　　　　D. 收敛止血药

2. 仙鹤草的功效是
A. 收敛止血　　　　　B. 补虚　　　　　　　C. 止痢　　　　　　　D. 截疟

3. 白及常用治
A. 肺胃出血　　　　　B. 痈肿疮疡　　　　　C. 水火烫伤　　　　　D. 手足皲裂

4. 能清肺胃之热的药物有
A. 黄连　　　　　　　B. 黄芩　　　　　　　C. 芦根　　　　　　　D. 白茅根

5. 既能收敛止血,又兼能散瘀的药物是
A. 藕节　　　　　　　B. 血余炭　　　　　　C. 蒲黄　　　　　　　D. 茜草

6. 具有补虚作用的药物是
A. 三七　　　　　　　B. 仙鹤草　　　　　　C. 白及　　　　　　　D. 茜草

7. 苎麻根与紫珠的功效的共同点是
A. 凉血止血　　　　　B. 收敛止血　　　　　C. 清热利尿　　　　　D. 清热解毒

8. 下列具有化瘀止血作用的药物是
A. 羊蹄　　　　　　　B. 茜草　　　　　　　C. 花蕊石　　　　　　D. 蒲黄

9. 具有凉血止血作用的药物是
A. 大蓟　　　　　　　B. 小蓟　　　　　　　C. 地榆　　　　　　　D. 槐花

10. 常用治水火烫伤的药物是
A. 地榆　　　　　　　B. 灶心土　　　　　　C. 白及　　　　　　　D. 紫珠

11. 茜草常用治
A. 出血证　　　　　　B. 血瘀经闭　　　　　C. 跌打损伤　　　　　D. 风湿痹痛

12. 下列属于苎麻根功效的是

A. 清热凉血　　　　B. 凉血止血　　　　C. 利尿　　　　D. 安胎

13.下列属于蒲黄功效的是
　　A. 安胎　　　　B. 止血　　　　C. 利尿　　　　D. 化瘀

14.下列属于茜草功效的是
　　A. 安胎　　　　B. 凉血化瘀止血　　　　C. 通经　　　　D. 利尿

15.下列药物具有安胎作用的有
　　A. 三七　　　　B. 艾叶　　　　C. 炮姜　　　　D. 苎麻根

16.下列哪项不属于艾叶的功效
　　A. 安胎　　　　B. 散寒调经　　　　C. 止呕　　　　D. 止泻

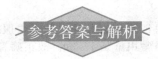
参考答案与解析

一、A 型题。

1.**B**。
备选答案均能凉血止血,只有地榆味兼酸涩,又能解毒敛疮。

2.**B**。
备选答案中,虽都能凉血止血,只有小蓟兼能利尿通淋,以治尿血、血淋最宜。

3.**D**。
备选答案中均能止血,用治出血证。其中地榆凉血兼收敛止血,仙鹤草收敛止血,二者对出血有瘀者不宜;艾叶温经止血,适用于虚寒性出血;茜草既能凉血止血,又能活血行血,治疗血热夹瘀的出血证为其所长,故应选 D。

4.**C**。
矿石类、介壳类药物及毒副作用较强的药物宜先煎,芳香类药物宜后下,胶质类及黏性较大的药物宜烊化,贵重药材宜另煎,对于那些黏性强,粉末状及带有绒毛的药物宜用纱布包煎。蒲黄属植物干燥的花粉,应包煎。

5.**C**。
大蓟凉血止血而无收敛止血之功,仙鹤草、白及收敛止血而无凉血止血之功,侧柏叶二者兼而有之,故答案为 C。

6.**A**。
白茅根的功效是凉血止血,清热利尿,清肺胃热;其余药物均无清肺胃热的作用。故正确答案为 A。

7.**C**。
小蓟凉血止血,兼能利尿,以治血尿血淋为宜;艾叶、灶心土温经止血,非血热出血之所宜;白及收敛止血,以治肺胃出血见长;槐花凉血止血,其攻在大肠,善治血热所致之痔血、便血。故正确答案是 C。

8.**C**。
大蓟凉血止血,艾叶温经止血,均无活血疗伤之功。花蕊石化瘀止血,但活血止痛不足。三七既能化瘀止血,又能活血定痛,有止血不留瘀,化瘀不伤正的特点。大凡出血,无论体内外出血,或有无瘀滞,皆可使用,对外伤性出血尤效。若跌打损伤,或筋骨折伤,瘀肿疼痛者,每唯为首推,且单用有效,为伤科要药,故正确答案应是 C。

9.**D**。
地榆、槐花凉血止血,其性下行,善治下部之血热出血证;小蓟、白茅根凉血止血,兼能利尿,以治血热所致之血尿血淋为宜;白及质黏味涩,为收敛止血之要药,主入肺胃经,尤善治肺胃出血证,故正确答案是 D。

10.**B**。
白及、紫珠收敛止血,但无补虚之用;三七虽能补虚,但化瘀止血而无收敛之能;仙鹤草的功效是收敛止血,止痢,截疟,补虚,故正确答案应为 B。

11.**D**。
地榆、槐花凉血止血,其性下行,以治下部之血热出血证为主;灶心土温经止血,以治中焦虚寒性出血见长;

艾叶温经止血,以治下元虚冷,冲任不固之崩漏下血为优,故正确答案应是 D。

12. **D**。

艾叶温经止血,主治虚寒性出血,月经不调,痛经,胎动不安;仙鹤草收敛止血,降香化瘀止血;灶心土功能温中止血,止呕,止泻,适宜于虚寒性出血,胃寒呕吐,脾虚久泻等。故正确答案是 D。

13. **B**。

小蓟最早记载于《名医别录》,降香最早记载于《证类本草》,紫珠最早记载于《本草拾遗》,三七最早记载于《本草纲目》。故正确答案是 B。

14. **D**。

本题主要考查道地药材,如辽宁的细辛,广东的陈皮,河南的牛膝,四川的黄连等均属于道地药材。艾叶则以李时珍故乡湖北蕲州所产者为最佳,又名"蕲艾",故正确答案是 D。

15. **C**。

降香辛温,长于辛散温通,化瘀行血而止血,以治疗瘀血性出血为宜,故正确答案应选 C。

16. **D**。

三七化瘀止血,活血止痛,治疗各种出血证及瘀血肿痛。既可内服,也可外用;既可研末吞服,又可煎汤内服。若煎服,常用量为 3~9g;研末吞服,常用量是 1~3g。故正确答案应选 D。

17. **D**。

在《中国药典》及教材中都明确记载艾叶有小毒。

18. **C**。

白茅根、侧柏叶性属寒凉,偏于清肺热;炮姜性属温热,无清热之功;槐花归肝经,长于清肝泻火,适宜于肝火上炎所导致的目赤、头痛头胀及眩晕等证,故正确答案应选 C。

19. **B**。

白茅根功能凉血止血、清热利尿。对于尿血、血淋、水肿、黄疸等病证较为适宜。至于目赤非白茅根所宜,故正确答案应选 B。

20. **A**。

大蓟、小蓟、地榆均能凉血止血,又能解毒,但无杀虫之功。羊蹄的功效是凉血止血,解毒杀虫,泻下。故正确答案应选 A。

21. **B**。

温经止血药能温内脏,益脾阳,固冲脉而统摄血液,具有温经止血之效。其中,艾叶,炮姜,灶心土均属于温经止血药,棕榈炭属于收敛止血药。

22. **D**。

小蓟的功效是凉血止血,散瘀解毒消痈,没有敛疮之功。故答案选择 D。

23. **D**。

白及的收敛止血,消肿生肌,主入肺、胃经,故临床尤多用于肺胃出血之证。白及寒凉苦泄,能消散血热之痈肿。

24. **D**。

茜草功效凉血化瘀止血,通经。止血炒炭用。

25. **B**。

地榆功效凉血止血,解毒敛疮。味苦性寒入血分,长于泻热而凉血止血,其性下行,尤宜于下焦之便血、痔血、崩漏下血。地榆苦寒能泻火解毒,味酸涩能敛疮,为治水火烫伤之要药,用治湿疹及皮肤溃烂,可以本品浓煎外洗,或用纱布浸药外敷,亦可配煅石膏、枯矾研末外掺患处。

26. **B**。

三七化瘀止血,消肿定痛。入肝经血分,功善止血,又能化瘀生新,有止血不留瘀,化瘀不伤正的特点,对人体内外各种出血,无论有无瘀滞,均可应用,尤以有瘀滞者为宜。

27. **C**。

羊蹄功效是凉血止血,解毒杀虫,泻下。苦寒清泄,能清热解毒疗疮,又能杀虫止痒,为治癣、疥之良药。能够泻热通便,功类大黄,作用缓和,素有"土大黄"之称。用治大便秘结,可单味煎服,也可配芒硝同用。

28. **B**。

仙鹤草的功效是收敛止血,止痢,截疟,补虚。故正确答案应选 B,其余选项均无补虚之功。

29. **A**。

白及、乌头同用属于十八反禁忌,乌头反贝母、瓜蒌、半夏、白及、白蔹。

30. **D**。

艾叶煎服,用量为3～9g。

二、B型题。

1、2. C;B。

苎麻根的功效是凉血止血,安胎,清热解毒,故第1题的答案应选C。槐花凉血止血,清肝泻火,故第2题的答案应选B。

3、4. C;D。

出血的原因很多,出血的性质和部分各有不同。艾叶温经止血,以治虚寒性出血为宜,尤善治崩漏下血,故第3题答案应选C。白及收敛止血,可用治多种出血证,尤以治肺胃出血见长,故第4题答案应选D。

5、6. D;A。

三七的功效是化瘀止血,活血定痛,兼能补虚强壮;仙鹤草的功效是收敛止血,止痢,截疟,补虚;二者的共同功效是止血,补虚。故第5题应该选择D。血余炭的功效是收敛止血,化瘀利尿;蒲黄的功效是止血,利尿。故第6题应该选择A。

7、8. A;D。

地榆苦寒能泻火解毒,味酸涩能敛疮,为治水火烫伤之要药,可单用研末麻油调敷有效,故第7题答案应选A。侧柏叶寒凉入血祛风,有生发乌发之效,适宜于血热脱发及须发早白,故第8题的答案应选D。

9、10. A;C。

羊蹄苦寒,归大肠经,功能泻下通便,类似大黄,作用缓和,素有"土大黄"之称,用治大便秘结,可单味煎服,或与芒硝同用,故第9题答案应选A。仙鹤草有解毒截疟之功,可单用治疗疟疾寒热,故第10题答案应选C。

11、12. D;A。

苎麻根的功效是凉血止血,安胎,清热解毒。槐花具有的功效是凉血止血,清肝泻火。

13、14. D;A。

二者均能凉血止血,散瘀解毒消痈,广泛用治血热出血诸证及热毒疮疡。大蓟散瘀消痈力强,止血作用广泛,故对吐血、咯血及崩漏下血尤为适宜;小蓟兼能利尿通淋,故以治血尿、血淋为佳。

15、16. B;D。

二者均能凉血止血,用治血热妄行之出血诸证,因其性下行,故以治下部出血证为宜。地榆凉血之中兼能收涩,凡下部之血热出血,诸如便血、痔血、崩漏、血痢等皆宜;槐花无收涩之性,其止血攻在大肠,故以治便血、痔血为佳。

17、18、19. B;A;C。

三者均能温中散寒,适用于脾胃寒证。生姜长于散表寒,又为呕家之圣药;干姜偏于祛里寒,为温中散寒之至药;炮姜善走血分,长于温经而止血。

三、X型题。

1. ABCD。

止血药的功效分别有凉血止血、温经止血、化瘀止血、收敛止血之别,根据止血药的药性和功效不同,也相应地分为凉血止血药、温经止血药、化痰止血药、收敛止血药。

2. ABCD。

仙鹤草的功效是收敛止血,补虚,止痢,截疟。故答案应选ABCD。

3. ABCD。

白及功能收敛止血,善治各种出血证,尤多用于肺胃出血之证;又能消肿生肌,对于痈肿疮疡,水火烫伤,手足皲裂皆宜。故答案应选ABCD。

4. CD。

黄连苦寒,长于清胃止呕,以治胃热呕吐为宜;黄芩苦寒,偏于清泄肺热,一治肺热咳嗽为优;芦根、白茅根药性甘寒,归肺胃二经,能清肺胃之热而收止呕止咳之效。故答案应选CD。

5. ABC。

茜草凉血止血,兼能活血行血;藕节、血余炭、蒲黄三者既能收敛止血,又兼能活血行瘀。故答案应选ABC。

6. AB。

三七的功效是化瘀止血、活血定痛,兼能补虚强壮;仙鹤草的功效是收敛止血,补虚,止痢,截疟,二者均有补虚之功。白及、茜草长于止血,无补之用。

7. AD。

苎麻根具有的功效是凉血止血,安胎,清热解毒;紫珠具有的功效是凉血收敛止血,清热解毒。二者的共同功效是凉血止血,清热解毒。故答案应选 AD。

8. **BCD**。

以上药物除羊蹄属凉血止血药外,均属于化瘀止血药,故答案应选 BCD。

9. **ABCD**。

备选药物均能凉血止血,治疗血热出血之证。故 ABCD 均符合答案。

10. **ACD**。

地榆、紫珠能解毒敛疮,白及能消肿生肌,为治水火烫伤之常用药。灶心土性温,非水火烫伤之所宜。故答案应选 ACD。

11. **ABCD**。

茜草药性苦寒,功能凉血化瘀止血,并能通经络行瘀滞,凡血热夹瘀之出血病证及闭经、跌打损伤、风湿痹痛等血瘀经络闭阻者用之莫不相宜。故答案应选 ABCD。

12. **ABD**。

苎麻根的功效是凉血止血,安胎,清热解毒,无利尿之功。

13. **BCD**。

蒲黄的功效是止血,化瘀,利尿。并无安胎之功。

14. **BC**。

茜草具有的功效是凉血化瘀止血,通经。没有安胎、利尿之功。

15. **BD**。

三七功效是化瘀止血,消肿定痛,是孕妇慎用药。艾叶功效是温经止血,散寒调经,安胎。炮姜功效是温经止血,温中止痛。苎麻根的功效是凉血止血,安胎,清热解毒。所以有安胎作用的药物是艾叶、苎麻根。三七属于孕妇慎用药,炮姜没有安胎之功,故答案应选 BD。

16. **CD**。

艾叶的功效是温经止血,散寒调经,安胎。止呕、止泻属于灶心土的功效。故正确答案应选 CD。

第十三章

13

活血化瘀药

一、A型题:在每小题给出的 A、B、C、D 四个选项中,请选出一项最符合题目要求的。

1. 下列药物中,性善"上行头目",为治头痛的要药的是
   A. 羌活　　　　　　B. 川芎　　　　　　C. 细辛　　　　　　D. 白芷

2. "行血中气滞,气中血滞,专治一身上下诸痛"的药物是
   A. 川芎　　　　　　B. 郁金　　　　　　C. 延胡索　　　　　D. 姜黄

3. 既能活血,又能凉血,并能养血的药物是
   A. 丹参　　　　　　B. 大黄　　　　　　C. 鸡血藤　　　　　D. 郁金

4. 桃仁既能活血祛瘀,又能润肠通便,并能
   A. 行气止痛　　　　B. 止咳平喘　　　　C. 利水消肿　　　　D. 凉血消痈

5. 郁金既能活血止痛,又能行气止痛,治疗气滞血瘀痛证,常配伍
   A. 木香　　　　　　B. 香附　　　　　　C. 檀香　　　　　　D. 沉香

6. 既能活血调经,又能补血调经的药物是
   A. 红花　　　　　　B. 益母草　　　　　C. 丹参　　　　　　D. 鸡血藤

7. 长于促进骨折愈合的药物是
   A. 骨碎补　　　　　B. 血竭　　　　　　C. 土鳖虫　　　　　D. 自然铜

8. 刘寄奴既能散瘀止血,又能疗伤止痛,并能
   A. 破血通经　　　　B. 敛疮生肌　　　　C. 补肾强骨　　　　D. 利水通淋

9. 具有活血行气、通经止痛作用,长于行肢臂而除痹痛的药物是
   A. 丹参　　　　　　B. 姜黄　　　　　　C. 乳香　　　　　　D. 红花

10. 番红花既能活血通经,又能祛瘀止痛,还能
    A. 利水通淋　　　　B. 散积消癥　　　　C. 凉血解毒　　　　D. 消肿生肌

11. 可活血调经,疏肝解郁,消肿解毒的药物是
    A. 川芎　　　　　　B. 郁金　　　　　　C. 丹参　　　　　　D. 月季花

12. 骨碎补的功效是
    A. 散瘀止痛,接骨疗伤　　B. 活血疗伤,祛瘀通经　　C. 活血续伤,补肾强骨　　D. 祛风湿,强筋骨,止血

13. 郁金的归经是
    A. 归心、脾经　　　　B. 归心、肝、脾经　　　　C. 归肝、胆、脾经　　　　D. 归肝、胆、心肺经

14. 姜黄的性味是
    A. 辛、苦、温　　　　B. 辛、苦、寒　　　　C. 辛、甘、温　　　　D. 辛、咸、温

15. 入汤剂宜包煎的药物是
    A. 红花　　　　　　B. 月季花　　　　　C. 马钱子　　　　　D. 五灵脂

16. 儿茶入汤剂宜
    A. 先煎　　　　　　B. 后下　　　　　　C. 包煎　　　　　　D. 冲服

17. 斑蝥的用量为

A. 0.01～0.05g   B. 0.03～0.06g   C. 0.1～0.5g   D. 0.5～1g

18. 在十八反中，与丹参不宜同用的药物是
     A. 五灵脂   B. 莱菔子   C. 藜芦   D. 甘草

19. 根据"十九畏"理论，五灵脂不宜配伍
     A. 党参   B. 莱菔子   C. 人参   D. 甘草

20. 川芎的功效为活血行气，
     A. 解郁清心   B. 消肿生肌   C. 调经止痛   D. 祛风止痛

21. 下列病证中，不宜选用川芎的为
     A. 头痛   B. 血热吐血   C. 风湿痹证   D. 胁肋胀痛

22. 既能活血行气，止痛力又强的药物是
     A. 川芎   B. 延胡索   C. 姜黄   D. 郁金

23. 既能活血行气，又能利胆退黄的药物是
     A. 川芎   B. 延胡索   C. 郁金   D. 姜黄

24. 既能活血行气，又能消肿生肌的药物是
     A. 川芎   B. 延胡索   C. 郁金   D. 没药

25. 下列功效中，郁金不具有的是
     A. 活血行气   B. 解郁清心   C. 利胆退黄   D. 祛风止痛

26. 醋制延胡索的目的是
     A. 增强活血作用   B. 增强止痛之力   C. 增强行气作用   D. 缓和药性

27. 不具有活血行气作用的药物是
     A. 五灵脂   B. 延胡索   C. 郁金   D. 没药

28. 下列选项中，不是乳香作用的是
     A. 活血   B. 伸筋   C. 祛风   D. 生肌

29. 姜黄入药部位为
     A. 块根   B. 根茎   C. 块茎   D. 全草

30. 乳香与没药为药对，内服时应
     A. 醋制   B. 炒去油用   C. 酒制   D. 生用

31. 乳香与没药的区别在于乳香偏于
     A. 消肿生肌   B. 活血行气   C. 行气伸筋   D. 散血化瘀

32. 乳香与没药的区别在于没药偏于
     A. 消肿生肌   B. 活血行气   C. 行气伸筋   D. 散血化瘀

33. 具有安神作用的活血药是
     A. 川芎   B. 丹参   C. 郁金   D. 延胡索

34. 性微寒且善调经水的妇科要药是
     A. 川芎   B. 丹参   C. 郁金   D. 桃仁

35. 红花不同于桃仁的功效是
     A. 活血   B. 止痛   C. 化斑   D. 消癥

36. 桃仁不同于红花的功效是
     A. 活血   B. 止痛   C. 消癥   D. 化痰止咳

37. 具有活血通经，利尿通淋作用，用治小便不利，淋证的药物是

A. 蒲黄   B. 牛膝   C. 小蓟   D. 白茅根

38.既能止血,又能活血的伤科要药为
    A. 乳香   B. 没药   C. 血竭   D. 蒲黄

39.三棱与莪术的共同作用为
    A. 破血行气,利水消肿   B. 活血调经,凉血安神   C. 活血消痈,通络止痛   D. 破血行气,消积止痛

40.莪术与三棱作用相似,但莪术偏于
    A. 破血   B. 破气   C. 消积   D. 止血

41.莪术与三棱作用相似,但三棱偏于
    A. 破血   B. 破气   C. 消积   D. 止血

二、B 型题:A、B、C、D 是其下面两道小题的备选项,请从中选择一项最符合题目要求的,每个选项可以被选择一次或两次。

    A. 既能活血通经,又能利水消肿   B. 既能活血调经,又能通络止痛
    C. 既能活血通络,又能消散痈肿   D. 既能活血调经,又能祛瘀止痛

1.益母草、泽兰皆具有的功效是
2.丹参、红花具有的功效是

    A. 既能活血行气,又能祛风止痒   B. 既能活血行气,又能消肿生肌
    C. 既能活血行气,又能通经止痛   D. 既能活血行气,又能清心凉血

3.乳香、没药皆具有的功效是
4.姜黄具有的功效是

    A. 气火上逆之倒经、吐血、衄血   B. 风湿顽痹
    C. 寒凝瘀滞出血   D. 肺痈、肠痈

5.郁金善治
6.桃仁善治

    A. 解毒生肌   B. 托毒生肌   C. 消肿生肌   D. 敛疮生肌

7.血竭能
8.乳香能

    A. 既治癥瘕积聚,又治食积腹痛   B. 既治癥瘕积聚,又治风湿痹痛
    C. 既治癥瘕积聚,又治骨折筋伤   D. 既治癥瘕积聚,又治风疹皮癣

9.三棱、莪术的适应证为
10.土鳖虫的适应证为

    A. 0.03～0.06g   B. 0.3～0.5g   C. 0.3～0.6g   D. 1～2g

11.水蛭研末内服的剂量是
12.血竭研末内服的剂量是

    A. 丹参   B. 桃仁   C. 益母草   D. 牛膝

13.具有补肝肾,强筋骨,利水通淋,引火下行的药物是
14.具有活血调经,利水消肿,清热解毒

    A. 丹参   B. 桃仁   C. 益母草   D. 牛膝

15.具有除烦安神功效的药物是
16.具有润肠通便的药物是

三、X 型题:在每小题给出的 A、B、C、D 四个选项中,至少有两项是符合题目要求的,请选出所有符合题目要求的答案,多选或少选均不得分。

1.丹参可应用于

263

A. 月经不调、产后瘀滞腹痛   B. 瘀滞心胸腹痛

C. 癥瘕积聚   D. 跌打伤痛、风湿痹痛

2. 郁金的功效是

  A. 利尿通淋   B. 利胆退黄   C. 活血止痛   D. 行气解郁

3. 夏天无常用治

  A. 肝阳头痛   B. 跌打伤痛   C. 风湿痹痛   D. 中风不遂

4. 具有活血行气止痛作用的药物是

  A. 丹参   B. 乳香   C. 川芎   D. 牛膝

5. 能治疗食积脘腹胀痛的药物是

  A. 没药   B. 延胡索   C. 三棱   D. 莪术

6. 水蛭、虻虫的共同功效是

  A. 利尿通淋   B. 活血调经   C. 破血逐瘀   D. 散结消癥

7. 穿山甲可用于治疗

  A. 风湿痹痛   B. 产后乳汁不下   C. 癥瘕   D. 肾虚腰痛

8. 既能活血调经，又能利水的药物是

  A. 丹参   B. 益母草   C. 红花   D. 牛膝

9. 桃仁可用于

  A. 肺痈、肠痈   B. 血瘀腹痛   C. 热结便秘   D. 咳嗽气喘

10. 郁金、姜黄的功效共同点是

  A. 活血散瘀   B. 清心凉血   C. 利胆退黄   D. 行气止痛

11. 延胡索可用于

  A. 瘀阻胸痹心痛   B. 风湿痹痛   C. 气滞胃痛   D. 瘀阻胃痛

12. 益母草与泽兰的共同功效是

  A. 清热解毒   B. 疏肝解郁   C. 活血调经   D. 利水消肿

13. 郁金的功效是

  A. 活血行气   B. 解郁清心   C. 利胆退黄   D. 凉血

14. 骨碎补为骨伤科常用之品，可用治

  A. 跌打损伤瘀肿   B. 骨折   C. 肾虚腰痛   D. 肾虚耳鸣耳聋

15. 桃仁的功效是

  A. 活血祛瘀   B. 活血通经   C. 祛瘀止痛   D. 润肠通便

16. 鸡血藤的功效是

  A. 行血补血   B. 调经   C. 舒筋活络   D. 活血通经

17. 马钱子可用治

  A. 跌打损伤   B. 癥瘕积聚   C. 风湿顽痹   D. 麻木瘫痪

>参考答案与解析<

一、A型题。

1. B。

    备选药物均能止痛，治疗头痛，但羌活、白芷、细辛均能散寒解表止痛，其中羌活善于治疗风寒太阳经头痛，

264

白芷善于治疗阳明经头痛,细辛则善于治疗少阴经头痛;川芎既能活血行气,又能祛风止痛,既升且降,其升浮而善"上行头目",可治疗多种类型任何部位的头痛,但以感受外邪和血瘀头痛为主,是治疗头痛的要药,所谓"头痛不离川芎"。故本题答案应选 B。

2. **C**。

延胡索为治疗痛证的要药,既能活血止痛,又能行气止痛,善于治疗各部位气滞血瘀的痛证。故本题答案应选 C。

3. **A**。

丹参既能活血调经,治疗瘀血阻滞之月经不调和其他病证,又能凉血消痈以治疮疡痈肿,并能养血安神以治热入营血,烦躁不寐,及血不养心之心悸失眠等。故本题答案应选 A。

4. **B**。

桃仁专入血分,长于活血祛瘀,有药用种子,富含脂肪,入大肠经,能润肠通便,且味苦,性沉降,能降肺气而止咳平喘。故答案应选 B。

5. **A**。

郁金既入血分以活血化瘀而止痛,又入气分以行气解郁而止痛,是治疗瘀滞痛证的要药,然以入血分治瘀痛为主;木香专入气分,长于行气止痛,是治疗气滞痛证的要药;郁金配伍木香,活血行气止痛的作用更强,如颠倒木香散(《医宗金鉴》)。

6. **D**。

鸡血藤苦而不燥,温而不烈,药性平和,入血分以活血补血而调经,妇人血瘀、血虚之月经不调均可用。故答案应选 D。

7. **D**。

自然铜具有散瘀消肿、接骨疗伤的功能,尤其长于促进骨折的愈合。故本题答案应选 D。

8. **A**。

刘寄奴具有散瘀止痛,疗伤止血,破血通经和消食化积的功效。故本题答案应选 A。

9. **B**。

备选药物中均能活血行气止痛,而用于瘀滞痛证。但姜黄辛散苦燥温通,外散风寒湿邪,内行气血、通经止痛,而长于行肢臂经脉而除痹痛。故本题答案应选 B。

10. **C**。

番红花药性微寒,有较强的活血通经,祛瘀止痛作用,又能凉血解毒,故正确答案应选 C。

11. **D**。

川芎、郁金皆可活血调经,疏肝气,但无解毒之功;丹参可活血调经,消痈肿,但无疏肝解郁之功;只有月季花具有活血调经,疏肝解郁,消肿解毒之功。故本题答案应选 D。

12. **C**。

散瘀止痛,接骨疗伤是自然铜的功效;活血,祛瘀消肿止痛是苏木的功效;活血续伤,补肾强骨是骨碎补的功效;祛风湿,强筋骨,止血是鹿衔草的功效。故正确答案应选 C。

13. **D**。

活血祛瘀药多归肝经与心经。因心主血,故归心经;肝藏血,而前人认为"恶血必归于肝",故归肝经。而郁金为常用的活血化瘀药,又可清心行气解郁,利胆退黄,主归肝、胆、心肺经。故正确答案应为 D。

14. **A**。

姜黄辛散温通苦泄,既入血分又入气分,能活血行气止痛,故选 A。

15. **D**。

备选药物中,马钱子一般不入汤剂,多入丸散剂;而红花入汤剂的煎法无特殊要求;月季花入汤剂不宜久煎;五灵脂遇水易散开呈粉状,引起药液浑浊,故入汤剂需包煎。所以本题答案应选 D。

16. **C**。

儿茶的药用部位为煎膏,内服多入丸散剂,亦可入煎剂,但因易引起药液浑浊黏稠,故入煎剂宜布包。所以本题答案应选 C。

17. **B**。

斑蝥为大毒之品,必须严格掌握其使用剂量,其内服多入丸散,剂量控制在 0.03～0.06g。故本题答案应选 B。

18. **C**。

在十八反中,诸参辛芍叛藜芦,其中的参也包括了丹参,不能与藜芦同用,故本题答案应选C。

19.C。

在十九畏中,人参畏五灵脂,两药一般不宜同用。故本题答案为C。

20.D。

川芎的功效是活血行气,祛风止痛。故正确答案应选D。

21.B。

川芎辛散温通,既能活血化瘀,又能行气止痛,为"血中之气药",具有通达气血功效,故治气滞血瘀之胸胁、腹部诸痛。能够上行头目,治疗头痛,还能治疗各种风湿痹痛。不具有治疗血热吐血的作用。故正确答案应选B。

22.B。

延胡索辛散温通,为活血行气止痛之良药,前人谓其能"行血中之气滞,气中血滞,故能专治一身上下诸痛",为常用的止痛药,无论何种痛证,均可配伍应用。

23.C。

郁金的功效是活血止痛,行气解郁,清心凉血,利胆退黄。其他药物均具有活血行气之功,但没有利胆退黄的功效,故正确答案应选C。

24.D。

没药的功效为散瘀定痛,消肿生肌。具有此功效的药物还有乳香。故正确答案应选D。

25.D。

郁金的功效是活血止痛,行气解郁,清心凉血,利胆退黄。没有祛风止痛的功效,故正确答案应选D。

26.B。

延胡索功效是活血行气止痛,醋制后能增强其止痛之力,故正确答案应选B。

27.A。

延胡索、郁金、没药均具有活血行气的作用。五灵脂的功效是活血止痛,化瘀止血,没有行气的作用。故正确答案应选A。

28.C。

乳香的功效是活血行气止痛,消肿生肌。既入血分,又入气分,内能宣统脏腑气血,外能透达经络。故正确答案应选C。

29.B。

姜黄为姜科植物姜黄的干燥根茎,主产于四川、福建等地。故正确答案应选B。

30.B。

乳香煎服,用量3～5g,宜炒去油用。

31.C。

没药的功效主治与乳香相似。活血止痛,消肿生肌。常与乳香相须为用,治疗跌打损伤、瘀滞肿痛,痈疽肿痛,疮疡溃后久不收口以及一切瘀滞痛证。乳香偏于行气、伸筋,治疗痹证多用;没药偏于散血化瘀,治疗血瘀气滞较重之胃痛多用。故正确答案应选C。

32.D。

没药的功效主治与乳香相似。活血止痛,消肿生肌。常与乳香相须为用,治疗跌打损伤、瘀滞肿痛,痈疽肿痛,疮疡溃后久不收口以及一切瘀滞痛证。乳香偏于行气、伸筋,治疗痹证多用;没药偏于散血化瘀,治疗血瘀气滞较重之胃痛多用。故正确答案应选D。

33.B。

丹参的功效是活血调经,祛瘀止痛,凉血消痈,清心除烦。故正确答案应选B。

34.B。

丹参的功效是活血调经,祛瘀止痛,凉血消痈,清心除烦。丹参功善活血祛瘀,性微寒而缓,能祛瘀生新而不伤正,善调经水,为妇科调经常用药,故答案应选B。

35.C。

红花的功效是活血调经,祛瘀止痛,能够治疗血滞经闭、痛经、产后瘀滞腹痛;癥瘕积聚;胸痹心痛,血瘀腹痛,跌打损伤,瘀滞斑疹色暗。桃仁的功效是活血祛瘀,润肠通便,止咳平喘。故红花不同于桃仁的功效应选C。

36.D。

红花的功效是活血调经,祛瘀止痛,能够治疗血滞经闭、痛经、产后瘀滞腹痛;癥瘕积聚;胸痹心痛,血瘀腹痛,跌打损伤,瘀滞斑疹色暗。桃仁的功效是活血祛瘀,润肠通便,止咳平喘。故桃仁不同于红花的功效应选 D。

37. B。

牛膝的功效是逐瘀通经,补肝肾,强筋骨,利水通淋,引血下行。故答案应选 B。

38. C。

血竭的功效是活血定痛,化瘀止血,敛疮生肌。入血分而散瘀止痛,为伤科及其他瘀滞痛证要药。故答案应选 C。

39. D。

莪术的功效是破血行气,消积止痛。三棱的功效是破血行气,消积止痛。故两者共同的功效是破血行气,消积止痛。答案应选 D。

40. B。

二者均能破血行气、消积止痛,治疗癥瘕积聚,经闭,心腹瘀痛和食积脘腹胀痛等,常相须为用。三棱偏于破血;莪术偏于破气。故答案应选 B。

41. A。

二者均能破血行气、消积止痛,治疗癥瘕积聚,经闭,心腹瘀痛和食积脘腹胀痛等,常相须为用。三棱偏于破血;莪术偏于破气。故答案应选 A。

二、B 型题。

1、2. A;D。

益母草具有活血调经、利水消肿和清热解毒的功能,泽兰具有活血调经、祛瘀消痈和利水消肿的作用,两药均能活血调经、利水消肿的作用,两药均能活血调经,利水消肿,故第 1 题答案应选 A。丹参能活血调经,祛瘀止痛,凉血消痈,清心除烦,红花能活血通经,祛瘀止痛,故第 2 题选 D。

3、4. B;C。

乳香、没药和姜黄均能活血行气止痛,但乳香、没药又能消肿生肌,故第 3 题答案应选 B。姜黄又能通经止痛,故第 4 题答案应选 C。

5、6. A;D。

郁金药性辛苦寒,善于清热降泄,既能活血止痛,又能清心凉血止血,善治火气上逆之出血证,故第 5 题选 A。无论是肺痈,还是肠痈,都与瘀血阻滞有关,桃仁味苦善泄,既能活血祛瘀,又能润肠通便,促使瘀血等病理产物的排泄,故第 6 题选 D。

7、8. D;C。

血竭具有活血定痛,化瘀止血和敛疮生肌的功能,故第 7 题答案选择 D。乳香具有活血定痛,消肿生肌的作用,故第 8 题答案应选 C。

9、10. A;C。

三棱、莪术既能破血行气,用于癥瘕积聚,又能消积止痛而用于食积腹痛,故第 9 题答案应选 A。土鳖虫既能破血逐瘀而用于癥瘕积聚,又能续筋接骨而用于骨折筋伤,故第 10 题答案应选 C。

11、12. B;D。

水蛭可煎汤内服,亦可研末冲服,而研末冲服或入丸散为宜,其研末服的用量为 0.3~0.5g,故第 11 题答案应选 B,血竭内服很少入煎剂,多入丸散,其研末服的用量为每次 1~2g,故第 12 题答案应选 D。

13、14. D;C。

牛膝的功效是活血通经,补肝肾,强筋骨,利水通淋,引火下行。故第 13 题答案应是 D。益母草的功效是活血调经,利水消肿,清热解毒。故第 14 题的答案应选 C。

15、16. A;B。

上述药物中只有丹参具有除烦安神的功效,丹参功效是活血调经,祛瘀止痛,凉血消痈,除烦安神,故第 15 题应选 A。桃仁富含油脂,能润燥滑肠,故可用于肠燥便秘。故第 16 题选 B。

三、X 型题。

1. ABCD。

丹参具有活血调经、祛瘀止痛的作用,能用于多种瘀血阻滞的病证;故答案应选 ABCD。

2. BCD。

郁金辛、苦、微寒，既入血分，又入气分，能活血止痛、行气解郁、清心凉血、利胆退黄，故答案应选 BCD。

3. ABCD。

夏天无既能活血止痛，舒筋活络，用于跌打伤痛；又能祛风除湿，用于风湿痹痛；并有一定的平抑肝阳作用而用于肝阳头痛。故答案应选 ABCD。

4. BC。

丹参、牛膝只入血分，长于活血调经；乳香、川芎既入血分又入气分，能活血行气止痛，故答案应选 BC。

5. CD。

没药活血止痛、消肿生肌；延胡索活血行气止痛；三棱、莪术破血行气，消积止痛；三棱、莪术均能用于食积脘腹胀痛，故答案应选 CD。

6. BCD。

水蛭和虻虫均是破血消癥药，具有破血逐瘀、散结消癥和活血调经的功能，故答案应选 BCD。

7. ABC。

穿山甲具有活血消癥、通经下乳、消肿排脓，搜风通络的作用，常用于癥瘕、产后乳汁不下和风湿痹痛，故答案应选 ABC。

8. BD。

丹参具有活血调经、凉血消痈、除烦安神的作用；红花能活血通经、祛瘀止痛；益母草能活血调经、利水通淋、消热解毒；牛膝能活血调经、补益肝肾、利水通淋、引火下行。故答案应选 BD。

9. ABD。

桃仁既能活血祛瘀，润肠通便，用于瘀血阻滞的多种病证及肺痈、肠痈和肠燥便秘；又能止咳平喘而用于咳嗽气喘。故答案应选 ABD。

10. AD。

郁金、姜黄为同一植物的不同药用部位，均能活血散瘀；而郁金尚能清心凉血、利胆退黄、行气解郁；故答案应选 AD。

11. ABCD。

延胡索具有显著的活血行气止痛的作用，善治多种血瘀气滞痛证，故答案应选 ABCD。

12. CD。

益母草具有活血调经、利水消肿和清热解毒的作用，而泽兰具有活血调经、利水消肿和祛瘀消痈的作用，两药的共同功能是活血调经和利水消肿，故答案应选 C 和 D。

13. ABCD。

郁金的功效是活血止痛，行气解郁，清心凉血，利胆退黄。

14. ABCD。

骨碎补的功效是活血续伤，补肾强骨，外用消风祛斑。可用于治疗跌打损伤或创伤，筋骨损伤，瘀滞肿痛，肾虚腰痛脚弱，耳鸣耳聋，牙痛，久泻。

15. AD。

桃仁的功效是活血祛瘀，润肠通便，止咳平喘。

16. ABC。

鸡血藤的功效是行血补血，调经，舒筋活络。

17. ACD。

马钱子可用治跌打损伤，骨折肿痛，痈疽疮毒，咽喉肿痛，风湿顽痹，麻木瘫痪。

第十四章

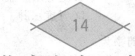

化痰止咳平喘药

一、A型题:在每小题给出的 A、B、C、D 四个选项中,请选出一项最符合题目要求的。

1. 化痰药治痰证时最常配伍

 A. 平肝、安神药　　　B. 健脾、泻下药　　　C. 健脾、理气药　　　D. 补气、消食药

2. 善治脏腑湿痰的药物是

 A. 白前　　　　　　　B. 禹白附　　　　　　C. 半夏　　　　　　　D. 白芥子

3. 具有燥湿化痰,祛风解痉功效的药物为

 A. 半夏　　　　　　　B. 胆南星　　　　　　C. 天南星　　　　　　D. 白芥子

4. 能祛顽痰,通窍开闭,祛风杀虫的药物为

 A. 半夏　　　　　　　B. 天南星　　　　　　C. 旋覆花　　　　　　D. 皂荚

5. 善治头面部疾患,祛风痰解痉的药物是

 A. 半夏　　　　　　　B. 皂荚　　　　　　　C. 禹白附　　　　　　D. 白芥子

6. 白芥子的功效为

 A. 温化寒痰,解毒散结　B. 温肺化痰,利气散结　C. 燥湿化痰,消痞散结　D. 温化寒痰,消肿散结

7. 桔梗可用于治癃闭、便秘,主要是因其

 A. 有利尿通便之功　　B. 有通淋润肠之功　　C. 有开宣肺气之功　　D. 有肃降肺气之功

8. 川贝母与浙贝母药性功效的主要区别是

 A. 川贝母偏于甘润,浙贝母偏于苦泄　　　　　B. 川贝母能润肺化痰,浙贝母能理气散结
 C. 川贝母益气润肺,浙贝母化痰散结　　　　　D. 川贝母质优效佳,浙贝母质次效逊

9. 治疗痰热咳嗽兼有便秘者,宜首选

 A. 川贝母　　　　　　B. 浙贝母　　　　　　C. 瓜蒌仁　　　　　　D. 前胡

10. 竹茹治呕吐最宜者为

 A. 胃阴虚呕吐　　　　B. 胃气虚呕吐　　　　C. 食积呕吐　　　　　D. 胃热呕吐

11. 既能消痰软坚,散结消瘿,又能清热解毒,治疮痈肿毒及肿瘤的药物为

 A. 海藻　　　　　　　B. 昆布　　　　　　　C. 海浮石　　　　　　D. 黄药子

12. 百部偏于

 A. 宣肺止咳　　　　　B. 化痰止咳　　　　　C. 润肺止咳　　　　　D. 清肺止咳

13. 旋覆花入煎剂宜

 A. 后下　　　　　　　B. 包煎　　　　　　　C. 先煎　　　　　　　D. 冲服

14. 能降气化痰,止咳平喘的药物为

 A. 桔梗　　　　　　　B. 苏子　　　　　　　C. 百部　　　　　　　D. 紫菀

15. 紫菀的功效是

 A. 清肺化痰止咳　　　B. 温肺化饮平喘　　　C. 敛肺止咳平喘　　　D. 润肺化痰止咳

16. 具有清肺化痰、止咳平喘之功的药物是

 A. 苏子　　　　　　　B. 马兜铃　　　　　　C. 瓜蒌　　　　　　　D. 旋覆花

17. 桑白皮最宜用于
　　A. 水肿兼恶寒发热,汗出　　　　　　　　　B. 全身水肿兼咳嗽
　　C. 脾虚水肿见便溏　　　　　　　　　　　　D. 肾虚水肿下身肿著

18. 治疗痰涎壅盛、喘咳不得平卧之证的首选药物为
　　A. 葶苈子　　　　　　B. 苏子　　　　　　C. 白芥子　　　　　　D. 桑白皮

19. 具有敛肺定喘化痰之功的药物为
　　A. 葶苈子　　　　　　B. 苏子　　　　　　C. 白果　　　　　　　D. 桑白皮

20. 下列除哪项外均为半夏与天南星的共同点
　　A. 均能祛风解痉　　　　　　　　　　　　　B. 均为天南星科植物的块茎
　　C. 均能燥湿化痰　　　　　　　　　　　　　D. 均能消肿止痛

21. 被誉为"舟楫之剂",能载药上行之品为
　　A. 柴胡　　　　　　　B. 升麻　　　　　　C. 桔梗　　　　　　　D. 前胡

22. 善治:"皮里膜外之痰"的药物为
　　A. 半夏　　　　　　　B. 天南星　　　　　C. 禹白附　　　　　　D. 白芥子

23. 治疗痰浊痹阻之胸痹,首选
　　A. 白芥子　　　　　　B. 天南星　　　　　C. 浙贝母　　　　　　D. 瓜蒌

24. 下列除哪项外均为竹沥的适应证
　　A. 痰热咳嗽　　　　　B. 中风痰迷　　　　C. 小儿惊风　　　　　D. 胃热呕吐

25. 在治疗风寒咳嗽时,苦杏仁配伍麻黄主要起下列何项作用
　　A. 止咳化痰,降气平喘　　　　　　　　　　B. 发散风寒,宣肺平喘
　　C. 发汗解表,化痰止咳　　　　　　　　　　D. 发散风寒,泻肺平喘

26. 诸花皆升,独降
　　A. 金银花　　　　　　B. 菊花　　　　　　C. 旋覆花　　　　　　D. 红花

27. 半夏与天南星均忌用的病证为
　　A. 湿痰　　　　　　　B. 燥痰　　　　　　C. 寒痰　　　　　　　D. 风痰

28. 治疗胃热呕吐,最宜选用
　　A. 半夏　　　　　　　B. 生姜　　　　　　C. 竹茹　　　　　　　D. 砂仁

29. 天南星专走经络,善治
　　A. 湿痰　　　　　　　B. 燥痰　　　　　　C. 寒痰　　　　　　　D. 风痰

30. 半夏不具有的功效是
　　A. 降逆止呕　　　　　B. 燥湿化痰　　　　C. 祛风止痉　　　　　D. 消痞散结

二、B 型题:A、B、C、D 是其下面两道小题的备选项,请从中选择一项最符合题目要求的,每个选项可以被选择
　　一次或两次。

　　A. 半夏　　　　　　　B. 天南星　　　　　C. 白附子　　　　　　D. 白芥子
1. 善祛"皮里膜外之痰"的药物是
2. 善治经络之风痰而上行头面的药物是

　　A. 清化热痰,开郁散结　　　　　　　　　　B. 清化热痰,润肺止咳,散结消肿
　　C. 清化热痰,宽胸散结,润肠通便　　　　　　D. 清化热痰,除烦止呕
3. 川贝母的功效是
4. 瓜蒌的功效是

　　A. 宣肺　　　　　　　B. 润肺　　　　　　C. 清肺　　　　　　　D. 敛肺

5. 百部止咳平喘的机理是
6. 枇杷叶止咳平喘的机理是

    A. 咽痛失音　　　　　　　B. 悬饮　　　　　　　　C. 胃痛泛酸　　　　　　　D. 胸痹、结胸

7. 桔梗、胖大海均能治
8. 海蛤壳、瓦楞子均能治

    A. 清化热痰,除烦止呕　　B. 清化热痰,宽胸散结　　C. 清化热痰,定惊利窍　　D. 泻肺平喘,利水消肿

9. 桑白皮的功效是
10. 葶苈子的功效是

    A. 旋覆花　　　　　　　　B. 桔梗　　　　　　　　C. 白前　　　　　　　　D. 前胡

11. 既能降肺气,又降胃气的药物是
12. 既能降肺气,又宣散风热的药物是

    A. 苦杏仁　　　　　　　　B. 旋覆花　　　　　　　C. 白果　　　　　　　　D. 竹沥

13. 宜包煎的药物是
14. 宜冲服的药物是

    A. 苦杏仁　　　　　　　　B. 紫苏子　　　　　　　C. 百部　　　　　　　　D. 紫菀

15. 具有降气化痰,止咳平喘,润肠通便功效的药物是
16. 既能肃降又能宣发肺气而能止咳平喘的药物是

三、X 型题：在每小题给出的 A、B、C、D 四个选项中,至少有两项是符合题目要求的,请选出所有符合题目要求的答案,多选或少选均不得分。

1. 功能润肺止咳的药物有
    A. 苦杏仁　　　　　　　　B. 紫菀　　　　　　　　C. 款冬花　　　　　　　D. 苏子

2. 具有降气化痰功效的药物是
    A. 白前　　　　　　　　　B. 前胡　　　　　　　　C. 旋覆花　　　　　　　D. 苏子

3. 既能止咳化痰,又能润肠通便的药物是
    A. 苏子　　　　　　　　　B. 苦杏仁　　　　　　　C. 桔梗　　　　　　　　D. 罗汉果

4. 半夏的适应证包括
    A. 心下痞　　　　　　　　B. 呕吐　　　　　　　　C. 夜寐不安　　　　　　D. 瘿瘤

5. 下列药物中,善治热痰证的是
    A. 竹茹　　　　　　　　　B. 浙贝母　　　　　　　C. 瓜蒌　　　　　　　　D. 胆南星

6. 天南星的功效包括
    A. 清热化痰　　　　　　　B. 燥湿化痰　　　　　　C. 祛风止痉　　　　　　D. 降逆止呕

7. 下列善祛风痰的药物有
    A. 半夏　　　　　　　　　B. 天南星　　　　　　　C. 白芥子　　　　　　　D. 白附子

8. 百部的适应证包括
    A. 风寒咳嗽　　　　　　　B. 风热咳嗽　　　　　　C. 肺热咳嗽　　　　　　D. 百日咳

9. 桔梗的主治证有
    A. 咳嗽痰多,胸闷　　　　B. 咽喉肿痛　　　　　　C. 胸痹　　　　　　　　D. 肺痈

10. 半夏和天南星的功效共同点包括
    A. 均能燥湿化痰　　　　　B. 均能温化寒痰　　　　C. 均辛温燥烈有毒　　　D. 均能祛风止痉

11. 关于止咳平喘药的选择用药,正确的有
    A. 肺热肺火咳喘选用马兜铃、枇杷叶　　　　　　B. 邪实壅肺的咳喘实证选用桑白皮、葶苈子

C.肺燥久咳选用紫菀、款冬花   D.肺虚久咳选用白果

12.下列药物中,哪些兼有止血功效
     A.枇杷叶   B.桑白皮   C.白芥子   D.黄药子

13.白芥子的主治证包括
     A.寒痰咳喘   B.悬饮   C.阴疽流注   D.破伤风

14.关于川贝母、浙贝母的说法,正确的有
     A.均为治疗热痰、燥痰的常用药   B.均能散结消肿,用于瘰疬疮痈
     C.川贝母偏于甘润,浙贝母偏于苦泄   D.川贝母宜用于久咳痨嗽等内伤咳嗽

15.具有润肺止咳作用的药物是
     A.款冬花   B.桔梗   C.川贝母   D.百部

16.具有泄肺止咳平喘的药物有
     A.款冬花   B.桑白皮   C.葶苈子   D.百部

17.具有宣肺止咳平喘的药物有
     A.麻黄   B.百部   C.马兜铃   D.桔梗

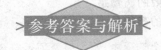

◆参考答案与解析◆

一、A型题。

1.C。
"脾为生痰之源",脾虚则津液不归正化而聚湿生痰,故常配健脾燥湿药同用,以标本兼顾。又因痰易阻滞气机,"气滞则痰凝,气行则痰消",故常配理气同用,以加强化痰之功。

2.C。
半夏辛温而燥,为燥湿化痰,温化寒痰之药,尤善治脏腑之湿痰。故正确答案是C,而A、B、D项药物则无此特点。

3.C。
天南星性温而燥,有较强的燥湿化痰之功,且入肝经,走经络,善祛风痰而止痉厥。而胆南星为天南星用牛胆汁拌制而成的加工品,性味苦、微辛,凉,归肺肝、脾经,功能清热化痰,息风定惊,而无燥湿化痰之功。A、B、D均非正确答案。

4.D。
皂荚辛能通利气道,咸能软化胶结之痰,味辛性窜,入鼻则嚏,入喉则吐,又能开噤通窍,另外用可治皮癣,有祛风杀虫止痒之功。

5.C。
禹白附既祛风痰,又能止痛,其性上行,尤擅治头面部诸疾。

6.B。
白芥子辛温,能散肺寒,利气机,通经络,化寒痰,逐水饮,温通经络,又能消肿散结止痛,故正确答案当为B。

7.C。
肺主宣发而司二便,桔梗性散上行,可开宣肺气而通二便。故答案应选C。

8.A。
川贝母以甘味为主,性偏于润,肺热燥咳,虚劳咳嗽用之为宜;浙贝母以苦味为主,性偏于泄,风热犯肺或痰热郁肺之咳嗽用之为宜。

9.C。
瓜蒌仁甘寒而润,善清肺热,润肺燥而化热痰、燥痰,且又能润燥滑肠,适用于肠燥便秘。故答案应选C。

10.D。
竹茹微寒能清热降逆止呕,为治热性呕逆之要药,故治胃热呕吐最宜。故答案应选D。

11.D。

黄药子能化痰软坚,散结消瘿,为治瘿瘤良药,其苦寒又能清热解毒,用治疮疡肿毒。故答案应选 D。

12. **C**。

百部甘润苦降,微温不燥,功专润肺止咳,无论外感、内伤、暴咳、久咳,皆可用之,故答案应选 C。

13. **B**。

因旋覆花有绒毛,易刺激咽喉作痒而致呛咳呕吐,故须布包入煎。故答案应选 B。

14. **B**。

苏子性主降,长于降肺气,化痰涎,气降痰消则咳喘自平。故答案应选 B。

15. **D**。

紫菀甘润苦泄,性温而不热,质润而不燥,长于润肺下气,开肺郁,化痰浊而止咳,故正确答案是 D。

16. **B**。

备选药物中有清肺之功的是马兜铃、瓜蒌,但瓜蒌无止咳平喘之功,而马兜铃性寒质轻,主入肺经,味苦泄降,善清肺热,降肺气,又能化痰止咳平喘。故正确答案是 B。

17. **B**。

桑白皮味甘寒性降,主入肺经,能泄降肺中水气饮邪,利水消肿,又可平喘止咳,故宜用于全身水肿兼喘咳者。故答案应选 B。

18. **A**。

桑白皮与葶苈子均能泻肺平喘,利水消肿,治疗肺热及肺中水气,痰饮咳嗽,但葶苈子力峻,重在泄肺中水气、痰涎,对邪胜喘满不得卧者尤宜,故其为首选。

19. **C**。

白果性涩而收,能敛肺定喘,且兼有一定化痰之功,具有敛肺定喘化痰之功。故答案应选 C。

20. **A**。

半夏、天南星药性辛温有毒,均为燥湿化痰要药,善治湿痰、寒痰。然半夏主入脾、肺,重在治脏腑湿痰,且能止呕。天南星则走经络,偏于祛风痰而能解痉止厥,善治风痰证,而半夏无祛风解痉之功。故正确答案应选 A。

21. **C**。

桔梗性散上行,能载诸药上行,《珍珠囊药性赋》云其"为诸药之舟楫"。故正确答案应选 C。

22. **D**。

白芥子能散肺寒,利气机,通经络,化寒痰,逐水饮。《药品化义》曰其"痰在皮里膜外,非此不达;在四肢两胁,非此不通。"故正确答案应选 D。

23. **D**。

瓜蒌能利气开郁,导浊痰下行而奏宽胸散结之效,常治痰气互结,胸阳不通之胸痹。故正确答案应选 D。

24. **D**。

竹沥性寒滑利,祛痰力强,治痰热咳喘,痰稠难咯,顽疾胶结者最宜。本品入心肝经,善涤痰泻热而开窍定惊以治中风痰迷,小儿惊风,痰火癫痫等,但无清热止呕之功,故胃热呕吐非其适应证。

25. **B**。

苦杏仁主入肺经,味苦降泄,肃降兼宣发肺气而能止咳平喘,为治咳喘之要药,麻黄辛散苦泄,温通宣畅,入肺经,外能发散风寒,内能开宣肺气,有良好的宣肺平喘之功,适用于风寒外束,肺气壅遏的喘咳实证。两者常相伍以散风寒宣肺平喘,用治风寒咳嗽,胸闷气逆之证。故答案应选 B。

26. **C**。

诸花皆升,旋覆独降,诸子皆降,苍耳独升。

27. **B**。

半夏与天南星均辛温,对热痰、燥痰忌用。

28. **C**。

竹茹能清热降逆止呕,为治热性呕逆之要药。

29. **D**。

天南星归肝经,走经络,善去风痰而止痉厥。

30. **C**。

半夏具有的功效是燥湿化痰,降逆止呕,消痞散结。祛风止痉是天南星的功效。

二、B 型题。

1、2. D;C。

上述药物均为温化寒痰药,治疗寒痰湿痰,但各有特点:白芥子善祛"皮里膜外之痰";白附子善治经络之风痰而上行头面。此外,半夏善治脏腑之湿痰;天南星善治经络之风痰。故答案应选 D,C。

3、4. B;C。

川贝母的功效是清化热痰,润肺止咳,散结消痈;瓜蒌的功效是清化热痰,宽胸散结,润肠通便。此外,浙贝母的功效是清化热痰止咳,解毒散结消痈;竹茹的功效是清化热痰,除烦止呕。

5、6. B;C。

止咳平喘药的作用机理各不相同:宣肺止咳平喘的药物有麻黄、桔梗;润肺止咳平喘的药物有紫菀、款冬花、百部、川贝母;清肺止咳平喘的药物有马兜铃、枇杷叶;敛肺止咳平喘的药物有白果;泄肺止咳平喘的药物有桑白皮、葶苈子。

7、8. A;C。

桔梗除宣肺祛痰,排脓功效之外,还能宣肺泄邪以利咽开音,胖大海清肺化痰,润肠通便之外,亦具利咽开音之功,二者均可治疗外邪犯肺之咽喉肿痛,声音嘶哑,甚或失音。海蛤壳、瓦楞子煅后均能敛酸止痛,以治胃痛泛酸。

9、10. D;D。

桑白皮、葶苈子的功效均为泻肺平喘,利水消肿,治疗肺热及肺中水气,痰饮之咳喘,以及水肿证。

11、12. A;D。

旋覆花功效是降气化痰,降逆止呕,前胡的功效是降气化痰,宣散风热,所以答案分别为 A、D。

13、14. B;D。

旋覆花因药材有毛,易刺激咽喉产生呛咳呕吐,所以宜包煎;竹沥本身是汁液性药材,宜冲服;苦杏仁,白果均宜打碎入煎剂,以利有效成分煎出。

15、16. B;A。

紫苏子的功效是降气化痰,止咳平喘,润肠通便。苦杏仁主入肺经,味苦降泄,肃降宣发肺气而能止咳平喘。

三、X 型题。

1. BC。

止咳平喘药的作用机理各不相同:宣肺止咳平喘的药物有麻黄、桔梗;润肺止咳平喘的药物有紫菀、款冬花、百部、川贝母;清肺止咳平喘的药物有马兜铃、枇杷叶;敛肺止咳平喘的药物有白果;泄肺止咳平喘的药物有桑白皮、葶苈子。

2. ABCD。

白前的功效是降气化痰止咳;前胡的功效是降气化痰,散风清热;旋覆花的功效是降气化痰,行水止呕;苏子的功效是降气化痰,止咳平喘,润肠通便。

3. ABD。

化痰止咳平喘药中,苏子,杏仁,罗汉果均系质润果实或种仁,富含油脂,因而具润肠通便功效。而桔梗的功效是宣肺祛痰,利咽,排脓。

4. ABCD。

半夏辛温而燥,燥湿化痰,主治湿痰、寒痰证,包括痰饮内盛,胃气失和之睡眠不安。又能降逆止呕,治疗各种呕吐;消痞散结,治心下痞、结胸、梅核气等证;外用消肿止痛,治痰核瘰疬以及毒蛇咬伤。

5. ABCD。

竹茹、浙贝母、瓜蒌均性寒,能清化热痰,胆南星为天南星经牛胆汁拌制而成的加工品,药性由温转为凉,功效能清热化痰,息风定惊。

6. BC。

天南星药性辛温而燥,有毒,能燥湿化痰,祛风止痉,散结消肿。主治湿痰、寒痰证;眩晕、中风、癫痫、口眼㖞斜、破伤风、半身不遂。

7. BD。

天南星、白附子均既化痰又止痉,善治风痰证。半夏善治脏腑之湿痰,白芥子善祛"皮里膜外之痰"。

8. ABCD。

274 ·

百部的性味甘苦微温,归肺经,功能润肺下气止咳、杀虫。其治疗咳嗽,无论外感内伤,新久咳嗽皆可用之。

9. **ABD**。

桔梗,苦辛平,归肺经。其性升散,载药上行,宣肺利气。功能宣肺化痰,利咽,排脓。主治肺气不宣,咳嗽痰多,胸闷及咽痛失音、肺痈等证,治痰咳,无论属寒热皆可用之。

10. **ABC**。

半夏与天南星均辛温燥烈有毒,均能燥湿化痰,温化寒痰,主治湿痰、寒痰证,消肿,治痈疽肿毒及毒蛇咬伤。常相须而用。半夏善治脏腑之湿痰,又能降逆止呕,治各种呕吐;又能消痞散结,治心下痞、结胸、梅核气等证;天南星善治经络之风痰,功能祛风止痉,主治眩晕、中风、癫痫、破伤风等风痰证。

11. **ABCD**。

马兜铃、枇杷叶能清热化痰止咳,故肺热肺火咳喘选用;桑白皮、葶苈子为泻肺平喘,邪实壅肺的喘咳实证宜选用;紫菀、款冬花为润肺止咳平喘,肺燥久咳宜选用;白果为敛肺止咳平喘,肺虚久咳宜选用。故答案应选ABCD。

12. **BD**。

桑白皮泻肺平喘,利水消肿,黄药子化痰散结,清热解毒功效外,均性寒凉血止血,同可治血热衄血、吐血、咯血。而枇杷叶、白芥子则无此功效。其中,白芥子辛温走散,出血或有出血倾向的病人更应禁用。故正确答案应选 BD。

13. **ABC**。

白芥子辛温,归肺经。功能温肺豁痰,利气散结,主治寒痰咳喘,悬饮,阴疽流注及痰阻经络关节之肢体麻木,关节肿痛等。

14. **ABCD**。

川贝母、浙贝母均能清热化痰,润肺止咳,为治疗热痰、燥痰的常用药,均能散结消肿,用于瘰疬疮痈。二者区别在于:川贝母,产于四川,性润味甘较著,久咳、痨嗽的内伤咳嗽尤宜;浙贝母产于浙江象山,又称象贝,苦味较著,偏于苦泄,风热暴咳,痰火咳嗽,以及瘰疬、痈肿等外感、热毒证多用。

15. **ACD**。

止咳平喘药的作用机理各不相同:宣肺止咳平喘的药物有麻黄、桔梗;润肺止咳平喘的药物有紫菀、款冬花、百部、川贝母;清肺止咳平喘的药物有马兜铃、枇杷叶;敛肺止咳平喘的药物有白果;泄肺止咳平喘的药物有桑白皮、葶苈子。

16. **BC**。

止咳平喘药的作用机理各不相同:宣肺止咳平喘的药物有麻黄、桔梗;润肺止咳平喘的药物有紫菀、款冬花、百部、川贝母;清肺止咳平喘的药物有马兜铃、枇杷叶;敛肺止咳平喘的药物有白果;泄肺止咳平喘的药物有桑白皮、葶苈子。

17. **AD**。

止咳平喘药的作用机理各不相同:宣肺止咳平喘的药物有麻黄、桔梗;润肺止咳平喘的药物有紫菀、款冬花、百部、川贝母;清肺止咳平喘的药物有马兜铃、枇杷叶;敛肺止咳平喘的药物有白果;泄肺止咳平喘的药物有桑白皮、葶苈子。

第十五章

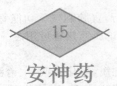

安神药

一、A 型题:在每小题给出的 A、B、C、D 四个选项中,请选出一项最符合题目要求的。

1. 既能镇惊安神,又能清心、解毒的药物是
   A. 琥珀　　　　　　　　B. 磁石　　　　　　　　C. 龙骨　　　　　　　　D. 朱砂

2. 下列药物中能用于治疗疮疡肿毒,咽喉肿痛,口舌生疮的是
   A. 琥珀　　　　　　　　B. 朱砂　　　　　　　　C. 龙骨　　　　　　　　D. 磁石

3. 朱砂内服的用法用量是
   A. 入丸、散服,0.1～0.5g　　　　　　B. 入丸、散服,0.01～0.05g
   C. 入煎剂,0.1～0.5g　　　　　　　　D. 入煎剂,0.01～0.05g

4. 朱砂入药的正确炮制方法是
   A. 水飞　　　　　　　　B. 炙　　　　　　　　　C. 煅　　　　　　　　　D. 煨

5. 既能镇惊安神,又能平肝潜阳,聪耳明目,纳气平喘的药物是
   A. 琥珀　　　　　　　　B. 磁石　　　　　　　　C. 龙骨　　　　　　　　D. 朱砂

6. 磁石一般不适用于治疗
   A. 肾不纳气,虚喘不已　　　　　　　B. 滑脱诸证
   C. 肝阳上亢,头晕目眩　　　　　　　D. 心神不宁,惊悸

7. 既能镇惊安神,又能平肝潜阳,收敛固涩的药物是
   A. 琥珀　　　　　　　　B. 磁石　　　　　　　　C. 龙骨　　　　　　　　D. 朱砂

8. 下列药物中煅用能收敛固涩,用于治疗滑脱诸证的是
   A. 琥珀　　　　　　　　B. 龙骨　　　　　　　　C. 朱砂　　　　　　　　D. 磁石

9. 下列药物中外用有收湿、敛疮、生肌之效,用于治疗湿疮痒疹,疮疡久溃不敛的是
   A. 琥珀　　　　　　　　B. 龙骨　　　　　　　　C. 朱砂　　　　　　　　D. 磁石

10. 常用磁石而不用龙骨治疗的病证是
   A. 肝阳眩晕　　　　　　B. 目暗不明　　　　　　C. 心悸失眠　　　　　　D. 惊痫癫狂

11. 常用龙骨而不用磁石治疗的病证是
   A. 肝阳眩晕　　　　　　B. 惊痫癫狂　　　　　　C. 心悸失眠　　　　　　D. 滑脱诸证

12. 重镇安神药中能活血散瘀,可用于痛经经闭,心腹刺痛,癥瘕积聚的药物是
   A. 琥珀　　　　　　　　B. 龙骨　　　　　　　　C. 朱砂　　　　　　　　D. 磁石

13. 重镇安神药中能利尿通淋,可用于淋证,癃闭的药物是
   A. 磁石　　　　　　　　B. 龙骨　　　　　　　　C. 朱砂　　　　　　　　D. 琥珀

14. 琥珀入丸、散服用的一般剂量是
   A. 1.5～3g　　　　B. 15～30g　　　　C. 0.15～0.3g　　　　D. 0.015～0.03g

15. 研末冲服,不入煎剂的药物是
   A. 磁石　　　　　　　　B. 龙骨　　　　　　　　C. 牡蛎　　　　　　　　D. 琥珀

16. 既能养心安神,又能益肝,敛汗,生津的药物是

A. 酸枣仁   B. 柏子仁   C. 夜交藤   D. 合欢皮

17. 下列子仁类药材中没有润肠通便作用的是
    A. 酸枣仁   B. 柏子仁   C. 火麻仁   D. 郁李仁

18. 下列养心安神药中能滋补阴液,可用于阴虚盗汗、小儿惊痫的药物是
    A. 酸枣仁   B. 柏子仁   C. 夜交藤   D. 合欢皮

19. 下列药物中便溏者慎用的是
    A. 酸枣仁   B. 合欢皮   C. 夜交藤   D. 柏子仁

20. 既能安神益智,又能祛痰开窍,消散痈肿的药物是
    A. 酸枣仁   B. 石菖蒲   C. 远志   D. 苏合香

21. 下列药物中能安神益智,为交通心肾、安定神志、益智强识之佳品的是
    A. 酸枣仁   B. 远志   C. 灵芝   D. 石菖蒲

22. 既能养血安神,又能祛风通络的药物是
    A. 酸枣仁   B. 柏子仁   C. 夜交藤   D. 合欢皮

23. 下列藤类药材中能养血安神的是
    A. 夜交藤   B. 海风藤   C. 青风藤   D. 丁公藤

24. 既能安神,又能解郁、活血消肿的药物是
    A. 酸枣仁   B. 柏子仁   C. 夜交藤   D. 合欢皮

25. 能解郁安神,用于治疗心神不宁,忿怒忧郁,烦躁失眠,为悦心安神要药的药物是
    A. 合欢皮   B. 柏子仁   C. 夜交藤   D. 酸枣仁

26. 《神农本草经》谓"安五脏,和心志,令人欢乐无忧"的药物是
    A. 郁金   B. 香附   C. 合欢皮   D. 玫瑰花

27. 既能补气安神,又能止咳平喘的药物是
    A. 酸枣仁   B. 紫河车   C. 冬虫夏草   D. 灵芝

28. 下列关于药物主治病证的叙述,错误的是
    A. 磁石用治肾虚喘促   B. 龙骨用治滑脱诸证   C. 琥珀用治淋证癃闭   D. 合欢皮用治癫痫

29. 下列关于药物主治病证的叙述,错误的是
    A. 柏子仁用治肠燥便秘   B. 磁石用治滑脱诸证
    C. 远志用治癫痫惊狂   D. 朱砂用治癫痫

30. 下列关于药物主治病证的叙述,错误的是
    A. 柏子仁用治自汗盗汗   B. 磁石用治耳鸣耳聋
    C. 夜交藤用治风湿痹痛   D. 灵芝用治虚劳证

二、B型题:A、B、C、D是其下面两道小题的备选项,请从中选择一项最符合题目要求的,每个选项可以被选择
   一次或两次。

   A. 磁石   B. 龙骨   C. 朱砂   D. 琥珀
1. 治疗耳鸣耳聋,视物昏花,宜首选
2. 治疗肾虚气喘,宜首选

   A. 磁石   B. 龙骨   C. 朱砂   D. 琥珀
3. 治疗疮疡肿毒,咽喉肿痛,口舌生疮,宜首选
4. 治疗滑脱诸证,宜首选

   A. 磁石   B. 龙骨   C. 朱砂   D. 琥珀

5. 治疗痛经经闭,心腹刺痛,癥瘕积聚,宜首选

6.治疗淋证,癃闭,宜首选

    A. 头晕目眩   B. 滑脱诸证   C. 淋证   D. 痛经经闭

7.磁石、龙骨皆可用治的病证是

8.琥珀、海金沙皆可用治的病证是

    A. 酸枣仁   B. 柏子仁   C. 夜交藤   D. 合欢皮

9.治疗自汗盗汗,宜首选

10.治疗润肠通便,宜首选

    A. 酸枣仁   B. 柏子仁   C. 夜交藤   D. 合欢皮

11.治疗血虚身痛,风湿痹痛,宜首选

12.治疗跌打骨折,血瘀肿痛,宜首选

    A. 远志   B. 灵芝   C. 夜交藤   D. 酸枣仁

13.治疗痈疽疮毒,乳房肿痛,喉痹,宜首选

14.治疗虚劳证,宜首选

    A. 平肝潜阳,镇静安神,收敛固涩   B. 平肝潜阳,息风止痉,收敛固涩

    C. 镇惊安神,平肝潜阳,聪耳明目,纳气平喘   D. 平肝潜阳,镇静安神,化痰软坚

15.磁石的功效是

16.龙骨的功效是

三、X型题:在每小题给出的 A、B、C、D 四个选项中,至少有两项是符合题目要求的,请选出所有符合题目要求的答案,多选或少选均不得分。

1.安神药的归经是

    A. 心   B. 肝   C. 肺   D. 肾

2.朱砂常用于治疗的病证有

    A. 惊风癫痫   B. 疮疡肿毒   C. 口舌生疮   D. 耳鸣耳聋

3.有关朱砂的使用注意事项,下列说法中正确的有

    A. 切忌炒制,宜醋淬后水飞入药   B. 内服不宜过量或持续服用

    C. 肝功能不全者禁服   D. 入药只宜生用,忌火煅

4.磁石常用于治疗的病证有

    A. 惊风癫痫   B. 疮疡肿毒   C. 头晕目眩   D. 耳鸣耳聋

5.龙骨常用于治疗的病证有

    A. 惊风癫痫   B. 滑脱诸证   C. 头晕目眩   D. 耳鸣耳聋

6.磁石、龙骨皆可用治的病证是

    A. 惊风癫痫   B. 滑脱诸证   C. 头晕目眩   D. 耳鸣耳聋

7.琥珀的功效是

    A. 活血散瘀   B. 软坚散结   C. 利尿通淋   D. 镇惊安神

8.有关琥珀的使用注意事项,下列说法中正确的有

    A. 研末冲服,或入丸、散,每次 1.5～3g   B. 入煎剂,宜打碎先煎

    C. 研末冲服,或入丸、散,每次 0.15～0.3g   D. 忌火煅

9.酸枣仁的功效有

    A. 养心安神   B. 生津   C. 敛汗   D. 润肠通便

10.柏子仁常用于治疗的病证有

    A. 心悸失眠   B. 肠燥便秘   C. 阴虚盗汗   D. 小儿惊痫

11. 远志的功效有
    A. 安神益智　　　　　B. 祛痰开窍　　　　　C. 消散痈肿　　　　　D. 利胆退黄

12. 下列哪些是夜交藤的主治病证
    A. 心神不宁　　　　　B. 血虚身痛　　　　　C. 皮肤痒疹　　　　　D. 风湿痹痛

13. 合欢皮常用于治疗的病证有
    A. 忿怒忧郁　　　　　B. 跌打骨折　　　　　C. 疮痈肿毒　　　　　D. 水肿

14. 灵芝的功效有
    A. 安神　　　　　　　B. 补气　　　　　　　C. 补肾益精　　　　　D. 止咳平喘

15. 下列关于药物的用法用量和使用注意的叙述,正确的是
    A. 朱砂内服入丸、散,0.1~0.5g
    B. 磁石、琥珀、龙骨宜打碎先煎
    C. 酸枣仁炒后质脆易碎,便于煎出有效成分,可增强疗效
    D. 大便溏者宜用柏子仁霜代替柏子仁

参考答案与解析

一、A型题。

1. **D**。
   朱砂的功效是清心镇惊,安神,明目,解毒;琥珀的功效是镇惊安神,活血散瘀,利尿通淋;磁石的功效是镇惊安神,平肝潜阳,聪耳明目,纳气平喘;龙骨的功效是镇惊安神,平肝潜阳,收敛固涩。

2. **B**。
   朱砂能清心镇惊,安神,明目,解毒;除用于治疗心神不宁,心悸,失眠和惊风癫痫外,还用于治疗疮疡肿毒,咽喉肿痛,口舌生疮。

3. **A**。
   朱砂内服,只宜入丸、散服,每次0.1~0.5g;不宜入煎剂。

4. **A**。
   朱砂为硫化物类矿物辰砂族辰砂,主含硫化汞(HgS),采挖后,选取纯净者,用磁铁吸净含铁的杂质,再用水淘去杂石和泥沙,照水飞法研成极细粉末,晾干或40℃以下干燥。

5. **B**。
   磁石的功效是镇惊安神,平肝潜阳,聪耳明目,纳气平喘;琥珀的功效是镇惊安神,活血散瘀,利尿通淋;龙骨的功效是镇惊安神,平肝潜阳,收敛固涩;朱砂的功效是清心镇惊,安神,明目,解毒。

6. **B**。
   磁石的功效是镇惊安神,平肝潜阳,聪耳明目,纳气平喘,主要用于治疗:①心神不宁,惊悸,失眠,癫痫。②头晕目眩。③耳鸣耳聋,视物昏花。④肾虚气喘。

7. **C**。
   龙骨的功效是镇惊安神,平肝潜阳,收敛固涩;琥珀的功效是镇惊安神,活血散瘀,利尿通淋;磁石的功效是镇惊安神,平肝潜阳,聪耳明目,纳气平喘;朱砂的功效是清心镇惊,安神,明目,解毒。

8. **B**。
   龙骨镇惊安神,平肝潜阳多生用,收敛固涩宜煅用,通过不同配伍可治疗遗精、滑精、尿频、遗尿、崩漏、带下、自汗、盗汗等多种正虚滑脱之证。

9. **B**。
   龙骨性收涩,外用有收湿、敛疮、生肌之效,可用治湿疮流水,阴汗瘙痒,常配伍牡蛎研粉外敷;若疮疡久溃不敛,常与枯矾等份,共研细末,掺敷患处。

10. **B**。
    龙骨与磁石既能镇惊安神,又能平肝潜阳,用于治疗心神不宁惊悸癫狂及肝阳上亢之头痛眩晕;但磁石还能

聪耳明目、纳气平喘,可用于治疗耳鸣耳聋,视物昏花以及肾虚气喘。

11. D。

龙骨与磁石既能镇惊安神,又能平肝潜阳,用于治疗心神不宁惊悸癫狂及肝阳上亢之头痛眩晕;但龙骨煅用善收敛固涩、收湿敛疮生肌,可用于滑脱诸证。

12. A。

琥珀的功效是镇惊安神,活血散瘀,利尿通淋,可用于治疗:①心神不宁,心悸失眠,惊风,癫痫。②痛经经闭,心腹刺痛,癥瘕积聚。③淋证,癃闭。

13. D。

琥珀的功效是镇惊安神,活血散瘀,利尿通淋,可用于治疗:①心神不宁,心悸失眠,惊风,癫痫。②痛经经闭,心腹刺痛,癥瘕积聚。③淋证,癃闭。

14. A。

琥珀一般研末冲服,或入丸、散,每次 1.5～3g;外用适量。不入煎剂。忌火煅。

15. D。

琥珀一般研末冲服,或入丸、散,每次 1.5～3g;外用适量。不入煎剂。忌火煅。而磁石、龙骨、牡蛎由于药材质地坚硬,须打碎先煎。

16. A。

酸枣仁的功效是养心益肝,宁心安神,敛汗,生津;柏子仁的功效是养心安神,润肠通便止汗;夜交藤的功效是养血安神,祛风通络;合欢皮的功效是解郁安神,活血消肿。

17. A。

酸枣仁和柏子仁均为养心安神药,其中酸枣仁的功效是养心益肝,安神,敛汗,生津;柏子仁的功效是养心安神,润肠通便止汗;而火麻仁和郁李仁属于润下药,均能润肠通便。

18. B。

柏子仁除了能养心安神,润肠通便,用于心悸失眠和肠燥便秘等,还能滋补阴液,可用于阴虚盗汗、小儿惊痫。

19. D。

柏子仁甘润,能润肠通便,故便溏及多痰者慎用,大便溏者宜用柏子仁霜代替柏子仁。

20. C。

远志的功效是安神益智,祛痰开窍,消散痈肿;酸枣仁的功效是养心益肝,安神,敛汗,生津;石菖蒲的功效是开窍醒神,化湿和胃,宁神益志;苏合香的功效是开窍醒神,辟秽,止痛。

21. B。

远志能安神益智,用于治疗失眠多梦,心悸怔忡,健忘,既能开心气而宁心安神,又能通肾气而强志不忘,为交通心肾、安定神志、益智强识之佳品。

22. C。

夜交藤的功效是养血安神,祛风通络;酸枣仁的功效是养心益肝,安神,敛汗,生津;柏子仁的功效是养心安神,润肠通便止汗;合欢皮的功效是解郁安神,活血消肿。

23. A。

夜交藤是养血安神药,其功效是养血安神,祛风通络;而海风藤、青风藤和丁公藤均为祛风湿药,海风藤的功效是祛风湿,通络止痛;青风藤的功效是祛风湿,通经络,利小便;丁公藤的功效是祛风湿,消肿止痛。

24. D。

合欢皮的功效是解郁安神,活血消肿;酸枣仁的功效是养心益肝,安神,敛汗,生津;柏子仁的功效是养心安神,润肠通便止汗;夜交藤的功效是养血安神,祛风通络。

25. A。

合欢皮能解郁安神,善解肝郁,为悦心安神要药,适宜于情志不遂,忿怒忧郁,烦躁失眠,心神不宁等症。

26. C。

合欢皮能解郁安神,善解肝郁,为悦心安神要药,适宜于情志不遂,忿怒忧郁,烦躁失眠,心神不宁等症,《神农本草经》谓:"安五脏,和心志,令人欢乐无忧。"

27. D。

酸枣仁和灵芝均为养心安神药,灵芝的功效是补气安神,止咳平喘;酸枣仁的功效是养心益肝,安神,敛汗,生津。紫河车和冬虫夏草均为补阳药,紫河车的功效是补肾益精,养血益气;冬虫夏草的功效是补肾益肺,止血化痰。

28. D。

合欢皮是养心安神药,能解郁安神,活血消肿,可用于治疗:①心神不宁,忿怒忧郁,烦躁失眠。②跌打骨折,血瘀肿痛。③肺痈,疮痈肿毒。

29. B。

磁石的功效是镇惊安神,平肝潜阳,聪耳明目,纳气平喘,主要用于治疗:①心神不宁,惊悸,失眠,癫痫。②头晕目眩。③耳鸣耳聋,视物昏花。④肾虚气喘。

30. A。

柏子仁的功效是养心安神,润肠通便止汗,可用于治疗:①心悸失眠。②肠燥便秘。③阴虚盗汗。

二、B型题。

1、2. A;A。

磁石的功效是镇惊安神,平肝潜阳,聪耳明目,纳气平喘;除用于治疗:心神不宁,惊悸,失眠,癫痫以及肝阳上亢,头晕目眩外,还用于治疗耳鸣耳聋,视物昏花以及肾虚气喘。

3、4. C;B。

朱砂能清心镇惊,安神明目解毒;除用于治疗心神不宁,心悸,失眠和惊风癫痫外,还用于治疗疮疡肿毒,咽喉肿痛,口舌生疮。龙骨的功效是镇惊安神,平肝潜阳,收敛固涩;除用于治疗心神不宁惊悸癫狂及肝阳上亢之头痛眩晕,还用于治疗滑脱诸证。

5、6. D;D。

琥珀的功效是镇惊安神,活血散瘀,利尿通淋,可用于治疗:①心神不宁,心悸失眠,惊风,癫痫。②痛经经闭,心腹刺痛,癥瘕积聚。③淋证,癃闭。

7、8. A;C。

龙骨与磁石既能镇惊安神,又能平肝潜阳,用于治疗心神不宁惊悸癫狂及肝阳上亢之头痛眩晕;但龙骨煅用善收敛固涩、收湿敛疮生肌,可用于滑脱诸证。海金沙的功效是清热利湿通淋,止痛,用于治疗淋证。

9、10. A;B。

柏子仁与酸枣仁均有养心安神之功,用治阴血不足、心神失养所致的心悸怔忡、失眠、健忘等症;但酸枣仁还能敛汗,生津,还用于自汗盗汗;柏子仁质润多脂,能润肠通便而治肠燥便秘。

11、12. C;D。

夜交藤的功效是养血安神,祛风通络;合欢皮的功效是解郁安神,活血消肿。

13、14. A;B。

远志的功效是远志的功效是安神益智,交通心肾,祛痰,消肿;除用于治疗失眠多梦,心悸怔忡,健忘和癫痫惊狂以及咳嗽痰多,还用于治疗痈疽疮毒,乳房肿痛,喉痹。灵芝的功效是补气安神,止咳平喘;除用于治疗心神不宁,失眠,惊悸以及咳喘痰多外,还用于虚劳证。

15、16. C;A。

龙骨的功效是镇惊安神,平肝潜阳,收敛固涩;磁石的功效是镇惊安神,平肝潜阳,聪耳明目,纳气平喘。

三、X型题。

1. AB。

凡以安定神志、治疗心神不宁病证为主的药物,称安神药。本类药主入心、肝经,具有镇惊安神或养心安神之效。

2. ABC。

朱砂能清心镇惊,安神,明目,解毒;主要用于治疗:①心神不宁,心悸,失眠。②惊风癫痫。③疮疡肿毒,咽喉肿痛,口舌生疮。

3. BCD。

朱砂为硫化物类矿物辰砂族辰砂,主含硫化汞(HgS),采挖后,选取纯净者,用磁铁吸净含铁的杂质,再用水淘去杂石和泥沙,照水飞法研成极细粉末,晾干或40℃以下干燥。不能醋淬。朱砂有毒,内服不可过量或持续服用,孕妇及肝功能不全者禁服。入药只宜生用,忌火煅。

4. ACD。

磁石的功效是镇惊安神,平肝潜阳,聪耳明目,纳气平喘,主要用于治疗:①心神不宁,惊悸,失眠,癫痫。

②头晕目眩。③耳鸣耳聋,视物昏花。④肾虚气喘。

5. **ABC**。

龙骨的功效是镇惊安神,平肝潜阳,收敛固涩;主要用于治疗:①心神不宁惊悸癫狂。②肝阳上亢之头痛眩晕。③滑脱诸证。

6. **AC**。

龙骨与磁石既能镇惊安神,又能平肝潜阳,用于治疗心神不宁惊悸癫狂及肝阳上亢之头痛眩晕;但磁石还能聪耳明目、纳气平喘,可用于治疗耳鸣耳聋,视物昏花以及肾虚气喘;龙骨煅用善收敛固涩、收湿敛疮生肌,可用于滑脱诸证。

7. **ACD**。

琥珀的功效是镇惊安神,活血散瘀,利尿通淋,可用于治疗:①心神不宁,心悸失眠,惊风,癫痫。②痛经经闭,心腹刺痛,癥瘕积聚。③淋证,癃闭。

8. **AD**。

琥珀是古代松科植物,如枫树、松树的树脂埋藏地下经年久转化而成。一般研末冲服,或入丸、散,每次1.5～3g。外用适量。不入煎剂。忌火煅。

9. **ABC**。

酸枣仁的功效是养心益肝,宁心安神,敛汗,生津;可用于治疗:①心悸失眠。②自汗盗汗。③口渴咽干。

10. **ABC**。

柏子仁除了有养心安神和润肠通便的作用外,还有止汗的作用,因此除用于治疗心悸失眠和肠燥便秘外,还能用于治疗阴虚盗汗。

11. **ABC**。

远志的功效是远志的功效是安神益智,交通心肾,祛痰开窍,消散痈肿;主要用于治疗:①失眠多梦,心悸怔忡,健忘。②癫痫惊狂。③咳嗽痰多。④痈疽疮毒,乳房肿痛,喉痹。

12. **ABCD**。

夜交藤的功效是养血安神,祛风通络;主要用于治疗:①心神不宁,失眠多梦。②血虚身痛,风湿痹痛。③皮肤瘙疹。

13. **ABC**。

合欢皮的功效是解郁安神,活血消肿;主要用于治疗:①心神不宁,忿怒忧郁,烦躁失眠。②跌打骨折,血瘀肿痛。③肺痈,疮痈肿毒。

14. **ABD**。

灵芝的功效是补气安神,止咳平喘;主要用于治疗:①心神不宁,失眠,惊悸。②肺虚咳喘。③虚劳证。

15. **ACD**。

琥珀一般研末冲服,或入丸、散,每次1.5～3g。外用适量。不入煎剂。忌火煅。

第十六章

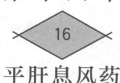

平肝息风药

一、A型题：在每小题给出的 A、B、C、D 四个选项中，请选出一项最符合题目要求的。

1. 下列哪项不是石决明的功效
 A. 平肝潜阳   B. 镇惊安神   C. 制酸止痛   D. 清肝明目

2. 既能重镇安神，平肝潜阳，又能软坚散结，收敛固涩的药物是
 A. 牡蛎   B. 龙骨   C. 磁石   D. 代赭石

3. 牡蛎、龙骨功效的共同点是
 A. 重镇安神，平肝潜阳，软坚散结   B. 重镇安神，平肝潜阳，收敛固涩
 C. 平肝潜阳，软坚散结，收敛固涩   D. 重镇安神，软坚散结，收敛固涩

4. 下列哪项不是代赭石的主治病证
 A. 头晕目眩   B. 呃逆噫气   C. 血热吐衄   D. 心悸失眠

5. 既能平肝潜阳，又能清肝明目，镇惊安神的药物是
 A. 石决明   B. 珍珠母   C. 牡蛎   D. 菊花

6. 石决明、珍珠母功效的共同点是
 A. 平肝潜阳，息风止痉   B. 平肝潜阳，清肝明目   C. 息风止痉，清肝明目   D. 息风止痉，解毒散结

7. 既能平肝疏肝，又能祛风明目的药物是
 A. 刺蒺藜   B. 罗布麻叶   C. 桑叶   D. 菊花

8. 下列哪项不是罗布麻叶的主治病证
 A. 头晕目眩   B. 水肿   C. 小便不利   D. 风疹瘙痒

9. 具有平肝息风，清肝明目，清热解毒的功效的药物是
 A. 羚羊角   B. 牛黄   C. 钩藤   D. 天麻

10. 羚羊角磨汁或研粉服，每次的用量是
 A. 0.3～0.6g   B. 1～3g   C. 0.1～0.3g   D. 0.03～0.06g

11. 牛黄的功效是
 A. 化痰开窍，凉肝息风，清热解毒   B. 平肝息风，清肝明目，清热解毒
 C. 息风止痉，平抑肝阳，祛风通络   D. 安神定惊，明目消翳，解毒生肌

12. 牛黄入丸、散剂，每次的用量是
 A. 1.5～3.5g   B. 0.015～0.035g   C. 1～3g   D. 0.15～0.35g

13. 下列哪项不是钩藤的主治病证
 A. 头晕目眩   B. 小儿惊啼   C. 外感风热   D. 口舌生疮

14. 既能息风止痉，又能平抑肝阳，祛风通络的药物是
 A. 羚羊角   B. 牛黄   C. 钩藤   D. 天麻

15. 不论寒证、热证，急、慢惊风，均可选用的平肝息风药是
 A. 羚羊角   B. 地龙   C. 胆南星   D. 天麻

16. 羚羊角、天麻、钩藤的功效共同点是

A. 息风止痉,清热解毒　B. 息风止痉,平抑肝阳　C. 息风止痉,清肝明目　D. 息风止痉,祛风通络

17. 入煎剂宜后下的药物是
    A. 羚羊角　　　　　　B. 牛黄　　　　　　　C. 钩藤　　　　　　　D. 天麻

18. 下列哪项不是地龙的功效
    A. 通络　　　　　　　B. 平喘　　　　　　　C. 利尿　　　　　　　D. 平肝

19. 既能息风镇痉,又能攻毒散结,通络止痛的药物是
    A. 全蝎　　　　　　　B. 牛黄　　　　　　　C. 地龙　　　　　　　D. 僵蚕

20. 蜈蚣研末冲服,每次的用量是
    A. 0.006～0.01g　　　B. 0.06～0.1g　　　　C. 1～3g　　　　　　D. 0.6～1g

21. 下列哪项不是僵蚕的主治病证
    A. 惊痫抽搐　　　　　B. 风湿顽痹　　　　　C. 口眼㖞斜　　　　　D. 痰核瘰疬

22. 具有安神定惊,明目消翳,解毒生肌功效的药物是
    A. 珍珠　　　　　　　B. 珍珠母　　　　　　C. 石决明　　　　　　D. 决明子

23. 下列除哪项外都是既能祛风、又能止痉的药物
    A. 刺蒺藜　　　　　　B. 蝉蜕　　　　　　　C. 白僵蚕　　　　　　D. 蜈蚣

24. 下列除哪项外,均为天麻和全蝎的适应证
    A. 小儿急惊　　　　　B. 脾虚慢惊　　　　　C. 肝阳眩晕　　　　　D. 风湿痹证

25. 牡蛎具有而龙骨不具有的功效是
    A. 重镇安神　　　　　B. 平肝潜阳　　　　　C. 软坚散结　　　　　D. 收敛固涩

26. 下列药物中,除哪项外均有清肝明目的作用
    A. 羚羊角　　　　　　B. 石决明　　　　　　C. 珍珠母　　　　　　D. 牛黄

27. 下列哪项药物的用量是不正确的
    A. 僵蚕研末吞服,每次 1～1.5g　　　　　　B. 蜈蚣研末冲服,每次 0.6～1g
    C. 牛黄入丸、散服,每次 1～3g　　　　　　D. 羚羊角磨汁或研粉服,每次 0.3～0.6g

28. 下列贝类药物,哪味药不具有制酸止痛的作用
    A. 珍珠母　　　　　　B. 海蛤壳　　　　　　C. 石决明　　　　　　D. 牡蛎

29. 下列关于药物主治病证的叙述,错误的是
    A. 珍珠母用治惊悸失眠　　　　　　　　　　B. 羚羊角用治热毒发斑
    C. 僵蚕用治头痛眩晕　　　　　　　　　　　D. 地龙用治肺热哮喘

30. 珍珠具有而珍珠母不具有的功效是
    A. 生肌　　　　　　　B. 镇心安神　　　　　C. 清肝明目　　　　　D. 敛疮

二、B 型题:A、B、C、D 是其下面两道小题的备选项,请从中选择一项最符合题目要求的,每个选项可以被选择
    一次或两次。

    A. 平肝潜阳,清肝明目　　　　　　　　　　　B. 平肝潜阳,清肝明目,镇惊安神
    C. 平肝潜阳,软坚散结,收敛固涩　　　　　　D. 平肝潜阳,镇静安神,化痰软坚
1. 石决明的功效是
2. 珍珠母的功效是

    A. 牡蛎　　　　　　　B. 龙骨　　　　　　　C. 磁石　　　　　　　D. 代赭石
3. 功能重镇安神,平肝潜阳,软坚散结,收敛固涩的药物是
4. 功能镇惊安神,平肝潜阳,聪耳明目,纳气平喘的药物是

    A. 牡蛎　　　　　　　B. 代赭石　　　　　　C. 龙骨　　　　　　　D. 磁石

284

5. 治疗呕吐,呃逆,嗳气,宜首选
6. 治疗血热吐衄,崩漏,宜首选

    A. 头晕目眩   B. 惊悸失眠   C. 小便不利   D. 目赤翳障
7. 能用珍珠母而不能用刺蒺藜治疗的病证是
8. 能用罗布麻叶治疗而不能用刺蒺藜治疗的病证是

    A. 羚羊角   B. 钩藤   C. 牛黄   D. 天麻
9. 治疗温热病壮热神昏,热毒发斑,宜首选
10. 治疗外感风热,头痛目赤,斑疹透发不畅,宜首选

    A. 羚羊角   B. 钩藤   C. 牛黄   D. 天麻
11. 治疗热病神昏,宜首选
12. 治疗口舌生疮,咽喉肿痛,牙痛,痈疽疔毒,宜首选

    A. 息风止痉,平抑肝阳,祛风通络   B. 息风止痉,祛风止痛,化痰散结
    C. 息风镇痉,攻毒散结,通络止痛   D. 化痰开窍,凉肝息风,清热解毒
13. 天麻的功效是
14. 全蝎、蜈蚣的功效是

    A. 天麻   B. 全蝎   C. 地龙   D. 僵蚕
15. 治疗肺热哮喘,宜首选
16. 治疗痰核,瘰疬,宜首选

    A. 平肝潜阳,清肝明目,解毒生肌   B. 平肝潜阳,清肝明目,镇惊安神
    C. 平肝潜阳,清肝明目,清热解毒   D. 安神定惊,明目消翳,解毒生肌
17. 珍珠母的功效是
18. 珍珠的功效是

    A. 僵蚕   B. 黄药子   C. 天竺黄   D. 地龙
19. 既能化痰散结,又能清热解毒的药物是
20. 既能化痰散结,又能祛风定痛的药物是

三、X 型题:在每小题给出的 A、B、C、D 四个选项中,至少有两项是符合题目要求的,请选出所有符合题目要求
   的答案,多选或少选均不得分。

1. 石决明的主治病证是
    A. 肝阳眩晕   B. 目赤肿痛   C. 视物昏糊   D. 烦躁失眠

2. 石决明、珍珠母功效的共同点有
    A. 息风止痉   B. 平肝潜阳   C. 清肝明目   D. 安神定惊

3. 代赭石的功效有
    A. 平肝潜阳   B. 凉血止血   C. 重镇降逆   D. 镇惊安神

4. 牡蛎、龙骨功效的共同点有
    A. 平肝潜阳   B. 收敛固涩   C. 软坚散结   D. 镇惊安神

5. 下列哪些是刺蒺藜的主治病证
    A. 肝阳眩晕   B. 肝郁胁痛   C. 乳闭不通   D. 风疹瘙痒

6. 既治肝风内动,又治肝阳上亢的药物是
    A. 羚羊角   B. 天麻   C. 钩藤   D. 地龙

7. 下列选项中,符合全蝎与蜈蚣功效共同点的是
    A. 息风止痉   B. 祛风除湿   C. 通络止痛   D. 攻毒散结

8. 下列哪些是地龙的主治病证

| A. 惊痫癫狂 | B. 半身不遂 | C. 肺热哮喘 | D. 头痛眩晕 |

9. 下列哪些是僵蚕的主治病证
    A. 惊痫抽搐   B. 口眼㖞斜   C. 风热头痛   D. 痰核瘰疬

10. 珍珠具有的功效是
    A. 平肝潜阳   B. 安神定惊   C. 明目消翳   D. 解毒生肌

11. 珍珠和珍珠母共同的功效是
    A. 镇心安神   B. 清肝明目   C. 敛疮   D. 解毒生肌

12. 下列关于药物用法用量的叙述中,正确的是
    A. 羚羊角煎服,1~3g   B. 天麻煎服,3~9g   C. 地龙煎服,4.5~9g   D. 代赭石入汤剂,5~10g

13. 具有一定毒性的平肝息风药有
    A. 地龙   B. 全蝎   C. 僵蚕   D. 蜈蚣

14. 治疗疮疡肿毒可选用
    A. 全蝎   B. 珍珠   C. 冰片   D. 僵蚕

15. 下列药物中,入汤剂需要先煎的是
    A. 石决明   B. 牡蛎   C. 琥珀   D. 钩藤

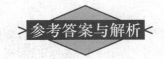

参考答案与解析

一、A 型题。

1. **B**。
   石决明的功效是平肝潜阳,清肝明目。此外,煅石决明还有收敛、制酸、止痛、止血等作用。

2. **A**。
   牡蛎的功效是重镇安神,平肝潜阳,软坚散结,收敛固涩;龙骨的功效是镇惊安神,平肝潜阳,收敛固涩;磁石的功效是镇惊安神,平肝潜阳,聪耳明目,纳气平喘;代赭石的功效是平肝潜阳,重镇降逆,凉血止血。

3. **B**。
   牡蛎的功效是重镇安神,平肝潜阳,软坚散结,收敛固涩;龙骨的功效是镇惊安神,平肝潜阳,收敛固涩;因此其功效的共同点是镇惊安神,平肝潜阳,收敛固涩。

4. **D**。
   代赭石的功效是平肝潜阳,重镇降逆,凉血止血;主要用来治疗:①肝阳上亢,头晕目眩。②呕吐,呃逆,噫气。③气逆喘息。④血热吐衄,崩漏。

5. **B**。
   珍珠母的功效是平肝潜阳,清肝明目,镇惊安神;石决明的功效是平肝潜阳,清肝明目;牡蛎的功效是重镇安神,平肝潜阳,软坚散结,收敛固涩;菊花的功效是疏散风热,平抑肝阳,清肝明目,清热解毒。

6. **B**。
   石决明的功效是平肝潜阳,清肝明目;珍珠母的功效是平肝潜阳,清肝明目,镇惊安神;因此其功效的共同点为平肝潜阳,清肝明目。

7. **A**。
   刺蒺藜和罗布麻叶均为平抑肝阳药,刺蒺藜的功效是平肝疏肝,活血祛风明目止痒;罗布麻叶的功效是平肝安神,清热利尿。桑叶和菊花为发散风热药,桑叶的功效是疏散风热,清肺润燥,平抑肝阳,清肝明目;菊花的功效是疏散风热,平抑肝阳,清肝明目,清热解毒。

8. **D**。
   罗布麻叶的功效是平肝安神,清热利尿;主要用于治疗:①头晕目眩。②水肿,小便不利。

9. **A**。
   羚羊角的功效是平肝息风,清肝明目,清热解毒;牛黄的功效是开窍醒神,凉肝息风,清热解毒,清心豁痰;钩

藤的功效是清热平肝,息风定惊;天麻的功效是息风止痉,平抑肝阳,祛风通络。

10. A。

羚羊角为牛科动物赛加羚羊的角。羚羊角煎服1～3g;单煎2小时以上,磨汁或研粉服,每次0.3～0.6g。

11. A。

牛黄为牛科动物牛干燥的胆结石,其功效是化痰开窍,凉肝息风,清热解毒,清心豁痰。

12. D。

牛黄为牛科动物牛干燥的胆结石,入丸、散剂,每次0.15～0.35g。外用适量,研末敷患处。

13. D。

钩藤的功效是清热平肝,息风定惊;主要用于头痛、眩晕和肝风内动、惊痫抽搐等病证。此外,钩藤还能清热透邪,用于外感风热、头痛目赤及斑疹透发不畅之证;有凉肝止惊之效,可治小儿惊啼、夜啼。

14. D。

天麻的功效是息风止痉,平抑肝阳,祛风通络;羚羊角的功效是平肝息风,清肝明目,清热解毒;牛黄的功效是化痰开窍,凉肝息风,清热解毒,清心豁痰;钩藤的功效是清热平肝,息风定惊。

15. D。

天麻味甘质润,药性平和,故可用治各种病因之肝风内动,惊痫抽搐,不论寒热虚实,皆可配伍应用。

16. B。

羚羊角、天麻、钩藤均有平肝息风、平抑肝阳之功,均可治肝风内动、肝阳上亢之证。不同之处在于:羚羊角性寒,清热力强,除用治热极生风证外,又能清心解毒,多用于高热神昏,热毒发斑等;钩藤性凉,轻清透达,长于清热息风,用治小儿高热惊风轻证为宜;天麻甘平质润,清热之力不及钩藤、羚羊角,但治肝风内动、惊痫抽搐之证,不论寒热虚实皆可配伍应用,且能祛风止痛。

17. C。

此题考查特殊药物的用法。钩藤入煎剂宜后下;羚羊角煎服需单煎2小时以上,磨汁或研粉服;牛黄入丸、散剂;天麻煎服或研末冲服。

18. D。

地龙的功效是清热定惊,通络,平喘,利尿,主要用于治疗:①高热惊痫,癫狂。②气虚血滞,半身不遂。③痹证。④肺热咳喘。⑤水肿尿少。

19. A。

全蝎的功效是息风镇痉,攻毒散结,通络止痛。牛黄的功效是化痰开窍,凉肝息风,清热解毒,清心豁痰;地龙的功效是清热定惊,通络,平喘,利尿;僵蚕的功效是息风止痉,祛风止痛,化痰散结。

20. D。

蜈蚣有毒,用量不宜过大;煎服,3～5g;研末冲服,每次0.6～1g。

21. B。

僵蚕的功效是息风止痉,祛风止痛,化痰散结,主要用于治疗:①惊痫抽搐。②风中经络,口眼㖞斜。③风热头痛,目赤,咽痛,风疹瘙痒。④痰核,瘰疬。

22. A。

珍珠、珍珠母和石决明均是平肝息风药。珍珠的功效是安神定惊,明目消翳,解毒生肌,润肤祛斑;珍珠母的功效是平肝潜阳,清肝明目,镇惊安神;石决明的功效是平肝潜阳,清肝明目。决明子是清热泻火药,其功效是清热明目,润肠通便。

23. A。

刺蒺藜为平抑肝阳药,能平肝疏肝,祛风明目,但没有止痉的功效。白僵蚕和蜈蚣均为息风止痉药,白僵蚕的功效是息风止痉,祛风止痛,化痰散结;蜈蚣的功效是息风镇痉,攻毒散结,通络止痛。蝉蜕是发散风热药,能疏散风热,利咽开音,透疹,明目退翳,息风止痉。

24. C。

天麻为平抑肝阳药,其功效是息风止痉,平抑肝阳,祛风通络,主要用于治疗:①肝风内动,惊痫抽搐。②眩晕,头痛。③肢体麻木,手足不遂,风湿痹痛。全蝎为息风止痉药,其功效是息风镇痉,攻毒散结,通络止痛,主要用于治疗:①痉挛抽搐。②疮疡肿毒,瘰疬结核,蛇舌咬伤。③风湿顽痹。④顽固性偏正头痛。两者都有息风止痉和通络的功效。

25. C。

牡蛎的功效是重镇安神,平肝潜阳,软坚散结,收敛固涩;龙骨的功效是镇惊安神,平肝潜阳,收敛固涩;因此牡蛎具有而龙骨不具有的功效是软坚散结。

26. **D**。

羚羊角的功效是平肝息风,清肝明目,清热解毒;珍珠母的功效是平肝潜阳,清肝明目,镇惊安神;石决明的功效是平肝潜阳,清肝明目,因此这三个药物均有清肝明目的作用;而牛黄的功效是化痰开窍,凉肝息风,清热解毒,清心豁痰。

27. **C**。

牛黄入丸、散剂,每次 0.15～0.35g。僵蚕煎服,5～10g;研末吞服,每次 1～1.5g。蜈蚣煎服,3～5g;研末冲服,每次 0.6～1g。羚羊角煎服 1～3g,单煎 2 小时以上;磨汁或研粉服,每次 0.3～0.6g。

28. **A**。

珍珠母研细末外用,能燥湿收敛,用治湿疮瘙痒,溃疡久不收口,口疮等症。煅用教材未提及有制酸止痛的功效。海蛤壳为清化热痰药,除具有清肺化痰,软坚散结的功效外,还有利尿,制酸,收涩敛疮的作用。石决明除具有平肝潜阳,清肝明目的功效外,煅石决明还有收敛、制酸、止痛、止血等作用。牡蛎除具有重镇安神,平肝潜阳,软坚散结,收敛固涩的功效外,煅牡蛎有制酸止痛作用,可治胃痛泛酸。

29. **C**。

僵蚕是息风止痉药,其功效是息风止痉,祛风止痛,化痰散结,主要用于治疗:①惊痫抽搐。②风中经络,口眼㖞斜。③风热头痛,目赤,咽痛,风疹瘙痒。④痰核,瘰疬,发颐痄腮,因而不能用于头痛眩晕。珍珠母有镇惊安神的功效,故能用于治疗惊悸失眠。羚羊角有清热解毒的功效,故能用于治疗温热病壮热神昏,热毒发斑。地龙有平喘的作用,故能用于治疗肺热哮喘。

30. **A**。

珍珠与珍珠母来源同一动物体,均有镇心安神、清肝明目、退翳、敛疮之功效,均可用治心悸失眠、心神不宁及肝火上攻之目赤、翳障及湿疮溃烂等患。不同之处在于:珍珠重在镇惊安神,多用治心悸失眠、心神不宁、惊风、癫痫等证,且敛疮生肌力好;而珍珠母重在平肝潜阳,多用治肝阳上亢、肝火上攻之眩晕,其安神、敛疮作用均不如珍珠,且无生肌之功。

二、B 型题。

1、2. **A；B**。

石决明的功效是平肝潜阳,清肝明目;珍珠母的功效是平肝潜阳,清肝明目,镇惊安神。两者功效的共同点和不同点为高频考点。

3、4. **A；C**。

牡蛎的功效是重镇安神,平肝潜阳,软坚散结,收敛固涩;龙骨的功效是镇惊安神,平肝潜阳,收敛固涩;磁石的功效是镇惊安神,平肝潜阳,聪耳明目,纳气平喘;代赭石的功效是平肝潜阳,重镇降逆,凉血止血。

5、6. **B；B**。

代赭石的功效是平肝潜阳,重镇降逆,凉血止血;主要用来治疗:①肝阳上亢,头晕目眩。②呕吐,呃逆,噫气。③气逆喘息。④血热吐衄,崩漏。

7、8. **B；C**。

珍珠母的功效是平肝潜阳,清肝明目,镇惊安神;刺蒺藜的功效是平肝解郁活血,祛风明目止痒;两者均能用于:①肝阳上亢,头晕目眩。②目赤翳障。然珍珠母还能用于惊悸失眠,心神不宁;刺蒺藜还能用于胸胁胀痛,乳闭胀痛以及风疹瘙痒,白癜风。罗布麻叶的功效是平抑肝阳,清热利尿,罗布麻叶和刺蒺藜均能用于头晕目眩;除此之外,罗布麻叶还能用于水肿,小便不利。

9、10. **A；B**。

羚羊角的功效是平肝息风,清肝明目,清热解毒,主要用于治疗:①肝风内动,惊痫抽搐。②肝阳上亢,头晕目眩。③肝火上炎,目赤头痛。④温热病壮热神昏,热毒发斑。除此之外,羚羊角还有解热,镇痛的作用,还能用于风湿热痹,肺热咳喘,百日咳等。钩藤的功效是清热平肝,息风止痉,主要用于治疗:①头痛,眩晕。②肝风内动,惊痫抽搐。除此之外,钩藤还有清热透邪的作用,还可以用于:①外感风热,头痛目赤,斑疹透发不畅。②小儿惊啼、夜啼。

11、12. **C；C**。

牛黄的功效是开窍醒神,凉肝息风,清热解毒,清心豁痰;主要用于治疗:①热病神昏。②小儿惊风,癫痫。③口舌生疮,咽喉肿痛,牙痛,痈疽疔毒。

13、14. **A；C**。

天麻的功效是息风止痉,平抑肝阳,祛风通络;全蝎与蜈蚣的功效相同,均为息风镇痉,攻毒散结,通络止痛。

15、16.**C;D**。

地龙的功效是清热定惊,通络,平喘,利尿,主要用于治疗:①高热惊痫,癫狂。②气虚血滞,半身不遂。③痹证。④肺热哮喘。⑤小便不利,尿闭不通。僵蚕的功效是息风止痉,祛风止痛,化痰散结,主要用于治疗:①惊痫抽搐。②风中经络,口眼㖞斜。③风热头痛,目赤,咽痛,风疹瘙痒。④痰核,瘰疬。

17、18.**B;D**。

珍珠母的功效是平肝潜阳,清肝明目,镇惊安神;珍珠的功效是安神定惊,明目消翳,解毒生肌。两者功效相似,其共同点和不同点也为高频考点之一。

19、20.**B,A**。

中药名	性味	归经	功效	主治
僵蚕	咸、辛,平	归肝、肺、胃经	息风止痉,祛风止痛,化痰散结	惊痫抽搐;风中经络,口眼㖞斜;风热头痛,目赤,咽痛,风疹瘙痒;痰核,瘰疬
黄药子	苦、寒。有小毒	归肺、肝经	化痰散结消瘿,清热解毒	瘿瘤;疮疡肿毒,咽喉肿痛,毒蛇咬伤
天竺黄	甘、寒	归心、肝经	清热化痰,清心定惊	小儿惊风,中风癫痫,热病神昏;痰热咳喘
地龙	咸,寒	归肝、脾、膀胱经	清热息风,通络,平喘,利尿	高热惊痫,癫狂;气虚血滞,半身不遂;痹证;肺热哮喘;小便不利,尿闭不通

竹茹、竹沥、天竺黄均来源于竹,性寒,均可清热化痰,治痰热咳喘,竹沥、天竺黄又可定惊,用治热病或痰热而致的惊风、癫痫、中风昏迷、喉间痰鸣。天竺黄定惊之力尤胜,多用于小儿惊风,热病神昏;竹沥性寒滑利,清热涤痰力强,大人惊痫中风,肺热顽痰胶结难咯者多用;竹茹长于清心除烦,多用治痰热扰心的心烦、失眠。

三、X型题。

1.**ABC**。

石决明的功效是平肝潜阳,清肝明目;主要用于治疗:①肝阳上亢,头晕目眩。②目赤,翳障,视物昏花。此外,煅石决明还有收敛、制酸、止痛、止血等作用,还可用于胃酸过多之胃脘痛,外伤出血等。

2.**BC**。

石决明的功效是平肝潜阳,清肝明目;珍珠母的功效是平肝潜阳,清肝明目,镇惊安神;因此其功效的共同点为平肝潜阳,清肝明目。

3.**ABC**。

代赭石的功效是平肝潜阳,重镇降逆,凉血止血。

4.**ABD**。

牡蛎的功效是重镇安神,平肝潜阳,软坚散结,收敛固涩;龙骨的功效是镇惊安神,平肝潜阳,收敛固涩;因此其功效的共同点是镇惊安神,平肝潜阳,收敛固涩。

5.**ABCD**。

刺蒺藜的功效是平肝解郁活血,祛风明目止痒;主要用于治疗:①肝阳上亢,头晕目眩。②胸胁胀痛,乳闭胀痛。③风热上攻,目赤翳障。④风疹瘙痒,白癜风。

6.**ABC**。

羚羊角的功效是平肝息风,清肝明目,清热解毒;钩藤的功效是清热平肝,息风定惊;天麻的功效是息风止痉,平抑肝阳,祛风通络;三者均有平肝息风、平抑肝阳之功,均可治肝风内动、肝阳上亢之证。而地龙的功效是清热定惊,通络,平喘,利尿,不能用于治疗肝阳上亢。

7.**ACD**。

两者皆有风镇痉、解毒散结、通络止痛之功效,二药相须有协同增效作用

8. **ABC**。

地龙的功效是清热息风,通络,平喘,利尿;主要用于治疗:①高热惊痫,癫狂。②气虚血滞,半身不遂。③痹证。④肺热哮喘。⑤水肿尿少。因而没有平肝潜阳的功效,不能用于肝阳上亢,头痛眩晕。

9. **ABCD**。

僵蚕的功效是息风止痉,祛风止痛,化痰散结;主要用于治疗:①惊痫抽搐。②风中经络,口眼㖞斜。③风热头痛,目赤,咽痛,风疹瘙痒。④痰核,瘰疬,发颐痄腮。

10. **BCD**。

珍珠的功效是安神定惊,明目消翳,解毒生肌,润肤祛斑。

11. **ABC**。

珍珠与珍珠母来源同一动物体,均有镇心安神、清肝明目、退翳、敛疮之功效,均可用治心悸失眠、心神不宁及肝火上攻之目赤、翳障及湿疮溃烂等患。不同之处在于:珍珠重在镇惊安神,多用治心悸失眠、心神不宁、惊风、癫痫等证,且敛疮生肌力好;而珍珠母重在平肝潜阳,多用治肝阳上亢、肝火上攻之眩晕,其安神、敛疮作用均不如珍珠,且无生肌之功。

12. **ABC**。

本章药物大多既可煎服也可研末吞服,但用量迥异,因此此考点为高频考点。代赭石煎服,9～30g,打碎先煎;入丸、散,每次1～3g。羚羊角煎服1～3g,单煎2小时以上;磨汁或研粉服,每次0.3～0.6g。天麻煎服,3～10g;研末冲服,每次1～1.5g。地龙煎服,5～10g,鲜品10～20g;研末吞服,每次1～2g。

13. **BD**。

这四味药均为动物药,其中全蝎和蜈蚣有毒,用量不宜过大,孕妇应慎用。本章药物中使用注意方面的考点还有代赭石,因含微量砷,故不宜长期服用。

14. **ABC**。

冰片为开窍药,能清热止痛,用于疮疡肿痛,疮溃不敛,水火烫伤。全蝎、珍珠和僵蚕均为平肝息风药,全蝎有攻毒散结的功效,能用于疮疡肿毒,瘰疬结核;珍珠有解毒生肌的功效,能用于口内诸疮,疮疡肿毒,溃久不敛;而僵蚕的功效是息风止痉,祛风止痛,化痰散结;主要用于治疗:①惊痫抽搐。②风中经络,口眼㖞斜。③风热头痛,目赤,咽痛,风疹瘙痒。④痰核,瘰疬;因而不能用于疮疡肿毒。

15. **AB**。

石决明和牡蛎均为矿石类药物,因为质地坚硬,入煎剂宜打碎先煎。但值得注意的是,琥珀为古代松科植物,如枫树、松树的树脂埋藏地下经年久转化而成的化石样物质,应研末冲服,或入丸、散,不入煎剂。钩藤入煎剂宜后下。

第十七章

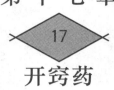

开窍药

一、A型题:在每小题给出的 A、B、C、D 四个选项中,请选出一项最符合题目要求的。

1. 开窍药的归经是
    A. 心   B. 肝   C. 肾   D. 脾

2. 下列哪些不是麝香的功效
    A. 开窍醒神   B. 活血通经   C. 化湿和胃   D. 消肿止痛

3. 治疗闭证神昏,无论寒闭、热闭,均可配伍使用的药物是
    A. 牛黄   B. 麝香   C. 石菖蒲   D. 苏合香

4. 下列哪些不是麝香的主治病证
    A. 疮疡肿毒   B. 心腹暴痛   C. 胞衣不下   D. 水火烫伤

5. 下列关于麝香的说法中,不正确的是
    A. 麝香为醒神回苏要药   B. 麝香为治心腹暴痛之佳品
    C. 麝香为伤科要药   D. 麝香为五官科常用药

6. 麝香入丸、散,每次的用量是
    A. 0.03～0.1g   B. 0.003～0.01g   C. 0.3～1g   D. 0.1～0.3g

7. 冰片的功效是
    A. 开窍醒神,消肿止痛   B. 开窍醒神,辟秽止痛   C. 开窍醒神,化湿和胃   D. 开窍醒神,清热止痛

8. 治疗寒闭神昏的要药是
    A. 牛黄   B. 冰片   C. 石菖蒲   D. 苏合香

9. 下列哪项不是冰片的主治病证
    A. 疮疡肿痛   B. 喉痹口疮   C. 跌打损伤   D. 水火烫伤

10. 下列哪个药物为五官科常用药
    A. 牛黄   B. 冰片   C. 苏合香   D. 石菖蒲

11. 治疗疮疡溃久不敛、水火烫伤,常选用的药物是
    A. 冰片   B. 麝香   C. 苏合香   D. 石菖蒲

12. 冰片入丸、散,每次的用量是
    A. 0.03～0.1g   B. 0.15～0.3g   C. 0.3～1g   D. 1.5～3g

13. 下列哪项不是麝香和冰片的共同功效
    A. 开窍醒神   B. 消肿止痛   C. 生肌敛疮   D. 活血通经

14. 可用麝香而不用冰片治疗的病证是
    A. 咽喉肿痛   B. 闭证神昏   C. 心腹暴痛   D. 疮疡肿毒

15. 下列哪项不是苏合香的功效
    A. 开窍   B. 止痛   C. 辟秽   D. 清热

16. 患者突然晕倒,口噤不开,面青身冷,苔白,脉迟有力,当首选的药物是
    A. 冰片   B. 牛黄   C. 苏合香   D. 石菖蒲

17. 治疗痰浊、血瘀或寒凝气滞所致的胸腹满闷冷痛,宜选用

    A. 全蝎   B. 蜈蚣   C. 石菖蒲   D. 苏合香

18. 下列开窍药中,哪味药物为治疗冻疮的良药

    A. 苏合香   B. 冰片   C. 麝香   D. 石菖蒲

19. 苏合香入丸、散,每次的用量是

    A. 0.03～0.1g   B. 0.15～0.3g   C. 0.3～1g   D. 1.5～3g

20. 《本经逢原》谓"能透诸窍藏,辟一切不正之气"的药物是

    A. 石菖蒲   B. 苏合香   C. 郁金   D. 合欢皮

21. 下列哪项不是石菖蒲的功效

    A. 开窍醒神   B. 化湿和胃   C. 宁神益志   D. 利胆退黄

22. 擅长治痰湿秽浊之邪蒙蔽清窍所致神志昏乱的药物是

    A. 石菖蒲   B. 苏合香   C. 麝香   D. 冰片

23. 治疗噤口痢可选用的药物是

    A. 苏合香   B. 麝香   C. 冰片   D. 石菖蒲

24. 下列哪项不是石菖蒲的主治病证

    A. 痰蒙清窍   B. 湿阻中焦   C. 湿热黄疸   D. 健忘失眠

25. 石菖蒲和郁金均可用于治疗的病证是

    A. 吐血衄血   B. 湿阻中焦   C. 湿热黄疸   D. 痰蒙心窍

26. 下列开窍药中,除哪项外均有止痛的功效

    A. 苏合香   B. 麝香   C. 冰片   D. 石菖蒲

27. 石菖蒲的用法用量是

    A. 煎服,3～10g;鲜品加倍   B. 煎服,1～3g;鲜品加倍

    C. 入丸、散服,3～9g;鲜品加倍   D. 入丸、散服,1～3g;鲜品加倍

28. 冰片和硼砂均可用于治疗的病证是

    A. 口舌生疮   B. 闭证神昏   C. 痰热咳嗽   D. 胸脘满闷

29. 下列哪种说法是错误的

    A. 开窍药的功效主要是开窍醒神   B. 开窍药主要用于神志昏迷虚证

    C. 开窍药为急救治标之品   D. 开窍药多制成丸散成药服用

30. 罗布麻叶的功效是

    A. 平抑肝阳,息风止痉   B. 平抑肝阳,清热利尿

    C. 平抑肝阳,清肝明目   D. 平抑肝阳,疏肝解郁

二、B型题:A、B、C、D是其下面两道小题的备选项,请从中选择一项最符合题目要求的,每个选项可以被选择一次或两次。

    A. 苏合香   B. 麝香   C. 冰片   D. 石菖蒲

1. 治疗血瘀经闭,癥瘕,心腹暴痛,头痛,跌打损伤,风寒湿痹,宜首选

2. 治疗疮疡肿痛,疮溃不敛,水火烫伤,宜首选

    A. 麝香   B. 冰片   C. 苏合香   D. 石菖蒲

3. 外用治疮疡肿毒时,以清热泻火止痛见长,善治口齿、咽喉、耳目之疾的药物是

4. 外用治疮疡肿毒时,多以活血散结、消肿止痛、敛疮功效为用的药物是

    A. 开窍醒神,清热止痛   B. 开窍辟秽,化浊止痛   C. 开窍宁神,化湿和胃   D. 开窍辟秽,温散止痛

5. 苏合香的功效是

6. 樟脑的功效是

A. 麝香   B. 冰片   C. 苏合香   D. 石菖蒲

7. 为伤科要药的是

8. 为五官科常用药的是

A. 麝香   B. 冰片   C. 苏合香   D. 石菖蒲

9. 为治面青、身凉、苔白、脉迟之寒闭神昏之要药的是

10. 擅长治痰湿秽浊之邪蒙蔽清窍所致神志昏乱的药物是

A. 麝香   B. 冰片   C. 苏合香   D. 石菖蒲

11. 治疗湿阻中焦,脘腹痞满,胀闷疼痛,宜首选

12. 治疗健忘,失眠,耳鸣,耳聋,宜首选

三、X 型题:在每小题给出的 A、B、C、D 四个选项中,至少有两项是符合题目要求的,请选出所有符合题目要求的答案,多选或少选均不得分。

1. 下列有关开窍药用法用量的叙述中,正确的是

A. 麝香煎服,0.5～1g   B. 石菖蒲煎服,3～10g

C. 冰片入丸散服,每次 0.5～1g   D. 苏合香入丸散服,每次 0.3～1g

2. 下列关于开窍药的说法中,正确的是

A. 开窍药只宜暂服,不可久用   B. 开窍药主要用于神志昏迷实证

C. 开窍药有温开与凉开之别   D. 开窍药内服多不宜入煎剂

3. 麝香的功效有

A. 活血散结   B. 化湿辟秽   C. 开窍醒神   D. 催产止痛

4. 麝香的主治病证有

A. 疮疡肿毒   B. 胸脘满闷   C. 瘰疬痰核   D. 风湿痹痛

5. 冰片的功效有

A. 开窍醒神   B. 化湿辟秽   C. 清热止痛   D. 活血散结

6. 麝香与冰片功效的共同点有

A. 开窍醒神   B. 消肿止痛   C. 活血散结   D. 生肌敛疮

7. 苏合香的功效有

A. 开窍   B. 止痛   C. 辟秽   D. 活血

8. 下列对苏合香的叙述中,正确的是

A. 为治面青、身凉、苔白、脉迟之寒闭神昏之要药

B. 为治疗冻疮的良药

C. 可用治痰浊、血瘀或寒凝气滞所致的胸腹满闷冷痛

D. 能除湿杀虫

9. 石菖蒲的功效有

A. 开窍醒神   B. 化湿和胃   C. 活血行气   D. 宁神益志

10. 石菖蒲可用于治疗的病证有

A. 脘腹痞满   B. 噤口痢   C. 风湿痹痛   D. 健忘失眠

11. 石菖蒲和远志均可用于治疗的病证是

A. 健忘失眠   B. 痰阻心窍   C. 咳嗽痰多   D. 湿阻中焦

12. 具有开窍作用的药物是

A. 蟾酥   B. 远志   C. 皂荚   D. 牛黄

13. 有开窍作用,并且有一定毒性的药物是

　　A. 麝香　　　　　　　　B. 樟脑　　　　　　　　C. 皂荚　　　　　　　　D. 蟾酥

14. 治疗疮痈肿毒可选用

　　A. 蜈蚣　　　　　　　　B. 冰片　　　　　　　　C. 苏合香　　　　　　　D. 麝香

15. 性温,具有祛痰开窍作用的药物是

　　A. 远志　　　　　　　　B. 郁金　　　　　　　　C. 天南星　　　　　　　D. 皂荚

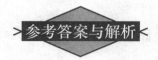

参考答案与解析

一、A 型题。

1. A。

凡具辛香走窜之性,以开窍醒神为主要作用,治疗闭证神昏的药物,称为开窍药。心藏神,主神明,心窍开通而神明有主,神志清醒,思维敏捷。若心窍被阻、清窍被蒙,则神明内闭,神志昏迷,不省人事,治疗则须用辛香开通心窍之品。本类药味辛,其气芳香,善于走窜,皆入心经,具有通关开窍、启闭回苏、醒脑复神的作用。

2. C。

麝香的功效是开窍醒神,活血通经,消肿止痛。

3. B。

麝香辛温,气极香,走窜之性甚烈,有很强的开窍通闭、辟秽化浊作用,为醒神回苏要药,可用于各种原因所致的闭证神昏,无论寒闭、热闭,用之皆效。

4. D。

麝香的功效是开窍醒神,活血通经,消肿止痛;主要用于治疗:①闭证神昏。②疮痈肿毒,瘰疬痰核,咽喉肿痛。③血瘀经闭,癥瘕,心腹暴痛,头痛,跌打损伤,风寒湿痹。④难产,死胎,胞衣不下。

5. D。

麝香有很强的开窍通闭、辟秽化浊作用,为醒神回苏要药,可用于各种原因所致的闭证神昏;麝香还能活血通经,开心脉,祛瘀滞,为治心腹暴痛之佳品;同时麝香为伤科要药,善于活血祛瘀、消肿止痛,治跌仆肿痛、骨折扭挫,不论内服、外用均有良效。冰片为五官科常用药。

6. A。

本题考查麝香的用法用量。麝香入丸、散,每次 0.03～0.1g;外用适量;不宜入煎剂。

7. D。

冰片辛、苦,微寒,功效是开窍醒神,清热止痛。

8. D。

冰片味辛气香,有开窍醒神之功效,性偏寒凉,为凉开之品,更宜用于热病神昏。苏合香辛温,为治寒闭神昏之要药。

9. C。

冰片的功效是开窍醒神,清热止痛;主要用于治疗:①闭证神昏。②目赤肿痛,喉痹口疮。③疮痈肿痛,疮溃不敛,水火烫伤。因而不能用于跌打损伤。

10. B。

冰片苦微寒,有清热止痛之功,可用于治疗目赤肿痛、咽喉肿痛、口舌生疮、风热喉痹等病证,为五官科常用药。

11. A。

冰片有清热止痛的功效,能清热解毒、防腐生肌,故外用清热消肿、生肌敛疮方中均用冰片,如治疗疮痈溃后日久不敛的八宝丹和生肌散;治水火烫伤可用冰片与银朱、香油制成药膏外用。

12. B。

本题考查冰片的用法用量。冰片入丸、散,每次 0.15～0.3g;外用适量,研粉点敷患处;不宜入煎剂。

13. D。

麝香和冰片同为开窍醒神之品,均可用治热病神昏、中风痰厥、气郁窍闭、中恶昏迷等闭证。此外,二者均可

消肿止痛、生肌敛疮,外用治疮疡肿毒。麝香有活血通经的功效而冰片没有。

14. C。

此题考查麝香和冰片的相同点与不同点。麝香能活血通经,开心脉,祛瘀滞,为治心腹暴痛之佳品,而冰片则没有此功效。麝香和冰片同为开窍醒神之品,均可用治热病神昏、中风痰厥、气郁窍闭、中恶昏迷等闭证;然麝香开窍力强而冰片力逊,麝香为温开之品,冰片为凉开之剂,但又常相须为用。此外,二者均可消肿止痛、生肌敛疮,外用治疮疡肿毒。外用治疮疡肿毒时,冰片性偏寒凉,以清热泻火止痛见长,善治口齿、咽喉、耳目之疾,外用有清热止痛、防腐止痒、明目退翳之功;麝香辛温,多以活血散结、消肿止痛、敛疮功效为用,善治疮疡、瘰疬痰核,内服外用均可。

15. D。

苏合香辛,温;归心、脾经,其功效是开窍醒神,辟秽,止痛。

16. C。

苏合香辛香气烈,有开窍醒神之效,作用与麝香相似而力稍逊,且长于温通、辟秽,故为治面青、身凉、苔白、脉迟之寒闭神昏之要药。

17. D。

苏合香温通、走窜,可收化浊开郁、祛寒止痛之效,用治痰浊、血瘀或寒凝气滞所致的胸脘痞闷、冷痛等症。

18. A。

苏合香能温通散寒,为治疗冻疮的良药,可用苏合香丸溶于乙醇中涂敷冻疮患处。

19. C。

本题考查苏合香的用法用量。苏合香入丸、散,每次 0.3~1g;外用适量;不宜入煎剂。

20. B。

苏合香能辟秽,《本经逢原》:"能透诸窍藏,辟一切不正之气。凡痰积气厥,必先以此开导,治痰以理气为本也。凡山岚瘴湿之气袭于经络,拘急弛缓不均者,非此不能除。"

21. D。

石菖蒲辛、苦,温;归心、胃经。其功效是开窍醒神、化湿和胃、宁神益志。

22. A。

石菖蒲辛开苦燥温通,芳香走窜,不但有开窍醒神之功,且兼有化湿、豁痰、辟秽之功,故擅长治痰湿秽浊之邪蒙蔽清窍所致神志昏乱。

23. D。

石菖蒲芳香化湿、燥湿,又行肠胃之气,可用于治疗噤口痢,如治湿浊、热毒蕴结肠中所致之水谷不纳、痢疾后重的开噤散。

24. C。

石菖蒲的功效是开窍醒神、化湿开胃、醒神益志;其用于治疗:①痰蒙清窍,神志昏迷。②湿阻中焦,脘腹痞满,胀闷疼痛。③噤口痢。④健忘,失眠,耳鸣,耳聋。

25. D。

石菖蒲辛开苦燥温通,芳香走窜,不但有开窍醒神之功,且兼有化湿、豁痰、辟秽之功,故擅长治痰湿秽浊之邪蒙蔽清窍所致神志昏乱;郁金辛散苦泄,能解郁开窍,且性寒入心经,又能清心热,故可用于痰浊蒙蔽心窍、热陷心包之神昏,如菖蒲郁金汤。此外,郁金还能活血止痛,凉血,利胆退黄,可用于气滞血瘀痛证,吐血、衄血、倒经、尿血、血淋以及肝胆湿热黄疸;而石菖蒲还能化湿和胃,宁神安志,可用于湿阻中焦,脘腹痞满,胀闷疼痛,噤口痢以及健忘,失眠,耳鸣,耳聋。

26. D。

石菖蒲的功效是开窍醒神、化湿开胃、醒神益志,因而没有止痛的作用。麝香的功效是开窍醒神,活血通经,消肿止痛;冰片的功效是开窍醒神,清热止痛;苏合香的功效是开窍醒神,辟秽,止痛。

27. A。

石菖蒲为天南星科植物石菖蒲的干燥根茎,煎服,3~10g;鲜品加倍。

28. A。

冰片和硼砂均有清热解毒的作用,可用于咽喉肿痛,口舌生疮,目赤等证,如冰硼散。除此之外,冰片还有开窍醒神的作用,用于闭证神昏;而硼砂内服有清肺化痰的作用,可用于痰热咳嗽。

29. B。

神志昏迷有虚实之别,虚证即脱证,实证即闭证。脱证治当补虚固脱,非本章药物所宜;闭证治当通关开窍、醒神回苏,宜用本类药物治疗。凡具辛香走窜之性,以开窍醒神为主要作用,治疗闭证神昏的药物,称为开窍药。开窍药辛香走窜,为救急、治标之品,且能耗伤正气,故只宜暂服,不可久用。因本类药物性质辛香,其有效成分易于挥发,内服多不宜入煎剂,只入丸剂、散剂服用。

30. **B.**

罗布麻叶(平肝息风之平抑肝阳药):性味与归经:甘、苦,凉。归肝经。功能:平抑肝阳,清热利尿。主治:头晕目眩;水肿,小便不利。C 项为石决明的功效,D 项为刺蒺藜的功效,A 选项则为平肝息风之息风止痉药的功效。因此正确答案为 B 项。

二、B 型题。

1、2. **B;C.**

麝香有活血通经,消肿止痛的功效,可用于治疗血瘀经闭,癥瘕,心腹暴痛,头痛,跌打损伤,风寒湿痹;冰片能清热解毒、防腐生肌,可用于治疗疮疡肿痛,疮溃不敛,水火烫伤。

3、4. **B;A.**

麝香和冰片均可消肿止痛、生肌敛疮,外用治疮疡肿毒。外用治疮疡肿毒时,冰片性偏寒凉,以清热泻火止痛见长,善治口齿、咽喉、耳目之疾,外用有清热止痛、防腐止痒、明目退翳之功;麝香辛温,多以活血散结、消肿止痛、敛疮功效为用,善治疮疡、瘰疬痰核,内服外用均可。

5、6. **B;D.**

苏合香是开窍药,功效是开窍醒神,辟秽,止痛,能化浊开郁;樟脑是攻毒杀虫止痒药,功效是除湿杀虫,温散止痛,开窍辟秽。

7、8. **A;B.**

麝香能活血通经,消肿止痛;为伤科要药,善于活血祛瘀、消肿止痛,治跌仆肿痛、骨折扭挫,不论内服、外用均有良效。冰片有清热止痛、泻火解毒、明目退翳、消肿之功,可用于治疗目赤肿痛、咽喉肿痛、口舌生疮、风热喉痹等病证,为五官科常用药。

9、10. **C;D.**

苏合香辛香气烈,有开窍醒神之效,长于温通、辟秽,故为治面青、身凉、苔白、脉迟之寒闭神昏之要药。石菖蒲辛开苦燥温通,芳香走窜,不但有开窍醒神之功,且兼有化湿、豁痰、辟秽之功,故擅长治痰湿秽浊之邪蒙蔽清窍所致神志昏乱。

11、12. **D;D.**

石菖蒲的功效是开窍醒神、化湿开胃、醒神益志;其用于治疗:①痰蒙清窍,神志昏迷。②湿阻中焦,脘腹痞满,胀闷疼痛。③噤口痢。④健忘,失眠,耳鸣,耳聋。

三、X 型题。

1. **BD.**

麝香入丸、散,每次 0.03～0.1g,不宜入煎剂;冰片入丸、散,每次 0.15～0.3g,不宜入煎剂。苏合香入丸、散,每次 0.3～10g,不宜入煎剂。石菖蒲煎服,3～10g,鲜品加倍。

2. **ABCD.**

神志昏迷有虚实之别,虚证即脱证,实证即闭证。脱证治当补虚固脱,非本章药物所宜;闭证治当通关开窍、醒神回苏,宜用本类药物治疗。然而闭证从寒热属性又分为寒闭、热闭。面青、身凉、苔白、脉迟之寒闭,须施"温开"之法,宜选用辛温的开窍药,配伍温里祛寒之品;面红、身热、苔黄、脉数之热闭,当用"凉开"之法,宜选用辛凉的开窍药,并与清热泻火解毒之品配伍应用。开窍药辛香走窜,为救急、治标之品,且能耗伤正气,故只宜暂服,不可久用。因本类药物性质辛香,其有效成分易于挥发,内服多不宜入煎剂,只入丸剂、散剂服用。

3. **ACD.**

麝香的功效是开窍醒神,活血通经,消肿止痛;由于麝香活血通经,辛香走窜,力达胞宫,有催生下胎的作用。

4. **ACD.**

麝香有良好的活血散结、消肿止痛作用,可用治疮疡肿毒,瘰疬痰核,咽喉肿痛等症。此外,麝香辛香,开通走窜,可行血中之瘀滞,开经络之壅遏,具有活血通经、止痛之效,可用治风湿寒痹。

5. **AC.**

冰片辛、苦,微寒,功效是开窍醒神,清热止痛。

6. **ABD**。

麝香和冰片功效和相同点与不同点为高频考点。麝香和冰片同为开窍醒神之品,均可用治热病神昏、中风痰厥、气郁窍闭、中恶昏迷等闭证。此外,二者均可消肿止痛、生肌敛疮,外用治疮疡肿毒。麝香有活血散结的功效而冰片没有。

7. **ABC**。

苏合香辛,温;归心、脾经,其功效是开窍醒神,辟秽,止痛。

8. **ABC**。

苏合香没有除湿杀虫的作用。苏合香辛香气烈,有开窍醒神之效,长于温通、辟秽,故为治面青、身凉、苔白、脉迟之寒闭神昏之要药。苏合香温通、走窜,可收化浊开郁、祛寒止痛之效,用治痰浊、血瘀或寒凝气滞所致的胸脘痞闷、冷痛等症。此外,苏合香能温通散寒,为治疗冻疮的良药。

9. **ABD**。

石菖蒲辛、苦,温;归心、胃经。其功效是开窍醒神、化湿和胃、宁神益志。

10. **ABCD**。

石菖蒲的功效是开窍醒神、化湿和胃、宁神益志;其用于治疗:①痰蒙清窍,神志昏迷。②湿阻中焦,脘腹痞满,胀闷疼痛。③噤口痢。④健忘,失眠,耳鸣,耳聋。此外,还可用于声音嘶哑、痈疽疮疡、风湿痹痛、跌打伤痛等证。

11. **AB**。

远志和石菖蒲均能安神,开窍,故都可用于健忘失眠和痰阻心窍。除此之外,远志还能祛痰,用于咳嗽痰多;消散痈肿,用于痈疽疮毒,乳房肿痛,喉痹等。石菖蒲还能化湿和胃,用于湿阻中焦,脘腹痞满,胀闷疼痛和噤口痢。

12. **ABCD**。

蟾酥为攻毒杀虫止痒药,功效是解毒,止痛,开窍醒神;远志是养心安神药,功效是安神益智,祛痰开窍,消散痈肿;皂荚为温化寒痰药,功效是祛顽痰,通窍开闭,祛风杀虫;牛黄为息风止痉药,功效是化痰开窍,凉肝息风,清热解毒。故这四味药物均有开窍作用。

13. **BCD**。

麝香为开窍药,能开窍醒神,活血通经,消肿止痛,但没有毒性。樟脑和蟾酥均为攻毒杀虫止痒药,樟脑的功效是除湿杀虫,温散止痛,开窍辟秽,蟾酥的功效是解毒,止痛,开窍醒神,两者均有毒。皂荚为温化寒痰药,功效是祛顽痰,通窍开闭,祛风杀虫;有小毒。

14. **ABD**。

苏合香的功效是开窍醒神,辟秽,止痛;不能用于疮疡肿毒。麝香和冰片均可消肿止痛、生肌敛疮,外用治疮疡肿毒。而蜈蚣为息风止痉药,能攻毒散结,故能用于疮疡肿毒。

15. **AD**。

远志是养心安神药,性温,能安神益智,祛痰开窍,消散痈肿;天南星和皂荚均为温化寒痰药,性温,皂荚能祛顽痰,通窍开闭,祛风杀虫;而天南星能燥湿化痰,祛风解痉,外用散结消肿,不具有祛痰开窍的作用。郁金是活血止痛药,性寒,能活血止痛,行气解郁,清心凉血,利胆退黄,也不具有祛痰开窍的作用。

第十八章

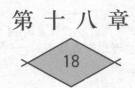

补虚药

一、A 型题：在每小题给出的 A、B、C、D 四个选项中，请选出一项最符合题目要求的。

1. 下列补气药中，为拯危救脱要药的是
   A. 人参   B. 党参   C. 太子参   D. 西洋参

2. 红参用于抢救虚脱常用汤剂的剂量是
   A. 3～6g   B. 6～9g   C. 9～15g   D. 15～30g

3. 不宜与莱菔子同用的药物是
   A. 北沙参   B. 玄参   C. 太子参   D. 人参

4. 补气养阴，清火生津，首选
   A. 山药   B. 西洋参   C. 沙参   D. 太子参

5. 补益脾肺之功与人参相似而力较弱，临床常用以代替古方中的人参，用以治疗脾肺气虚的轻证的药物是
   A. 人参   B. 西洋参   C. 太子参   D. 党参

6. 下列补气药中，属于清补之品的是
   A. 黄芪   B. 白术   C. 太子参   D. 党参

7. 治疗气血不足，疮疡脓成不溃或溃久不敛，常选的药物是
   A. 山药   B. 西洋参   C. 白术   D. 黄芪

8. 人参与黄芪功效的共同点，下列哪项是错误的
   A. 补肺气   B. 补气利水   C. 补气生血   D. 补气生津

9. 被前人誉为"脾脏补气健脾第一要药"的药物是
   A. 山药   B. 西洋参   C. 白术   D. 黄芪

10. 炒用可增强补气健脾止泻作用的药物是
    A. 白术   B. 人参   C. 党参   D. 黄芪

11. 可用黄芪而不可用白术治疗的病证是
    A. 气虚自汗   B. 疮疡难溃难腐   C. 脾胃气虚   D. 气虚水肿

12. 功能补肺气，补肺阴，补脾气，补脾阴，补肾兼固涩的药物是
    A. 太子参   B. 西洋参   C. 黄精   D. 山药

13. 下列哪项不是甘草的归经
    A. 脾   B. 肺   C. 肝   D. 心

14. 补脾益气、润肺止咳宜蜜炙用，清热解毒宜生用的药物是
    A. 黄芪   B. 甘草   C. 黄精   D. 百部

15. 久服较大剂量，每易引起浮肿的药物是
    A. 山药   B. 甘草   C. 大枣   D. 黄精

16. 为治疗心失充养，心神无主而脏躁的要药的是
    A. 蜂蜜   B. 甘草   C. 饴糖   D. 大枣

17. 为藏医、蒙医治疗咳喘痰多之常用药的是

A. 刺五加   B. 绞股蓝   C. 红景天   D. 沙棘

18. 服用时宜从小量开始,缓缓增加,不可骤用大量,以免阳升风动,头晕目赤,或伤阴动血的药物是
    A. 鹿茸   B. 紫河车   C. 淫羊藿   D. 巴戟天

19. 具有补肾益精,益气养血功效的药物是
    A. 紫河车   B. 冬虫夏草   C. 蛤蚧   D. 龙眼肉

20. 治疗肾虚腰痛及各种腰痛,宜首选
    A. 鹿茸   B. 淫羊藿   C. 杜仲   D. 续断

21. 既能补益肝肾、强筋健骨,又能止血安胎、疗伤续折的药是
    A. 杜仲   B. 牛膝   C. 续断   D. 自然铜

22. 治疗肝肾不足所致的崩漏下血,宜炒用的药物是
    A. 续断   B. 菟丝子   C. 补骨脂   D. 益智仁

23. 既能补肾壮阳、固精缩尿,又能温脾止泻,纳气平喘的药物是
    A. 沙苑子   B. 菟丝子   C. 补骨脂   D. 益智仁

24. 补骨脂具有而益智仁不具有的功效是
    A. 纳气平喘   B. 补肾助阳   C. 固精缩尿   D. 温脾止泻

25. 功能助阳益阴,兼可固涩下焦的药是
    A. 补骨脂   B. 菟丝子   C. 益智仁   D. 肉苁蓉

26. 长于补血,为补血之圣药的是
    A. 当归   B. 阿胶   C. 熟地黄   D. 白芍

27. 鸡血藤、当归功效的共同点是
    A. 补血、活血   B. 补血、止血   C. 活血、止血   D. 凉血、活血

28. 古人云"大补五脏真阴","大补真水",为补肾阴之要药的药物是
    A. 当归   B. 何首乌   C. 熟地黄   D. 白芍

29. 既能养血敛阴,又能柔肝止痛、平抑肝阳的药物是
    A. 阿胶   B. 何首乌   C. 赤芍   D. 白芍

30. 制用能补益精血,生用能解毒,截疟,润肠通便的药物是
    A. 阿胶   B. 何首乌   C. 当归   D. 白芍

31. 有止血作用的补血滋阴润燥药是
    A. 制首乌   B. 桑椹   C. 旱莲草   D. 阿胶

32. 入汤剂宜烊化冲服的药物是
    A. 制首乌   B. 桑椹   C. 白芍   D. 阿胶

33. 既能养阴润肺,又能益胃生津、清心除烦的药物是
    A. 天冬   B. 石斛   C. 百合   D. 麦冬

34. 下列哪味药物不归肺经
    A. 北沙参   B. 石斛   C. 百合   D. 玉竹

35. 枸杞子、墨旱莲和女贞子共同的功效是
    A. 滋补肝肾   B. 明目   C. 凉血止血   D. 生津润燥

36. 龟甲与鳖甲功效的共同点是
    A. 养血补心   B. 益肾健骨   C. 软坚散结   D. 滋阴潜阳

37. 下列除哪组外都是镇惊安神药

A. 龙骨、牡蛎　　　　　B. 朱砂、磁石　　　　　C. 龟甲、鳖甲　　　　　D. 珍珠、琥珀

38. 中阳衰微,胃有寒湿者忌用的药物是
　　A. 太子参　　　　　　B. 西洋参　　　　　　C. 益智仁　　　　　　D. 菟丝子

39. 既能补肾益肺,又能止血化瘀的药物是
　　A. 蛤蚧　　　　　　　B. 冬虫夏草　　　　　C. 紫河车　　　　　　D. 核桃仁

二、B型题:A、B、C、D是其下面两道小题的备选项,请从中选择一项最符合题目要求的,每个选项可以被选择
　　一次或两次。

　　A. 大补元气,补脾益肺,生津,安神益智　　　　　B. 补气养阴,清热生津
　　C. 补脾肺气,补血,生津　　　　　　　　　　　D. 补气健脾,生津润肺

1. 党参的功效是
2. 太子参的功效是

　　A. 绞股蓝　　　　　　B. 红景天　　　　　　C. 刺五加　　　　　　D. 沙棘
3. 具有益气健脾,清肺止咳,活血化瘀功效的药物是
4. 具有益气健脾,化痰止咳,清热解毒功效的药物是

　　A. 补肾壮阳,祛风除湿　B. 补肾助阳,润肠通便　C. 温肾壮阳,祛寒除湿　D. 补肾益精,养血益气
5. 淫羊藿的功效是
6. 仙茅的功效是

　　A. 补骨脂　　　　　　B. 益智仁　　　　　　C. 菟丝子　　　　　　D. 沙苑子
7. 具有暖肾固精缩尿,温脾开胃摄唾功效的药物是
8. 具有补肾益精,养肝明目,止泻,安胎功效的药物是

　　A. 蛤蚧　　　　　　　B. 胡桃仁　　　　　　C. 冬虫夏草　　　　　D. 紫河车
9. 偏补肺气,尤善纳气定喘,为肺肾虚喘之要药,兼益精血的药物是
10. 平补肺肾阴阳,兼止血化痰,用于久咳虚喘,劳嗽痰血,为诸痨虚损调补之要药的是

　　A. 石斛　　　　　　　B. 麦冬　　　　　　　C. 玉竹　　　　　　　D. 百合
11. 能养肺胃之阴,兼可润肠通便的药是
12. 主养胃肾之阴,而生津除热的药是

　　A. 益胃生津,润肺清心　B. 润肺止咳,清心安神　C. 滋阴补血,生津润燥　D. 补益心脾,养血安神
13. 桑椹具有的功效是
14. 龙眼肉具有的功效是

　　A. 女贞子　　　　　　B. 枸杞子　　　　　　C. 龟甲　　　　　　　D. 鳖甲
15. 治疗肾虚骨痿,囟门不合,宜首选
16. 治疗阴血亏虚,惊悸健忘,宜首选

　　A. 女贞子　　　　　　B. 墨旱莲　　　　　　C. 龟甲　　　　　　　D. 桑椹
17. 宜先煎,经砂炒醋淬后,更容易煎出有效成分,并除去腥气,便于制剂的药物是
18. 黄酒拌后蒸制,可增强滋补肝肾作用,并使苦寒之性减弱,避免滑肠的是

三、X型题:在每小题给出的A、B、C、D四个选项中,至少有两项是符合题目要求的,请选出所有符合题目要求
　　的答案,多选或少选均不得分。

1. 下列选项中,性味甘平的药物有
　　A. 党参　　　　　　　B. 太子参　　　　　　C. 西洋参　　　　　　D. 山药

2. 黄芪、白术功效的共同点有
　　A. 补气健脾　　　　　B. 固表止汗　　　　　C. 燥湿　　　　　　　D. 利水

3. 甘草的解毒作用是

A.解热毒　　　　　　　B.解药物中毒　　　　　C.解蛇毒　　　　　　D.解梅毒

4.既能补肝肾,又能祛风湿的药物是
　A.桑寄生　　　　　　　B.杜仲　　　　　　　　C.巴戟天　　　　　　D.狗脊

5.既功能补肾助阳,又能润肠通便的药是
　A.巴戟天　　　　　　　B.肉苁蓉　　　　　　　C.锁阳　　　　　　　D.仙茅

6.平补肺脾肾三经的药物是
　A.山药　　　　　　　　B.枸杞子　　　　　　　C.黄精　　　　　　　D.桑椹

7.功能补肾温脾止泻,用于脾肾阳虚,便溏泄泻的药物是
　A.补骨脂　　　　　　　B.吴茱萸　　　　　　　C.益智仁　　　　　　D.菟丝子

8.下列哪组均能治疗肾不纳气虚喘
　A.冬虫夏草、蛤蚧　　　B.磁石、沉香　　　　　C.补骨脂、五味子　　D.胡桃肉、紫河车

9.下列药物中既补肾,又固涩的药有
　A.菟丝子　　　　　　　B.山萸肉　　　　　　　C.枸杞子　　　　　　D.沙苑子

10.鹿茸的主治病证有
　A.小儿五迟　　　　　　B.妇女崩漏带下　　　　C.疮疡久溃不敛　　　D.风寒湿痹

11.阿胶常用治疗的病证有
　A.出血证　　　　　　　B.阴虚风动　　　　　　C.阴虚燥咳　　　　　D.心烦失眠

12.既补血,又活血的药物是
　A.阿胶　　　　　　　　B.鸡血藤　　　　　　　C.丹参　　　　　　　D.当归

13.能补肺胃之阴的药物有
　A.百合　　　　　　　　B.麦冬　　　　　　　　C.北沙参　　　　　　D.玉竹

14.下列叙述中,不正确的是
　A.黄芪、白术都有补益脾肺之气而固表的作用　　B.凡用人参之处均可用党参代之而用量加倍
　C.女贞子、墨旱莲都有补益肝肾、明目止血之功　　D.龟甲、鳖甲都有滋阴潜阳之功

15.不宜与藜芦同用的是
　A.沙参　　　　　　　　B.人参　　　　　　　　C.太子参　　　　　　D.丹参

16.下列补虚药中,具有润肠通便作用的有
　A.当归　　　　　　　　B.锁阳　　　　　　　　C.何首乌　　　　　　D.桑椹

17.下列药物中具有补肝肾、强筋骨、安胎之功的是
　A.鹿茸　　　　　　　　B.杜仲　　　　　　　　C.续断　　　　　　　D.补骨脂

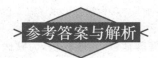

►参考答案与解析◄

一、A型题。

1.**A**。
　人参能大补元气,复脉固脱,为拯危救脱要药,适用于因大汗、大泻、大失血或大病、久病所致元气虚极欲脱,气短神疲,脉微欲绝的重危证候。

2.**D**。
　此题考查人参的特殊用法用量。人参煎服3～9g;挽救虚脱用15～30g。宜文火另煎分次兑服。野山参研末吞服,每次2g,日服2次。

3.**D**。

人参与莱菔子属于相恶的配伍,莱菔子能消弱人参的补气作用。

4. B。

西洋参甘、微苦,凉,其功效是补气养阴,清火生津。山药的功效是补脾养胃,生津益肺,补肾涩精;太子参的功效是补气健脾,生津润肺;沙参的功效是养阴清肺,益胃生津。

5. D。

人参与党参均具有补脾气、补肺气、益气生津、益气生血及扶正祛邪之功,均可用于脾气虚、肺气虚、津伤口渴、消渴、血虚及气虚邪实之证。但党参性味甘平,作用缓和,药力薄弱,古方治以上轻症和慢性疾患者,可用党参加大用量代替人参,而急症、重症仍以人参为宜。党参不具有人参益气救脱之功,凡元气虚脱之证,应以人参急救虚脱,不能以党参代替。

6. C。

太子参能补脾肺之气,兼能养阴生津,其性略偏寒凉,属补气药中的清补之品。因作用平和,多入复方作病后调补之药。

7. D。

黄芪以其补气之功还能收托毒生肌之效。疮疡中期,正虚毒盛不能托毒外达,疮形平塌,根盘散漫,难溃难腐者,可用黄芪补气生血,扶助正气,托脓毒外出。溃疡后期,因气血虚弱,脓水清稀,疮口难敛者,用黄芪补气生血,有生肌敛疮之效。

8. B。

人参没有利水的功效。此题考查人参与黄芪功效的共同点与不同点。人参与黄芪皆具有补气及补气生津、补气生血之功效,且常相须为用,能相互增强疗效。但人参作用较强,被誉为补气第一要药,并具有益气救脱、安神增智、补气助阳之功。黄芪补益元气之力不及人参,但长于补气升阳、益卫固表、托疮生肌、利水退肿,尤宜于脾虚气陷及表虚自汗等证。

9. C。

白术甘、苦,温;归脾、胃经,能益气健脾,燥湿利水,被前人誉为"脾脏补气健脾第一要药"。

10. A。

白术的炮制方法为土炒,炒用可增强补气健脾止泻作用。

11. B。

黄芪和白术均有补气健脾,利水,固表止汗的作用,均可用于脾气虚证,气虚水肿,气虚自汗等证。除此之外,黄芪还有托毒生肌的作用,用于气血亏虚,疮疡难溃难腐,或溃久难敛。

12. D。

山药甘、平;归脾、肺、肾经,其功效是补脾养胃,生津益肺,补肾涩精。黄精甘,平;归脾、肺、肾经,其功效是补气养阴,健脾,润肺,益肾。两者功效相似,但黄精没有固涩的作用。

13. C。

甘草甘,平;归心、肺、脾、胃经,其功效是补脾益气,祛痰止咳,缓急止痛,清热解毒,调和诸药。

14. B。

甘草生用性微寒,可清热解毒;蜜炙药性微温,增强补益心脾之气和润肺止咳作用。

15. B。

甘草的使用注意也是高频考点。甘草反京大戟、芫花、甘遂、海藻;有助湿壅气之弊,湿盛胀满、水肿者不宜用;大剂量久服可导致水钠潴留,引起浮肿。

16. D。

大枣甘、温;归脾、胃、心经,能补中益气,养血安神,为治疗心失充养,心神无主而脏躁的要药,如甘麦大枣汤。

17. D。

沙棘甘、酸涩,温;归脾、胃、肺、心经,能健脾消食,止咳祛痰,为藏医、蒙医治疗咳喘痰多之较常用药。

18. A。

鹿茸为脊椎动物鹿科梅花鹿或马鹿等雄鹿头上尚未骨化而带茸毛的幼角,使用注意和用法用量较特殊。1～2g,研末吞服;或入丸、散。服用时宜从小量开始,缓缓增加,不可骤用大量,以免阳升风动,头晕目赤,或伤阴动血。凡发热者均当忌服。

19. A。

紫河车的功效是补肾益精,养血益气;冬虫夏草的功效是补肾益肺,止血化痰;蛤蚧的功效是补肺益肾,纳气平喘,助阳益精;龙眼肉的功效是补益心脾,养血安神。

20. C。

杜仲甘,温;归肝、肾经,能补肝肾,强筋骨,安胎;用于治疗肾虚腰痛及各种腰痛,均有扶正固本之效。

21. C。

续断的功效是补益肝肾,强筋健骨,止血安胎,疗伤续折;杜仲的功效是补肝肾,强筋骨,安胎;牛膝是活血调经药,其功效是活血通经,补肝肾,强筋骨,利水通淋,引火(血)下行;自然铜是活血疗伤药,其功效是散瘀止痛,接骨疗伤。

22. A。

续断能补益肝肾,调理冲任,有固本安胎之功,可用于肝肾不足之崩漏下血、胎动不安等症。崩漏下血宜炒用。

23. C。

补骨脂苦、辛,温;归肾、脾经,其功效是补肾壮阳,固精缩尿,温脾止泻,纳气平喘。益智仁的功效是暖肾固精缩尿,温脾止泻摄唾;菟丝子的功效是补肾益精,养肝明目,止泻,安胎,固精缩尿;沙苑子的功效是补肾助阳固精缩尿,养肝明目。

24. A。

本题考查补骨脂与益智仁功效的相同点和不同点。两者味辛性温热,归脾肾经,均能补肾助阳,固精缩尿,温脾止泻,都可用治肾阳不足的遗精滑精,遗尿尿频,以及脾肾阳虚的泄泻不止等证。二者常相须为用。补骨脂助阳力更强,作用偏于肾,长于补肾壮阳,多用于肾阳不足,命门火衰之腰膝冷痛、阳痿等症;也可用治肾不纳气的虚喘,能补肾阳而纳气平喘。益智仁助阳之力较弱,作用偏于脾,长于温脾止泻摄唾,多用于中气虚寒,食少多唾,小儿流涎不止,腹中冷痛者。

25. B。

菟丝子辛、甘、平;归肾、肝、脾经,辛以润燥,甘以补虚,为平补阴阳之品,功能补肾阳、益肾精以固精缩尿。其功效是补肾益精,养肝明目,止泻,安胎,固精缩尿。

26. A。

当归甘、辛,温;归肝、心、脾经,甘温质润,长于补血,为补血之圣药。

27. A。

当归为补血药,其功效是补血调经,活血止痛,润肠通便;鸡血藤是活血调经药,其功效是行血补血,调经,舒筋活络。所以两者的共同点是补血,活血。

28. C。

熟地黄甘,微温;归肝、肾经,能补血养阴,益精填髓。熟地黄质润入肾,善滋补肾阴,填精益髓,为补肾阴之要药,古人云"大补五脏真阴","大补真水"。

29. D。

白芍苦、酸,微寒;归肝、脾经,其功效是养血调经敛阴止汗,柔肝止痛,平抑肝阳。

30. B。

何首乌苦、甘、涩,微温;归肝、肾心经,其制用和生用的功效迥异。制用:补肝肾益精血,乌须发,强筋骨,化浊降脂;生用:解毒,截疟,润肠通便,消痈。

31. D。

阿胶甘,平;归肺、肝、肾经,其功效是补血,滋阴,润肺,止血。

32. D。

阿胶为马科动物驴的皮,经漂泡去毛后熬制而成的胶块,其用法较为特殊,入汤剂宜烊化冲服。

33. D。

麦冬的功效是养阴润肺,益胃生津,清心除烦;天冬的功效是养阴润燥,清肺生津;石斛的功效是益胃生津,滋阴清热;百合的功效是养阴润肺,清心安神。

34. B。

此题考查药物的归经。石斛归胃、肾经,不归肺经。北沙参归肺、胃经,百合归肺、心经,玉竹归肺、胃经。

35. A。

枸杞子、墨旱莲和女贞子均归肝、肾经,枸杞子的功效是滋补肝肾,益精明目;墨旱莲的功效是滋补肝肾,凉血止血;女贞子的功效是滋补肝肾,乌须明目。因而共同功效为滋补肝肾。

36. D。

此题考查龟甲和鳖甲功效的共同点和不同点。龟甲的功效是滋阴潜阳,益肾健骨,养血补心,固经止崩;鳖甲的功效是滋阴潜阳,退热除蒸,软坚散结。两者均能滋养肝肾之阴、平肝潜阳,同治肾阴不足,虚火亢旺之骨蒸潮热、盗汗、遗精,以及肝阴不足,肝阳上亢之头痛、眩晕等症。不同点在于:龟甲长于滋肾,鳖甲长于退虚热。龟甲兼有健骨、补血、养心等功效,常用于肝肾不足,筋骨痿弱,腰膝酸软,妇女崩漏、月经过多及心血不足,失眠、健忘等证。鳖甲兼能软坚散结,常用于癥瘕积聚。

37. C。

上述八味药物中,龙骨、牡蛎,朱砂、磁石、珍珠、琥珀均有镇惊安神的作用,而龟甲能养血补心而安神,鳖甲不具有安神的功效。

38. B。

中阳衰微,胃有寒湿者忌用药性寒凉的药物。而西洋参药性寒凉,能伤湿碍中,所以中阳衰微,胃有寒湿者忌用。太子参药性平和,多入复方作病后调补之药。益智仁具有温脾开胃摄唾的功效,可用于治疗脾胃虚寒证。菟丝子辛以润燥,甘以补虚,为平补阴阳之品。

39. B。

蛤蚧、胡桃仁、冬虫夏草皆入肺肾善补肺益肾而定喘咳,用于肺肾两虚之喘咳。蛤蚧补益力强,偏补肺气,尤善纳气定喘,为肺肾虚喘之要药,兼益精血;胡桃仁补益力缓,偏助肾阳,温肺寒,用于阳虚腰痛及虚寒喘咳,兼润肠通便;冬虫夏草平补肺肾阴阳,兼止血化痰,用于久咳虚喘,劳嗽痰血,为诸痨虚损调补之要药。

二、B型题。

1、2. C;D。

此题考查四味参类补气药的功效。人参的功效是大补元气,补脾益肺,生津养血,安神益智,复脉固脱;西洋参的功效是补气养阴,清热生津;党参的功效是补脾肺气,补血,生津;太子参的功效是补气健脾,生津润肺。

3、4. B;A。

绞股蓝的功效是益气健脾,化痰止咳,清热解毒;红景天的功效是益气活血,通脉平喘;刺五加的功效是益气健脾,补肾安神;沙棘的功效是健脾消食,止咳祛痰,活血祛瘀。

5、6. A;C。

淫羊藿的功效是补肾壮阳,祛风除湿,强筋骨;仙茅的功效是温肾壮阳,祛寒除湿,强筋骨。

7、8. B;C。

补骨脂的功效是补肾壮阳,固精缩尿,温脾止泻,纳气平喘;益智仁的功效是暖肾固精缩尿,温脾开胃摄唾;菟丝子的功效是补肾益精,养肝明目,止泻,安胎;沙苑子的功效是补肾固精,养肝明目。

9、10. A;C。

蛤蚧,胡桃仁和冬虫夏草皆入肺肾经,善补肺益肾而定喘咳,用于肺肾两虚之喘咳。而不同点在于:蛤蚧补益力强,偏补肺气,尤善纳气定喘,为肺肾虚喘之要药,兼益精血;胡桃仁补益力缓,偏助肾阳,温肺寒,用于阳虚腰痛及虚寒喘咳,兼润肠通便;冬虫夏草平补肺肾阴阳,兼止血化痰,用于久咳虚喘,劳嗽痰血,为诸痨虚损调补之要药。

11、12. B;A。

麦冬能养阴润肺,益胃生津,清心除烦;同时与生地、玄参同用,可用治热邪伤津之便秘。石斛归胃、肾经,能益胃生津,滋阴清热。玉竹归肺、胃经,能养阴润燥,生津止渴。百合归肺、心经,能养阴润肺,清心安神。

13、14. C;D。

桑椹为补阴药,其功效是滋阴补血,生津润燥;龙眼肉是补血药,其功效是补益心脾,养血安神。

15、16. C;C。

龟甲咸、甘,微寒;归肝、肾、心经;其功效是滋阴潜阳,益肾健骨,养血补心,固经止崩,主要用于治疗:①阴虚阳亢,阴虚内热,虚风内动。②肾虚骨痿,囟门不合。③阴血亏虚,惊悸、失眠、健忘。④崩漏,月经过多。

17、18. C;A。

此题考查特殊药物的用法用量。龟甲煎服 9~24g,宜先煎,经砂炒醋淬后,更容易煎出有效成分,并除去腥气,便于制剂。女贞子煎服,6~12g,因主要成分齐墩果酸不易溶于水,故入丸剂为佳;黄酒拌后蒸制,可增强滋补肝肾作用,并使苦寒之性减弱,避免滑肠。

三、X型题。

1. AD。

党参和山药的性味均为甘、平。太子参的性味为甘、微苦,平。西洋参的性味为甘、微苦,凉。

2. ABD。

黄芪和白术均有补气健脾,利水,固表止汗的作用,均可用于脾气虚证,气虚水肿,气虚自汗等证。除此之外,黄芪还有托毒生肌、升阳举陷的作用,用于脾虚中气下陷之久泻脱肛,内脏下垂以及气血亏虚,疮疡难溃难腐,或溃久难敛。白术还有燥湿,安胎的作用,用于脾虚胎动不安等症。

3. AB。

甘草长于解毒,应用十分广泛。生品药性微寒,可清解热毒,可用治热毒疮疡和热毒咽喉肿痛。此外,甘草对附子等多种药物和食物所致中毒,有一定解毒作用。

4. **ACD**。

杜仲和巴戟天为补阳药,其中巴戟天能补肾助阳,祛风除湿,而杜仲能补肝肾,强筋骨,安胎,不能祛风湿。桑寄生和狗脊均为祛风湿强筋骨药,桑寄生的功效是祛风湿,补肝肾,强筋骨,安胎;狗脊的功效是祛风湿,补肝肾,强腰膝。

5. **BC**。

肉苁蓉和锁阳均能补肾助阳,润肠通便,益精血;而巴戟天的功效是补肾助阳,祛风除湿,强筋骨;仙茅的功效是温肾壮阳,祛寒除湿,强筋骨。

6. **AC**。

枸杞子和桑椹归肝、肾经,能滋补肝肾。而黄精和山药均为气阴双补之品,性味甘平,主归肺、脾、肾三脏。

7. **ABCD**。

补骨脂和益智仁味辛性温热,归脾肾经,均能补肾助阳,温脾止泻,都可用治脾肾阳虚的泄泻不止等证。菟丝子也能补肾益脾以止泻,用治脾肾虚泄泻。吴茱萸为温里药,能温脾益肾,助阳止泻,为治脾肾阳虚、五更泄泻之常用药。

8. **ABCD**。

蛤蚧,胡桃仁和冬虫夏草皆入肺肾经,善补肺益肾而定喘咳,用于肺肾两虚之喘咳。紫河车能补肾益精,养血益气,也用于肺肾虚喘;补骨脂则能补肾助阳,纳气平喘,用于肾不纳气,虚寒咳喘。磁石为重镇安神药,质重沉降,纳气归肾,有益肾纳气平喘之功。沉香为理气药,能温肾纳气,又能降逆平喘,用于虚喘证。五味子为收涩药,能下滋肾阴,为治疗虚喘之要药。

9. **ABD**。

枸杞子能滋补肝肾,益精明目,但没有固涩的作用。菟丝子和沙苑子均能补肾固精。山茱萸为收涩药,能补益肝肾,收涩固脱。

10. **ABC**。

鹿茸能补肾阳,益精血,强筋骨,调冲任,托疮毒;主要用于治疗:①肾阳虚衰,精血不足证。②肾虚骨弱,腰膝无力或小儿五迟。③妇女冲任虚寒,崩漏带下。④疮疡久溃不敛,阴疽疮肿内陷不起。

11. **ABCD**。

阿胶的功效是补血,滋阴,润肺,止血;主要用于治疗:①血虚诸证。②出血证。③肺阴虚燥咳。④热病伤阴,心烦失眠,阴虚风动,手足瘛疭。

12. **BD**。

当归的功效是补血调经,活血止痛,润肠通便;鸡血藤的功效是行血补血,调经,舒筋活络;阿胶的功效是补血,滋阴,润肺,止血;丹参的功效是活血调经,祛瘀止痛,凉血消痈,除烦安神。

13. **ABCD**。

百合归肺、心经,能养阴润肺,清心安神。麦冬归胃、肺、心经,能养阴润肺,益胃生津,清心除烦。北沙参归肺、胃经,能养阴清肺,益胃生津。玉竹归肺、胃经,养阴润燥,生津止渴。

14. **ABC**。

白术归脾、胃经,不能补益肺气,善治脾气虚弱,卫气不固,表虚自汗者。人参与党参均具有补脾气、补肺气、益气生津、益气生血及扶正祛邪之功,但党参性味甘平,作用缓和,药力薄弱,古方治以上轻症和慢性疾患者,可用党参加大用量代替人参,而急症、重症仍以人参为宜。而且党参不具有人参益气救脱之功,凡元气虚脱之证,应以人参急救虚脱,不能以党参代替。女贞子、墨旱莲均有补益肝肾的作用,除此之外,墨旱莲还有凉血止血的作用,女贞子有乌须明目的作用。

15. **ABD**。

藜芦反人参、丹参、玄参、沙参、苦参。值得注意的是西洋参和党参也不能与藜芦同用。

16. **ABCD**。

当归的功效是补血调经,活血止痛,润肠通便;锁阳的功效是补肾助阳,润肠通便,益精血;何首乌制用能补肝精益精血,乌须发,强筋骨,化浊降脂,生用能解毒,截疟,润肠通便消痈;桑椹的功效是滋阴补血,生津润燥,能润肠通便。

17. **BC**。

鹿茸的功效:壮肾阳,益精血,强筋骨,调冲任,托疮毒。杜仲的功效:补肝肾,强筋骨,安胎。续断的功效:补益肝肾,强筋骨,止血安胎,疗伤续折。补骨脂的功效:补肾壮阳,固精缩尿,温脾止泻,纳气平喘。综上具有补肝肾、强筋骨、安胎之功的中药是杜仲和续断。

第十九章

收涩药

一、A 型题:在每小题给出的 A、B、C、D 四个选项中,请选出一项最符合题目要求的。

1. 下列药物中,为敛肺固表止汗之要药的是
   A. 麻黄根　　　　　　B. 麻黄　　　　　　C. 五味子　　　　　　D. 五倍子

2. 下列哪些不是五味子的功效
   A. 收敛固涩　　　　　B. 益气生津　　　　C. 收湿敛疮　　　　　D. 补肾宁心

3. 下列选项中,不符合五味子收敛固涩作用的是
   A. 涩精止遗　　　　　B. 收敛止血　　　　C. 涩肠止泻　　　　　D. 敛肺止汗

4. 下列药物中,为安蛔之良药的是
   A. 乌梅　　　　　　　B. 罂粟壳　　　　　C. 五味子　　　　　　D. 五倍子

5. 炒炭后,涩重于酸,收敛力强,能固冲止漏可用于崩漏不止,便血等症的药物是
   A. 五味子　　　　　　B. 罂粟壳　　　　　C. 五倍子　　　　　　D. 乌梅

6. 下列哪味药的药用部位是虫瘿
   A. 五味子　　　　　　B. 乌梅　　　　　　C. 五倍子　　　　　　D. 诃子

7. 既能敛肺降火,又能收敛止血,尤宜于咳嗽咯血者的药物是
   A. 五倍子　　　　　　B. 五味子　　　　　C. 乌梅　　　　　　　D. 罂粟壳

8. 五倍子入丸、散服,每次的剂量是
   A. 3～9g　　　　　　B. 1～1.5g　　　　C. 0.1～0.15g　　　　D. 0.3～0.9g

9. 既能涩肠止泻,又能敛肺止咳,并能止痛的药物是
   A. 五倍子　　　　　　B. 五味子　　　　　C. 诃子　　　　　　　D. 罂粟壳

10. 《本草纲目》称"为涩肠止泻之圣药"的药物是
    A. 五倍子　　　　　　B. 石榴皮　　　　　C. 诃子　　　　　　　D. 罂粟壳

11. 既能敛肺下气止咳,又能清肺利咽开音,为治失音之要药的药物是
    A. 五倍子　　　　　　B. 石榴皮　　　　　C. 诃子　　　　　　　D. 罂粟壳

12. 涩肠止泻宜煨用,敛肺清热、利咽开音宜生用的药物是
    A. 肉豆蔻　　　　　　B. 石榴皮　　　　　C. 罂粟壳　　　　　　D. 诃子

13. 既能涩肠止泻,又能杀虫,收敛止血的药物是
    A. 诃子　　　　　　　B. 石榴皮　　　　　C. 肉豆蔻　　　　　　D. 赤石脂

14. 肉豆蔻的功效是
    A. 涩肠止泻,温中行气　B. 涩肠止泻,收敛止血　C. 敛肺止咳,温中行气　D. 敛肺止咳,收敛止血

15. 能暖脾胃,固大肠,止泻痢,为治疗虚寒性泻痢之要药的药物是
    A. 豆蔻　　　　　　　B. 石榴皮　　　　　C. 肉豆蔻　　　　　　D. 赤石脂

16. 能用赤石脂而不能用禹余粮治疗的病证是
    A. 久泻久痢　　　　　B. 崩漏便血　　　　C. 疮疡久溃　　　　　D. 带下

17. 能收敛止汗,固涩滑脱,为防止元气虚脱之要药的药物是

A. 五味子　　　　　　　B. 覆盆子　　　　　　　C. 金樱子　　　　　　　D. 山茱萸

18. 覆盆子与桑螵蛸功效的共同点是
　　A. 固精缩尿　　　　　　B. 益肝肾明目　　　　　C. 补肾助阳　　　　　　D. 收敛止血

19. 固精缩尿兼能涩肠止泻的药是
　　A. 金樱子　　　　　　　B. 桑螵蛸　　　　　　　C. 覆盆子　　　　　　　D. 赤石脂

20. 下列哪项不是海螵蛸的功效
　　A. 固精止带　　　　　　B. 收敛止血　　　　　　C. 补肾助阳　　　　　　D. 制酸止痛

21. 莲子具有而芡实不具有的功效是
　　A. 益肾固精　　　　　　B. 止带　　　　　　　　C. 止泻　　　　　　　　D. 养心安神

22. 能益肾健脾,收敛固涩,除湿止带,为治疗带下证之佳品的药物是
　　A. 金樱子　　　　　　　B. 海螵蛸　　　　　　　C. 莲子　　　　　　　　D. 芡实

23. 既能清热燥湿,收敛止带,又能止泻,止血的药物是
　　A. 椿皮　　　　　　　　B. 海螵蛸　　　　　　　C. 莲子　　　　　　　　D. 芡实

24. 内服治蛔虫腹痛,外洗治疗疥癣瘙痒的收涩药是
　　A. 金樱子　　　　　　　B. 乌梅　　　　　　　　C. 石榴皮　　　　　　　D. 椿皮

25. 内服须煨熟去油用的药物是
　　A. 金樱子　　　　　　　B. 肉豆蔻　　　　　　　C. 白豆蔻　　　　　　　D. 草豆蔻

26. 味咸而涩,能制酸止痛,为治疗胃脘痛胃酸过多之佳品的药物是
　　A. 金樱子　　　　　　　B. 乌梅　　　　　　　　C. 桑螵蛸　　　　　　　D. 海螵蛸

27. 下列除哪项药物外均有收敛止血作用
　　A. 赤石脂　　　　　　　B. 海螵蛸　　　　　　　C. 五味子　　　　　　　D. 五倍子

28. 山茱萸用于急救固脱时的用量是
　　A. 5～10g　　　　　　B. 20～30g　　　　　　C. 10～15g　　　　　　D. 15～20g

29. 下列除哪项药物外均有止带作用
　　A. 覆盆子　　　　　　　B. 金樱子　　　　　　　C. 莲子　　　　　　　　D. 椿皮

30. 乌梅的药用部位是
　　A. 成熟果实　　　　　　B. 种子　　　　　　　　C. 种仁　　　　　　　　D. 近成熟果实

31. 桑螵蛸、海螵蛸均具有的功效是
　　A. 补肾助　　　　　　　B. 除湿止带　　　　　　C. 收敛止血　　　　　　D. 固精止遗

二、B型题:A、B、C、D是其下面两道小题的备选项,请从中选择一项最符合题目要求的,每个选项可以被选择
　　一次或两次。

　　A. 罂粟壳　　　　　　　B. 乌梅　　　　　　　　C. 五味子　　　　　　　D. 五倍子

1. 主治久咳虚喘,久泻久痢,遗精滑精,自汗盗汗,崩漏下血的药物是

2. 主治久咳虚喘,久泻久痢,遗精滑精,自汗盗汗,心悸失眠的药物是

　　A. 罂粟壳　　　　　　　B. 诃子　　　　　　　　C. 乌梅　　　　　　　　D. 五倍子

3. 治疗胃痛,腹痛,筋骨疼痛,宜首选

4. 治疗失音,宜首选

　　A. 罂粟壳　　　　　　　B. 诃子　　　　　　　　C. 赤石脂　　　　　　　D. 禹余粮

5. 具有涩肠止泻,收敛止血,敛疮生肌功效的药物是

6. 具有涩肠止泻,收敛止血,止带功效的药物是

A. 五倍子　　　　　　　B. 海螵蛸　　　　　　C. 五味子　　　　　　D. 桑螵蛸

7.螳螂科昆虫大刀螂、小刀螂或巨斧螳螂的卵鞘,习称

8.乌贼科动物无针乌贼或金乌贼的内壳,习称

A. 覆盆子　　　　　　　B. 海螵蛸　　　　　　C. 金樱子　　　　　　D. 桑螵蛸

9.还能用于肝肾不足,目暗不明的药物是

10.还能用于久泻久痢的药物是

A. 桑螵蛸　　　　　　　B. 海螵蛸　　　　　　C. 莲子　　　　　　　D. 芡实

11.具有益肾固精,补脾止泻,止带,养心安神功效的药物是

12.具有益肾健脾,收敛固涩,除湿止带功效的药物是

A. 乌梅　　　　　　　　B. 诃子　　　　　　　C. 罂粟壳　　　　　　D. 肉豆蔻

13.治疗蛔厥腹痛,呕吐,宜首选

14.治疗胃寒胀痛,食少呕吐,宜首选

三、X型题:在每小题给出的 A、B、C、D 四个选项中,至少有两项是符合题目要求的,请选出所有符合题目要求的答案,多选或少选均不得分。

1.五味子的收敛固涩作用有
　　A. 敛肺止咳　　　　　B. 固精止遗　　　　　C. 涩肠止泻　　　　　D. 敛肺止汗

2.五倍子的功效有
　　A. 敛肺降火　　　　　B. 敛汗止血　　　　　C. 涩肠固精　　　　　D. 解毒消肿

3.五味子、五倍子均可用于治疗
　　A. 肺虚久咳　　　　　B. 久泻不止　　　　　C. 遗精滑精　　　　　D. 自汗盗汗

4.下列选项中,山茱萸的收敛固涩作用包括
　　A. 固精缩尿　　　　　B. 收敛止血　　　　　C. 涩肠止泻　　　　　D. 敛汗固脱

5.海螵蛸的主治病证有
　　A. 遗精带下　　　　　B. 崩漏便血　　　　　C. 湿疮湿疹　　　　　D. 胃痛吐酸

6.莲子、芡实皆常用治
　　A. 肾虚不固,遗精滑精　B. 脾肾两虚,白带过多　C. 肝肾亏虚,目暗昏花　D. 脾气亏虚,久泻不止

7.下列各组药物中,均具有收敛止血功效的药物有
　　A. 椿皮,石榴皮　　　　B. 赤石脂,禹余粮　　　C. 五味子,五倍子　　　D. 桑螵蛸,海螵蛸

8.补敛并俱的药物有
　　A. 莲子,芡实　　　　　B. 山茱萸,五味子　　　C. 覆盆子,桑螵蛸　　　D. 海螵蛸,金樱子

9.能敛肺涩肠的药物是
　　A. 乌梅,诃子　　　　　B. 赤石脂,禹余粮　　　C. 罂粟壳,石榴皮　　　D. 五倍子,五味子

10.既能补肾助阳,又能固精缩尿的药物是
　　A. 补骨脂　　　　　　　B. 益智仁　　　　　　C. 桑螵蛸　　　　　　D. 覆盆子

11.下列哪组药物均有明目功效
　　A. 菟丝子,沙苑子　　　B. 枸杞子,女贞子　　　C. 金樱子,覆盆子　　　D. 决明子,青葙子

12.即能涩精止遗,又能涩肠止泻的药物是
　　A. 金樱子、莲子　　　　B. 芡实、五味子　　　　C. 五倍子、菟丝子　　　D. 补骨脂、益智仁

13.下列对药物用量的叙述中,正确的是
　　A. 五味子煎服,2～6g　　　　　　　　　　　B. 五倍子入丸、散服,每次 1～1.5g
　　C. 山茱萸煎服,6～12g　　　　　　　　　　 D. 肉豆蔻入丸、散服,每次 1～1.5g

14. 既能补脾又能涩精的药物是

　　A. 山药　　　　　　B. 补骨脂　　　　　　C. 莲子　　　　　　D. 芡实

15. 下列山茱萸能主治的病证有

　　A. 腰膝酸软　　　　B. 遗精滑精　　　　　C. 崩漏　　　　　　D. 大汗不止,体虚欲脱

参考答案与解析

一、A 型题。

1. A。

麻黄根甘平性涩,入肺经而能行肌表、实卫气、固腠理、闭毛窍,为敛肺固表止汗之要药。

2. C。

五味子酸、甘,温;归肺、心、肾经,其功效是收敛固涩,益气生津,补肾宁心。

3. B。

五味子的收敛固涩作用包括:①敛肺止咳,用于久咳虚喘。②敛肺止汗,用于自汗、盗汗。③涩精止遗,用于遗精、滑精。④涩肠止泻,用于久泻不止。

4. A。

蛔得酸则静,乌梅极酸,具有安蛔止痛,和胃止呕的功效,为安蛔之良药。

5. D。

乌梅酸、涩,平,能敛肺止咳,涩肠止泻,安蛔止痛,生津止渴。此外,乌梅炒炭后,涩重于酸,收敛力强,能固冲止漏可用于崩漏不止,便血等症;外敷能消疮毒,可治胬肉外突,头疮等。止泻止血宜炒炭用。

6. C。

五倍子为漆树科植物盐肤木、青麸杨或红麸杨叶上的虫瘿,主要由五倍子蚜寄生而形成;五味子为木兰科植物五味子或华中五味子的干燥成熟果实;乌梅为蔷薇科植物梅的干燥近成熟果实;诃子为使君子科植物诃子的干燥成熟果实。

7. A。

五倍子酸涩收敛,性寒清降,入肺经,既能敛肺止咳,又能清肺降火,适用于久咳及肺热咳嗽。因五倍子又能止血,故尤宜于咳嗽咯血者。

8. B。

此题考查五倍子的用法用量。五倍子煎服,3～6g;入丸、散服,1～1.5g。外用适量。研末外敷或煎汤熏洗。

9. D。

罂粟壳酸、涩,平,有涩肠止泻,敛肺止咳,止痛的功效。

10. D。

罂粟壳味酸、涩,性平和,能固肠道,涩滑脱,《本草纲目》称"为涩肠止泻之圣药",适用于久泻、久痢而无邪滞者。

11. C。

诃子酸涩而苦,既收又降,既能敛肺下气止咳,又能清肺利咽开音,为治失音之要药,可治肺虚久咳失音及痰热郁肺久咳失音者。

12. D。

诃子苦、酸、涩,平;归肺、大肠经,其功效是涩肠止泻,敛肺止咳,降火利咽。用法上应注意:涩肠止泻宜煨用,敛肺清热、利咽开音宜生用。

13. B。

石榴皮酸、涩,温;归大肠经,其功效是涩肠止泻,杀虫,收敛止血。值得注意的是其用法,入汤剂生用,入丸、散多炒用,止血多炒炭用。

14. A。

肉豆蔻辛、温;归脾、胃、大肠经,其功效是涩肠止泻,温中行气。

15. C。

肉豆蔻辛温而涩,能涩肠止泻,温中行气,入中焦,能暖脾胃,固大肠,止泻痢,为治疗虚寒性泻痢之要药。

16. **C**。

赤石脂和禹余粮均有涩肠止泻,收敛止血的功效,均能用于久泻久痢和崩漏便血等症。除此之外,赤石脂还有敛疮生肌之功,可用于疮疡久溃;禹余粮还有止带之功,可用于带下证。

17. **D**。

山茱萸酸、涩,微温;归肝、肾经,其功效是补益肝肾,收涩固脱。能收敛止汗,固涩滑脱,为防止元气虚脱之要药,用治大汗不止,体虚欲脱。

18. **A**。

覆盆子甘、酸,温,能固精缩尿,益肝肾明目;桑螵蛸甘、咸,平,能固精缩尿,补肾助阳,因此其功效的共同点是固精缩尿。

19. **A**。

金樱子酸、甘涩,平;归肾、膀胱、大肠经,其功效是固精缩尿固崩止带,涩肠止泻。桑螵蛸和覆盆子均能固精缩尿,但没有涩肠止泻的功效。赤石脂能涩肠止泻,但没有固精缩尿的作用。

20. **C**。

海螵蛸咸、涩,温;归脾、肾经,其功效是固精止带,收敛止血,制酸止痛,收湿敛疮。没有补肾助阳的作用。

21. **D**。

莲子和芡实同科属,均为甘涩平,主归脾、肾经。均能益肾固精、补脾止泻、止带,补中兼涩,主治肾虚遗精、遗尿及脾虚食少、泄泻及脾肾两虚之带下等。然莲子还能养心安神,用于心悸、失眠等症;芡实益脾肾固涩之中,又能除湿止带,故为虚、实带下证之常用药物。

22. **D**。

芡实甘、涩,平;主归脾、肾经。能益肾固精,健脾止泻,除湿止带,为治疗带下证之佳品,虚、实带下证均可配伍使用。

23. **A**。

椿皮苦、涩,寒,归大肠、肝、胃经,其功效是清热燥湿,收敛止带,止泻,止血。海螵蛸的功效是固精止带,收敛止血,制酸止痛,收湿敛疮;莲子的功效是益肾固精,补脾止泻,止带,养心安神;芡实的功效是益肾固精,健脾止泻,除湿止带。

24. **D**。

椿皮除能清热燥湿,收敛止带,止泻,止血外,还能杀虫,内服治蛔虫腹痛,外洗治疥癣瘙痒。此外,乌梅能安蛔止痛,石榴皮能杀虫,用于虫积腹痛,但都没有外洗治疥癣瘙痒的作用。

25. **B**。

肉豆蔻为肉豆蔻科植物肉豆蔻的干燥种仁,除去皮壳后,干燥,应煨制去油用。

26. **D**。

海螵蛸咸、涩,微温,能制酸止痛,用于胃痛吐酸,为治疗胃脘痛胃酸过多之佳品。

27. **C**。

五味子有收敛固涩的作用,包括有敛肺止咳,敛肺止汗,涩精止遗,涩肠止泻,但不能收敛止血。五倍子的功效是敛肺降火,止咳止汗,涩肠止泻,固精止遗,收敛止血,收湿敛疮;赤石脂的功效是涩肠止泻,收敛止血,敛疮生肌;海螵蛸的功效是固精止带,收敛止血,制酸止痛,收湿敛疮。

28. **B**。

此题考查山茱萸的用法用量。山茱萸煎服,6～12g;急救固脱20～30g。

29. **A**。

覆盆子的功效是固精缩尿,益肝肾明目;能用于遗精滑精,遗尿尿频以及肝肾不足,目暗不明,不能止带。金樱子的功效是固精缩尿止带,涩肠止泻;莲子的功效是益肾固精,补脾止泻,止带,养心安神;椿皮的功效是清热燥湿,收敛止带,止泻,止血。

30. **D**。

乌梅是蔷薇科植物梅的干燥近成熟果实。夏季近成熟时采收,低温烘干后焖至皱皮,色变黑时即成。

31. **D**。

海螵蛸与桑螵蛸,两药均有固精止遗作用,均可用以治疗肾虚精关不固之遗精、滑精等证。但桑螵蛸固涩之中又能补肾助阳,而海螵蛸固涩力较强。A选项为桑螵蛸独有的功效;B项和C项为海螵蛸独有的功效,D选项为两者共有的功效。

二、B 型题。

1、2. **D;C。**

五味子与五倍子两者均味酸收敛,均具有敛肺止咳、敛汗止汗、涩精止遗、涩肠止泻的作用;均可用于肺虚久咳、自汗盗汗、遗精滑精、久泻不止等病证。除此之外,五味子还能益气生津,补肾宁心;用于津伤口渴,消渴以及心悸失眠,多梦。五倍子还能收敛止血,收湿敛疮;用于崩漏,便血痔血以及湿疮肿毒。

3、4. **A;B。**

罂粟壳和诃子均有涩肠止泻,敛肺止咳的功效,均能用于久泻,久痢,久咳。此外罂粟壳还能止痛,用于治疗胃痛,腹痛,筋骨疼痛;诃子还能利咽开音,为治疗失音之要药。

5、6. **C;D。**

赤石脂的功效是涩肠止泻,收敛止血,敛疮生肌;禹余粮的功效是涩肠止泻,收敛止血,止带;罂粟壳的功效是涩肠止泻,敛肺止咳,止痛;诃子的功效是涩肠止泻,敛肺止咳,利咽开音。

7、8. **D;B。**

桑螵蛸为螳螂科昆虫大刀螂、小刀螂或巨斧螳螂的干燥卵鞘;海螵蛸为乌贼科动物无针乌贼或金乌贼的干燥内壳。五倍子为漆树科植物盐肤木、青麸杨或红麸杨叶上的虫瘿,主要有五倍子蚜寄生而形成;五味子为木兰科植物五味子或华中五味子的干燥成熟果实。

9、10. **A;C。**

覆盆子的功效是固精缩尿,益肝肾明目;除用于治疗遗精滑精,遗尿尿频外,还能用于肝肾不足,目暗不明。金樱子的功效是固精缩尿固崩止带,涩肠止泻;除用于遗精滑精,遗尿尿频,带下外,还能用于久泻久痢。

11、12. **C;D。**

莲子的功效是益肾固精,补脾止泻,止带,养心安神;芡实的功效是益肾固精,健脾止泻,除湿止带;桑螵蛸的功效是固精缩尿,补肾助阳;海螵蛸的功效是固精止带,收敛止血,制酸止痛,收湿敛疮。

13、14. **A;D。**

乌梅能安蛔止痛,用于治疗蛔厥腹痛,呕吐,为安蛔之良药;肉豆蔻能涩肠止泻,温中行气,用于治疗胃寒胀痛,食少呕吐。

三、X 型题。

1. **ABCD。**

五味子酸、甘、温,归肺、心、肾经。味酸收涩,能敛肺止咳,敛肺止汗,补肾涩精止遗,涩肠止泻,分别用于:①久咳虚喘。②自汗,盗汗。③遗精,滑精。④久泻不止。

2. **ABCD。**

五倍子能敛肺降火,止咳止汗,涩肠止泻,固精止遗,收敛止血,收湿敛疮的功效,且有解毒消肿之功。

3. **ABCD。**

五味子与五倍子两者味酸收敛,均具有敛肺止咳、敛汗止汗、涩精止遗、涩肠止泻的作用。均可用于肺虚久咳、自汗盗汗、遗精滑精、久泻不止等病证。

4. **ABD。**

山茱萸酸、涩,微温,能补益肝肾,收敛固涩,既能固精缩尿,又能补肝肾、固冲任以止血,还能收敛止汗,固涩滑脱。但不能涩肠止泻。

5. **ABCD。**

海螵蛸咸、涩,温,其功效是固精止带,收敛止血,制酸止痛,收湿敛疮,主要用于治疗:①遗精,带下。②崩漏,吐血,便血及外伤出血。③胃痛吐酸。④湿疮,湿疹,溃疡不敛。

6. **ABD。**

莲子与芡实同科属,均为甘涩平,主归脾、肾经。均能益肾固精、补脾止泻、止带,补中兼涩,主治肾虚遗精、遗尿及脾虚食少、泄泻及脾肾两虚之带下等。

7. **AB。**

椿皮的功效是其功效是清热燥湿,收敛止带,止泻,止血;石榴皮的功效是涩肠止泻,杀虫,收敛止血。赤石脂的功效是涩肠止泻,收敛止血,敛疮生肌;禹余粮的功效是涩肠止泻,收敛止血,止带。故前两组药物均有收敛止血作用。五倍子的功效是敛肺降火,止咳止汗,涩肠止泻,固精止遗,收敛止血,收湿敛疮;海螵蛸的功效是固精止带,收敛止血,制酸止痛,收湿敛疮;五味子的功效是收敛固涩,益气生津,补肾宁心;桑螵蛸的功效是固精缩尿,补肾助阳。五味子和桑螵蛸没有收敛止血的功效。

8. **ABC**。

莲子和芡实均既能补脾益肾,又能固涩止带,补涩兼施。山茱萸能补益肝肾,收敛固涩,补敛并俱;五味子收敛固涩,补肾宁心,也补敛并俱;覆盆子能固精缩尿,益肝肾明目;桑螵蛸固精缩尿,补肾助阳,同样补敛并俱。海螵蛸的功效是固精止带,收敛止血,制酸止痛,收湿敛疮;金樱子的功效是固精缩尿止带,涩肠止泻;两者只能敛而不能补。

9. **AD**。

乌梅的功效是敛肺止咳,涩肠止泻,安蛔止痛,生津止渴;诃子的功效是涩肠止泻,敛肺止咳,利咽开音;五味子与五倍子均具有敛肺止咳、敛汗止汗、涩精止遗、涩肠止泻的作用;罂粟壳的功效是涩肠止泻,敛肺止咳,止痛,上述五味药物均既能敛肺止咳,又能涩肠止泻。但石榴皮,赤石脂,禹余粮只能涩肠止泻,不能敛肺止咳。

10. **ABC**。

补骨脂和益智仁均为补阳药,两者均味辛性温热,归脾肾经,均能补肾助阳,固精缩尿,温脾止泻,都可用治肾阳不足的遗精滑精,遗尿尿频,以及脾肾阳虚的泄泻不止等证。桑螵蛸也能固精缩尿,补肾助阳。但覆盆子能固精缩尿,益肝肾明目,但不能补肾助阳。

11. **ABD**。

菟丝子与沙苑子为补阳药,菟丝子的功效是补肾益精,养肝明目,止泻,安胎;沙苑子的功效是补肾助阳固精缩尿,养肝明目。枸杞子与女贞子均为补阴药,枸杞子的功效是滋补肝肾,益精明目;女贞子的功效是滋补肝肾,乌须明目。决明子和青葙子为清热泻火药,决明子的功效是清热明目,润肠通便;青葙子的功效是清热泻火,明目退翳。覆盆子的功效是固精缩尿,益肝肾明目;而金樱子的功效是固精缩尿止带,涩肠止泻,没有明目的作用。

12. **ABCD**。

金樱子的功效是固精缩尿止带,涩肠止泻;莲子与芡实均能益肾固精,补脾止泻;五味子与五倍子均具有敛肺止咳、敛汗止汗、涩精止遗、涩肠止泻的作用;菟丝子能补肾阳、益肾精以固精缩尿,又能止泻;补骨脂和益智仁均味辛性温热,归脾肾经,均能补肾助阳,固精缩尿,温脾止泻,故以上八味药物都既能涩精止遗,又能涩肠止泻。

13. **ABC**。

五味子煎服,2~6g;研末服,1~3g。五倍子煎服,3~6g;入丸、散服,1~1.5g。山茱萸煎服,6~12g;急救固脱 20~30g。肉豆蔻煎服,3~10g;入丸、散服,每次 0.5~1g,内服须煨熟去油用。

14. **ABCD**。

山药的功效是补脾养胃,生津益肺,补肾涩精;补骨脂的功效是温肾助阳,固精缩尿,温脾止泻,纳气平喘;莲子和芡实均能益肾固精,补脾止泻。故以上药物均既能补脾,又能涩精。

15. **ABCD**。

山茱萸的功效是补益肝肾,收涩固脱;其主要用于治疗:①腰膝酸软,头晕耳鸣,阳痿。②遗精滑精,遗尿尿频。③崩漏,月经过多。④大汗不止,体虚欲脱。⑤消渴。

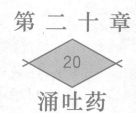

第二十章

涌吐药

一、A型题:在每小题给出的 A、B、C、D 四个选项中,请选出一项最符合题目要求的。

1.善祛痰而截疟,为治疟之要药的药物是
A.青蒿　　　　　B.瓜蒂　　　　　C.胆矾　　　　　D.常山

2.既能涌吐痰食,又能祛湿退黄的药物是
A.青蒿　　　　　B.胆矾　　　　　C.瓜蒂　　　　　D.常山

3.瓜蒂入丸、散服,每次的用量是
A.4.5～9g　　　　B.2.5～5g　　　　C.0.3～1g　　　　D.1～1.5g

4.有解毒收湿之功,以外用治疗口、眼诸窍火热之证为宜的药物是
A.雄黄　　　　　B.胆矾　　　　　C.常山　　　　　D.瓜蒂

5.下列哪项不是胆矾的主治病证
A.喉痹　　　　　B.口疮　　　　　C.疟疾　　　　　D.胬肉

6.胆矾正确的用法用量是
A.温水化服,0.3～0.6g　　　　　　　B.温水化服,0.1～0.3g
C.入丸、散服,0.3～0.6g　　　　　　D.入丸、散服,0.1～0.3g

7.服涌吐药后,为助药力宜多饮
A.冷水　　　　　B.热开水　　　　　C.盐水　　　　　D.醋

二、B型题:A、B、C、D 是其下面两道小题的备选项,请从中选择一项最符合题目要求的,每个选项可以被选择一次或两次。

A.雄黄　　　　　B.胆矾　　　　　C.常山　　　　　D.瓜蒂
1.治疗疟疾,宜首选
2.治疗湿热黄疸,宜首选

A.常山　　　　　B.胆矾　　　　　C.大蒜　　　　　D.瓜蒂
3.外用有解毒收湿之功,以治疗口、眼诸窍火热之证为宜的药物是
4.外用有祛腐蚀疮作用,以治疗皮肤疮痈为主的药物是

三、X型题:在每小题给出的 A、B、C、D 四个选项中,至少有两项是符合题目要求的,请选出所有符合题目要求的答案,多选或少选均不得分。

1.下列关于常山的叙述中,正确的是
A.煎服,5～9g;入丸、散酌减
B.涌吐宜酒制用,截疟可生用
C.治疟宜在病发作前半天或2小时服用,并配伍陈皮、半夏等减轻其致吐的副作用
D.本品有毒,且能催吐,故用量不宜过大,体虚及孕妇不宜用

2.下列药物中能治疗湿热黄疸的是
A.茵陈　　　　　B.郁金　　　　　C.瓜蒂　　　　　D.常山

3.下列药物能祛腐蚀疮的药物是
A.胆矾　　　　　B.升药　　　　　C.砒石　　　　　D.常山

4.可用于治疗疟疾的药物为

　　A.胆矾　　　　　　　　　　B.草果　　　　　　　　　　C.柴胡　　　　　　　　　　D.常山

5.下列属于涌吐药的适应证有

　　A.误食毒物,停留胃中　　　　　　　　　　　B.宿食停滞不化,尚未入肠,胃脘胀痛

　　C.痰涎壅盛,阻于胸膈或咽喉　　　　　　　　D.痰浊上涌,蒙蔽清窍,癫痫发狂

6.下列对涌吐药的说法中,正确的是

　　A.涌吐药作用强烈,且多具毒性,易伤胃损正,故仅适用于形证俱实者

　　B.为了确保临床用药的安全、有效,宜采用"小量渐增"之法,切忌骤用大量

　　C.涌吐后宜马上进食,以顾护胃气

　　D.凡年老体弱、小儿、妇女胎前产后,以及素体失血、头晕、心悸、劳嗽喘咳等,均当忌用

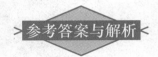

◆参考答案与解析◆

一、A型题。

1.D。

　　常山苦、辛,寒;其功效是涌吐痰涎,截疟,善祛痰而截疟,为治疟之要药,适用于各种疟疾,尤以间日疟、三日疟为佳。此外具有截疟的中药有青蒿、草果、槟榔、仙鹤草、砒石、何首乌、鸦胆子、柴胡等。

2.C。

　　瓜蒂为葫芦科植物甜瓜的果蒂,苦,寒,其功效是涌吐痰食,祛湿退黄。青蒿的功效是清透虚热,凉血除蒸,解暑,截疟。胆矾的功效是涌吐痰涎,解毒收湿,祛腐蚀疮。常山的功效是涌吐痰涎,截疟。

3.C。

　　瓜蒂苦、寒,有毒,能涌吐痰食,祛湿退黄。瓜蒂煎服,2.5～5g;入丸、散服,每次0.3～1g;外用适量;研末吹鼻,待鼻中流出黄水即可停药。

4.B。

　　胆矾为天然的硫酸盐类矿物胆矾的晶体,或为人工制成的含水硫酸铜,酸、涩、辛,寒,有毒,少量外用,有解毒收湿之功,以外用治疗口、眼诸窍火热之证为宜,用于风眼赤烂,口疮,牙疳。

5.C。

　　胆矾酸、涩、辛,寒,有毒,其功效是涌吐痰涎,解毒收湿,祛腐蚀疮,其主要用于治疗:①喉痹,癫痫,误食毒物。②风眼赤烂,口疮,牙疳。③胬肉,疮疡。胆矾没有截疟的作用,不能用于疟疾。

6.B。

　　胆矾为天然的硫酸盐类矿物胆矾的晶体,或为人工制成的含水硫酸铜,应温水化服,0.3～0.6g;外用适量,研末撒或调敷,或以水溶化后外洗。

7.B。

　　若用药后不吐或未达到必要的呕吐程度,可饮热开水以助药力,或用翎毛探喉以助涌吐。若药后呕吐不止,应立即停药,并积极采取措施,及时抢救。

二、B型题。

1、2.C;D。

　　常山的功效是涌吐痰涎,截疟,善祛痰而截疟,为治疟之要药,适用于各种疟疾;瓜蒂的功效是涌吐痰食,祛湿退黄;除了能用于风痰、宿食停滞及食物中毒诸证,还能用于治疗湿热黄疸。

3、4.B;B。

　　胆矾除了有涌吐痰涎之功用于喉痹,癫痫,误食毒物外,外用还能解毒收湿,以治疗口、眼诸窍火热之证为宜;外用还有祛腐蚀疮作用,以治疗皮肤疮疡为主。

三、X型题。

1.ACD。

　　常山为虎耳草科植物常山的根,苦、辛,寒,有毒。其用法用量较为特殊,须引起注意。常山煎服,4.5～9g;

入丸、散酌减。涌吐可生用,截疟宜酒制用。治疟宜在病发作前半天或 2 小时服用,并配伍陈皮、半夏等减轻其致吐的副作用。此外,本品有毒,且能催吐,故用量不宜过大,体虚及孕妇不宜用。

2.**ABC**。

茵陈为利胆退黄药,其功效是清利湿热,利胆退黄;郁金为活血止痛药,其功效是活血止痛,行气解郁,清心凉血,利胆退黄;瓜蒂的功效是涌吐痰食,祛湿退黄。三者均能用于湿热黄疸证。常山的功效是涌吐痰涎,截疟,不能用于治疗湿热黄疸。

3.**ABC**。

胆矾为涌吐药,其功效是涌吐痰涎,解毒收湿,祛腐蚀疮;升药和砒石均为拔毒化腐生肌药,升药的功效是拔毒,祛腐;砒石的功效是外用攻毒杀虫,蚀疮祛腐,内服截痰平喘,攻毒抑癌。常山的功效是涌吐痰涎,截疟,不能祛腐蚀疮。

4.**BCD**。

草果为化湿药,其功效是燥湿温中,除痰截疟;柴胡为发散风热药,其功效是解表退热,疏肝解郁,升举阳气,还可退热截疟,又为治疗疟疾寒热的常用药;常山和胆矾为涌吐药,常山的功效是涌吐痰涎,截疟;胆矾的功效是涌吐痰涎,解毒收湿,祛腐蚀疮,不能用于疟疾。

5.**ABCD**。

凡以促使呕吐,治疗毒物、宿食、痰涎等停滞在胃脘或胸膈以上所致病证为主的药物,称为涌吐药,其适用于误食毒物,停留胃中,未被吸收,或宿食停滞不化,尚未入肠,胃脘胀痛,或痰涎壅盛,阻于胸膈或咽喉,呼吸急促;或痰浊上涌,蒙蔽清窍,癫痫发狂等证。涌吐药物的运用,属于"八法"中的吐法,旨在因势利导,驱邪外出,以达到治疗疾病的目的。

6.**ABD**。

此题考查涌吐药的使用注意。吐后应适当休息,不宜马上进食。待胃肠功能恢复后,再进流质或易消化的食物,以养胃气,忌食油腻辛辣及不易消化之物。涌吐药作用强烈,且多具毒性,易伤胃损正,故仅适用于形证俱实者;为了确保临床用药的安全、有效,宜采用"小量渐增"之法,切忌骤用大量;同时要注意"中病即止",只可暂投,不可连服或久服,谨防中毒或涌吐太过,导致不良反应;凡年老体弱、小儿、妇女胎前产后,以及素体失血、头晕、心悸、劳嗽喘咳等,均当忌用。

第二十一章

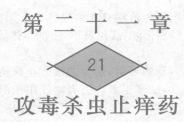

攻毒杀虫止痒药

一、A 型题：在每小题给出的 A、B、C、D 四个选项中，请选出一项最符合题目要求的。

1. 有解毒杀虫，燥湿止痒功效，尤为治疗疥疮的要药的药物是
    A. 硫黄   B. 雄黄   C. 蟾酥   D. 白矾

2. 硫黄内服的用法用量是
    A. 入丸、散服，1.5～3g   B. 入丸、散服，6～9g   C. 入煎剂，0.5～1g   D. 入煎剂，10～15g

3. 下列哪味药忌用火煅
    A. 升药   B. 炉甘石   C. 硼砂   D. 雄黄

4. 含二硫化二砷矿物药是
    A. 轻粉   B. 红粉   C. 雄黄   D. 朱砂

5. 雄黄入丸、散内服，每次的用量是
    A. 0.05～0.1g   B. 1.5～3g   C. 0.5～1g   D. 0.005～0.01g

6. 外用能解毒杀虫，燥湿止痒，内服能止血，止泻，化痰的药物是
    A. 蛇床子   B. 硫黄   C. 硼砂   D. 白矾

7. 有杀虫止痒，燥湿祛风作用，为皮肤及妇科病常用药的药物是
    A. 土荆皮   B. 蛇床子   C. 硼砂   D. 白矾

8. 能用蛇床子治疗而不能用地肤子治疗的病证是
    A. 湿疹   B. 带下   C. 阳痿   D. 阴痒

9. 下列哪些不是蟾酥的主治病证
    A. 痈疽疔疮   B. 咽喉肿痛   C. 神昏吐泻   D. 肾虚阳痿

10. 蟾酥入丸、散内服，每次的用量是
    A. 0.015～0.03g   B. 1.5～3g   C. 0.15～0.3g   D. 0.005～0.01g

11. 功专杀虫止痒的药物是
    A. 雄黄   B. 硫黄   C. 土荆皮   D. 蛇床子

12. 下列选项中，只供外用、不作内服的药物是
    A. 砒石   B. 雄黄   C. 硫黄   D. 土荆皮

13. 下列哪项不是大蒜的功效
    A. 解毒杀虫   B. 消肿   C. 止痛   D. 止痢

14. 雄黄入药的正确炮制方法是
    A. 水飞   B. 炙   C. 煨   D. 淬

15. 硫黄用于治疗的病证为
    A. 热结便秘   B. 肠燥便秘   C. 津枯便秘   D. 虚冷便秘

二、B 型题：A、B、C、D 是其下面两道小题的备选项，请从中选择一项最符合题目要求的，每个选项可以被选择
    一次或两次。

    A. 硫黄   B. 雄黄   C. 蟾酥   D. 白矾

1.解毒疗疮力强;内服又能杀虫,燥湿,祛痰,截疟的药物是
2.杀虫止痒力强;内服具有补火助阳通便之效的药物是

    A.硫黄   B.雄黄   C.蟾酥   D.蛇床子

3.治疗虚喘冷哮,虚寒便秘,宜首选
4.治疗肾虚阳痿,宫冷不孕,宜首选

    A.白矾   B.雄黄   C.蟾酥   D.蛇床子

5.内服还能止血,止泻,化痰的药物是
6.止痛、开窍醒神的药物是

    A.湿疹瘙痒   B.痢疾   C.目赤肿痛   D.咽喉肿痛

7.白矾、蛇床子皆可用治的病证是
8.白矾、大蒜皆可用治的病证是

三、X型题:在每小题给出的 A、B、C、D 四个选项中,至少有两项是符合题目要求的,请选出所有符合题目要求
   的答案,多选或少选均不得分。

1.蛇床子的功效有
    A.解毒疗疮   B.杀虫止痒   C.散寒燥湿   D.温肾壮阳

2.下列有温肾助阳作用的药物有
    A.丁香   B.仙茅   C.蟾酥   D.蛇床子

3.白矾内服可用于治疗
    A.便血崩漏   B.湿热黄疸   C.久泻久痢   D.痰厥癫狂痫证

4.有收敛止血作用的药物有
    A.白矾   B.赤石脂   C.阿胶   D.棕榈炭

5.既能解毒,又能杀虫的药物有
    A.硫黄   B.雄黄   C.蟾酥   D.大蒜

6.既能杀虫,又能止泻的药物有
    A.白矾   B.大蒜   C.石榴皮   D.仙鹤草

7.蛇床子可用于治疗的病证有
    A.湿疹疥癣   B.寒湿带下   C.湿阻中焦   D.肾虚阳痿

8.下列药物,能用于治疗湿热黄疸的有
    A.白矾   B.瓜蒂   C.大黄   D.栀子

9.下列药物中,有杀虫功效的是
    A.苦参   B.雷丸   C.椿皮   D.土荆皮

10.下列药物中,有止痒功效的是
    A.硫黄   B.雄黄   C.白矾   D.蛇床子

11.下列关于蟾酥的叙述,正确的有
    A.辛温,有毒,归心经   B.入丸、散,每次 0.3～0.9g
    C.外用不可入目   D.孕妇忌服

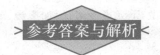 参考答案与解析

一、A型题。

1.**A**。
    硫黄酸,温,有毒,外用能解毒杀虫疗疮,尤为治疗疥疮的要药。

2.A。

硫黄为自然元素类矿物硫族自然硫,酸,温,有毒,外用适量,研末敷或加油调敷患处;内服 1.5～3g;炮制后入丸、散服。

3.D。

雄黄为硫化物类矿物雄黄族雄黄,主含二硫化二砷。研成细粉或水飞,生用,切忌火煅。

4.C。

雄黄为硫化物类矿物雄黄族雄黄,主含二硫化二砷;轻粉为水银、白矾、食盐等用升华法制成的氯化亚汞结晶性粉末;红粉,即升药,是由水银、火硝、白矾各等份混合升华制成;朱砂是硫化物类矿物辰砂族辰砂,主含硫化汞。

5.A。

雄黄的用法用量和使用注意为高频考点。雄黄外用适量,研末敷,香油调搽或烟熏;内服 0.05～0.1g,入丸、散用。内服宜慎,不可久服;外用不宜大面积涂擦及长期持续使用;孕妇禁用;切忌火煅。

6.D。

白矾为硫酸盐类矿物明矾石经加工提炼制成,主含含水硫酸铝钾。其性酸、涩,寒,外用能解毒杀虫,燥湿止痒;内服能止血,止泻,化痰。蛇床子的功效是杀虫止痒,燥湿祛风,温肾壮阳;硫黄的功效是外用解毒杀虫疗疮,内服补火助阳通便;硼砂的功效是外用清热解毒,内服清肺化痰。

7.B。

蛇床子为伞形科植物蛇床的成熟果实,辛、苦,温,能杀虫止痒,燥湿祛风,用于治疗阴部湿痒,湿疹,疥癣,为皮肤及妇科病常用药。

8.C。

地肤子为利尿通淋药,其功效是利尿通淋,清热利湿,止痒;蛇床子为攻毒杀虫止痒药,其功效是杀虫止痒,燥湿祛风,温肾壮阳。二者均可止痒,用治湿疮、湿疹、阴痒、带下。然蛇床子可散寒燥湿,杀虫止痒,宜于寒湿或虚寒所致者,并治疥癣;地肤子为清热利湿以止痒,尤宜湿热所致者。再有,蛇床子又温肾壮阳,治阳痿、宫冷不孕以及湿痹腰痛;地肤子清热利湿之功又治小便不利、热淋涩痛。

9.D。

蟾酥为蟾蜍科动物中华大蟾蜍或黑眶蟾蜍的耳后腺及皮肤腺分泌的白色浆液,经加工干燥而成。辛,温,其功效是解毒,止痛,开窍醒神,主要用于治疗:①痈疽疔疮,瘰疬,咽喉肿痛,牙痛。②痧胀腹痛,中暑神昏吐泻。不能用于肾虚阳痿。

10.A。

蟾酥内服 0.015～0.03g,研细,多入丸、散用。外用适量。蟾酥有毒,内服勿过量;外用不可入目;孕妇慎用。

11.C。

土荆皮辛,温。有毒,功专杀虫止痒,用于体癣、手足癣、头癣等多种癣病以及湿疹,皮炎,皮肤瘙痒。雄黄除了能解毒杀虫外,还能祛痰截疟;硫黄除外用能解毒杀虫止痒之外,内服还能补火助阳通便;蛇床子除了杀虫止痒之外,还能燥湿祛风,温肾壮阳。

12.D。

土荆皮只供外用、不作内服;砒石内服一次 0.002～0.004g,入丸、散服;硫黄内服 1.5～3g,炮制后入丸、散服;雄黄内服 0.05～0.1g,入丸、散用。

13.C。

大蒜是百合科植物大蒜的鳞茎,辛,温,其功效是解毒杀虫,消肿,止痢,没有止痛的功效。

14.A。

雄黄为硫化物类矿物雄黄族雄黄,主含二硫化二砷,因此其炮制方法较为特殊:研成细粉或水飞,生用,切忌火煅。

15.D。

硫黄内服补火助阳通便,可用于肾阳衰微,下元虚冷诸证,如阳痿,虚喘冷哮,虚寒便秘。

二、B 型题。

1、2.B;A。

此题考查雄黄和硫黄的相同点和不同点。二者均能解毒杀虫,常外用于疥癣恶疮湿疹等症。但雄黄解毒疗疮力强,主治痈疽恶疮及虫蛇咬伤;内服又能杀虫,燥湿,祛痰,截疟,亦治虫积腹痛、哮喘、疟疾、惊痫等证。

硫黄则杀虫止痒力强,多用于疥癣、湿疹及皮肤瘙痒;并具补火助阳通便之效,内服可疗寒喘、阳痿、虚寒便秘等证。

3、4. A;D。

硫黄除外用能解毒杀虫止痒之外,内服还能补火助阳通便,用于治疗阳痿,虚喘冷哮,虚寒便秘;蛇床子除了杀虫止痒,燥湿祛风之外,还能温肾壮阳,用于肾虚阳痿,宫冷不孕。

5、6. A;C。

白矾除外用能解毒杀虫,燥湿止痒外,内服还能止血,止泻,化痰;蟾酥除有解毒作用外,还能止痛,开窍醒神。

7、8. A;B。

白矾和蛇床子均能燥湿,杀虫,止痒,用于治疗湿疹瘙痒,疥癣等;白矾内服有止泻之功,大蒜也能止痢,故两者皆可用治的病证是痢疾。

三、X型题。

1. BCD。

蛇床子辛苦温燥,有杀虫止痒,燥湿祛风之功;性温热,又可助阳散寒,还能温肾壮阳。

2. ABD。

丁香为温里药,辛,温,其功效是温中降逆,散寒止痛,温肾助阳;仙茅为补阳药,辛,热,其功效是温肾壮阳,祛寒除湿;蛇床子为攻毒杀虫止痒药,辛,苦,温,其功效是杀虫止痒,燥湿祛风,温肾壮阳。而蟾酥的功效是解毒,止痛,开窍醒神,没有温肾助阳的作用。

3. ABCD。

白矾外用能解毒杀虫,燥湿止痒,用于治疗湿疹瘙痒,疮疡疥癣;内服还能止血,止泻,化痰,用于治疗:①便血,吐衄,崩漏。②久泻久痢。③痰厥癫狂痫证。④湿热黄疸。

4. ABCD。

白矾内服有收敛止血之功;赤石脂为收涩药,其功效是涩肠止泻,收敛止血,敛疮生肌;阿胶为补血药,能补血,滋阴,润肺,止血;棕榈炭的功效是收敛止血。

5. ABD。

硫黄能解毒,杀虫,又能祛痰截疟;雄黄外用解毒杀虫止痒;大蒜能解毒杀虫,消肿,止痢。而蟾酥能解毒,止痛,开窍醒神,但不能杀虫。

6. ABC。

白矾和大蒜均为攻毒杀虫止痒药,白矾外用能杀虫解毒,燥湿止痒,内服能止泻;大蒜能解毒杀虫,消肿,止痢。石榴皮为收涩药,能涩肠止泻,杀虫,收敛止血。仙鹤草为收敛止血药,其功效是收敛止血,止痢,截疟,补虚,故其没有杀虫的功效。

7. ABD。

蛇床子的功效是杀虫止痒,燥湿祛风,温肾壮阳,主要用于治疗:①阴部湿痒,湿疹,疥癣。②寒湿带下,湿痹腰痛。③肾虚阳痿,宫冷不孕。

8. ABCD。

白矾内服能用于利胆退黄,用于治疗湿热黄疸;瓜蒂为涌吐药,能涌吐痰食,祛湿退黄;大黄为泻下药,能具有泻下通便,利湿退黄,故可用治湿热蕴结之证,入湿热痢疾,黄疸,淋证;栀子为清热泻火药,能清利湿热,用治肝胆湿热郁蒸之黄疸。

9. ABD。

苦参为清热燥湿药,能清热燥湿,杀虫,利尿;雷丸为驱虫药,能杀虫消积;土荆皮为攻毒杀虫止痒药,功专杀虫止痒;椿皮为收涩药,能清热燥湿,收敛止带,止泻,止血。

10. ACD。

硫黄外用能解毒杀虫止痒;白矾外用能解毒杀虫,燥湿止痒;蛇床子能杀虫止痒,燥湿祛风;三者均有止痒的功效。而雄黄能解毒,杀虫,内服能祛痰截疟,没有止痒的作用。

11. ACD。

蟾酥辛,温,有毒,归心经;内服0.015～0.03g,研细,多入丸、散用。外用适量。蟾酥有毒,内服勿过量;外用不可入目;孕妇忌用。

第二十二章

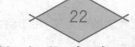

拔毒化腐生肌药

一、A型题:在每小题给出的 A、B、C、D 四个选项中,请选出一项最符合题目要求的。

1.升药的功效是
A.拔毒,祛腐 　　　B.杀虫,止痒 　　　C.攻毒,杀虫 　　　D.拔毒,生肌

2.只供外用,不能内服,且不用纯品,多配煅石膏外用的药物是
A.硼砂 　　　B.砒石 　　　C.硫黄 　　　D.升药

3.外用攻毒杀虫,敛疮;内服逐水通便的药物是
A.硼砂 　　　B.轻粉 　　　C.砒石 　　　D.升药

4.砒石入丸、散内服,一次的用量是
A.2～4g 　　　B.0.2～0.4g 　　　C.0.02～0.04g 　　　D.0.002～0.004g

5.制备外用膏药常用的原料是
A.硼砂 　　　B.轻粉 　　　C.砒石 　　　D.铅丹

6.能解毒明目退翳,收湿止痒,为眼科常用药的药物是
A.硼砂 　　　B.炉甘石 　　　C.砒石 　　　D.铅丹

7.外用清热解毒,内服清肺化痰的药物是
A.砒石 　　　B.铅丹 　　　C.硼砂 　　　D.炉甘石

8.炉甘石和硼砂功效的共同点是
A.解毒,明目 　　　B.收湿敛疮 　　　C.清肺化痰 　　　D.止痒

9.下列哪味不是治疗梅毒的药物
A.土茯苓 　　　B.升药 　　　C.硼砂 　　　D.轻粉

二、B型题:A、B、C、D 是其下面两道小题的备选项,请从中选择一项最符合题目要求的,每个选项可以被选择
　 一次或两次。

A.硼砂 　　　B.轻粉 　　　C.砒石 　　　D.升药
1.由水银、火硝、白矾各等份混合升华制成的药物是
2.为水银、白矾、食盐等用升华法制成的氯化亚汞结晶性粉末的药物是

A.0.01～0.02g 　　　B.0.1～0.2g 　　　C.0.3～0.6g 　　　D.0.03～0.06g
3.轻粉内服,每次的用量是
4.铅丹内服,每次的用量是

A.硼砂 　　　B.轻粉 　　　C.砒石 　　　D.铅丹
5.外用攻毒杀虫,蚀疮祛腐;内服劫痰平喘,攻毒抑癌的药物是
6.具有拔毒生肌,杀虫止痒功效的药物是

A.硼砂 　　　B.轻粉 　　　C.砒石 　　　D.铅丹
7.治疗水肿胀满,二便不利,宜首选
8.治疗寒痰哮喘,宜首选

三、X型题:在每小题给出的 A、B、C、D 四个选项中,至少有两项是符合题目要求的,请选出所有符合题目要求
　 的答案,多选或少选均不得分。

1. 下列关于升药的说法中,正确的是
   A. 只供外用,不能内服　　　　　　　　　　B. 不用纯品,多配伍煅石膏外用
   C. 升药与煅石膏用量比为1：9者称为九转丹　D. 有大毒,外用亦不可过量或持续使用

2. 含砷类的外用药为
   A. 雄黄　　　　　　B. 轻粉　　　　　　C. 砒石　　　　　　D. 硫黄

3. 忌火煅的药物有
   A. 朱砂　　　　　　B. 雄黄　　　　　　C. 砒石　　　　　　D. 炉甘石

4. 专供外用,不作内服的药物有
   A. 轻粉　　　　　　B. 土荆皮　　　　　C. 升药　　　　　　D. 炉甘石

5. 具有杀虫止痒作用的药物是
   A. 土荆皮　　　　　B. 铅丹　　　　　　C. 炉甘石　　　　　D. 蛇床子

6. 属于水银制剂类的药物是
   A. 朱砂　　　　　　B. 雄黄　　　　　　C. 轻粉　　　　　　D. 升药

7. 硼砂常用于治疗
   A. 咽喉肿痛　　　　B. 口舌生疮　　　　C. 目赤肿痛　　　　D. 痰热咳嗽

8. 下列各药中,外用能攻毒杀虫的有
   A. 升药　　　　　　B. 轻粉　　　　　　C. 砒石　　　　　　D. 硼砂

◆ 参考答案与解析 ◆

一、A 型题。

1. **A**。
升药是由水银、火硝、白矾各等份混合升华制成,辛,热,有良好的拔毒祛腐排脓的作用,用于治疗痈疽溃后,脓出不畅,腐肉不去,新肉难生。

2. **D**。
升药只供外用,不能内服。且不用纯品,常与收湿敛疮的煅石膏同用,可随病情不同,调整二药的用量比例。用时,研极细粉末,干掺或调敷,或以药捻蘸药粉使用。

3. **B**。
轻粉的功效是外用攻毒杀虫,敛疮;内服逐水通便;硼砂的功效是外用清热解毒,内服清肺化痰;砒石的功效是外用攻毒杀虫,蚀疮祛腐;内服劫痰平喘,攻毒抑癌;升药的功效是拔毒,祛腐,除脓,生肌。

4. **D**。
砒石外用适量,研末撒敷,宜作复方散剂或入膏药、药捻用;内服一次 0.002～0.004g,入丸、散。

5. **D**。
铅丹为制备外用膏药的原料,常与植物油及解毒、活血、生肌药熬制成外贴膏药应用。

6. **B**。
炉甘石为碳酸盐类矿物方解石菱锌矿,主含碳酸锌,甘,平,其功效是解毒明目退翳,收湿止痒敛疮,为眼科外用常药。

7. **C**。
硼砂天然矿物硼砂的矿石,经提炼精制而成的结晶体,其功效是外用清热解毒,内服清肺化痰。

8. **A**。
炉甘石和硼砂均能解毒、明目,为眼科外用佳品。但炉甘石性味甘,平,功效解毒明目退翳,收湿止痒敛疮,故能治疗目赤翳障,溃疡不敛,湿疮湿疹,眼睑溃烂,只能外用不作内服;硼砂性味甘、咸,凉,功效外用清热解毒,内服清肺化痰,主治咽喉肿痛,口舌生疮,目赤翳障,痰热咳嗽,常外用亦能内服。

9. C。

土茯苓甘淡,解毒利湿,通利关节,故对梅毒或因梅毒服汞剂中毒而致肢体拘挛、筋骨疼痛者疗效尤佳,为治梅毒的要药;升药除用于治疗痈疽溃后,脓出不畅,腐肉不去,新肉难生外,还可用治湿疮、黄水疮、顽癣及梅毒等;轻粉外用能攻毒杀虫,敛疮,外用治疮疡溃烂,疥癣瘙痒,湿疹,酒渣鼻,梅毒下疳。而硼砂外用能清热解毒,内服能清肺化痰,不能用来治疗梅毒。

二、B 型题。

1、2. D;B。

升药是由水银、火硝、白矾各等份混合升华制成;轻粉为水银、白矾、食盐等用升华法制成的氯化亚汞结晶性粉末;硼砂为天然矿物硼砂的矿石,经提炼精制而成的结晶体;砒石为矿物砷华的矿石,或由毒砂、雄黄等含砷矿物的加工品。

3、4. B;C。

轻粉外用适量,研末调涂或干掺,或制膏外贴;内服每次 0.1~0.2g,入丸散服。铅丹外用适量,研末撒布或熬膏贴敷;内服每次 0.3~0.6g,入丸散服。

5、6. C;D。

砒石的功效是外用攻毒杀虫,蚀疮祛腐,内服劫痰平喘,攻毒抑癌;铅丹的功效是拔毒生肌,杀虫止痒。

7、8. B;C。

轻粉除了外用攻毒杀虫,敛疮之外,内服还能逐水通便,用于治疗水肿胀满,二便不利。砒石除了能外用攻毒杀虫,蚀疮祛腐之外,内服还能截痰平喘,用于治疗寒痰哮喘。

三、X 型题。

1. ABD。

升药只供外用,不能内服。且不用纯品,常与收湿敛疮的煅石膏同用,可随病情不同,调整二药的用量比例。升药与煅石膏用量比为 1:9 者称九一丹,拔毒力较轻而收湿生肌力较强;2:8 者称八二丹,3:7 者称七三丹,1:1 者称五五丹,9:1 者称九转丹,则拔毒提脓之力逐步增强。升药有大毒,外用亦不可过量或持续使用。外疡腐肉已去或脓水已尽者,不宜用。

2. AC。

雄黄为硫化物类矿物雄黄族雄黄,主含二硫化二砷;砒石为矿物砷华的矿石,或由毒砂、雄黄等含砷矿物的加工品,两者均为含砷类的外用药。而硫黄为自然元素类矿物硫族自然硫;轻粉为水银、白矾、食盐等用升华法制成的氯化亚汞结晶性粉末。此外还有代赭石也含砷。

3. ABC。

汞类制剂和砷类制剂忌火煅,如朱砂,雄黄,砒石等。而炉甘石的制法中有火煅,醋淬及火煅后用三黄汤淬等。

4. BCD。

轻粉外用适量,研末调涂或干掺,或制膏外贴,内服每次 0.1~0.2g,入丸散服。而土荆皮,升药,炉甘石只供外用,不作内服。

5. ABD。

土荆皮和蛇床子为攻毒杀虫止痒药,均能杀虫止痒。铅丹能拔毒生肌,杀虫止痒,而炉甘石能解毒明目退翳,收湿止痒敛疮,没有杀虫的功效。

6. ACD。

朱砂是硫化物类矿物辰砂族辰砂,主含硫化汞;轻粉为水银、白矾、食盐等用升华法制成的氯化亚汞结晶性粉末;红粉,即升药,是由水银、火硝、白矾各等份混合升华制成;三者均为水银类制剂,而雄黄为硫化物类矿物雄黄族雄黄,主含二硫化二砷。

7. ABCD。

硼砂外用清热解毒,消肿防腐,为喉科和眼科常用药,用于咽喉肿痛,口舌生疮,目赤翳障;内服能清肺化痰,用于痰热咳嗽。

8. BC。

轻粉的功效是外用攻毒杀虫,敛疮;内服逐水通便。砒石的功效是外用攻毒杀虫,蚀疮祛腐;内服截痰平喘,攻毒抑癌。两者均能攻毒杀虫。而升药的功效是拔毒,祛腐;硼砂的功效是外用清热解毒,内服清肺化痰,均不具有攻毒杀虫的功效。

◈

方
剂
学

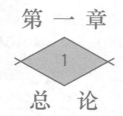

第 一 章

总 论

一、A 型题:在每小题给出的 A、B、C、D 四个选项中,请选出一项最符合题目要求的。

1. 我国目前现存最古老的方书是
A.《刘涓子鬼遗方》　　　B.《太平惠民和剂局方》　　C.《五十二病方》　　　　D.《普济方》

2. "论治病之方,则又以汗、和、下、消、吐、清、温、补八法尽之"一语出自
A.《医学心悟》　　　　　B.《医学源流论》　　　　　C.《伤寒论》　　　　　　D.《黄帝内经》

3. 下列属于"八阵"内容的是
A. 寒热　　　　　　　　B. 表里　　　　　　　　　C. 温凉　　　　　　　　D. 补泻

4. 一般而言,丸剂最显著的优点是
A. 药效持久　　　　　　B. 药效发挥迅速　　　　　C. 服用量小　　　　　　D. 节省药材

5. "君、臣、佐、使"组方基本理论,最早见于
A.《伤寒杂病论》　　　　B.《千金方》　　　　　　　C.《五十二病方》　　　　D.《黄帝内经》

6. 下列方剂不是出自钱乙《小儿药证直诀》的是
A. 六味地黄丸　　　　　B. 泻白散　　　　　　　　C. 导赤散　　　　　　　D. 防风通圣散

7. 水肿,且腰以上肿甚者,宜选用的治法是
A. 汗法　　　　　　　　B. 和法　　　　　　　　　C. 托法　　　　　　　　D. 消法

8. "十剂"这个名称始见于
A.《黄帝内经》　　　　　B.《伤寒杂病论》　　　　　C.《伤寒明理论》　　　　D.《景岳全书》

9. 下列关于"八阵"内容的叙述,不确切的是
A. 寒方之制,为除热也　　　　　　　　　B. 固方之制,固其泄也
C. 和方之制,和其不和者也　　　　　　　D. 用散者,散其实也

10. 方剂变化运用的主要形式不包括
A. 药味加减的变化　　　B. 立法的变化　　　　　　C. 药量增减的变化　　　D. 剂型更换的变化

11. 慢性病不适合运用的剂型是
A. 茶剂　　　　　　　　B. 丸剂　　　　　　　　　C. 汤剂　　　　　　　　D. 膏剂

12. 不属于"佐药"作用的是
A. 调和方中诸药作用
B. 病重邪甚,可能拒药时,配用与君药性味相反而又能在治疗中起相成作用的药物,以防止药病格拒
C. 用以消除或减弱君、臣药的毒性,或能制约君、臣药峻烈之性的药物
D. 配合君、臣药以加强治疗作用,或直接治疗次要兼证的药物

13.《伤寒明理论》的作者是
A. 唐慎微　　　　　　　B. 王肯堂　　　　　　　　C. 王焘　　　　　　　　D. 成无己

14. 记载了用青蒿一握取汁服,以治疟疾,为现代青蒿素的研制提供了宝贵的经验的著作是
A.《外台秘要》　　　　　B.《肘后备急方》　　　　　C.《伤寒明理论》　　　　D.《证治准绳》

15. 有"方书之祖"之称的是
A.《千金方》　　　　　　B.《五十二病方》　　　　　C.《伤寒杂病论》　　　　D.《黄帝内经》

16. "左归丸"出自
    A. 刘完素《宣明论方》　　B. 张景岳《景岳全书》　　C. 李东垣《脾胃论》　　D. 朱丹溪《丹溪心法》

17. 以下不属于"下法"的是
    A. 逐水　　　　　　　　　B. 润下　　　　　　　　　C. 温下　　　　　　　　　D. 分消上下

18. 明确提出"七方"名称的著作是
    A.《伤寒明理论》　　　　B.《景岳全书》　　　　　C.《伤寒杂病论》　　　　D.《黄帝内经》

19. 关于方剂配伍的目的,描述不恰当的是
    A. 增强药力,产生协同作用　　　　　　　　　B. 消除药物的毒副作用
    C. 扩大治疗范围,适应复杂病情　　　　　　　D. 控制多功用单味中药的发挥方向

20. 不属于"八法"的是
    A. 汗、下　　　　　　　　B. 消、吐　　　　　　　　C. 清、温　　　　　　　　D. 补、攻

二、B 型题:A、B、C、D 是其下面两或三道小题的备选项,请从中选择一项最符合题目要求的,每个选项可以被
    选择一次或两次。

    A.《五十二病方》　　　　B.《医方考》　　　　　　C.《伤寒杂病论》　　　　D.《刘涓子鬼遗方》
1. 第一部方论专著是
2. 现存最古老的方书是

    A.《黄帝内经》　　　　　B.《神农本草经》　　　　C.《伤寒杂病论》　　　　D.《伤寒明理论》
3. "七方"理论源于
4. "七方"名称明确于

    A.《伤寒明理论》　　　　B.《景岳全书》　　　　　C.《医学心悟》　　　　　D.《医学入门》
5. "八法"论述于
6. "八阵"论述于

    A. 汗法　　　　　　　　　B. 下法　　　　　　　　　C. 和法　　　　　　　　　D. 清法
7. 疮疡初起而有恶寒发热者,适宜于
8. 麻疹初起,疹点隐而不透者,适宜于

    A. 反佐药　　　　　　　　B. 臣药　　　　　　　　　C. 佐助药　　　　　　　　D. 佐制药
9. 用以消除或减弱君、臣药毒性,或能制约君、臣药烈性的药物是
10. 与君药性味相反而又能在治疗中起相成作用,并可防止药病格拒的药物是

    A. 汤剂　　　　　　　　　B. 散剂　　　　　　　　　C. 丸剂　　　　　　　　　D. 煎膏
11. 吸收最快、药效发挥最迅速、不便于携带的剂型是
12. 制作简便,吸收快,较节省药材的剂型是

三、X 型题:在每小题给出的 A、B、C、D 四个选项中,至少有两项是符合题目要求的,请. 选出所有符合题目要
    求的答案,多选或少选均不得分。

1. 下列著作属于"两汉时期"的是
    A.《五十二病方》　　　　B.《黄帝内经》　　　　　C.《肘后备急方》　　　　D.《伤寒杂病论》

2. 以下哪个方剂是"宋金元时期"留下的
    A. 六味地黄丸　　　　　　B. 左金丸　　　　　　　　C. 补中益气汤　　　　　　D. 防风通圣散

3. 属于清代方论性专著的是
    A.《医方考》　　　　　　B.《古今名医方论》　　　C.《删补名医方论》　　　D.《绛雪园古方选注》

4. 方剂与治法之间的关系,体现为
    A. 以法组方　　　　　　　B. 以法遣方　　　　　　　C. 以法类方　　　　　　　D. 以法释方

5. 清代医家程钟龄《医学心悟·医门八法》中的"八法"为

    A. 汗、下   B. 消、吐   C. 清、温   D. 补、攻

6. 下列选项可以用汗法的是

    A. 外感六淫之邪所致的表证   B. 腠理疏松，虽有汗出但寒热不解之证

    C。腠理闭塞的寒热无汗之证   D. 营卫郁滞的寒热无汗之证

7. 适用于和法的证型

    A. 邪犯少阳   B. 肝脾不和   C. 肠胃寒热   D. 气血营卫失和

8. 瘀血、停水可以考虑选用下列哪种治法

    A. 汗法   B. 下法   C. 消法   D. 和法

9. 下列各项中，属于"使药"功用范畴的是

    A. 引领方中诸药至特定病所   B. 消除或减低君、臣药的毒性

    C. 防止药病格拒   D. 调和方中诸药

10. 关于"君药"的叙述，下列正确的是

    A. 任何方剂的组成中，君药都是必不可少的

    B. 一般来说，君药的药味较少

    C. 一般来说，无论何药作为君药时，其用量都要比作为臣、佐、使药应用时大

    D. 方剂中用量最大的那味药一定是"君药"

11. 可以改变方剂的功用、主治的因素是

    A. 药味（药物）   B. 配伍   C. 药量   D. 剂型

12. 可以内服的剂型有

    A. 丹剂   B. 丸剂   C. 散剂   D. 膏剂

13. 对于"配伍的作用"描述恰当的是

    A. 增加药味   B. 产生协同作用、增强药力

    C。控制药物毒副作用   D. 控制多功用单味药的作用发挥方向

14. 下列属于"十剂"的是

    A. 补、泄   B. 轻、重   C. 滑、涩   D. 宣、通

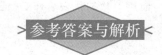
▶参考答案与解析◀

一、A 型题。

1. C。

《五十二病方》是于 1973 年在湖南省长沙马王堆出土的先秦时期的、我国目前现存最古老的方书。而《刘涓子鬼遗方》原为晋人刘涓子初辑，后经南齐龚庆宣整理而成，主要收录和论述金疮、痈疽、疥癣、汤火伤等外科方剂，反映了魏晋南北朝时期外科的用药成就，为我国目前现存最早的外科方书。《太平惠民和剂局方》是由北宋政府组织编纂的、堪称是我国历史上第一部由政府组织编制的成药典。明清时期的《普济方》是我国古代规模最大的方剂大全。

2. A。

清代医家程钟龄《医学心悟·医门八法》中说："论治病之方，则又以汗、和、下、消、吐、清、温、补八法尽之"。

3. A。

明代张景岳鉴于"古方之散列于诸家者，既多且杂，或互见于各门，或彼此之重复"，因而"类为八阵，曰：补、和、攻、散、寒、热、固、因。"

4. A。

大部分丸剂与汤剂相比，吸收较慢，药效持久，节省药材，便于服用与携带（李东垣说"丸者缓也，舒缓而治之

也"),适用于慢性、虚弱性疾病,如六味地黄丸等。但也有丸剂药性比较峻猛,多为芳香类药物与剧毒药物,不宜作汤剂煎服,如安宫牛黄丸、舟车丸等。常用的丸剂有蜜丸、水丸、糊丸、浓缩丸等。

5. D。

《素问·至真要大论》曰:"主病之为君,佐君之为臣,应臣之为使",这是关于"君、臣、佐、使"组方基本结构理论的最早论述。

6. D。

刘完素《宣明论方》的防风通圣散、双解散;钱乙《小儿药证直诀》的六味地黄丸、导赤散、泻白散。

7. A。

汗法除了主要治疗外感六淫之邪所致的表证外,凡是腠理闭塞,营卫郁滞的寒热无汗,或腠理疏松,虽有汗但寒热不解的病证,皆可用汗法治疗。例如:麻疹初起,疹点隐而不透;水肿腰以上肿甚;疮疡初起而有恶寒发热;疟疾、痢疾而有寒热表证等均可应用汗法治疗。

8. C。

《伤寒明理论》中说:"制方之体,宣、通、补、泄、轻、重、滑、涩、燥、湿十剂是也。"至此方书中才有"十剂"这个名称。

9. D。

《景岳全书·新方八略引》中说:"补方之制,补其虚也";"和方之制,和其不和者也";"攻方之制,攻其实也";"用散者,散表证也";"寒方之制,为清火也,为除热也";"热方之制,为除寒也";"固方之制,固其泄也";"凡病有相同者,皆按证而用之,是谓因方"。

10. B。

方剂变化运用的主要形式为:①药味加减的变化。②药量增减的变化。③剂型更换的变化。

11. C。

汤剂的特点是吸收快、药效发挥迅速,而且可以根据病情的变化随证加减,能较全面。但是,汤剂的不足之处是服用量大,某些药的有效成分不易煎出或易挥发散失,不适于大生产,亦不便于携带。而茶剂、丸剂和膏剂均便于携带、使用。

12. A。

佐药:有三种意义:①佐助药,即配合君、臣药以加强治疗作用,或直接治疗次要兼证的药物。②佐制药,即用以消除或减弱君、臣药的毒性,或能制约君、臣药峻烈之性的药物。③反佐药,即病重邪甚,可能拒药时,配用与君药性味相反而又能在治疗中起相成作用的药物,以防止药病格拒。使药:有两种意义。①引经药,即能引领方中诸药至特定病所的药物。②调和药,即具有调和方中诸药作用的药物。

13. D。

金人成无己之《伤寒明理论》系统阐述了张仲景《伤寒论》常用方20首的组方原理及方、药间的配伍关系,开方论之先河,拓展了方剂学的学术领域。而唐慎微的代表著作是《证类本草》,王肯堂的是《证治准绳》,王焘的是《外台秘要》。

14. B。

《肘后备急方》为东晋著名医家葛洪所撰。该书共收单方510首、复方494首。用青蒿一握取汁服,以治疟疾,为现代青蒿素的研制提供了宝贵的经验。后世葱豉汤、黄连解毒汤等,实为此书首见。所以,简、便、廉、效是《肘后备急方》的显著。

15. C。

张仲景以《内经》理论为基础,完成了当代最高水平的临床巨著——《伤寒杂病论》。此书经晋·王叔和及宋·林亿等先后整理编辑为《伤寒论》和《金匮要略》,使之得以广为流传。传世的《伤寒论》载方113首,《金匮要略》载方245首,不计两书并见的重复方,计有323个方剂,《伤寒杂病论》历来被推崇为"方书之祖"。

16. B。

朱丹溪《丹溪心法》的左金丸、大补阴丸、二妙散等。李东垣《脾胃论》的补中益气汤、当归补血汤。刘完素《宣明论方》的防风通圣散、双解散。

17. D。

下法是通过泻下、荡涤、攻逐等作用,使停留于胃肠的宿食、燥屎、冷积、瘀血、结痰、停水等从下窍而出,以祛邪除病的一类治法。凡邪在肠胃而致大便不通、燥屎内结,或热结旁流,以及停痰留饮、瘀血积水等形症俱实之证,均可使用;由于病情有寒热,正气有虚实,病邪有兼夹,所以下法又有寒下、温下、润下、逐水、攻补兼施之别,并与其他治法结合运用。而和法是通过和解或调和的方法,使半表半里之邪,或脏腑、阴阳、表里失和之证得以解除的一类治法。和法的应用范围较广,分类也多,其中主要有和解少阳、透达膜原、调和肝脾、疏肝和胃、分消上下、调和肠胃等。

18.A。

七方始于《黄帝内经》,它是根据病邪的微甚、病位的表里、病势的轻重、体质的强弱及治疗的需要,概括地说明制方的方法。至金·成无己在《伤寒明理论》中说:"制方之用,大、小、缓、急、奇、偶、复七方是也",才明确提出"七方"的名称。

19.B。

方剂配伍的目的:①"控制"药物的毒副作用。②增强药力。③产生协同作用。④扩大治疗范围,适应复杂病情。⑤控制多功用单味中药的发挥方向。

20.D。

清代医家程钟龄《医学心悟·医门八法》中说:"论治病之方,则又以汗、和、下、消、吐、清、温、补八法尽之。"

二、B型题。

1、2.B;A。

《五十二病方》——现存最古老的方书;《医方考》——第一部方论专著;《伤寒杂病论》——"方书之祖";《刘涓子鬼遗方》——现存最早的外科方书是。

3、4.A;D。

"七方"始于《黄帝内经》,它是根据病邪的微甚、病位的表里、病势的轻重、体质的强弱以及治疗的需要,概括地说明制方的方法。至金·成无己在《伤寒明理论》中说:"制方之用,大、小、缓、急、奇、偶、复七方是也",才明确提出"七方"的名称。

5、6.C;B。

《伤寒明理论》——七方;《医学心悟》——八法;《景岳全书》——八阵。

7、8.A;A。

汗法除了主要治疗外感六淫之邪所致的表证外,凡是腠理闭塞,营卫郁滞的寒热无汗,或腠理疏松,虽有汗但寒热不解的病证,皆可用汗法治疗。例如:麻疹初起,疹点隐而不透;水肿腰以上肿甚;疮疡初起而有恶寒发热;疟疾、痢疾而有寒热表证等均可应用汗法治疗。下法是通过泻下、荡涤、攻逐等作用,使停留于胃肠的宿食、燥屎、冷积、瘀血、结痰、停水等从下窍而出,以祛除病邪的一类治法。凡邪在肠胃而致大便不通、燥屎内结,或热结旁流,以及停痰留饮、瘀血积水等形症俱实之证,均可使用。

9、10.D;A。

臣药——有两种意义:①辅助君药加强治疗主病或主证作用的药物。②针对重要的兼病或兼证起主要治疗作用的药物。佐药——有三种意义:①佐助药,即配合君、臣药以加强治疗作用,或直接治疗次要兼证的药物。②佐制药,即用以消除或减弱君、臣药的毒性,或能制约君、臣药峻烈之性的药物。③反佐药,即病重邪甚,可能拒药时,配用与君药性味相反而又能在治疗中起相成作用的药物,以防止药病格拒。使药——有两种意义:①引经药,即能引领方中诸药至特定病所的药物。②调和药,即具有调和方中诸药作用的药物。

11、12.A;B。

汤剂的特点——吸收快、药效发挥迅速,而且可以根据病情的变化随证加减;汤剂的不足之处是服用量大,某些药的有效成分不易煎出或易挥发散失,不适于大生产,亦不便于携带。散剂的特点——制作简便,吸收快,较节省药材,便于服用及携带。丸剂——与汤剂相比,吸收较慢,药效持久,节省药材,便于服用与携带。适用于慢性、虚弱性疾病,如六味地黄丸等。煎膏——又称膏滋,是将药物加水反复煎煮,去渣浓缩后,加炼蜜或炼糖制成的半液体剂型。其特点是体积小、含量高、便于服用、口味甜美、有滋润补益作用,一般用于慢性虚弱性患者,有利于较长时间用药,如鹿胎膏、八珍益母膏等。

三、X型题。

1.BD。

《五十二病方》——先秦时期;《黄帝内经》《伤寒杂病论》——两汉时期;《肘后备急方》《刘涓子鬼遗方》——魏晋南北朝时期。

2.ABCD。

宋金元时期的医家,还留下了不少新颖而灵验的方剂,如:①钱乙《小儿药证直诀》的六味地黄丸、导赤散、泻白散。②刘完素《宣明论方》的防风通圣散、双解散。③李东垣《脾胃论》的补中益气汤、当归补血汤,以及

《东垣试效方》的普济消毒饮。④朱丹溪《丹溪心法》的左金丸、大补阴丸、二妙散等。

3. **BCD**。

清代出现了一大批方论性专著,如罗美《古今名医方论》、王子接《绛雪园古方选注》、费伯雄《医方论》、吴谦等《删补名医方论》等。而《医方考》是我国第一部方论专著,着意于释方训义,是明代吴昆所著。

4. **ABCD**。

方剂与治法的关系可以体现为:"以法组方""以法遣方""以法类方""以法释方",这四个方面就共同组成了"以法统方"。

5. **ABC**。

清代医家程钟龄《医学心悟·医门八法》中说:"论治病之方,则又以汗、和、下、消、吐、清、温、补八法尽之。"故,D 应为:补、和。

6. **ABCD**。

汗法是通过开泄腠理、调畅营卫、宣发肺气等作用,使在表的外感六淫之邪随汗而解的一类治法,它不以汗出为目的,主要是通过出汗,使腠理开、营卫和、肺气畅、血脉通,从而能祛邪外出,正气调和。汗法除了主要治疗外感六淫之邪所致的表证外,凡是腠理闭塞,营卫郁滞的寒热无汗,或腠理疏松,虽有汗但寒热不解的病证,皆可用汗法。

7. **ABCD**。

和法是通过和解或调和的方法,使半表半里之邪,或脏腑、阴阳、表里失和之证得以解除的一类治法。和法是一种既能祛除病邪,又能调整脏腑功能的治法,无明显寒热补泻之偏,性质平和,全面兼顾,适用于邪犯少阳、肝脾不和、肠寒胃热、气血营卫失和等证,其应用范围主要有和解少阳、透达膜原、调和肝脾、疏肝和胃、分消上下、调和肠胃等。

8. **BC**。

①下法是通过泻下、荡涤、攻逐等作用,使停留于胃肠的宿食、燥屎、冷积、瘀血、结痰、停水等从下窍而出,以祛邪除病的一类治法。②消法是通过消食导滞、行气活血、化痰利水、驱虫等方法,使气、血、痰、食、水、虫等渐积形成的有形之邪渐消缓散的一类治法,适用于饮食停滞、气滞血瘀、癥瘕积聚、水湿内停、痰饮不化、疳积虫积以及疮疡痈肿等病证。③注意:消法与下法虽同是治疗内蓄有形实邪的方法,但在适应病证上有所不同——下法所治病证,大抵病势急迫,形症俱实,邪在肠胃,必须速除,而且是可以从下窍而出者;消法所治,主要是病在脏腑、经络、肌肉之间,邪坚病固而来势较缓,属渐积形成,且多虚实夹杂,尤其是气血积聚而成之癥瘕痞块、痰核瘰疬等,不可能迅即消除,必须渐消缓散。

9. **AD**。

"使药"有两种意义:①引经药,即能引领方中诸药至特定病所的药物。②调和药,即具有调和方中诸药作用的药物。而"用以消除或减弱君、臣药毒性,或能制约君、臣药峻烈之性"的药物是"佐制药";"与君药性味相反而又能在治疗中起相成作用的药物,又可以防止药病格拒"的药物是"反佐药"。

10. **ABC**。

一个方剂中药物的君、臣、佐、使,主要是以药物在方中所起作用的主次地位为依据,而不只是根据用量的大小。任何方剂组成中,君药不可缺少。一般来说,君药的药味较少,而且不论何药在作为君药时其用量比作为臣、佐、使药应用时要大。

11. **ABCD**。

药味加减的变化——药物是决定方剂功用的主要因素;当方剂中的药物增加或减少时,必然要使方剂组成的配伍关系发生变化,并由此导致方剂功用的改变。药量增减的变化——药物的用量直接决定药力的大小;某些方剂中用量比例的变化还会改变方剂的配伍关系,从而可能改变该方功用和主治证候的主要方面;药量的增加或减少,可以是单纯药力的改变,也可以随着组成配伍关系的改变而功用、主治发生改变。剂型更换的变化——中药制剂种类较多,各有特点。由于剂型不同,在作用上也有区别。无论是药味的改变,还是药量、剂型的改变都有可能是通过改变配伍关系而改变了方剂的功用、主治。

12. **ABCD**。

丹剂——有内服和外用两种;内服丹剂没有固定剂型,有丸剂,也有散剂,每以药品贵重或药效显著而名之曰丹,如至宝丹、活络丹等;外用丹剂亦称丹药,是以某些矿物类药经高温烧炼制成的不同结晶形状的制品,常研粉涂撒疮面,治疗疮疡痈疽,亦可制成药条、药线和外用膏剂应用。丸剂——是将药物研成细粉或药材提取物,加适宜的黏合剂制成球形的固体剂型;常用的丸剂有蜜丸、水丸、糊丸、浓缩丸等,多可内服,且服用、携带方便。散剂——是将药物粉碎,混合均匀,制成粉末状制剂,分为内服和外用两类,其中内服散剂一般是研成细粉,以温开水冲服,量小者亦可直接吞服,如七厘散;亦有制成粗末,以水煎取汁服者,称为煮散,如银翘散。膏剂——是将药物用水或植物油煎熬去渣而制成的剂型,有内服和外用两种;内服膏剂有流浸膏、浸膏、煎膏三种;外用膏剂分软膏、硬膏两种;其中流浸膏与浸膏多数用于调配其他制剂使用,如合剂、糖浆剂、冲剂、片剂等。

13. **BCD**。

配伍目的不外增效、减毒两个方面。一般来说,药物通过配伍,可以起到下述作用:增强药力——功用相近的药物配伍,能增强治疗作用,这种配伍方法在组方运用中较为普遍。如荆芥、防风同用以疏风解表;产生协同作用——药物之间在某些方面具有一定的协同作用,常相互需求而增强某种疗效,如麻黄和桂枝相配,通过"开腠"和"解肌"协同,比单用麻黄或桂枝方剂的发汗力量明显增强;附子和干姜相配,俗称"附子无姜不热",体现了先后天脾肾阳气同温,"走而不守"和"守而不走"协同大大提高温阳祛寒作用;控制多功用单味中药的发挥方向;扩大治疗范围,适应复杂病情;控制药物的毒副作用。

14. **ABCD**。

唐代陈藏器于《本草拾遗·条例》中提出"药有宣、通、补、泄、轻、重、涩、滑、燥、湿十种",并于"宣可去壅""通可去滞""补可去弱""泄可去闭""轻可去实""重可去怯""滑可去著""涩可去脱""燥可去湿""湿可去枯"之下,各举数药为例。金·成无己《伤寒明理论》中说:"制方之体,宣、通、补、泄、轻、重、滑、涩、燥、湿十剂是也。"至此方书中才有"十剂"这个名称。

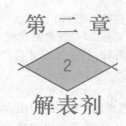

第二章

解表剂

一、A 型题:在每小题给出的 A、B、C、D 四个选项中,请选出一项最符合题目要求的。

1. 麻黄汤中"宣降配伍"的药物组合是
    A. 麻黄、桂枝   B. 麻黄、杏仁   C. 麻黄、甘草   D. 杏仁、甘草

2. 不属于"三拗汤"药物组成的是
    A. 麻黄   B. 杏仁   C. 干姜   D. 甘草

3. 麻黄汤的主治是
    A. 外感风寒,素体痰多   B. 风湿在表,湿郁化热   C. 外感风寒表实证   D. 外感风寒表虚证

4. 桂枝汤不会症见
    A. 恶风   B. 无汗   C. 头痛   D. 脉浮缓

5. 桂枝汤原方服法要求"服已须臾,啜热稀粥一升余",其主要的目的是
    A. 护中以防伤胃   B. 防止过汗伤阴   C. 助汗以去外邪   D. 防止过汗亡阳

6. 太阳中风兼见"项背强几几"者,宜在桂枝汤的基础上
    A. 加用麻黄   B. 加用芦根   C. 加用葛根   D. 加大桂枝用量

7. 小青龙汤的功用是
    A. 发汗解表,宣肺平喘   B. 宣肺解表,祛痰止咳   C. 宣肺祛痰,下气止咳   D. 解表散寒,温肺化饮

8. 小青龙汤主要体现"温肺化饮"功用的药物是
    A. 麻黄、桂枝   B. 麻黄、芍药   C. 细辛、干姜   D. 半夏、干姜

9. "恶寒发热,头身疼痛,无汗,喘咳,痰涎清稀而量多,胸痞,舌苔白滑,脉浮"适应于以下哪首方
    A. 麻黄汤   B. 桂枝汤   C. 九味羌活汤   D. 小青龙汤

10. 不属于九味羌活汤"分经论治"基本结构的是
    A. 防风—厥阴头痛   B. 细辛—少阴头痛   C. 白芷—阳明头痛   D. 川芎—少阳头痛

11. 银翘散中去性取用的药物是
    A. 竹叶、苇根   B. 牛蒡子、桔梗   C. 牛蒡子、薄荷   D. 淡豆豉、荆芥穗

12. 温病初起,渴甚者,为伤津太甚,应当于银翘散中
    A. 加玄参   B. 加天花粉   C. 加杏仁   D. 加马勃

13. 咳嗽,身热不甚,口微渴,脉浮数者,宜选用
    A. 银翘散   B. 桑菊饮   C. 杏苏散   D. 桑杏汤

14. 麻黄杏仁甘草石膏汤中,麻黄与石膏的配伍特点属于
    A. 宣降配伍   B. 相制为用   C. 相须为用   D. 散收配伍

15. 麻黄杏仁甘草石膏汤中,麻黄与石膏的用量比例是
    A. 1:1   B. 1:2   C. 1:3   D. 2:1

16. 憎寒壮热,头项强痛,肢体酸痛,无汗,鼻塞声重,咳嗽有痰,胸膈痞满,舌淡苔白,脉浮而按之无力者,适宜于
    A. 参苏饮   B. 加减葳蕤汤   C. 败毒散   D. 小青龙汤

17. 败毒散中升降配伍的药物组合是
    A. 枳壳、桔梗   B. 枳壳、前胡   C. 羌活、独活   D. 前胡、薄荷

18. 头痛身热恶寒,热轻寒重,无汗肢冷,倦怠嗜卧,面色苍白,语言低微,舌淡苔白,脉沉无力者,可以考虑选择
    A. 再造散   B. 败毒散   C. 参苏饮   D. 加减葳蕤汤

19. 不属于柴葛解肌汤中"三阳兼治"的药物是
    A. 葛根   B. 羌活   C. 柴胡   D. 桔梗

20. 四时感冒,恶寒发热不甚而无汗之表证,宜选用
    A. 加味香苏散   B. 麻黄汤   C. 九味羌活汤   D. 升麻葛根汤

21. 属于再造散中的药物是
    A. 熟附子、煨生姜   B. 熟地黄、炮干姜   C. 熟附子、炮干姜   D. 熟地黄、煨生姜

22. 下列方剂中,以"散中寓收"配伍为特色的是
    A. 败毒散   B. 九味羌活汤   C. 小青龙汤   D. 麻黄杏仁甘草石膏汤

23. 桂枝汤中,辛甘化阳的药物组合是
    A. 生姜、大枣   B. 芍药、炙甘草   C. 桂枝、炙甘草   D. 桂枝、生姜

24. 小青龙汤和九味羌活汤共同含有的药物是
    A. 半夏   B. 芍药   C. 白芷   D. 细辛

25. 麻黄附子细辛汤和再造散中共同含有的药物组合是
    A. 麻黄、桂枝   B. 附子、细辛   C. 麻黄、甘草   D. 附子、煨生姜

26. 桑菊饮中宣降配伍以宣降肺气止咳的药物组合是
    A. 桑叶、菊花   B. 桑叶、杏仁   C. 杏仁、桔梗   D. 杏仁、甘草

27. 麻黄杏仁甘草石膏汤和越婢汤中都含有的药物是
    A. 麻黄、杏仁   B. 杏仁、石膏   C. 麻黄、石膏   D. 杏仁、甘草

28. 麻黄杏仁甘草石膏汤中,臣药是
    A. 麻黄   B. 石膏   C. 杏仁   D. 炙甘草

29. 柴葛解肌汤和升麻葛根汤中共同含有的药物组是
    A. 葛根、芍药   B. 葛根、柴胡   C. 葛根、桔梗   D. 葛根、升麻

30. 体现了"分经论治"思想的方剂是
    A. 小青龙汤   B. 九味羌活汤   C. 麻黄杏仁甘草石膏汤   D. 败毒散

31. "辛凉轻剂"指的是
    A. 银翘散   B. 桑菊饮   C. 麻杏石甘汤   D. 白虎汤

二、B型题:A、B、C、D是其下面两或三道小题的备选项,请从中选择一项最符合题目要求的,每个选项可以被选择一次或两次。

    A. 麻黄、生姜   B. 麻黄、桂枝   C. 麻黄、紫苏   D. 麻黄、杏仁
1. 辛温发汗的常用药物组合是
2. 宣降肺气的常用药物组合是

    A. 羌活   B. 细辛   C. 川芎   D. 白芷
3. 九味羌活汤中长于止少阳头痛的药物是
4. 九味羌活汤中擅解阳明头痛的药物是

    A. 败毒散   B. 加减葳蕤汤   C. 参苏饮   D. 麻黄细辛附子汤
5. 素体阳虚,外感风寒证,宜选
6. 素体阴虚,外感风热证,宜选

A. 麻黄杏仁薏苡甘草汤　B. 麻黄附子细辛汤　　　C. 麻黄附子甘草汤　　　D. 麻黄加术汤

7. 风寒夹湿痹证,宜选用

8. 风湿在表,湿郁化热证宜选用

　A. 麻黄杏仁薏苡甘草汤　B. 麻黄附子细辛汤　　　C. 麻黄附子甘草汤　　　D. 麻黄加术汤

9. 少阴病,始得之,反发热,脉沉者宜

10. 少阴病,恶寒身疼,无汗,微发热,脉沉微者,或水病身面浮肿,气短,小便不利,脉沉而小者宜

　A. 香附　　　　　　　　B. 川芎　　　　　　　　C. 陈皮　　　　　　　　D. 防风

11. 加味香苏散中,理三焦之气的药物是

12. 加味香苏散中,舒肺脾之气的药物是

　A. 麻黄杏仁甘草石膏汤　B. 败毒散　　　　　　　C. 大承气汤　　　　　　D. 九味羌活汤

13. 以"分经论治"为特点的方剂是

14. 以"逆流挽舟"为特点的方剂是

三、X型题:在每小题给出的 A、B、C、D 四个选项中,至少有两项是符合题目要求的,请选出所有符合题目要求的答案,多选或少选均不得分。

1. 麻黄汤的配伍特点是
　A. 宣降配伍　　　　　　B. 酸甘化阴　　　　　　C. 相须为用　　　　　　D. 辛甘化阳

2. 下列关于桂枝汤煎服方法的叙述中,符合《伤寒论》原方要求的是
　A. 微火煎煮,去滓取汁,适寒温,分三次服　　　B. 服药后片刻,喝热稀粥以助药力
　C. 增加衣被,令遍身汗出如水流漓　　　　　　D. 若一服汗出病瘥,停后服,不必尽剂

3. 以下方剂中,有"散中有收"配伍特点的是
　A. 麻黄汤　　　　　　　B. 桂枝汤　　　　　　　C. 小青龙汤　　　　　　D. 麻黄杏仁甘草石膏汤

4. 小青龙汤的药物是
　A. 麻黄　　　　　　　　B. 半夏　　　　　　　　C. 生姜　　　　　　　　D. 五味子

5. 九味羌活汤中,体现"分经论治"思想的药物是
　A. 苍术　　　　　　　　B. 细辛　　　　　　　　C. 白芷　　　　　　　　D. 川芎

6. 银翘散和桑菊饮共同含有的药物有
　A. 金银花　　　　　　　B. 连翘　　　　　　　　C. 芦根　　　　　　　　D. 薄荷

7. 下列方剂中包含有"宣降肺气"常用组合的是
　A. 麻黄汤　　　　　　　B. 桂枝汤　　　　　　　C. 小青龙汤　　　　　　D. 桑菊饮

8. 同时含有麻黄、桂枝的方剂是
　A. 麻黄汤　　　　　　　B. 桂枝汤　　　　　　　C. 小青龙汤　　　　　　D. 三拗汤

9. 以下属于麻黄杏仁甘草石膏汤治法的是
　A. 解表　　　　　　　　B. 清肺　　　　　　　　C. 宣肺　　　　　　　　D. 降肺气

10. 麻黄细辛附子汤的主治是
　A. 素体阳虚,外感风热证　　　　　　　　　　　B. 素体阳虚,外感风寒证
　C. 暴哑　　　　　　　　　　　　　　　　　　D. 喑痱

11. 升麻葛根汤中,葛根的用意是
　A. 解肌　　　　　　　　B. 透疹　　　　　　　　C. 生津　　　　　　　　D. 除热

12. 再造散中的君药是
　A. 黄芪　　　　　　　　B. 人参　　　　　　　　C. 桂枝　　　　　　　　D. 熟附子

13. 败毒散中的君药是

        A.人参   B.柴胡   C.羌活   D.独活

14. 麻黄杏仁甘草石膏汤中石膏的作用是
        A.生津   B.清肺热   C.解肌   D.宣肺

15. 柴葛解肌汤的配伍特点是
        A.温清并用   B.表里同治   C.辛凉清热   D.疏泄透散

16. 主治病证的病机为表寒里热的方剂为
        A.小青龙汤   B.大青龙汤   C.九味羌活汤   D.麻黄汤

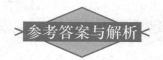

参考答案与解析

一、A 型题。

1. **B**。

麻黄苦辛性温,归肺与膀胱经,善开腠发汗,祛在表之风寒;宣肺平喘,开闭郁之肺气,为君药。杏仁降利肺气,与麻黄相伍,一宣一降,以恢复肺气之宣降,加强宣肺平喘之功,是为宣降肺气的常用组合。

2. **C**。

三拗汤的功用为:宣肺解表;主治:外感风寒,肺气不宣证。生姜:辛、温,归肺、脾、胃经;解表散寒,温中止呕,温肺止咳。干姜:辛、热,归脾、胃、肾、心、肺经;温中散寒,回阳通脉,温肺化饮。故在三拗汤中更适合用生姜。

3. **C**。

外感风寒,素体痰多——华盖散(紫苏子、麻黄、杏仁、陈皮、桑白皮、赤茯苓、炙甘草);风湿在表,湿郁化热——麻黄杏仁薏苡甘草汤(麻黄、杏仁、薏苡仁、炙甘草);外感风寒表实证——麻黄汤(麻黄、桂枝、杏仁、炙甘草);外感风寒表虚证——桂枝汤(桂枝、芍药、生姜、大枣、炙甘草)。

4. **B**。

桂枝汤证乃是由风寒外袭,卫阳不固,营阴失守之营卫不和所致。卫阳不固,营阴失守,则必有津液外泄而"汗出"。

5. **C**。

《伤寒论》:"服已须臾,啜热稀粥",乃是借水谷之精气,充养中焦,不但易为酿汗,更可使外邪速去而不致复感。

6. **C**。

桂枝加葛根汤(桂枝、芍药、生姜、炙甘草、大枣、葛根)——功用:解肌发表,升津舒经;主治:风寒客于太阳经腧,营卫不和证。

7. **D**。

小青龙汤(麻黄、芍药、细辛、干姜、炙甘草、桂枝、五味子、半夏)——外寒里饮证——解表散寒,温肺化饮。发汗解表,宣肺平喘——麻黄汤;宣肺解表,祛痰止咳——华盖散(紫苏子、麻黄、杏仁、陈皮、桑白皮、赤茯苓、甘草);宣肺祛痰,下气止咳——射干麻黄汤(射干、麻黄、生姜、细辛、紫菀、款冬花、大枣、半夏大、五味子)。

8. **C**。

干姜——辛、热,归脾胃肾、心、肺经;温中散寒,回阳通脉,温肺化饮。细辛——辛、温,有小毒,归肺、肾、心经;解表散寒,祛风止痛,通窍,温肺化饮。小青龙汤中,干姜、细辛温肺化饮,兼助麻、桂解表祛邪,为臣药。

9. **D**。

恶寒发热,头身疼痛,无汗,脉浮——表寒证;咳喘,痰涎清晰量多,胸痞,舌苔白滑——里饮。麻黄汤——外感风寒表实证,桂枝汤——外感风寒表虚证,九味羌活汤——外感风寒湿,内有蕴热证,小青龙汤——外寒里饮。

10. **A**。

羌活—治太阳风寒湿邪在表之要药、苍术—祛太阴寒湿的主要药物、细辛善止少阴头痛、白芷擅解阳明头痛、川芎长于止少阳和厥阴头痛,为本方"分经论治"的基本结构。

11.D。

荆芥穗、淡豆豉辛而微温,解表散邪,此二者虽属辛温,但辛而不烈,温而不燥,配入辛凉解表方中,增强辛散透表之力,是为去性取用之法。

12.B。

银翘散证加减——渴甚者,为伤津较甚,加天花粉生津止渴;项肿咽痛者,系热毒较甚,加马勃、玄参清热解毒,利咽消肿;咳者,是肺气不利,加杏仁苦降肃肺以加强止咳之功。

13.B。

脉浮数、身热不甚、口微渴,为表热轻证,又以咳嗽为首要症状,治法当为:疏风清热,宣肺止咳,适宜于风温咳嗽之桑菊饮,其中桑叶甘苦性凉,疏散上焦风热,且善走肺络,能清宣肺热而止咳嗽;菊花辛甘性寒,疏散风热,清利头目而肃肺,二药轻清灵动,直走上焦,协同为用,以疏散肺中风热见长,共为桑菊饮之君药。(杏苏散和桑杏汤分别主治外感凉燥证和外感温燥证)

14.B。

麻黄得石膏,宣肺平喘而不助热;石膏得麻黄,清解肺热而不凉遏,是相制为用。

15.B。

麻黄——辛温,开宣肺气以平喘,开腠解表以散邪;石膏——辛甘大寒,清泄肺热以生津,辛散解肌以透邪。二药一辛温,一辛寒;一以宣肺为主,一以清肺为主,且俱能透邪于外,合用则相反之中寓有相辅之意,既消除致病之因,又调理肺的宣发功能,共用为君。但,石膏用量须倍于麻黄,以使本方不失为辛凉之剂。

16.C。

憎寒、壮热、头痛、无汗、脉浮,为表实寒证之表现;肢体酸痛、胸膈痞满、咳嗽有痰、脉浮,乃为表湿证;脉按之无力多为气虚;即,该证应为气虚,外感风寒湿证,宜选败毒散(人参败毒草苓芎,羌独柴前枳桔共,薄荷少许姜三片,气虚感寒有奇功——柴胡、前胡、川芎、枳壳、羌活、独活、茯苓、桔梗、人参、甘草、生姜、薄荷)。而参苏饮——气虚外感风寒,内有痰湿证——益气解表,理气化痰;加减葳蕤汤——素体阴虚,外感风热证——滋阴解表;小青龙汤——外寒内饮证——解表散寒,温肺化饮。

17.A。

败毒散中:桔梗辛散,宣肺利膈;枳壳苦温,理气宽中,与桔梗相配,一升一降,是畅通气机、宽胸利膈的常用组合;前胡化痰以止咳;生姜、薄荷为引,以助解表之力。

18.A。

身热恶寒、头痛、无汗、肢冷为风寒表证;倦怠嗜卧、面色苍白、语言低微、脉沉无力为阳虚表现。再造散(黄芪、人参、桂枝、甘草、熟附子、细辛、羌活、防风、川芎、煨生姜)——主治:阳气虚弱,风寒感冒——助阳益气,发汗解表。

19.D。

柴葛解肌汤中葛根配白芷、石膏,清透阳明之邪热;柴胡配黄芩,透解少阳之邪热;羌活发散太阳之风寒,如此配合,三阳兼治,但以治阳明为主。

20.A。

加味香苏散(紫苏叶、陈皮、香附、炙甘草、荆芥、秦艽、防风、蔓荆子、川芎、生姜)——功用:发汗解表——主治:四时感冒(恶寒发热不甚而无汗之表证),为辛温发汗之缓剂;而麻黄汤,麻桂并用,发汗之力较强,并善宣肺平喘,为辛温发汗之重剂,适用于外感风寒,恶寒发热而无汗喘咳之表实证;九味羌活汤辛温发汗,兼清里热,适用于外感风寒夹湿,恶寒发热,无汗身痛,兼有口苦微渴者;升麻葛根汤升阳解肌而透疹,宜于麻疹欲出不出而身热无汗者。

21.A。

再造散的功用为助阳益气,发汗解表;主治阳气虚弱,风寒感冒。其药物组成为:黄芪、人参、桂枝、甘草、熟附子、细辛、羌活、防风、川芎、煨生姜(温胃)。

22.C。

小青龙汤中,麻黄、细辛等辛散之品配以五味子、芍药之酸敛之品,一散一收,既可增强止咳平喘之功,又可制约诸药辛散温燥太过之弊。败毒散中枳壳、桔梗"升降相因",九味羌活汤中羌活(太阳)、苍术(太阴)、细辛(少阴)、川芎(少阳、厥阴)、白芷(阳明)"分经论治",麻黄杏仁甘草石膏汤中麻黄、石膏"相制为用"。

23.C。

桂枝——辛、甘、温,归心、肺、膀胱经;发汗解肌,温通经脉,助阳化气。芍药——《神农本草经》中白芍赤芍不分,通称为芍药,至唐末宋初始将二者区分,而桂枝汤来自东汉张仲景之《伤寒论》,所以为芍药,其实,应为白芍——苦、酸、微寒,归肝、脾经;养血敛阴,柔肝止痛,平抑肝阳。炙甘草——甘、平,归心、肺、脾、胃经;补脾益气,祛痰止咳(润肺止咳),缓急止痛,调和诸药,清热解毒。桂枝汤中炙甘草调和药性,合桂枝辛甘化阳以实卫,合芍药酸甘化阴以和营,功兼佐使之用。

24.D。

小青龙汤——外寒里饮证——解表散寒,温肺化饮——解表蠲饮小青龙,麻桂姜辛夏草从,芍药五味敛气阴,表寒内饮最有功—麻黄、桂枝、干姜、半夏、细辛、五味子、芍药、炙甘草。九味羌活汤——外感风寒湿,内有蕴热证——发汗祛湿,兼清里热——九味羌活防风苍,辛芷芎草芩地黄,发汗祛湿兼清热,分经论治变通良——羌活、防风、苍术、细辛、白芷、川芎、黄芩、生地黄、炙甘草。

25.B。

麻黄附子细辛汤——素体阳虚,外感风寒证——助阳解表——麻黄、细辛、附子;再造散——阳气虚弱,外感风寒证——助阳益气,解表散寒——再造散用参附芪,桂甘羌防芎芍齐,再加细辛姜枣煮,阳虚寒闭最相宜——人参、黄芪、桂枝、细辛、熟附子、羌活、防风、川芎、煨生姜、炒白术、大枣、甘草

26.C。

桑菊饮中杏仁苦降,肃降肺气;桔梗辛散,开宣肺气,二者相合,一宣一降,以复肺脏宣降而能止咳,是宣降肺气的常用组合,共为臣药。

27.C。

越婢汤(《金匮要略》)——风水夹热证——发汗利水——麻黄、石膏、生姜、甘草;麻黄杏仁甘草石膏汤(《伤寒论》)——外感风邪,邪热壅肺证——辛凉疏表,清肺平喘——麻黄、石膏、杏仁、甘草。

28.C。

①麻黄辛温,开宣肺气以平喘,开腠解表以散邪;石膏辛甘大寒,清泄肺热以生津,辛散解肌以透邪。二药一辛温,一辛寒;一以宣肺为主,一以清肺为主,且俱能透邪于外,合用则相反之中寓有相辅之意,既消除致病之因,又调理肺的宣发功能,共用为君药。②杏仁味苦,降利肺气而平喘咳,与麻黄相配则宣降相因,与石膏相伍则清肃协同,是为臣药。③炙甘草既能益气和中,又与石膏相合而生津止渴,更能调和于寒温宣降之间,为佐使药。④四药合用,解表与清肺并用,以清为主;宣肺与降气结合,以宣为主。共成辛凉疏表,清肺平喘之功。

29.A。

柴葛解肌汤——外感风寒,郁而化热证——解肌清热——陶氏柴葛解肌汤,邪在三阳热势张,芩芍桔草姜枣芷,羌膏解表清热良——柴胡、葛根、黄芩、羌活、白芷、芍药、桔梗、生姜、大枣、石膏、甘草;升麻葛根汤——阎氏升麻葛根汤,芍药甘草合成方,麻疹初起出不透,解肌透疹此方良——升麻、葛根、芍药、炙甘草。

30.B。

九味羌活汤中羌活辛苦性温,散表寒,祛风湿,利关节,止痹痛,为治太阳风寒湿邪在表之要药,为君药。苍术辛苦而温,功可发汗祛湿,为祛太阴寒湿的主要药物。细辛善止少阴头痛、白芷擅解阳明头痛、川芎长于止少阳厥阴头痛,为本方"分经论治"的基本结构。

31.B。

辛凉三剂中,桑菊饮属于辛凉轻剂,银翘散属于辛凉平剂,白虎汤属于辛凉重剂。

二、B型题。

1、2.B;D。

麻黄苦辛性温,归肺与膀胱经,善开腠发汗,祛在表之风寒;宣肺平喘,开闭郁之肺气。桂枝透营达卫,解肌发表,温通经脉。麻桂相须为用,是辛温发汗的常用组合。杏仁降利肺气,与麻黄相伍,一宣一降,以恢复肺气之宣降,加强宣肺平喘之功,是为宣降肺气的常用组合。

3、4.C;D。

九味羌活汤中细辛、白芷、川芎祛风散寒,宣痹止痛,其中细辛善止少阴头痛、白芷擅解阳明头痛、川芎长于止少阳厥阴头痛。

5、6.D;B。

败毒散——气虚,外感风寒湿表证;参苏饮——气虚外感风寒,内有痰湿证。

7、8.D;A。

麻黄加术汤:麻黄汤原方加白术四两(9g)。功用:发汗解表,散寒祛湿。主治:风寒夹湿痹证。麻黄杏仁薏苡甘草汤:麻黄、杏仁、薏苡仁、炙甘草。功用:发汗解表,祛风除湿。主治:风湿在表,湿郁化热证。

9、10.B;C。

麻黄附子细辛汤:麻黄、附子、细辛。功用:助阳解表。主治:少阴病始得之,反发热,脉沉者。麻黄附子甘草汤:麻黄、甘草、附子。功用:助阳益气,发汗利尿。主治:少阴病。恶寒身疼,无汗,微发热,脉沉微者,或水病身面浮肿,气短,小便不利,脉沉而小。

11、12. A;C。

加味香苏散中,香附理三焦之气,川芎行血中之气,陈皮舒肺脾之气,调和气血,助君、臣药解表散邪,并为佐药。防风和秦艽祛肌腠风湿而除身痛,同蔓荆子(升散除风而止头痛),并为臣药。

13、14. D;B。

九味羌活汤中羌活辛苦性温,散表寒,祛风湿,利关节,止痹痛,为治太阳风寒湿邪在表之要药,为君药。苍术辛苦而温,功可发汗祛湿,为祛太阴寒湿的主要药物。细辛善止少阴头痛、白芷擅解阳明头痛、川芎长于止少阳厥阴头痛,为本方"分经论治"的基本结构。败毒散——功用:散寒祛湿,益气解表。喻嘉言用本方治疗外邪陷里而成之痢疾,意即疏散表邪,表气疏通,里滞亦除,其痢自止。此种治法,称为"逆流挽舟"法。

三、X 型题。

1. AC。

麻黄汤配伍特点:①为麻、桂相须,发卫气之闭以开腠理,透营分之郁以畅营阴,则发汗解表之功益彰。②麻、杏相使,宣降相因,则宣肺平喘之效甚著。

2. ABD。

桂枝汤用法(《伤寒论》):①上五味,哎咀,以水七升,微火煮取三升,适寒温,服一升。②服已须臾,啜热稀粥一升余,以助药力。③温覆令一时许,遍身染染微似有汗者益佳,不可令如水流漓,病必不除。④若一服汗出病瘥,停后服,不必尽剂;若不汗,更服,依前法;又不汗,后服小促其间,半日许令三服尽。若病重者,一日一夜服,周时观之,服一剂尽,病证犹在者,更作服;若汗不出,乃服至二三剂。⑤禁生冷、黏滑、肉、面、五辛、酒酪、臭恶等物。

3. BC。

桂枝汤的配伍特点:发中有补,散中有收(桂枝、生姜之辛散,芍药之酸收),邪正兼顾,阴阳并调。小青龙汤:五味子敛肺止咳,芍药和营养血,二药与麻黄、桂枝辛散之品相配,一散一收,既可增强止咳平喘之功,又可制约诸药辛散温燥太过之弊。而麻黄汤的配伍特点:一为麻、桂相须,发卫气之闭以开腠理,透营分之郁以畅营阴,则发汗解表之功益彰;二为麻、杏相使,宣降相因,则宣肺平喘之效甚著。麻黄杏仁甘草石膏汤的配伍特点是:解表与清肺并用,以清为主;宣肺与降气结合,以宣为主。共成辛凉疏表,清肺平喘之功。

4. ABD。

小青龙汤——外寒里饮证——解表散寒,温肺化饮——解表蠲饮小青龙,麻桂姜辛夏草从,芍药五味敛气阴,表寒内饮最有功—麻黄、桂枝、干姜、半夏、细辛、五味子、芍药、炙甘草。

5. ABCD。

九味羌活汤中羌活辛苦性温,散表寒,祛风湿,利关节,止痹痛,为治太阳风寒湿邪在表之要药,为君药。苍术辛苦而温,功可发汗祛湿,为祛太阴寒湿的主要药物。细辛善止少阴头痛、白芷善解阳明头痛、川芎长于止少阳厥阴头痛,为本方"分经论治"的基本结构。

6. BCD。

银翘散(银翘散主上焦疴,竹叶荆蒡豉薄荷,甘桔芦根凉解法,清疏风热煮无过):连翘、银花、苦桔梗、薄荷、竹叶、生甘草、芥穗、淡豆豉、牛蒡子、苇根。桑菊饮(桑菊饮中桔杏翘,芦根甘草薄荷饶,清疏肺卫轻宣剂,风温咳嗽服之消):桑叶、菊花、杏仁、连翘、薄荷、桔梗、生甘草、苇根。所以,两方共有的药物——连翘、芦根、薄荷、生甘草、桔梗。

7. AD。

桑菊饮——杏仁苦降,肃降肺气;桔梗辛散,开宣肺气,与杏仁相合,一宣一降,以复肺脏宣降而能止咳,是宣降肺气的常用组合。麻黄汤——麻黄苦辛性温,归肺与膀胱经,可宣肺平喘,开闭郁之肺气。杏仁降利肺气,与麻黄相伍,一宣一降,以恢复肺气之宣降,加强宣肺平喘之功,是为宣降肺气的常用组合。

8. AC。

麻黄汤中臣桂枝,杏仁甘草四般施发汗解表宣肺气,伤寒表实无汗宜——麻黄、桂枝、杏仁、炙甘草;桂枝芍药等量伍,姜枣甘草微火煮,解肌发表调营卫,中风表虚自汗出——桂枝、芍药、生姜、大枣、炙甘草;解表蠲饮小青龙,麻桂姜辛夏草从,芍药五味敛气阴,表寒内饮最有功—麻黄、桂枝、干姜、半夏、细辛、五味子、芍药、炙甘草。三拗汤为麻黄汤变桂枝为生姜——麻黄、杏仁、炙甘草、生姜——宣肺解表——外感风寒,肺气不宣证。

9. **ABCD**。

麻黄杏仁甘草石膏汤中四药合用,解表(麻黄)与清肺(石膏)并用,以清为主(石膏用量倍于麻黄);宣肺(麻黄)与降气(杏仁)结合,以宣为主。共成辛凉疏表,清肺平喘之功。

10. **BC**。

麻黄附子细辛汤(助阳解表),主治:①素体阳虚,外感风寒证。发热,恶寒甚剧,虽厚衣重被,其寒不解,神疲欲寐,脉沉微。②暴哑。突发声音嘶哑,甚至失音不语,或咽喉疼痛,恶寒发热,神疲欲寐,舌淡苔白,脉沉无力。

11. **ABCD**。

葛根味辛甘性凉,入胃经,于升麻葛根汤中解肌透疹,生津除热,为臣药,与升麻相配,轻扬升散,通行肌表内外,对疹毒欲透未透,病势向外者,能因势利导,故为透达疹毒的常用组合。

12. **AB**。

再造散(黄芪、人参、桂枝、甘草、熟附子、细辛、羌活、防风、川芎、煨生姜)功用:助阳益气,发汗解表。主治:阳气虚弱,风寒感冒。其中,黄芪、人参为君药,补元气,固肌表,既助药势以鼓邪外出,又可预防阳随汗脱。

13. **CD**。

败毒散(柴胡、前胡、川芎、枳壳、羌活、独活、茯苓、桔梗、人参、甘草、生姜、薄荷)——功用:散寒祛湿,益气解表——主治:气虚,外感风寒湿表证。其中羌活、独活发散风寒,除湿止痛,羌活长于祛上部风寒湿邪,独活长于祛下部风寒湿邪,合而用之,为通治一身风寒湿邪的常用组合,共为君药。柴胡解肌透邪,且能行气,与川芎(行气活血,并能祛风)一起既可助君药解表逐邪,又可行气活血加强宣痹止痛之力,俱为臣药。人参属佐药,用之益气以扶其正,一则助正气以鼓邪外出,并寓防邪复入之义;二则令全方散中有补,不致耗伤真元。

14. **ABC**。

麻黄杏仁甘草石膏汤中石膏的作用:石膏辛甘大寒,清泄肺热以生津,辛散解肌以透邪;麻黄以宣肺为主,石膏以清肺为主,且石膏倍于麻黄,使本方不失为辛凉之剂;麻黄得石膏,宣肺平喘而不助热。

15. **ABCD**。

柴葛解肌汤的配伍特点:温清并用,侧重于辛凉清热;表里同治,侧重于疏泄透散。

16. **BC**。

(1)小青龙汤:【功用】解表散寒,温肺化饮。【主治】外感内饮证。恶寒发热,无汗,胸痞喘咳,痰多而稀,或痰饮喘咳,不得平卧,或身体痛重,头面四肢浮肿,舌苔白滑,脉浮者。【歌诀】小青龙汤最有功,风寒束表饮停胸,辛夏甘草和五味,姜桂麻黄芍药同。

(2)大青龙汤:【功用】发汗解表,清热除烦。【主治】外感风寒,兼有里热,恶寒发热,头身疼痛,无汗烦躁,脉浮紧;亦治溢饮,身体痛重,或四肢浮肿,恶寒身热,无汗,烦躁,脉浮紧。【歌诀】大青龙汤桂麻黄,杏草石膏姜枣藏,太阳无汗兼烦躁,散寒清热此方良。

(3)九味羌活汤:【功用】发汗祛湿,兼清里热。【主治】外感风寒湿邪,兼有里热证。恶寒发热,肌表无汗,头痛项强,肢体酸楚疼痛,口苦微渴,舌苔白或微黄,脉浮。【歌诀】九味羌活用防风,细辛苍芷与川芎,黄芩生地同甘草,分经论治宜变通。

(4)麻黄汤:【功用】发汗解表,宣肺平喘。【主治】外感风寒表实证。恶寒发热,头疼身痛,无汗而喘,舌苔薄白,脉浮紧。【歌诀】麻黄汤中用桂枝,杏仁甘草四般施,发热恶寒头项痛,喘而无汗服之宜。

综上所述,病机为"表寒里热"的选大青龙汤及九味羌活汤。

第三章

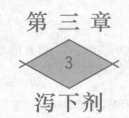

泻下剂

一、A 型题:在每小题给出的 A、B、C、D 四个选项中,请选出一项最符合题目要求的。

1. 关于大承气汤的用法,错误的是
   A. 大黄宜酒炙、先下　　　B. 芒硝溶服　　　C. 厚朴先下　　　D. 枳实先下

2. 大承气汤主治热结旁流时的治法是
   A. 热因热用　　　B. 寒因寒用　　　C. 通因通用　　　D. 塞因塞用

3. 小承气汤比大承气汤少了哪味药
   A. 大黄　　　B. 芒硝　　　C. 枳实　　　D. 厚朴

4. 大陷胸汤中,大黄的用法是
   A. 后下　　　B. 先煮　　　C. 溶服　　　D. 研末冲服

5. 大陷胸汤中甘遂的用法是
   A. 后下　　　B. 先煮　　　C. 溶服　　　D. 研末冲服

6. 肠痈初起(湿热瘀滞证),宜用何方
   A. 苇茎汤　　　B. 葛根黄芩黄连汤　　　C. 大黄牡丹汤　　　D. 白头翁汤

7. 腹痛便秘,脐下绞结,绕脐不止,手足不温,苔白不渴,脉沉弦而迟者,宜选用以下何方
   A. 痛泻要方　　　B. 芍药汤　　　C. 温脾汤　　　D. 乌梅丸

8. 十枣汤的君药是
   A. 芫花　　　B. 甘遂　　　C. 大戟　　　D. 大枣

9. 从心下至少腹硬满疼痛,手不可近。伴见短气烦躁,大便秘结,舌上燥而渴,日晡小有潮热,舌红,苔黄腻或兼水滑,脉沉迟有力者,最适宜选用以下哪个方作为主方
   A. 炙甘草汤　　　B. 大承气汤　　　C. 调胃承气汤　　　D. 大陷胸汤

10. 济川煎中的君药是
    A. 肉苁蓉　　　B. 当归　　　C. 牛膝　　　D. 升麻

11. 黄龙汤中"开肺气"的药物是
    A. 大黄　　　B. 枳实　　　C. 厚朴　　　D. 桔梗

12. 大黄附子汤中,炮附子的用量是
    A. 1 枚　　　B. 2 枚　　　C. 3 枚　　　D. 4 枚

13. 大黄附子汤中,使用"大黄"的配伍法是
    A. 相制为用　　　B. 相须为用　　　C. 去性取用　　　D. 升降相因

14. 脾约证当方选
    A. 麻子仁丸　　　B. 济川煎　　　C. 温脾汤　　　D. 大黄附子汤

15. 十枣汤中甘遂、芫花、大戟的用量比例是
    A. 1：1：1　　　B. 2：1：1　　　C. 1：2：1　　　D. 3：2：1

16. 体现了"增水行舟"之法的方剂是
    A. 九味羌活汤　　　B. 败毒散　　　C. 增液汤　　　D. 增液承气汤

17. 脾阳不足,冷积内阻之便秘,或久痢赤白者,宜用
　　A. 大黄附子汤　　　　B. 温脾汤　　　　　　C. 麻子仁丸　　　　　D. 济川煎

18. 关于泻下剂使用注意,说法错误的是
　　A. 孕妇、产后或正值经期者,均应禁用　　　　B. 中病即止
　　C. 注意调理善后饮食　　　　　　　　　　　　D. 必要时宜配伍补益扶正之品

19. 增液承气汤中的药物不包含
　　A. 厚朴　　　　　　　　B. 枳实　　　　　　　C. 人参　　　　　　　D. 玄参

20. 具有"润肠泻热,行气通便"功用的是
　　A. 增液承气汤　　　　　B. 麻子仁丸　　　　　C. 大承气汤　　　　　D. 新加黄龙汤

21. 以下不属于温脾汤的药物是
　　A. 大黄　　　　　　　　B. 附子　　　　　　　C. 当归　　　　　　　D. 生姜

22. 大陷胸汤和十枣汤共同含有的药物是
　　A. 大黄　　　　　　　　B. 芒硝　　　　　　　C. 甘遂　　　　　　　D. 大枣

23. 大黄牡丹汤的功用是
　　A. 泻热逐水　　　　　　B. 泻热破瘀,散结消肿　C. 温里散寒,通便止痛　D. 通里攻下,行气活血

24. 温脾汤中的臣药是
　　A. 大黄、干姜　　　　　B. 芒硝、干姜　　　　　C. 干姜、附子　　　　D. 当归、人参

25. 大黄牡丹汤中,冬瓜仁是
　　A. 君药　　　　　　　　B. 臣药　　　　　　　C. 佐药　　　　　　　D. 使药

26. 济川煎在《景岳全书》中的加减:虚甚者,不必用下列哪味药
　　A. 枳壳　　　　　　　　B. 当归　　　　　　　C. 牛膝　　　　　　　D. 升麻

27. 以下泻下剂中,属于攻补兼施的是
　　A. 济川煎　　　　　　　B. 温脾汤　　　　　　C. 黄龙汤　　　　　　D. 麻子仁丸

28. 泻下剂"攻补兼施"者多适用于
　　A. 肠燥津亏,大便秘结证　　　　　　　　　　　B. 里寒积滞实证
　　C. 里实正虚之大便秘结证　　　　　　　　　　　D. 里热积滞实证

29. "十枣汤"出自
　　A.《景岳全书》　　　　B.《伤寒论》　　　　　C.《金匮要略》　　　　D.《备急千金要方》

30. 以下具有"行气逐水"功用的方剂是
　　A. 控涎丹　　　　　　　B. 大陷胸汤　　　　　C. 舟车丸　　　　　　D. 十枣汤

二、B型题:A、B、C、D是其下面两道小题的备选项,请从中选择一项最符合题目要求的,每个选项可以被选择
　　一次或两次。

　　A. 大承气汤　　　　　　B. 调胃承气汤　　　　C. 大黄牡丹汤　　　　D. 温脾汤
1. 泻热破瘀,散结消肿的方剂是
2. 攻下冷积,温补脾阳的方剂是

　　A. 温脾汤　　　　　　　B. 黄龙汤　　　　　　C. 济川煎　　　　　　D. 新加黄龙汤
3. 阳明腑实,气血不足证,宜选
4. 热结里实,气阴不足证,宜选

　　A. 热因热用　　　　　　B. 寒因寒用　　　　　C. 通因通用　　　　　D. 塞因塞用
5. 大承气汤治"热结旁流",体现的是
6. 大承气汤治"热厥",体现的是

341

A. 解肌透疹   B. 清热解毒   C. 升清阳   D. A 和 B

7. 济川煎中升麻的主要作用是

8. 升麻葛根汤中升麻的主要作用是

  A. 散寒止痛   B. 助阳解表   C. 回阳救逆   D. 制约寒性

9. 大黄附子汤中,配伍附子与细辛的用意是

10. 麻黄细辛附子汤中,配伍附子与细辛的用意是

  A. 大黄   B. 芒硝   C. 芍药   D. 炙甘草

11. 与大承气汤相比,小承气汤少了

12. 调胃承气汤是在大承气汤的基础上减了枳实、厚朴,加了

  A. 控涎丹   B. 大陷胸汤   C. 舟车丸   D. 十枣汤

13. 泻热逐水的方剂是

14. 行气逐水的方剂是

三、X 型题:在每小题给出的 A、B、C、D 四个选项中,至少有两项是符合题目要求的,请选出所有符合题目要求的答案,多选或少选均不得分。

1. 大承气汤的主治范围
 A. 阳明腑实证   B. 热结旁流证   C. 热厥   D. 痉病

2. 大陷胸汤的药物组成是
 A. 大黄   B. 芒硝   C. 甘遂   D. 炙甘草

3. 大黄牡丹汤的治法
 A. 清热   B. 利湿   C. 泻下   D. 破瘀

4. 以下方剂中含有芒硝的是
 A. 大承气汤   B. 小承气汤   C. 调胃承气汤 D. 大黄牡丹汤

5. 温脾汤的君药是
 A. 大黄   B. 芒硝   C. 附子   D. 干姜

6. 十枣汤中"大枣"的作用是
 A. 益气护胃   B. 君药   C. 缓和诸药毒性 D. 培土制水

7. 济川煎遣方用药特征是
 A. 标本兼顾   B. 补中有泻   C. 降中有升   D. 宣降相因

8. 大黄附子汤的药物组成是
 A. 大黄   B. 附子   C. 细辛   D. 炙甘草

9. 脾约证的典型表现是
 A. 大便稀溏   B. 大便干结   C. 小便频数   D. 小便少

10. 新加黄龙汤中的三参是
 A. 人参   B. 丹参   C. 玄参   D. 海参

11. 十枣汤的主治范围是
 A. 痰饮   B. 支饮   C. 悬饮   D. 水肿

12. 增液承气汤和新加黄龙汤共同含有的药物是
 A. 人参   B. 生地   C. 大黄   D. 甘草

13. 下列关于十枣汤服用方法的叙述中,符合《伤寒论》原方用法要求的是
 A. 甘遂,大戟,芫花各等份,分别捣为散 B. 体质强壮者一钱匕,瘦弱者服半钱匕
 C. 用十枚大枣煎汤,纳药末,临卧冷服   D. 得快下利后,糜粥自养

14. 下列各项中,属于麻子仁丸组成药物的是

　　A. 枳实　　　　　　　　B. 厚朴　　　　　　　　　C. 大黄　　　　　　　　　D. 蜜

15. 舟车丸与十枣汤共同含有的药物是

　　A. 大黄　　　　　　　　B. 甘遂　　　　　　　　　C. 芫花　　　　　　　　　D. 大戟

◆参考答案与解析◆

一、A 型题。

1.**A**。

大承气汤用法:水煎,先煎厚朴、枳实,后下大黄(因大黄生用,后下则泻下之力峻,久煎则泻下之力缓),芒硝溶服。

2.**C**。

热结旁流,"旁流"为现象,燥屎坚结才是本质,故用大承气汤峻下,使热结得去,"旁流"可止,乃属"通因通用"之法。

3.**B**。

大承气汤:大黄、芒硝、枳实、厚朴。功用:峻下热结。小承气汤:大黄、厚朴、枳实。功用:轻下热结。主治:阳明腑实轻证。

4.**B**。

大陷胸汤(泻热逐水),大黄先煎,乃取其"治上者制宜缓"之意。

5.**D**。

大陷胸汤用法:先煎大黄,溶芒硝,冲甘遂末服。

6.**C**。

大黄牡丹汤(大黄、牡丹、桃仁、冬瓜仁、芒硝)——功用:泻热破瘀,散结消肿——主治:肠痈初起,湿热瘀滞证。苇茎汤—肺痈(热毒壅滞,痰瘀互结);葛根黄芩黄连汤—协热下利;白头翁汤—热毒痢疾。

7.**C**。

手足不温、苔白不渴,脉迟,乃一派寒象,此证乃为寒积便秘,其实质是脾阳之不足,脾阳不足,阴寒内盛,寒积中阻,则腹痛便秘、脐下绞结,绕脐不止。故此证为阳虚寒积证,当攻下冷积,温补脾阳,方选:温脾汤(大黄、芒硝、附子、干姜、人参、当归、甘草)。痛泻要方——脾虚肝旺之痛泻——补脾柔肝,祛湿止泻;芍药汤——湿热痢疾——清热燥湿,调气和血;乌梅丸——脏寒蛔厥证——温脏安蛔。

8.**B**。

十枣非君非汤剂,甘遂芫花合大戟,攻逐水饮力峻猛,悬饮水肿实证宜——芫花、甘遂、大戟(各等分)、大枣——甘遂善行经隧水湿,是为君药。大戟善泄脏腑水湿,芫花善消胸胁伏饮痰癖,均为臣药。三药峻猛有毒,易伤正气,故以大枣十枚为佐,煎汤送服。

9.**D**。

"烦躁,大便秘结,舌上燥而渴,舌红,苔黄"乃为"热证"表现;"从心下至少腹硬满疼痛,手不可近,苔黄滑,脉沉迟有力"乃为有形之邪水饮结于胸——水热互结之结胸证——泻热逐水——大陷胸汤。

10.**A**。

济川煎温肾益精,润肠通便。其中,肉苁蓉味甘咸性温,功能温肾益精,暖腰润肠,为君药。当归补血润燥,润肠通便;牛膝补益肝肾,壮腰膝,性善下行,共为臣药。升麻以升清阳,清阳升则浊阴自降,以助通便之效,为佐药。

11.**D**。

黄龙汤中,大黄、芒硝、枳实、厚朴(即大承气汤)——攻下热结,荡涤肠胃实热积滞,急下以存正气。肺与大肠相表里,欲通胃肠,必先开宣肺气,故配桔梗开肺气以利大肠,以助通腑之大黄,上宣下通,以降为主。

12.**C**。

13.**C**。

大黄附子汤主治寒积里实证,其中大黄性味虽属苦寒,但配伍附子、细辛之辛散大热之品,则寒性被制而泻下之功犹存,为去性取用之法。三味协力,而成温散寒凝、苦辛通降之剂,合成温下之功。

14. A。

脾约证乃因胃肠燥热,脾津不足所致,即胃强脾弱,《伤寒论》称之为"脾约",以大便干结(胃强——胃肠燥热灼津)和小便频数(脾弱则不能为胃行其津液,津液但输于膀胱)为主要表现,而麻子仁丸虽用小承气以泻下泻热通便,而大黄、厚朴用量俱从轻减,更取质润多脂之麻仁、杏仁、芍药、白蜜等,一则益阴增液以润肠通便,使腑气通,津液行,二则甘润减缓小承气攻下之力。故本方有下而不伤正、润而不腻、攻润相合的特点,以达润肠、通便、缓下之功,使燥热去,阴液复,而大便自调。

15. A。

十枣汤用法:甘遂、芫花和大戟三味等分,分别捣为散,以水一升半,先煮大枣肥者十枚,取八合去滓,内药末。羸人服半钱,温服之,平旦服,若下后病不除者,明日更服,加半钱,得快下利后,糜粥自养。

16. D。

增液承气汤中玄参、生地、麦冬(即增液汤),能滋阴增液,润燥滑肠;配合芒硝、大黄(即调胃承气汤去甘草)软坚润燥,泻热通下,合成攻补兼施,是"增水行舟"之法。

17. B。

温脾汤——阳虚寒积证——攻下冷积,温补脾阳。大黄附子汤——寒积里实证;麻子仁丸——胃肠燥热,脾津不足证;济川煎——肾阳虚弱,精津不足证。

18. A。

泻下剂的使用注意事项:①对年老体弱、孕妇、产后或正值经期、病后伤津或亡血者,均应慎用或禁用,必要时宜配伍补益扶正之品,以其攻邪不忘扶正。②泻下剂大都易伤胃气,使用时应得效即止,慎勿过剂。③服药期间应注意调理饮食,少食或忌食油腻或不易消化的食物,以免重伤胃气。

19. D。

增液承气汤的组成:玄参、麦冬、生地、大黄、芒硝。

20. B。

增液承气汤——滋阴增液,泻热通便;大承气汤——峻下热结;新加黄龙汤——滋阴益气,泻结泻热。

21. D。

温脾汤组成:附子、大黄、芒硝、当归、干姜、人参、甘草。

22. C。

大陷胸汤——大黄、芒硝、甘遂;十枣汤——甘遂、芫花、大戟、大枣。

23. B。

泻热逐水——大陷胸汤;温里散寒,通便止痛——大黄附子汤;通里攻下,行气活血——复方大承气汤;泻热破瘀,散结消肿——大黄牡丹汤厚朴、炒莱菔子、枳壳、桃仁、赤芍、大黄后下、芒硝冲服,主治:肠痈初起,湿热瘀滞证。

24. B。

温脾汤——攻下冷积,温补脾阳——主治:阳虚寒积证。其中附子配大黄为君,用附子之大辛大热温壮脾阳,解散寒凝,配大黄泻下已成之冷积。而芒硝润肠软坚,助大黄泻下攻积;干姜温中助阳,助附子温中散寒,均为臣药。

25. C。

大黄牡丹汤(大黄、牡丹、桃仁、冬瓜仁、芒硝)——泻热破瘀,散结消肿——主治:肠痈初起,湿热瘀滞证。其中冬瓜仁甘寒滑利,清肠利湿,引湿热从小便而去,并能排脓消痈,为治内痈要药,是为佐药。而芒硝咸寒,泻热导滞,软坚散结,助大黄荡涤实热,使之速下;桃仁活血破瘀,合丹皮散瘀消肿,共为臣药。

26. A。

《景岳全书》方后加减法提出:"如气虚者,但加人参无碍;如有火加黄芩;若肾虚加熟地";"虚甚者,枳壳不必用",皆可供临床参考。

27. D。

济川煎(肾阳虚弱,精津不足证)和麻子仁丸(脾约便秘证)属"润下";温脾汤(阳虚寒积证)属"温下"。

28. C。

肠燥津亏,大便秘结证——润下;里寒积滞实证——温下;里热积滞实证——寒下。

29. B。

十枣汤——《伤寒论》;《景岳全书》——济川煎;《金匮要略》——大黄附子汤;《备急千金要方》——温脾汤。

30. C。

舟车丸(牵牛、甘遂、芫花、大戟、大黄、青皮、陈皮、木香、槟榔、轻粉)——行气逐水——主治:水热内壅,气机阻滞。十枣汤(甘遂、芫花、大戟、大枣)——攻逐水饮——主治:悬饮、水肿(实证)。大陷胸汤(大黄、芒硝、甘遂)——泻热逐水——主治:水热互结之结胸证。控涎丹(甘遂、紫大戟、白芥子)——祛痰逐饮——主治:痰伏胸膈证。

二、B 型题。

1、2. **C;D**。

大黄牡丹汤(大黄、牡丹、桃仁、冬瓜仁、芒硝)——功用:泻热破瘀,散结消肿——主治:肠痈初起,湿热瘀滞证。温脾汤(温脾附子大黄硝,当归干姜人参草,攻下寒积温脾阳,阳虚寒积腹痛疗——大黄、当归、干姜、附子、人参、芒硝、甘草)——主治:阳虚寒积证——功用:攻下冷积,温补脾阳。

3、4. **B;D**。

黄龙汤——大承气汤+人参、当归、大枣、生姜、甘草+桔梗——攻下通便,补气养血——主治:阳明腑实,气血不足证。新加黄龙汤——生地、生甘草、人参、生大黄、芒硝、玄参、麦冬、当归、海参、姜汁——滋阴益气,泻结泻热——主治:热结里实,气阴不足。温脾汤——阳虚寒积证;济川煎——肾阳虚弱,精津不足证。

5、6. **C;B**。

热结旁流,"旁流"为现象,燥屎坚结才是本质,故用大承气汤峻下,使热结得去,"旁流"可止,乃属"通因通用"之法。热厥,乃以四肢厥冷为假象,里实热结是本质,所谓"热深者,厥亦深",四肢虽厥寒,但必见大便秘结、腹痛拒按、口干舌燥、脉滑实等实热证候,故用寒下(大承气汤),使热结得下,气机宣畅,阳气敷布外达,而厥逆可回。这种用寒下之法治厥冷之证,亦称为"寒因寒用"。

7、8. **C;D**。

济川煎——肾阳虚弱,精津不足之便秘——温肾益精,润肠通便:其中升麻用以升清阳,清阳升则浊阴自降,与泽泻相反相成,以助通便之效;以上共为佐升麻葛根汤——麻疹初起——解肌透疹:其中升麻为君药——解肌透疹,清热解毒。

9、10. **D;B**。

附子与细辛相配是仲景方中治疗寒邪伏于阴分的常用组合,如大黄附子汤是与苦寒泻下之大黄同用,重在制约大黄寒性,以温下寒积,意在温阳通便,一药之异,即变助阳解表为温下之法;麻黄细辛附子汤中是与麻黄同用,意在助阳解表。

11、12. **B;D**。

小承气汤:大黄、厚朴、枳实。功用:轻下热结。主治:阳明腑实轻证。调胃承气汤:大黄、甘草炙、芒硝。功用:缓下热结。主治:阳明病胃肠燥热证。大承气汤:大黄、芒硝、枳实、厚朴。功用:峻下热结。

13、14. **B;C**。

舟车丸——行气逐水;十枣汤——攻逐水饮;大陷胸汤——泻热逐水;控涎丹——甘遂、紫大戟、白芥子——祛痰逐饮。

三、X 型题。

1. **ABCD**。

大承气汤(酒大黄,厚朴,枳实,芒硝)——峻下热结——主治:阳明腑实证。热结旁流证。里热实证之热厥、痉病或发狂等。

2. **ABC**。

大陷胸汤用硝黄,甘遂为末共成方,专治水热结胸证,泻热逐水效非常——大黄、芒硝、甘遂。

3. **ABCD**。

大黄牡丹汤中大黄泻下,丹皮、桃仁破瘀;冬瓜仁——清肠利湿。该方合泻下、清利、破瘀于一方,湿热得清,瘀滞得散,肠腑得通,则痈消而痛止,为治湿热瘀滞肠痈的有效方剂。

4. **ACD**。

大承汤——大黄、芒硝、枳实、厚朴;小承胃汤——大黄、枳实、厚朴;调胃承气汤——大黄、芒硝、炙甘草;大黄牡丹汤——大黄、丹皮、桃仁、冬瓜仁、芒硝。

5. **AC**。

温脾汤——温脾附子大黄硝,当归干姜人参草,攻下寒积温脾阳,阳虚寒积腹痛疗——附子配大黄为君,用附子之大辛大热温壮脾阳,解散寒凝,配大黄泻下已成之冷积。芒硝润肠软坚,助大黄泻下攻积;干姜温中

方剂学

助阳,助附子温中散寒,均为臣药。

6. **ACD**。

十枣汤以甘遂为君,芫花、大戟为臣,三药各有专攻,合而用之,则经隧脏腑胸胁积水皆能攻逐,且逐水之力愈著。然三药峻猛有毒,易伤正气,故以大枣十枚为佐,煎汤送服,寓意有三:缓和诸药毒性;益气护胃,减少药后反应;培土制水,邪正兼顾。

7. **ABC**。

济川煎既有肉苁蓉温肾益精治其本,又能润肠通便以治标;既有当归等补益,又有泽泻的通利小便、泄肾浊;既有牛膝等的降,又有升麻的升,可谓"寓通于补之中,寄降于升之内"。

8. **ABC**。

金匮大黄附子汤,细辛散寒止痛良,温下治法代表方,寒积里实服之康——大黄、附子、细辛。

9. **BC**。

脾约证乃因胃肠燥热,脾津不足所致,即胃强脾弱,《伤寒论》称之为"脾约"。胃肠燥热灼津,则大便干结;脾弱则不能为胃行其津液,津液但输于膀胱,则小便频数。

10. **ACD**。

新加黄龙汤——滋阴益气,泻结泻热,其中人参同当归和甘草一起补气益血;玄参、海参同生地、麦冬一起滋阴增液。

11. **CD**。

十枣非君非汤剂,甘遂芫花合大戟,攻逐水饮力峻猛,悬饮水肿实证宜——主治:悬饮、水肿(实证)。

12. **BC**。

新加黄龙汤——组成:生地、生甘草、人参、生大黄、芒硝、玄参、麦冬、当归、海参、姜汁。增液承气汤的组成:玄参、麦冬、生地、大黄、芒硝。二者共同含有:玄参、麦冬、生地、大黄、芒硝。

13. **ABD**。

十枣汤(《伤寒论》)用法:三味等分,分别捣为散。以水一升半,先煮大枣肥者十枚,取八合去滓,内药末。强人服一钱匕,羸人服半钱,温服之,平旦服。若下后病不除者,明日更服,加半钱,得快下利后,糜粥自养。

14. **ABCD**。

麻子仁丸——麻子仁、大黄、杏仁、芍药、枳实、厚朴、蜜。

15. **BCD**。

舟车丸——牵牛、甘遂、芫花、大戟、大黄、青皮、陈皮、木香、槟榔、轻粉。十枣汤——甘遂、芫花、大戟、大枣。

第 四 章

4

和解剂

一、A型题:在每小题给出的 A、B、C、D 四个选项中,请选出一项最符合题目要求的。

1. 下列不属于小柴胡汤主治范围的是
   A. 少阳湿热证　　　　B. 热入血室证　　　　C. 黄疸　　　　D. 疟疾

2. 以下不属于小柴胡汤的药物是
   A. 柴胡　　　　B. 黄连　　　　C. 半夏　　　　D. 人参

3. 小柴胡汤中,和解少阳的基本结构是
   A. 柴胡、炙甘草　　　　B. 柴胡、黄芩　　　　C. 柴胡、半夏　　　　D. 柴胡、人参

4. 蒿芩清胆汤中"碧玉散"的用法是
   A. 先煎　　　　B. 后下　　　　C. 冲服　　　　D. 包煎

5. 达原饮的服法是
   A. 饭后冷服　　　　B. 饭后温服　　　　C. 午后温服　　　　D. 午后冷服

6. 以下和解剂不是出自《伤寒论》的是
   A. 大柴胡汤　　　　B. 小柴胡汤　　　　C. 半夏泻心汤　　　　D. 四逆散

7. 具有透邪解郁,疏肝理脾功用的方剂是
   A. 四逆散　　　　B. 逍遥散　　　　C. 大柴胡汤　　　　D. 痛泻要方

8. 关于小柴胡汤原方"去滓再煎"的目的,说法不正确的是
   A. 使药性更为醇和　　　　B. 使药汤之量更多　　　　C. 减少对胃的刺激　　　　D. 避免呕吐

9. 四逆散的最可能的脉象为
   A. 沉微　　　　B. 濡　　　　C. 弦　　　　D. 紧

10. 关于逍遥散原方中的用法,不相符的是
    A. 上为粗末,每服二钱　　B. 午后温服　　　　C. 烧生姜一块切破　　　　D. 薄荷少许,同煎至七分

11. 和解剂中,出自《丹溪心法》的是
    A. 大柴胡汤　　　　B. 蒿芩清胆汤　　　　C. 痛泻要方　　　　D. 达原饮

12. 寒热如疟,寒轻热重,口苦膈闷,吐酸苦水,胸胁胀疼,小便黄少,舌红苔白腻,间现杂色,脉数而右滑左弦者,治疗常用
    A. 蒿芩清胆汤　　　　B. 小柴胡汤　　　　C. 大柴胡汤　　　　D. 达原饮

13. 两胁作痛,头痛目眩,口燥咽干,神疲食少,月经不调,乳房胀痛,脉弦而虚者治疗常用
    A. 逍遥散　　　　B. 小柴胡汤　　　　C. 四逆散　　　　D. 半夏泻心汤

14. 调肝养血之名方是
    A. 逍遥散　　　　B. 小柴胡汤　　　　C. 四逆散　　　　D. 半夏泻心汤

15. 妇人伤寒,经水适断,寒热发作有时,治疗常用
    A. 小柴胡汤　　　　B. 逍遥散　　　　C. 大柴胡汤　　　　D. 四逆散

16. 四逆散中,与柴胡共奏升清降浊之效的药物是
    A. 白芍　　　　B. 枳实　　　　C. 炙甘草　　　　D. 枳壳

17. 心下痞,但满而不痛,舌苔腻而微黄者,治疗常用
    A. 半夏泻心汤　　　　　B. 痛泻要方　　　　　C. 黄连汤　　　　　D. 甘草泻心汤

18. 半夏泻心汤的君药是
    A. 半夏　　　　　　　　B. 黄芩　　　　　　　C. 黄连　　　　　　D. 干姜

19. 生姜泻心汤中,干姜与生姜的用量比例是
    A. 1∶1　　　　　　　　B. 1∶2　　　　　　　C. 1∶3　　　　　　D. 1∶4

20. 四逆散中柴胡与白芍的用量比例是
    A. 1∶1　　　　　　　　B. 1∶2　　　　　　　C. 2∶1　　　　　　D. 3∶1

21. 下列方剂中,不含甘草的是
    A. 逍遥散　　　　　　　B. 四逆散　　　　　　C. 小柴胡汤　　　　D. 痛泻要方

22. 痛泻要方的君药是
    A. 白术　　　　　　　　B. 白芍　　　　　　　C. 陈皮　　　　　　D. 防风

23. 关于小柴胡汤,《伤寒论》指出:"若不渴,外有微热者"
    A. "去黄芩,加芍药三两"　　　　　　　B. "去大枣,加牡蛎四两"
    C. "去黄芩,加茯苓四两"　　　　　　　D. "去人参,加桂枝三两,温覆取微汗"

24. 关于《伤寒论》四逆散原方加减,"若悸者"加
    A. 五味子　　　　　　　B. 桂枝　　　　　　　C. 薤白　　　　　　D. 炮附子

25. 逍遥散和痛泻要方共同含有的药物是
    A. 白芍、白术　　　　　B. 白芍、炙甘草　　　C. 白术、炙甘草　　D. 柴胡、炙甘草

26. 防风在痛泻要方中的作用是
    A. 疏风解表　　　　　　B. 祛风止痛　　　　　C. 发散郁火　　　　D. 散肝疏脾

27. 肠鸣腹痛,大便泄泻,泻必腹痛,泻后痛缓,舌苔薄白,脉两关不调,左弦而右缓者,治疗常用
    A. 温脾汤　　　　　　　B. 小柴胡汤　　　　　C. 痛泻要方　　　　D. 大柴胡汤

28. 四逆散中的臣药是
    A. 柴胡　　　　　　　　B. 枳实　　　　　　　C. 白芍　　　　　　D. 炙甘草

29. 达原饮中的君药是
    A. 草果仁　　　　　　　B. 厚朴　　　　　　　C. 槟榔　　　　　　D. 黄芩

30. 憎寒壮热,或一日三次,或一日一次,发无定时,胸闷呕恶,头痛烦躁,脉弦数,舌边尖红,苔白厚如积粉者,治疗常用
    A. 小柴胡汤　　　　　　B. 蒿芩清胆汤　　　　C. 达原饮　　　　　D. 大柴胡汤

二、B 型题:A、B、C、D 是其下面两道小题的备选项,请从中选择一项最符合题目要求的,每个选项可以被选择一次或两次。

    A. 四逆散　　　　　　　B. 逍遥散　　　　　　C. 大柴胡汤　　　　D. 痛泻要方
1. 具有"疏肝解郁,养血健脾"功用的方是
2. 具有"补脾柔肝,祛湿止泻"功用的方是

    A. 熟地黄　　　　　　　B. 大枣　　　　　　　C. 丹皮　　　　　　D. 大黄
3. 加味逍遥散,是在逍遥散基础上加了
4. 黑逍遥散,是在逍遥散的基础上加了

    A. 柴胡、半夏　　　　　B. 柴胡、黄芩　　　　C. 柴胡、芍药　　　D. 柴胡、枳实
5. 小柴胡汤中,升降配伍的药组是
6. 四逆散中,升降配伍的药组是

A. 黄连汤　　　　　　B. 半夏泻心汤　　　　　C. 甘草泻心汤　　　　　D. 生姜泻心汤

7. 以寒热平调,消痞散结为功用的方剂是

8. 以平调寒热,和胃降逆为功用的方剂是

　　A. 柴胡、炙甘草　　　B. 柴胡、半夏　　　　　C. 柴胡、干姜　　　　　D. 半夏、干姜

9. 大柴胡汤中含有的药物是

10. 半夏泻心汤中含有的药物是

　　A. 疏肝健脾,和血调经　　　　　　　　　　B. 疏肝解郁,养血健脾

　　C. 补脾柔肝,祛湿止泻　　　　　　　　　　D. 疏肝健脾,养血调经

11. 逍遥散的功用是

12. 加味逍遥散的功用是

　　A. 牡蛎　　　　　　　B. 瓜蒌实　　　　　　　C. 茯苓　　　　　　　　D. 芍药

13. 《伤寒论》中,对小柴胡汤的加减,"若胁下痞硬",则去大枣加

14. 《伤寒论》中,对小柴胡汤的加减,"心下悸,小便不利者",则去黄芩加

三、X 型题:在每小题给出的 A、B、C、D 四个选项中,至少有两项是符合题目要求的,请选出所有符合题目要求的答案,多选或少选均不得分。

1. 四逆散的药物组成是
　　A. 柴胡　　B. 芍药　　　　　C. 枳实　　　　　　　D. 炙甘草

2. 逍遥散中,可补肝体助肝用的药物是
　　A. 柴胡　　　　　　　B. 白术　　　　　　　　C. 白芍　　　　　　　　D. 当归

3. 加味逍遥散是在逍遥散的基础上加
　　A. 熟地黄　　　　　　B. 生地黄　　　　　　　C. 丹皮　　　　　　　　D. 栀子

4. 半夏泻心汤的配伍特点是
　　A. 辛开苦降　　　　　B. 寒热互用　　　　　　C. 去性取用　　　　　　D. 补泻兼顾

5. 小柴胡汤中人参和大枣的作用是
　　A. 益气　　　　　　　B. 健脾　　　　　　　　C. 扶正以祛邪　　　　　D. 御邪内传

6. 逍遥散中,薄荷的作用是
　　A. 透疹利咽　　　　　B. 透达肝经郁热　　　　C. 清利头目　　　　　　D. 疏肝行气

7. 半夏泻心汤中,属于"辛开苦降法"的药物是
　　A. 半夏　　　　　　　B. 黄芩　　　　　　　　C. 黄连　　　　　　　　D. 干姜

8. 痛泻要方的方药组成是
　　A. 防风　　　　　　　B. 白术　　　　　　　　C. 陈皮　　　　　　　　D. 炙甘草

9. 下列选项中,不含甘草的是
　　A. 半夏泻心汤　　　　B. 大柴胡汤　　　　　　C. 痛泻要方　　　　　　D. 逍遥散

10. 四逆散与小柴胡汤共同含有
　　A. 柴胡　　　　　　　B. 芍药　　　　　　　　C. 枳实　　　　　　　　D. 炙甘草

11. 小柴胡汤倍生姜,去人参、甘草,再加以下哪几味药,即为大柴胡汤的药物组成
　　A. 大黄　　　　　　　B. 芒硝　　　　　　　　C. 枳实　　　　　　　　D. 芍药

12. 逍遥散的作用是
　　A. 肝郁得疏　　　　　B. 血虚得养　　　　　　C. 脾弱得复　　　　　　D. 气血兼顾

13. 四逆散的主治范围是
　　A. 肝脾气郁证　　　　B. 肝郁脾虚证　　　　　C. 阳郁厥逆证　　　　　D. 蛔厥证

14. 碧玉散包括的药物是
    A. 滑石　　　　　　B. 石膏　　　　　　C. 青黛　　　　　　D. 朱砂

15. 小柴胡汤的可以用于治疗
    A. 伤寒少阳证　　　B. 热入血室证　　　C. 黄疸　　　　　　D. 疟疾

16. 煎服法中明确提出"去滓再煎"的方剂有
    A. 小柴胡汤　　　　B. 半夏泻心汤　　　C. 旋覆代赭汤　　　D. 大柴胡汤

17. 痛泻要方中配伍少量防风的目的是
    A. 散肝郁　　　　　B. 疏脾气　　　　　C. 燥湿止泻　　　　D. 引药入脾经

参考答案与解析

一、A 型题。

1. A。
少阳湿热证——蒿芩清胆汤。小柴胡汤——伤寒少阳证、热入血室证、黄疸、疟疾以及内伤杂病而见少阳证者。

2. B。
小柴胡汤和解功,半夏人参甘草从,更加黄芩生姜枣,少阳为病此方宗——柴胡、半夏、人参、炙甘草、黄芩、生姜、大枣——和解少阳。

3. B。
小柴胡汤中,柴胡苦平,入肝胆经,透泄少阳之邪,并能疏泄气机之郁滞,使少阳半表之邪得以疏散,为君药。黄芩苦寒,清泄少阳半里之热,为臣药。柴胡之升散,得黄芩之降泄,两者配伍,是和解少阳的基本结构。

4. D。
用法:碧玉散(滑石、甘草、青黛)包。

5. D。
达原饮用法:上用水二盅,煎八分,午后温服(现代煎法:水煎服)。

6. A。
大柴胡汤出自《金匮要略》,其余均出自《伤寒论》。

7. A。
阳郁厥逆四逆散,等分柴芍枳实甘,透邪解郁理肝脾,肝郁脾滞力能堪——柴胡、芍药、枳实、炙甘草——透邪解郁,疏肝理脾;逍遥散用当归芍,柴苓术草加姜薄,肝郁血虚脾气若,调和肝脾功效卓——柴胡、白芍、当归、茯苓、白术、烧生姜、薄荷、炙甘草——疏肝解郁,养血健脾;大柴胡汤用大黄,枳芩夏芍枣生姜,少阳阳明同合病,和解攻里效无双——柴胡、大黄、枳实、黄芩、半夏、芍药、大枣、生姜——和解少阳,内泻热结;痛泻要方用陈皮,术芍防风共成剂,肠鸣泄泻腹又痛,治在泻肝又实脾——炒陈皮、炒白术、炒白芍、防风——补脾柔肝,祛湿止泻。

8. B。
小柴胡汤原方"去滓再煎",可使药性更为醇和,药汤之量更少,减少了汤液对胃的刺激,避免停饮致呕。

9. C。
四逆者,乃手足不温也。其证缘于外邪传经入里,气机为之郁遏,不得疏泄,而导致阳气内郁,不能达于四末,故见手足不温。所以,此种"四逆"与阳衰阴盛之"四肢厥逆"有着本质的区别——如,李中梓云:"此证虽云四逆,必不甚冷,或指头微温,或脉不沉微,乃阴中涵阳之证,唯气不宣通,是为逆冷。"主治的是阳郁厥逆证或者肝脾气郁证,脉多弦。

10. B。
逍遥散(《太平惠民和剂局方》)用法:上为粗末,每服二钱,水一大盏,烧生姜一块切破,薄荷少许,同煎至七分,去滓热服,不拘时候。

11. C。

大柴胡汤——《金匮要略》;蒿芩清胆汤——《重订通俗伤寒论》;达原饮——《温疫论》。

12. A。

"寒热如疟,寒轻热重,口苦膈闷,吐酸苦水,或呕黄涎而黏,甚则干呕呃逆,胸胁胀疼,小便黄少,舌红苔白腻,间现杂色,脉数而右滑左弦者"证属少阳湿热证,治宜蒿芩清胆汤清胆利湿,和胃化痰。小柴胡汤——和解少阳;大柴胡汤——少阳阳明合病——和解少阳,内泻热结;达原饮——开达膜原,辟秽化浊——温疫或疟疾,邪伏膜原证。(注:小柴胡汤和蒿芩清胆汤均能和解少阳,用于邪在少阳、往来寒热、胸胁不适者,但小柴胡汤以柴胡、黄芩+人参、大枣、炙甘草——和解之中兼有益气扶正之功;蒿芩清胆汤则是以青蒿、黄芩+碧玉散、赤茯苓——于和解之中兼有清热利湿、理气化痰之效)

13. A。

两胁作痛,头痛目眩,口燥咽干,神疲食少,或月经不调,乳房胀痛,脉弦而虚——乃肝郁脾虚证候——治宜疏肝解郁,健脾养血——逍遥散。

14. A。

逍遥散——柴胡、白芍、当归、茯苓、白术、烧生姜、薄荷、炙甘草,诸药合用,使肝郁得疏,血虚得养,脾弱得复,气血兼顾,肝脾同调,立法周全,组方严谨,故为调肝养血之名方。

15. A。

妇人伤寒,经水适断,寒热发作有时,乃为"热入血室证"之表现,宜予小柴胡汤调和。

16. B。

四逆散中,柴胡入肝胆经,升发阳气,疏肝解郁,透邪外出,为君药。佐以枳实理气解郁,泻热破结,与柴胡为伍,一升一降,加强舒畅气机之功,并奏升清降浊之效。(注:枳实与枳壳在性味、归经、功用、用法用量上均没有太大差别,但是,枳壳作用相比较而言较为缓和,长于行气开胸,宽中除胀)

17. A。

心下痞,但满而不痛,或呕吐,肠鸣下利,舌苔腻而微黄——寒热错杂之痞证——寒热平调,消痞散结——方用半夏泻心汤。

18. A。

半夏泻心配芩连,干姜人参草枣全,辛开苦降除痞满,寒热错杂痞证蠲——半夏、黄芩、干姜、人参、黄连、大枣、炙甘草——寒热错杂之痞证——寒热平调,消痞散结。其中以辛温之半夏为君,散结除痞,又善降逆止呕;以干姜之辛热以温中散寒;黄芩、黄连之苦寒以泻热开痞为臣。以上四味相伍,具有寒热平调,辛开苦降之用。

19. D。

半夏泻心汤原方干姜是三两,无生姜,而生姜泻心汤:即半夏泻心汤减干姜二两,加生姜四两。功用:和胃消痞,散结除水。主治:水热互结。

20. A。

阳郁厥逆四逆散,等分柴芍枳实甘,透邪解郁理肝脾,肝郁脾滞力能堪。

21. D。

痛泻要方用陈皮,术芍防风共成剂,肠鸣泄泻腹又痛,治在泻肝又实脾——白术、白芍药、陈皮、防风。逍遥散用当归芍,柴芩术草加姜薄,肝郁血虚脾气弱,调和肝脾功效卓——柴胡、白芍、当归、茯苓、白术、烧生姜、薄荷、炙甘草;阳郁厥逆四逆散,等分柴芍枳实甘,透邪解郁理肝脾,肝郁脾滞力能堪——柴胡、芍药、枳实、炙甘草——透邪解郁,疏肝理脾;小柴胡汤和解功,半夏人参甘草从,更加黄芩生姜枣,少阳为病此方宗。

22. A。

痛泻要方白术苦甘而温,补脾燥湿以治土虚,为君药。白芍酸寒,柔肝缓急止痛,与白术相配,于土中泻木,为臣药。陈皮辛苦而温,理气燥湿,醒脾和胃,为佐药。配伍少量防风,具升散之性,与术、芍相伍,辛能散肝郁,香能舒脾气,且有燥湿以助止泻之功,又为脾经引经之药,故兼具佐使之用。

23. D。

"若不渴,外有微热者,"是兼表邪——"去人参,加桂枝三两,温覆取微汗",解肌发表而不留邪;"若腹中痛者",是胆病及肝,肝郁乘脾之故——"去黄芩,加芍药三两",泄木安土以止痛;"若胁下痞硬",是经气郁而津聚为痰——"去大枣,加牡蛎四两",化痰软坚以消痞;"若心下悸,小便不利者",是水气凌心——"去黄芩,加茯苓四两"淡渗祛水以定悸。

24. B。

四逆散（《伤寒论》）：若悸者，加桂枝以温心阳；若咳者，加五味子、干姜以温肺散寒止咳；泄利下重者，加薤白以通阳散结；腹中痛者，加炮附子以散里寒。

25. A。

逍遥散用当归芍，柴苓术草加姜薄，肝郁血虚脾气若，调和肝脾功效卓——柴胡、白芍、当归、茯苓、白术、烧生姜、薄荷、炙甘草——疏肝解郁，养血健脾；痛泻要方用陈皮，术芍防风共成剂，肠鸣泄泻腹又痛，治在泻肝又实脾——炒陈皮、炒白术、陈皮、防风——补脾柔肝，祛湿止泻。

26. D。

配伍少量防风，具升散之性，与术、芍相伍，辛能散肝郁，香能舒脾气，且有燥湿以助止泻之功，又为脾经引经之药。

27. C。

肠鸣腹痛，大便泄泻，泻必腹痛，泻后痛缓，舌苔薄白，脉两关不调，左弦而右缓者——乃属脾虚肝旺之痛泻——痛泻要方——补脾柔肝，祛湿止泻。温脾汤——阳虚寒积证；小柴胡汤——和解少阳；大柴胡汤——少阳阳明合病。

28. C。

四逆散中柴胡入肝胆经，升发阳气，疏肝解郁，透邪外出，为君药。白芍敛阴养血柔肝为臣，与柴胡合用，以补养肝血，条达肝气，可使柴胡升散而无耗伤阴血之弊，佐以枳实理气解郁，泻热破结，使以甘草，调和诸药，益脾和中。

29. C。

达原饮（槟榔、厚朴、草果仁、知母、芍药、黄芩、甘草）——开达膜原，辟秽化浊——邪伏膜原证，其中槟榔辛散湿邪，化痰破结，使邪速溃，为君药。而厚朴芳香化浊，理气祛湿；草果辛香化浊，辟秽止呕，宣透伏邪，共为臣药。黄芩苦寒，清热燥湿，同白芍、知母，共为佐药。

30. C。

"憎寒壮热，或一日三次，或一日一次，发无定时，胸闷呕恶，头痛烦躁，脉弦数，舌边尖红，舌苔垢腻，或苔白厚如积粉"为瘟疫，邪伏膜原证——达原饮——开达膜原，辟秽化浊。

二、B 型题。

1、2. B；D。

四逆散——透邪解郁，疏肝理脾；逍遥散用当归芍，柴苓术草加姜薄，肝郁血虚脾气若，调和肝脾功效卓——柴胡、白芍、当归、茯苓、白术、烧生姜、薄荷、炙甘草——疏肝解郁，养血健脾；大柴胡汤——和解少阳，内泻热结；痛泻要方用陈皮，术芍防风共成剂，肠鸣泄泻腹又痛，治在泻肝又实脾——炒陈皮、炒白术、炒白芍、防风——补脾柔肝，祛湿止泻。

3、4. C；A。

加味逍遥散——功用：疏肝健脾，和血调经。主治：肝脾血虚，化火生热——逍遥散加丹皮、栀子；黑逍遥散——功用：疏肝，健脾，养血，调经。主治：肝脾血虚——逍遥散加生地或熟地。

5、6. B；D。

小柴胡汤中，柴胡苦平，入肝胆经，透泄少阳之邪，并能疏泄气机之郁滞，使少阳半表之邪得以疏散，黄芩苦寒，清泄少阳半里之热。柴胡之升散，得黄芩之降泄，两者配伍，是和解少阳的基本结构。四逆散中，柴胡入肝胆经，升发阳气，疏肝解郁，透邪外出，枳实理气解郁，泻热破结，与柴胡为伍，一升一降，加强舒畅气机之功，并奏升清降浊之效。

7、8. B；A。

半夏泻心配芩连，干姜人参草枣全，辛开苦降除痞满，寒热错杂痞证蠲——寒热平调，消痞散结；生姜泻心汤：即半夏泻心汤减干姜二两，加生姜四两。功用：和胃消痞，散结除水。主治：水热互结。甘草泻心汤：即半夏泻心汤加甘草一两（共四两，一方无人参）。功用：益气和胃，消痞止呕。主治：胃气虚弱，腹中雷鸣下利，水谷不化，心下痞硬而满，干呕心烦不得安等证。黄连汤：黄连、炙甘草、干姜、桂枝、人参、半夏、大枣。功用：平调寒热，和胃降逆。主治：胸中有热，胃中有寒。

9、10. B；D。

大柴胡汤——柴胡、黄芩、芍药、生姜、半夏、枳实、大枣、大黄；半夏泻心汤——半夏、黄芩、干姜、人参、黄连、大枣、炙甘草。

11、12. B；A。

疏肝健脾，和血调经——加味逍遥散：逍遥散加丹皮、栀子——主治：肝脾血虚，化火生热；疏肝解郁，养血健脾——逍遥散——主治：肝郁血虚脾弱证；疏肝，健脾，养血，调经——黑逍遥散：逍遥散加生地或熟地——主治：肝脾血虚；补脾柔肝，祛湿止泻——痛泻要方——主治：脾虚肝旺之痛泻。

13、14. A；C。

小柴胡汤证（《伤寒论》）："若胁下痞硬"，是经气郁而津聚为痰——"去大枣，加牡蛎四两"，化痰软坚以消痞；"若心下悸，小便不利者"，是水气凌心——"去黄芩，加茯苓四两"淡渗去水以定悸；若"胸中烦而不呕者"，是热聚于胸而气不逆，——"去半夏、人参，加瓜蒌实一枚"，开结散热以除烦。"若腹中痛者"，是胆病及肝，肝郁乘脾之故——"去黄芩，加芍药三两(9g)"，泄木安土以止痛。

三、X 型题。

1. ABCD。

四逆散——炙甘草、枳实炙、柴胡、芍药。

2. ACD。

逍遥散中，柴胡疏肝解郁，使肝气得以条达；当归甘辛苦温，养血和血；白芍酸苦微寒，养血敛阴，柔肝缓急；归、芍与柴胡同用，补肝体而助肝用，使血和则肝和，血充则肝柔。而白术则与茯苓、甘草一道健脾益气，既能实土以御木侮，且使营血生化有源。

3. CD。

加味逍遥散——功用：疏肝健脾，和血调经。主治：肝脾血虚，化火生热——逍遥散加丹皮、栀子。

4. ABD。

寒热互用以和其阴阳（黄芩黄连之寒＋干姜之热），苦辛并进以调其升降（黄芩黄连之苦＋干姜之辛），补泻兼施以顾其虚实（人参大枣炙甘草之补＋黄芩黄连半夏等之泻），是为本方的配伍特点。

5. ABCD。

小柴胡汤中人参、大枣益气健脾，一者取其扶正以祛邪，一者取其益气以御邪内传，俾正气旺盛，则邪无内向之机。

6. BD。

逍遥散——疏肝解郁，养血健脾——肝郁血虚脾弱证，其中，加薄荷少许，既可疏散郁遏之气，又能透达肝经郁热。

7. ABCD。

半夏泻心汤以辛温之半夏，散结除痞，又善降逆止呕；以干姜之辛热以温中散寒；黄芩、黄连之苦寒以泻热开痞，以上四味相伍，具有寒热平调，辛开苦降之用。

8. ABC。

痛泻要方用陈皮，术芍防风共成剂，肠鸣泄泻腹又痛，治在泻肝又实脾——白术、白芍、陈皮、防风。

9. BC。

半夏泻心汤——半夏、黄芩、干姜、人参、黄连、大枣、炙甘草；大柴胡汤——柴胡、黄芩、芍药、生姜、半夏、枳实、大枣、大黄；痛泻要方——炒白术、炒白芍、炒陈皮、防风；逍遥散——甘草、当归、茯苓、白芍、白术、柴胡。

10. AD。

四逆散——炙甘草、柴胡、枳实、芍药；小柴胡汤——柴胡、炙甘草、半夏、生姜、人参、大枣、黄芩。二者共同含有柴胡和炙甘草。

11. ACD。

小柴胡汤——柴胡、半夏、人参、甘草、黄芩、生姜、大枣；大柴胡汤——柴胡、大黄、枳实、黄芩、半夏、芍药、大枣、生姜。

12. ABCD。

逍遥散——柴胡、白芍、当归、茯苓、白术、烧生姜、薄荷、炙甘草，诸药合用，使肝郁得疏，血虚得养，脾弱得复，气血兼顾，肝脾同调，立法周全，组方严谨，故为调肝养血之名方。

13. AC。

阳郁厥逆四逆散，等分柴芍枳实甘，透邪解郁理肝脾，肝郁脾滞力能堪——炙甘草、枳实炙、柴胡、芍药——透邪解郁，疏肝理脾——主治：①肝脾气郁证。胁肋胀闷，脘腹疼痛，脉弦。②阳郁厥逆证。手足不温，或腹痛，或泄利下重,脉弦。

14. **AC**。

碧玉散(滑石、甘草、青黛)——清热利湿。

15. **ABCD**。

小柴胡汤——和解少阳,主治:①伤寒少阳证。往来寒热,胸胁苦满,嘿嘿不欲饮食,心烦喜呕,口苦,咽干,目眩,舌苔薄白,脉弦者。②热入血室证。妇人伤寒,经水适断,寒热发作有时。③黄疸、疟疾及内伤杂病而见少阳证者。

16. **ABCD**。

小柴胡汤煎服法:以水一斗二升,煮取六升,去滓,再煎,取三升,温服一升,日三服。半夏泻心汤煎服法:以水一斗,煮取六升,去滓,再煎,取三升,温服一升,日三服。旋覆代赭汤煎服法:以水一斗,煮取六升,去滓,再煎,取三升,温服一升,日三服。大柴胡汤煎服法:以水一斗二升,煮取六升,去滓,再煎,取三升,温服一升,日三服。原方去滓再煎意使汤液之量更少,药性更为醇和。

17. **ABCD**。

痛泻要方:【组成】白术、白芍药、陈皮、防风。【功用】补脾柔肝,祛湿止泻。【主治】脾虚肝旺之痛泻。肠鸣腹痛,大便泄泻,泻必腹痛,泻后痛缓,舌苔薄白,脉两关不调,左弦而右缓者。【配伍特点】白术苦甘而温,补脾燥湿以治土虚,为君药。白芍酸寒,柔肝缓急止痛,与白术相配,于土中泻木,为臣药。陈皮辛苦而温,理气燥湿,醒脾和胃,为佐药。配伍少量防风,具升散之性,与术、芍相伍,辛能散肝郁,香能疏脾气,且有燥湿以助止泻之功,又为脾经引经之药,故兼具佐使之用。四药相合,可以补脾胜湿而止泻,柔肝理气而止痛,使脾健肝柔,痛泻自止。【趣味方歌】臣痛泻烧住房——陈痛泻芍术防。综上所述,可知应全选。

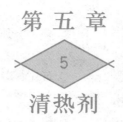

第 五 章

清热剂

一、A 型题:在每小题给出的 A、B、C、D 四个选项中,请选出一项最符合题目要求的。

1.以大寒之剂,易为清补之方的方剂是
    A.白虎汤   B.竹叶石膏汤   C.白虎加苍术汤   D.白虎加桂枝汤

2.不属于犀角地黄汤的药物是
    A.犀角   B.生地黄   C.丹参   D.丹皮

3.大热渴饮,头痛如劈,干呕狂躁,谵语神糊,视物昏瞀,发斑疹,衄血,脉沉数,舌绛唇焦者,治疗最宜用
    A.清营汤   B.犀角地黄汤   C.清瘟败毒饮   D.黄连解毒汤

4.下列选项,属于竹叶石膏汤臣药的是
    A.半夏   B.麦门冬   C.粳米   D.炙甘草

5.关于清瘟败毒饮原方用法,错误的是
    A.石膏先煎   B.后下诸药   C.犀角磨汁   D.犀角研粉

6.下列选项,以泻火通便,清上泄下为功用的是
    A.大承气汤   B.竹叶石膏汤   C.凉膈散   D.麻子仁丸

7.凉膈散中可引火下行、通泻三焦的药物是
    A.山栀子   B.黄芩   C.大黄   D.芒硝

8.左金丸中,吴茱萸与黄连的用量比例是
    A.3∶1   B.1∶3   C.6∶1   D.1∶6

9.下列药物,不属于泻白散的组成的是
    A.大腹皮   B.地骨皮   C.桑白皮   D.炙甘草

10.关于泻白散原方中用法的描述,下列选项中,正确的是
    A.食前服   B.食后服   C.午后服   D.睡前服

11.关于泻白散的加减应用,下列说法错误的是
    A.若肺经热重者,可加黄芩、银柴胡等以增强清泄肺热之功
    B.若燥热咳嗽者,可加瓜蒌皮、川贝母等润肺止咳
    C.若阴虚潮热者,可加鳖甲等滋阴退热
    D.若热伤阴津,烦热口渴者,可加芦根、天花粉等清热生津

12.胃火牙痛,治疗常用
    A.玉女煎   B.左金丸   C.清胃散   D.清骨散

13.清胃散中,体现"火郁发之"用法的药物是
    A.黄连   B.生地   C.升麻   D.丹皮

14.胃火炽盛之牙衄,最宜在清胃散基础上加
    A.栀子   B.玄参   C.砂糖   D.牛膝

15.以泻代清为特点的方剂是
    A.增液承气汤   B.凉膈散   C.败毒散   D.九味羌活汤

16. 大头瘟毒治疗常用
    A. 清瘟败毒饮   B. 普济消毒饮   C. 柴葛解肌汤   D. 犀角地黄汤

17. 以下方剂,出自《温病条辨》的是
    A. 犀角地黄汤   B. 清营汤   C. 黄连解毒汤   D. 普济消毒饮

18. 普济消毒饮中,黄芩黄连的炮制方法是
    A. 生用   B. 酒炙   C. 醋炙   D. 姜炙

19. 阳证痈疡肿毒初起,治疗常用
    A. 清瘟败毒饮   B. 普济消毒饮   C. 仙方活命饮   D. 犀角地黄汤

20. 仙方活命饮的君药是
    A. 金银花   B. 穿山甲   C. 皂角刺   D. 乳香

21. 头痛目赤,胁痛,口苦,耳聋,耳肿,舌红苔黄,脉弦数有力,治疗最常用
    A. 芍药汤   B. 左金丸   C. 龙胆泻肝汤   D. 泻白散

22. 龙胆泻肝汤中,臣药是
    A. 龙胆草   B. 栀子   C. 柴胡   D. 泽泻

23. 龙胆泻肝汤出自下列哪本著作
    A.《丹溪心法》   B.《伤寒论》   C.《医方集解》   D.《景岳全书》

24. 玉女煎中,君药是
    A. 熟地黄   B. 石膏   C. 知母   D. 牛膝

25. 芍药汤中配伍大黄,体现的配伍思想是
    A. 寒因寒用   B. 热因热用   C. 通因通用   D. 塞因塞用

26. 温病后期,邪伏阴分证。夜热早凉,热退无汗,舌红苔少,脉细数者,治疗常用
    A. 青蒿鳖甲汤   B. 清骨散   C. 当归六黄汤   D. 秦艽鳖甲散

27. 三焦火热证,常用
    A. 凉膈散   B. 五味消毒饮   C. 普济消毒饮   D. 黄连解毒汤

28. 下列清热剂中,不含酒的成分的是
    A. 清瘟败毒饮   B. 五味消毒饮   C. 仙方活命饮   D. 普济消毒饮

29. 脱疽,治疗常用
    A. 普济消毒饮   B. 清胃散   C. 四妙勇安汤   D. 白头翁汤

30. 芍药汤的立意重点不是
    A. 止痢   B. 调气   C. 和血   D. 清热

31. 心胸烦热,口渴面赤,意欲饮冷,口舌生疮,小便赤涩刺痛,舌红,脉数,治疗常用
    A. 清胃散   B. 泻白散   C. 导赤散   D. 左金丸

32. 身有微热,咳嗽痰多,甚则咳吐腥臭脓血,胸中隐隐作痛,舌红苔黄腻,脉滑数,治疗常用
    A. 泻白散   B. 苇茎汤   C. 左金丸   D. 清胃散

33. 下列清热剂中,生地、熟地共同见于
    A. 当归六黄汤   B. 玉女煎   C. 清胃散   D. 犀角地黄汤

34. 当归六黄汤中,黄芪与其余"五黄"黄芩、黄柏、黄连、生地黄、熟地黄的用量比例是
    A. 1:1:1:1:1:1   B. 2:1:1:1:1:1   C. 2:1:1:1:1:2   D. 2:1:1:1:2:2

35. 下列选项不属于牛蒡解肌汤与银翘散共同含有的药物是
    A. 丹皮   B. 薄荷   C. 连翘   D. 牛蒡子

36. 有"入血就恐耗血动血,直须凉血散血"之意的是

    A. 清营汤   B. 凉膈散   C. 普济消毒饮   D. 犀角地黄汤

37. 有"火郁发之"之意的是

    A. 普济消毒饮   B. 仙方活命饮   C. 川芎茶调散   D. 龙胆泻肝汤

38. 竹叶石膏汤的作用是

    A. 清营解毒,透热养阴   B. 清热生津,益气和胃   C. 养阴透热   D. 清热生津

39. 芍药汤和清胃散组成中都含有的药物是

    A. 丹皮、黄芩   B. 丹皮、芍药   C. 当归、芍药   D. 当归、黄连

40. 体现了"行血则便脓自愈""调气则后重自除"之义的方剂是

    A. 小蓟饮子   B. 千金犀角散   C. 白头翁汤   D. 芍药汤

二、B型题: A、B、C、D是其下面两道小题的备选项,请从中选择一项最符合题目要求的,每个选项可以被选择一次或两次。

    A. 白虎加人参汤   B. 白虎加桂枝汤   C. 白虎加苍术汤   D. 竹叶石膏汤

1. 以清热生津,益气和胃为功用的方剂是

2. 以清热,生津,益气为功用的方剂是

    A. 天花粉、石斛   B. 天花粉、知母   C. 知母、黄连   D. 知母、粳米

3. 竹叶石膏汤的加减应用中,若胃火炽盛,消谷善饥,可加

4. 竹叶石膏汤加减应用中,若胃阴不足,胃火上逆,口舌糜烂,可加

    A. 山栀子   B. 黄芩   C. 连翘   D. 薄荷

5. 凉膈散中透上焦之热的药物是

6. 凉膈散中清胸膈郁热的药物是

    A. 木香   B. 香附   C. 白芍   D. 赤芍

7. 戊己丸是在左金丸的基础上加了

8. 香连丸是在左金丸的基础上加了

    A. 黄连   B. 吴茱萸   C. 升麻   D. 石膏

9. 左金丸中,引经药是

10. 清胃散中,引经药是

    A. 葛根黄芩黄连汤   B. 芍药汤   C. 白头翁汤   D. 当归六黄汤

11. 腹痛,里急后重,肛门灼热,下痢脓血,赤多白少,渴欲饮水,舌红苔黄,脉弦数者,治疗常用

12. 腹痛,便脓血,赤白相兼,里急后重,肛门灼热,小便短赤,舌苔黄腻,脉弦数者,治疗常用

    A. 龙胆泻肝汤   B. 泻青丸   C. 左金丸   D. 当归龙荟丸

13. 肝胆实火证,治疗最适宜选用

14. 肝胆实火上炎证,治疗最宜选

    A. 皮肤蒸热   B. 壮热烦渴   C. 高热惊厥   D. 夜热早凉

15. 属于泻白散特征的是

16. 属于青蒿鳖甲汤特征的是

    A. 2∶3   B. 1∶1   C. 6∶1   D. 1∶2

17. 左金丸中黄连与吴茱萸之比为

18. 金铃子散中川楝子与延胡索之比为

三、X型题: 在每小题给出的A、B、C、D四个选项中,至少有两项是符合题目要求的,请选出所有符合题目要求的答案,多选或少选均不得分。

1. 白虎汤和竹叶石膏汤共同含有的药物是

A. 石膏　　　　　　　B. 知母　　　　　　　C. 粳米　　　　　　　D. 炙甘草

2.清营汤中,体现"入营犹可透营转气"的药物是
A. 黄连　　　　　　　B. 竹叶　　　　　　　C. 金银花　　　　　　D. 连翘

3.属于清营汤配伍作用的是
A. 清营　　　　　　　B. 解毒　　　　　　　C. 养阴　　　　　　　D. 透热转气

4.犀角地黄汤的主治范围是
A. 热伤血络　　　　　B. 热扰心营　　　　　C. 蓄血留瘀　　　　　D. 温疫热毒

5.关于犀角地黄汤原方后注,"喜笑如狂者",加
A. 大黄　　　　　　　B. 枳实　　　　　　　C. 黄连　　　　　　　D. 黄芩

6.清瘟败毒饮和犀角地黄汤共同含有的药物是
A. 犀角　　　　　　　B. 生地　　　　　　　C. 芍药　　　　　　　D. 丹皮

7.清营汤中,臣药是
A. 黄连　　　　　　　B. 生地　　　　　　　C. 麦冬　　　　　　　D. 元参

8.清瘟败毒饮是取法下列哪些方而成
A. 玉女煎　　　　　　B. 白虎汤　　　　　　C. 犀角地黄汤　　　　D. 黄连解毒汤

9.清瘟败毒饮和普济消毒饮共同含有的药物是
A. 连翘　　　　　　　B. 玄参　　　　　　　C. 生甘草　　　　　　D. 生石膏

10.普济消毒饮中,体现"火郁发之"的药物是
A. 薄荷　　　　　　　B. 僵蚕　　　　　　　C. 升麻　　　　　　　D. 柴胡

11.仙方活命饮中,配伍天花粉和贝母的目的是
A. 清热　　　　　　　B. 化痰　　　　　　　C. 散结　　　　　　　D. 滋阴

12.下列清热剂中,出自《小儿药证直诀》的是
A. 当归六黄汤　　　　B. 左金丸　　　　　　C. 泻白散　　　　　　D. 导赤散

13.仙方活命饮的配伍特点是
A. 透表　　　　　　　B. 清热解毒　　　　　C. 活血化瘀　　　　　D. 通经溃坚

14.关于凉膈散的用法,正确的是
A. 上药为粗末,每服二钱
B. 小儿可服半钱,更随岁数加减服之
C. 水一盏,入竹叶七片,蜜少许,煎至七分,去滓,食后温服
D. 得利下,住服。

15.清瘟败毒饮中,"载药上行"的药物是
A. 桔梗　　　　　　　B. 连翘　　　　　　　C. 竹叶　　　　　　　D. 元参

16.吴茱萸在左金丸中的作用是
A. 疏肝解郁　　　　　B. 佐制　　　　　　　C. 引经　　　　　　　D. 和胃降逆

17.清热剂中,体现"火郁发之"思想的方剂是
A. 凉膈散　　　　　　B. 普济消毒饮　　　　C. 清瘟败毒饮　　　　D. 清胃散

18.含有"三黄"(黄芩、黄连、黄柏)的方剂有
A. 黄连解毒汤　　　　B. 当归六黄汤　　　　C. 芍药汤　　　　　　D. 清瘟败毒饮

19.白虎汤的禁忌证有
A. 表证未解的无汗发热口不渴者　　　　　B. 发热脉洪数无力
C. 壮热面赤,口渴引饮　　　　　　　　　D. 汗出恶热,脉洪大有力

20.可以用龙胆泻肝汤为主方治疗的血证有

A. 鼻衄　　　　　　　　B. 齿衄　　　　　　　　C. 吐血　　　　　　　　D. 咳血

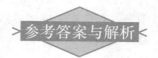

参考答案与解析

一、A 型题。

1. B。

竹叶石膏汤全方清热（石膏＋竹叶——清透气分余热）与益气养阴（人参＋麦冬）并用，祛邪扶正兼顾，清而不寒，补而不滞。本方实为一首清补两顾之剂，使热清烦除、气津得复，诸症自愈，正如《医宗金鉴》说："以大寒之剂，易为清补之方。"

2. C。

犀角地黄芍药丹，清热凉血散瘀专，热入血分服之安，蓄血伤络吐衄斑——犀角、生地黄、芍药、牡丹皮。

3. C。

大热渴饮，头痛如劈，干呕狂躁，谵语神昏，视物昏瞀，或发斑疹，或吐血、衄血，四肢或抽搐，或厥逆，脉沉数，或沉细而数，或浮大而数，舌绛唇焦——属瘟疫热毒，充斥内外，气血两燔——治宜清热解毒，凉血泻火——清瘟败毒饮（生石膏、生地、犀角、川连、栀子、桔梗、黄芩、知母、赤芍、玄参、连翘、甘草、丹皮、鲜竹叶）。

4. B。

竹叶石膏汤中，竹叶配石膏清透气分余热，除烦止渴为君；人参配麦冬补气养阴生津为臣；半夏降逆和胃以止呕逆为佐。甘草、粳米和脾养胃以为使。

5. D。

清瘟败毒饮用法：先煎石膏数十沸，后下诸药。犀角磨汁和服。

6. C。

凉膈散——泻火通便，清上泄下。大承气汤——峻下热结；竹叶石膏汤——清热生津，益气和胃；麻子仁丸——润肠泻热，行气通便。

7. A。

凉膈散以黄芩清胸膈郁热；山栀通泻三焦，引火下行；大黄、芒硝泻火通便，以荡涤中焦燥热内结。

8. D。

左金丸——功用：清泻肝火，降逆止呕——组成：黄连六两、吴茱萸一两。所以，吴茱萸：黄连＝1∶6。

9. A。

泻白桑皮地骨皮，粳米甘草扶肺气，清泻肺热平和剂，热伏肺中喘咳医——地骨皮、桑白皮、炙甘草。其中，桑白皮甘寒性降，专入肺经，清泻肺热，平喘止咳，故以为君。地骨皮甘寒入肺，可助君药清降肺中伏火，为臣药。君臣相合，清泻肺热，以使金清气肃。而大腹皮属理气药，功效为：行气宽中，利水消肿（性味：辛、微温。归脾胃大肠小肠经）。

10. A。

泻白散（《小儿药证直诀》）用法：上药锉散，入粳米一撮，水二小盏，煎七分，食前服。现代用法：水煎服。

11. A。

肺经热重者，可加黄芩、知母等以增强清泄肺热之效；阴虚潮热者，加银柴胡、鳖甲滋阴退热；知母——（清热泻火药）苦、甘、寒，归肺、胃、肾经，清热泻火、滋阴润燥；银柴胡——（清虚热药）甘、微寒，归肝、肺经，清虚热，除疳热（用治小儿食滞或虫积所致的疳积发热）。

12. C。

清胃散——生地黄、当归身、牡丹皮、黄连、升麻——功用：清胃凉血。玉女煎——胃热阴虚证——清胃热，滋肾阴；清骨散——肝肾阴虚，痰火内扰证——清虚热，退骨蒸。

13. C。

清胃散配以升麻，一取其清热解毒，以治胃火牙痛；一取其轻清升散透发，可宣达郁遏之伏火，有"火郁发之"之意。而以苦寒泻火之黄连为君，直折胃腑之热。黄连得升麻，降中寓升，则泻火而无凉遏之弊；升麻得黄连，则散火而无升焰之虞。胃热盛已侵及血分，进而耗伤阴血，故以生地凉血滋阴；丹皮凉血清热，二者皆为臣药。

14. D。

胃火炽盛之牙衄,可在清胃散基础上加牛膝导血热下行。

15. B。

凉膈散以山栀通泻三焦,引火下行;大黄、芒硝泻火通便,以荡涤中焦燥热内结。该方清上与泻下并行,但泻下是为清泄胸膈郁热而设,所谓"以泻代清",其意在此。增液承气汤——增水行舟;败毒散——逆流挽舟;九味羌活汤——分经论治。

16. B。

清瘟败毒饮——清热解毒,凉血泻火——瘟疫热毒,充斥内外,气血两燔;普济消毒饮——清热解毒,疏风散邪——大头瘟;柴葛解肌汤——解肌清热——外感风寒,郁而化热证;犀角地黄汤——清热解毒,凉血散瘀——热入血分证。

17. B。

犀角地黄汤——出自《小品方》,录自《外台秘要》;黄连解毒汤——方出《肘后备急方》,名见《外台秘要》;普济消毒饮——《东垣试效方》。

18. B。

普济消毒饮重用酒连、酒芩清热泻火,祛上焦头面热毒为君药(酒炙更利于药效上行至头面)。

19. C。

仙方活命饮——清热解毒,消肿溃坚,活血止痛——阳证痈疡肿毒初起。

清瘟败毒饮——清热解毒,凉血泻火——瘟疫热毒,充斥内外,气血两燔;普济消毒饮——清热解毒,疏风散邪——大头瘟;犀角地黄汤——清热解毒,凉血散瘀——热入血分证。

20. A。

仙方活命饮——清热解毒,消肿溃坚,活血止痛——阳证痈疡肿毒初起。其中,金银花性味甘寒,最善清热解毒疗疮,前人称之谓"疮疡圣药",故重用为君。山甲、皂角刺通行经络,透脓溃坚,可使脓成即溃,均为佐药。

21. C。

头痛目赤,胁痛,口苦,耳聋,耳肿,舌红苔黄,脉弦数有力。是一派肝胆实火上炎证的表现,治宜清泻肝胆实火——龙胆泻肝汤。芍药汤——清热燥湿,调气和血——湿热痢疾;左金丸——清泻肝火,降逆止呕——肝火犯为证;泻白散——清泻肺热,止咳平喘——肺热咳喘证。

22. B。

龙胆泻肝汤:龙胆草大苦大寒,既能泻肝胆实火,又能利肝经湿热,泻火除湿,两擅其功,切中病机,故为君药。黄芩、栀子苦寒泻火、燥湿清热,加强君药泻火除湿之力,用以为臣。湿热的主要出路,是利导下行,从膀胱渗泄,故又用渗湿泻热之泽泻、木通、车前子,导湿热从水道而去,柴胡疏畅肝胆之气,并能引诸药归于肝胆之经,均为佐药。

23. C。

清热剂中:《丹溪心法》——左金丸;《伤寒论》——白虎汤、竹叶石膏汤、葛根黄芩黄连汤、白头翁汤;《景岳全书》——玉女煎。

24. B。

玉女煎中熟地黄,知母麦冬牛膝襄,肾虚胃火相为病,牙痛齿衄宜煎尝——石膏、熟地、麦冬、知母、牛膝——清胃热,滋肾阴——胃热阴虚证。其中石膏辛甘大寒,清阳明有余之火而不损阴,故为君药。熟地黄甘而微温,以滋肾水之不足,用为臣药。君臣相伍,清火壮水,虚实兼顾。知母苦寒质润、滋清兼备,一助石膏清胃热而止烦渴,一助熟地滋养肾阴,为佐药。牛膝导热引血下行,且补肝肾,为佐使药,以降上炎之火,止上溢之血。

25. C。

芍药汤——湿热下痢。其中,大黄苦寒沉降,合芩、连则清热燥湿之功著,合归、芍则活血行气之力彰,其泻下通腑作用可通导湿热积滞从大便而去,体现"通因通用"之法。

26. A。

夜热早凉,热退无汗,舌红苔少,脉细数——温病后期,阴液大伤,余邪伏阴分证——养阴透热——青蒿鳖甲汤——青蒿、鳖甲、生地、知母、丹皮。清骨散——肝肾阴虚,虚火内扰证;当归六黄汤——阴虚火旺之盗汗——滋阴泻火,固表止汗;秦艽鳖甲散——阴亏血虚,风邪传里化热之风劳病——滋阴养血,清热除蒸。

27. D。

三焦火热证——泻火解毒——黄连解毒汤:大苦大寒之黄连清泻心火为君,兼泻中焦之火;臣以黄芩清上焦之火;佐以黄柏泻下焦之火;栀子清泻三焦之火,导热下行,引邪热从小便而出。四药合用,苦寒直折,三焦之火邪去而热毒解，诸症可愈。凉膈散——上中二焦邪郁生热证；五味消毒饮——火毒结聚的痈疮疔肿；普济消毒饮——大头瘟。

28. A。

五味消毒饮——火毒结聚的痈疮疔肿——加酒少量，是行血脉以助药效。仙方活命饮——阳证痈疡肿毒初起——原方用法：用酒一大碗，煎五七沸服。普济消毒饮——大头瘟——重用酒连、酒芩清热泻火，以祛上焦头面热毒。清瘟败毒饮——温疫热毒，气血两燔证——水煎服。

29. C。

四妙勇安——金银花、玄参、当归、甘草——清热解毒，活血止痛——主治：脱疽，热毒炽盛。普济消毒饮——大头瘟；清胃散——胃火牙痛；白头翁汤——热毒痢疾。

30. A。

本方立意不在止痢，而重在治其致痢之本。其配伍特点是：气血并治，兼以通因通用；寒热共投，侧重于热者寒之。此方与一般纯用苦寒以治湿热下痢之方不同。

31. C。

心胸烦热，口渴面赤，意欲饮冷，以及口舌生疮；或心热移于小肠，小便赤涩刺痛，舌红，脉数——心经火热证——清心利水养阴——导赤散。清胃散——胃火牙痛，泻白散——肺热喘咳证，左金丸——肝火犯胃证。

32. B。

身有微热，咳嗽痰多，甚则咳吐腥臭脓血，胸中隐隐作痛，舌红苔黄腻，脉滑数——肺痈（热毒壅滞，痰瘀互结证）——清肺化痰，逐瘀排脓——苇茎汤——苇茎、冬瓜仁、薏苡仁、桃仁。泻白散——肺热喘咳证——清泻肺热，止咳平喘。

33. A。

生地六黄汤——生地黄、熟地黄＋黄芩、黄柏、黄连、黄芪＋当归（即"六黄"＋当归）——滋阴泻火，固表止汗——主治：阴虚火旺盗汗。玉女煎——清胃火，滋肾阴——只含有熟地，清胃散——清胃凉血——只有生地黄，犀角地黄汤——清热解毒，凉血散瘀——只有生地黄。

34. B。

当归六黄汤中药物用量：黄芪∶黄芩∶黄连∶黄柏∶生地黄∶熟地黄∶当归＝2∶1∶1∶1∶1∶1∶1，其中，倍用黄芪为佐，一以益气实卫以固表，一以固未定之阴，且可合当归、熟地益气养血。

35. A。

牛蒡解肌汤——疏风清热，凉血消肿——牛蒡子、丹皮、栀子、连翘、荆芥、薄荷、玄参、夏枯草。银翘散——温病初起——辛凉透表，清热解毒——金银花、连翘、薄荷、牛蒡子、竹叶、荆芥、桔梗、淡豆豉、生甘草。二者共同含有：牛蒡子、连翘、薄荷、荆芥。

36. D。

犀角地黄汤功可清热解毒，凉血散瘀。主治热伤血络；蓄血瘀热；热扰心神。方中犀角清心、凉血、解毒为主；配生地一以凉血止血，一以养阴清热。芍药、丹皮既能凉血，又能散瘀。配伍特点：凉血与活血散瘀并用，正如叶天士所说："入血就恐耗血动血，直须凉血散血。"方用散血的意义，一是离经之血残留；更有热与血结成瘀，故有此配伍方法。

37. A。

"火郁发之"是指治疗火郁证时顺应火的炎上升发之性，运用宣散、升举、轻扬、疏通之法，使郁火发越于外。其中，选项A普济消毒饮功擅清热解毒，疏风散邪。主治大头瘟（原书称大头天行），方中重用酒连、酒芩清热泻火，祛上焦头面热毒为君。以牛蒡子、连翘、薄荷、僵蚕辛凉疏散头面风热为臣。玄参、马勃、板蓝根有加强清热解毒之功；配甘草、桔梗以清利咽喉；陈皮理气疏壅，以散邪热郁结，共为佐药。升麻、柴胡疏散风热，并引诸药上达头面，且寓"火郁发之"之意，功兼佐使之用。诸药配伍，共收清热解毒，疏散风热之功。

【方歌】普济消毒蒡芩连，甘桔蓝根勃翘玄，升柴陈薄僵蚕入，大头瘟毒服之痊。

38. B。

选项A为清营汤的作用。选项B为竹叶石膏汤的作用。选项C为青蒿鳖甲汤的作用。选项D为白虎汤的作用。

竹叶石膏汤：【组成】竹叶、石膏、半夏、麦门冬、人参、炙甘草、粳米。【功用】清热生津，益气和胃。【主治】伤寒、温病、暑病余热未清，气津两伤证。身热多汗，心胸烦闷，气逆欲呕，口干喜饮，或虚烦不寐，舌红苔少，脉虚数。【趣味方歌】厦门人煮食干净米——夏门人竹石甘粳米。

39. D。

二者均治痢的中药方剂,需鉴别掌握。

(1)芍药汤:【组成】芍药、当归、黄连、槟榔、木香、炒甘草、大黄、黄芩、官桂。【功用】清热燥湿,调气和血。【主治】湿热痢疾。腹痛,便脓血,赤白相兼,里急后重,肛门灼热,小便短赤,舌苔黄腻,脉弦数。【趣味方歌】秦香莲当兵,将军要炒肉——芩香连当槟,将军药草肉。

(2)清胃散:【组成】生地黄、当归、牡丹皮、黄连、升麻。【功用】清胃凉血。【主治】胃火牙痛。牙痛牵引头疼,面颊发热,其齿喜冷恶热,或牙宣出血,或牙龈红肿溃烂,或唇舌腮颊肿痛,口气热臭,口干舌燥,舌红苔黄,脉滑数。【趣味方歌】生母当黄妈——生母当黄麻。综上所述,应选黄连、当归。

40.D。

芍药汤:【组成】芍药、当归、黄连、槟榔、木香、炒甘草、大黄、黄芩、官桂。【功用】清热燥湿,调气和血。【主治】湿热痢疾。腹痛,便脓血,赤白相兼,里急后重,肛门灼热,小便短赤,舌苔黄腻,脉弦数。【方义】黄芩、黄连性味苦寒,入大肠经,功擅清热燥湿解毒,以除致病之因,为君药。重用芍药养血和营、缓急止痛,配以当归养血活血,体现了"行血则便脓自愈"之义,且可兼顾湿热邪毒熏灼肠络,伤耗阴血之虑;木香、槟榔行气导滞,"调气则后重自除",四药相配,调和气血,是为臣药。大黄苦寒沉降,合芩、连则清热燥湿之功著,合归、芍则活血行气之力彰,其泻下通腑可通导湿热积滞从大便而去,体现"通因通用"之法。方以少量肉桂,其辛热温通之性,既可助归、芍行血和营,又能制芩、连苦寒之性,共为佐药。炙甘草和中调药,与芍药相配,又能缓急止痛,亦为佐使。本方立意不在止痢,而重在治其致痢之本。其配伍特点是:气血并治,兼以通因通用;寒热共投,侧重于热者寒之。此方与一般纯用苦寒以治湿热下痢之方不同。【趣味方歌】秦香莲当兵,将军要炒肉——芩香连当槟,将军药草肉。综上所述,芍药汤的配伍中体现了"行血则便脓自愈""调气则后重自除"之义。

二、B型题。

1、2. D;A。

白虎加人参汤——白虎汤＋人参——功用:清热,益气,生津——主治:气分热盛,气阴两伤。白虎加桂枝汤——白虎汤＋桂枝——功用:清热,通络,和营卫——主治:温疟。白虎加苍术汤——白虎汤＋苍术——功用:清热祛湿——主治:湿温病。竹叶石膏汤——石膏、半夏、竹叶、麦门冬、人参、粳米、炙甘草——清热生津,益气和胃。

3、4. B;A。

竹叶石膏汤的加减应用:若胃阴不足,胃火上逆,口舌糜烂,舌红而干,可加石斛、天花粉等以清热养阴生津;胃火炽盛,消谷善饥,舌红脉数者,可加知母、天花粉以增强清热生津之效;气分热犹盛,可加知母、黄连,增强清热之力。天花粉——(清热泻火药)甘、微苦、微寒,归肺、胃经,清热泻火、生津止渴,消肿排脓;石斛——(补阴药)甘、微寒,归胃、肾经,益胃生津,滋阴清热;知母——(清热泻火药)苦、甘、寒,归肺、胃、肾经,清热泻火、滋阴润燥。

5、6. C;B。

凉膈散——连翘轻清透散,长于清热解毒,透散上焦之热,故重用以为君。配黄芩以清胸膈郁热;山栀通泻三焦,引火下行,于大黄、芒硝共为臣药。薄荷清头目,利咽喉;竹叶清上焦之热,均为佐药。

7、8. C;A。

戊己丸:黄连、吴茱萸、白芍。功用:疏肝理脾,清热和胃。主治:肝脾不和证。香连丸:黄连、吴茱萸、木香。功用:清热化湿,行气化滞。主治:湿热痢疾。

9、10. B;C。

左金丸——肝火犯胃证,吴茱萸可引领黄连入肝经。

11、12. C;B。

腹痛,里急后重,肛门灼热,下痢脓血,赤多白少,渴欲饮水,舌红苔黄,脉弦数——热毒痢疾——白头翁汤——清热解毒,凉血止痢;腹痛,便脓血,赤白相兼,里急后重,肛门灼热,小便短赤,舌苔黄腻,脉弦数——湿热痢疾——芍药汤——清热燥湿,调气和血。葛根黄芩黄连汤——协热下利——解表清里;当归六黄汤——阴虚火旺之盗汗——滋阴泻火,固表止汗。

13、14. D;A。

当归龙荟丸——肝胆实火证——当归、龙胆草、栀子、黄连、黄柏、黄芩、芦荟、青黛、大黄、木香、麝香、生姜。龙胆泻肝汤——肝胆实火上炎证——龙胆草、栀子、黄芩、木通、泽泻、车前子、柴胡、生甘草、生地黄、当归;左金丸——肝火犯胃证——黄连、吴茱萸;泻青丸——当归、龙胆草、川芎、山栀子仁、川大黄、羌活、防风、竹叶、砂糖——肝经火郁证。

15、16．**A；D**。

泻白散主要应用于：肺热喘咳证。表现为气喘咳嗽，皮肤蒸热，日晡尤甚，舌红苔黄，脉细数。白虎汤主要应用于：阳明气分热盛证。表现为壮热面赤，烦渴引饮，汗出恶热，脉洪大有力。

羚角钩藤汤主要应用于肝热生风证。表现为高热不退，烦闷躁扰，手足抽搐，发为惊厥，甚则神昏，舌绛而干，或舌焦起刺，脉弦而数。青蒿鳖甲汤主要应用于：温病后期，邪伏阴分证。表现为夜热早凉，热退无汗，舌红苔少，脉细数。综上所述，可知属于泻白散特征的是皮肤蒸热。属于青蒿鳖甲汤特征的是夜热早凉。

17、18．**C；B**。

(1)左金丸：【组成】黄连、吴茱萸。【功用】清泻肝火，降逆止呕。【主治】肝火犯胃证。症见胁肋疼痛，嘈杂吞酸，呕吐口苦，舌红苔黄，脉弦数。【歌诀】左金连萸六比一，肝火犯胃吐吞酸，再加芍药名戊己，热泄热痢服之安。

(2)金铃子散：【组成】金铃子、延胡索等分。【功用】疏肝泻热，活血止痛。【主治】肝郁化火证。心胸胁肋诸痛，时发时止，口苦，舌红苔黄，脉弦数。【歌诀】金铃子散止痛方，玄胡酒调效更强，疏肝泻热行气血，心腹胸胁痛经良。

综上所述：左金丸中黄连与吴茱萸之比为 6：1，金铃子散中川楝子与延胡索之比为 1：1。

三、X型题。

1．**ACD**。

白虎膏知粳米甘，清热生津止渴烦——石膏、知母、粳米、炙甘草；竹叶石膏参麦冬，半夏粳米甘草从，清补气津又和胃，余热耗伤气津用——竹叶、石膏、人参、麦冬、半夏、粳米、炙甘草。

2．**BCD**。

清营汤，因是温邪初入营分，故用银花、连翘、竹叶清热解毒，轻清透泄，使营分热邪有外达之机，促其透出气分而解，此即"入营犹可透热转气"之具体应用。

3．**ABCD**。

清营汤的配伍特点是以清营解毒（犀角）为主，配以养阴生津（生地、麦冬等）和"透热转气"（银花、连翘、竹叶），使入营之邪透出气分而解，诸症自愈。

4．**ABC**。

犀角地黄芍药丹，清热凉血散瘀专，热入学分服之安，蓄血伤络吐衄斑——犀角、生地黄、芍药、牡丹皮——清热解毒，凉血散瘀——主治：①热伤血络。吐血，衄血，便血，溲血等。②蓄血留瘀。善忘如狂，漱水不欲咽，胸中烦痛，自觉腹满，大便色黑易解等。③热扰心营。昏狂谵语，斑色紫黑，舌绛起刺。

5．**AD**。

犀角地黄汤后注："喜忘如狂者，加大黄、黄芩"。

6．**ABCD**。

犀角地黄芍药丹，清热凉血散瘀专，蓄血伤络吐衄斑——犀角、生地黄、芍药、丹皮；清瘟败毒地连芩，丹膏栀草竹叶并，犀角玄翘知芍桔，清热解毒亦滋阴——生石膏、生地、犀角、川连、栀子、桔梗、黄芩、知母、赤芍、玄参、连翘、甘草、丹皮、鲜竹叶。

7．**BCD**。

清营汤——清营解毒，透热养阴，其中以苦咸寒之犀角清解营分之热毒，为君药。热伤营阴，又以生地黄凉血滋阴、麦冬清热养阴生津、玄参滋阴降火解毒，三药共用，既可甘寒养阴保津，又可助君药清营凉血解毒，共为臣药。君臣相配，咸寒与甘寒并用，清营热而滋营阴，祛邪扶正兼顾。

8．**BCD**。

清瘟败毒饮：①重在大清阳明气分疫热，重用石膏配知母、甘草，是取法白虎汤，意在清热保津。②黄连、黄芩、栀子共用，是仿黄连解毒汤方义，意在通泻三焦火热。③犀角、生地、赤芍、丹皮相配，即犀角地黄汤的成方，是为清热解毒，凉血散瘀而设，配清气法以治气血两燔之证。本方虽合三方而成，但以白虎汤大清阳明经热为主，配以泻火、凉血，相辅而成，共奏清瘟败毒之功。

9．**ABC**。

清瘟败毒地连芩，丹膏栀草竹叶并，犀角玄翘知芍桔，清热解毒亦滋阴——生石膏、生地、犀角、川连、栀子、桔梗、黄芩、知母、赤芍、玄参、连翘、甘草、丹皮、鲜竹叶。普济消毒牛蒡连，甘桔蓝根勃翘玄，升柴陈薄僵蚕入，大头瘟毒服之痊——酒炒黄芩、酒炒黄连、陈皮、生甘草、玄参、柴胡、桔梗、连翘、板蓝根、马勃、牛蒡子、薄荷、僵蚕、升麻。

10. **CD**。

普济消毒饮以牛蒡子、连翘、薄荷、僵蚕辛凉疏散头面风热为臣。升麻、柴胡疏散风热,并引诸药上达头面,且寓"火郁发之"之意,功兼佐使之用。

11. **ABC**。

仙方活命饮主治阳证痈疡初起,其中,气机阻滞每可导致液聚成痰,故配用贝母、花粉清热化痰散结,可使脓未成即消。

12. **CD**。

当归六黄汤——《兰室秘藏》;左金丸——《丹溪心法》。

13. **ABCD**。

仙方活命饮以清热解毒(金银花、生甘草),活血化瘀(乳香、没药、赤芍、当归尾、酒),通经溃坚(穿山甲、皂角刺)诸法为主,佐以透表(防风、白芷)、行气(乳香、陈皮)、化痰散结(贝母),其药物配伍较全面地体现了外科阳证疮疡内治消法的配伍特点。

14. **ABCD**。

凉膈散用法:上药为粗末,每服二钱(6g),水一盏,入竹叶七片,蜜少许,煎至七分,去滓,食后温服。小儿可服半钱,更随岁数加减服之。得利下,住服。

15. **AC**。

清瘟败毒饮中以连翘、元参"解散浮游之火";桔梗、竹叶取其"载药上行"。

16. **ABCD**。

左金丸中少佐辛热之吴茱萸,一者疏肝解郁,以使肝气条达,郁结得开;二者反佐以制黄连之寒,使泻火而无凉遏之弊;三者取其下气之用,以和胃降逆;四者可引领黄连入肝经。如此一味而功兼四用,以为佐使。二药合用,共收清泻肝火,降逆止呕之效。

17. **BD**。

普济消毒饮——火郁发之(升麻、柴胡);清胃散——火郁发之(升麻)。凉膈散——以泻代清(大黄、芒硝);清瘟败毒饮合白虎汤、黄连解毒汤、犀角地黄汤三方而成,但以白虎汤大清阳明经热为主,配以泻火、凉血,相辅而成,共奏清瘟败毒之功。

18. **AB**。

黄连解毒汤组成:黄连、黄芩、黄柏、栀子。当归六黄汤组成:当归、生地黄、黄芩、黄柏、黄连、熟地黄、黄芪。芍药汤组成:芍药、当归、黄连、黄芩、槟榔、木香、炒甘草、大黄、官桂。清瘟败毒饮组成:生石膏、小生地、犀角、真川连、栀子、桔梗、黄芩、知母、赤芍、玄参、连翘、甘草、丹皮、鲜竹叶。综上所述,可知应选黄连解毒汤、当归六黄汤。

19. **AB**。

"白虎本为达热出表,若其人脉浮弦而细者,不可与也;脉沉者,不可与也;不渴者,不可与也;汗不出者,不可与也;常须识此,勿令误也。"——此为白虎汤四禁。

20. **AC**。

鼻衄:

热邪犯肺证——治法:清泄肺热,凉血止血。代表方:桑菊饮加减。

胃热炽盛证——治法:清胃泻火,凉血止血。代表方:玉女煎加减。

肝火上炎证——治法:清肝泻火,凉血止血。代表方:龙胆泻肝汤加减。

气血亏虚证——治法:补气摄血。代表方:归脾汤加减。

齿衄:

胃火炽盛证——治法:清胃泻火,凉血止血。代表方:加味清胃散合泻心汤加减。

阴虚火旺证——治法:滋阴降火,凉血止血。代表方:六味地黄丸合茜根散加减。

咳血:

燥热伤肺证——治法:清热润肺,宁络止血。代表方:桑杏汤加减。

肝火犯肺证——治法:清肝泻火,凉血止血。代表方:泻白散合黛蛤散加减。

阴虚肺热证——治法:滋阴润肺,宁络止血。代表方:百合固金汤加减。

吐血:

胃热壅盛证——治法:清胃泻火,化瘀止血。代表方:泻心汤合十灰散加减。

肝火犯胃证——治法:泻肝清胃,凉血止血。代表方:龙胆泻肝汤加减。

气虚血溢证——治法:健脾益气摄血。代表方:归脾汤加减。

第六章

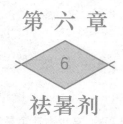

祛暑剂

一、A 型题:在每小题给出的 A、B、C、D 四个选项中,请选出一项最符合题目要求的。

1. 以"辛温复辛凉法"为其配伍特点的方剂是
  A. 清络饮   B. 六一散   C. 新加香薷散   D. 香薷散

2. 夏季,发热头痛,恶寒无汗,口渴面赤,胸闷不舒,舌苔白腻,脉浮而数者,治疗常用
  A. 新加香薷散   B. 香薷散   C. 清络饮   D. 清暑益气汤

3. 夏季,恶寒发热,身重头痛,无汗,腹痛吐泻,胸脘痞闷,舌苔白腻,脉浮者,治疗常用
  A. 新加香薷散   B. 香薷散   C. 清络饮   D. 清暑益气汤

4. 清暑益气汤出自
  A.《温病条辨》   B.《温热经纬》   C.《太平惠民和剂局方》   D.《黄帝内经》

5. 清络饮出自
  A.《温病条辨》   B.《温热经纬》   C.《太平惠民和剂局方》   D.《黄帝内经》

6. 新加香薷散出自
  A.《温病条辨》   B.《温热经纬》   C.《太平惠民和剂局方》   D.《黄帝内经》

7. 香薷散出自
  A.《温病条辨》   B.《温热经纬》   C.《太平惠民和剂局方》   D.《黄帝素问宣明论方》

8. 六一散出自
  A.《温病条辨》   B.《温热经纬》
  C.《太平惠民和剂局方》   D.《黄帝素问宣明论方》

9. 夏季,身热汗多,口渴心烦,小便短赤,体倦少气,精神不振,脉虚数者,治疗常用
  A. 新加香薷散   B. 香薷散   C. 清络饮   D. 清暑益气汤

10. 王氏《温热经纬》清暑益气汤与李氏《脾胃论》清暑益气汤共同含有的药物是
  A. 西瓜翠衣   B. 黄芪   C. 白术   D. 麦冬

11. 清络饮的功用是
  A. 祛暑清热
  C. 祛暑解表,化湿和中   B. 祛暑解表,清热化湿
       D. 清暑解热,化气利湿

12. 六一散中,生甘草与滑石的用量比例为
  A. 6∶1   B. 1∶6   C. 1∶1   D. 1∶4

13. 清暑利湿的著名方剂是
  A. 香薷散   B. 新加香薷散   C. 清络饮   D. 六一散

14. 使用祛暑剂时,最常配伍
  A. 清热之品   B. 化痰之品   C. 祛湿之品   D. 益气之品

二、B 型题:A、B、C、D 是其下面两道小题的备选项,请从中选择一项最符合题目要求的,每个选项可以被选择一次或两次。

  A. 六一散   B. 香薷散   C. 清络饮   D. 新加香薷散

1. 祛暑解表,化湿和中的方剂是

2. 祛暑解表,清热化湿的方剂是

    A. 清络饮   B. 新加香薷散   C. 六一散   D. 清暑益气汤

3. 祛暑清热的代表方剂是

4. 祛暑利湿的代表方剂是

三、X 型题:在每小题给出的 A、B、C、D 四个选项中,至少有两项是符合题目要求的,请选出所有符合题目要求的答案,多选或少选均不得分。

1. 新加香薷散与香薷散共同含有的药物是

    A. 香薷   B. 连翘   C. 厚朴   D. 白扁豆

2. 下列祛暑剂中,出自《黄帝素问宣明论方》的是

    A. 清络饮   B. 六一散   C. 清暑益气汤   D. 桂苓甘露散

3. 清暑益气汤中君药是

    A. 西瓜翠衣   B. 麦门冬   C. 荷梗   D. 西洋参

4. 下列选项中,属于清络饮药物组成的是

    A. 鲜扁豆花   B. 鲜银花   C. 鲜竹叶心   D. 丝瓜皮

5. 清络饮的君药是

    A. 鲜扁豆花   B. 鲜银花   C. 鲜竹叶心   D. 丝瓜皮

6. 下列选项中,主治"暑湿证"的是

    A. 香薷散   B. 六一散   C. 桂苓甘露散   D. 清暑益气汤

7. 六一散证的临床表现可以见到

    A. 热   B. 渴   C. 泄   D. 淋

8. 下列选项中,属于"祛暑剂"分类内容的是

    A. 祛暑利湿   B. 祛暑解表   C. 祛暑清热   D. 清暑益气

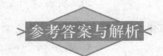

参考答案与解析

一、A 型题。

1. C。

新加香薷散:辛温芳香之香薷发汗解表,祛暑化湿,以除寒热"湿为阴邪,非温不解",故又佐以辛温之厚朴,合香薷以化湿除满而解胸闷,去腻苔;鲜扁豆花、银花、连翘之辛凉芳香,取其清透上焦气分之暑热,以除热解渴。即,本方之配伍是辛温与辛凉合用,使邪从外走,即原书所说"辛温复辛凉法"。而香薷散只含有辛温之香薷和厚朴,以及甘平之白扁豆。

2. A。

夏季,发热头痛,恶寒无汗,口渴面赤,胸闷不舒,舌苔白腻,脉浮而数者——暑温初起,复感于寒——祛暑解表,清热化湿——新加香薷散——香薷、鲜扁豆花、厚朴、金银花、连翘。

3. B。

恶寒发热,身重头痛,无汗,腹痛吐泻,胸脘痞闷,舌苔白腻,脉浮者——阴暑(夏月乘凉饮冷,外感于寒,内伤于湿)——祛暑解表,化湿和中——香薷散——香薷、厚朴,白扁豆。

4. B。

清暑益气汤——王士雄《温热经纬》与李东垣《脾胃论》。

5. A。

《温病条辨》——吴瑭。

6.**A**。   7.**C**。   8.**D**。

9.**D**。

夏季身热汗多,口渴心烦,小便短赤,体倦少气,精神不振,脉虚数——为暑热气津两伤证——治宜清暑益气,养阴生津——清暑益气汤——西洋参、麦门冬、石斛、粳米、甘草、西瓜翠衣、荷梗、黄连、知母、竹叶。新加香薷散——暑温初起,复感于寒——祛暑解表,清热化湿;香薷散——阴暑(夏月乘凉饮冷,外感于寒,内伤于湿)——祛暑解表,化湿和中;清络饮——祛暑清热——暑伤肺经气分轻证。

10.**D**。

清暑益气汤《脾胃论》——黄芪、苍术、升麻、人参、泽泻、炒曲、橘皮、白术、麦门冬、当归身、炙甘草、青皮、黄柏、葛根、五味子——功用:清暑益气,除湿健脾——主治:平素气虚,又受暑湿证。清暑益气汤《温热经纬》——西洋参、麦门冬、石斛、粳米、甘草、西瓜翠衣、荷梗、黄连、知母、竹叶——清暑益气,养阴生津——暑热气津两伤证。二者虽然同名且都具有清暑益气的作用,但是,王氏清暑益气汤于清暑益气之外,重在养阴生津,宜于暑热伤津耗气之证;相比较而言,李氏清暑益气汤清暑生津之力稍逊,而是侧重于健脾燥湿,用治元气本虚,伤于暑湿之证。

11.**A**。

清络饮——功用:祛暑清热——主治:暑伤肺经气分轻证。祛暑解表,清热化湿——新加香薷散——暑温夹湿复感于寒证;祛暑解表,化湿和中——香薷散——阴暑证;清暑解热,化气利湿——桂苓甘露散——暑湿证(重证)。

12.**B**。

滑石六两,生甘草一两。

13.**D**。

六一散(滑石、生甘草)——清暑利湿,本方的配伍特点是药性平和,清热而不留湿,利水而不伤阴,是清暑利湿的著名方剂。香薷散和新加香薷散均为祛暑解表,清络饮——祛暑清热。

14.**C**。

由于暑病夹湿最为常见,故使用祛暑剂时,每多配伍祛湿之品,是为常法,但亦应注意其主次轻重。如暑重湿轻,则湿易从热化,祛湿之品不宜过于温燥,以免燥灼津液;如湿重暑轻,则暑为湿遏,祛暑又不宜过用甘寒,以免阴柔碍湿。

二、B 型题。

1、2.**B;D**。

香薷散——香薷、白扁豆、厚朴——祛暑解表,化湿和中——主治:夏月乘凉饮冷,外感于寒,内伤于湿。新加香薷散——香薷、厚朴、鲜扁豆花、金银花、连翘——祛暑解表,清热化湿——暑温夹湿,复感于寒证。六一散——滑石、甘草——清暑利湿——暑湿证;清络饮——祛暑清热——暑伤肺经气分轻证。

3、4.**A;C**。

清暑益气汤是清暑益气的代表方剂;清络饮——祛暑清热代表方剂;新加香薷散——祛暑解表代表方剂;六一散——祛暑利湿代表方剂。

三、X 型题。

1.**AC**。

新加香薷饮——香薷散去扁豆,加银花、连翘、鲜扁豆花而成。

2.**BD**。

清络饮——《温病条辨》,清暑益气汤——《温热经纬》。

3.**AD**。

清暑益气汤——暑热气津两伤证——治宜清暑益气,养阴生津。其中,西瓜翠衣清热解暑,西洋参益气生津、养阴清热,共为君药。荷梗助西瓜翠衣清热解暑;石斛、麦冬助西洋参养阴生津,共为臣药。

4.**ABCD**。

清络祛暑六药鲜,银扁翠衣瓜络添,佐以竹叶荷叶边,暑热伤肺轻证安——鲜荷叶边、鲜银花、丝瓜皮、西瓜翠衣、鲜扁豆花、鲜竹叶心——功用:祛暑清热——主治:暑伤肺经气分轻证。

5.**AB**。

清络饮——功用:祛暑清热——主治:暑伤肺经气分轻证。其中鲜银花辛凉芳香,清解暑热;鲜扁豆花芳香清散,解暑化湿,共为君药。丝瓜络清肺透络,再配以西瓜翠衣清热解暑,生津解渴;共为臣药。暑气通心,故用鲜竹叶心清心而利水,再配以鲜荷叶用边者,取其祛暑清热之中而有舒散之意;共为佐使药。

6. **BC**。

六一散和桂苓甘露散均可用于暑湿证的治疗,但是,六一散只有两味药,药力单薄,宜于暑湿轻证,桂苓甘露散是在六一散基础上合五苓散(祛湿剂),再加石膏、寒水石而成,清暑利湿之力较大,宜于暑湿俱盛,证情较重者。香薷散——阴暑;清暑益气汤——暑热气津两伤证。

7. **ABCD**。

六一散(滑石、生甘草)——清暑利湿——主治:暑湿证——身热烦渴,小便不利,或泄泻。其中,滑石甘淡性寒,体滑质重,既可清解暑热,以治暑热烦渴,又可通利水道,使三焦湿热从小便而泄,以除暑湿所致的小便不利及泄泻。生甘草甘平偏凉,能清热泻火,益气和中,与滑石相伍,一可甘寒生津,使利小便而津液不伤;二可防滑石之寒滑重坠以伐胃,为臣药。二药合用,清暑利湿,能使三焦暑湿之邪从下焦渗泄,则热、渴、淋、泻诸症可愈。

8. **ABCD**。

祛暑剂:祛暑解表——代表:新加香薷散;祛暑清热——代表:清络饮;祛暑利湿——代表:六一散;清暑益气——代表:清暑益气汤。

第 七 章

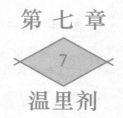

温里剂

一、A 型题:在每小题给出的 A、B、C、D 四个选项中,请选出一项最符合题目要求的。

1.温里剂体现的治法原则是
    A.寒因寒用   B.寒者热之   C.热因热用   D.通因通用

2.脘腹绵绵作痛,喜温喜按,呕吐,大便稀溏,脘痞食少,畏寒肢冷,口不渴,舌淡苔白润,脉沉迟无力者,治疗常用
    A.理中丸   B.小建中汤   C.四逆汤   D.当归四逆汤

3.理中丸,臣药是
    A.干姜   B.白术   C.人参   D.炙甘草

4.理中丸药物的用量比例是
    A.干姜：人参：白术：炙甘草＝1：1：1：1   B.干姜：人参：白术：炙甘草＝2：1：1：1
    C.干姜：人参：白术：炙甘草＝3：2：2：1   D.干姜：人参：白术：炙甘草＝4：3：2：1

5.腹中拘急疼痛,喜温喜按,神疲乏力,虚怯少气,舌淡苔白,脉细弦者,治疗常用
    A.理中丸   B.小建中汤   C.四逆汤   D.当归四逆汤

6.小建中汤的君药是
    A.白芍   B.炙甘草   C.胶饴   D.大枣

7.小建中汤原方用法不正确的是
    A.上六味,以水七升,煮取三升,冷服一升   B.去滓,内饴
    C.更上微火消解   D.日三服

8.不属于四逆汤的药物是
    A.干姜   B.炙甘草   C.炮附子   D.生附子

9.寒邪直中三阴,真阳衰微证,治疗常用
    A.四逆散   B.四逆汤   C.当归四逆汤   D.回阳救急汤

10.阴疽,治疗常用
    A.四妙勇安汤   B.阳和汤   C.吴茱萸汤   D.当归四逆汤

11.食后泛泛欲呕,胸满脘痛,颠顶头痛,畏寒肢凉,甚则伴手足逆冷,大便泄泻,烦躁不宁,舌淡苔白滑,脉沉迟,治疗常用
    A.理中丸   B.小建中汤   C.四逆汤   D.吴茱萸汤

12.吴茱萸汤的臣药是
    A.吴茱萸   B.人参   C.生姜   D.大枣

13.心胸中大寒痛,呕不能食,腹中寒上冲皮起,见有头足、上下痛而不可触近,舌苔白滑,脉细紧,治疗常用
    A.理中丸   B.小建中汤   C.四逆汤   D.大建中汤

14.肌肤麻木不仁,脉微涩而紧,治疗常用
    A.当归四逆汤   B.小建中汤   C.黄芪桂枝五物汤   D.黄芪建中汤

15.回阳救逆的常用组合是
    A.附子、吴茱萸   B.吴茱萸、干姜   C.干姜、附子   D.吴茱萸、肉桂

　　A. 理中丸　　　　　　　　　B. 附子理中丸　　　　　　C. 桂枝人参汤　　　　　　D. 小建中汤

1. 脾胃虚寒，复感风寒表证者，治疗常用
2. 脾胃虚寒较甚者，治疗常用

　　A. 炙甘草、桂枝　　　　　　B. 胶饴、桂枝　　　　　　C. 炙甘草、芍药　　　　　D. 胶饴、芍药

3. 小建中汤中，体现"辛甘化阳"思想的药组是
4. 小建中汤中，体现"酸甘化阴"思想的药组是

　　A. 1：1　　　　　　　　　　B. 2：1　　　　　　　　　C. 3：1　　　　　　　　　D. 1：2

5. 小建中汤中，桂枝与芍药的用量比例是
6. 桂枝汤中，桂枝与芍药的用量比例是

　　A. 黄芪建中汤　　　　　　　B. 小建中汤　　　　　　　C. 大建中汤　　　　　　　D. 当归建中汤

7. 阴阳气血俱虚，宜选
8. 产后虚羸不足，宜选

　　A. 黄芪建中汤　　　　　　　B. 小建中汤　　　　　　　C. 大建中汤　　　　　　　D. 当归建中汤

9. 中焦虚寒，肝脾不和之腹痛证，宜选
10. 中阳衰弱，阴寒内盛之脘腹剧痛证，宜选

　　A. 通脉四逆汤　　　　　　　B. 四逆加人参汤　　　　　C. 白通汤　　　　　　　　D. 参附汤

11. 少阴病，阴盛格阳证，宜选
12. 少阴病，阴盛戴阳证，宜选

三、X型题：在每小题给出的 A、B、C、D 四个选项中，至少有两项是符合题目要求的，请选出所有符合题目要求
　　的答案，多选或少选均不得分。

1. 理中丸可以用于治疗
　　A. 脾胃虚寒证　　　　　　　B. 阳虚失血证　　　　　　C. 小儿慢惊风　　　　　　D. 胸痹

2. 理中丸中，炙甘草的作用是
　　A. 补脾益气　　　　　　　　B. 缓急止痛　　　　　　　C. 调和诸药　　　　　　　D. 润肺止咳

3. 理中丸与桂枝人参汤共同含有的药物是
　　A. 干姜　　　　　　　　　　B. 人参　　　　　　　　　C. 白术　　　　　　　　　D. 炙甘草

4. 下列温里剂，出自《伤寒论》的是
　　A. 理中丸　　　　　　　　　B. 小建中汤　　　　　　　C. 四逆汤　　　　　　　　D. 当归四逆汤

5. 四逆汤中，炙甘草的作用是
　　A. 益气　　　　　　　　　　B. 缓和　　　　　　　　　C. 调和　　　　　　　　　D. 补脾

6. 回阳救急汤用法正确的是
　　A. 水二盅，姜三片，煎之　　　　　　　　　　　　　　B. 临服入麝香三厘(0.1g)调服
　　C. 中病即止　　　　　　　　　　　　　　　　　　　　D. 中病以手足温和即止

7. 回阳救急汤的组成——四逆汤合六君子汤，再加
　　A. 麝香　　　　　　　　　　B. 生姜　　　　　　　　　C. 肉桂　　　　　　　　　D. 五味子

8. 回阳救急汤加减应用，正确的是
　　A. 若呕吐涎沫，或少腹痛者，加盐炒吴茱萸　　　　　　B. 若泄泻不止者，加升麻、黄芪等
　　C. 若无脉者，加少许猪胆汁　　　　　　　　　　　　　D. 若呕吐不止者，加姜汁

9. 下列药物属于当归四逆汤的是

|　A.当归|　　　　B.生姜|　　　　C.细辛|　　　　D.通草|

10. 阳和汤的臣药是

|　A.熟地黄|　　　　B.肉桂|　　　　C.鹿角胶|　　　　D.烧姜炭|

11. 需要"食粥"配合的服用的方剂是

|　A.大建中汤|　　　　B.理中丸|　　　　C.桂枝汤|　　　　D.九味羌活汤|

12. 下列选项中,属于阳和汤主治范围的是

|　A.脱疽|　　　　B.流注|　　　　C.痰核|　　　　D.鹤膝风|

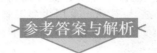

参考答案与解析

一、A 型题。

1.B。

凡以温热药为主组成,具有温里助阳、散寒通脉作用,治疗里寒证的方剂,统称温里剂——属于"八法"中的"温法"——适应范围:温里剂治疗里寒证:不论外来之寒,还是内生之寒,治法皆以"寒者热之"为原则。而寒因寒用针对的是真热假寒证,热因热用则针对真寒假热证。

2.A。

脘腹绵绵作痛,喜温喜按,呕吐,大便稀溏,脘痞食少,畏寒肢冷,口不渴,舌淡苔白润,脉沉细或沉迟无力——脾胃虚寒证——理中汤——人参、干姜、白术、炙甘草——温中祛寒,补气健脾。小建中汤——中焦虚寒,肝脾不和证——温中补虚,和里缓急;四逆汤——心肾阳衰寒厥证——回阳救逆;当归四逆汤——血虚寒厥证——温经散寒,养血通脉。

3.C。

理中丸——温中祛寒,补气健脾,其中,以干姜为君,大辛大热,温脾阳,祛寒邪,扶阳抑阴;人参为臣,性味甘温,补气健脾。君臣相配,温中健脾;脾为湿土,虚则易生湿浊,故用甘温苦燥之白术为佐,健脾燥湿;炙甘草益气、缓急、调和,为佐药兼使药之用。

4.A。

理中丸中炙甘草与干姜、人参、白术等量,寓意有三:一为合参、术以助益气健脾;二为缓急止痛;三为调和药性,是佐药而兼使药之用。

5.B。

腹中拘急疼痛,喜温喜按,神疲乏力,虚怯少气;或心中悸动,虚烦不宁,面色无华;或伴四肢酸楚,手足烦热,咽干口燥。舌淡苔白,脉细弦——均为中焦虚寒,肝脾不和证——治宜温中补虚,和里缓急——小建中汤(桂枝、炙甘草、大枣、芍药、生姜、胶饴)。

6.C。

小建中汤——中焦虚寒,肝脾不和证——温中补虚,和里缓急——重用甘温质润之饴糖为君,温补中焦,缓急止痛。臣以辛温之桂枝温阳气,祛寒邪;酸甘之白芍养营阴,缓肝急,止腹痛。佐以生姜温胃散寒,大枣补脾益气。炙甘草益气和中,调和诸药,是为佐使之用。

7.A。

小建中汤用法:上六味,以水七升,煮取三升,去滓,内饴,更上微火消解。温服一升,日三服。

8.C。

四逆汤中附草姜,阳衰寒凝急煎尝,腹痛吐泻脉沉细,急投此方可回阳——炙甘草、干姜、生附子,其中生附子:大辛大热之力更强,入心、脾、肾经,温壮元阳,破散阴寒,回阳救逆,能迅达内外以温阳逐寒。附子生用能迅达内外,以温阳逐寒。

9.D。

寒邪直中三阴,真阳衰微证(四肢厥冷,神衰欲寐,恶寒蜷卧,吐泻腹痛,口不渴,甚则身寒战栗,或指甲口唇青紫,或吐涎沫,舌淡苔白,脉沉微,甚或无脉)——回阳固脱,益气生脉——回阳救急汤(熟附子、干姜、人参、炙甘草、白术、肉桂、陈皮、五味子、茯苓、半夏、生姜、麝香)。四逆散——肝脾气郁证;四逆汤——心肾阳衰寒凝证;当归四逆汤——血虚寒厥证。

10.B。

吴茱萸——肝胃虚寒,浊阴上逆证——温中补虚,降逆止呕;当归四逆汤——血虚寒厥证——温经散寒,养血通脉;阳和汤——阴疽——温阳补血,散寒通滞。四妙勇安汤——热毒炽盛之脱疽——清热解毒,活血止痛。

11.**D**。

食后泛泛欲呕,或呕吐酸水,或干呕,或吐清涎冷沫,胸满脘痛,颠顶头痛,畏寒肢凉,甚则伴手足逆冷,大便泄泻,烦躁不宁,舌淡苔白滑,脉沉弦或迟——乃为"肝胃虚寒,浊阴上逆证"——治宜"温中补虚,降逆止呕"——吴茱萸汤(吴茱萸汤重用姜,人参大枣共煎尝,厥阴头痛胃寒呕,温中补虚降逆良)——吴茱萸、人参、生姜、大枣。理中丸——脾胃虚寒证——温中祛寒,补气健脾;小建中汤——中焦虚寒,肝脾不和之腹痛证——温中补虚,和里缓急;四逆汤——心肾阳衰寒凝证——回阳救逆。

12.**C**。

吴茱萸汤——温中补虚,降逆止呕,其中,吴茱萸味辛苦而性热,归肝、脾、胃、肾经。既能温胃暖肝以祛寒,又善和胃降逆以止呕,一药而两擅其功,是为君药。重用生姜温胃散寒,降逆止呕,用为臣药。吴茱萸与生姜相配,温降之力甚强。人参甘温,益气健脾,为佐药。大枣甘平,合人参以益脾气,合生姜以调脾胃,并能调和诸药,是佐使之药。

13.**D**。

心胸中大寒痛,呕不能食,腹中寒上冲皮起,见有头足、上下痛而不可触近,舌苔白滑,脉细紧,甚则肢厥脉伏;或腹中辘辘有声——为中阳衰弱,阴寒内盛——温中补虚,降逆止痛——大建中汤(大建中汤建中阳,蜀椒干姜参饴糖,阴盛阳虚腹冷痛,温补中焦止痛强):蜀椒、干姜、人参、胶饴。理中丸——脾胃虚寒证——温中祛寒,补气健脾;小建中汤——中焦虚寒,肝脾不和之腹痛证——温中补虚,和里缓急;四逆汤——心肾阳衰寒凝证——回阳救逆。

14.**C**。

肌肤麻木不仁,脉微涩而紧——血痹证——益气温经,和血通痹——黄芪桂枝五物汤(桂枝汤中去甘草,加入黄芪名五物,益气温经和营卫,善治血痹肌麻木)——黄芪、芍药、桂枝、生姜、大枣。当归四逆汤——血虚寒厥证——温经散寒,养血通脉;黄芪建中汤——阴阳气血俱虚证——功用:温中补气,和里缓急;小建中汤——中阳虚寒,肝脾不和证——温中补虚,和里缓急。

15.**C**。

大辛大热之附子,入心、脾、肾经,温壮元阳,破散阴寒,回阳救逆,能迅达内外以温阳逐寒。辛热之干姜,入心、脾、肺经,温中散寒,回阳通脉。附子与干姜同用,一温先天以生后天,一温后天以养先天,相须为用,相得益彰,温里回阳之力大增,是回阳救逆的常用组合。肉桂:辛、甘、大热,归肾、脾、心、肝经;补火助阳,散寒止痛,温经通脉,引火归原。吴茱萸:辛、苦、热,有小毒,归肝、脾、胃、肾经;散寒止痛,降逆止呕,助阳止泻。

二、B 型题。

1、2.**C;B**。

理中丸:干姜、人参、白术、炙甘草——温中祛寒,补气健脾——脾胃虚寒证;附子理中丸:附子炮、人参、干姜炮、炙甘草、白术——温阳祛寒,补气健脾——脾胃虚寒较甚,或脾肾阳虚证(附子理中丸是在理中丸的基础上加用大辛大热之附子,其温中散寒之力更强,且能温肾,适用于脾胃虚寒之重证或脾肾虚寒者);桂枝人参汤:桂枝、炙甘草、白术、人参、干姜——温阳健脾,解表散寒——脾胃虚寒,复感风寒表证(桂枝人参汤即人参汤加桂枝,温阳健脾,兼解表寒,表里同治,适用于脾胃虚寒而外兼风寒表证者)。

3、4.**B;C**。

小建中汤——中焦虚寒,肝脾不和证——温中祛寒,补气健脾,其中胶饴配桂枝,辛甘化阳,温中焦而补脾虚;芍药配炙甘草,酸甘化阴,缓肝急而止腹痛。

5、6.**D;A**。

桂枝汤:桂枝芍药等量伍,姜枣甘草微火煮,解肌发表调营卫,中风表虚自汗出——桂枝(三两),芍药(三两),解肌发表,调和营卫;小建中汤:小建中汤君饴糖,方含桂枝加芍药,温中补虚和缓急,虚劳里急腹痛康——桂枝(三两),芍药(六两),温中补虚,和里缓急。

7、8.**A;D**。

黄芪建中汤:桂枝、炙甘草、大枣、芍药、生姜、胶饴、黄芪——功用:温中补气,和里缓急——主治:阴阳气血俱虚证;当归建中汤:当归、桂心、炙甘草、芍药、生姜、大枣 功用:温补气血,缓急止痛。主治:产后虚羸不足,腹中痛不已,吸少气,或小腹拘急挛痛引腰背,不能饮食者。

9、10.**B;C**。

大建中汤:蜀椒、干姜、人参、胶饴——功用:温中补虚,降逆止痛——主治:中阳衰弱,阴寒内盛之脘腹剧痛证。小建中汤:干姜、人参、白术、炙甘草——温中祛寒,补气健脾——中焦虚寒,肝脾不和证。

11、12. A；C。

通脉四逆汤（《伤寒论》）——炙甘草、附子生、干姜——功用：破阴回阳，通达内外——主治：少阴病，阴盛格阳证。白通汤（《伤寒论》）——葱白、干姜、附子生——功用：破阴回阳，宣通上下——主治：少阴病阴盛戴阳证。参附汤（《正体类要》）——人参、附子炮——功用：益气回阳固脱——主治：阳气暴脱证。四逆加人参汤（《伤寒论》）——炙甘草、附子生、干姜＋人参——功用：回阳救逆，益气固脱——主治：少阴病、气脱阴伤证。

三、X 型题。

1. ABCD。

理中干姜参术甘，温中健脾治虚寒，中阳不足痛呕利，丸汤两用腹中暖——人参、干姜、白术、炙甘草——温中祛寒，补气健脾——主治：脾胃虚寒证；阳虚失血证；脾胃虚寒所致的胸痹；或病后多涎唾；或小儿慢惊等。

2. ABC。

理中丸——温中祛寒，补气健脾——干姜、人参、白术、炙甘草。其中炙甘草的寓意有三：一为合参、术以助益气健脾；二为缓急止痛；三为调和药性，是佐药而兼使药之用。

3. ABCD。

理中丸——温中祛寒，补气健脾——主治：脾胃虚寒证；阳虚失血证；脾胃虚寒所致的胸痹；或小儿慢惊等——人参、干姜、白术、炙甘草；桂枝人参汤——温阳健脾，解表散寒——主治：脾胃虚寒，复感风寒表证——桂枝＋炙甘草、白术、人参、干姜。

4. ABCD。

四方均出自《伤寒论》原著。

5. ABC。

四逆汤——回阳救逆——心肾阳衰寒凝证——生附子、干姜、炙甘草，其中炙甘草之用有三：一则益气补中，使全方温补结合，以治虚寒之本；二则甘缓姜、附峻烈之性，使其破阴回阳而无暴散之虞；三则调和药性，并使药力作用持久，是为佐药而兼使药之用。

6. ABCD。

回阳救急汤（《伤寒六书》）用法：水二盅，姜三片，煎之，临服入麝香三厘（0.1g）调服。中病以手足温和即止，不得多服。

7. ABCD。

回阳救急用六君，附桂干姜五味群，加麝三厘姜三片，三阴寒厥建奇功——四逆汤＋六君子汤（半夏、陈皮＋参、苓、术、草）＋麝香、生姜、五味子、肉桂——回阳固脱，益气生脉。

8. ABCD。

回阳救急汤加减：①若呕吐涎沫，或少腹痛者——加盐炒吴茱萸，温胃暖肝，下气止呕。②泄泻不止者——加升麻、黄芪等益气升阳止泻。③呕吐不止者——加姜汁温胃止呕。④若无脉者——加少许猪胆汁，用为反佐，以防阳微阴盛而成阳脱之变。

9. ACD。

当归四逆汤是桂枝汤去生姜，倍大枣，加当归、细辛、通草而成。其中，当归——苦辛甘温，补血和血，与"芍药"合而补血虚。细辛——与"桂枝"（辛甘而温，温经散寒）合而除内外之寒。通草——通经脉，使阴血充，客寒除，阳气振，经脉通，手足温而脉亦复。甘草、大枣之甘，益气健脾，既助归、芍补血，又助桂、辛通阳。

10. BD。

阳和汤（阳和熟地鹿角胶，姜炭肉桂麻芥草，温阳补血散寒滞，阳虚寒凝阴疽疗）——阴疽——功用：温阳补血，散寒通滞。重用熟地黄温补营血，填精补髓；鹿角胶温肾阳，益精血。二药合用，温阳补血，共为君药。肉桂、姜炭药性辛热，均入血分，温阳散寒，温通血脉，为臣药。

11. ABCD。

大建中汤因邪甚势急，服药须及时，且方后注明，初服后"如一炊顷"，或"如饮粥二升"，便当"更服"，使药力相继，一鼓成功。然而病虽去，胃气未必便复，所以"当一日食糜粥"，将养胃气，亦为《素问·脏气法时论》中"毒药攻邪，五谷为养"之意；理中丸用法：作丸剂，或水煎服。服汤后，如食顷，饮热粥一升许，微自温，勿发揭衣被；桂枝汤用法：服已须臾，啜热稀粥一升，以助药力；九味羌活汤用法：若急汗，热服，以羹粥投之；若缓汗，温服，而不用汤投之。

12. ABCD。

阳和汤——功用：温阳补血，散寒通滞——主治：阴疽。如贴骨疽、脱疽、流注、痰核、鹤膝风等，患处漫肿无头，皮色不变，酸痛无热，口中不渴，舌淡苔白，脉沉细或迟细。

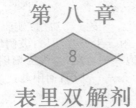

第八章

表里双解剂

一、A型题:在每小题给出的 A、B、C、D 四个选项中,请选出一项最符合题目要求的。

1. 小柴胡汤具有,但大柴胡汤不具有的药物是
　A.芍药　　　　　　　B.大黄　　　　　　　C.枳实　　　　　　　D.炙甘草

2. 大柴胡汤中柴胡与生姜的用量比例是
　A.8∶5　　　　　　　B.2∶1　　　　　　　C.3∶1　　　　　　　D.4∶1

3. 身热无汗,头痛身疼,项背拘急,胸满恶食,呕吐腹痛,心腹疼痛,月经不调属于寒性者,治疗常用
　A.防风通圣散　　　　B.葛根黄芩黄连汤　　C.石膏汤　　　　　　D.五积散

4. 壮热无汗,身体沉重拘急,鼻干口渴,烦躁不眠,神昏谵语,脉滑数者,治疗首选
　A.防风通圣散　　　　B.葛根黄芩黄连汤　　C.石膏汤　　　　　　D.五积散

5. 白芷在五积散中的作用是
　A.解表　　　　　　　B.温里　　　　　　　C.燥湿　　　　　　　D.化痰

6. 治疗表里俱热,三焦火盛之良剂,首选
　A.防风通圣散　　　　B.葛根黄芩黄连汤　　C.石膏汤　　　　　　D.五积散

7. 葛根黄芩黄连汤中,葛根的正确用法是
　A.先煎　　　　　　　B.后下　　　　　　　C.另煎　　　　　　　D.无特殊要求

8. 下列方剂中,可使里热从二便而解的是
　A.大承气汤　　　　　B.增液承气汤　　　　C.石膏汤　　　　　　D.防风通圣散

9. 憎寒壮热,头目昏眩,目赤睛痛,口苦口干,咽喉不利,胸膈痞闷,咳呕喘满,涕唾稠黏,大便秘结,小便赤涩者,舌红,苔黄,脉数者,治疗首选
　A.防风通圣散　　　　B.葛根黄芩黄连汤　　C.石膏汤　　　　　　D.大柴胡汤

10. 往来寒热,胸胁苦满,呕不止,郁郁微烦,心下满痛,协热下利,舌苔黄,脉弦有力
　A.防风通圣散　　　　B.小柴胡汤　　　　　C.葛根黄芩黄连汤　　D.大柴胡汤

11. 身热,下利臭秽,肛门有灼热感,胸脘烦热,口干作渴,喘而汗出,苔黄脉数,治疗首选
　A.芍药汤　　　　　　B.葛根黄芩黄连汤　　C.白头翁汤　　　　　D.大承气汤

12. 防风通圣散出自
　A.《伤寒论》　　　　B.《金匮要略》　　　C.《伤寒六书》　　　D.《宣明论方》

二、B型题:A、B、C、D 是其下面两道小题的备选项,请从中选择一项最符合题目要求的,每个选项可以被选择一次或两次。

　A.大柴胡汤　　　　　B.石膏汤　　　　　　C.小柴胡汤　　　　　D.五积散
1. 以上方剂中,属于解表清里的是
2. 以上方剂中,属于解表温里的是

　A.防风通圣散　　　　B.五积散　　　　　　C.石膏汤　　　　　　D.大柴胡汤
3. 表里双解剂中具有"发表温里,顺气化痰,活血消积"功用的方剂是
4. 表里双解剂中,具有"解表、清热、攻下"功效的方剂是

三、X型题:在每小题给出的 A、B、C、D 四个选项中,至少有两项是符合题目要求的,请选出所有符合题目要求的答案,多选或少选均不得分。

1. 大柴胡汤与小柴胡汤共同含有的药物是
   A. 黄芩   B. 芍药   C. 半夏   D. 炙甘草

2. 大柴胡汤中,臣药是
   A. 黄芩   B. 半夏   C. 大黄   D. 炙枳实

3. 下列选项,属于五积散"五积"的是
   A. 痰   B. 热   C. 湿   D. 气

4. 下列选项,属于石膏汤药物组成的是
   A. 黄芩   B. 黄连   C. 黄柏   D. 大黄

5. 石膏汤在陶氏《伤寒六书》中更名为"三黄石膏汤",增加了哪些药物
   A. 生姜   B. 桂枝   C. 大枣   D. 细茶

6. 石膏汤与黄连解毒汤共同含有的药物是
   A. 黄连   B. 黄柏   C. 黄芩   D. 山栀子

7. 下列关于葛根黄芩黄连汤用法,正确的是
   A. 上四味,以水八升,先煮葛根减二升
   B. 内诸药,煮取二升,去滓
   C. 温服
   D. 如下利而不发热,脉沉迟或微弱,病属虚寒者,本方不宜使用

8. 下列方剂中,属于"表里双解"剂的是
   A. 小柴胡汤   B. 大柴胡汤   C. 葛根黄芩黄连汤   D. 防风通圣散

9. 防风通圣散的作用是
   A. 疏风解表   B. 泻热通便   C. 清热润燥   D. 活血化瘀

▶参考答案与解析◀

一、A 型题。

1. **D**。
   大柴胡汤是由小柴胡汤去人参、甘草,加大黄、枳实、芍药而成。故,小柴胡汤具有而大柴胡汤不具有的药物是:人参、炙甘草。

2. **A**。
   大柴胡汤,柴胡(半斤),生姜(五两),二者用量一样,均为重用——重用柴胡为君,与黄芩合用,能和解清热,以除少阳之邪;重用生姜,以治呕逆不止,配伍半夏(降逆止呕)为佐药,生姜配以大枣,又能调和营卫而和诸药,为使药。

3. **D**。
   身热无汗,头痛身疼,项背拘急,胸满恶食,呕吐腹痛,以及妇女血气不和,心腹疼痛,月经不调等属于寒性者——属"外感风寒,内伤生冷"——治宜"发表温里,顺气化痰,活血消积"——五积散防风通圣散——风热壅盛,表里俱实——疏风解表,泻热通便;葛根黄芩黄连汤——外感表证未解,热邪入里,协热下利——解表清热;石膏汤——伤寒里热已炽,表证未解——清热解毒,发汗解表。

4. **C**。
   壮热无汗,身体沉重拘急,鼻干口渴,烦躁不眠,神昏谵语,脉滑数或发斑——为"伤寒里热已炽,表证未解"——治宜"清热解毒,发汗解表"——石膏汤(石膏汤用芩柏连,麻黄豆豉山栀全,清蒸发汗兼解毒,枣姜细茶一同煎):石膏、黄芩、黄连、黄柏、山栀子、豆豉＋麻黄。

5. A。

五积散:麻黄、白芷——发汗解表;干姜、肉桂——温里祛寒;苍术、厚朴——燥湿健脾;陈皮、半夏、茯苓——理气化痰;当归、川芎、芍药——活血止痛。桔梗与枳壳同用——升降气机配加强理气化痰之效,适宜于痰阻气滞之证。

6. C。

石膏汤中黄芩黄连黄柏"三黄"与石膏得麻黄、豆豉,则清热而不失治表,是为表里俱热、三焦火盛之良剂——石膏汤:伤寒里热已炽+表证未解——清热解毒+发汗解表——石膏、黄芩、黄连、黄柏、山栀子+豆豉、麻黄。

7. A。

葛根黄芩黄连汤中重用葛根为君药,既能解表清热,又能升发脾胃清阳之气而治下利,柯琴谓其"气轻质重","先煎葛根而后纳诸药",则"解肌之力优,而清中之气锐"。

8. D。

防风通圣散(防风通圣大黄硝,荆芥麻黄栀芍翘,甘桔芎归膏滑石,薄荷芩术力偏饶,表里交攻阳热盛,外疡疮毒总能清):大黄、芒硝泻热通便,配伍石膏、黄芩、连翘、桔梗清解肺胃之热;山栀、滑石清热利湿,使里热从二便而解。承气汤类是使里热从大便而解。石膏汤则是使三焦火热从里而泄。

9. A。

憎寒壮热,头目昏眩,目赤睛痛,口苦口干,咽喉不利,胸膈痞闷,咳呕喘满,涕唾稠黏,大便秘结,小便赤涩——风热壅盛,表里俱实——解表,清热,攻下——防风通圣散。葛根黄芩黄连汤——清热解表;石膏汤——清热解毒,发汗解表;大柴胡汤——和解少阳,内泻热结。

10. D。

往来寒热,胸胁苦满,呕不止,郁郁微烦,心下满痛或心下痞鞕,大便不解或协热下利,舌苔黄,脉弦有力——此乃少阳、阳明合病——和解少阳+内泻热结——大柴胡汤。

11. B。

身热,下利臭秽,肛门有灼热感,胸脘烦热,口干作渴,喘而汗出,苔黄脉数者,属"外感表证未解,热邪入里之协热下利",治宜清热解表止利,当首选葛根黄芩黄连汤,此方重用葛根为君药,既能解表清热,又能升发脾胃清阳之气而治下利,汪昂称葛根为"治泻主药"。芍药汤——湿热痢疾——清热燥湿,调气和血;白头翁汤——热毒痢疾——清热解毒,凉血止痢;大承气汤——峻下热结——可治"热结旁流"。

12. D。

防风通圣散出自刘完素《宣明论方》。

二、B 型题。

1、2. B;D。

小柴胡汤为以和解少阳为功用的和解剂的代表方。

表里双解剂(1)解表攻里:大柴胡汤与防风通圣散同属解表攻里之剂——大柴胡汤功能和解少阳,内泻热结,主治少阳阳明合病;防风通圣散是解表与清热、攻下合用的方剂,主治风热壅盛,表里俱实之证。

　　　　　　(2)解表清里:葛根黄芩黄连汤与石膏汤同为解表清里之剂——前者清热止利,外解表邪,主治泄泻、痢疾属于里热为主,而表证未解者;后者清热解毒,发汗解表,主治表实无汗,三焦热盛之候。

　　　　　　(3)解表温里:五积散属于解表温里之剂,功能发表温里、顺气化痰、活血消积,是为寒、湿、气、血、痰五积而设,主治外感风寒,内伤生冷之证。

3、4. B;A。

五积散——针对"寒、气、血、痰、湿"五积可发表温里而散寒,顺气而解郁,活血而消瘀,化痰又祛湿。防风通圣散——解表(麻黄、防风等)、清热(石膏、黄芩、滑石、连翘等)、攻下(大黄、芒硝等)。

三、X 型题。

1. AC。

大柴胡汤用大黄,枳芩夏芍枣生姜,少阳阳明同合病,解表攻里效无双——柴胡、黄芩、半夏、生姜、大枣、芍药、炙枳实、大黄;小柴胡汤和解功,半夏人参甘草从,更加黄芩生姜枣,少阳为病此方宗——柴胡、黄芩、半夏、生姜、大枣、人参、炙甘草。二者共同含有：柴胡、黄芩、半夏、生姜、大枣五味药物。

2. **ACD**。

大柴胡汤——和解少阳，内泻热结，其中柴胡为君，与臣药黄芩合用，能和解清热，以除少阳之邪。大黄、枳实泻阳明热结，同黄芩共为臣药。半夏降逆止呕，配伍生姜重用，以治呕逆不止，俱为佐药。

3. **ACD**。

五积散为治寒（干姜、肉桂）、湿（厚朴、苍术等）、气（枳壳、桔梗）、血（当归、川芎、芍药）、痰（陈皮、半夏、茯苓）五积而设，故名五积散。

4. **ABC**。

石膏汤——伤寒里热已炽，表证未解——清热解毒，发汗解表——石膏、黄芩、黄连、黄柏、山栀子＋豆豉、麻黄。

5. **ACD**。

石膏汤（石膏汤用芩柏连，麻黄豆豉山栀全，清蒸发汗兼解毒，枣姜细茶一同煎）在陶氏《伤寒六书》中更名为"三黄石膏汤"，方中增加姜、枣、细茶三味，治疗伤寒汗吐下误治后，三焦俱热，身目俱痛之证。时行热病中，初起表证未解，即见热毒鸱张之象，本方亦较适用。

6. **ABCD**。

石膏汤组成：石膏、黄连、黄柏、黄芩、香豉、栀子、麻黄。黄连解毒汤组成：黄连、黄柏、黄芩、栀子。

7. **ABCD**。

葛根黄芩黄连汤用法：上四味，以水八升，先煮葛根减二升，内诸药，煮取二升，去滓，分温再服。如下利而不发热，脉沉迟或微弱，病属虚寒者，本方不宜使用（葛根黄芩黄连汤功用：解表清热——本方虽属表里同治之剂，但以清里热为主）。

8. **BCD**。

表里双解剂——凡以解表药配合泻下药或清热药、温里药等为主组成，具有表里同治作用，治疗表里同病的方剂，统称表里双解剂——适应范围：对于表证未除，里证又急者，如仅用表散，则在里之邪不得去；仅治其里，则在外之邪亦不解。在这种情况下，就必须考虑使用表里双解剂以表里同治，使病邪得以分消——分类：分为解表攻里、解表清里、解表温里三类——大柴胡汤属于解表与攻里双解；葛根黄芩黄连汤为解表、清热（以清里热为主）；防风通圣散为解表、清热、攻下并用。而小柴胡汤功用为和解少阳，属于和解剂（凡具有和解少阳、调和肝脾、调和肠胃等作用，治疗伤寒邪在少阳、肝脾不和、肠胃不和等证的方剂，为和解剂）。

9. **AB**。

防风通圣散：【组成】防风、荆芥、连翘、麻黄、薄荷、川芎、当归、白芍炒、白术、山栀、大黄酒蒸、芒硝后下、石膏、黄芩、桔梗、甘草、滑石、生姜。【功用】疏风解表，泻热通便。【主治】风热壅盛，表里俱实证。憎寒壮热，头目昏眩，目赤睛痛，口苦口干，咽喉不利，胸膈痞闷，咳呕喘满，涕唾稠黏，大便秘结，小便赤涩。并治疮疡肿毒，肠风痔漏，丹斑瘾疹等。综上所述，故选 AB。

第 九 章

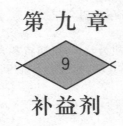

补益剂

一、A 型题：在每小题给出的 A、B、C、D 四个选项中，请选出一项最符合题目要求的。

1. 六君子汤中的药物不包含
   A. 陈皮　　　　　　　　B. 半夏　　　　　　　　C. 生姜　　　　　　　　D. 芒硝

2. 香砂六君子汤《医方集解》中的药物不包含
   A. 陈皮　　　　　　　　B. 半夏　　　　　　　　C. 砂仁　　　　　　　　D. 木香

3. 参苓白术散的药物组成中二仁是
   A. 薏苡仁、缩砂仁　　　B. 桃仁、麻子仁　　　　C. 桃仁、杏仁　　　　　D. 豆蔻仁、薏苡仁

4. 参苓白术散的主治不包含
   A. 饮食不化　　　　　　B. 胸脘痞闷　　　　　　C. 肠鸣泄泻　　　　　　D. 腹痛拒按

5. 参苓白术散、四君子汤在功用方面的共同点是
   A. 益气健脾　　　　　　B. 燥湿化痰　　　　　　C. 行气化痰　　　　　　D. 渗湿止泻

6. 参苓白术散中具有培土生金作用的药物是
   A. 砂仁　　　　　　　　B. 桔梗　　　　　　　　C. 扁豆　　　　　　　　D. 白术

7. 完带汤证的病位是
   A. 肝、脾　　　　　　　B. 肝、肾　　　　　　　C. 脾、肾　　　　　　　D. 脾、胃

8. 完带汤的功用是
   A. 益气健脾，渗湿止泻　　　　　　　　　　　　B. 补脾疏肝，化湿止带
   C. 益气升阳，清热除湿　　　　　　　　　　　　D. 补中益气，升阳举陷

9. 补中益气汤中配伍升麻、柴胡的用意是
   A. 升阳举陷　　　　　　B. 解表散热　　　　　　C. 疏肝解郁　　　　　　D. 清热解毒

10. 治疗甘温除热的代表方是
    A. 参苓白术散　　　　　B. 补中益气汤　　　　　C. 六君子汤　　　　　　D. 香砂六君子汤

11. 生脉散的功用是
    A. 益气健脾，渗湿止泻　　　　　　　　　　　　B. 益气生津，敛阴止汗
    C. 益气升阳，清热除湿　　　　　　　　　　　　D. 补中益气，升阳举陷

12. 四物汤的药物组成不包含
    A. 当归　　　　　　　　B. 川芎　　　　　　　　C. 白芍　　　　　　　　D. 生地黄

13. 归脾汤中用木香的用意是
    A. 补而不滞　　　　　　B. 理气疏肝　　　　　　C. 行气止痛　　　　　　D. 行气止泻

14. 治疗思虑过度，劳伤心脾，气血两虚的良方是
    A. 四物汤　　　　　　　B. 归脾汤　　　　　　　C. 补中益气汤　　　　　D. 四君子汤

15. 当归补血汤的药物组成是
    A. 黄芪、当归　　　　　B. 白术、当归　　　　　C. 白茯苓、黄芪　　　　D. 当归、白茯苓

16. 当归补血汤中黄芪、当归的用法比例是

A. 5 : 1   B. 3 : 1   C. 2 : 1   D. 4 : 1

17. 当归补血汤中的脉象是

    A. 脉洪大   B. 脉弱无力   C. 脉洪大而虚,重按无力   D. 脉沉弱

18. 炙甘草汤与生脉散均具有的治疗作用是

    A. 益心气,敛心阴   B. 补肺气,养心血   C. 补肺气,养肺阴   D. 温心阳,补肺气

19. 炙甘草汤中用量最大的药物是

    A. 炙甘草   B. 人参   C. 桂枝   D. 生地黄

20. 运用四物汤治疗月经先期而至,量多色淡,四肢乏力,体倦神疲者,宜加

    A. 人参、黄芪   B. 黄芩、阿胶   C. 炮姜、白术   D. 艾叶、蒲黄

21. 炙甘草汤中桂枝的功用是

    A. 通阳复脉   B. 发汗解肌   C. 平冲降逆   D. 温经散寒

22. 胶艾汤主治

    A. 阴虚内热,冲脉不固之崩漏   B. 脾气虚弱,冲脉不固之崩漏

    C. 冲任虚寒,瘀血阻滞之崩漏   D. 冲任虚损,阴血不守之崩漏

23. 六味地黄丸以补下列哪个脏腑为主

    A. 肝   B. 脾   C. 肾   D. 心

24. 都气丸即六味地黄丸加下列哪味药

    A. 五味子   B. 麦冬   C. 枸杞子   D. 车前子

25. 一贯煎的病变脏腑是

    A. 心肾   B. 肝肾   C. 脾肾   D. 肝脾

26. 一贯煎中重用生地黄的用意是

    A. 滋水涵木   B. 佐金平木   C. 培土生金   D. 扶土抑木

27. 一贯煎的药物组成不包含

    A. 麦冬   B. 当归身   C. 熟地黄   D. 枸杞子

28. 地黄饮子的君药是

    A. 熟地黄、山茱萸、肉苁蓉、巴戟天   B. 熟地黄、巴戟天、山茱萸、石斛

    C. 巴戟天、山茱萸、石斛、肉苁蓉   D. 山茱萸、石斛、肉苁蓉、附子

29. 治疗"喑痱"的方剂是

    A. 四物汤   B. 归脾汤   C. 补中益气汤   D. 地黄饮子

30. 泰山磐石散的功用

    A. 补益气血,养阴生肌   B. 益气健脾,养血安胎   C. 益气补血,健脾养心   D. 益气滋阴,通阳复脉

31. 补肺阿胶汤的功用

    A. 肺虚热盛   B. 痰热阻肺   C. 肺气亏虚   D. 肝火犯肺

二、B型题:A、B、C、D是其下面两道小题的备选项,请从中选择一项最符合题目要求的,每个选项可以被选择一次或两次。

    A. 桃仁   B. 甘草   C. 两者都选   D. 两者都不选

1. 血府逐瘀汤的药物组成中有

2. 桃核承气汤的药物组成中有

    A. 补益气血   B. 养阴生肌   C. 两者都选   D. 两者都不选

3. 当归补血汤的功用

4. 内补黄芪汤的功用

A. 滋阴补肾　　　　　B. 填精益髓　　　　　C. 两者都选　　　　　D. 两者都不选

5. 左归丸的功用

6. 右归丸的功用

A. 熟地　　　　　　　B. 山药　　　　　　　C. 两者都选　　　　　D. 两者都不选

7. 左归丸的君药是

8. 右归丸的君药是

A. 肉桂　　　　　　　B. 鹿角胶　　　　　　C. 两者都选　　　　　D. 两者都不选

9. 左归丸的药物组成包含

10. 右归丸的药物组成包含

A. 益气健脾　　　　　B. 温中祛寒　　　　　C. 两者都选　　　　　D. 两者都不选

11. 四君子汤的功用

12. 理中汤的功用

A. 表虚自汗　　　　　B. 外感风寒　　　　　C. 两者都选　　　　　D. 两者都不选

13. 玉屏风散的主治

14. 桂枝汤的主治

A. 疏肝理气　　　　　B. 养血健脾　　　　　C. 两者都选　　　　　D. 两者都不选

15. 一贯煎的主治

16. 逍遥散的主治

三、X型题：在每小题给出的 A、B、C、D 四个选项中，至少有两项是符合题目要求的，请选出所有符合题目要求的答案，多选或少选均不得分。

1. 六君子汤即四君子汤加下列哪些药
A. 陈皮　　　　　　　B. 半夏　　　　　　　C. 大枣　　　　　　　D. 生姜

2. 香砂六君子汤《医方集解》：即四君子汤加下列哪些药
A. 香附　　　　　　　B. 砂仁　　　　　　　C. 陈皮　　　　　　　D. 半夏

3. 参苓白术散的主治包含
A. 饮食不化　　　　　B. 胸脘痞闷　　　　　C. 肠鸣泄泻　　　　　D. 腹痛拒按

4. 参苓白术散的君药是
A. 白茯苓　　　　　　B. 人参　　　　　　　C. 白术　　　　　　　D. 山药

5. 具有益气健脾功用的方剂是
A. 参苓白术散　　　　B. 四君子汤　　　　　C. 六君子汤　　　　　D. 香砂六君子汤

6. 完带汤方中的君药是
A. 白术　　　　　　　B. 山药　　　　　　　C. 人参　　　　　　　D. 白芍

7. 完带汤的配伍特点
A. 寓补于散　　　　　B. 寄消于升　　　　　C. 培土抑木　　　　　D. 肝脾同治

8. 完带汤中具有疏肝解郁作用的药物配伍是
A. 柴胡　　　　　　　B. 芥穗　　　　　　　C. 白芍　　　　　　　D. 车前子

9. 玉屏风散证中如若自汗较重者可加
A. 浮小麦　　　　　　B. 煅牡蛎　　　　　　C. 麻黄根　　　　　　D. 麦芽

10. 生脉散的作用有
A. 补　　　　　　　　B. 润　　　　　　　　C. 敛　　　　　　　　D. 和

11. 玉屏风散可以治理

A. 表虚自汗　　　　　B. 虚人外感　　　　　C. 久咳伤肺　　　　　D. 气阴两虚证

12. 生脉散中人参的功用

A. 益元气　　　　　　B. 补肺气　　　　　　C. 生津液　　　　　　D. 补脾气

13. 四物汤的配伍特点包含

A. 温而不燥　　　　　B. 滋而不腻　　　　　C. 补血而不滞血　　　D. 行血而不伤血

14. 胶艾汤(又名芎归胶艾汤《金匮要略》)中的药物组成包含

A. 阿胶　　　　　　　B. 甘草　　　　　　　C. 艾叶　　　　　　　D. 苦酒

15. 圣愈汤(《医宗金鉴》)即四物汤加

A. 人参　　　　　　　B. 黄芪　　　　　　　C. 阿胶　　　　　　　D. 党参

16. 归脾汤的病变脏腑是

A. 心　　　　　　　　B. 肝　　　　　　　　C. 脾　　　　　　　　D. 肾

17. 当归补血汤可以治疗

A. 血虚阳浮发热证　　B. 妇人经期发热头痛　　C. 产后血虚发热头痛　　D. 疮疡溃后,久不愈合

18. 归脾汤治疗崩漏下血偏热者加

A. 生地炭　　　　　　B. 阿胶珠　　　　　　C. 棕榈炭　　　　　　D. 荆芥炭

19. 一贯煎中少佐川楝子的用意是

A. 疏肝泻热　　　　　B. 理气止痛　　　　　C. 补而不滞　　　　　D. 滋阴疏肝

20. "喑痱"的病机是

A. 下元虚衰　　　　　B. 阴阳两亏　　　　　C. 虚阳上浮　　　　　D. 痰浊上泛

21. 地黄饮子的配伍特点

A. 标本兼治　　　　　B. 阴阳并补　　　　　C. 上下同治　　　　　D. 开窍化痰

22. 方中含有"四物"地黄、当归、芍药、川芎的方剂是

A. 八珍汤　　　　　　B. 独活寄生汤　　　　C. 金水六君煎　　　　D. 猪苓汤

23. 参苓白术散中配伍砂仁的作用是

A. 行气化湿　　　　　B. 醒脾和胃　　　　　C. 安胎　　　　　　　D. 温中止泻

24. 肾气丸的配伍特点是

A. 壮水之主,以制阳光　　　　　　　　　　B. 益火之源,以消阴翳

C. 少火生气　　　　　　　　　　　　　　　D. 寓泻于补

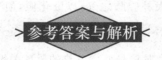

》参考答案与解析《

一、A 型题。

1. D。

　六君子汤:即四君子汤加陈皮、半夏、大枣、生姜;功用:益气健脾,燥湿化痰;主治:脾胃气虚兼痰湿证。

2. D。

　香砂六君子汤《医方集解》:即四君子汤加香附、砂仁、陈皮、半夏。功用:健脾和胃,理气止痛。主治:脾胃虚寒,寒湿滞于中焦。

3. A。

　参苓白术散的药物组成:莲子肉、薏苡仁、缩砂仁、桔梗、白扁豆、白茯苓、人参、甘草、白术、山药。

4. D。

　参苓白术散的功用:益气健脾,渗湿止泻。主治:脾虚湿盛证。饮食不化,胸脘痞闷,肠鸣泄泻,四肢乏力,形体消瘦,面色萎黄,舌淡苔白腻,脉虚缓。D 为实性腹痛的临床表现。

5. A。

四君子汤是治疗脾虚的基本方,具有益气健脾的功效;参苓白术散的主治:脾虚湿盛证,功用:益气健脾,渗湿止泻。

6. B。

桔梗宣肺利气,通调水道,又能载药上行,培土生金;砂仁醒脾和胃,行气化湿;扁豆、白术健脾渗湿。

7. A。

完带汤主治:脾虚肝郁,湿浊带下,所以病变部位在肝脾。

8. B。

参苓白术散的功用是益气健脾,渗湿止泻;升阳益胃汤的功用是益气升阳,清热除湿;补中益气汤的功用是补中益气,升阳举陷。

9. A。

补中益气汤以少量升麻、柴胡升阳举陷,协助君药以升提下陷之中气,《本草纲目》谓:"升麻引阳明清气上升,柴胡引少阳清气上行,此乃禀赋虚弱,元气虚馁,及劳役饥饱,生冷内伤,脾胃引经最要药也"。

10. B。

李东垣说:"是热也,非表伤寒邪皮毛间发热也,乃肾间脾胃下流之湿气闷塞其下,致阴火上冲,做蒸蒸燥热。"治疗这种发热,"唯当以甘温之剂,补其中,升其阳,甘寒以泻其火则愈。"对区分外感和内伤发热的辨证、病机、治则、治法以及使用均有深刻的理解。"盖温能除大热,大忌苦寒之药泻胃土耳!今立补中益气汤。"

11. B。

参苓白术散的功用是益气健脾,渗湿止泻;升阳益胃汤的功用是益气升阳,清热除湿;补中益气汤的功用是补中益气,升阳举陷。

12. D。

四物汤的药物组成:当归、川芎、白芍、熟干地黄。熟地甘温味厚质润,入肝、肾经,长于滋养阴血,补肾填精,为补血要药。生地寒凉偏于清热凉血活血。考生应区分生地熟地的功用。明白组方用药的深意。

13. A。

木香辛香而散,理气醒脾,与大量益气健脾药配伍,复中焦运化之功,又能防大量益气补血药滋腻碍胃,使补而不滞,滋而不腻,方剂中某味药物的功用不能只从重要功效中去选,要从全方的整体功用出发。

14. B。

配伍特点:一是心脾同治,重点在脾,使脾旺则气血生化有源,方名归脾,意在于此;二是气血并补,但重在补气,意即气为血之帅,气旺血自生,血足则心有所养;三是补气养血药中佐以木香理气醒脾,补而不滞。四君子汤是补气的基本方,四物汤是补血的基本方,补中益气汤是气虚发热,甘温除大热的基本方。

15. A。

当归补血汤的药物组成是黄芪、当归。

16. A。

重用黄芪,其用量五倍于当归,其义有二:本方证为阴血亏虚,以致阳气欲浮越散亡,此时,恐一时滋阴补血固里不及,阳气外亡,故重用黄芪补气而专固肌表,即"有形之血不能速生,无形之气所当急固"之理,此其一;有形之血生于无形之气,故用黄芪大补脾肺之气,以资化源,使气旺血生,此其二。当归补血主黄芪,补气生血五一配。

17. C。

当归补血汤是血虚气弱,阳气浮越,这个脉象是血虚发热的辨证关键。

18. C。

炙甘草汤与生脉散均具有的治疗作用是补肺气,养肺阴,可治疗肺之气阴两虚,久咳不已。但炙甘草汤益气养阴的作用较强,敛肺止咳之力不足,重在治本,且偏于温补。生脉散因配伍了五味子,标本兼顾,固止咳之功甚于炙甘草。

19. D。

方中重用生地黄滋阴养血为君,《名医别录》谓生地黄"补五脏内伤不足,通血脉,益气力。"

20. A。

月经先期而至,量多色淡,四肢乏力,体倦神疲属于气血虚弱,气不摄血的表现,故所以应选 A。

21. A。

炙甘草汤中佐以桂枝、生姜辛行温通,温心阳,通血脉,诸厚味滋腻之品得姜、桂则滋而不腻。

22. C。

胶艾汤的功用:养血止血,调经安胎;主治:妇人冲任虚损,血虚有寒证。

23.C。

六味地黄丸重用熟地黄滋阴补肾,填精益髓,为君药。山茱萸补养肝肾,并能涩精,取"肝肾同源"之意;山药补益脾阴,亦能固肾,共为臣药。三药配合,肾肝脾三阴并补,是为"三补",但熟地黄用量是山茱肉与山药之和,故仍以补肾为主。

24.A。

都气丸:即六味地黄丸加五味子。功用:滋肾纳气。主治:肺肾两虚证。

25.B。

一贯煎的功用:滋阴疏肝;主治:肝肾阴虚,肝气郁滞证,所以病变脏腑在肝肾。

26.A。

一贯煎中重用生地黄滋阴养血、补益肝肾为君,内寓滋水涵木之意。

27.C。

一贯煎的药物组成:北沙参、麦冬、当归身、生地黄、枸杞子、川楝子。

28.A。

地黄饮子中熟地黄、山茱萸滋补肾阴,肉苁蓉、巴戟天温壮肾阳,四味共为君药。

29.D。

地黄饮子主治:下元虚衰,痰浊上泛之喑痱证。舌强不能言,足废不能用,口干不欲饮,足冷面赤,脉沉细弱。

30.B。

补益气血,养阴生肌是内补黄芪汤的功用;益气补血,健脾养心是归脾汤的功用;益气滋阴,通阳复脉是炙甘草汤的功用。

31.A。

补肺阿胶汤的功用是:养阴补肺,镇咳止血。主治:肺虚热盛。咳嗽气喘,咽喉干燥,咯痰不多或痰中带血。

二、B型题。

1、2.C;C。

血府逐瘀汤的药物组成桃仁、红花、当归、生地黄、川芎、赤芍、牛膝、桔梗、柴胡、枳壳、甘草,桃核承气汤的药物组成桃仁、大黄、桂枝、炙甘草、芒硝,其中炙甘草护胃安中,并缓诸药之峻烈。

3、4.A;C。

当归补血汤的功用是补益气血;内补黄芪汤的功用是补益气血、养阴生肌。

5、6.C;B。

左归丸的功用:滋阴补肾,填精益髓;主治:真阴不足证。右归丸功用:温补肾阳,填精益髓;主治:肾阳不足,命门火衰证。

7、8.A;D。

左归丸重用熟地滋肾填精,大补真阴,为君药。右归丸为肾阳虚弱,命门火衰所致。治宜"益火之源,以培右肾之元阳",附子、肉桂、鹿角胶培补肾中元阳,温里祛寒,为君药。

9、10.B;C。

左归丸的功用:滋阴补肾,填精益髓。主治:真阴不足证。龟、鹿二胶,为血肉有情之品,峻补精髓,龟甲胶偏于补阴,鹿角胶偏于补阳,在补阴之中配伍补阳药,取"阳中求阴"之义;右归丸的附子、肉桂、鹿角胶培补肾中元阳,温里祛寒,为君药。对于同样的鹿角胶,放在两个方子中,因为组方主治证的不同,所以就有了不同的功效。

11、12.A;C。

四君子汤与理中丸比较,两方均用人参、白术、炙甘草以补益中气,仅一药之别,而功效相异。四君子汤配茯苓,功用以益气健脾为主,主治脾胃气虚证;理中丸用干姜,功用以温中祛寒为主,同时健脾益气,适用于中焦虚寒证。

13、14.A;C。

玉屏风散与桂枝汤均可用治表虚自汗,然玉屏风散证之自汗,乃卫气虚弱,腠理不固所致;桂枝汤证之自汗,因外感风寒,营卫不和而致。故玉屏风散功专益气固表止汗,兼以祛风;而桂枝汤则以解肌发表,调和营卫取效。

15、16.A;C。

一贯煎与逍遥散都能疏肝理气,均可治肝郁气滞之胁痛。不同之处:逍遥散疏肝养血健脾的作用较强,主治肝郁血虚之胁痛,并伴有神疲食少等脾虚症状;一贯煎滋养肝肾的作用较强,主治肝肾阴虚之胁痛,且见吞酸吐苦等肝气犯胃症状者。

三、X型题。

1. **ABCD**。

六君子汤:即四君子汤加陈皮、半夏、大枣、生姜。功用:益气健脾,燥湿化痰。主治:脾胃气虚兼痰湿证。

2. **ABCD**。

香砂六君子汤《医方集解》:即四君子汤加香附、砂仁、陈皮、半夏。功用:健脾和胃,理气止痛。主治:脾胃虚寒,寒湿滞于中焦。

3. **ABC**。

参苓白术散的功用:益气健脾,渗湿止泻。主治:脾虚湿盛证。饮食不化,胸脘痞闷,肠鸣泄泻,四肢乏力,形体消瘦,面色萎黄,舌淡苔白腻,脉虚缓。D为实性腹痛的临床表现。

4. **ABC**。

参苓白术散主治:脾虚湿盛证,因虚所致,故应以补虚为主,脾气健运,湿邪自化。所以参苓白术散的君药是人参、白术、茯苓益气健脾渗湿,四君子汤是治疗脾虚的基本方。

5. **ABCD**。

参苓白术散的功用:益气健脾,渗湿止泻;主治:脾虚湿盛证。四君子汤的功用:益气健脾;主治:脾胃气虚证。六君子汤的功用:益气健脾,燥湿化痰;主治:脾胃气虚兼痰湿证。香砂六君子汤的功用:益气健脾,行气化痰。主治:脾胃气虚,痰阻气滞证。

6. **AB**。

完带汤的主治:脾虚肝郁,湿浊带下,重用白术、山药为君,意在补脾祛湿,使脾气健运,湿浊得消;山药并有固肾止带之功。

7. **ABCD**。

完带汤的配伍特点是寓补于散,寄消于升,培土抑木,肝脾同治。

8. **ABC**。

此题AC很好选出,对于B选项,在完带汤中取辛散之柴胡芥穗,得白术则升发脾胃清阳,配白芍则疏肝解郁。

9. **ABC**。

此题考的是玉屏风散的加减应用:自汗较重者,可加浮小麦、煅牡蛎、麻黄根,以加强固表止汗之效,对于重点方子,加减也很重要。

10. **ABC**。

生脉散中三药合用,一补一润一敛,益气养阴,生津止渴,敛阴止汗,使气复津生,汗止阴存,气充脉复,故名"生脉"。《医方集解》说:"人有将死脉绝者,服此能复生之,其功甚大。"至于久咳肺伤,气阴两虚证,取其益气养阴,敛肺止咳,令气阴两复,肺润津生,诸症可平。

11. **AB**。

玉屏风散主治:表虚自汗。汗出恶风,面色㿠白,舌淡苔薄白,脉浮虚。亦治虚人腠理不固,易感风邪。选项C和D可以用生脉散来治疗。

12. **ABC**。

生脉散的功用:益气生津,敛阴止汗。主治:①温热、暑热,耗气伤阴证。汗多神疲,体倦乏力,气短懒言,咽干口渴,舌干红少苔,脉虚数。②久咳伤肺,气阴两虚证。干咳少痰,短气自汗,口干舌燥,脉虚细。人参甘温,益元气,补肺气,生津液,是为君药。

13. **ABCD**。

四物汤的配伍特点是以熟地、白芍阴柔补血之品(血中血药)与辛香之当归、川芎(血中气药)相配,动静相宜,补血而不滞血,行血而不伤血,温而不燥,滋而不腻,成为补血调血之良方。

14. **ABC**。

胶艾汤(又名芎归胶艾汤《金匮要略》):川芎、阿胶、甘草、艾叶、当归、芍药、干地黄,清酒合煮。考生注意在重要方剂中煎服方法很值得注意。D选项应为清酒。

15. **AB**。

圣愈汤(《医宗金鉴》):熟地、白芍、川芎、人参、当归、黄芪。

16. **AC**。

归脾汤的功用:益气补血,健脾养心。主治:①心脾气血两虚证。②脾不统血证。配伍特点:一是心脾同治,重点在脾,使脾旺则气血生化有源,方名归脾,意在于此;二是气血并补,但重在补气,意即气为血之帅,气旺血自生,血足则心有所养。

17. ABCD。

当归补血汤主治：血虚阳浮发热证。肌热面赤，烦渴欲饮，脉洪大而虚，重按无力。亦治妇人经期、产后血虚发热头痛；或疮疡溃后，久不愈合者。

18. ABC。

归脾汤治疗崩漏下血偏热者加生地炭、阿胶珠、棕榈炭。重点方剂的配伍加减也很重要

19. ABC。

一贯煎的配伍特点：在大队滋阴养血药中，少佐一味川楝子疏肝理气，补肝与疏肝相结合，以补为主，使肝体得养，而无滋腻碍胃遏滞气机之虞，且无伤及阴血之弊。全方组方严谨，配伍得当，照顾到"肝体阴而用阳"的生理特点，诚为滋阴疏肝之名方。选项 C 容易被漏选，补而不滞是治疗的结果，应该要选。

20. ABCD。

"喑痱"是由于下元虚衰，阴阳两亏，虚阳上浮，痰浊随之上泛，堵塞窍道所致。"喑"是指舌强不能言语，"痱"是指足废不能行走。

21. ABC。

地黄饮子的配伍特点是标本兼治，阴阳并补，滋阴药与温阳药的药味及用量相当，补阴与补阳并重，上下同治，而以治本治下为主。诸药合用，使下元得以补养，浮阳得以摄纳，水火既济，痰化窍开则"喑痱"可愈。其中选项 D 为功用。

22. AB。

(1)八珍汤：【组成】人参、白术、白茯苓、炙甘草、当归、川芎、芍药、熟地黄。

(2)独活寄生汤：【组成】独活、桑寄生、杜仲、牛膝、细辛、秦艽、茯苓、肉桂心、防风、人参、甘草、川芎、当归、芍药、干地黄。

(3)金水六君煎：【组成】当归、熟地、陈皮、半夏、茯苓、炙甘草。

(4)猪苓汤：【组成】猪苓、茯苓、泽泻、阿胶、滑石。

综上所述，方中含有"四物"地黄、当归、芍药、川芎的方剂是八珍汤和独活寄生汤。

23. AB。

参苓白术散：【组成】莲子肉、薏苡仁、缩砂仁、桔梗、白扁豆、白茯苓、人参、甘草、白术、山药、大枣。【功用】益气健脾，渗湿止泻。【主治】脾虚湿盛证。饮食不化，胸脘痞闷，肠鸣泄泻，四肢乏力，形体消瘦，面色萎黄，舌淡苔白腻，脉虚缓。【方义】人参、白术、茯苓益气健脾渗湿为君。山药、莲子肉助君药以健脾益气，兼能止泻；并用白扁豆、薏苡仁助白术、茯苓以健脾渗湿，均为臣药。砂仁醒脾和胃，行气化湿，是为佐药。桔梗宣肺利气，通调水道，又能载药上行，培土生金；炒甘草健脾和中，调和诸药，共为佐使。综观全方，补中气，渗湿浊，行气滞，使脾气健运，湿邪得去，则诸症自除。参苓白术散是在四君子汤的基础上加"药扁桔莲砂薏仁"。四君子汤主治脾虚，参苓白术散主治脾虚湿盛。另外还要注意"砂仁"醒脾和胃，行气化湿的作用。【趣味方歌】山药扁莲子，薏仁梗大缩——山药、扁豆、莲子肉、薏仁、桔梗、大枣、缩砂仁。

24. BCD。

肾气丸：【组成】干地黄、山药、山茱萸、泽泻、牡丹皮、茯苓、桂枝、附子(炮)。【功用】补肾助阳。【方义】①本方证病证虽多，病机均为肾阳亏虚，所以异病同治，治宜补肾助阳为法，即王冰所谓："益火之源，以消阴翳"之理。②附子大辛大热，为温阳诸药之首；桂枝辛甘而温，乃温通阳气要药，二药相合，补肾阳之虚，助气化之复，共为君药。③重用干地黄滋阴补肾；配伍山茱萸、山药补肝脾而益精血，共为臣药。君臣相伍，补肾填精，温肾助阳，不仅可籍阴中求阳而增补阳之力，而且阳药得阴药之柔润则温而不燥，阴药得阳药之温通则滋而不腻，二者相得益彰。④方中补阳之品药少量轻而滋阴之品药多量重，可见其立方之旨，并非峻补元阳，乃在微微生火，鼓舞肾气，即取"少火生气"之义。正如柯琴所云："此肾气丸纳桂、附于滋阴剂中十倍之一，意不在补火，而在微微生火，即生肾气也"(《医宗金鉴·删补名医方论》)。再以泽泻、茯苓利水渗湿，配桂枝又善温化痰饮；丹皮苦辛而寒，擅入血分，合桂枝则可调血分之滞，三药寓泻于补，使邪去而补药得力，为制诸阴药可能助湿碍邪之虞。⑤配伍特点有二：一是补阳之中配伍滋阴之品，阴中求阳，使阳有所化；二是少量补阳药与大队滋阴药为伍，旨在微微生火，少火生气。由于本方功用主要在于温补肾气，且作丸内服，故名之"肾气丸"。【主治】肾阳不足证。腰痛脚软，身半以下常有冷感，少腹拘急，小便不利，或小便反多，入夜尤甚，阳痿早泄，舌淡而胖，脉虚弱，尺部沉细，以及痰饮，水肿，消渴，脚气，转胞等。【趣味方歌】肾气六位家富贵。肾气六味加附桂。综上所述，故选 BCD。

第十章

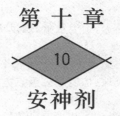

安神剂

一、A型题：在每小题给出的 A、B、C、D 四个选项中，请选出一项最符合题目要求的。

1. 对于外受惊恐，或肝郁化火所引起的惊恐，喜怒，烦躁不宁等应当按下列哪种原则来治疗
    A. 惊者平之   B. 虚者补之
    C. 损者益之   D. 寒者热之

2. 对于忧思太过，心肝之血不足所引起的惊悸、健忘、虚烦不寐等应当按下列哪种原则来治疗
    A. 惊者平之   B. 虚者补之
    C. 实者泻之   D. 寒者热之

3. 心烦神乱，失眠，多梦，怔忡，惊悸，甚则欲吐不果，胸中自觉懊侬，舌红，脉细数应该用下列哪个方来治疗
    A. 朱砂安神丸   B. 酸枣仁汤   C. 天王补心丹   D. 甘麦大枣汤

4. 酸枣仁的药物组成不包括
    A. 酸枣仁   B. 贝母   C. 茯苓   D. 川芎

5. 用酸枣仁汤治疗虚火重而咽干口燥甚者应加下列哪组药
    A. 麦冬、生地黄   B. 玉竹、黄精   C. 知母、阿胶   D. 麦冬、五味子

6. 天王补心丹的三参不包含下列哪味药
    A. 人参   B. 丹参   C. 玄参   D. 太子参

7. 天王补心丹的君药是
    A. 麦门冬   B. 天门冬   C. 酸枣仁   D. 生地黄

8. 天王补心丹中桔梗的功用是
    A. 宣肺祛痰   B. 利咽排脓   C. 载药上行   D. 行气除胀

9. 天王补心丹的病变部位是
    A. 心肾   B. 脾肾   C. 心肝   D. 肝肾

10. 珍珠母丸的主治
    A. 阴虚血少，神志不安   B. 阴血不足，肝阳偏亢
    C. 肝血不足，虚热内扰   D. 心火偏亢，阴血不足

11. 珍珠母丸的功用是
    A. 滋阴养血，镇心安神   B. 滋阴清热，养血安神
    C. 养血安神，清热除烦   D. 镇心安神，泻火养阴

12. 治疗心悸失眠，耳鸣耳聋，视物昏花或者癫痫应用下列哪个方子
    A. 天王补心丹   B. 酸枣仁汤   C. 朱砂安神丸   D. 磁朱丸

二、B型题：A、B、C、D 是其下面两道小题的备选项，请从中选择一项最符合题目要求的，每个选项可以被选择一次或两次。

    A. 镇心   B. 安神   C. 两者都选   D. 两者都不选
1. 朱砂安神丸的功用是
2. 酸枣仁汤的功用是

    A. 酸枣仁   B. 茯苓   C. 两者都选   D. 两者都不选

3. 酸枣仁汤的药物组成有
4. 天王补心丹的药物组成有

    A. 养血安神   B. 清热除烦   C. 两者都选   D. 两者都不选

5. 天王补心丹的功用是
6. 酸枣仁汤的功用是

    A. 养血安神   B. 滋阴清热   C. 两者都选   D. 两者都不选

7. 珍珠母丸的功用
8. 天王补心丹的功用

    A. 虚烦少寐   B. 心悸盗汗   C. 两者都选   D. 两者都不选

9. 酸枣仁汤的主治有
10. 天王补心丹的主治有

三、X 型题：在每小题给出的 A、B、C、D 四个选项中，至少有两项是符合题目要求的，请选出所有符合题目要求的答案，多选或少选均不得分。

1. 滋养安神剂包括下列哪些方剂
    A. 珍珠母丸   B. 酸枣仁汤   C. 天王补心丹   D. 甘麦大枣汤

2. 朱砂安神丸的配伍特点是
    A. 补泻兼施   B. 标本同治   C. 寒热并用   D. 辛开苦降

3. 朱砂安神丸的功用是
    A. 镇心   B. 安神   C. 泻火   D. 养阴

4. 酸枣仁汤的主治包括
    A. 虚烦失眠   B. 心悸不安   C. 头目眩晕   D. 咽干口燥

5. 酸枣仁汤的功用是
    A. 养血安神   B. 清热除烦   C. 镇心安神   D. 泻火养阴

6. 酸枣仁汤中具有宁心安神作用的药物是
    A. 酸枣仁   B. 知母   C. 茯苓   D. 川芎

7. 天王补心丹的配伍特点
    A. 标本兼治   B. 心肾两顾   C. 滋阴养血   D. 补心安神

8. 天王补心丹治疗失眠重者，加下列哪味药
    A. 龙骨   B. 磁石   C. 牡蛎   D. 代赭石

9. 甘麦大枣汤主治
    A. 精神恍惚   B. 悲伤欲哭   C. 睡眠不安   D. 言行失常

10. 甘麦大枣汤的病变部位是
    A. 心   B. 肝   C. 脾   D. 肾

11. 甘麦大枣汤的配伍功效是
    A. 甘缓滋补   B. 柔肝缓急   C. 宁心安神   D. 补益脾气

12. 具有重镇安神功效的方子是
    A. 朱砂安神丸   B. 珍珠母丸   C. 磁朱丸   D. 酸枣仁汤

13. 具有滋阴养血，补心安神作用的方子是
    A. 酸枣仁汤   B. 天王补心丹   C. 甘麦大枣汤   D. 朱砂安神丸

一、A型题。

1. A。

外受惊恐,或肝郁化火,内扰心神,表现为惊恐,喜怒,烦躁不宁等,一般多属实证,按照"惊者平之"的治疗原则,应用重镇安神治法,以平调心肝偏盛之证,其配伍特点是重镇安神与清热药为主组成方剂,以达到镇心安神,清热除烦的目的。

2. B。

忧思太过,心肝之血不足,心神失养或心阴不足,虚火内扰,表现为惊悸、健忘、虚烦不寐等,一般多属虚证,按"虚者补之""损者益之"的治疗原则,应用滋养安神的治本之法,其配伍特点是养血、滋阴与宁心安神药为主组成方剂,通过以补为主,达到血能养心,阴承火降的目的。

3. A。

舌红,脉细数为阴虚的表现;心烦神乱,失眠,多梦,怔忡,惊悸,懊恼为心火亢盛,治疗应是镇心安神,泻火养阴,所以选A。酸枣仁汤主治:肝血不足,虚热内扰证;功用:养血安神,清热除烦。天王补心丹主治:阴虚血少,神志不安证;功用:滋阴清热,养血安神。甘麦大枣汤主治:脏躁;功用:养心安神,和中缓急;亦补脾气。

4. B。

酸枣仁的药物组成:酸枣仁、甘草、知母、茯苓、川芎。

5. A。

加减应用:血虚甚而头目眩晕重者,加当归、白芍、枸杞子增强养血补肝之功;虚火重而咽干口燥甚者,加麦冬、生地黄以养阴清热;若寐而易惊,加龙齿、珍珠母镇惊安神;兼见盗汗,加五味子、牡蛎安神敛汗。

6. D。

天王补心丹的药物组成是:人参、茯苓、玄参、丹参、桔梗、远志、当归、五味子、麦门冬、天门冬、柏子仁、酸枣仁、生地黄、竹叶、朱砂。

7. D。

天王补心丹的病变部位是心肾,功用:滋阴清热,养血安神,主治:阴虚血少,神志不安证。天冬、麦冬滋阴清热,酸枣仁养心安神,只有重用甘寒之生地黄,入心能养血,入肾能滋阴,故能滋阴养血,壮水以制虚火,为君药。一般对于选择君药的题,考生应从整体上把握,包括病位、主治、功用,这样才可以选对。

8. C。

天王补心丹中桔梗为舟楫,载药上行以使药力缓留于上部心经,为使药。

9. A。

天王补心丹的配伍,滋阴补血以治本,养心安神以治标,标本兼治,心肾两顾,但以补心治本为主,共奏滋阴养血、补心安神之功。

10. B。

阴虚血少,神志不安是天王补心丹的主治,肝血不足,虚热内扰是酸枣仁汤的主治,心火偏亢,阴血不足是朱砂安神丸的主治。

11. A。

滋阴清热,养血安神是天王补心丹的功用,养血安神,清热除烦是酸枣仁汤的功用,镇心安神,泻火养阴是朱砂安神丸的功用。

12. D。

阴虚血少,神志不安是天王补心丹的主治,具有滋阴清热,养血安神的功用;肝血不足,虚热内扰是酸枣仁汤的主治,具有养血安神,清热除烦的功用;心火偏亢,阴血不足是朱砂安神丸的主治,具有镇心安神,泻火养阴的功用。对于上述症状应用重镇安神,潜阳明目的磁朱丸。

二、B型题。

1、2. C;B。

朱砂安神丸和酸枣仁汤都属于安神剂,具有安神的作用,其中朱砂安神丸的功用:镇心安神,泻火养阴;主治:心火偏亢,阴血不足。酸枣仁汤的功用:养血安神,清热除烦;主治:肝血不足,虚热内扰证。

3、4. C；C。

　　天王补心丹的药物组成：人参、茯苓、玄参、丹参、桔梗、远志、当归、五味子、麦门冬、天门冬、柏子仁、酸枣仁、生地黄、竹叶、朱砂，其趣味方歌：三婶早搏两冬无，当地接令住五院——三参枣柏两冬无，当地桔苓朱五远；酸枣仁汤的药物组成有酸枣仁、甘草、知母 茯苓、川芎，其趣味方歌：苓母芎枣草。

5、6. C；C。

　　天王补心丹和酸枣仁汤都属于滋养安神剂，所以都有养血安神、清热除烦的功用。其中天王补心丹更偏重于滋阴，主治：阴虚血少，神志不安证；酸枣仁汤主治：肝血不足，虚热内扰证。

7、8. A；C。

　　珍珠母丸的功用：滋阴养血，镇心安神，虽有重镇安神作用，但长于养血滋阴，益气生血，适用于阴血不足，心肝阳亢之证；天王补心丹的功用：滋阴清热，养血安神；主治：阴虚血少，神志不安证。

9、10. D；D。

　　酸枣仁汤、天王补心丹，同有滋阴养血，补心安神的作用，适用于虚烦少寐，心悸盗汗，健忘梦遗等证。其中酸枣仁汤长于养肝血，平虚阳，适用于肝血不足，阴虚阳亢的心悸，失眠之证；天王补心丹侧重于滋阴养血，补心安神，适用于阴虚血少的虚烦不寐，心悸神疲等证。

三、X 型题。

1. BCD。

　　安神剂选方共 6 首，按其功用可分为重镇安神和滋养安神二类，其中滋养安神剂包括酸枣仁汤、天王补心丹、甘麦大枣汤。考生应当对安神剂的分类有所了解。

2. AB。

　　朱砂安神丸的特点，一以泻偏盛之火，一以补不足阴血，达到心火下降，阴血上承；并用重镇安神，寒以胜热之品，成为标本两顾之方，于是心烦、失眠诸症乃可自愈。

3. ABCD。

　　朱砂安神丸的功用：镇心安神，泻火养阴。

4. ABCD。

　　酸枣仁汤的主治：肝血不足，虚热内扰证。虚烦失眠，心悸不安，头目眩晕，咽干口燥，舌红，脉弦细。

5. AB。

　　酸枣仁汤的功用：养血安神，清热除烦；主治：肝血不足，虚热内扰证。

6. AC。

　　酸枣仁汤重用酸枣仁为君，以其甘酸质润，入心、肝之经，养血补肝，宁心安神；茯苓宁心安神。

7. AB。

　　天王补心丹的配伍，滋阴补血以治本，养心安神以治标，标本兼治，心肾两顾，但以补心治本为主，共奏滋阴养血、补心安神之功。其中 CD 是其功效。

8. AB。

　　加减应用：失眠重者，可酌加龙骨、磁石以重镇安神；心悸怔忡甚者，可酌加龙眼肉、夜交藤以增强养心安神之功；遗精者，可酌加金樱子、煅牡蛎以固肾涩精。

9. ABCD。

　　甘麦大枣汤的功用：养心安神，和中缓急，亦补脾气；主治：脏躁，精神恍惚，常悲伤欲哭，不能自主，睡眠不安，甚则言行失常，呵欠频作，舌红苔少。

10. AB。

　　脏躁多由心虚、肝郁所致。表现在神志失常的各种症状，如精神恍惚，睡眠不安等，凡此皆属心失所养，神不守舍而成。

11. ABCD。

　　甘草甘缓和中，养心以缓急迫为主；辅以小麦微寒以养心宁神；大枣补益脾气，缓肝急并治心虚。三味甘药配伍，具有甘缓滋补，柔肝缓急，宁心安神之效。

12. ABC。

　　选项 D 为滋养安神方。

13. ABC。

　　选项 D 为重镇安神方。

第十一章

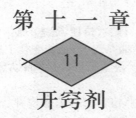

开窍剂

一、A型题:在每小题给出的 A、B、C、D 四个选项中,请选出一项最符合题目要求的。

1. 下列不属于安宫牛黄丸组成药物的是
   A. 黄连　　　　　B. 黄芩　　　　　C. 冰片　　　　　D. 黄柏

2. 高热烦躁,神昏谵语,舌謇肢厥,舌红或绛,脉数有力,治宜选用
   A. 安宫牛黄丸　　B. 至宝丹　　　　C. 紫雪　　　　　D. 苏合香丸

3. 紫雪的功用是
   A. 清热解毒,开窍醒神　　　　　　　B. 清热开窍,息风止痉
   C. 化浊开窍,清热解毒　　　　　　　D. 芳香开窍,行气止痛

4. 下列哪个方剂的配伍特点体现了既开上窍,又通下窍
   A. 紫雪　　　　　B. 苏合香丸　　　C. 至宝丹　　　　D. 紫金锭

5. 下列药物中哪项是至宝丹而不是安宫牛黄丸的组成药物
   A. 牛黄　　　　　B. 麝香　　　　　C. 琥珀　　　　　D. 郁金

6. 至宝丹主治什么证候
   A. 热盛动风证　　　　　　　　　　　B. 痰热内闭心包证
   C. 邪热内陷心包证　　　　　　　　　D. 寒闭证

7. 下列哪项不是紫金锭的功用
   A. 化痰开窍　　　　　　　　　　　　B. 辟秽解毒
   C. 消肿止痛　　　　　　　　　　　　D. 行气止痛

8. 开窍化痰与辟秽解毒结合应用的是下列哪个方剂
   A. 苏合香丸　　B. 安宫牛黄丸　　　C. 紫金锭　　　　D. 至宝丹

9. 下列哪项不是苏合香丸的药物组成
   A. 白术　　　　　B. 珍珠　　　　　C. 沉香　　　　　D. 青木香

10. 突然昏倒,牙关紧闭,不省人事,苔白,脉迟,治宜选用
    A. 苏合香丸　　　B. 紫雪　　　　　C. 至宝丹　　　　D. 安宫牛黄丸

二、B型题:A、B、C、D是其下面两道小题的备选项,请从中选择一项最符合题目要求的,每个选项可以被选择一次或两次。

　　A. 苏合香丸　　B. 至宝丹　　　　C. 紫雪　　　　　D. 安宫牛黄丸
1. 长于清热解毒的是哪个方剂
2. 长于开窍醒神,化浊辟秽的是哪个方剂

　　A. 诃子　　　　B. 琥珀　　　　　C. 山慈菇　　　　D. 五倍子
3. 苏合香丸中含有的药物是
4. 至宝丹中含有的药物是

　　A. 至宝丹　　　B. 安宫牛黄丸　　C. 紫雪　　　　　D. 苏合香丸
5. 哪个方剂意是"使邪火随诸香一齐俱散也"
6. 哪个方剂的配伍特点是散收兼顾,补敛并施

三、X 型题:在每小题给出的 A、B、C、D 四个选项中,至少有两项是符合题目要求的,请选出所有符合题目要求的答案,多选或少选均不得分。

1. 下列哪些方剂可以用来治疗热闭证
   A. 安宫牛黄丸　　　　B. 紫雪　　　　　　C. 至宝丹　　　　　D. 苏合香丸

2. 安宫牛黄丸和紫雪中含有的共同药物有
   A. 黄金　　　　　　　B. 麝香　　　　　　C. 朱砂　　　　　　D. 犀角

3. 苏合香丸中配伍白术的用意在于
   A. 安胎　　　　　　　B. 固表止汗　　　　C. 益气健脾　　　　D. 燥湿化浊

4. 紫金锭的主治症状包括
   A. 小儿痰厥　　　　　B. 呕吐泄泻　　　　C. 疔疮疖肿　　　　D. 脘腹胀闷疼痛

参考答案与解析

一、A 型题。

1. **D**。
   安宫牛黄丸的组成药物有牛黄,郁金,犀角,黄连,朱砂,冰片,麝香,珍珠,山栀,雄黄,黄芩,金箔衣。其主治邪热内陷心包证,而黄柏是清下焦之热的。

2. **A**。
   安宫牛黄丸主治邪热内陷心包证。高热烦躁,神昏谵语,舌謇肢厥,舌红或绛,脉数有力,亦治中风昏迷,小儿惊厥属邪热内闭者。

3. **B**。
   紫雪主治温热病,热闭心包及热盛动风证。本方证既有热闭心包,又见热盛动风,故以清热开窍、息风镇痉为主。A 选项是安宫牛黄丸的功用,C 选项是至宝丹的功用,D 选项是苏合香丸的功用。

4. **A**。
   紫雪的配伍特点是诸药合用,心肝并治,于清热开窍之中兼具息风止痉之效,既开上窍,又通下窍,是为本方配伍特点。

5. **B**。
   牛黄和麝香是两者共有的药物,琥珀是至宝丹的药物组成之一,而郁金是安宫牛黄丸的药物组成之一。

6. **B**。
   至宝丹主治痰热内闭心包证。神昏谵语,身热烦躁,痰盛气粗,舌绛苔黄垢腻,脉滑数,亦治中风、中暑、小儿惊厥属于痰热内闭者。紫雪主治热盛动风证,安宫牛黄丸主治邪热内陷心包证,苏合香丸主治寒闭证。

7. **D**。
   紫金锭主治感受秽恶痰浊之邪。脘腹胀闷疼痛,呕吐泄泻,小儿痰厥。其功用包括化痰开窍,辟秽解毒,消肿止痛。行气止痛是苏合香丸的功用。

8. **C**。
   紫金锭可以化痰开窍,辟秽解毒,消肿止痛,可以治疗脘腹胀闷疼痛,呕吐泄泻,小儿痰厥。外敷治疗疔疮疖肿。

9. **B**。
   苏合香丸的药物组成包括白术、麝香、诃黎勒、香附子、沉香、青木香、丁子香、安息香、白檀香、荜茇、犀角、薰陆香、苏合香、龙脑香、朱砂。

10. **A**。
    苏合香丸芳香开窍,行气止痛,用以治疗寒闭证,突然昏倒,牙关紧闭,不省人事,苔白,脉迟。亦治心腹卒痛,甚则昏厥,属寒凝气滞者。

二、B 型题。

1、2. **D;B**。

安宫牛黄丸长于清热解毒,适用于热盛之证;至宝丹长于开窍醒神,化浊辟秽,适用于痰浊偏盛、神昏较重之证。

3、4. **A;B**。

苏合香丸中诃子收涩敛气,白术益气健脾、燥湿化浊,二药一补一敛,以防诸香辛散走窜太过,耗散真气。至宝丹中琥珀可以镇心安神。

5、6. **B;D**。

安宫牛黄丸清热泻火、凉血解毒与芳香开窍并用,但以清热解毒为主,意是"使邪火随诸香一齐俱散也"(《温病条辨》)。苏合香丸是集诸芳香药于一方,既长于辟秽开窍,又可行气温中止痛,且散收兼顾,补敛并施。

三、X 型题。

1. **ABC**。

安宫牛黄丸,紫雪,至宝丹都属于凉开剂,用于治疗热闭证,苏合香丸属于温开剂,用于治疗寒闭证。

2. **BCD**。

安宫牛黄丸的药物组成为牛黄,郁金,犀角,黄连,朱砂,冰片,麝香,珍珠,山栀,雄黄,黄芩,金箔衣。紫雪的药物组成为黄金,寒水石,石膏,磁石滑石,玄参,羚羊角,犀角,升麻,沉香,丁香,青木香,炙甘草,朴硝,硝石,麝香,朱砂。

3. **CD**。

苏合香丸中白术益气健脾、燥湿化浊,诃子收涩敛气,二药一补一敛,以防诸香辛散走窜太过,耗散真气。

4. **ABCD**。

紫金锭主治感受秽恶痰浊之邪。脘腹胀闷疼痛,呕吐泄泻,小儿痰厥。外敷治疗疔疮疖肿。

第十二章

12

固涩剂

一、A 型题:在每小题给出的 A、B、C、D 四个选项中,请选出一项最符合题目要求的。

1. 牡蛎散的组成药物中不含有
    A. 黄芪   B. 麻黄根   C. 牡蛎   D. 麦冬

2. 真人养脏汤的组成药物中含有
    A. 丁香   B. 党参   C. 罂粟壳   D. 桂枝

3. 四神丸的组成药物中不含有
    A. 肉豆蔻   B. 补骨脂   C. 干姜   D. 吴茱萸

4. 桑螵蛸散的组成药物中含有
    A. 牡蛎   B. 茯苓   C. 党参   D. 远志

5. 固冲汤的组成药物中含有
    A. 吴茱萸   B. 五倍子   C. 赤芍   D. 五味子

6. 治疗泻下滑脱不禁,应首选的方剂是
    A. 四神丸   B. 补中益气汤   C. 附子理中丸   D. 真人养脏汤

7. 真人养脏汤的君药是
    A. 当归   B. 肉豆蔻   C. 肉桂   D. 罂粟壳

8. 真人养脏汤中当归芍药的作用
    A. 养血和血   B. 活血止痛   C. 收敛活血   D. 养血止痛

9. 四神丸的功效
    A. 疏肝暖脾,固肠止泻   B. 涩肠固脱,温补脾肾   C. 补虚温中,涩肠固脱   D. 温肾暖脾,固肠止泻

10. 桑螵蛸散的病位涉及脏腑
    A. 心肝   B. 心脾   C. 心肾   D. 脾肾

11. 固冲汤的功效
    A. 收敛固涩,补虚健脾   B. 固冲摄血,益气健脾   C. 收涩固脱,温补脾肾   D. 补气摄血,温肾健脾

12. 固经丸的功效
    A. 清热理气,固经止血   B. 清热收涩,理气固经   C. 滋阴清热,固经止血   D. 滋阴养血,固经止血

13. 固经丸中香附的功用
    A. 调气活血   B. 疏肝理气   C. 行气养血   D. 疏肝养血

14. 固冲汤中具有化瘀作用的药是
    A. 茜草   B. 生杭芍   C. 当归   D. 三七

15. 四神丸中红枣生姜的作用
    A. 补虚健脾   B. 补气升血   C. 补脾健运   D. 补虚调中

16. 四神丸用于哪种泄泻
    A. 湿热泄泻   B. 五更泄泻   C. 寒湿泄泻   D. 脾虚泄泻

17. 真人养脏汤的治疗原则

| A. 急则治标 | B. 缓则治本 | C. 标本兼治，重在治标 | D. 标本兼治，重在治本 |

18. 固涩剂的适应证是
   A. 大汗淋漓　　　　　B. 小便失禁　　　　　C. 久泻不止　　　　　D. 痰饮咳嗽

19. 牡蛎散用于
   A. 盗汗　　　　　　　B. 黄汗　　　　　　　C. 大汗　　　　　　　D. 无汗

20. 缩泉丸的药物组成不包含
   A. 乌药　　　　　　　B. 益智仁　　　　　　C. 山药　　　　　　　D. 甘草

21. 牡蛎散的功用是
   A. 镇惊安神　　　　　B. 益气养阴　　　　　C. 固表止汗　　　　　D. 益气固表

22. 下列哪些适合固涩剂
   A. 痰饮咳嗽　　　　　B. 伤食泄泻　　　　　C. 大汗淋漓　　　　　D. 自汗、盗汗

23. 固涩剂的分类不包含
   A. 固表止汗　　　　　B. 敛肺止咳　　　　　C. 收敛止血　　　　　D. 涩精止遗

24. 牡蛎散中臣药是
   A. 黄芪　　　　　　　B. 麻黄根　　　　　　C. 牡蛎　　　　　　　D. 小麦

25. 牡蛎散中偏于阴虚而见手足心热、潮热、舌红少苔者，没有加
   A. 生地黄　　　　　　B. 白芍　　　　　　　C. 五味子　　　　　　D. 地骨皮

26. 九仙散对肺部的作用不包含
   A. 敛肺　　　　　　　B. 补肺　　　　　　　C. 肃肺　　　　　　　D. 清肺

27. 真人养脏汤中芍药甘草的作用
   A. 缓急止痛　　　　　B. 养血和血　　　　　C. 酸甘化阴　　　　　D. 补气养阴

28. 四神丸中治肾泄的药
   A. 肉豆蔻　　　　　　B. 补骨脂　　　　　　C. 五味子　　　　　　D. 吴茱萸

29. 桑螵蛸散的服用时间
   A. 早晨　　　　　　　B. 中午　　　　　　　C. 晚上　　　　　　　D. 下午

30. 桑螵蛸散的功用不包含
   A. 调补心肾　　　　　B. 补气行气　　　　　C. 补养气血　　　　　D. 涩精止遗

二、B型题：A、B、C、D是其下面两道小题的备选项，请从中选择一项最符合题目要求的，每个选项可以被选择
　　一次或两次。

   A. 益气　　　　　　　B. 收涩　　　　　　　C. 两者都选　　　　　D. 两者都不
1. 牡蛎散的功用
2. 九仙散的功用

   A. 温肾暖脾，固肠止泻　B. 涩肠固脱，温补脾肾　C. 两者都选　　　　　D. 两者都不
3. 真人养脏汤的功用
4. 四神丸的功用

   A. 心肾　　　　　　　B. 脾肾　　　　　　　C. 两者都选　　　　　D. 两者都不
5. 桑螵蛸散的病位
6. 固冲汤的病位

   A. 煅龙骨　　　　　　B. 煅牡蛎　　　　　　C. 两者都选　　　　　D. 两者都不
7. 属于桑螵蛸散的药物有
8. 属于固冲汤的药物有

A. 煅龙骨   B. 煅牡蛎   C. 两者都选   D. 两者都不

9. 属于金锁固精丸的药物有

10. 属于固冲汤的药物有

A. 涩精   B. 补肾   C. 两者都选   D. 两者都不

11. 桑螵蛸散的功用

12. 金锁固精丸的功用

A. 固冲摄血,益气健脾   B. 滋阴清热,固经止血   C. 两者都选   D. 两者都不

13. 固经汤的功用

14. 固冲汤的功用

三、X 型题:在每小题给出的 A、B、C、D 四个选项中,至少有两项是符合题目要求的,请选出所有符合题目要求的答案,多选或少选均不得分。

1. 具有止血作用的收涩剂是

A. 固冲汤   B. 固经汤   C. 九仙散   D. 真人养脏汤

2. 真人养脏汤的药物组成有

A. 当归   B. 苍术   C. 白豆蔻   D. 肉桂

3. 真人养脏汤和四神丸共有的功用是

A. 止泻   B. 温肾   C. 健脾   D. 止血

4. 真人养脏汤所治证的临床表现有

A. 泻痢无度   B. 滑脱不禁   C. 脱肛坠下   D. 腹痛拒按

5. 桑螵蛸散的病位是

A. 心   B. 肝   C. 脾   D. 肾

6. 固涩剂不适用于哪些症状

A. 大汗淋漓   B. 小便失禁   C. 崩中不止   D. 痰饮咳嗽

7. 牡蛎散中具有止汗作用的药是

A. 黄芪   B. 麻黄根   C. 牡蛎   D. 小麦

8. 九仙散中具有敛肺作用的药是

A. 五味子   B. 乌梅   C. 贝母   D. 罂粟壳

9. 四神丸的临床表现有

A. 久泻不愈   B. 腹痛拒按   C. 腰酸肢冷   D. 五更泄泻

10. 桑螵蛸散的功用

A. 调补心肾   B. 交通上下   C. 补养气血   D. 涩精止遗

11. 下列不是固冲汤的君药的有

A. 生黄芪   B. 山萸肉   C. 生杭芍   D. 棕边炭

12. 下列哪些方子体现标本兼治

A. 固冲汤   B. 金锁固精丸   C. 缩泉丸   D. 九仙散

13. 真人养脏汤中具有收涩作用的药物

A. 肉豆蔻   B. 诃子   C. 罂粟壳   D. 肉桂

14. 固冲汤的临床表现

A. 猝然血崩   B. 月经过多   C. 漏下不止   D. 月经量少

15. 固冲汤中具有化瘀作用的药是

A. 海螵蛸   B. 茜草   C. 生白芍   D. 五倍子

一、A 型题。

1. **D。**
   牡蛎散的组成药物：黄芪、麻黄根、牡蛎、小麦。

2. **C。**
   真人养脏汤的组成药物：人参、当归、白术、肉豆蔻、肉桂、炙甘草、白芍药、木香、诃子、罂粟壳。

3. **C。**
   四神丸的组成药物中有：肉豆蔻、补骨脂、五味子、吴茱萸、红枣、生姜。

4. **D。**
   桑螵蛸散的组成药物：桑螵蛸、远志、菖蒲、龙骨、人参、茯神、当归、龟甲（酥炙）。

5. **B。**
   固冲汤的组成药物：白术、生黄芪、煅龙骨、煅牡蛎、山萸肉、生杭芍、海螵蛸、茜草、棕边炭、五倍子。

6. **D。**
   真人养脏汤具有涩肠固脱，温补脾肾，专治泻痢无度，滑脱不禁，甚至脱肛坠下，脐腹疼痛，喜温喜按，倦怠食少，舌淡苔白，脉迟细。四神丸主治五更泻。补中益气汤主治气虚发热。附子理中丸治脾胃虚寒。

7. **D。**
   真人养脏汤具有涩肠固脱，温补脾肾的作用，综观全方，具有标本兼治，重在治标，重用罂粟壳涩肠止泻，为君药，体现"急则治标"。

8. **A。**
   在真人养脏汤中当归、白芍是养血和血的作用。

9. **D。**
   涩肠固脱，温补脾肾是真人养脏汤的功效，故排除 B；四神丸主要涉及的脏腑是脾肾，故排除 A；C 表达不完整。

10. **C。**
    桑螵蛸散的功效是调补心肾，涩精止遗，主治心肾（病位）两虚证。

11. **B。**
    固冲汤的功效是固冲摄血，益气健脾，主治脾肾亏虚，冲脉不固证。

12. **C。**
    固经丸的功效是滋阴清热，固经止血。

13. **A。**
    恐寒凉太过止血留瘀，故用少量香附辛苦微温，调气活血。

14. **A。**
    固冲汤的药物组成是白术、生黄芪、煅龙骨、煅牡蛎、山萸肉、生杭芍、海螵蛸、茜草、棕边炭、五倍子，排除 C 和 D；其中 B 生白芍味酸收敛，功能补益肝肾，养血敛阴；方中茜草固摄下焦，既能止血，又能化瘀，使血止而无留瘀之弊。

15. **C。**
    用法中姜、枣同煮，枣肉为丸，意在温补脾胃，鼓舞运化。

16. **B。**
    四神丸用于五更泄泻，不思饮食，食不消化，或久泻不愈，腹痛喜温，腰酸肢冷，神疲乏力，舌淡，苔薄白，脉沉迟无力。

17. **C。**
    真人养脏汤的配伍特点：综观全方，具有标本兼治，重在治标；脾肾兼顾，补脾为主；涩中寓通，补而不滞等的配伍特点。诚为治疗虚寒泻痢、滑脱不禁之良方，故费伯雄言其"于久病正虚者尤宜"。

18. **C。**
    应用注意事项：元气大虚，亡阳欲脱所致的大汗淋漓、小便失禁或崩中不止，须急用大剂参附之类回阳固脱不可，而不能单纯固涩；凡外邪未尽者，不宜过早使用，以免"闭门留寇"；对于热病多汗、痰饮咳嗽、火扰遗泄、热痢初起、湿热或伤食泄泻、实热崩带等由实邪所致之证,均非本类方剂之所宜。

19.**A**。

　　牡蛎散主治:体虚自汗、盗汗证。常自汗出,夜卧更甚,心悸惊惕,短气烦倦,舌淡红,脉细弱。

20.**D**。

　　缩泉丸的药物组成是乌药、益智仁、山药。

21.**C**。

　　牡蛎散的功用:敛阴止汗,益气固表。

22.**D**。

　　应用注意事项:元气大虚,亡阳欲脱所致的大汗淋漓、小便失禁或崩中不止,须急用大剂参附之类回阳固脱不可,而不能单纯固涩;凡外邪未尽者,不宜过早使用,以免"闭门留寇";对于热病多汗、痰饮咳嗽、火扰遗泄、热痢初起、湿热或伤食泄泻、实热崩带等由实邪所致之证,均非本类方剂之所宜。

23.**C**。

　　分为:固表止汗、敛肺止咳、涩肠固脱、涩精止遗、固崩止带五类。

24.**A**。

　　煅牡蛎咸涩微寒,敛阴潜阳,固涩止汗,为君药,生黄芪味甘微温,益气实卫,固表止汗,为臣药,君臣相配,是为益气固表、敛阴潜阳的常用组合。

25.**C**。

　　牡蛎散中偏于阴虚而见手足心热、潮热、舌红少苔者,可加生地黄、白芍、五味子。

26.**C**。

　　九仙散的配伍特点:集敛肺、补肺、清肺于一方。

27.**A**。

　　真人养脏汤中甘草益气和中,调和诸药,且合参、术补中益气,合芍药缓急止痛,为佐使药。

28.**B**。

　　方中重用补骨脂辛苦性温,补命门之火以温养脾土,《本草纲目》谓其"治肾泄",故为君药。

29.**C**。

　　桑螵蛸的用法:上为末,夜卧人参汤调下。

30.**B**。

　　配伍特点:桑螵蛸散诸药相合,共奏调补心肾、交通上下、补养气血、涩精止遗、寓补于涩之功。

二、B型题。

1、2.**C;C**。

　　功用:牡蛎散:敛阴止汗,益气固表;九仙散:敛肺止咳,益气养阴。

3、4.**B;A**。

　　功用:真人养脏汤:涩肠固脱,温补脾肾,综观全方,具有标本兼治,重在治标;脾肾兼顾,补脾为主;涩中寓通,补而不滞等的配伍特点;四神丸:温肾暖脾,固肠止泻,脾肾阳虚之肾泄证,以虚为主。

5、6.**A;B**。

　　桑螵蛸散的功用:调补心肾,涩精止遗,主治:心肾(病位)两虚证;固冲汤的功用:固冲摄血,益气健脾,主治:脾肾亏虚,冲脉不固证。

7、8.**A;C**。

　　桑螵蛸散的药物组成:桑螵蛸、远志、菖蒲、龙骨、人参、茯神、当归、龟甲;固冲汤的药物组成:白术、生黄芪、煅龙骨、煅牡蛎、山萸肉、生杭芍、海螵蛸、茜草、棕边炭、五倍子。

9、10.**C;C**。

　　金锁固精丸的药物组成:沙苑蒺藜、芡实、莲须、龙骨、牡蛎;固冲汤的药物组成:白术、生黄芪、煅龙骨、煅牡蛎、山萸肉、生杭芍、海螵蛸、茜草、棕边炭、五倍子。

11、12.**C;C**。

　　桑螵蛸散的功用:调补心肾,涩精止遗,主治:心肾(病位)两虚证;金锁固精丸的功用:涩精补肾,主治:肾虚不固之遗精。

13、14.**B;A**。

　　固冲汤的功用:固冲摄血,益气健脾,主治:脾肾亏虚,冲脉不固证;固经汤的功用:滋阴清热,固经止血,主治:阴虚血热之崩漏。

三、X 型题。

1. **AB**。
以上四方均是收涩剂,其中真人养脏汤的功用:涩肠固脱,温补脾肾,主治:久泻久痢,脾肾虚寒证,以治痢疾为主;九仙散的功用:敛肺止咳,益气养阴,主治:久咳肺虚证;固经汤和固冲汤都属于收涩剂,具有止血作用,但固经汤偏于阴虚,固冲汤偏于脾虚。

2. **AD**。
真人养脏汤的药物组成:人参、当归、白术、肉豆蔻、肉桂、炙甘草、白芍药、木香、诃子、罂粟壳。

3. **ABC**。
真人养脏汤和四神丸均属于固涩剂,都具有温补脾肾止泻的功用,其中真人养脏汤虚象更明显,以至于达到虚脱的状态,是治疗虚寒泻痢、滑脱不禁之良方,故费伯雄言其"于久病正虚者尤宜"。

4. **ABC**。
采用排除法,真人养脏汤所治证属于虚证,D 腹痛拒按属于实性腹痛,另外真人养脏汤治久泻久痢,脾肾虚寒证,临床表现为:泻痢无度,滑脱不禁,甚至脱肛坠下,脐腹疼痛,喜温喜按,倦怠食少,舌淡苔白,脉迟细。

5. **AD**。
桑螵蛸散的功用:调补心肾,涩精止遗,主治:心肾(病位)两虚证,病位涉及心肾。

6. **ABCD**。
固涩剂的应用注意事项:①元气大虚,亡阳欲脱所致的大汗淋漓、小便失禁或崩中不止,须急用大剂参附之类回阳固脱不可,而不能单纯固涩。②凡外邪未尽者,不宜过早使用,以免"闭门留寇"。③对于热病多汗、痰饮咳嗽、火扰遗泄、热痢初起、湿热或伤食泄泻、实热崩带等由实邪所致之证,均非本类方剂之所宜。

7. **ABC**。
煅牡蛎咸涩微寒,敛阴潜阳,固涩止汗,为君药;生黄芪味甘微温,益气实卫,固表止汗,为臣药;君臣相配,是为益气固表、敛阴潜阳的常用组合;麻黄根甘平,功专收敛止汗,为佐药。小麦甘凉,专入心经,养气阴,退虚热,为佐使药。

8. **ABD**。
九仙散以治肺为主,其中五味子、乌梅、罂粟壳敛肺止咳,人参益气生津以补肺,阿胶滋阴养血以润肺,贝母止咳化痰,合桑白皮清肺热;桔梗宣肺祛痰兼能载药入肺,集敛肺、补肺、清肺于一方。

9. **ACD**。
四神丸主治:脾肾阳虚之肾泄证,B 选项为实性腹痛的表现。

10. **ABCD**。
桑螵蛸散的主治:心肾(病位)两虚证,配伍特点:本方包含了孔圣枕中丹(龟甲、龙骨、菖蒲、远志)与定志丸(菖蒲、远志、茯苓、人参)。诸药相合,共奏调补心肾、交通上下、补养气血、涩精止遗,寓补于涩之功。

11. **ACD**。
固冲汤的功用:固冲摄血,益气健脾,山萸肉甘酸而温,既能补益肝肾,又能收敛固涩,故重用以为君药。黄芪善补气,但不收涩;生白芍味酸收敛,功能补益肝肾,养血敛阴,敛固之性不突出,棕榈炭、味涩收敛,善收敛止血,补益作用不明显。

12. **ABCD**。
固冲汤用众多敛涩药固涩滑脱为主,配伍补气药以助固摄为辅,意在急则治标;金锁固精丸既补肾,又固精,标本兼顾,而以治标为主;缩泉丸温肾祛寒,缩尿止遗,主治:下元虚冷,小便频数,及小儿遗尿,达到标本兼治;九仙散集敛肺、补肺、清肺于一方,体现标本兼治。

13. **ABC**。
真人养脏汤中重用罂粟壳涩肠止泻,为君药,臣以肉豆蔻温中涩肠;诃子苦酸温涩,功专涩肠止泻,君臣相须为用,体现"急则治标""滑者涩之"之法。

14. **ABC**。
固冲汤的主治是:脾肾亏虚,冲脉不固证。猝然血崩或月经过多,或漏下不止,在女性月经方面表现为经期延长,经量反面是量多,淋漓不断。

15. **AB**。
固冲汤中海螵蛸、茜草固摄下焦,既能止血,又能化瘀,在大量收涩止血药配伍小量化瘀止血之品,使其具有血止而不留瘀;生白芍味酸收敛,功能补益肝肾,养血敛阴,五倍子味涩收敛,善收敛止血。

第十三章

13

理气剂

一、A 型题:在每小题给出的 A、B、C、D 四个选项中,请选出一项最符合题目要求的。

1. 理气剂属于八法中的
    A. 和法   B. 下法   C. 清法   D. 消法

2. 理气剂治疗
    A. 气虚证   B. 气郁证   C. 气滞证   D. 气陷证

3. 苏子降气汤证的病机要点是
    A. 胃气虚弱,痰浊内阻   B. 胃虚有热,气逆不降   C. 风寒束肺,痰热内蕴   D. 痰涎壅肺,肾阳不足

4. 苏子降气汤证的病变脏腑是
    A. 肺肾   B. 心肾   C. 肝肾   D. 脾肾

5. 苏子降气汤中肉桂的功用
    A. 补火助阳   B. 散寒止痛   C. 纳气平喘   D. 引火归原

6. 苏子降气汤的方药中没有
    A. 厚朴   B. 肉桂   C. 苏叶   D. 干姜

7. 半夏厚朴汤的药物组成中没有的
    A. 厚朴   B. 茯苓   C. 干姜   D. 苏叶

8. 半夏厚朴汤的主治功效不符合
    A. 行气   B. 温中   C. 降逆   D. 化痰

9. 半夏厚朴汤的临床表现不包括
    A. 咳   B. 呕   C. 胸膈满闷   D. 喘

10. 半夏厚朴汤中具有降逆作用的有
    A. 半夏、厚朴   B. 半夏、茯苓   C. 半夏、苏叶   D. 生姜、苏叶

11. 瓜蒌薤白白酒汤的功用
    A. 通阳散结,行气祛痰   B. 通阳散结,行气宽胸   C. 通阳散结,祛痰下气   D. 通阳散结,祛痰宽胸

12. 瓜蒌薤白白酒汤中瓜蒌的作用
    A. 清热化痰   B. 豁痰下气   C. 润肠通便   D. 通阳散结

13. 半夏厚朴汤的组成除半夏、厚朴外,还含有的药物是
    A. 苏子、茯苓、生姜   B. 茯苓、生姜、苏叶   C. 枳壳、茯苓、苏叶   D. 干姜、茯苓、苏叶

14. 枳实薤白桂枝汤中先煮的药物有
    A. 薤白   B. 桂枝   C. 厚朴   D. 瓜蒌

15. 枳实薤白桂枝汤的功用
    A. 通阳散结,行气祛痰   B. 通阳散结,行气宽胸   C. 通阳散结,祛痰下气   D. 通阳散结,祛痰宽胸

16. 枳实薤白桂枝汤中桂枝的作用
    A. 发汗解肌   B. 温通经脉   C. 助阳化气   D. 降逆平冲

17. 枳实薤白桂枝汤的君药是

A. 薤白、瓜蒌　　　　　　B. 厚朴、薤白　　　　　C. 桂枝、瓜蒌　　　　　D. 枳实、厚朴

18. 下列药物属于天台乌药散的是
　　A. 丁香、小茴香　　　　　B. 丁香、木香　　　　　C. 木香、小茴香　　　　D. 沉香、木香

19. 天台乌药散中与巴豆同炒黑的药物是
　　A. 槟榔　　　　　　　　　B. 川楝子　　　　　　　C. 乌药　　　　　　　　D. 木香

20. 天台乌药散中加入适量的
　　A. 黄酒　　　　　　　　　B. 苦酒　　　　　　　　C. 白酒　　　　　　　　D. 清酒

21. 四磨汤的药物组成不包含
　　A. 槟榔　　　　　　　　　B. 沉香　　　　　　　　C. 天台乌药　　　　　　D. 党参

22. 天台乌药散的功效
　　A. 行气疏肝,散寒止痛　　B. 行气降逆,宽胸散结　C. 行气疏肝,宽胸散结　D. 行气降逆,散寒止痛

23. 四磨汤的功效
　　A. 行气疏肝,散寒止痛　　B. 行气降逆,宽胸散结　C. 行气疏肝,宽胸散结　D. 行气降逆,散寒止痛

24. 天台乌药散和四磨汤所共有的药物是
　　A. 天台乌药、槟榔　　　　B. 天台乌药、沉香　　　C. 天台乌药、木香　　　D. 槟榔、木香

25. 暖肝煎的药物有
　　A. 沉香、小茴香　　　　　B. 沉香、丁香　　　　　C. 小茴香、丁香　　　　D. 丁香、木香

26. 暖肝煎的君药是
　　A. 小茴香、肉桂　　　　　B. 肉桂、乌药　　　　　C. 小茴香、乌药　　　　D. 小茴香、沉香

27. 定喘汤的药物组成中有
　　A. 干姜　　　　　　　　　B. 生姜　　　　　　　　C. 高良姜　　　　　　　D. 款冬花

28. 定喘汤的君药是
　　A. 麻黄、苏子　　　　　　B. 白果、麻黄　　　　　C. 白果、杏仁　　　　　D. 杏仁、苏子

二、B型题:A、B、C、D是其下面两道小题的备选项,请从中选择一项最符合题目要求的,每个选项可以被选择
　　一次或两次。

　　A. 天台乌药　　　　　　　B. 槟榔　　　　　　　　C. 两者都选　　　　　　D. 两者都不选
1. 天台乌药散的药物组成中有
2. 四磨汤的药物组成中有

　　A. 行气疏肝,散寒止痛　　B. 行气降逆,宽胸散结　C. 两者都选　　　　　　D. 两者都不选
3. 天台乌药散的功效是
4. 四磨汤的功效是

　　A. 小茴香　　　　　　　　B. 木香　　　　　　　　C. 两者都选　　　　　　D. 两者都不选
5. 天台乌药散的药物组成中有
6. 暖肝煎的药物组成中有

　　A. 紫苏子　　　　　　　　B. 苏叶　　　　　　　　C. 两者都选　　　　　　D. 两者都不选
7. 苏子降气汤的药物组成中有
8. 半夏厚朴汤的药物组成中有

　　A. 厚朴、紫苏子　　　　　B. 厚朴、苏叶　　　　　C. 两者都选　　　　　　D. 两者都不选
9. 苏子降气汤的药物组成中有
10. 半夏厚朴汤的药物组成中有

　　A. 干姜　　　　　　　　　B. 生姜　　　　　　　　C. 两者都选　　　　　　D. 两者都不选

11. 厚朴温中汤的药物组成中有
12. 苏子降气汤的药物组成中有

    A. 厚朴　　　　　　　　B. 茯苓　　　　　　　　C. 两者都选　　　　　　D. 两者都不选

13. 半夏厚朴汤的药物组成中有
14. 厚朴温中汤的药物组成中有

    A. 行气止痛　　　　　　B. 软坚散结　　　　　　C. 两者都选　　　　　　D. 两者都不选

15. 橘核丸的功用
16. 天台乌药散的功用

三、X型题:在每小题给出的 A、B、C、D 四个选项中,至少有两项是符合题目要求的,请选出所有符合题目要求的答案,多选或少选均不得分。

1. 理气剂具有的作用是
    A. 行气　　　　　　　　B. 降气　　　　　　　　C. 温中　　　　　　　　D. 开泄

2. 理气剂的治疗证候是
    A. 气滞证　　　　　　　B. 气逆证　　　　　　　C. 气陷证　　　　　　　D. 气郁证

3. 半夏厚朴汤的主治有
    A. 咳　　　　　　　　　B. 呕　　　　　　　　　C. 胸膈满闷　　　　　　D. 鼓胀

4. 下列不属于半夏厚朴汤的功用的是
    A. 通阳散结,行气祛痰　B. 行气散结,降逆化痰　C. 通阳散结,祛痰下气　D. 行气散结,祛痰下气

5. 枳实薤白桂枝汤中桂枝的作用
    A. 温通经脉　　　　　　B. 通阳散寒　　　　　　C. 降逆平冲　　　　　　D. 助阳化气

6. 天台乌药散的药物组成中有
    A. 木香　　　　　　　　B. 小茴香　　　　　　　C. 沉香　　　　　　　　D. 香附

7. 暖肝煎具有
    A. 补养　　　　　　　　B. 散寒　　　　　　　　C. 行气　　　　　　　　D. 祛湿

8. 苏子降气汤的主治
    A. 咳喘痰多　　　　　　B. 胸膈满闷　　　　　　C. 腰痛脚弱　　　　　　D. 肢体浮肿

9. 苏子降气汤的病变部位不是
    A. 心肾　　　　　　　　B. 肺肾　　　　　　　　C. 肝肾　　　　　　　　D. 脾肾

10. 下列有关苏子降气汤的说法正确的是
    A. 降气平喘　　　　　　B. 上实下虚　　　　　　C. 标本兼顾　　　　　　D. 上下并治

11. 苏子降气汤中肉桂的作用
    A. 温补下元　　　　　　B. 纳气平喘　　　　　　C. 补火助阳　　　　　　D. 散寒止痛

12. 定喘汤的君药是
    A. 白果　　　　　　　　B. 麻黄　　　　　　　　C. 桑白皮　　　　　　　D. 杏仁

13. 可以体现定喘汤的配伍特点的是
    A. 散　　　　　　　　　B. 收　　　　　　　　　C. 清　　　　　　　　　D. 降

14. 下列不符合旋覆代赭汤中旋覆花和代赭石比例的有
    A. 3 : 1　　　　　　　　B. 4 : 1　　　　　　　　C. 5 : 1　　　　　　　　D. 2 : 1

15. 旋覆代赭汤中使用生姜的用意
    A. 和胃降逆　　　　　　B. 宣散水气　　　　　　C. 制约寒凉　　　　　　D. 温肺止咳

方剂学

16. 干姜、生姜同用的方剂有

    A. 半夏泻心汤   B. 生姜泻心汤   C. 回阳救急汤   D. 厚朴温中汤

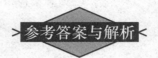

►参考答案与解析◄

一、A 型题。

1. D。

    凡以理气药为主组成,具有行气或降气作用,治疗气滞或气逆证的方剂,统称理气剂。属"八法"中的消法。

2. C。

    凡以理气药为主组成,具有行气或降气作用,治疗气滞或气逆证的方剂,统称理气剂。

3. D。

    以紫苏子为君药及半夏、厚朴、前胡为臣药的降气祛痰平喘组合,君臣相配,以治上实;肉桂温补下元,纳气平喘,以治下虚;苏子降气汤治疗上实下虚喘咳证,病变部位涉及肺肾。

4. A。

    以紫苏子为君药及半夏、厚朴、前胡为臣药的降气祛痰平喘组合,君臣相配,以治上实;肉桂温补下元,纳气平喘,以治下虚;苏子降气汤治疗上实下虚喘咳证,病变部位涉及肺肾。

5. C。

    苏子降气汤中肉桂的功用是温补下元,纳气平喘,以治下虚。

6. D。

    苏子降气汤的药物组成是紫苏子、半夏、川当归、甘草、前胡、厚朴、肉桂、苏叶、生姜。

7. C。

    半夏厚朴汤的药物组成是半夏、厚朴、茯苓、生姜、苏叶。

8. B。

    半夏厚朴汤的主治功效:行气散结,降逆化痰。

9. D。

    半夏厚朴汤的主治:咽中如有物阻,咯吐不出,吞咽不下,胸膈满闷,或咳或呕,舌苔白润或白滑,脉弦缓或弦滑。

10. A。

    半夏辛温入肺胃,化痰散结,降逆和胃,为君药;厚朴苦辛性温,下气除满,助半夏散结降逆,为臣药;茯苓甘淡渗湿健脾,以助半夏化痰;生姜辛温散结,和胃止呕,且制半夏之毒;苏叶芳香行气,理肺舒肝,助厚朴行气宽胸、宣通郁结之气,共为佐药。

11. A。

    瓜蒌薤白白酒汤的功用:通阳散结,行气祛痰,主治:胸阳不振,痰气互结之胸痹轻证。

12. B。

    瓜蒌薤白白酒汤中瓜蒌的作用是苦寒滑利,豁痰下气,宽畅胸膈。

13. B。

    半夏厚朴汤的药物组成是半夏、厚朴、茯苓、生姜、苏叶。

14. C。

    枳实薤白桂枝汤用法:先煮枳实、厚朴,去滓纳诸药。

15. C。

    枳实薤白桂枝汤的功用:通阳散结,祛痰下气。

16. D。

    枳实薤白桂枝汤中桂枝的作用:通阳散寒,降逆平冲。

17. A。

    枳实薤白桂枝汤中瓜蒌味甘性寒入肺,涤痰散结,开胸通痹;薤白辛温,通阳散结,化痰散寒,能散胸中凝滞之阴寒、化上焦结聚之痰浊、宣胸中阳气以宽胸,乃治疗胸痹之要药,共为君药。

18. C。

天台乌药散的药物:天台、乌药、木香、小茴香、高良姜、槟榔、川楝子、巴豆、青皮。

19.**B**。

天台乌药散的是用法:巴豆与川楝子同炒黑,去巴豆,水煎取汁,冲入适量黄酒服。

20.**A**。

天台乌药散用法:巴豆与川楝子同炒黑,去巴豆,水煎取汁,冲入适量黄酒服。

21.**D**。

四磨汤(《济生方》)人参、槟榔、沉香、天台乌药。

22.**A**。

天台乌药散的功效是行气疏肝,散寒止痛。

23.**B**。

四磨汤的功效是行气降逆,宽胸散结。

24.**A**。

天台乌药散的药物组成天台乌药、木香、小茴香、高良姜、槟榔、川楝子、巴豆、青皮;四磨汤(《济生方》)的药物组成人参、槟榔、沉香、天台乌药。

25.**A**。

暖肝煎的药物组成:当归、枸杞子、小茴香、肉桂、乌药、沉香、茯苓、生姜。

26.**A**。

暖肝煎主治:肝肾不足,寒滞肝脉证,其中肉桂辛甘大热,温肾暖肝,祛寒止痛;小茴香味辛性温,暖肝散寒,理气止痛,二药合用,温肾暖肝散寒,共为君药,更好地体现了治法。

27.**D**。

定喘汤的药物组成:白果、麻黄、苏子、甘草、款冬花、杏仁、桑白皮、黄芩、半夏;其用法:水煎服,不用姜,不拘时候,徐徐服。

28.**B**。

定喘汤主治:风寒外束,痰热内蕴证,其中麻黄宣肺散邪以平喘,白果敛肺定喘而祛痰,共为君药,一散一收,既可加强平喘之功,又可防麻黄耗散肺气,更好地体现了治法。

二、B型题。

1、2.**C;C**。

天台乌药散的药物组成天台乌药、木香、小茴香、高良姜、槟榔、川楝子、巴豆、青皮;四磨汤(《济生方》)的药物组成人参、槟榔、沉香、天台乌药。

3、4.**A;B**。

天台乌药散的功效是行气疏肝,散寒止痛;四磨汤的功效是行气降逆,宽胸散结。

5、6.**C;A**。

天台乌药散的药物组成天台乌药、木香、小茴香、高良姜、槟榔、川楝子、巴豆、青皮;暖肝煎的药物组成:当归、枸杞子、小茴香、肉桂、乌药、沉香、茯苓、生姜。

7、8.**C;B**。

苏子降气汤的药物组成中有当归、紫苏子、半夏、甘草、前胡、厚朴、肉桂、生姜、大枣、苏叶;半夏厚朴汤的药物组成中有半夏、厚朴、茯苓、生姜、苏叶。

9、10.**C;B**。

苏子降气汤的药物组成中有当归、紫苏子、半夏、甘草、前胡、厚朴、肉桂、生姜、大枣、苏叶;半夏厚朴汤的药物组成中有半夏、厚朴、茯苓、生姜、苏叶。

11、12.**C;B**。

苏子降气汤的药物组成中有当归、紫苏子、半夏、甘草、前胡、厚朴、肉桂、生姜、大枣、苏叶;厚朴温中汤的药物组成中有厚朴、陈皮、炙甘草、茯苓、草豆蔻仁、木香、干姜、生姜。

13、14.**C;C**。

厚朴温中汤的药物组成中有厚朴、陈皮、炙甘草、茯苓、草豆蔻仁、木香、干姜、生姜;半夏厚朴汤的药物组成中有半夏、厚朴、茯苓、生姜、苏叶。

15、16.**C;A**。

橘核丸的功用:行气止痛,软坚散结;天台乌药散的功用:行气疏肝,散寒止痛。

三、X 型题。

1. **AB**。

凡以理气药为主组成,具有行气或降气作用,治疗气滞或气逆证的方剂,统称理气剂。属"八法"中的消法。

2. **AB**。

凡以理气药为主组成,具有行气或降气作用,治疗气滞或气逆证的方剂,统称理气剂。属"八法"中的消法。

3. **ABC**。

半夏厚朴汤的主治:咽中如有物阻,咯吐不出,吞咽不下,胸膈满闷,或咳或呕,舌苔白润或白滑,脉弦缓或弦滑。

4. **ACD**。

半夏厚朴汤的功用是行气散结,降逆化痰,主治:梅核气。

5. **BC**。

枳实薤白桂枝汤中桂枝的作用是通阳散寒,降逆平冲;体现了其配伍特点寓降逆平冲于行气之中,以恢复气机之升降。

6. **AB**。

天台乌药散的药物组成天台乌药、木香、小茴香、高良姜、槟榔、川楝子、巴豆、青皮。

7. **ABC**。

配伍特点:本方补养、散寒、行气并重,运用时应视其虚、寒、气滞三者孰轻孰重,相应调整君臣药的配伍关系,使之更能切中病情。

8. **ABCD**。

苏子降气汤主治:上实下虚喘咳证,标本兼顾,上下并治,病变部位在肺肾。咳喘痰多,胸膈满闷,喘咳短气,呼多吸少,或腰疼脚弱,肢体倦怠,或肢体浮肿,舌苔白滑或白腻,脉弦滑。

9. **ACD**。

苏子降气汤主治:上实下虚喘咳证,标本兼顾,上下并治,病变部位在肺肾。

10. **ABCD**。

苏子降气汤主治:上实下虚喘咳证,标本兼顾,上下并治,病变部位在肺肾;功用:降气平喘,祛痰止咳。

11. **AB**。

肉桂温补下元,纳气平喘,体现标本兼顾,上下并治,肉桂以治下为主。

12. **AB**。

功用:宣降肺气,清热化痰,麻黄宣肺散邪以平喘,白果敛肺定喘而祛痰,共为君药,一散一收,既可加强平喘之功,又可防麻黄耗散肺气,更好地体现功用。

13. **ABCD**。

本方的配伍特点:本方宣开与清降并用,发散与收敛兼施,融散、收、清、降于一方,定止咳之力颇著。

14. **BCD**。

旋覆代赭汤中旋覆花性温而能下气消痰,降逆止噫,是为君药;代赭石(用量最轻)质重而沉降,善镇冲逆,但味苦气寒,故用量稍小为臣药,用量上,旋覆花:代赭石＝3:1。

15. **ABC**。

旋覆代赭汤中生姜于本方用量独重,寓意有三:一为和胃降逆以增止呕之效,二为宣散水气以助祛痰之功,三可制约代赭石的寒凉之性,使其镇降气逆而不伐胃。

16. **BCD**。

半夏泻心汤组成:半夏、黄芩、干姜、人参、黄连、大枣、炙甘草。生姜泻心汤组成:生姜、干姜、甘草、人参、黄芩、半夏、黄连、大枣。回阳救急汤组成:熟附子、干姜、人参、炙甘草、白术炒、肉桂、陈皮、五味子、茯苓、半夏制、生姜、麝香。厚朴温中汤组成:厚朴、陈皮、炙甘草、茯苓、草豆蔻、木香、干姜、生姜。综上所述,应选生姜泻心汤、回阳救急汤、厚朴温中汤。

第十四章

14

理血剂

一、A 型题:在每小题给出的 A、B、C、D 四个选项中,请选出一项最符合题目要求的。

1.桃核承气汤中没有的药物是
    A.大黄   B.桂枝   C.枳实   D.芒硝

2.桃核承气汤中服法特殊的是
    A.大黄   B.桂枝   C.桃仁   D.芒硝

3.桃核承气汤的君药是
    A.大黄、桃仁   B.桂枝、桃仁   C.桃仁、炙甘草   D.芒硝、大黄

4.下列哪项不属于血府逐瘀汤的药物组成
    A.牛膝   B.桔梗   C.柴胡   D.枳实

5.血府逐瘀汤的主治
    A.瘀阻头面证   B.胸中血瘀证   C.瘀阻膈下证   D.瘀痹阻经络

6.血府逐瘀汤的功用
    A.活血通窍,祛风除湿 B.活血化瘀,行气止痛 C.活血行气,通痹止痛 D.活血祛瘀,行气止痛

7.复元活血汤的组成不包含
    A.柴胡   B.瓜蒌根   C.穿山甲   D.三七

8.复元活血汤的病位是
    A.胁下   B.头面   C.小腹   D.少腹

9.温经汤的药物组成不包含
    A.吴茱萸   B.当归   C.芍药   D.肉桂

10.温经汤的君药是
    A.吴茱萸、桂枝   B.吴茱萸、当归   C.吴茱萸、芍药   D.吴茱萸、人参

11.下列药物属于生化汤的药物组成
    A.干姜   B.生姜   C.高良姜   D.炮姜

12.生化汤中有
    A.黄酒   B.清酒   C.苦酒   D.白酒

13.生化汤的君药是
    A.全当归   B.川芎   C.桃仁   D.炮姜

14.下列不属于补阳还五汤的药物组成的是
    A.生黄芪   B.当归尾   C.白芍   D.地龙

15.补阳还五汤的功用不包含
    A.补气   B.活血   C.通络   D.温阳

16.补阳还五汤的君药是
    A.生黄芪   B.当归尾   C.赤芍   D.地龙

17.补阳还五汤中君药黄芪的作用是

A. 补益元气　　　　　B. 升阳举陷　　　　　C. 益胃固表　　　　　D. 利尿生肌

18. 下列药物不属于小蓟饮子的是
A. 熟地黄　　　　　　B. 小蓟　　　　　　　C. 滑石　　　　　　　D. 蒲黄

19. 槐花散的药物组成不包含
A. 槐花　　　　　　　B. 柏叶　　　　　　　C. 荆芥穗　　　　　　D. 枳实

20. 复元活血汤中瓜蒌根的功用是
A. 润肠通便　　　　　B. 宽胸散结　　　　　C. 清热化痰　　　　　D. 消瘀散结

21. 复元活血汤中柴胡的功用是
A. 解表退热　　　　　B. 升举阳气　　　　　C. 疏肝引经　　　　　D. 消瘀散结

22. 温经汤的配伍特点不包括
A. 温　　　　　　　　B. 清　　　　　　　　C. 消　　　　　　　　D. 和

23. 生化汤中全当归的功用不包括
A. 补血活血　　　　　B. 化瘀生新　　　　　C. 行滞止痛　　　　　D. 润肠通便

24. 黄土汤中的药物不包括
A. 附子　　　　　　　B. 阿胶　　　　　　　C. 黄连　　　　　　　D. 灶心黄土

25. 七厘散的药物组成中不含有
A. 乳香　　　　　　　B. 没药　　　　　　　C. 红花　　　　　　　D. 降香

26. 桂枝茯苓丸治出血属于治法中的
A. 通因通用　　　　　B. 寒温并用　　　　　C. 塞因塞用　　　　　D. 热因热用

27. 活络效灵丹的药物组成不包括
A. 当归　　　　　　　B. 玄参　　　　　　　C. 乳香　　　　　　　D. 没药

28. 大黄䗪虫丸的组方特点
A. 祛瘀　　　　　　　B. 生新　　　　　　　C. 和中　　　　　　　D. 补虚

29. 十灰散的药物组成不包含
A. 茜根　　　　　　　B. 山栀　　　　　　　C. 大黄　　　　　　　D. 桃仁

30. 胶艾汤的药物组成不包含
A. 当归　　　　　　　B. 芍药　　　　　　　C. 熟地黄　　　　　　D. 阿胶

31. 活血祛瘀、散结止痛的方剂是
A. 复元活血汤　　　　B. 失笑散　　　　　　C. 桂枝茯苓丸　　　　D. 血府逐瘀汤

32. 功能活血化瘀,缓消癥块的方剂是
A. 复元活血汤　　　　B. 失笑散　　　　　　C. 桂枝茯苓丸　　　　D. 血府逐瘀汤

二、B型题:A、B、C、D是其下面两道小题的备选项,请从中选择一项最符合题目要求的,每个选项可以被选择一次或两次。

A. 桃仁　　　　　　　B. 甘草　　　　　　　C. 两者都选　　　　　D. 两者都不选
1. 血府逐瘀汤的药物组成中有
2. 桃核承气汤的药物组成中有

A. 赤芍　　　　　　　B. 川芎　　　　　　　C. 两者都选　　　　　D. 两者都不选
3. 通窍活血汤(《医林改错》)的药物组成中有
4. 膈下逐瘀汤(《医林改错》)的药物组成中有

A. 活血　　　　　　　B. 化瘀　　　　　　　C. 两者都选　　　　　D. 两者都不选

5. 血府逐瘀汤的功用

6. 复元活血汤的功用

    A. 疏肝行气   B. 引药入经   C. 两者都选   D. 两者都不选

7. 复元活血汤中柴胡的作用

8. 小柴胡汤中柴胡的作用

    A. 补血   B. 活血   C. 两者都选   D. 两者都不选

9. 复元活血汤中当归的作用

10. 温经汤中当归的作用

    A. 乳香   B. 没药   C. 两者都选   D. 两者都不选

11. 活络效灵丹的药物组成中有

12. 七厘散的药物组成中有

    A. 桃仁   B. 大黄   C. 两者都选   D. 两者都不选

13. 桂枝茯苓丸的药物组成中有

14. 大黄䗪虫丸的药物组成中有

    A. 活血   B. 通络止痛   C. 两者都选   D. 两者都不选

15. 桂枝茯苓丸的功用

16. 活络效灵丹的功用

三、X 型题：在每小题给出的 A、B、C、D 四个选项中，至少有两项是符合题目要求的，请选出所有符合题目要求的答案，多选或少选均不得分。

1. 理血剂的作用

    A. 活血   B. 祛瘀   C. 止血   D. 生肌

2. 理血剂可以用于治疗

    A. 衄血   B. 咳血   C. 便血   D. 崩漏

3. 生化汤中全当归的作用是

    A. 补血活血   B. 化瘀生新   C. 行滞止痛   D. 润肠通便

4. 生化汤中用童便的功用是

    A. 益阴   B. 化瘀   C. 引败血下行   D. 活血

5. 补阳还五汤的功用

    A. 补气   B. 活血   C. 通络   D. 温阳

6. 小蓟饮子的功用是

    A. 凉血止血   B. 利水通淋   C. 活血化瘀   D. 缓急止痛

7. 咳血方的发病部位是

    A. 心   B. 肝   C. 肺   D. 肾

8. 活络效灵丹的主治

    A. 心腹疼痛   B. 跌打瘀肿   C. 内外疮疡   D. 癥瘕积聚

9. 胶艾汤的主治

    A. 补血止血   B. 调经安胎   C. 活血化瘀   D. 缓急止痛

10. 胶艾汤的药物组成包括

    A. 芍药   B. 熟地黄   C. 川芎   D. 当归

11. 大黄䗪虫丸的功用

    A. 祛瘀生新   B. 缓中补虚   C. 缓急止痛   D. 凉血祛瘀

12. 十灰散的配伍具有的作用

    A. 清热泻火   B. 凉血止血   C. 活血祛瘀   D. 收涩止血

13. 桂枝茯苓丸的功用

    A. 活血化瘀   B. 缓消癥块   C. 通络止痛   D. 祛瘀生新

14. 黄土汤的配伍特点

    A. 寒热并用   B. 标本兼顾   C. 刚柔相济   D. 甘苦合用

15. 黄土汤的主治

    A. 脾阳不足   B. 跌打损伤   C. 脾不统血   D. 瘀血肿痛

16. 下列可以用血府逐瘀汤治疗的病证是

    A. 胸痹之心血瘀阻证   B. 胁痛之瘀血阻络证

    C. 内伤发热之血瘀发热证   D. 积证之瘀血内结证

17. 血府逐瘀汤中配伍牛膝的意义是

    A. 活血通经   B. 利尿通淋   C. 祛瘀止痛   D. 引血下行

18. 温经汤与生化汤药物组成中相同的药物是

    A. 当归   B. 干姜   C. 川芎   D. 甘草

参考答案与解析

一、A 型题。

1. C。

桃核承气汤的组成是桃仁、大黄、桂枝、炙甘草、芒硝；此题注意区分承气方类：大承气汤，小承气汤，调胃承气汤。

2. D。

桃核承气汤用法：作汤剂，水煎前4味，芒硝冲服，当微利。

3. A。

桃核承气汤的功用：逐瘀泻热，主治：下焦蓄血证；桃仁苦甘平，活血破瘀；大黄苦寒，下瘀泻热；二者合用，瘀热并治，共为君药，如此可更好地体现了主治和功用。

4. D。

血府逐瘀汤的药物组成：桃仁、红花、当归、生地黄、川芎、赤芍、牛膝、桔梗、柴胡、枳壳、甘草。应注意枳实与枳壳的用法区别。

5. B。

血府逐瘀汤主治：胸中血瘀证；通窍活血汤主治：瘀阻头面证；膈下逐瘀汤主治：瘀血阻滞膈下证；身痛逐瘀汤主治瘀血痹阻经络证。

6. B。

血府逐瘀汤主治：胸中血瘀证，功用：活血化瘀，行气止痛；通窍活血汤主治：瘀阻头面证，功用：活血通窍；膈下逐瘀汤主治：瘀血阻滞膈下证，功用：活血祛瘀，行气止痛；身痛逐瘀汤主治：瘀血痹阻经络证，功用：活血行气，祛风除湿，通痹止痛。

7. D。

复元活血汤的组成：柴胡、瓜蒌根、当归、红花、甘草、穿山甲、酒大黄、桃仁。复元活血汤的趣味方歌：柴贵人山楼打草（柴胡 当归 桃仁 穿山甲 瓜蒌根 大黄 甘草）。

8. A。

复元活血汤的主治：跌打损伤，瘀血阻滞证。胁肋瘀肿，痛不可忍，病变部位胁下。

9. D。

温经汤的药物组成是：吴茱萸、当归、芍药、川芎、人参、桂枝、阿胶、牡丹、生姜、甘草、半夏、麦冬。

10. A。

温经汤的功用:温经散寒,养血祛瘀;主治:冲任虚寒、瘀血阻滞证;吴茱萸、桂枝温经散寒,通利血脉,其中吴茱萸功擅散寒止痛,桂枝长于温通血脉,共为君药。

11. D。

生化汤的组成:全当归、川芎、桃仁、炮姜、炙甘草。

12. A。

生化汤的用法是:黄酒、童便各半煎服。

13. A。

生化汤的功用:养血祛瘀,温经止痛;主治:血虚寒凝,瘀血阻滞证;重用全当归补血活血,化瘀生新,行滞止痛,为君药。

14. C。

补阳还五汤的药物组成的是生黄芪、当归尾、赤芍、地龙、川芎、红花、桃仁。注意区分白芍和赤芍的功效。

15. D。

补阳还五汤的功用是:补气,活血,通络;主治:中风之气虚血瘀证。不能误认为补阳就具有温阳的作用。

16. A。

补阳还五汤的功用是:补气,活血,通络;主治:中风之气虚血瘀证;重用生黄芪,补益元气,意在气旺则血行,瘀去络通,为君药。

17. A。

补阳还五汤的功用是:补气,活血,通络;主治:中风之气虚血瘀证;重用生黄芪,补益元气,意在气旺则血行,瘀去络通,为君药。

18. A。

小蓟饮子的药物组成:生地黄、小蓟、滑石、木通、蒲黄、藕节、淡竹叶、当归、山栀子、甘草。注意区分方剂中用的是生地黄还是熟地黄。

19. D。

槐花散的药物组成:槐花、柏叶、荆芥穗、枳壳。注意不同证型中用枳实、枳壳的意义。

20. D。

复元活血汤的主治:跌打损伤,瘀血阻滞证。胁肋瘀肿,痛不可忍,病变部位胁下,瓜蒌根"续绝伤"(《神农本草经》),"消扑损瘀血"(《日华子本草》),既能入血分助诸药而消瘀散结,又可清热润燥。

21. C。

复元活血汤的主治:跌打损伤,瘀血阻滞证。胁肋瘀肿,痛不可忍,病变部位胁下;柴胡疏肝行气,并可引诸药入肝经。与荡涤凝瘀败血,导瘀下行,推陈致新的酒制大黄两药合用,一升一降,以攻散胁下(病位)之瘀滞,共为君药。体现主治,病位在胁下,用的柴胡,胁肋瘀肿,痛不可忍,用柴胡配酒,均值得深思和学习。

22. D。

温经汤的配伍特点有二:一是方中温清补消并用,但以温经补养为主;二是大队温补药与少量寒凉药配伍,能使全方温而不燥,刚柔相济,以成温养化瘀之剂。

23. D。

生化汤的功用:养血祛瘀,温经止痛。主治:血虚寒凝,瘀血阻滞证。产后恶露不行,小腹冷痛,重用全当归补血活血,化瘀生新,行滞止痛,为君药,更好的体现功用,足见组方思想之深邃。

24. C。

黄土汤的药物组成:甘草、干地黄、白术、附子炮、阿胶、黄芩、灶心黄土。

25. D。

七厘散的药物组成:血竭、麝香、冰片、乳香、没药、红花、朱砂、儿茶。七厘散不太常考,但是每年会出些不常规方子,考其药物组成,建议记住。

26. A。

桂枝茯苓丸治妊娠漏下不止,或胎动不安,血色紫黑晦暗,或产后恶露不尽而腹痛拒按者,舌质紫暗或有瘀点等出血之症,属于行血之法,体现通因通用之法,俾癥块得消,血行常道,则出血得止。深刻理解中医基础理论中的治法与治则,每年都会在这出题,另外这也是中医治病之灵魂所在。

27. B。

活络效灵丹的药物组成是当归、丹参、乳香、没药。考生对于方中参类药要记清楚,这很重要。

28.C。

大黄蟅虫丸主治:五劳虚极,形体羸瘦,腹满不能饮食,肌肤甲错,两目暗黑者。其配伍特点:诸药合用,祛瘀血,清瘀热,滋阴血,润燥结,为"缓中补虚"之方,即尤在泾《金匮心典》所说"润以濡其干,虫以动其瘀,通以去其闭"之意。这是此方的灵魂。

29.D。

十灰散的药物组成:大蓟、小蓟、荷叶、侧柏叶、茅根、茜根、山栀、大黄、牡丹皮、棕榈皮。

30.C。

胶艾汤的药物组成:川芎、阿胶、艾叶、甘草、当归、芍药、干地黄。

31.B。

这四个选项的方剂都有活血祛瘀的作用,其中不同之处在于:

(1)复元活血汤:【功用】活血祛瘀,疏肝通络。【主治】跌打损伤,瘀血阻滞证。瘀血留于胁下,痛不可忍。【歌诀】复元活血汤柴胡,花粉当归山甲俱,桃仁红花大黄草,损伤瘀血酒煎去。

(2)失笑散:【功用】活血祛瘀,散结止痛。【主治】瘀血疼痛证。心胸刺痛,脘腹疼痛,或产后恶露不行,或月经不调,少腹急痛。【歌诀】失笑灵脂蒲黄同,等量为散醋醯冲,瘀滞心腹时作痛,祛瘀止痛有奇功。

(3)桂枝茯苓丸:【功用】活血化瘀,缓消癥块。【主治】瘀阻胞宫证。腹痛拒按,或漏下不止,血色紫黑晦暗,或妊娠胎动不安等。【歌诀】金匮桂枝茯苓丸,桃仁芍药和牡丹,等分为末蜜丸服,缓消癥块胎可安。

(4)血府逐瘀汤:【功用】活血祛瘀,行气止痛。【主治】胸中血瘀证。胸痛,头痛日久,痛如针刺而有定处,或呃逆日久不止,或内热瞀闷,或心悸失眠,急躁易怒,入暮潮热,唇暗或两目暗黑,舌暗红或有瘀斑,脉涩或弦紧。【歌诀】血府当归生地桃,红花甘草壳赤芍,柴胡芎桔牛膝等,血化下行不作劳。

32.C。

选项A为复元活血汤的作用。选项B为失笑散的作用。选项C为桂枝茯苓丸的作用。选项D为血府逐瘀汤的作用。

(1)复元活血汤:【功用】活血祛瘀,疏肝通络。【主治】跌打损伤,瘀血阻滞证。瘀血留于胁下,痛不可忍。【歌诀】复元活血汤柴胡,花粉当归山甲俱,桃仁红花大黄草,损伤瘀血酒煎去。

(2)失笑散:【功用】活血祛瘀,散结止痛。【主治】瘀血疼痛证。心胸刺痛,脘腹疼痛,或产后恶露不行,或月经不调,少腹急痛。【歌诀】失笑灵脂蒲黄同,等量为散醋醯冲,瘀滞心腹时作痛,祛瘀止痛有奇功。

(3)桂枝茯苓丸:【功用】活血化瘀,缓消癥块。【主治】瘀阻胞宫证。腹痛拒按,或漏下不止,血色紫黑晦暗,或妊娠胎动不安等。【歌诀】金匮桂枝茯苓丸,桃仁芍药和牡丹,等分为末蜜丸服,缓消癥块胎可安。

(4)血府逐瘀汤:【功用】活血祛瘀,行气止痛。【主治】胸中血瘀证。胸痛,头痛日久,痛如针刺而有定处,或呃逆日久不止,或内热瞀闷,或心悸失眠,急躁易怒,入暮潮热,唇暗或两目暗黑,舌暗红或有瘀斑,脉涩或弦紧。【歌诀】血府当归生地桃,红花甘草壳赤芍,柴胡芎桔牛膝等,血化下行不作劳。综上所述,可知应选桂枝茯苓丸。

二、B型题。

1、2.C;A。

血府逐瘀汤的药物组成桃仁、红花、当归、生地黄、川芎、赤芍、牛膝、桔梗、柴胡、枳壳、甘草,其中甘草调和诸药,桃核承气汤的药物组成桃仁、大黄、桂枝、炙甘草、芒硝,其中炙甘草护胃安中,并缓诸药之峻烈。

3、4.C;C。

通窍活血汤(《医林改错》):赤芍、川芎、桃仁、红花、老葱、鲜姜、红枣、麝香、黄酒。功用:活血通窍。主治:瘀阻头面证;膈下逐瘀汤(《医林改错》):五灵脂、当归、川芎、桃仁、丹皮、赤芍、乌药、延胡索、甘草、香附、红花、枳壳。功用:活血祛瘀,行气止痛。主治:瘀血阻滞膈下证。

5、6.C;C。

血府逐瘀汤功用:活血化瘀,行气止痛。主治:胸中血瘀证;复元活血汤功用:活血祛瘀,疏肝通络。

7、8.C;C。

复元活血汤柴胡疏肝行气,并可引诸药入肝经;小柴胡汤疏肝行气,入肝胆经,透泄少阳之邪。

9、10.C;C。

复元活血汤中当归补血活血;温经汤中当归、川芎活血祛瘀,养血调经。

11、12. **C；C。**

　　活络效灵丹的药物组成中有：当归、丹参、乳香、没药；七厘散的药物组成中有：血竭、麝香、冰片、乳香、没药、红花、朱砂、儿茶。

13、14. **A；C。**

　　桂枝茯苓丸的药物组成中有：桂枝、茯苓、丹皮、桃仁、芍药；大黄䗪虫丸的药物组成中有：大黄、黄芩、甘草、桃仁、杏仁、芍药、干地黄、干漆、虻虫、水蛭、蛴螬、䗪虫、白蜜。

15、16. **A；C。**

　　桂枝茯苓丸的功用：活血化瘀，缓消癥块；主治：瘀阻胞宫证。活络效灵丹的功用：活血祛瘀，通络止痛；主治：气血凝滞。

三、X型题。

1. **ABC。**

　　凡以理血药为主组成，具有活血祛瘀或止血作用，治疗血瘀或出血病证的方剂，统称理血剂。

2. **ABCD。**

　　理血剂的适应范围：活血祛瘀剂，适用于各种血瘀证。止血剂，适用于血液离经妄行而出现的吐血、衄血、咳血、便血、崩漏等各种出血证。

3. **ABC。**

　　生化汤中重用全当归补血活血，化瘀生新，行滞止痛。

4. **ABC。**

　　生化汤中用童便同煎者，乃取其益阴化瘀，引败血下行之意。

5. **ABC。**

　　补阳还五汤的功用：补气，活血，通络。

6. **AB。**

　　小蓟饮子的功用：凉血止血，利水通淋。

7. **BC。**

　　咳血方功用：清肝宁肺，凉血止血；主治：肝火犯肺之咳血证。

8. **ABCD。**

　　活络效灵丹的功用：活血祛瘀，通络止痛；主治：气血凝滞。心腹疼痛，腿痛臂痛，跌打瘀肿，内外疮疡，以及癥瘕积聚等。

9. **AB。**

　　胶艾汤的功用：补血止血，调经安胎；主治：妇人冲任虚损。崩中漏下，月经过多，淋漓不止，或半产后下血不绝，或妊娠下血，腹中疼痛者。配伍特点：诸药合用，以补血止血为主，兼以调经安胎，为治疗血虚崩漏以及安胎的常用方剂。历年考研出现频率很高，为中医妇科基础方。

10. **ACD。**

　　胶艾汤的药物组成：川芎、阿胶、艾叶、甘草、当归、芍药、干地黄。

11. **AB。**

　　大黄䗪虫丸的功用：祛瘀生新；主治：五劳虚极；配伍特点：诸药合用，祛瘀血，清瘀热，滋阴血，润燥结，为"缓中补虚"之方，即尤在泾《金匮心典》所说"润以濡其干，虫以动其瘀，通以去其闭"之意。

12. **ABC。**

　　十灰散的配伍特点：寓止血于清热泻火之中，寄祛瘀于凉血止血之内。为一首急救止血方剂。

13. **AB。**

　　桂枝茯苓丸的功用：活血化瘀，缓消癥块。

14. **ABCD。**

　　黄土汤的配伍特点：诸药合用，共呈寒热并用，标本兼顾，刚柔相济的配伍特点。此方为温中健脾、养血止血之良剂，故吴瑭称本方为"甘苦合用，刚柔互济法"（《温病条辨》）。

15. **AC。**

　　黄土汤的主治脾阳不足，脾不统血证。配伍特点：诸药合用，共呈寒热并用，标本兼顾，刚柔相济的配伍特点。此方为温中健脾、养血止血之良剂，故吴瑭称本方为"甘苦合用，刚柔互济法"（《温病条辨》）。

16. **ABC。**

可以用血府逐瘀汤治疗的病证:①胸痹之心血瘀阻证,症见:心胸疼痛,如刺如绞,痛有定处,入夜为甚,甚则心痛彻背,背痛彻心,或痛引肩背,伴有胸闷,日久不愈,可因暴怒、劳累而加重,舌质紫暗,有瘀斑,苔薄,脉弦涩。治法:活血化瘀,通脉止痛。②胁痛之瘀血阻络证,症见:胁肋刺痛,痛有定处,痛处拒按,入夜痛甚,胁肋下或见有癥块,舌质紫暗,脉象沉涩。治法:祛瘀通络。③内伤发热之血瘀发热证,症见午后或夜晚发热,或自觉身体某些部位发热,口燥咽干,但不多饮,肢体或躯干有固定痛处或肿块,面色萎黄或晦暗,舌质青紫或有瘀点、瘀斑,脉弦或涩。治法:活血化瘀。④聚证之瘀血内结证,症见:腹部积块渐大,质地较硬,固定不移,隐痛或刺痛,纳谷减少,体倦乏力,面暗消瘦,时有寒热,女子可见月事不下,舌质紫或有瘀斑瘀点,脉细涩。治法:祛瘀软坚,兼调脾胃。代表方:膈下逐瘀肠合六君子汤加减。

17. ACD。

血府逐瘀汤:【组成】桃仁、红花、当归、生地黄、川芎、赤芍、牛膝、桔梗、柴胡、枳壳、甘草。【功用】活血化瘀,行气止痛。【主治】胸中血瘀证。胸痛,头痛,日久不愈,痛如针刺而有定处,或呃逆日久不止,或饮水即呛,干呕,或内热瞀闷,或心悸怔忡,失眠多梦,急躁易怒,入暮潮热,唇暗或两目暗黑,舌质暗红,或舌有瘀斑、瘀点,脉涩或弦紧。【方义】桃仁破血行滞而润燥,红花活血祛瘀以止痛,共为君药。赤芍、川芎助君药活血祛瘀;牛膝活血通经,祛瘀止痛,引血下行,共为臣药。生地、当归养血益阴,清热活血;桔梗、枳壳,一升一降,宽胸行气;柴胡疏肝解郁,升达清阳,与桔梗、枳壳同用,尤善理气行滞,使气行则血行,以上均为佐药。桔梗并能载药上行,兼有使药之用;甘草调和诸药,亦为使药。全方配伍,特点有三:一为活血与行气相伍,既行血分瘀滞,又解气分郁结;二是祛瘀与养血同施,则活血而无耗血之虑,行气又无伤阴之弊;三为升降兼顾,既能升达清阳,又可降泄下行,使气血和调。合而用之,使血活瘀化气行,则诸症可愈,为治胸中血瘀证之良方。【趣味方歌】俏桃红穿柴草要当牛耕地——枳壳、桃仁、红花、川芎、柴胡、甘草、芍药、当归、牛膝、桔梗生地。

18. ACD。

(1)温经汤:【组成】吴茱萸、当归、芍药、川芎、人参、桂枝、阿胶、牡丹皮、生姜、甘草、半夏、麦冬。【功用】温经散寒:养血祛瘀。【主治】冲任虚寒、瘀血阻滞证。漏下不止,血色暗而有块,淋漓不畅,或月经超前或延后,或逾期不止,或一月再行,或经停不至,而见少腹里急,腹满,傍晚发热,手心烦热,唇口干燥,舌质暗红,脉细而涩。亦治妇人宫冷,久不受孕。【趣味方歌】熊皮贵,无人要,冬将夏,草当浇——川芎、牡丹皮、桂枝、吴茱萸、人参、芍药、麦冬、生姜半夏、甘草、当归、阿胶。

(2)生化汤:【组成】全当归、川芎、桃仁、炮干姜、炙甘草、黄酒、童便。【功用】养血祛瘀,温经止痛。【主治】血虚寒凝,瘀血阻滞证。产后恶露不行,小腹冷痛。【趣味方歌】穷鬼炒桃酱——芎归草桃姜。本方虽是产后之要药,但全方药性偏温,产后腹痛属瘀热证者不宜用。此两方历年的考题较多,重点在于把握其方中药物组成的作用以及其主治证候,出题较多。

第 十 五 章

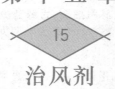

治风剂

一、A 型题：在每小题给出的 A、B、C、D 四个选项中，请选出一项最符合题目要求的。

1. 大秦艽汤的药物组成中不包含
    A. 生地黄   B. 熟地黄   C. 防风   D. 黄连

2. 大秦艽汤的主治不包含
    A. 口眼㖞斜   B. 舌强谵语   C. 恶寒发热   D. 运动受限

3. 大秦艽汤的药物组成中具有能够体现"治风先治血，血行风自灭"之意的药物不包含
    A. 生地   B. 当归   C. 白芍   D. 川芎

4. 大秦艽汤的加减应用中"如遇天阴"，加下列哪味药七八片
    A. 附子   B. 生姜   C. 砂仁   D. 豆蔻

5. 大秦艽汤的加减应用中"如心下痞"，加下列哪味药
    A. 紫苏   B. 桔梗   C. 枳实   D. 厚朴

6. 镇肝熄风汤方中的君药是
    A. 怀牛膝   B. 生赭石   C. 川楝子   D. 茵陈

7. 大定风珠的功用是
    A. 滋阴息风   B. 镇肝息风   C. 滋阴潜阳   D. 增液舒筋

8. 大定风珠的君药是
    A. 生白芍、阿胶   B. 阿胶、鸡子黄   C. 生白芍、生龟甲   D. 鸡子黄、生白芍

9. 消风散的药物组成不包含
    A. 当归   B. 苦参   C. 生地   D. 白鲜皮

10. 大定风珠中最后煎煮的药物是
    A. 五味子   B. 生白芍   C. 阿胶   D. 鸡子黄

11. 大定风珠中具有滋阴潜阳，重镇息风的药物不包含
    A. 龟甲   B. 鳖甲   C. 牡蛎   D. 钩藤

12. 镇肝熄风汤中具有清泄肝热，疏肝理气的药物不包含
    A. 茵陈   B. 川楝子   C. 丹参   D. 生麦芽

13. 张锡纯在镇肝熄风汤中配伍生麦芽的用意
    A. 舒达肝气（疏肝解郁） B. 消食化积   C. 健脾开胃   D. 和胃调中

14. 张锡纯在镇肝熄风汤中少佐茵陈的用意是
    A. 清泻肝热   B. 疏解肝郁   C. 疏肝泻热   D. 清热利湿

15. 牵正散的组成药物是
    A. 僵蚕、白附子、薄荷 B. 蜈蚣、白附子、全蝎 C. 全蝎、白附子、僵蚕 D. 蜈蚣、白附子、僵蚕

16. 小活络丹的药物组成不包含
    A. 地龙   B. 天南星   C. 乳香   D. 全蝎

17. 小活络丹的功用不包含

A. 祛风除湿　　　　　　B. 化痰通络　　　　　　C. 活血止痛　　　　　　D. 补益肝肾

18. 温病热邪久羁,灼伤真阴,症见神倦,瘛疭,脉气虚弱,舌绛苔少,有时时欲脱之势治宜选用

A. 增液汤　　　　　　　B. 复脉汤　　　　　　　C. 大补阴丸　　　　　　D. 大定风珠

19. 羚角钩藤汤的功用是

A. 凉肝息风,滋阴养血　B. 清热凉肝,滋阴潜阳　C. 凉肝息风,增液舒筋　D. 清热凉肝,镇惊安神

20. 凉肝息风法的代表方

A. 羚角钩藤汤　　　　　B. 镇肝熄风汤　　　　　C. 天麻钩藤饮　　　　　D. 半夏白术天麻汤

21. 方药配伍中寓"清金制木"之义的是

A. 泻白散　　　　　　　B. 凉膈散　　　　　　　C. 羚角钩藤汤　　　　　D. 镇肝熄风汤

22. 治疗风疹、湿疹,苔白或黄,脉浮数者,宜用的方剂是

A. 玉真散　　　　　　　B. 消风散　　　　　　　C. 仙方活命饮　　　　　D. 大秦艽汤

23. 下列哪一项不是小活络丹的功用

A. 行气　　　　　　　　B. 祛风　　　　　　　　C. 除湿　　　　　　　　D. 化痰

24. 制川乌、制草乌二药同用的方剂是

A. 独活寄生汤　　　　　B. 大秦艽汤　　　　　　C. 羌活胜湿汤　　　　　D. 小活络丹

25. 大秦艽汤中用以凉血、清热的药物是

A. 石膏、黄芩、生地　　B. 石膏、知母、生地　　C. 黄芩、赤芍、生地　　D. 黄芩、赤芍、知母

26. 风中经络,口眼喎斜,舌强不能言语,手足不能运动者,治宜选用

A. 大秦艽汤　　　　　　B. 小活络丹　　　　　　C. 活络效灵丹　　　　　D. 牵正散

27. 大秦艽汤中配伍白芷的主要用意是

A. 祛风散寒　　　　　　B. 祛风止痉　　　　　　C. 散寒祛湿　　　　　　D. 散寒通痹

28. 川芎茶调散中用量独重的药物是

A. 薄荷叶　　　　　　　B. 川芎　　　　　　　　C. 荆芥　　　　　　　　D. 细辛

29. 川芎茶调散中用薄荷的用意是

A. 制燥疏风　　　　　　B. 清利头目　　　　　　C. 利咽透疹　　　　　　D. 疏肝行气

30. 川芎茶调散的遣药组方规律不包含

A. 外风宜散　　　　　　　　　　　　　　　　　B. 以颠顶之上,唯风药可到

C. 疏风而不燥　　　　　　　　　　　　　　　　D. 疏风止痛

二、B 型题:A、B、C、D 是其下面两道小题的备选项,请从中选择一项最符合题目要求的,每个选项可以被选择一次或两次。

A. 疏风清热　　　　　　B. 疏风止痛　　　　　　C. 两者都选　　　　　　D. 两者都不选

1. 川芎茶调散的功用

2. 大秦艽汤的功用

A. 炙甘草　　　　　　　B. 生甘草　　　　　　　C. 两者都选　　　　　　D. 两者都不选

3. 川芎茶调散中的药物是

4. 羚角钩藤汤中的药物是

A. 清泄肝热　　　　　　B. 疏肝理气　　　　　　C. 两者都选　　　　　　D. 两者都不选

5. 张锡纯在镇肝熄风汤中配伍生麦芽的用意

6. 张锡纯在镇肝熄风汤中少佐茵陈的用意是

A. 标本兼顾　　　　　　B. 急则治标　　　　　　C. 两者都选　　　　　　D. 两者都不选

7. 镇肝熄风汤的配伍特点

8. 消风散的配伍特点

　　A. 祛风通络　　　　　B. 活血止痛　　　　　C. 两者都选　　　　　D. 两者都不选

9. 牵正散的功用

10. 小活络丹的功用

　　A. 阿胶　　　　　　　B. 鸡子黄　　　　　　C. 两者都选　　　　　D. 两者都不选

11. 阿胶鸡子黄汤的药物组成是

12. 黄连阿胶汤的药物组成是

　　A. 乳香　　　　　　　B. 没药　　　　　　　C. 两者都选　　　　　D. 两者都不选

13. 小活络丹的药物组成

14. 牵正散的药物组成

　　A. 胡麻　　　　　　　B. 当归　　　　　　　C. 两者都选　　　　　D. 两者都不选

15. 消风散的药物组成

16. 麻子仁丸的药物组成

三、X型题：在每小题给出的 A、B、C、D 四个选项中，至少有两项是符合题目要求的，请选出所有符合题目要求的答案，多选或少选均不得分。

1. 治风剂的作用
　　A. 疏散外风　　　　　B. 平息内风　　　　　C. 疏风清热　　　　　D. 凉肝息风

2. 治风剂的分类
　　A. 疏散外风　　　　　B. 疏风止痛　　　　　C. 平熄内风　　　　　D. 滋阴息风

3. 大秦艽汤中能清风邪郁而化热的药是
　　A. 生地　　　　　　　B. 石膏　　　　　　　C. 黄芩　　　　　　　D. 白芍

4. 大秦艽汤的功用
　　A. 疏风清热　　　　　B. 清热养血　　　　　C. 养血活血　　　　　D. 疏风止痛

5. 大秦艽汤的配伍特点
　　A. 祛风清热　　　　　B. 养血通络　　　　　C. 疏养结合　　　　　D. 邪正兼顾

6. 川芎茶调散中的头痛引经药有
　　A. 川芎　　　　　　　B. 细辛　　　　　　　C. 白芷　　　　　　　D. 羌活

7. 羚角钩藤汤的功用
　　A. 凉肝息风　　　　　B. 镇肝息风　　　　　C. 滋阴潜阳　　　　　D. 增液舒筋

8. 镇肝熄风汤方中的龙骨、牡蛎、龟甲、白芍的功用是
　　A. 益阴潜阳　　　　　B. 补益肝肾　　　　　C. 镇肝息风　　　　　D. 滋阴清热

9. 镇肝熄风汤的配伍特点
　　A. 急则治标　　　　　B. 重镇潜降　　　　　C. 标本兼顾　　　　　D. 平肝疏肝

10. 镇肝熄风汤方中茵陈、川楝子、生麦芽的功用
　　A. 清泄肝热　　　　　B. 补益肝肾　　　　　C. 疏肝理气　　　　　D. 滋阴清热

11. 消风散的功用是
　　A. 疏风除湿　　　　　B. 补虚扶正　　　　　C. 活血消斑　　　　　D. 清热养血

12. 消风散的配伍特点包括
　　A. 祛风　　　　　　　B. 祛湿　　　　　　　C. 清热　　　　　　　D. 养血

13. 牵正散中用热酒的功用是
　　A. 宣通血脉　　　　　B. 引药入络　　　　　C. 活血散瘀　　　　　D. 祛风止痉

14. 镇肝熄风汤中甘草的作用

　　A. 调和诸药　　　　　　　B. 和胃安中　　　　　　　C. 补虚益气　　　　　　　D. 清热解毒

15. 镇肝熄风汤中配伍龟甲、天冬、玄参、白芍体现了

　　A. 标本兼顾　　　　　　　B. 滋阴壮水　　　　　　　C. 益阴潜阳　　　　　　　D. 滋水涵木

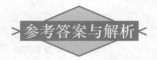

参考答案与解析

一、A 型题。

1. D。

　　大秦艽汤的药物组成：秦艽、甘草、川芎、当归、白芍、细辛、川羌活、防风、黄芩、石膏、白芷、白术、生地黄、熟地黄、白茯苓、川独活。

2. B。

　　大秦艽汤主治：风邪初中经络证。口眼㖞斜，舌强不能言语，手足不能运动，或恶寒发热，苔白或黄，脉浮数或弦细。B 中谵语一般多属邪热内扰神明，属实证，见于外感温热，温邪内入心包或者阳明湿热证、痰热扰乱心神等。C 中恶寒发热是由于风邪外袭，邪正相争所致。A、D 是由于体虚风邪乘虚内入，加之血弱不能养筋所以会出现口眼㖞斜，舌强不能言语，手足不能运动等运动受限表现。

3. A。

　　大秦艽汤所治证是由于体虚外受风邪，风邪初中经络所致，方中用四物汤来达到养血活血，使血足而筋自荣，络通则风易散，寓有"治风先治血，血行风自灭"之意，并能制诸风药之温燥，此题具有诱惑的是生地和熟地，考生容易混淆，应该引起注意。

4. B。

　　大秦艽汤的加减应用：若无内热，可去黄芩、石膏等清热之品，专以疏风养血通络为治。原方有"如遇天阴，加生姜煎七八片；如心下痞，每两加枳实一钱同煎"的用法，可资参考。作为重点方子，考生要仔细认真，对于组成、主治、功用、方义、加减变化等都应知道。

5. C。

　　解析参考第 4 题。

6. A。

　　镇肝熄风汤的功用：镇肝息风，滋阴潜阳；主治：类中风。怀牛膝归肝肾经，入血分，性善下行，故重用以引血下行，并有补益肝肾之效为君；代赭石之质重沉降，镇肝降逆，合牛膝以引气血下行，急治其标，为臣药，茵陈、川楝子清泄肝热，疏肝理气，以遂其性，以上俱为佐药。

7. A。

　　大定风珠所治证乃温病后期，邪热久羁，灼伤真阴；或者误汗、妄攻，重伤阴液所致，治当滋阴养液，以填补欲竭之真阴，平息内动之虚风。

8. B。

　　大定风珠方剂配伍，以大队滋阴养液药为主，配以介类潜阳之品，寓息风于滋养之中，使真阴得复，浮阳得潜，则虚风自熄。鸡子黄、阿胶为血肉有情之品，滋阴养液以熄虚风，共为君药。

9. D。

　　消风散的组成：当归、生地、防风、蝉蜕、知母、苦参、胡麻、荆芥、苍术、牛蒡子、石膏、甘草、木通。消风散的趣味方歌：朱妈通知老高，当地竞产牛仔裤风。——术麻通知老膏，当地荆蝉牛子苦风。

10. D。

　　大定风珠的用法：水煎，去渣，入阿胶烊化，再入鸡子黄，搅匀，分三次温服。对于重要方剂的煎煮方式也不能忽视，这是中医的特色。

11. D。

　　大定风珠的趣味方歌：五嫂卖母鸡，吵架骂干弟阿龟——五芍麦牡鸡，草甲麻干地阿龟，应熟记方歌，排除 A、B、C，另外大定风珠由加减复脉汤（炙甘草、干地黄、生白芍、阿胶、麦冬、麻仁）加味变化而成。由于温病时久，邪热灼伤真阴，虚风内动，故加鸡子黄、五味子、龟甲、鳖甲、牡蛎等滋阴潜阳之品，从而由滋阴润燥之方衍化而成滋阴息风之剂。这是本题的出题关键。

12. C。

镇肝熄风汤的药物组成:怀牛膝、代赭石、生龙骨、生牡蛎、生龟甲、生杭芍、玄参、天冬、川楝子、生麦芽、茵陈、甘草。丹参不是其药物组成,其中以茵陈、川楝子、生麦芽清泄肝热,疏肝理气,以遂其性,以上俱为佐药。

13. A。

镇肝熄风汤中怀牛膝归肝肾经,入血分,性善下行,故重用以引血下行,并有补益肝肾之效为君;代赭石之质重沉降,镇肝降逆,合牛膝以引气血下行,急治其标;龙骨、牡蛎、龟甲、白芍益阴潜阳,镇肝息风,共为臣药。但是肝为刚脏,性喜条达而恶抑郁,过用重镇之品,势必影响其条达之性,故又以茵陈、川楝子、生麦芽清泄肝热,疏肝理气,以遂其性。

14. C。

镇肝熄风汤中怀牛膝归肝肾经,入血分,性善下行,故重用以引血下行,并有补益肝肾之效为君;代赭石之质重沉降,镇肝降逆,合牛膝以引气血下行,急治其标;龙骨、牡蛎、龟甲、白芍益阴潜阳,镇肝息风,共为臣药。但是肝为刚脏,性喜条达而恶抑郁,过用重镇之品,势必影响其条达之性,故又以茵陈、川楝子、生麦芽清泄肝热,疏肝理气,以遂其性。

15. C。

牵正散的组成药物是:白附子、白僵蚕、全蝎、热酒。牵正散的趣味方歌:钱正馋服蝎子酒。——牵正蚕服蝎子酒。

16. D。

小活络丹的药物组成包含:川乌(炮)、草乌、地龙、天南星、乳香、没药。小活络丹的趣味方歌:二乌南星乳没龙。

17. D。

小活络丹的功用:祛风除湿,化痰通络,活血止痛;主治:风寒湿痹。

18. D。

大定风珠所治证乃温病后期,邪热久羁,灼伤真阴;或者误汗、妄攻、重伤阴液所致,治当滋阴养液,以填补欲竭之真阴,平息内动之虚风。主治手足瘛疭,形消神倦,舌绛少苔,脉气虚弱,时时欲脱者。

19. C。

羚角钩藤汤的功用:凉肝息风,增液舒筋;主治:热盛动风证。综观全方,以凉肝息风为主,配伍滋阴、化痰、安神之品,标本兼治,为凉肝息风法的代表方。

20. A。

羚角钩藤汤的功用:凉肝息风,增液舒筋;主治:热盛动风证。综观全方,以凉肝息风为主,配伍滋阴、化痰、安神之品,标本兼治,为凉肝息风法的代表方;镇肝熄风汤的功用:镇肝息风,滋阴潜阳;天麻钩藤饮的功用:平肝息风,清热活血,补益肝肾;半夏白术天麻汤的功用:化痰息风,健脾祛湿。

21. C。

羚角钩藤汤以茯神木平肝宁心安神,为"清金平木"的体现;镇肝熄风汤配龟甲、天冬、玄参、白芍,滋阴壮水,使阴充以制阳,属顾本之法,"壮水之主,以制阳光";凉膈散配伍特点"以泻代清";泻白散是"清中有润,泻中有补"。

22. B。

消风散的功用:疏风除湿,清热养血;主治:风疹、湿疹。皮肤瘙痒,疹出色红,或遍身云片斑点,抓破后渗出津水,苔白或黄,脉浮数。大秦艽汤的功用:疏风清热,养血活血。主治:风邪初中经络证。玉真散治破伤风。仙方活命饮主治阳证痈疡肿毒初起。

23. A。

小活络丹的功用:祛风除湿,化痰通络,活血止痛;主治:风寒湿痹。

24. D。

小活络丹的趣味方歌:二乌南星乳没龙。

25. A。

大秦艽汤中生地、石膏、黄芩清热,是为风邪郁而化热者设。

26. A。

大秦艽汤主治:风邪初中经络证。口眼㖞斜,舌强不能言语,手足不能运动,或恶寒发热,苔白或黄,脉浮数或弦细。小活络丹主治:风寒湿痹。肢体筋脉疼痛,麻木拘挛,关节屈伸不利,疼痛游走不定,舌淡紫,苔白,脉沉弦或涩,亦治中风手足不仁,日久不愈,经络中有湿痰瘀血,而见腰腿沉重,或腿臂间作痛。活络效灵丹主治:气血凝滞证,心腹疼痛,腿痛臂痛,跌打瘀肿,内外疮疡及癥瘕积聚。牵正散主治:风中头面经络。口眼㖞斜,或面肌抽动,舌淡红,苔白。

27.B。

大秦艽汤中配伍羌活、独活、防风、白芷、细辛等辛散之品,祛风散邪,加强君药祛风之力,并为臣药;主治:风邪初中经络证。口眼㖞斜,舌强不能言语,手足不能运动,或恶寒发热,苔白或黄,脉浮数或弦细;功用:疏风清热,养血活血。

28.A。

川芎茶调散的药物组成包含:薄荷叶、川芎、荆芥、细辛、防风、白芷、羌活、炙甘草。其中薄荷用量独重,以其之凉,可制诸风药之温燥,又能兼顾风为阳邪,易于化热化燥之特点。

29.A。

川芎茶调散中薄荷用量独重,以其之凉,可制诸风药之温燥,又能兼顾风为阳邪,易于化热化燥之特点。

30.D。

川芎茶调散的配伍特点:综合本方,集众多辛散疏风药于一方,升散中寓有清降,具有疏风止痛而不温燥的特点,共奏疏风止痛之功。川芎茶调散遣药组方的主要理论根据是:①外风宜散。②以颠顶之上,唯风药可到。D项疏风止痛是其功用。

二、B型题。

1、2.B;A。

川芎茶调散的功用:疏风止痛;主治:外感风邪头痛。偏正头痛,或颠顶作痛,目眩鼻塞,或恶风发热;大秦艽汤的功用:疏风清热,养血活血;主治:风邪初中经络证。口眼㖞斜,舌强不能言语,手足不能运动,或恶寒发热。

3、4.A;B。

川芎茶调散中的甘草益气和中,调和诸药为使,所以用炙甘草;羚角钩藤汤中的芍药与甘草相伍,酸甘化阴,养阴增液,舒筋缓急,以加强息风解痉之力,所以用生甘草。

5、6.B;C。

镇肝熄风汤中怀牛膝归肝肾经,入血分,性善下行,故重用以引血下行,并有补益肝肾之效为君;代赭石之质重沉降,镇肝降逆,合牛膝以引气血下行,急治其标;龙骨、牡蛎、龟甲、白芍益阴潜阳,镇肝息风,共为臣药。但是肝为刚脏,性喜条达而恶抑郁,过用重镇之品,势必影响其条达之性,故又以茵陈、川楝子、生麦芽清泄肝热,疏肝理气,以遂其性。

7、8.C;C。

镇肝熄风汤的配伍特点:急则治标,肝阳亢奋化风,气血上逆无制,故重用牛膝配代赭石,遏止上亢之肝阳,平降上逆气血,从而达到息风之目的,为急则治标之法;重镇与潜降相伍;标本兼顾,方中配龟甲、天冬、玄参、白芍,滋阴壮水,使阴充以制阳,属顾本之法;平肝佐以疏肝。消风散的配伍特点:诸药合用,以祛风为主,配伍祛湿、清热、养血之品,祛邪之中,兼顾扶正,使风邪得散、湿热得清、血脉调和,则痒止疹消,为治疗风疹、湿疹之良方。所以两题都选C。

9、10.A;C。

牵正散的功用:祛风化痰,通络止痉;主治:风中头面经络。小活络丹的功用:祛风除湿,化痰通络,活血止痛。

11、12.C;C。

阿胶鸡子黄汤的药物组成是:陈阿胶、生白芍、石决明、双钩藤、生地、清炙草、生牡蛎、络石藤、茯神木、鸡子黄。黄连阿胶汤的药物组成是:黄芩、黄连、芍药、陈阿胶、鸡子黄。

13、14.C;D。

小活络丹的药物组成:川乌(炮)、草乌、地龙、天南星、乳香、没药;牵正散的药物组成:白附子、白僵蚕、全蝎、热酒。

15、16.C;A。

消风散的药物组成:当归、生地、防风、蝉蜕、知母、苦参、胡麻、荆芥、苍术、牛蒡子、石膏、甘草、木通。麻子仁丸的药物组成:麻子仁、杏仁、芍药、枳实、厚朴、白蜜、大黄。

三、X型题。

1.AB。

凡以辛散祛风或息风止痉药为主组成,具有疏散外风或平息内风作用,治疗风病的方剂,统称为治风剂。

2. **AC**。

治风剂的分类:疏散外风和平息内风两类。抓住概念中的关键词,这样可以从整体上把握治风剂,体到纲举目张的作用。

3. **ABC**。

大秦艽汤的功用:疏风清热,养血活血;主治:风邪初中经络证。其中生地、石膏、黄芩清热,是为风邪郁而化热者设。

4. **AC**。

大秦艽汤的功用:疏风清热,养血活血;主治:风邪初中经络证。

5. **CD**。

大秦艽汤的配伍特点:本方用药,以祛风散邪为主,配伍补血、活血、益气、清热之品,疏养结合,邪正兼顾,共奏祛风清热,养血通络之;A、B是其功用。

6. **ABCD**。

川芎茶调散中川芎辛温香窜,为血中气药,上行头目,为治诸经头痛之要药,善于祛风活血而止头痛,长于治少阳、厥阴经头痛(头顶或两侧头痛)。羌活、白芷疏风止痛,其中羌活长于治太阳经头痛(后脑连项痛),白芷长于治阳明经头痛(前额及眉棱骨痛),李东垣谓"头痛须用川芎。如不愈,各加引经药,太阳羌活,阳明白芷";细辛祛风止痛,善治少阴经头痛(脑痛连齿),并能宣通鼻。考生要牢记头痛引经药,考试出现频率很高。

7. **AD**。

羚角钩藤汤的功用:凉肝息风,增液舒筋;主治:热盛动风证,所以 A、D 符合答案;答案 B、C 是镇肝熄风汤的功用:镇肝息风,滋阴潜阳;主治:类中风。对治风剂中的这几个重要的方子要区分清楚他的主治及功用,不可以混淆。

8. **AC**。

镇肝熄风汤方中的龙骨、牡蛎、龟甲、白芍的功用是益阴潜阳,镇肝息风。

9. **ABCD**。

镇肝熄风汤的配伍特点:急则治标:肝阳亢奋化风,气血上逆无制,故重用牛膝配代赭石,遏止上亢之肝阳,平降上逆气血,从而达到息风之目的,为急则治标之法;重镇与潜降相伍;标本兼顾:方中配龟甲、天冬、玄参、白芍,滋阴壮水,使阴充以制阳,属顾本之法;平肝佐以疏肝。

10. **AC**。

镇肝熄风汤的配伍特点:急则治标:肝阳亢奋化风,气血上逆无制,故重用牛膝配代赭石,遏止上亢之肝阳,平降上逆气血,从而达到息风之目的,为急则治标之法;重镇与潜降相伍,但是肝为刚脏,性喜条达而恶抑郁,过用重镇之品,势必影响其条达之性,故又以茵陈、川楝子、生麦芽清泄肝热,疏肝理气,以遂其性,以上俱为佐药。

11. **AD**。

消风散主治:风疹、湿疹。皮肤瘙痒,疹出色红,或遍身云片斑点,抓破后渗出津水,苔白或黄,脉浮数。功用:疏风除湿,清热养血。

12. **ABCD**。

消风散的配伍特点:诸药合用,以祛风为主,配伍祛湿、清热、养血之品,祛邪之中,兼顾扶正,使风邪得散、湿热得清、血脉调和,则痒止疹消,为治疗风疹、湿疹之良方。

13. **AB**。

牵正散用热酒调服,以助宣通血脉,并能引药入络,直达病所,以为佐使。

14. **AB**。

镇肝熄风汤肝阳亢奋化风,气血上逆无制,故重用牛膝配代赭石,遏止上亢之肝阳,平降上逆气血,从而达到息风之目的,为急则治标之法;重镇与潜降相伍。甘草调和诸药,合生麦芽能和胃安中,以防金石、介类药物碍胃为使。诸药合用,共奏温经散寒,养血祛瘀之功。

15. **ABCD**。

方中配龟甲、天冬、玄参、白芍,滋阴壮水,使阴充以制阳,属顾本之法龟甲、白芍益阴潜阳,镇肝息风,玄参、天冬下走肾经,滋阴清热,合龟甲、白芍滋水以涵木,滋阴以柔肝。

第十六章

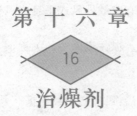

治燥剂

一、A 型题:在每小题给出的 A、B、C、D 四个选项中,请选出一项最符合题目要求的。

1. 杏苏散的药物组成为

A. 苏叶、半夏、茯苓、前胡、苦桔梗、枳壳、甘草、生姜、大枣、杏仁、橘皮

B. 桑叶、煅石膏、甘草、人参、胡麻仁、真阿胶、麦门冬、杏仁、枇杷叶

C. 苏叶、半夏、茯苓、柴胡、苦桔梗、枳壳、甘草、生姜、大枣、杏仁、橘皮

D. 苏叶、半夏、茯苓、前胡、苦桔梗、枳壳、甘草、生姜、杏仁、橘皮

2. 杏苏散的功用是

A. 轻宣凉燥 理肺化痰   B. 轻宣温燥 理肺化痰

C. 轻宣凉燥 止咳平喘   D. 解表散寒 理肺化痰

3. 杏苏散的主治证为

A. 恶寒有汗,头微痛,咳嗽痰稀,苔白脉弦

B. 身热头痛,干咳无痰,气逆而喘,咽喉干燥,鼻燥,心烦口渴,胸满胁痛,舌干少苔,脉虚大而数

C. 恶寒无汗,头微痛,咳嗽痰稀,鼻塞咽干,苔白脉弦

D. 口渴引饮,小便频数量多,或小便浑浊,困倦气短,脉虚细无力。

4. 清燥救肺汤的药物组成

A. 苏叶、半夏、茯苓、前胡、苦桔梗、枳壳、甘草、生姜、大枣、杏仁、橘皮

B. 桑叶、杏仁、沙参、象贝、香豉、栀皮、梨皮

C. 桑叶、煅石膏、甘草、人参、胡麻仁、真阿胶、麦门冬、杏仁、枇杷叶

D. 桑叶、煅石膏、甘草、人参、真、阿胶、麦门冬、杏仁、枇杷叶

5. 身热头痛,干咳无痰,气逆而喘,咽喉干燥,鼻燥,心烦口渴,胸满胁痛,舌干少苔,脉虚大而数,治宜选用

A. 百合固金汤   B. 玉液汤   C. 桑杏汤   D. 清燥救肺汤

6. 以下方剂中体现"宣、清、润、降"的是

A. 桑杏汤   B. 养阴清肺汤   C. 清燥救肺汤   D. 杏苏散

7. 属于清燥救肺汤组成药物的是

A. 石膏、枇杷叶   B. 石膏、知母   C. 知母、枇杷叶   D. 石膏、牛膝

8. 清燥救肺汤的功用为

A. 轻宣凉燥 理肺化痰   B. 养阴清肺,解毒利咽   C. 清养肺胃,降逆下气   D. 清燥润肺,养阴益气

9. 养阴清肺汤的药物组成

A. 大生地、麦冬、生甘草、玄参、贝母、丹皮、薄荷、白芍

B. 大生地、麦冬、玄参、贝母、丹皮、薄荷、白芍

C. 大生地、麦冬、生甘草、丹参、贝母、丹皮、薄荷、白芍

D. 大生地、麦冬、生甘草、玄参、贝母、丹皮、白芍

10. 喉间起白如腐,不易拭去,并逐渐扩展,病变甚速,咽喉肿痛,初起或发热或不发热,鼻干唇燥,或咳或不咳,呼吸有声,似喘非喘,脉数无力或细数宜选方

A. 清燥救肺汤   B. 养阴清肺汤   C. 桑杏汤   D. 玉液汤

11. 养阴清肺汤中加少量薄荷的用意是

A. 疏肝解郁   B. 清热透疹   C. 清热利咽   D. 芳香辟秽

12. **麦门冬汤的药物组成是**
    A. 麦门冬、半夏、人参、甘草、粳米、大枣　　　　B. 麦门冬、半夏、人参、甘草、大枣
    C. 麦门冬、半夏、人参、甘草、五味子　　　　　　D. 麦门冬、人参、甘草、粳米、大枣

13. **下列方剂中体现"培土生金"法的是**
    A. 益胃汤　　　　　　B. 养阴清肺汤　　　　　　C. 百合固金汤　　　　　　D. 麦门冬汤

14. **咳嗽气喘,咽喉不利,咯痰不爽,或咳唾涎沫,口干咽燥,手足心热,舌红少苔,脉虚数宜选用的方剂为**
    A. 麦门冬汤　　　　　　B. 养阴清肺汤　　　　　　C. 益胃汤　　　　　　D. 增液汤

15. **在麦门冬汤中,麦门冬与半夏的比例为**
    A. 4 : 7　　　　　　B. 7 : 1　　　　　　C. 7 : 2　　　　　　D. 6 : 1

16. **麦门冬汤的主治证是**
    A. 虚热肺痿、胃阴不足证　B. 温燥伤肺,气阴两伤证　C. 肺肾阴亏证　　　　　　D. 外感温燥证

17. **百合固金汤的药物组成是**
    A. 熟地、归身、白芍、甘草、桔梗、玄参、贝母、麦冬、百合
    B. 生地、归身、白芍、甘草、桔梗、玄参、贝母、麦冬、百合
    C. 熟地、生地、归身、白芍、甘草、桔梗、玄参、贝母、麦冬、百合
    D. 熟地、生地、归身、白芍、甘草、玄参、贝母、麦冬、百合

18. **下列方剂中,生地与熟地同时出现的是**
    A. 金匮肾气丸　　　　　B. 百合固金汤　　　　　C. 六味地黄丸　　　　　D. 左归丸

19. **下列方剂中体现"金水相生"的是**
    A. 麦门冬汤　　　　　　B. 百合固金汤　　　　　C. 清燥救肺汤　　　　　D. 玉液汤

20. **咳嗽气喘,痰中带血,咽喉燥痛,头晕目眩,午后潮热,舌红少苔,脉细数治宜选用**
    A. 百合固金汤　　　　　B. 六味地黄丸　　　　　C. 一贯煎　　　　　　　D. 养阴清肺汤

21. **桑叶、杏仁、沙参、象贝、香豉、栀皮、梨皮,以上是哪个方剂的药物组成**
    A. 桑杏汤　　　　　　　B. 杏苏散　　　　　　　C. 止嗽散　　　　　　　D. 清燥救肺汤

22. **身热不甚,口渴,咽干鼻燥,干咳无痰或痰少而黏,舌红,苔薄白而干,脉浮数而右脉大者,治宜选用何方**
    A. 止嗽散　　　　　　　B. 桑杏汤　　　　　　　C. 杏苏散　　　　　　　D. 清燥救肺汤

23. **桑杏汤的功用为**
    A. 清宣温燥,润肺止咳　B. 养阴清肺,解毒利咽　C. 清燥润肺,养阴益气　D. 轻宣凉燥,理肺化痰

24. **下列方剂中为"辛凉甘润"之法的是**
    A. 杏苏散　　　　　　　B. 银翘散　　　　　　　C. 清燥救肺汤　　　　　D. 桑杏汤

25. **玉液汤的功用为**
    A. 益气生津,润燥止渴　B. 清宣温燥,润肺止咳　C. 滋养肺肾,止咳化痰　D. 清养肺胃,降逆下气

26. **玉液汤的药物组成为**
    A. 生山药、生黄芪、知母、生鸡内金、葛根、五味子、天花粉
    B. 人参、生地黄、白茯苓、白蜜
    C. 生山药、生黄芪、石膏、生鸡内金、葛根、五味子、天花粉
    D. 麦门冬、半夏、人参、甘草、粳米、大枣

27. **琼玉膏的功用为**
    A. 滋阴润肺,益气补脾　B. 益气生津,润燥止渴　C. 清宣温燥,润肺止咳　D. 滋养肺肾,止咳化痰

28. **人参、生地黄、白茯苓、白蜜,以上是哪个方剂的药物组成**
    A. 生脉饮　　　　　　　B. 琼玉膏　　　　　　　C. 玉液汤　　　　　　　D. 养阴清肺汤

29. 肺阴亏损,虚劳干咳,咽燥咯血,肌肉消瘦,气短乏力,治宜选用何方

    A. 玉液汤   B. 止嗽散   C. 琼玉膏   D. 麦门冬汤

二、B型题:A、B、C、D是其下面两道小题的备选项,请从中选择一项最符合题目要求的,每个选项可以被选择
    一次或两次。

    A. 增液汤   B. 养阴清肺汤   C. 麦门冬汤   D. 清燥救肺汤

1. 以上方剂中,采用"宣、清、润、降"的是

2. 以上方剂中,采用"培土生金"的是

    A. 百合固金汤   B. 益胃汤   C. 杏苏散   D. 桑杏汤

3. 以上方剂中,生地与熟地共用的是

4. 以上方剂中,体现"金水相生"的是

    A. 麦门冬汤   B. 益胃汤   C. 六味地黄丸   D. 二妙散

5. 咳嗽气喘,咽喉不利,咯痰不爽,或咳唾涎沫,口干咽燥,手足心热,舌红少苔,脉虚数,治宜选用

6. 呕吐,纳少,呃逆,口渴咽干,舌红少苔,脉虚数治宜选用

    A. 白喉之阴虚燥热证   B. 外感温燥证   C. 肺肾阴亏,虚火上炎证   D. 消渴病

7. 养阴清肺汤主治

8. 百合固金汤主治

    A. 苏叶、半夏、茯苓、前胡、苦桔梗、枳壳、甘草、生姜、大枣、杏仁、橘皮
    B. 桑叶、煅石膏、甘草、人参、胡麻仁、真阿胶、麦门冬、杏仁、枇杷叶
    C. 熟地、生地、归身、白芍、甘草、桔梗、玄参、贝母、麦冬、百合、白膏
    D. 熟地、生地、归身、白芍、甘草、陈皮、玄参、贝母、麦冬、百合

9. 杏苏散的药物组成是

10. 百合固金汤的药物组成是

    A. 滋阴润肺,益气补脾   B. 益气生津,润燥止渴   C. 清宣温燥,润肺止咳   D. 滋养肺肾,止咳化痰

11. 琼玉膏的功用是

12. 玉液汤的功用是

    A. 薄荷   B. 粳米   C. 前胡   D. 桑叶

13. 麦门冬汤的药物组成包含

14. 养阴清肺汤的药物组成包含

    A. 石膏   B. 薄荷   C. 麦冬   D. 前胡

15. 杏苏散的药物组成包含

16. 百合固金汤的药物组成包含

三、X型题:在每小题给出的A、B、C、D四个选项中,至少有两项是符合题目要求的,请选出所有符合题目要求
    的答案,多选或少选均不得分。

1. 杏苏散的药物组成包含

    A. 前胡   B. 柴胡   C. 桔梗   D. 橘皮

2. 杏苏散的功用

    A. 轻宣凉燥   B. 清宣温燥   C. 理肺化痰   D. 润肺止咳

3. 桑杏汤的药物组成包含

    A. 杏仁   B. 沙参   C. 梨皮   D. 象贝

4. 清燥救肺汤的药物组成包含

    A. 桑叶   B. 枇杷叶   C. 胡麻仁   D. 阿胶

5. 清燥救肺汤的功用是

A.清燥润肺   B.养阴益气   C.增液润燥   D.养阴益胃

6.麦门冬汤的主治证为

A.阴虚燥热证   B.虚热肺痿证   C.胃阴不足证   D.肺肾阴亏 虚火上炎证

7.麦门冬汤的药物组成包含

A.半夏   B.人参   C.粳米   D.大枣

8.养阴清肺汤的功用为

A.滋养肺肾   B.止咳化痰   C.养阴清肺   D.解毒利咽

9.养阴清肺汤的药物组成包含

A.熟地   B.薄荷   C.白芍   D.生地

10.百合固金汤的药物组成包含

A.熟地   B.生地   C.百合   D.麦冬

11.百合固金汤的功用

A.滋养肺肾   B.止咳化痰   C.养阴清肺   D.养阴益胃

12.玉液汤的药物组成包含

A.鸡内金   B.葛根   C.五味子   D.天花粉

13.琼玉膏的药物组成包含

A.生地   B.白蜜   C.人参   D.茯苓

14.清燥救肺汤与桑杏汤共有的药物是

A.桑叶   B.杏仁   C.象贝   D.甘草

15.养阴清肺汤与百合固金汤共有的药物

A.生地   B.熟地   C.麦冬   D.当归

参考答案与解析

一、A 型题。

1.A。

杏苏散的药物组成为苏叶、半夏、茯苓、前胡、苦桔梗、枳壳、甘草、生姜、大枣、杏仁、橘皮。答案 B 为清燥救肺汤的药物组成。答案 C 中的柴胡应是前胡。答案 D 中少一味大枣。

2.A。

杏苏散主治外感凉燥证,发表宣肺而解凉燥,利气化痰而止咳嗽。其功用总结为轻宣凉燥 理肺化痰。

3.C。

杏苏散主治外感凉燥证。恶寒无汗,头微痛,咳嗽痰稀,鼻塞咽干,苔白脉弦 。答案 A 中的无汗有汗与杏苏散的主治证不符,并且也无燥邪引起的症状。答案 B 中,身热头痛,干咳无痰,气逆而喘,咽喉干燥,鼻燥,心烦口渴,胸满胁痛,舌干少苔,脉虚大而数 ,温燥伤肺,气阴两伤证的表现,主方应为清燥救肺汤。

4.C。

答案 A 为杏苏散的药物组成。答案 B 为桑杏汤的药物组成。答案 D 中少了一味胡麻仁。

5.D。

D 清燥救肺汤主治温燥伤肺,气阴两伤证。秋令气候干燥,燥热伤肺,肺合皮毛,故头痛身热;肺为热灼,气阴两伤,失其清肃润降之常,故干咳无痰,气逆而喘,咽喉干燥,鼻燥,口渴。肺气不降,故胸满胁痛。舌干少苔,脉虚大而数均为温燥伤肺之佐证。

6.C。

清燥救肺汤中,桑叶轻宣肺燥,石膏清泄肺热,麦冬养阴润肺,人参益气生津,甘草培土生金;胡麻仁、阿胶助麦冬养阴润肺;杏仁、枇杷叶苦降肺气,甘草调和诸药。

7. A。

从"宣、清、润、降"四法入手,其中清者为石膏,降者为枇杷叶。桑叶轻宣肺燥,石膏清泄肺热,麦冬养阴润肺,人参益气生津,甘草培土生金;胡麻仁、阿胶助麦冬养阴润肺;杏仁、枇杷叶苦降肺气,甘草调和诸药。

8. D。

清燥救肺汤中,桑叶轻宣肺燥,石膏清泄肺热,麦冬养阴润肺,人参益气生津,甘草培土生金;胡麻仁、阿胶助麦冬养阴润肺;杏仁、枇杷叶苦降肺气,甘草调和诸药。共奏清燥润肺与养阴益气。

9. A。

大生地、麦冬、生甘草、玄参、贝母、丹皮、薄荷、白芍。本方配伍特点是邪正兼顾,养肺肾之阴以扶其正;凉血解毒,散邪利咽以祛其邪。

10. B。

白喉一证,多由素体阴虚蕴热,复感燥气疫毒时邪所致。喉为肺系,少阴肾脉循喉咙系舌本,肺肾阴虚,虚火上炎,复加燥热疫毒上犯,以致吼间起白如腐、咽喉肿痛鼻干唇燥。治宜养阴清肺,兼散疫毒。所以选用养阴清肺汤养阴清肺,解毒利咽。

11. C。

养阴清肺汤主治白喉之阴虚燥热证,有喉间起白腐、咽喉肿痛等表现,治法上既要养又要清,薄荷有诸多作用,而在这里主要是取其辛凉散邪,清热利咽

12. A。

麦门冬汤的药物组成是麦门冬、半夏、人参、甘草、粳米、大枣。

13. D。

甘草、粳米、大枣益气养胃,合人参益胃生津,胃津充足,自能上归于肺,此正"培土生金"之法。

14. A。

病虽在肺,其源在胃。盖土为金母,胃主津液,胃津不足,则肺之阴津亦亏,终成肺胃阴亏之证。肺因而升降失职,则咳逆上气;肺伤而不布津,加之虚火灼金,则脾津不能上归于肺而聚生浊唾涎沫,随肺气上逆而咳出,且浊唾涎沫愈甚,则肺津损伤愈重,日久不止,终至肺痿。咽喉为肺胃之门户,肺胃阴伤,津不上乘,则口干咽燥;虚热内盛,故手足心热。

15. B。

原方中麦门冬七升,半夏一升。

16. A。

麦门冬汤所治虚热肺痿乃肺胃阴虚。病虽在肺,其源在胃。盖土为金母,胃主津液,胃津不足,则肺之阴津亦亏,终成肺胃阴亏之证。肺因而升降失职,则咳逆上气;肺伤而不布津,加之虚火灼金,则脾津不能上归于肺而聚生浊唾涎沫,随肺气上逆而咳出,且浊唾涎沫愈甚,则肺津损伤愈重,日久不止,终至肺痿。咽喉为肺胃之门户,肺胃阴伤,津不上乘,则口干咽燥;虚热内盛,故手足心热。胃阴不足,失和气逆则呕吐;舌红少苔、脉虚数为阴虚内热之佐证。

17. C。

百合固金汤的药物组成是熟地、生地、归身、白芍、甘草、桔梗、玄参、贝母、麦冬、百合。

18. B。

金匮肾气丸的药物组成为干地黄、薯芋、山茱萸、泽泻、茯苓、牡丹皮、桂枝、附子。百合固金汤的药物组成为熟地、生地、归身、白芍、甘草、桔梗、玄参、贝母、麦冬、百合。六味地黄丸的药物组成为熟地黄、山萸肉、干山药、泽泻、牡丹皮、茯苓。左归丸的药物组成为熟地、山药、枸杞、山茱萸、川牛膝、鹿角胶、龟甲胶、菟丝子。

19. B。

百合甘苦微寒,滋阴清热,润肺止咳;生地、熟地并用,滋肾壮水,其中生地兼能凉血止血。三药相伍,为润肺滋肾,金水并补的常用组合,共为君药。麦冬甘寒,协百合以滋阴清热,润肺止咳;玄参咸寒,助二地滋阴壮水,以清虚火,兼利咽喉,共为臣药。当归治咳逆上气,伍白芍以养血和血;贝母清热润肺,化痰止咳,俱为佐药;桔梗宣肺利咽,化痰散结,并载药上行;生甘草清热泻火,调和诸药,共为佐使药。本方配伍特点有二:一为滋肾保肺,金水并调,尤以润肺止咳为主;二为滋养之中兼以凉血止血,宣肺化痰,标本兼顾但以治本为主。麦门冬汤体现的治法为"培土生金"。

20. A。

本方为肺肾阴亏所致。肺乃肾之母,肺虚及肾,病久则肺肾阴虚,阴虚内热,虚火上炎,肺失肃降,则咳嗽气喘;虚火煎灼津液,则咽喉燥痛、午后潮热、甚者灼伤脉络,以致痰中带血。治宜百合固金汤,滋养肺肾,止咳

化痰。

21. **A**。

桑杏汤药物组成是桑叶、杏仁、沙参、象贝、香豉、栀皮、梨皮。

22. **B**。

因秋感温燥之气,伤于肺卫,其病轻浅,故身热不甚;燥气伤肺耗津灼液,肺失清肃,故口渴咽干鼻燥、干咳无痰或痰少而黏。治宜桑杏汤,清宣温燥,润肺止咳。

23. **A**。

桑叶清宣燥热,透邪外出;杏仁宣利肺气,润燥止咳,共为君药。豆豉辛凉透散,助桑叶轻宣透热;贝母清化热痰,助杏仁止咳化痰;沙参养阴生津,润肺止咳,共为臣药。栀子皮质轻而入上焦,清泄肺热;梨皮清热润燥,止咳化痰,均为佐药。共奏轻宣温燥,润肺止咳之功。配伍特点:本方乃辛凉甘润之法,轻宣凉润之方,使燥热除而肺津复,则诸症自愈。因本方证邪气轻浅,故诸药用量较轻,且煎煮时间也不宜过长,正如原书方后注云:"轻药不得重用,重用必过病所。"

24. **D**。

桑叶清宣燥热,透邪外出;杏仁宣利肺气,润燥止咳,共为君药。豆豉辛凉透散,助桑叶轻宣透热;贝母清化热痰,助杏仁止咳化痰;沙参养阴生津,润肺止咳,共为臣药。栀子皮质轻而入上焦,清泄肺热;梨皮清热润燥,止咳化痰,均为佐药,共奏轻宣温燥、润肺止咳之功。配伍特点:本方乃辛凉甘润之法,轻宣凉润之方,使燥热除而肺津复,则诸症自愈。

25. **A**。

本方中,生山药补脾固肾以止便数,润肺生津而止口渴,以黄芪升阳益气,助脾气上升,复其散精达肺之职,《名医别录》亦言黄芪能止渴,二者共为君药。知母、天花粉为臣,滋阴润燥而止渴。张锡纯说:"黄芪能大补肺气,以益肾水之上源,使气旺自能生水,而知母又能滋肺中津液,俾阴阳不至偏胜,而生水之功益普也"。佐以鸡内金助脾之运化,使水谷化生津液;葛根升脾中清阳,输津液以溉五脏;五味子敛阴生津,且能固肾涩精。诸药相伍,共奏补气生津,润燥止渴之效。

26. **A**。

玉液汤的药物组成为生山药、生黄芪、知母、生鸡内金、葛根、五味子、天花粉。

27. **A**。

本方主治肺阴亏损。虚劳干咳,咽燥咯血,肌肉消瘦,气短乏力等。诸药配合滋阴润肺,益气补脾之效,使水盛则火制,土旺则金生,肺得濡润,治节有权,其咳自愈。

28. **B**。

琼玉膏的药物组成为人参、生地黄、白茯苓、白蜜。生脉饮的药物组成为人参、麦冬、五味子。玉液汤的药物组成为生山药、生黄芪、知母、生鸡内金、葛根、五味子、天花粉。养阴清肺汤的药物组成为大生地、麦冬、生甘草、玄参、贝母、丹皮、薄荷、白芍。

29. **C**。

琼玉膏具有滋阴润肺,益气补脾之效,使水盛则火制,土旺则金生,肺得濡润,治节有权,其咳自愈。

二、B 型题。

1、2. **D;C**。

清燥救肺汤中,桑叶轻宣肺燥,石膏清泄肺热,麦冬养阴润肺,人参益气生津,甘草培土生金;胡麻仁、阿胶助麦冬养阴润肺;杏仁、枇杷叶苦降肺气,甘草调和诸药。甘草、粳米、大枣益气养胃,合人参益胃生津,胃津充足,自能上归于肺,此正"培土生金"之法。

3、4. **A;A**。

百合固金汤的药物组成为熟地、生地、归身、白芍、甘草、桔梗、玄参、贝母、麦冬、百合。百合甘苦微寒,滋阴清热,润肺止咳;生地、熟地并用,滋肾壮水,其中生地兼能凉血止血。三药相伍,为润肺滋肾,金水并补的常用组合,共为君药。

5、6. **A;A**。

麦门冬汤所治虚热肺痿乃肺胃阴虚。病虽在肺,其源在胃。盖土为金母,胃主津液,胃津不足,则肺之阴津亦亏,终成肺胃阴亏之证。肺因而升降失职,则咳逆上气;肺伤而不布津,加之虚火灼金,则脾津不能上归于肺而聚生浊唾涎沫,随肺气上逆而咳出,且浊唾涎沫愈甚,则肺津损伤愈重,日久不止,终至肺痿。咽喉为肺胃之门户,肺胃阴伤,津不上乘,则口干咽燥;虚热内盛,故手足心热。胃阴不足,失和气逆则呕吐;舌红少苔、脉虚数为阴虚内热之佐证。

7、8. A；C。

白喉一证，多由素体阴虚蕴热，复感燥气疫毒时邪所致。喉为肺系，少阴肾脉循喉咙系舌本，肺肾阴虚，虚火上炎，复加燥热疫毒上犯，以致喉间起白如腐、咽喉肿痛鼻干唇燥。治宜养阴清肺，间散疫毒。所以选用养阴清肺汤养阴清肺，解毒利咽；本方为肺肾阴亏所致。肺乃肾之母，肺虚及肾，病久则肺肾阴虚，阴虚内热，虚火上炎，肺失肃降，则咳嗽气喘；虚火煎灼津液，则咽喉燥痛，午后潮热、甚者灼伤脉络，以致痰中带血。治宜百合固金汤，滋养肺肾，止咳化痰。

9、10. A；C。

杏苏散的药物组成是苏叶、半夏、茯苓、前胡、苦桔梗、枳壳、甘草、生姜、大枣、杏仁、橘皮。百合固金汤的药物组成是熟地、生地、当归身、白芍、甘草、桔梗、玄参、贝母、麦冬、百合。

11、12. A；B。

诸药相合，共奏滋阴润肺，益气补脾之效，使水盛则火制，土旺则金生，肺得濡润，治节有权，其咳自愈；本方中生山药补脾固肾以止便数，润肺生津而止口渴，以黄芪升阳益气，助脾气上升，复其散精达肺之职，《名医别录》亦言黄芪能止渴，二者共为君药。知母、天花粉为臣，滋阴润燥而止渴。张锡纯说："黄芪能大补肺气，以益肾水之上源，使气旺自能生水，而知母又能滋肺中津液，俾阴阳不至偏胜，而生水之功益普也"。佐以鸡内金助脾之运化，使水谷化生津液；葛根升脾中清阳，输津液以溉五脏；五味子敛阴生津，且能固肾涩精。诸药相伍，共奏补气生津，润燥止渴之效。

13、14. B；A。

麦门冬汤的药物组成是麦门冬、半夏、人参、甘草、粳米、大枣；养阴清肺汤的药物组成是大生地、麦冬、生甘草、玄参、贝母、丹皮、薄荷、白芍。

15、16. D；C。

杏苏散的药物组成为苏叶、半夏、茯苓、前胡、苦桔梗、枳壳、甘草、生姜、大枣、杏仁、橘皮；百合固金汤的组成为熟地、生地、归身、白芍、甘草、桔梗、玄参、贝母、麦冬、百合。

三、X 型题。

1. ACD。

杏苏散的药物组成为苏叶、半夏、茯苓、前胡、苦桔梗、枳壳、甘草、生姜、大枣、杏仁、橘皮。

2. AC。

苏叶辛温不燥，发表散邪，宣发肺气，使凉燥之邪从外而散；杏仁苦温而润，降利肺气，润燥止咳，二者共为君药。前胡疏风散邪，降气化痰，既协苏叶轻宣达表，又助杏仁降气化痰；桔梗、枳壳一升一降，助杏仁、苏叶理肺化痰，共为臣药。半夏、橘皮燥湿化痰，理气行滞；茯苓渗湿健脾以杜生痰之源；生姜、大枣调和营卫以利解表，滋脾行津以润干燥，是为佐药。甘草调和诸药，合桔梗宣肺利咽，功兼佐使。本方乃苦温甘辛之法，发表宣化，表里同治之方，外可轻宣发表而解凉燥，内可理肺化痰而止咳嗽，表解痰消，肺气调和，诸症自除。

3. ABCD。

桑杏汤的药物组成包是桑叶、杏仁、沙参、象贝、香豉、栀皮、梨皮。

4. ABCD。

清燥救肺汤的组成为桑叶、煅石膏、甘草、人参、胡麻仁、真阿胶、麦门冬、杏仁、枇杷叶。

5. AB。

重用桑叶质轻性寒，轻宣肺燥，透邪外出，为君药。温燥犯肺，温者属热宜清，燥盛则干宜润，故臣以石膏辛甘而寒，清泄肺热；麦冬甘寒，养阴润肺。石膏虽沉寒，但用量轻于桑叶，则不碍君药之轻宣；麦冬虽滋润，但用量不及桑叶之半，自不妨君药之外散。君臣相伍，宣中有清，清中有润，是为清宣润肺的常用组合。《难经·十四难》云："损其肺者，益其气"，而土为金之母，故用人参益气生津，合甘草以培土生金；胡麻仁、阿胶助麦冬养阴润肺，肺得滋润，则治节有权；《素问·脏气法时论》曰："肺苦气上逆，急食苦以泄之"，故用少量杏仁、枇杷叶苦降肺气，以上均为佐药。甘草兼能调和诸药，是为使药。

6. BC。

重用麦冬为君，甘寒清润，既养肺胃之阴，又清肺胃虚热。人参益气生津为臣。佐以甘草、粳米、大枣益气养胃，合人参益胃生津，胃津充足，自能上归于肺，此正"培土生金"之法。半夏降逆下气，化其痰涎，甘草并能润肺利咽，调和诸药，兼作使药。共奏清养肺胃，降逆下气之功。

7. ABCD。

麦门冬汤的组成为麦门冬、半夏、人参、甘草、粳米、大枣。

8. CD。

重用大生地甘寒入肾,滋阴壮水,清热凉血,为君药。玄参滋阴降火,解毒利咽;麦冬养阴清肺,共为臣药。佐以丹皮清热凉血,散瘀消肿;白芍敛阴和营泻热;贝母清热润肺,化痰散结;少量薄荷辛凉散邪,清热利咽。生甘草清热,解毒利咽,并调和诸药,以为佐使。诸药配伍,共奏养阴清肺,解毒利咽之功。

9. BCD。

养阴清肺汤的组成为大生地、麦冬、生甘草、玄参、贝母、丹皮、薄荷、白芍。

10. ABCD。

百合固金汤的药物组成为熟地、生地、归身、白芍、甘草、桔梗、玄参、贝母、麦冬、百合。

11. AB。

百合甘苦微寒,滋阴清热,润肺止咳;生地、熟地并用,滋肾壮水,其中生地兼能凉血止血。三药相伍,为润肺滋肾,金水并补的常用组合,共为君药。麦冬甘寒,协百合以滋阴清热,润肺止咳;玄参咸寒,助二地滋阴壮水,以清虚火,兼利咽喉,共为臣药。当归治咳逆上气,伍白芍以养血和血;贝母清热润肺,化痰止咳,俱为佐药;桔梗宣肺利咽,化痰散结,并载药上行;生甘草清热泻火,调和诸药,共为佐使药。共奏滋养肺肾 、止咳化痰。

12. ABCD。

玉液汤的药物组成为生山药、生黄芪、知母、生鸡内金、葛根、五味子、天花粉。

13. ABCD。

琼玉膏的药物组成为人参、生地黄、白茯苓、白蜜。

14. AB。

桑杏汤的药物组成为桑叶、杏仁、沙参、象贝、香豉、栀皮、梨皮。清燥救肺汤的药物组成为桑叶、煅石膏、甘草、人参、胡麻仁、真阿胶、麦门冬、杏仁、枇杷叶。

15. AC。

养阴清肺汤的药物组成为大生地、麦冬、生甘草、玄参、贝母、丹皮、薄荷、白芍。百合固金汤的药物组成为熟地、生地、归身、白芍、甘草、桔梗、玄参、贝母、麦冬、百合。

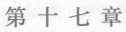

第 十 七 章

祛湿剂

一、A 型题：在每小题给出的 A、B、C、D 四个选项中，请选出一项最符合题目要求的。

1. 祛湿剂属于"八法"中的什么法
   A. 消法　　　　　　　　B. 下法　　　　　　　　C. 汗法　　　　　　　　D. 清法

2. 下列哪项是平胃散的组成
   A. 苍术、厚朴、陈皮、生甘草　　　　　　　　　B. 苍术、陈皮、枳实、生甘草
   C. 苍术、厚朴、陈皮、炙甘草　　　　　　　　　D. 苍术、半夏、陈皮、炙甘草

3. 平胃散主治什么证
   A. 湿热蕴脾证　　　　　B. 脾胃气虚证　　　　　C. 湿滞脾胃证　　　　　D. 食积证

4. 以下哪个选项同时都是藿香正气散的组成药物
   A. 茯苓、白芍　　　　　B. 白芷、白术　　　　　C. 紫苏、桂枝　　　　　D. 厚朴、枳实

5. 以下哪个方剂主治恶寒发热，头痛，胸膈满闷，脘腹疼痛，恶心呕吐，肠鸣泄泻
   A. 藿香正气散　　　　　B. 平胃散　　　　　　　C. 参苓白术散　　　　　D. 保和丸

6. 藿香正气散中用以行气化湿的药物是
   A. 陈皮、厚朴　　　　　B. 白芷、陈皮　　　　　C. 陈皮、桔梗　　　　　D. 大腹皮、厚朴

7. 藿香正气散中配伍桔梗的主要用意是什么
   A. 宣肺利膈　　　　　　B. 开宣肺气　　　　　　C. 引药上行　　　　　　D. 祛痰利咽

8. 下列哪项是藿香正气散的功用
   A. 和胃化湿，理气和中　B. 行气化湿，和胃降逆　C. 健脾运湿，行气止呕　D. 解表化湿，理气和中

9. 头痛恶寒，身重疼痛，肢体倦怠，面色淡黄，胸闷不饥，午后身热，苔白不渴，脉弦细而濡，治宜选用
   A. 藿香正气散　　　　　B. 三仁汤　　　　　　　C. 平胃散　　　　　　　D. 连朴饮

10. 下列哪个方剂的用法是用甘澜水煮取
    A. 平胃散　　　　　　　B. 三仁汤　　　　　　　C. 茵陈蒿汤　　　　　　D. 连朴饮

11. 以下哪味药不是三仁汤的组成药物
    A. 竹茹　　　　　　　　B. 竹叶　　　　　　　　C. 滑石　　　　　　　　D. 半夏

12. 三仁汤的配伍特点是宣上、畅中、渗下，三焦分消，气畅湿行，暑解热清，三焦通畅，诸症自除。其中体现畅中的是哪味药物
    A. 杏仁　　　　　　　　B. 薏苡仁　　　　　　　C. 白蔻仁　　　　　　　D. 瓜蒌仁

13. 茵陈蒿汤中茵陈的用法是哪项
    A. 后下　　　　　　　　B. 烊化　　　　　　　　C. 包煎　　　　　　　　D. 先煮

14. 茵陈蒿汤中佐以大黄的用意是
    A. 攻积导滞　　　　　　B. 泻热逐瘀　　　　　　C. 清热泻火　　　　　　D. 滋阴泻热

15. 主治上吐下泻，胸脘痞闷，心烦躁扰，小便短赤，舌苔黄腻，脉滑数的是下列哪个方剂
    A. 连朴饮　　　　　　　B. 三仁汤　　　　　　　C. 藿香正气散　　　　　D. 八正散

16. 连朴饮的功用是下列哪项

A. 行气化湿，降逆和胃　B. 清热化湿，理气和中　　C. 理气燥湿，和胃止呕　D. 清热化湿，渗湿止泄

17. 下列哪项是连朴饮的组成药物
A. 陈皮、半夏　　　B. 黄连、芦叶　　　C. 菖蒲、芦根　　　D. 芦根、甘草

18. 八正散的君药是哪项
A. 车前子、瞿麦　　B. 车前子、木通　　C. 滑石、木通　　　D. 瞿麦、萹蓄

19. 八正散中佐以山栀子仁的作用是什么
A. 清热泻火　　　　B. 泻火除烦　　　　C. 泄上焦郁热　　　D. 清泄三焦

20. 治疗膀胱气化不利之蓄水证应首选
A. 五苓散　　　　　B. 猪苓汤　　　　　C. 四苓散　　　　　D. 茵陈五苓散

21. 五苓散的君药是下列哪味药物
A. 茯苓　　　　　　B. 泽泻　　　　　　C. 猪苓　　　　　　D. 桂枝

22. 猪苓汤的功用是
A. 利水渗湿，温阳化气　B. 淡渗利水　　　C. 利水养阴清热　　D. 利水健脾清热

23. 以下哪个方剂的用法是去滓温服，良久再服，服后当如虫行皮中，以腰以下如冰，后坐被中，又以一被绕腰以下，温令微汗，瘥
A. 猪苓汤　　　　　B. 五苓散　　　　　C. 真武汤　　　　　D. 防己黄芪汤

24. 防己黄芪汤中用白术的用意何在
A. 安胎　　　　　　B. 止汗　　　　　　C. 利尿　　　　　　D. 健脾祛湿

25. 以下哪项分别是真武汤的君药和臣药
A. 附子、茯苓　　　B. 茯苓、白术　　　C. 茯苓、干姜　　　D. 附子、生姜

26. 下列哪项不是苓桂术甘汤中炙甘草的用意
A. 助桂枝温补中阳　B. 缓急止痛　　　　C. 益气健脾　　　　D. 调和诸药

27. 实脾散的君药是哪项
A. 厚朴、木香　　　B. 茯苓、白术　　　C. 附子、干姜　　　D. 草果、木香

28. 以下哪项不是甘露消毒丹的组成药物
A. 黄芩、射干　　　B. 栀子、连翘　　　C. 茵陈、贝母　　　D. 木通、薄荷

29. 组成药物中同时有羌活和独活的是哪项
A. 独活寄生汤　　　B. 羌活胜湿汤　　　C. 甘露消毒丹　　　D. 萆薢分清汤

30. 治以腰膝疼痛、痿软，肢节屈伸不利，或麻木不仁，畏寒喜温，心悸气短，舌淡苔白，脉细弱的是下列哪个方剂
A. 独活寄生汤　　　B. 羌活胜湿汤　　　C. 九味羌活汤　　　D. 葛根汤

31. 真武汤的加减法中，若咳者，加
A. 干姜、细辛、五味子　　　　　　　　B. 紫菀、款冬
C. 桔梗、前胡　　　　　　　　　　　　D. 百部、白前

二、B型题：A、B、C、D是其下面两道小题的备选项，请从中选择一项最符合题目要求的，每个选项可以被选择一次或两次。

A. 藿香正气散　　　B. 平胃散　　　　　C. 三仁汤　　　　　D. 五苓散
1. 主治外感风寒，内伤湿滞证的是哪个方剂
2. 主治湿滞脾胃证的是哪个方剂

A. 厚朴 半夏　　　　B. 陈皮 厚朴　　　C. 厚朴 半夏　　　D. 白术 半夏
3. 平胃散和藿香正气散中含有的共同药物是

4. 三仁汤和连朴饮中含有的共同药物是

    A. 连朴饮　　　　　　　B. 八正散　　　　　　　C. 茵陈蒿汤　　　　　　　D. 三仁汤

5. 湿热霍乱首选

6. 湿热淋证首选

    A. 清利湿热　　　　　　B. 凉血解毒　　　　　　C. 清胸脘郁热　　　　　　D. 清泄三焦

7. 山栀子在八正散中的配伍用意

8. 山栀子在连朴饮中的配伍用意

    A. 猪苓汤　　　　　　　B. 五苓散　　　　　　　C. 平胃散　　　　　　　D. 苓桂术甘汤

9. 小便不利,头痛微热,烦渴欲饮,甚则水入即吐,首选

10. 脐下动悸,吐涎沫而头目眩晕,首选

    A. 实脾散　　　　　　　B. 真武汤　　　　　　　C. 苓桂术甘汤　　　　　　D. 猪苓汤

11. 主治胸胁支满,目眩心悸,短气而咳,舌苔白滑,脉弦滑或沉紧,宜选

12. 主治畏寒肢厥,小便不利,心下悸动不宁,头目眩晕,身体筋肉眴动,站立不稳,四肢沉重疼痛,浮肿,腰以下为甚,宜选

    A. 以白饮和服方寸匕　　　　　　　　　　B. 灯心煎汤送服

    C. 甘澜水八碗,煮取三碗　　　　　　　　D. 上锉麻豆大,每服五钱匕

13. 哪项属于三仁汤的用法

14. 哪项属于八正散的用法

    A. 独活、防风　　　　　B. 川芎、甘草　　　　　C. 滑石、蔻仁　　　　　D. 厚朴、半夏

15. 羌活胜湿汤和独活寄生汤中共同含有的药物是

16. 三仁汤和甘露消毒丹中共同含有的药物是

    A. 三仁汤　　　　　　　B. 凉膈散　　　　　　　C. 茵陈蒿汤　　　　　　D. 五苓散

17. 配伍具有"三焦分消"特点的方剂是

18. 配伍具有"前后分消"特点的方剂是

三、X 型题: 在每小题给出的 A、B、C、D 四个选项中,至少有两项是符合题目要求的,请选出所有符合题目要求的答案,多选或少选均不得分。

1. 下列哪项是藿香正气散的主治证候

    A. 恶寒发热,头痛　　　B. 山岚瘴疟　　　　　　C. 舌苔白腻　　　　　　D. 午后身热

2. 下列关于三仁汤的说法正确的是

    A. 其组成药物为杏仁,飞滑石,白通草,白蔻仁,竹茹,厚朴,生薏苡仁,半夏

    B。其用法是甘澜水八碗,煮取三碗,每服一碗,日三服

    C. 其功用是宣畅气机,清利寒湿

    D. 其配伍特点是宣上、畅中、渗下,三焦分消

3. 茵陈蒿汤中佐以大黄的主要用意是

    A. 逐瘀通经　　　　　　B. 通利大便　　　　　　C. 凉血解毒　　　　　　D. 清热泻火

4. 下列哪项是连朴饮的组成药物

    A. 厚朴、甘草　　　　　B. 黄连、芦根　　　　　C. 菖蒲、豆豉　　　　　D. 大黄、滑石

5. 下列哪项是五苓散的主治证候

    A. 小便不利　　　　　　B. 脐下动悸　　　　　　C. 短气而咳　　　　　　D. 水肿、泄泻

6. 防己黄芪汤中用以白术的用意何在

    A. 益气固表　　　　　　B. 补气健脾　　　　　　C. 安胎　　　　　　　　D. 祛湿行水

7. 下列方剂中含有白术的方剂是哪些

A. 甘露消毒丹　　　　B. 真武汤　　　　C. 防己黄芪汤　　　　D. 苓桂术甘汤

8. 下列方剂中同时含有甘草、生姜、大枣的是
　　A. 防己黄芪汤　　　B. 真武汤　　　　C. 甘露消毒丹　　　D. 实脾散

9. 萆薢分清饮中臣以石菖蒲的用意何在
　　A. 化湿浊　　　　　B. 安神　　　　　C. 祛膀胱虚寒　　　D. 明目

10. 以下哪项是独活寄生汤中的组成药物
　　A. 细辛、川芎　　　B. 半夏、甘草　　　C. 当归、芍药　　　D. 地黄、牛膝

11. 独活寄生汤的功用是
　　A. 祛风湿　　　　　B. 止痹痛　　　　　C. 益肝肾　　　　　D. 补气血

12. 在实脾散中具有行气导滞,令气化则湿化,气顺则胀消的药物是
　　A. 木瓜　　　　　　B. 木香　　　　　　C. 大腹皮　　　　　D. 厚朴

13. 下列关于真武汤的加减应用说法正确的是
　　A. 若咳者,加五味子、细辛、生姜　　　　　B. 若呕者,去附子,加重生姜
　　C. 若下利者,去芍药,加干姜　　　　　　　D. 若小便不利者,去白术

14. 下列关于猪苓汤的配伍特点说法错误的是
　　A. 五药合方,清热养阴为主,利水渗湿为辅　　　B. 体现了利水而不伤阴、滋阴而不碍湿
　　C. 祛风与除湿健脾并用　　　　　　　　　　　D. 扶正与祛邪兼顾

15. 猪苓汤的臣药是下列哪些药物
　　A. 白术　　　　　　B. 泽泻　　　　　　C. 滑石　　　　　　D. 茯苓

16. 连朴饮中能清宣胸脘之郁热的药物是
　　A. 山栀子　　　　　B. 豆豉　　　　　　C. 菖蒲　　　　　　D. 芦根

17. 下列哪项是三仁汤的主治证候
　　A. 恶心呕吐　　　　B. 头痛恶寒　　　　C. 面色淡黄　　　　D. 午后身热

18. 同时含有半夏、厚朴的方剂是
　　A. 平胃散　　　　　B. 三仁汤　　　　　C. 藿香正气散　　　D. 连朴饮

19. 真武汤中配伍白芍的作用是
　　A. 利小便以行水气　　　　　　　　　　　B. 柔肝缓急以止痛
　　C. 敛阴舒筋以解筋肉瞤动　　　　　　　　D. 防附子燥热伤阴,以利久服缓治

> 参考答案与解析 <

一、A 型题。

1. A。
　因为祛湿剂是指凡以祛湿药为主组成,具有化湿利水、通淋泄浊等作用,治疗水湿病证的方剂,因此属于八法中的"清法"。

2. C。
　在平胃散中苍术为君药,以其辛香苦温,入中焦能燥湿健脾,使湿去则脾运有权,脾健则湿邪得化。臣以厚朴,本品芳化苦燥,长于行气除满,且可化湿。与苍术相伍,行气以除湿,燥湿以运脾,使滞气得行,湿浊得去。陈皮为佐,理气和胃,燥湿醒脾,以助苍术、厚朴之力。使炙甘草,调和诸药,且能益气健脾和中。

3. C。
　平胃散主治湿滞脾胃证,脘腹胀满,不思饮食,口淡无味,恶心呕吐,吞酸,肢体沉重,怠惰嗜卧,常多自利,舌苔白腻而厚,脉缓。

431

方剂学

4. B。

藿香正气散的组成是大腹皮、白芷、紫苏、茯苓、半夏曲、白术、陈皮、厚朴、苦桔梗、藿香、炙甘草。

5. A。

藿香正气散主治外感风寒,内伤湿滞证。恶寒发热,头痛,胸膈满闷,脘腹疼痛,恶心呕吐,肠鸣泄泻,舌苔白腻,以及山岚瘴疟等。诸药合用,外散风寒与内化湿滞相伍,健脾利湿与理气和胃共施,使风寒外散,湿浊内化,气机通畅,脾胃调和,清升浊降,则霍乱自已。感受山岚瘴气及水土不服者,亦可以本方辟秽化浊,和中悦脾而治之。

6. D。

由于湿浊中阻,气机不畅,藿香正气散中佐以大腹皮、厚朴行气化湿,畅中行滞,且寓气行则湿化之义。

7. A。

藿香正气散中配伍桔梗宣肺利膈,既益解表,又助化湿。

8. D。

藿香正气散主要功用是解表化湿,理气和中。诸药合用,外散风寒与内化湿滞相伍,健脾利湿与理气和胃共施,使风寒外散,湿浊内化,气机通畅,脾胃调和,清升浊降,则霍乱自已。

9. B。

三仁汤主治湿温初起及暑温夹湿之湿重于热证。头痛恶寒,身重疼痛,肢体倦怠,面色淡黄,胸闷不饥,午后身热,苔白不渴,脉弦细而濡。

10. B。

三仁汤的用法,甘澜水八碗,煮取三碗,每服一碗,日三服。

11. A。

三仁汤的组成是杏仁,飞滑石,白通草,白蔻仁,竹叶,厚朴,生薏苡仁,半夏。

12. C。

三仁汤中杏仁宣利上焦肺气,气行则湿化;白蔻仁芳香化湿,行气宽中,畅中焦之脾气;薏苡仁甘淡性寒,渗湿利水而健脾,使湿热从下焦而去。三仁合用,三焦分消。

13. D。

茵陈蒿汤中重用茵陈为君药,本品苦泄下降,善能清热利湿,为治黄疸要药,其用法是应先煮茵陈。

14. B。

茵陈蒿汤中佐以大黄泻热逐瘀,通利大便,导瘀热从大便而下湿邪得除,瘀热得去,黄疸自退。

15. A。

连朴饮主治湿热霍乱。上吐下泻,胸脘痞闷,心烦躁扰,小便短赤,舌苔黄腻,脉滑数。诸药相合,清热祛湿,理气和中,清升浊降,则湿热去、脾胃和而吐泻止。

16. B。

连朴饮的功用是清热化湿,理气和中,黄连清热燥湿,厚朴行气化湿,共为君药。石菖蒲芳香化湿而悦脾,半夏燥湿降逆而和胃,增强君药化湿和胃止呕之力,是为臣药。山栀、豆豉清宣胸脘之郁热;芦根性甘寒质轻,清热和胃,除烦止呕,生津行水,皆为佐药。诸药相合,清热祛湿,理气和中,清升浊降,则湿热去、脾胃和而吐泻止。

17. C。

连朴饮的组成是制厚朴、川连(姜汁炒)、石菖蒲、制半夏、香豉、焦栀、芦根。

18. C。

连朴饮中以滑石、木通为君药。滑石善能滑利窍道,清热渗湿,利水通淋,《药品化义》谓之:"体滑主利窍,味淡主渗热";木通上清心火,下利湿热,使湿热之邪从小便而去。

19. D。

八正散中佐以山栀子仁清泄三焦,通利水道,以增强君、臣药清热利水通淋之功。

20. A。

五苓散主治膀胱气化不利之蓄水证。小便不利,头痛微热,烦渴欲饮,甚则水入即吐;或脐下动悸,吐涎沫而头目眩晕;或短气而咳;或水肿、泄泻。舌苔白,脉浮或浮数。

21. B。

五苓散中重用泽泻为君,以其甘淡,直达肾与膀胱,利水渗湿。茯苓,猪苓为臣药,增强其利水渗湿之力,桂枝为佐药,温阳化气以助利水,解表散邪以祛表邪,《伤寒论》示人服后当饮暖水,以助发汗,使表邪从汗而解。

22.**C**。

猪苓汤五药合方,利水渗湿为主,清热养阴为辅,体现了利水而不伤阴、滋阴而不碍湿的配伍特点。水湿去,邪热清,阴津复,诸症自除。血淋而小便不利者,亦可用本方利水通淋、清热止血。

23.**D**。

防己黄芪汤的用法是上锉麻豆大,每服五钱匕(15g),生姜四片,大枣一枚,水盏半,煎八分,去滓温服,良久再服,服后当如虫行皮中,以腰以下如冰,后坐被中,又以一被绕腰以下,温令微汗,瘥。

24.**D**。

防己黄芪汤中臣以白术补气健脾祛湿,既助防己祛湿行水之功,又增黄芪益气固表之力。祛风与除湿健脾并用,扶正与祛邪兼顾,使风湿俱去,诸症自除。

25.**A**。

真武汤以附子为君药,本品辛甘性热,用之温肾助阳,以化气行水,兼暖脾土,以温运水湿。臣以茯苓利水渗湿,使水邪从小便去;白术健脾燥湿。

26.**B**。

苓桂术甘汤中炙甘草的作用,一可合桂枝以辛甘化阳,以襄助温补中阳之力;二可合白术益气健脾,崇土以利制水;三可调和诸药,功兼佐使之用。

27.**C**。

实脾散中以附子、干姜为君,附子善于温肾阳而助气化以行水;干姜偏于温脾阳而助运化以制水,二药相合,温肾暖脾,扶阳抑阴。

28.**B**。

甘露消毒丹的药物组成是飞滑石,淡黄芩,绵茵陈,石菖蒲,川贝母,木通,藿香,连翘,白蔻仁,薄荷,射干。

29.**B**。

羌活胜湿汤的药物组成是羌活,独活,藁本,防风,炙甘草,蔓荆子,川芎。独活寄生汤的药物组成是独活,桑寄生,杜仲,牛膝,细辛,秦艽,茯苓,肉桂心,防风,川芎,人参,甘草,当归,芍药,干地黄。

30.**A**。

独活寄生汤主治以痹证日久,肝肾两虚,气血不足证。腰膝疼痛、痿软,肢节屈伸不利,或麻木不仁,畏寒喜温,心悸气短,舌淡苔白,脉细弱。全方以祛风寒湿邪而止痹痛为主,辅以补肝肾、益气血之品,邪正兼顾,祛邪不伤正,扶正不留邪。

31.**A**。

真武汤加减法:若咳者,加五味子、细辛、干姜;若小便利者,去茯苓;若下利者,去芍药,加干姜;若呕者,去附子,加重生姜。

二、B 型题。

1、2.**A;B**。

平胃散主治湿滞脾胃证。脘腹胀满,不思饮食,口淡无味,恶心呕吐,嗳气吞酸,肢体沉重,怠惰嗜卧,常多自利,舌苔白腻而厚,脉缓。藿香正气散主治外感风寒,内伤湿滞证。恶寒发热,头痛,胸膈满闷,脘腹疼痛,恶心呕吐,肠鸣泄泻,舌苔白腻,以及山岚瘴疟等。

3、4.**B;C**。

平胃散的组成药物是苍术,厚朴,陈皮,炙甘草。藿香正气散的组成药物是大腹皮,白芷,紫苏,茯苓,半夏曲,白术,陈皮,厚朴,苦桔梗,藿香,炙甘草。三仁汤的组成药物是杏仁,飞滑石,白通草,白蔻仁,竹叶,厚朴,生薏苡仁,半夏。连朴饮的组成药物是制厚朴,川连姜,石菖蒲,制半夏,香豉,焦栀,芦根。

5、6.**A;B**。

连朴饮主治湿热霍乱。上吐下泻,胸脘痞闷,心烦躁扰,小便短赤,舌苔黄腻,脉滑数。八正散主治湿热淋证。尿频尿急,溺时涩痛,淋沥不畅,尿色浑赤,甚则癃闭不通,小腹急满,口燥咽干,舌苔黄腻,脉滑数。

7、8.**D;C**。

八正散中佐以山栀子仁清泄三焦,通利水道,以增强君、臣药清热利水通淋之功。连朴饮中佐以山栀子清宣胸脘之郁热。

9、10.**B;B**。

五苓散主治膀胱气化不利之蓄水证。小便不利,头痛微热,烦渴欲饮,甚则水入即吐;或脐下动悸,吐涎沫而头目眩晕;或短气而咳;或水肿、泄泻。舌苔白,脉浮或浮数。

11、12.C;B。

苓桂术甘汤主治中阳不足之痰饮。胸胁支满,目眩心悸,短气而咳,舌苔白滑,脉弦滑或沉紧。真武汤主治阳虚水泛证。畏寒肢厥,小便不利,心下悸动不宁,头目眩晕,身体筋肉眴动,站立不稳,四肢沉重疼痛,浮肿,腰以下为甚;或腹痛,泄泻;或咳喘呕逆。舌质淡胖,边有齿痕,舌苔白滑,脉沉细。

13、14.C;B。

三仁汤的用法是甘澜水八碗,煮取三碗,每服一碗,日三服。八正散的用法是散剂,每服6~10g,灯心煎汤送服;汤剂,加灯心,水煎服,用量根据病情酌定。五苓散的用法是捣为散,以白饮和服方寸匕,日三服,多饮暖水,汗出愈,如法将息。防己黄芪汤的用法是上锉麻豆大,每服五钱匕(15g),生姜四片,大枣一枚,水盏半,煎八分,去滓温服,良久再服。

15、16.A;C。

羌活胜湿汤的组成药物为羌活,独活,藁本,防风,炙甘草,蔓荆子,川芎。独活寄生汤的组成药物为独活,桑寄生,杜仲,牛膝,细辛,秦艽,茯苓,肉桂心,防风,川芎,人参,甘草,当归,芍药,干地黄。三仁汤的组成药物为杏仁,飞滑石,白通草,白蔻仁,竹叶,厚朴,生薏苡仁,半夏。甘露消毒丹的组成药物为飞滑石,淡黄芩,绵茵陈,石菖蒲,川贝母,木通,藿香,连翘,白蔻仁,薄荷,射干。

17、18.A;C。

配伍具有"三焦分消"特点的方剂是三仁汤。有"前后分消"特点的方剂是茵陈蒿汤。

(1)三仁汤:【组成】杏仁、飞滑石、白通草、白蔻仁、竹叶、厚朴、生薏苡仁、半夏。【功用】宣畅气机,清利湿热。【主治】湿温初起或暑温夹湿之湿重于热证。头痛恶寒,身重疼痛,肢体倦怠,面色淡黄,胸闷不饥,午后身热,苔白不渴,脉弦细而濡。【方义】杏仁宣利上焦肺气,气行则湿化;白蔻仁芳香化湿,行气宽中,畅中焦之脾气;薏苡仁甘淡性寒,渗湿利水而健脾,使湿热从下焦而去。三仁合用,三焦分消,是为君药。滑石、通草、竹叶甘寒淡渗,加强君药利湿清热之功,是为臣药。半夏、厚朴行气化湿,散结除满,是为佐药。配伍特点:综观全方,体现了宣上、畅中、渗下,三焦分消的配伍特点,气畅湿行,暑解热清,三焦通畅,诸症自除。【趣味方歌】三人扑通滑竹下——三仁朴通滑竹夏。

(2)茵陈蒿汤:【组成】茵陈、栀子、大黄。【功用】清热,利湿,退黄。【主治】湿热黄疸证。一身面目俱黄,黄色鲜明,发热,无汗或但头汗出,口渴欲饮,恶心呕吐,腹微满,小便短赤,大便不爽或秘结,舌红苔黄腻,脉沉数或滑数有力。【方义】重用茵陈为君药,本品苦泄下降,善能清热利湿,为治黄疸要药。臣以栀子清热降火,通利三焦,助茵陈引湿热从小便而去。佐以大黄泻热逐瘀,通利大便,导瘀热从大便而下。三药合用,利湿与泻热并进,通利二便,前后分消,湿邪得除,瘀热得去,黄疸自退。【趣味方歌】黄山好——黄山蒿。

综上所述,配伍具有"三焦分消"特点的方剂是三仁汤。有"前后分消"特点的方剂是茵陈蒿汤。

三、X型题。

1.ABC。

藿香正气散主治外感风寒,内伤湿滞证。恶寒发热,头痛,胸膈满闷,脘腹疼痛,恶心呕吐,肠鸣泄泻,舌苔白腻,以及山岚瘴疟等。湿邪阻滞,故舌苔为白腻厚苔。此湿主要为寒湿,而午后身热是由湿热引起的,是三仁汤的主治证候。

2.BD。

三仁汤的药物组成中含有的是竹叶而不是竹茹,竹叶甘寒淡渗,加强君药利湿清热之功,是为臣药。其功用是宣畅气机,清利湿热,而不是寒湿。其主治的是湿温初起及暑温夹湿之湿重于热证。其配伍特点是杏仁宣利上焦肺气,气行则湿化;白蔻仁芳香化湿,行气宽中,畅中焦之脾气;薏苡仁甘淡性寒,渗湿利水而健脾,使湿热从下焦而去。三仁合用,三焦分消。

3.ABD。

茵陈蒿汤中佐以大黄泻热逐瘀,通利大便,导瘀热从大便而下。利湿与泻热并进,通利二便,前后分消,湿邪得除,瘀热得去,黄疸自退。

4.ABC。

连朴饮的药物组成是制厚朴、川连、石菖蒲、制半夏、香豉、焦栀、芦根。黄连清热燥湿,厚朴行气化湿,共为君药。石菖蒲芳香化湿而悦脾,半夏燥湿降逆而和胃,增强君药化湿和胃止呕之力,是为臣药。山栀、豆豉清宣胸脘之郁热;芦根性甘寒质轻,清热和胃,除烦止呕,生津行水,皆为佐药。诸药相合,清热祛湿,理气和中,清升浊降,则湿热去、脾胃和而吐泻止。

5. **ABCD**。

五苓散主治膀胱气化不利之蓄水证。小便不利,头痛微热,烦渴欲饮,甚则水入即吐;或脐下动悸,吐涎沫而头目眩晕;或短气而咳;或水肿、泄泻。舌苔白,脉浮或浮数。其病机均为水湿内盛,膀胱气化不利所致。

6. **ABD**。

防己黄芪汤中臣以白术补气健脾祛湿,既助防己祛湿行水之功,又增黄芪益气固表之力。防己黄芪汤主治的是表虚不固之风水或风湿证,在这里白术没有安胎的功效。

7. **BCD**。

甘露消毒丹功用是利湿化浊,清热解毒,其组成药物中不含有健脾利湿的白术,其组成药物为飞滑石,淡黄芩,绵茵陈,石菖蒲,川贝母,木通,藿香,连翘,白蔻仁,薄荷,射干。真武汤的组成药物为茯苓,芍药,白术,生姜,附子。防己黄芪汤的组成药物为防己,黄芪,甘草,白术。

8. **AD**。

防己黄芪汤中佐入姜、枣调和营卫。甘草和中,兼可调和诸药,是为佐使之用。实脾散中甘草、生姜、大枣益脾和中,生姜兼能温散水气,甘草还可调和诸药,同为佐使之用。而真武汤中只含有生姜,甘露消毒丹中三者均没有。

9. **AC**。

萆薢分清饮中臣以石菖蒲的用意是,石菖蒲辛香苦温,化湿浊以助萆薢之力,兼可祛膀胱虚寒。《本草求真》谓石菖蒲能温肠胃,"肠胃既温,则膀胱之虚寒小便不禁自止"。

10. **ACD**。

独活寄生汤的组成药物是独活,桑寄生,杜仲,牛膝,细辛,秦艽,茯苓,肉桂心,防风,川芎,人参,甘草,当归,芍药,干地黄。

11. **ABCD**。

独活寄生汤主治痹证日久,肝肾两虚,气血不足证。腰膝疼痛、痿软,肢节屈伸不利,或麻木不仁,畏寒喜温,心悸气短,舌淡苔白,脉细弱。其功用是祛风湿,止痹痛,益肝肾,补气血。

12. **BCD**。

实脾散中佐以木瓜除湿醒脾和中;厚朴、木香、大腹皮(槟榔)、草果行气导滞,令气化则湿化,气顺则胀消。

13. **BC**。

真武汤的加减应用,原方后注云:若咳者,加五味子、细辛、干姜;若小便不利者,去茯苓;若下利者,去芍药,加干姜;若呕者,去附子,加重生姜。

14. **ACD**。

猪苓汤的配伍特点是以利水渗湿为主,清热养阴为辅,体现了利水而不伤阴、滋阴而不碍湿。而C、D选项是防己黄芪汤的配伍特点。

15. **BD**。

猪苓汤中臣以泽泻、茯苓之甘淡,益猪苓利水渗湿之力,且泽泻性寒兼可泻热,茯苓尚可健脾以助运湿。佐入滑石之甘寒,利水、清热两彰其功。而白术不是猪苓汤的药物组成。

16. **AB**。

在连朴饮中山栀、豆豉清宣胸脘之郁热;芦根性甘寒质轻,清热和胃,除烦止呕,生津行水。石菖蒲芳香化湿而悦脾。

17. **BCD**。

三仁汤主治湿温初起及暑温夹湿之湿重于热证。表现为头痛恶寒,身重疼痛,肢体倦怠,面色淡黄,胸闷不饥,午后身热,苔白不渴,脉弦细而濡。而恶心呕吐是藿香正气散的主治证候。

18. **BCD**。

三仁汤中半夏、厚朴行气化湿,散结除满,是为佐药。藿香正气散中厚朴行气化湿,半夏理气燥湿。连朴饮中厚朴行气化湿,半夏燥湿降逆而和胃。

19. **ABCD**。

真武汤为治疗脾肾阳虚,水气内停的主要方剂。方中以大辛大热的附子为君药,温肾助阳,以化气行水。臣以茯苓、白术健脾利湿,淡渗利水,使水气从小便而出。佐以生姜之温散,既助附子温阳祛寒,又合苓、术以散水湿;其用白芍者,乃一药四用,一者利小便以行水气,二者柔肝缓急以止腹痛,三者敛阴舒筋,以止筋惕肉瞤,四者防止附子燥热伤阴。诸药配伍,温脾肾,利水湿,共奏温阳利水之效。综上所述,故全选。

第 十 八 章

18

祛痰剂

一、A型题：在每小题给出的 A、B、C、D 四个选项中，请选出一项最符合题目要求的。

1. 二陈汤治疗"寒痰"，《医方集解》加减法中指明应加用的药物是
   A. 黄芩、胆星　　　　　B. 南星、竹沥　　　　　C. 姜汁、半夏　　　　　D. 防风、白芥子

2. 《医方集解》所载二陈汤的功效是
   A. 燥湿化痰，理气和中　B. 理气化痰，和胃利胆　C. 温肾利湿，分清化浊　D. 润肺清热，理气化痰

3. 具有理气化痰，和胃利胆功用的方剂是
   A. 清气化痰丸　　　　　B. 贝母瓜蒌散　　　　　C. 小陷胸汤　　　　　　D. 温胆汤

4. 温胆汤（《三因方》）是由二陈汤去哪味药加大枣、枳实、竹茹而成
   A. 橘红　　　　　　　　B. 乌梅　　　　　　　　C. 半夏　　　　　　　　D. 甘草

5. 燥痰咳嗽，症见咳嗽呛急，咯痰不爽，涩而难出，咽喉干燥哽痛，苔白而干者治宜选用
   A. 清气化痰饮　　　　　B. 贝母瓜蒌散　　　　　C. 小陷胸汤　　　　　　D. 止嗽散

6. 贝母瓜蒌散治疗声音嘶哑、痰中带血，加减应用的药物是
   A. 加桑叶、杏仁、蝉蜕、牛蒡子　　　　　　　B. 去橘红，加南沙参、阿胶、白及等
   C. 加麦冬、玄参、生石膏　　　　　　　　　　D. 加瓜蒌、贝母、麦冬

7. 清气化痰丸的正确用法
   A. 水泛丸，温开水送下　　　　　　　　　　　B. 米、面等为赋形剂做成的糊丸，冷水送下
   C. 蜜制为丸，黄酒送服　　　　　　　　　　　D. 姜汁为丸，温开水送下

8. 清气化痰丸的功效是
   A. 清热化痰，宽胸散结　B. 化痰息风，健脾祛湿　C. 清热化痰，理气止咳　D. 润肺清热，理气化痰

9. 清气化痰丸的加减应用中减半夏用量，加青黛、蛤粉治疗的是
   A. 痰稠胶黏难咯者　　　B. 痰多气急者　　　　　C. 恶心呕吐明显者　　　D. 烦躁不眠者

10. 小陷胸汤中不含有的药物是
   A. 瓜蒌实　　　　　　　B. 黄连　　　　　　　　C. 黄芩　　　　　　　　D. 半夏

11. 小陷胸汤证邪结的部位是
   A. 心下　　　　　　　　B. 两胁　　　　　　　　C. 心下至少腹　　　　　D. 少腹

12. 小陷胸汤的君药是
   A. 半夏　　　　　　　　B. 全瓜蒌　　　　　　　C. 黄连　　　　　　　　D. 黄芩

13. 小陷胸汤的用法是
   A. 同入，水煎服　　　　　　　　　　　　　　　B. 先煮半夏，后纳他药，水煎服
   C. 先煮瓜蒌，后纳他药，水煎服　　　　　　　　D. 后纳黄连，先煮他药，水煎服

14. 贝母瓜蒌散中配伍天花粉的主要用意是
   A. 清热润燥　　　　　　B. 清热散结　　　　　　C. 清热排脓　　　　　　D. 消瘀散结

15. 痰热互结，症见心下痞闷，按之则痛，舌红苔黄腻，脉滑数者，治宜选用
   A. 清气化痰丸　　　　　B. 贝母瓜蒌散　　　　　C. 小陷胸汤　　　　　　D. 半夏白术天麻汤

16. 半夏白术天麻汤的功用是

    A. 镇肝息风,滋阴潜阳   B. 平肝息风,清热活血   C. 祛风清热,养血活血   D. 燥湿化痰,平肝息风

17. 治疗风痰眩晕和痰厥头痛的代表方剂是

    A. 天麻钩藤饮   B. 镇肝熄风汤   C. 半夏白术天麻汤   D. 川芎茶调散

18. 三子养亲汤的功用是

    A. 理气化痰,温中和胃   B. 降气快膈,化痰消食   C. 清胃化痰,降逆止呕   D. 行气温中,燥温除满

19. 下面哪项不是止嗽散的药物

    A. 桔梗   B. 百部   C. 陈皮   D. 白及

20. 风邪犯肺,症见咳嗽咽痒,咯痰不爽,舌苔薄白,脉浮缓,宜选用

    A. 银翘散   B. 止嗽散   C. 九味羌活汤   D. 半夏白术天麻汤

21. 宣利肺气,疏风止咳的是

    A. 桂枝汤   B. 麻黄杏仁甘草石膏汤   C. 止嗽散   D. 九味羌活汤

22. 止嗽散除了桔梗、荆芥、紫菀、百部外,还有

    A. 茯苓、橘红、桔梗   B. 陈皮、杏仁、枳实   C. 天麻、白术、生姜   D. 白前、甘草、陈皮

23. 三子养亲汤中不含有

    A. 紫苏子   B. 白芥子   C. 菟丝子   D. 莱菔子

24. 紫苏子在三子养亲汤中的作用是

    A. 温肺化痰,利气散结   B. 消食导滞,下气祛痰   C. 宣利肺气,疏风止咳   D. 降气化痰,止咳平喘

25. 三子养亲汤的功用是

    A. 温肺化痰,降气消食   B. 温肺化痰,利气散结   C. 降气化痰,止咳平喘   D. 消食导滞,下气祛痰

26. 痰壅气逆食滞,症见咳嗽喘逆,痰多胸痞,食少难消,舌苔白腻,脉滑。宜选用

    A. 杏苏散   B. 止嗽散   C. 三子养亲汤   D. 半夏白术天麻汤

27. 导痰汤是二陈汤去乌梅、甘草,加哪几味药而成

    A. 竹茹、橘皮   B. 竹茹、枳实   C. 天南星、竹茹   D. 天南星、枳实

28. 小陷胸汤中寓有"以缓治上"的药物是

    A. 黄连   B. 半夏   C. 黄芩   D. 全瓜蒌

29. 《医学心悟·头痛》中另有一半夏白术天麻汤,较通用方多蔓荆子三钱,减哪味药为一钱,治痰厥头痛、胸膈多痰,动则眩晕之证

    A. 半夏   B. 天麻   C. 白术   D. 茯苓

30. 三子养亲汤中白芥子善于

    A. 滋阴   B. 豁痰   C. 降气   D. 消食

31. 《医方集解》论述二陈汤的加减法中,燥痰加

    A. 南星、白附、皂角、竹沥   B. 石膏、青黛

    C. 瓜蒌、杏仁   D. 香附、枳壳

二、B型题:A、B、C、D是其下面两道小题的备选项,请从中选择一项最符合题目要求的,每个选项可以被选择一次或两次。

    A. 清气化痰丸   B. 贝母瓜蒌散   C. 苇茎汤   D. 泻白散

1. 燥痰咳嗽。咳嗽呛急,咯痰不爽,涩而难出,咽喉干燥哽痛,苔白而干,治疗宜用

2. 痰热咳嗽。咳嗽气喘,咯痰黄稠,胸膈痞闷,甚则气急呕恶,烦躁不宁,舌质红,苔黄腻,脉滑数,治疗宜用

    A. 减半夏用量,加青黛、蛤粉   B. 加竹茹

    C. 去黄芩,加黄连、山栀   D. 加鱼腥草、桑白皮

3. 清气化痰丸在加减应用中,痰多气急者,可
4. 清气化痰丸在加减应用中,烦躁不眠者,可

    A. 温肺化痰,利气散结   B. 降气化痰,止咳平喘   C. 消食导滞,下气祛痰   D. 滋阴潜阳,理气散结

5. 在三子养亲汤中白芥子配伍的意义是
6. 在三子养亲汤中莱菔子配伍的意义是

    A. 败毒散   B. 半夏白术天麻汤   C. 银翘散   D. 止嗽散

7. 主治风痰上扰证。眩晕,头痛,胸膈痞闷,恶心呕吐,舌苔白腻,脉弦滑的是
8. 主治风邪犯肺证。咳嗽咽痒,咯痰不爽,或微有恶风发热,舌苔薄白,脉浮缓的是

    A. 竹茹   B. 白芥子   C. 陈皮   D. 橘红

9. 属于贝母瓜蒌散的药物
10. 属于清气化痰丸的药物

    A. 化痰息风,健脾祛湿   B. 利湿化浊,清热解毒   C. 燥湿化痰,理气和中   D. 理气化痰,和胃利胆

11. 温胆汤的功用
12. 二陈汤的功用

    A. 阿胶   B. 白术   C. 生姜   D. 半夏

13. 黄土汤和半夏白术天麻汤都含有的药物
14. 小陷胸汤和半夏白术天麻汤都含有的药物

    A. 半夏   B. 瓜蒌   C. 茯苓   D. 白术

15. 二陈汤的君药
16. 温胆汤的君药

三、X型题: 在每小题给出的 A、B、C、D 四个选项中,至少有两项是符合题目要求的,请选出所有符合题目要求的答案,多选或少选均不得分。

1. 二陈汤中配伍少许乌梅的意义
    A. 杀虫止痛   B. 收敛肺气   C. 散中兼收   D. 健脾和中

2. 六君煎是二陈汤去乌梅加何药而成
    A. 陈皮   B. 熟地   C. 阿胶   D. 当归

3. 涤痰汤又在导痰汤基础上加何药而成
    A. 石菖蒲   B. 竹茹   C. 人参   D. 陈皮

4. 二陈汤的佐药有
    A. 橘红   B. 茯苓   C. 乌梅   D. 生姜

5. 下列属于二陈汤变方的是
    A. 六君煎   B. 四物汤   C. 温胆汤   D. 导痰汤

6. 二陈汤的配伍特点
    A. 肺脾同调   B. 散收相合   C. 标本兼顾   D. 以缓治上

7. 温胆汤的臣药为
    A. 竹茹   B. 茯苓   C. 枳实   D. 陈皮

8. 符合温胆汤方义的是
    A. 理气化痰以和胃   B. 温中导滞以健脾
    C. 胃气和降则胆郁得舒   D. 痰浊得去则胆无邪扰

9. 贝母瓜蒌散中配伍天花粉的意义
    A. 健脾渗湿   B. 清降肺热   C. 生津润燥   D. 宣肺化痰

10. 贝母瓜蒌散的臣药是

    A. 天花粉　　　　　　　B. 茯苓　　　　　　　　C. 橘红　　　　　　　　D. 陈皮

11. 贝母瓜蒌散中橘红的配伍意义是

    A. 佐以寒药　　　　　　B. 去性存用　　　　　　C. 健脾助运　　　　　　D. 输津润肺

12. 清气化痰丸的君药是

    A. 胆南星　　　　　　　B. 全瓜蒌　　　　　　　C. 瓜蒌仁　　　　　　　D. 陈皮

13. 清气化痰丸治疗烦躁不眠的加减应用去黄芩,加入的药物是

    A. 黄连　　　　　　　　B. 茯苓　　　　　　　　C. 琥珀　　　　　　　　D. 远志

14. 小陷胸汤中配伍全瓜蒌的意义是

    A. 清热涤痰　　　　　　B. 宽胸散结　　　　　　C. 健脾助运　　　　　　D. 通胸膈之痹

15. 半夏天麻白术汤中的佐使药是

    A. 大枣　　　　　　　　B. 生姜　　　　　　　　C. 甘草　　　　　　　　D. 橘红

16. 三子养亲汤中的药物组成是

    A. 白芥子　　　　　　　B. 车前子　　　　　　　C. 菟丝子　　　　　　　D. 紫苏子

17. 三子养亲汤中莱菔子的配伍意义是

    A. 温肺化痰　　　　　　B. 消食导滞　　　　　　C. 止咳平喘　　　　　　D. 下气祛痰

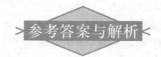

参考答案与解析

一、A 型题。

1. C。

《医方集解》二陈汤加减法。风痰:加南星、白附、皂角、竹沥;寒痰:加半夏、姜汁;火痰:加石膏、青黛;湿痰:加苍术、白术;燥痰:加瓜蒌、杏仁;食痰:加山楂、麦芽、神曲;老痰:加枳实、海石、芒硝;气痰:加香附、枳壳;胁痰皮里膜外:加白芥子;四肢痰:加竹沥。

2. A。

二陈汤功效燥湿化痰,理气和中。主治:湿痰证。咳嗽痰多,色白易咯,恶心呕吐,胸膈痞闷,肢体困重,或头眩心悸,舌苔白滑或腻,脉滑。

3. D。

温胆汤功效理气化痰,和胃利胆。主治:胆郁痰扰证。胆怯易惊,头眩心悸,心烦不眠,夜多异梦;或呕恶呃逆,眩晕,癫痫。苔白腻,脉弦滑。

4. B。

温胆汤组成:半夏,竹茹,枳实,陈皮,炙甘草,茯苓,生姜,大枣。本方为二陈汤去乌梅加大枣、枳实、竹茹而成。加黄连为黄连温胆汤;去姜、枣,易枳实、茯苓为枳壳、赤茯苓,更加青蒿、青子芩、碧玉散,为蒿芩清胆汤。温胆汤的趣味方歌:珠江夏令早食柑橘(竹茹 生姜 半夏 茯苓 大枣 枳实 甘草 橘皮)。

5. B。

贝母瓜蒌散润肺清热,理气化痰。主治燥痰咳嗽。咳嗽呛急,咯痰不爽,涩而难出,咽喉干燥哽痛,苔白而干。

6. B。

贝母瓜蒌散的加减应用兼感风邪,咽痒而咳,微恶风者,可加桑叶、杏仁、蝉蜕、牛蒡子等宣肺散邪;燥热较甚,咽喉干涩哽痛明显者,可加麦冬、玄参、生石膏等清燥润肺;声音嘶哑、痰中带血者,可去橘红,加南沙参、阿胶、白及等养阴清肺,化痰止血。

7. D。

清气化痰丸用法:姜汁为丸,温开水送下。

8. C。

清气化痰丸功用:清热化痰,理气止咳。

9. **A**。

清气化痰丸的加减应用若痰多气急者,可加鱼腥草、桑白皮;痰稠胶黏难咯者,可减半夏用量,加青黛、蛤粉;恶心呕吐明显者,加竹茹;烦躁不眠者,可去黄芩,加清热除烦之黄连、山栀,并酌加琥珀粉、远志等宁心安神之品。

10. **C**。

小陷胸汤的组成黄连、半夏、瓜蒌实。小陷胸汤的趣味方歌:拌黄瓜——半黄瓜。

11. **A**。

小陷胸汤主治:痰热互结之结胸证。心下(病位)痞闷,按之则痛,或心胸闷痛,或咳痰黄稠,舌红苔黄腻,脉滑数。

12. **B**。

小陷胸汤中全瓜蒌甘寒,清热涤痰,宽胸散结,用时先煮,意在"以缓治上"而通胸膈之痹,为君药。

13. **C**。

小陷胸汤用法黄连、半夏、瓜蒌实三味,以水 1.2 升,先煮瓜蒌取 600 毫升,去滓,再入诸药,煮取 500 毫升,去滓,分三次温服。

14. **A**。

贝母瓜蒌散中配伍天花粉意在清热润燥。

15. **C**。

小陷胸汤主治症状特点是"痰热互结",原治伤寒表证误下,邪热内陷,与痰浊结于心下的小结胸病。痰热互结心下或胸膈,气郁不通,故胃脘或心胸痞闷,按之则痛。治宜清热涤痰,宽胸散结,方用小陷胸汤。

16. **D**。

方中君用半夏燥湿化痰,降逆止呕;天麻平肝息风。而止头眩,以白术、茯苓为臣,健脾祛湿,佐以橘红理气化痰,脾气顺则痰消。综观全方,燥湿化痰,平肝息风。

17. **C**。

半夏白术天麻汤主治风痰上扰证,表现为眩晕,头痛,胸膈痞闷,恶心呕吐,舌苔白腻,脉弦滑。又可治疗痰厥头痛,李东垣在《脾胃论》中说:"足太阴痰厥头痛,非半夏不能疗;眼黑头眩,风虚内作,非天麻不能除。"故方中用半夏、天麻作君药。

18. **B**。

三子养亲汤中白芥子长于豁痰,苏子长于降气,莱菔子长于消食,因此其功用为降气快膈,化痰消食。

19. **D**。

止嗽散组成:桔梗、荆芥、紫菀、百部、白前、甘草、陈皮。趣味方歌:百草园前臣敬接(百部甘草 紫菀白前陈皮 桔梗荆芥)。

20. **B**。

止嗽散功用:宣利肺气,疏风止咳。主治:风邪犯肺证。咳嗽咽痒,咯痰不爽,或微有恶风发热,舌苔薄白,脉浮缓。

21. **C**。

止嗽散功用:宣利肺气,疏风止咳。

22. **D**。

止嗽散组成:桔梗、荆芥、紫菀、百部、白前、甘草、陈皮。趣味方歌:百草园前臣敬接(百部甘草 紫菀白前陈皮 桔梗荆芥)。

23. **C**。

三子养亲汤组成:紫苏子白芥子莱菔子。趣味方歌:三子养亲祛痰方,芥苏莱菔共煎尝。

24. **D**。

三子养亲汤的配伍特点方中白芥子温肺化痰,利气散结;苏子降气化痰,止咳平喘;莱菔子消食导滞,下气祛痰。三药相伍,各有所长,白芥子长于豁痰,苏子长于降气,莱菔子长于消食,临证当视痰壅、气逆、食滞三者之孰重孰轻而定何药为君,余为臣佐。

25. **A**。

三子养亲汤功用:温肺化痰,降气消食。方中白芥子温肺化痰,利气散结;苏子降气化痰,止咳平喘;莱菔子消食导滞,下气祛痰。

26. **C**。

三子养亲汤功用:温肺化痰,降气消食。主治:痰壅气逆食滞证。咳嗽喘逆,痰多胸痞,食少难消,舌苔白腻,脉滑。

27. **D**。

导痰汤是二陈汤去乌梅、甘草,加天南星、枳实而成。天南星增半夏燥湿化痰之力,枳实助橘红理气化痰之功,故燥湿化痰行气之力较二陈汤为著,主治痰浊内阻、气机不畅之痰厥等证。

28. D。

全瓜蒌甘寒,清热涤痰,宽胸散结,用时先煎,意在"以缓治上"而通胸膈之痹,为君药。

29. C。

《医学心悟·头痛》中另有一半夏白术天麻汤,较本方多蔓荆子三钱,白术减为一钱,治痰厥头痛、胸膈多痰,动则眩晕之证。

30. B。

方中白芥子温肺化痰,利气散结;苏子降气化痰,止咳平喘;莱菔子消食导滞,下气祛痰。三药相伍,各有所长,白芥子长于豁痰,苏子长于降气,莱菔子长于消食,临证当视痰壅、气逆、食滞三者之孰重孰轻而定何药为君,余为臣佐。

31. C。

《医方集解》说:"治痰通用二陈。风痰加南星、白附、皂角、竹沥;寒痰加半夏、干姜;火痰加石膏、青黛;湿痰加苍术、白术;燥痰加瓜蒌、杏仁;食痰加山楂、麦芽、神曲;老痰加枳实、海石、芒硝;气痰加香附、枳壳;胁痰在皮里膜外加白芥子;四肢痰加竹沥。"

二、B型题。

1、2. B;A。

贝母瓜蒌散功用:润肺清热,理气化痰。主治:燥痰咳嗽。咳嗽呛急,咯痰不爽,涩而难出,咽喉干燥哽痛,苔白而干。清气化痰丸功用:清热化痰,理气止咳。主治:痰热咳嗽。咳嗽气喘,咯痰黄稠,胸膈痞闷,甚则气急呕恶,烦躁不宁,舌质红,苔黄腻,脉滑数。

3、4. D;C。

清气化痰饮的加减应用若痰多气急者,可加鱼腥草、桑白皮;痰稠胶黏难咯者,可减半夏用量,加青黛、蛤粉;恶心呕吐明显者,加竹茹;烦躁不眠者,可去黄芩,加清热除烦之黄连、山栀,并酌加琥珀粉、远志等宁心安神之品。

5、6. A;C。

配伍特点:方中白芥子温肺化痰,利气散结;苏子降气化痰,止咳平喘;莱菔子消食导滞,下气祛痰。三药相伍,各有所长,白芥子长于豁痰,苏子长于降气,莱菔子长于消食,临证当视痰壅、气逆、食滞三者之孰重孰轻而定何药为君,余为臣佐。

7、8. B;D。

半夏白术天麻汤功用:化痰息风,健脾祛湿。主治:风痰上扰证。眩晕,头痛,胸膈痞闷,恶心呕吐,舌苔白腻,脉弦滑。止嗽散功用:宣利肺气,疏风止咳。主治:风邪犯肺证。咳嗽咽痒,咯痰不爽,或微有恶风发热,舌苔薄白,脉浮缓。

9、10. D;C。

贝母瓜蒌散组成:贝母、瓜蒌、花粉、茯苓、橘红、桔梗。趣味方歌:红花楼桔梗被俘——红花蒌桔梗贝茯。清气化痰丸组成:陈皮、杏仁、枳实、酒黄芩、瓜蒌仁、茯苓、胆南星、制半夏。趣味方歌:陈皮杏仁伴黄瓜实难服——陈皮杏仁半黄瓜实南茯。

11、12. D;C。

温胆汤功用:理气化痰,和胃利胆。主治:胆郁痰扰证。胆怯易惊,头眩心悸,心烦不眠,夜多异梦;或呕恶呃逆,眩晕,癫痫。苔白腻,脉弦滑。二陈汤功用:燥湿化痰,理气和中。主治:湿痰证。咳嗽痰多,色白易咯,恶心呕吐,胸膈痞闷,肢体困重,或头眩心悸,舌苔白滑或腻,脉滑。

13、14. B;D。

黄土汤组成:甘草、干地黄、白术、附子炮、阿胶、黄芩、灶心黄土。半夏白术天麻汤组成:半夏、天麻、茯苓、橘红、白术、甘草、生姜、大枣。小陷胸汤组成:黄连、半夏、瓜蒌实。

15、16. A;A。

二陈汤配伍半夏辛温性燥,善能燥湿化痰,且又和胃降逆,为君药。温胆汤半夏辛温,燥湿化痰,和胃止呕,为君药。

三、X型题。

1. BC。

二陈汤中复用少许乌梅,收敛肺气,与半夏、橘红相伍,散中兼收,防其燥散伤正之虞,均为佐药。

方剂学

2. **BD**。
　　六君煎是二陈汤去乌梅,加熟地、当归滋阴养血,肺肾并调,金水相生,故适用于年迈者肺肾阴虚、湿痰内盛之证。
3. **ABC**。
　　涤痰汤又在导痰汤基础上加石菖蒲、竹茹、人参、甘草,较之导痰汤又多开窍扶正之功,常用治中风痰迷心窍、舌强不能言。
4. **BCD**。
　　二陈汤佐以茯苓健脾渗湿,渗湿以助化痰之力,健脾以杜生痰之源。鉴于橘红、茯苓是针对痰因气滞和生痰之源而设,故二药为祛痰剂中理气化痰、健脾渗湿的常用组合。煎加生姜,既能制半夏之毒,又能协助半夏化痰降逆、和胃止呕;复用少许乌梅,收敛肺气,与半夏、橘红相伍,散中兼收,防其燥散伤正之虞,均为佐药。
5. **ACD**。
　　导痰汤是二陈汤去乌梅、甘草,加天南星、枳实而成。天南星增半夏燥湿化痰之力,枳实助橘红理气化痰之功,故燥湿化痰行气之力较二陈汤为著,主治痰浊内阻、气机不畅之痰厥等证。温胆汤为二陈汤去乌梅加大枣、枳实、竹茹而成。六君煎是二陈汤去乌梅,加熟地、当归滋阴养血,肺肾并调,金水相生,故适用于年迈者肺肾阴虚、湿痰内盛之证。
6. **BC**。
　　二陈汤配伍特点:综合本方,结构严谨。散收相合,标本兼顾,燥湿理气祛已生之痰,健脾渗湿杜生痰之源,共奏燥湿化痰,理气和中之功。
7. **ACD**。
　　温胆汤中半夏辛温,燥湿化痰,和胃止呕,为君药。臣以竹茹,取其甘而微寒,清热化痰,除烦止呕。半夏与竹茹相伍,一温一凉,化痰和胃,止呕除烦之功备;陈皮辛苦温,理气行滞,燥湿化痰;枳实辛苦微寒,降气导滞,消痰除痞。陈皮与枳实相合,亦为一温一凉,而理气化痰之力增。
8. **ACD**。
　　温胆汤中半夏、陈皮、生姜偏温,竹茹、枳实偏凉,温凉兼进,令全方不寒不燥,理气化痰以和胃,胃气和降则胆郁得舒,痰浊得去则胆无邪扰,如是则复其宁谧,诸症自愈。
9. **BC**。
　　贝母瓜蒌汤臣以天花粉,既清降肺热,又生津润燥,可助君药之力。
10. **ABC**。
　　贝母瓜蒌散臣以天花粉,既清降肺热,又生津润燥,可助君药之力。痰因湿聚,湿自脾来,痰又易阻滞气机,无论湿痰抑或燥痰,皆须配伍橘红理气化痰、茯苓健脾渗湿,此乃祛痰剂配伍通则,但橘红温燥、茯苓渗利,故用量颇轻。
11. **BCD**。
　　贝母瓜蒌散中橘红佐于贝母、瓜蒌、花粉等寒性药中,则可去性存用,并能加强脾运,输津以润肺燥。
12. **AC**。
　　清气化痰丸中胆南星苦凉、瓜蒌仁甘寒,均长于清热化痰,瓜蒌仁尚能导痰热从大便而下,二者共为君药。
13. **ACD**。
　　清气化痰丸治疗烦躁不眠者,可去黄芩,加清热除烦之黄连、山栀,并酌加琥珀粉、远志等宁心安神之品。
14. **ABD**。
　　小陷胸汤中全瓜蒌甘寒,清热涤痰,宽胸散结,用时先煮,意在"以缓治上"而通胸膈之痹,为君药。
15. **ABCD**。
　　半夏白术天麻汤佐以橘红理气化痰,俾气顺则痰消。使以甘草和中调药;煎加姜、枣调和脾胃,生姜兼制半夏之毒。
16. **AD**。
　　三子养亲汤组成是白芥子、紫苏子、莱菔子。趣味方歌:三子养亲祛痰方,芥苏莱菔共煎尝。
17. **BD**。
　　三子养亲汤方中白芥子温肺化痰,利气散结;苏子降气化痰,止咳平喘;莱菔子消食导滞,下气祛痰。三药相伍,各有所长,白芥子长于豁痰,苏子长于降气,莱菔子长于消食,临证当视痰壅、气逆、食滞三者之孰重孰轻而定何药为君,余为臣佐。

第十九章

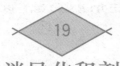

消导化积剂

一、A 型题:在每小题给出的 A、B、C、D 四个选项中,请选出一项最符合题目要求的。

1. 保和丸的药物组成为
   A. 白术,木香,黄连,甘草,白茯苓,人参,神曲,陈皮,砂仁,麦芽,山楂,山药,肉豆蔻
   B. 山楂,神曲,半夏,茯苓,陈皮,连翘,莱菔子
   C. 苏叶,半夏,茯苓,柴胡,苦桔梗,枳壳,甘草,生姜,大枣,杏仁,橘皮
   D. 山楂,麦芽,半夏,茯苓,陈皮,连翘,莱菔子

2. 保和丸的功用是
   A. 消食和胃   B. 健脾消痞   C. 健脾和胃   D. 消食止泻

3. 保和丸的主治证为
   A. 胸脘痞满,不思饮食
   B. 脘腹痞满胀痛,嗳腐吞酸,恶食呕逆,或大便泄泻,舌苔厚腻,脉滑
   C. 脘腹痞满胀痛,赤白痢疾,里急后重,或大便秘结,舌苔黄腻,脉沉实
   D. 脘腹胀痛,下痢泄泻,或大便秘结,小便短赤,舌苔黄腻,脉沉有力

4. 保和丸中连翘的作用
   A. 散结以助消积,清解食积所生之热   B. 疏散风热
   C. 清热解毒 疏散风热   D. 消肿散结 疏散风热

5. 枳术丸的用法是
   A. 白汤下   B. 啜粥服
   C. 荷叶裹烧饭为丸,用白汤下   D. 陈米汤送服

6. 枳术丸的主治证是
   A. 脾虚食积证   B. 脾虚气滞,饮食停聚。胸脘痞满,不思饮食
   C. 积滞内停,湿蕴生热   D. 湿热食积证

7. 枳术丸的药物组成是
   A. 枳实 白术   B. 枳实 苍术   C. 枳壳 苍术   D. 枳壳 白术

8. 枳术丸的功用为
   A. 消导化积,清热利湿   B. 健脾消痞   C. 健脾和胃,消食止泻   D. 消食和胃

9. 下列方剂中白术用量为枳实一倍的是
   A. 枳术丸   B. 保和丸   C. 枳术汤   D. 枳实导滞丸

10. 健脾丸的组成为
   A. 木香,槟榔,青皮,陈皮,广茂,枳壳,黄连,黄柏,大黄,香附子,牵牛
   B. 白术,木香,黄连,甘草,白茯苓,人参,神曲,陈皮,砂仁,麦芽,山楂,山药,肉豆蔻
   C. 白术,木香,黄连,甘草,白茯苓,人参,神曲,陈皮,砂仁,麦芽,山楂,山药
   D. 白术,木香,黄连,甘草,白茯苓,党参,神曲,陈皮,砂仁,麦芽,山楂,山药,肉豆蔻

11. 健脾丸的君药是
   A. 白术   B. 茯苓   C. 白术、茯苓   D. 茯苓、党参

12. 健脾丸的功用是

A. 健脾消痞　　　　　　　B. 消食和胃　　　　　C. 行气导滞,攻积泻热　　D. 健脾和胃,消食止泻

13. 主治食少难消,脘腹痞闷,大便溏薄,倦怠乏力,苔腻微黄,脉虚弱的方剂是
　　A. 健脾丸　　　　　　　B. 保和丸　　　　　　C. 枳术丸　　　　　　　D. 枳术汤

14. 下列方剂中体现"消补兼施"的方剂是
　　A. 益胃汤　　　　　　　B. 健脾丸　　　　　　C. 枳术丸　　　　　　　D. 参苓白术散

15. 下列方剂中,君药为两个的是
　　A. 健脾丸　　　　　　　B. 养阴清肺汤　　　　C. 益胃汤　　　　　　　D. 增液汤

16. 健脾丸的用法为
　　A. 荷叶裹烧饭为丸,用白汤下　　　　　　　B. 陈米汤送服
　　C. 啜粥服　　　　　　　　　　　　　　　　D. 水煎服

17. 木香槟榔丸的药物组成为
　　A. 木香,槟榔,青皮,陈皮,广茂,枳壳,黄连,黄柏,大黄,香附子,牵牛
　　B. 木香,槟榔,青皮,陈皮,广茂,枳壳,黄柏,大黄,香附子,牵牛
　　C. 木香,槟榔,大黄,枳实,神曲,茯苓,黄芩,黄连,白术,泽泻
　　D. 木香,槟榔,青皮,陈皮,广茂,枳壳,黄芩,黄柏,大黄,香附子,牵牛

18. 木香槟榔丸的功用是
　　A. 消痞除满,健脾和胃　　B. 健脾和胃,消食止泻　　C. 行气导滞,攻积泻热　　D. 消导化积,清热利湿

19. 脘腹痞满胀痛,赤白痢疾,里急后重,或大便秘结,舌苔黄腻,脉沉实,治宜选用何方
　　A. 金匮肾气丸　　　　　B. 木香槟榔丸　　　　C. 健脾丸　　　　　　　D. 参苓白术散

20. 《医方集解》所载之木香槟榔丸的药物组成是
　　A. 木香,槟榔,青皮,陈皮,广茂,枳壳,黄连,黄柏,大黄,香附子,牵牛
　　B. 木香,槟榔,青皮,陈皮,广茂,枳壳,黄连,黄柏,大黄,香附子,牵牛,三棱,芒硝
　　C. 木香,槟榔,大黄,枳实,神曲,茯苓,黄芩,黄连,白术,泽泻,三棱,芒硝
　　D. 木香,槟榔,青皮,陈皮,广茂,枳壳,黄芩,黄柏,大黄,香附子,牵牛

21. 脘腹胀痛,下痢泄泻,或大便秘结,小便短赤,舌苔黄腻,脉沉有力治宜选用
　　A. 枳实导滞丸　　　　　B. 木香槟榔丸　　　　C. 健脾丸　　　　　　　D. 枳术丸

22. 大黄枳实神曲茯苓黄芩黄连白术泽泻,以上是哪个方剂的药物组成
　　A. 枳实导滞丸　　　　　B. 枳术丸　　　　　　C. 健脾丸　　　　　　　D. 木香槟榔丸

23. 湿热食积证治宜选用何方
　　A. 保和丸　　　　　　　B. 枳实导滞丸　　　　C. 木香槟榔丸　　　　　D. 小承气汤

24. 枳实导滞丸功用为
　　A. 消导化积,清热利湿　　B. 消痞除满,健脾和胃　　C. 行气导滞,攻积泻热　　D. 健脾和胃,消食止泻

25. 下列方剂中为"通因通用"之法的是
　　A. 杏苏散　　　　　　　B. 桑杏汤　　　　　　C. 清燥救肺汤　　　　　D. 枳实导滞丸

26. 枳实消痞丸的功用为
　　A. 消导化积,清热利湿　　B. 行气导滞,攻积泻热　　C. 健脾和胃,消食止泻　　D. 消痞除满,健脾和胃

27. 枳实消痞丸的药物组成为
　　A. 干姜,炙甘草,麦芽曲,白茯苓,白术,半夏曲,人参,厚朴,枳实,黄连
　　B. 干姜,炙甘草,白茯苓,白术,半夏曲,人参,厚朴,枳实,黄连
　　C. 干姜,炙甘草,麦芽曲,白茯苓,白术,人参,厚朴,枳实,黄连
　　D. 干姜,炙甘草,麦芽曲,白茯苓,白术,半夏曲,人参,厚朴,枳实

28. 脾虚气滞,寒热互结证应选用下列何方

A. 枳实消痞丸   B. 保和丸   C. 枳实导滞丸   D. 健脾丸

29. 心下痞满,不欲饮食,倦怠乏力,大便不畅,苔腻而微黄,脉弦治宜选用何方

     A. 枳实导滞丸   B. 枳实消痞丸   C. 小承气汤   D. 健脾丸

30. 下列方剂中体现消补兼施、辛开苦降的配伍特点的是

     A. 玉液汤   B. 枳实导滞丸   C. 枳实消痞丸   D. 麦门冬汤

二、B 型题:A、B、C、D 是其下面两道小题的备选项,请从中选择一项最符合题目要求的,每个选项可以被选择一次或两次。

     A. 枳实消痞丸   B. 保和丸   C. 枳实导滞丸   D. 清燥救肺汤

1. 以上方剂中,采用消补兼施、辛开苦降的配伍特点的是

2. 以上方剂中,采用"通因通用"之法的是

     A. 消食和胃   B. 消痞除满,健脾和胃   C. 健脾和胃   D. 行气导滞,攻积泻热

3. 保和丸的功用是

4. 木香槟榔丸的功用是

     A. 枳实消痞丸   B. 保和丸   C. 枳实导滞丸   D. 健脾丸

5. 脾虚气滞,寒热互结证应选用何方

6. 食滞胃脘证治宜选用何方

     A. 干姜,炙甘草,麦芽曲,白茯苓,白术,半夏曲,人参,厚朴,枳实,黄连

     B. 木香,槟榔,青皮,陈皮,广茂,枳壳,黄连,黄柏,大黄,牵牛

     C. 木香,槟榔,青皮,陈皮,广茂,枳壳,黄连,黄柏,大黄,香附子,牵牛

     D. 干姜,炙甘草,麦芽曲,白茯苓,白术,半夏曲,人参,枳实,黄连

7. 枳实消痞丸的药物组成是

8. 木香槟榔丸的药物组成为

     A. 枳术汤   B. 健脾丸   C. 枳术丸   D. 参苓白术散

9. 以上方剂中体现"消补兼施"的方剂是

10. 以上方剂中,君药为两个的是

     A. 枳实导滞丸   B. 木香槟榔丸   C. 健脾丸   D. 枳术丸

11. 脘腹胀痛,下痢泄泻,或大便秘结,小便短赤,舌苔黄腻,脉沉有力治宜选用

12. 由枳实、白术组成的方剂为

     A. 保和丸   B. 枳实导滞丸   C. 木香槟榔丸   D. 小承气汤

13. 湿热食积证治宜选用何方

14. 积滞内停,湿蕴生热证,治宜选用何方

     A. 健脾丸   B. 枳实消痞丸   C. 木香槟榔丸   D. 枳实导滞丸

15. "消补兼施,补重于消"的方剂是

16. "消补兼施,消重于补"的方剂是

三、X 型题:在每小题给出的 A、B、C、D 四个选项中,至少有两项是符合题目要求的,请选出所有符合题目要求的答案,多选或少选均不得分。

1. 保和丸的药物组成包含

     A. 山楂   B. 茯苓   C. 连翘   D. 陈皮

2. 健脾丸的功用

     A. 健脾和胃   B. 行气导滞   C. 消食止泻   D. 攻积泻热

3. 枳术丸的药物组成包含

     A. 枳实   B. 白术   C. 苍术   D. 枳壳

4. 健脾丸的药物组成包含

  A. 木香   B. 黄连   C. 神曲   D. 人参

5. 木香槟榔丸的功用是

  A. 健脾和胃   B. 行气导滞   C. 消食止泻   D. 攻积泻热

6. 枳实导滞丸的功用为

  A. 健脾和胃   B. 消导化积   C. 清热利湿   D. 攻积泻热

7. 枳实导滞丸的药物组成包含

  A. 半夏   B. 白术   C. 大黄   D. 大枣

8. 枳实消痞丸的功用为

  A. 消痞除满   B. 止咳化痰   C. 健脾和胃   D. 解毒利咽

9. 枳实消痞丸的药物组成包含

  A. 熟地   B. 干姜   C. 白术   D. 麦芽曲

10. 健脾丸的君药为

  A. 熟地   B. 生地   C. 白术   D. 茯苓

11. 下列药物中枳实导滞丸与枳实消痞丸均含有的是

  A. 枳实   B. 茯苓   C. 白术   D. 泽泻

12.《医方集解》所载之木香槟榔丸有而原方没有的药物是

  A. 神曲   B. 三棱   C. 芒硝   D. 半夏

13. 枳实导滞丸与健脾丸共有的药物为

  A. 枳实   B. 茯苓   C. 白术   D. 黄连

14. 保和丸中连翘的意义

  A. 散结以助消积 B. 清解食积所生之热 C. 疏散风热   D. 解表

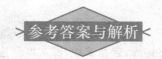

参考答案与解析

一、A 型题。

1. B。

  保和丸重用酸甘性温之山楂为君，消一切饮食积滞，长于消肉食油腻之积。神曲甘辛性温，消食健胃，长于化酒食陈腐之积；莱菔子辛甘而平，下气消食除胀，长于消谷面之积。二药同用为臣，能消各种食物积滞。食积易于阻气、生湿、化热，故以半夏、陈皮辛温，理气化湿，和胃止呕；茯苓甘淡，健脾利湿，和中止泻；连翘味苦微寒，既可散结以助消积，又可清解食积所生之热，均为佐药。

2. A。

  本方重用酸甘性温之山楂为君，消一切饮食积滞，长于消肉食油腻之积。神曲甘辛性温，消食健胃，长于化酒食陈腐之积；莱菔子辛甘而平，下气消食除胀，长于消谷面之积。二药同用为臣，能消各种食物积滞。食积易于阻气、生湿、化热，故以半夏、陈皮辛温，理气化湿，和胃止呕；茯苓甘淡，健脾利湿，和中止泻；连翘味苦微寒，既可散结以助消积，又可清解食积所生之热，均为佐药。共奏消食和胃之效。

3. B。

  保和丸主治食滞胃脘热。脘腹痞满胀痛，嗳腐吞酸，恶食呕逆或大便厚腻。重用酸甘性温之山楂为君，消一切饮食积滞，长于消肉食油腻之积。神曲甘辛性温，消食健胃，长于化酒食陈腐之积；莱菔子辛甘而平，下气消食除胀，长于消谷面之积。二药同用为臣，能消各种食物积滞。食积易于阻气、生湿、化热，故以半夏、陈皮辛温，理气化湿，和胃止呕；茯苓甘淡，健脾利湿，和中止泻；连翘味苦微寒，既可散结以助消积，又可清解食积所生之热，均为佐药。配伍特点：诸药配伍，使食积得化，胃气得和，热清湿去，则诸症自除。

4. A。

连翘味苦微寒即可散结以助消积,又可清解食积所生之热

5.**C**。

以荷叶裹烧饭为丸,取其养脾胃而升清,以助白术健脾益胃之功。荷叶与枳实相伍,一升清,一降浊,清升浊降,脾胃调和,使脾健积消。

6.**B**。

白术为君,重在健脾祛湿,以助脾之运化,以枳实为臣,下气化滞,消痞除满。白术用量重于枳实一倍,意在以补为主,乃补重于消,寓消于补之中,"本意不取其食速化,但令人胃气强不复伤也"。更以荷叶烧饭为丸,取其养脾胃而升清,以助白术健脾益胃之功。荷叶与枳实相伍,一升清,一降浊,清升浊降,脾胃调和,使脾健积消。气调胃和,痞满得除,饮食如常。配伍特点:本方是张元素从《金匮要略》枳术汤变化而来,枳术汤枳实之用量倍于白术,且用汤剂,治"心下坚,大如盘,边如旋盘,水饮所作"之证。其证属于气滞水停,治当行气消痞,故重用枳实,意在以消为主。而枳术丸证,是脾虚重于积滞,治宜健脾化积,故重用白术,意在以补为主。

7.**A**。

枳术丸的组成为枳实、白术。

8.**B**。

白术为君,重在健脾祛湿,以助脾之运化,以枳实为臣,下气化滞,消痞除满。白术用量重于枳实一倍,意在以补为主,乃补重于消,寓消于补之中,"本意不取其食速化,但令人胃气强不复伤也"。更以荷叶烧饭为丸,取其养脾胃而升清,以助白术健脾益胃之功。荷叶与枳实相伍,一升清,一降浊,清升浊降,脾胃调和,使脾健积消。气调胃和,痞满得除,饮食如常。配伍特点:本方是张元素从《金匮要略》枳术汤变化而来,枳术汤枳实之用量倍于白术,且用汤剂,治"心下坚,大如盘,边如旋盘,水饮所作"之证。其证属于气滞水停,治当行气消痞,故重用枳实,意在以消为主。而枳术丸证,是脾虚重于积滞,治宜健脾化积,故重用白术,意在以补为主。

9.**A**。

白术用量重于枳实一倍,意在以补为主,乃补重于消,寓消于补之中,"本意不取其食速化,但令人胃气强不复伤也"。枳术汤的枳实用量倍于白术。

10.**B**。

健脾丸的药物组成为白术、木香、黄连、甘草、白茯苓、人参、神曲、陈皮、砂仁、麦芽、山楂、山药、肉豆蔻。

11.**C**。

健脾丸重用白术、茯苓为君,健脾祛湿以止泻。

12.**D**。

健脾丸方药的配伍特点为补气健脾药与消食行气药同用,为消补兼施之剂,补而不滞,消不伤正。健脾丸的功用是健脾和胃、消食止泻。

13.**A**。

本证为脾虚食积的表现,脾胃纳运无力,故见食少难消,脘腹痞闷,大便溏薄。治法上应消补兼施,方用健脾丸,而保和丸以消为主。枳术丸健脾消痞。枳术汤行气消痞。

14.**B**。

本方的用药特点为补气健脾药与消食行气药同用,为消补兼施之剂,补而不滞,消不伤正。

15.**A**。

健脾丸重用白术、茯苓为君,健脾祛湿以止泻。

16.**B**。

健脾丸的用法为陈米汤送服。

17.**A**。

木香槟榔丸的药物组成为木香、槟榔、青皮、陈皮、广茂、枳壳、黄连、黄柏、大黄、香附子、牵牛。

18.**C**。

全方行气药与攻下药配伍,共奏行气导滞,攻积泻热之效。使积滞得下,腑气得通,热随积去,诸症自愈。

19.**B**。

此热为积滞内停,湿蕴生热,方选木香槟榔丸。全方行气药与攻下药配伍,共奏行气导滞,攻积泻热之效。使积滞得下,腑气得通,热随积去,诸症自愈。

20.**B**。

木香槟榔丸的药物组成为木香、槟榔、青皮、陈皮、广茂、枳壳、黄连、黄柏、大黄、香附子、牵牛。《医方集解》所载之木香槟榔丸,更加三棱,并以芒硝水为丸,其攻积导滞之力更强。

21. A。

本方中大黄攻积泻热,使积热从大便而下。枳实行气消积,除脘腹之胀满。黄连、黄芩清热燥湿,又可厚肠止痢。茯苓、泽泻渗利水湿而止泻。白术健脾燥湿,使攻积而不伤正。神曲消食化滞,使食消而脾胃和。

22. A。

枳实导滞丸的药物组成为大黄、枳实、神曲、茯苓、黄芩、黄连、白术、泽泻。

23. B。

本方证因湿热食滞,内阻胃肠所致。枳实导滞丸中大黄攻积泻热,使积热从大便而下。枳实行气消积,除脘腹之胀满。黄连、黄芩清热燥湿,又可厚肠止痢。茯苓、泽泻渗利水湿而止泻。白术健脾燥湿,使攻积而不伤正。神曲消食化滞,使食消而脾胃和。

24. A。

枳实导滞丸中大黄攻积泻热,使积热从大便而下。枳实行气消积,除脘腹之胀满。黄连、黄芩清热燥湿,又可厚肠止痢。茯苓、泽泻渗利水湿而止泻。白术健脾燥湿,使攻积而不伤正。神曲消食化滞,使食消而脾胃和。诸药相伍,积去食消,湿去热清,诸症自解。

25. D。

枳实导滞丸中大黄攻积泻热,使积热从大便而下。枳实行气消积,除脘腹之胀满。黄连、黄芩清热燥湿,又可厚肠止痢。茯苓、泽泻渗利水湿而止泻。白术健脾燥湿,使攻积而不伤正。神曲消食化滞,使食消而脾胃和。诸药相伍,积去食消,湿去热清,诸症自解。此方用于湿热食滞之泄泻,下痢时,亦属"通因通用"之法。

26. D。

枳实苦辛微寒,行气消痞为君。厚朴苦辛而温,行气除满为臣。二者合用,以增行气消痞除满之效。黄连苦寒清热燥湿而除痞、半夏曲辛温散结而和胃、少佐干姜辛热温中祛寒,三味相伍,辛开苦降,平调寒热,共助枳、朴行气开痞除满之功;麦芽甘平,消食和胃;人参、白术、茯苓、炙甘草(四君子汤)益气健脾,祛湿和中,共为佐药。炙甘草还兼调药之用,亦为使药。共奏消痞除满,健脾和胃之效。

27. A。

枳实苦辛微寒,行气消痞为君。厚朴苦辛而温,行气除满为臣。二者合用,以增行气消痞除满之效。黄连苦寒清热燥湿而除痞、半夏曲辛温散结而和胃、少佐干姜辛热温中祛寒,三味相伍,辛开苦降,平调寒热,共助枳、朴行气开痞除满之功;麦芽甘平,消食和胃;人参、白术、茯苓、炙甘草(四君子汤)益气健脾,祛湿和中,共为佐药。炙甘草还兼调药之用,亦为使药。

28. A。

枳实苦辛微寒,行气消痞为君。厚朴苦辛而温,行气除满为臣。二者合用,以增行气消痞除满之效。黄连苦寒清热燥湿而除痞、半夏曲辛温散结而和胃、少佐干姜辛热温中祛寒,三味相伍,辛开苦降,平调寒热,共助枳、朴行气开痞除满之功;麦芽甘平,消食和胃;人参、白术、茯苓、炙甘草(四君子汤)益气健脾,祛湿和中,共为佐药。炙甘草还兼调药之用,亦为使药。

29. B。

枳实消痞丸消痞除满,健脾和胃。主治脾虚气滞,寒热互结证。枳实苦辛微寒,行气消痞为君。厚朴苦辛而温,行气除满为臣。二者合用,以增行气消痞除满之效。黄连苦寒清热燥湿而除痞、半夏曲辛温散结而和胃、少佐干姜辛热温中祛寒,三味相伍,辛开苦降,平调寒热,共助枳、朴行气开痞除满之功;麦芽甘平,消食和胃;人参、白术、茯苓、炙甘草(四君子汤)益气健脾,祛湿和中,共为佐药。炙甘草还兼调药之用,亦为使药。

30. C。

此证为脾虚气滞,寒热互结之证,方选枳实消痞丸。全方用药有消有补,有寒有热,体现了消补兼施、辛开苦降的配伍特点。

二、B型题。

1、2. A;C。

枳实消痞丸全方用药有消有补,有寒有热,体现了消补兼施、辛开苦降的配伍特点。枳实导滞丸中大黄攻积泻热,使积热从大便而下。枳实行气消积,除脘腹之胀满。黄连、黄芩清热燥湿,又可厚肠止痢。茯苓、泽泻渗利水湿而止泻。白术健脾燥湿,使攻积而不伤正。神曲消食化滞,使食消而脾胃和。诸药相伍,积去食消,湿去热清,诸症自解。此方用于湿热食滞之泄泻,下痢时,亦属"通因通用"之法。

3、4. A；D。

本方重用酸甘性温之山楂为君,消一切饮食积滞,长于消肉食油腻之积。神曲甘辛性温,消食健胃,长于化酒食陈腐之积;莱菔子辛甘而平,下气消食除胀,长于消谷面之积。二药同用为臣,能消各种食物积滞。食积易于阻气、生湿、化热,故以半夏、陈皮辛温,理气化湿,和胃止呕;茯苓甘淡,健脾利湿,和中止泻;连翘味苦微寒,既可散结以助消积,又可清解食积所生之热,均为佐药。共奏消食和胃之效。木香槟榔丸全方行气药与攻下药配伍,共奏行气导滞,攻积泻热之效。使积滞得下,腑气得通,热随积去,诸症自愈。

5、6. A；C。

枳实苦辛微寒,行气消痞为君。厚朴苦辛而温,行气除满为臣。二者合用,以增行气消痞除满之效。黄连苦寒清热燥湿而除痞、半夏曲辛温散结而和胃、少佐干姜辛热温中祛寒,三味相伍,辛开苦降,平调寒热,共助枳、朴行气开痞除满之功;麦芽甘平,消食和胃;人参、白术、茯苓、炙甘草(四君子汤)益气健脾,祛湿和中,共为佐药。炙甘草还兼调药之用,亦为使药。保和丸重用酸甘性温之山楂为君,消一切饮食积滞,长于消肉食油腻之积。神曲甘辛性温,消食健胃,长于化酒食陈腐之积;莱菔子辛甘而平,下气消食除胀,长于消谷面之积。二药同用为臣,能消各种食物积滞。食积易于阻气、生湿、化热,故以半夏、陈皮辛温,理气化湿,和胃止呕;茯苓甘淡,健脾利湿,和中止泻;连翘味苦微寒,既可散结以助消积,又可清解食积所生之热,均为佐药。配伍特点:诸药配伍,使食积得化,胃气得和,热清湿去,则诸症自除。

7、8. A；C。

枳实消痞丸组成为:干姜、甘草、麦芽曲、茯苓、白术、半夏曲、人参、厚朴、枳实、黄连。枳实苦辛微寒,行气消痞为君。厚朴苦辛而温,行气除满为臣。二者合用,以增行气消痞除满之效。黄连苦寒清热燥湿而除痞、半夏曲辛温散结而和胃、少佐干姜辛热温中祛寒,三味相伍,辛开苦降,平调寒热,共助枳、朴行气开痞除满之功;麦芽甘平,消食和胃;人参、白术、茯苓、炙甘草(四君子汤)益气健脾,祛湿和中,共为佐药。炙甘草还兼调药之用,亦为使药;木香槟榔丸的药物组成为木香、槟榔、青皮、陈皮、广茂、枳壳、黄连、黄柏、大黄、香附、牵牛。

9、10. B；B。

本方的用药特点为补气健脾药与消食行气药同用,为消补兼施之剂,补而不滞,消不伤正;健脾丸重用白术、茯苓为君,健脾祛湿以止泻。

11、12. A；D。

此证属于湿热食积热,应用枳实导滞丸消导化积,清利湿热。本方中大黄攻积泻热,使积热从大便而下。枳实行气消积,除脘腹之胀满。黄连、黄芩清热燥湿,又可厚肠止痢。茯苓、泽泻渗利水湿而止泻。白术健脾燥湿,使攻积而不伤正。神曲消食化滞,使食消而脾胃和;枳术丸中白术为君,重在健脾祛湿,以助脾之运化,以枳实为臣,下气化滞,消痞除满。白术用量重于枳实一倍,意在以补为主,乃补重于消,寓消于补之中,"本意不取其食速化,但令人胃气强不复伤也"。

13、14. B；C。

本方证因湿热食滞,内阻胃肠所致。枳实导滞丸中大黄攻积泻热,使积热从大便而下。枳实行气消积,除脘腹之胀满。黄连、黄芩清热燥湿,又可厚肠止痢。茯苓、泽泻渗利水湿而止泻。白术健脾燥湿,使攻积而不伤正。神曲消食化滞,使食消而脾胃和;全方行气药与攻下药配伍,共奏行气导滞,攻积泻热之效。使积滞得下,腑气得通,热随积去,诸症自愈。

15、16. A；B。

"消补兼施,补重于消"的方剂是健脾丸,而"消补兼施,消重于补"的方剂是枳实消痞丸。需要注意的是:

(1)健脾丸:【组成】白术、木香、黄连、甘草、白茯苓、人参、神曲、陈皮、砂仁、麦芽、山楂、山药、肉豆蔻。【功用】健脾和胃,消食止泻。【主治】脾虚食积证。食少难消,脘腹痞闷,大便溏薄,倦怠乏力,苔腻微黄,脉虚弱。【趣味方歌】肩疲身沉,夫乍干卖猪,曲腰连相煞扣——人参、陈皮、茯苓、山楂、甘草、麦芽、白术、神曲、山药、黄连、木香、砂仁、肉豆蔻。

(2)枳实消痞丸:【组成】干姜、炙甘草、麦芽曲、白茯苓、白术、半夏曲、人参、厚朴、枳实、黄连。【功用】消痞除满,健脾和胃。【主治】脾虚气滞,寒热互结证。心下痞满,不欲饮食,倦怠乏力,大便不畅,苔腻而微黄,脉弦。【趣味方歌】半夏时候夫人赶猪连卖姜——半夏曲、枳实、厚朴、茯苓、人参、炙甘草、白术、黄连、麦芽曲、干姜。

(3)木香槟榔丸:【组成】木香、槟榔、青皮、陈皮、广茂、枳壳、黄连、黄柏、大黄、香附子、牵牛。【功用】行气导滞,攻积泻热。【主治】积滞内停,湿蕴生热。脘腹痞满胀痛,赤白痢疾,里急后重,或大便秘结,舌苔黄腻,脉沉实。【配伍特点】全方行气药与攻下药配伍,共奏行气导滞,攻积泻热之效。使积滞得下,腑气得通,热随积去,诸症自愈。《医方集解》所载之木香槟榔丸,更加三棱,并以芒硝水为丸,其攻积导滞之力更强。【趣味方歌】俏郎清晨牵牛,香妇白脸牧黄鹅——枳壳、槟榔、青皮、陈皮、牵牛、香附、黄柏、黄连、木香、大黄、广茂。

(4)枳实导滞丸:【组成】大黄、枳实、神曲、茯苓、黄芩、黄连、白术、泽泻。【功用】消导化积,清热利湿。【主治】湿热食积证。脘腹胀痛,下痢泄泻,或大便秘结,小便短赤,舌苔黄腻,脉沉有力。【配伍特点】诸药相伍,积去食消,湿去热清,诸症自解。此方用于湿热食滞之泄泻、下痢,亦属"通因通用"之法。【趣味方歌】三只神灵宰黄猪——三枳神苓泽黄术。

综上所述,"消补兼施,补重于消"的方剂是健脾丸,而"消补兼施,消重于补"的方剂是枳实消痞丸。

三、X 型题。

1. **ABCD**。
保和丸的药物组成为山楂、神曲、半夏、茯苓、陈皮、连翘、莱菔子。

2. **AC**。
健脾丸健脾和胃,消食止泻。重用白术、茯苓为君,健脾祛湿以止泻。山楂、神曲、麦芽消食和胃,除已停之积;人参、山药益气补脾,以助苓、术健脾之力,是为臣药。木香、砂仁、陈皮皆芳香之品,功能理气开胃,醒脾化湿,既可解除脘腹痞闷,又使全方补而不滞;肉豆蔻温涩,合山药以涩肠止泻;黄连清热燥湿,且可清解食积所化之热,皆为佐药。甘草补中和药,是为佐使之用。诸药合用,脾健则泻止,食消则胃和,诸症自愈。补气健脾药与消食行气药同用,为消补兼施之剂,补而不滞,消不伤正。

3. **AB**。
枳术丸的药物组成为枳实与白术。

4. **ABCD**。
健脾丸的药物组成为白术、木香、黄连、甘草、白茯苓、人参、神曲、陈皮、砂仁、麦芽、山楂、山药、肉豆蔻。

5. **BD**。
全方行气药与攻下药配伍,共奏行气导滞,攻积泻热之效。使积滞得下,腑气得通,热随积去,诸症自愈。

6. **BC**。
枳实导滞丸中大黄攻积泻热,使积热从大便而下。枳实行气消积,除脘腹之胀满。黄连、黄芩清热燥湿,又可厚肠止痢。茯苓、泽泻渗利水湿而止泻。白术健脾燥湿,使攻积而不伤正。神曲消食化滞,使食消而脾胃和。诸药相伍,积去食消,湿去热清,诸症自解。

7. **BC**。
枳实导滞丸的药物组成为大黄、枳实、神曲、茯苓、黄芩、黄连、白术、泽泻。

8. **AC**。
枳实苦辛微寒,行气消痞为君。厚朴苦辛而温,行气除满为臣。二者合用,以增行气消痞除满之效。黄连苦寒清热燥湿而除痞、半夏曲辛温散结而和胃、少佐干姜辛热温中祛寒,三味相伍,辛开苦降,平调寒热,共助枳、朴行气开痞除满之功;麦芽甘平,消食和胃;人参、白术、茯苓、炙甘草(四君子汤)益气健脾,祛湿和中,共为佐药。炙甘草还兼调药之用,亦为使药。

9. **BCD**。
枳实消痞丸的组成为干姜、炙甘草、麦芽曲、白茯苓、白术、半夏曲、人参、厚朴、枳实、黄连。

10. **CD**。
重用白术、茯苓为君,健脾祛湿以止泻。

11. **ABC**。
枳实消痞丸的组成为干姜、炙甘草、麦芽曲、白茯苓、白术、半夏曲、人参、厚朴、枳实、黄连。枳实导滞丸的组成为大黄、枳实、神曲、茯苓、黄芩、黄连、白术、泽泻,均含枳实,白术、茯苓。

12. **BC**。
《医方集解》所载之木香槟榔丸,更加三棱,并以芒硝水为丸,其攻积导滞之力更强。

13. **BCD**。
健脾丸的药物组成为白术、木香、黄连、甘草、白茯苓、人参、神曲、陈皮、砂仁、麦芽、山楂、山药、肉豆蔻。枳实导滞丸的我组成为大黄、枳实、神曲、茯苓、黄芩、黄连、白术、泽泻均含茯苓、白术、黄连。

14. **AB**。
连翘味苦微寒,既可散结以助消积,又可清解食积所生之热。

第二十章

20

驱虫剂

一、A型题:在每小题给出的 A、B、C、D 四个选项中,请选出一项最符合题目要求的。

1.下列药物不是或者不完全是肥儿丸的组成药物
 A. 神曲、黄连　　　　　　B. 槟榔、木香　　　　　　C. 草豆蔻、使君子　　　　D. 麦芽、神曲

2.治疗虫积腹痛,消化不良证,宜首选
 A. 芍药汤　　　　　　　　B. 肥儿丸　　　　　　　　C. 乌梅丸　　　　　　　　D. 白头翁汤

3.小儿虫积,腹痛时作,面黄体瘦,肚腹胀满,高热不退,大便稀溏者,治疗宜用
 A. 布袋丸　　　　　　　　B. 肥儿丸　　　　　　　　C. 乌梅丸　　　　　　　　D. 化虫丸

4.肥儿丸的功用是
 A. 消导化积,清热利湿　　　　　　　　　B. 杀虫消积,健脾清热
 C. 消痞除满,健脾和胃　　　　　　　　　D. 安蛔止痛,健脾安神

5.治疗脏寒蛔厥证,宜首选
 A. 芍药汤　　　　　　　　B. 葛根芩连汤　　　　　　C. 乌梅丸　　　　　　　　D. 白头翁汤

6.乌梅丸的药物组成不包括
 A. 蜀椒　　　　　　　　　B. 桂枝　　　　　　　　　C. 黄芩　　　　　　　　　D. 当归

7.治疗久泻久痢之寒热虚实错杂证,宜首选
 A. 芍药汤　　　　　　　　B. 葛根芩连汤　　　　　　C. 乌梅丸　　　　　　　　D. 白头翁汤

8.乌梅丸的功用是
 A. 温脏安蛔　　　　　　　B. 杀虫止泄　　　　　　　C. 养神安蛔　　　　　　　D. 温脏止泻

9.属于黄连、黄柏并用的是
 A. 安宫牛黄丸　　　　　　B. 枳实消痞丸　　　　　　C. 乌梅丸　　　　　　　　D. 伐木丸

10.乌梅丸加减运用中大便不通者加
 A. 使君子、苦楝根皮　　　B. 吴茱萸、半夏　　　　　C. 川楝子、白芍　　　　　D. 大黄、槟榔

二、B型题:A、B、C、D 是其下面两道小题的备选项,请从中选择一项最符合题目要求的,每个选项可以被选择
　　一次或两次。

 A. 温脏安蛔　　　　　　　B. 温中散寒　　　　　　　C. 杀虫消积　　　　　　　D. 杀虫止痒
1.乌梅丸的功效
2.肥儿丸的功效

 A. 乌梅丸　　　　　　　　B. 桃核承气汤　　　　　　C. 牡蛎散　　　　　　　　D. 补中益气汤　E. 黄土汤
3.脏寒蛔厥证。脘腹阵痛,烦闷呕吐,时发时止,得食则吐,甚则吐蛔,手足厥冷;或久泻久痢。治宜选用
4.脾虚陷证。饮食减少,体倦肢软,少气懒言,面色萎黄,大便稀溏,舌淡脉虚;以及脱肛、子宫脱垂,久泻久痢,
　　崩漏等。治宜选用

 A. 健脾丸　　　　　　　　B. 桃核承气汤　　　　　　C. 肥儿丸　　　　　　　　D. 补中益气汤　E. 黄土汤
5.小儿虫积,腹痛时作,面黄体瘦,肚腹胀满,发热口臭,大便失常者,治宜选用
6.脾虚食积证。食少难消,脘腹痞闷,大便溏薄,倦怠乏力,苔腻微黄,脉虚弱。治宜选用

 A. 使君子、苦楝根皮　　　B. 川楝子、白芍　　　　　C. 榧子、槟榔　　　　　　D. 人参、当归

7.乌梅丸在加减应用时治疗无虚者应减

8.乌梅丸在加减应用时治疗心下疼热甚者应加

三、X型题:在每小题给出的 A、B、C、D 四个选项中,至少有两项是符合题目要求的,请选出所有符合题目要求的答案,多选或少选均不得分。

1.乌梅丸的配伍特点有
 A.酸苦辛并进   B.寒热并用   C.邪正兼顾   D.消补兼施

2.乌梅丸的药物包括有
 A.细辛   B.干姜   C.黄连   D.当归

3.黄连、黄柏同用的方剂是
 A.枳实消痞丸   B.木香槟榔丸 C.黄连解毒汤 D.乌梅丸

4.乌梅丸的臣药是
 A.细辛   B.干姜   C.蜀椒   D.当归

5.乌梅丸的佐使药是
 A.黄连   B.附子   C.人参   D.当归

6.乌梅丸集于哪几法治疗寒热虚实错杂证候
 A.清热燥湿   B.温阳补虚   C.重镇潜阳   D.酸收涩肠

7.肥儿丸的配伍特点有哪些作用
 A.健脾   B.消积   C.清热   D.驱虫

8.肥儿丸的药物包括
 A.神曲   B.使君子   C.麦芽   D.槟榔

9.肥儿丸的功用
 A.杀虫   B.消积   C.利胆   D.清热

参考答案与解析

一、A型题。

1.C。
 肥儿丸组成:神曲、黄连、肉豆蔻、使君子、麦芽、槟榔、木香。趣味方歌:君子卖香槟连曲肉(使君子 麦芽 木香 槟榔 黄连 神曲 肉豆蔻)。

2.B。
 肥儿丸功用:杀虫消积,健脾清热。主治:虫积腹痛,消化不良。面黄体瘦,肚腹胀满,发热口臭,大便稀溏等证。

3.B。
 肥儿丸可杀虫消积,健脾清热,其主治症状特点要记住两点,一是患儿体瘦,二是患儿"热象较重"。

4.B。
 肥儿丸功用杀虫消积,健脾清热。

5.C。
 乌梅丸主治:脏寒蛔厥证。脘腹阵痛,烦闷呕吐,时发时止,得食则吐,甚则吐蛔,手足厥冷;或久泻久痢。

6.C。
 乌梅丸组成:乌梅、细辛、干姜、黄连、当归、附子、蜀椒、桂枝、人参、黄柏。趣味方歌:富贵西疆人属之白脸美——附归细姜人蜀枝柏连梅。

7.C。
 乌梅丸主治:脏寒蛔厥证。脘腹阵痛,烦闷呕吐,时发时止,得食则吐,甚则吐蛔,手足厥冷;或久泻久痢。

8. **A**。

乌梅丸功用:温脏安蛔。

9. **C**。

枳实消痞丸中有黄连,无黄柏,黄连清热燥湿而除痞。安宫牛黄丸由牛黄、犀角、麝香、黄连、黄芩、生栀子、朱砂、珍珠、冰片、明雄黄、郁金组成。乌梅丸组成:乌梅、细辛、干姜、黄连、当归、附子、蜀椒、桂枝、人参、黄柏。

10. **D**。

乌梅丸以安蛔为主,杀虫之力较弱,临床运用时可酌加使君子、苦楝根皮、榧子、槟榔等以增强驱虫作用。若热重者,可去附子、干姜;寒重者,可减黄连、黄柏;口苦,心下疼热甚者,重用乌梅、黄连,并加川楝子、白芍;无虚者,可去人参、当归;呕吐者,可加吴茱萸、半夏;大便不通者,可加大黄、槟榔。

二、B 型题。

1、2. **A**;**C**。

乌梅丸功效温脏安蛔。肥儿丸功效杀虫消积,健脾清热。

3、4. **A**;**D**。

乌梅丸主治:脏寒蛔厥证。脘腹阵痛,烦闷呕吐,时发时止,得食则吐,甚则吐蛔,手足厥冷;或久泻久痢。补中益气汤主治:①脾虚陷证。饮食减少,体倦肢软,少气懒言,面色萎黄,大便稀溏,舌淡脉虚;以及脱肛,子宫脱垂,久泻久痢,崩漏等。②气虚发热证,身热向汗,渴喜热饮,气短乏力,舌淡,脉虚大无力。

5、6. **A**;**D**。

健脾丸功用:健脾和胃,消食止泻。主治:脾虚食积证。食少难消,脘腹痞闷,大便溏薄,倦怠乏力,苔腻微黄,脉虚弱。肥儿丸功用:杀虫消积,健脾清热。主治:虫积腹痛,消化不良。面黄体瘦,肚腹胀满,发热口臭,大便稀溏等证。

7、8. **D**;**B**。

乌梅丸的加减应用:本方以安蛔为主,杀虫之力较弱,临床运用时可酌加使君子、苦楝根皮、榧子、槟榔等以增强驱虫作用。若热重者,可去附子、干姜;寒重者,可减黄连、黄柏;口苦,心下疼热甚者,重用乌梅、黄连,并加川楝子、白芍;无虚者,可去人参、当归;呕吐者,可加吴茱萸、半夏;大便不通者,可加大黄、槟榔。

三、X 型题。

1. **ABC**。

乌梅丸的配伍特点:一是酸苦辛并进,使"蛔得酸则静,得辛则伏,得苦则下";二是寒热并用,邪正兼顾。

2. **ABCD**。

乌梅丸的组成乌梅、细辛、干姜、黄连、当归、附子、蜀椒、桂枝、人参、黄柏。

3. **BCD**。

本题考的是各方的组成。枳实消痞丸中有黄连,无黄柏,余三个方中均有黄连、黄柏。

4. **AC**。

蛔动因于肠寒,蜀椒、细辛辛温,辛可伏蛔,温可祛寒,共为臣药。

5. **ABCD**。

乌梅丸中黄连、黄柏(并用)性味苦寒,苦能下蛔,寒能清解因蛔虫上扰,气机逆乱所生之热;附子、桂枝、干姜皆为辛热之品,既可增强温脏祛寒之功,亦有辛可制蛔之力;当归、人参补养气血,且合桂枝以养血通脉,以解四肢厥冷,均为佐药。以蜜为丸,甘缓和中,为使药。

6. **ABD**。

乌梅丸关于久泻久痢,多呈脾胃虚寒,肠滑失禁,气血不足而湿热积滞未去之寒热虚实错杂证候,本方集酸收涩肠、温阳补虚、清热燥湿诸法于一方,切中病机,故每可奏效。

7. **ABCD**。

肥儿丸配伍特点:全方有健脾、消积、清热、驱虫的作用。

8. **ABCD**。

肥儿丸的药物组成:神曲、黄连、肉豆蔻、使君子、麦芽、槟榔、木香。

9. **ABD**。

肥儿丸功用:杀虫消积,健脾清热。

方剂学

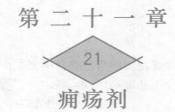

第 二 十 一 章

痈疡剂

一、A 型题:在每小题给出的 A、B、C、D 四个选项中,请选出一项最符合题目要求的。

1.透脓散组成中不含有的药物是
  A.生黄芩   B.川芎   C.当归   D.穿山甲

2.犀黄丸组成中含有的药物是
  A.川芎   B.地黄   C.当归   D.麝香

3.小金丹组成中不含有的药物是
  A.乳香   B.地龙   C.黄连   D.麝香

4.配伍特点以温通消散为主的是
  A.银翘散   B.小金丹   C.透脓散   D.犀黄丸

5.初起皮色不变,肿硬作痛者,治宜首选的是
  A.六味地黄丸   B.小金丹   C.透脓散   D.犀黄丸

6.痈疡肿痛,正虚不能托毒,治宜选用
  A.六味地黄丸   B.小金丹   C.透脓散   D.犀黄丸

7.透脓散的功用是
  A.活血祛瘀   B.祛瘀通络   C.托毒溃脓   D.化痰散结

8.透脓散的配伍目的在于
  A.寒散通络   B.祛瘀通络   C.托毒溃脓   D.化痰散结

9.小金丹的功效是
  A.活血祛瘀   B.化痰通络   C.托毒溃脓   D.化痰散结

10.犀黄丸中乳香没药的配伍意义是
  A.清热解毒,化痰散结 B.窜通消散,活血开壅 C.活血祛瘀,消肿定痛 D.调养胃气,以防碍胃

二、B 型题:A、B、C、D 是其下面两道小题的备选项,请从中选择一项最符合题目要求的,每个选项可以被选择一次或两次。

  A.化痰祛湿,祛瘀通络   B.解毒消痈,化痰散结,活血祛瘀
  C.托毒溃脓   D.消导化积,清热利湿

1.犀黄丸的功用是
2.透脓散的功用是

  A.乳香   B.荆芥   C.川芎   D.木鳖

3.犀黄丸和小金丹都有的药物是
4.透脓散和川芎茶调散都有的药物是

  A.犀黄丸   B.透脓散   C.小金丹   D.木香槟榔丸

5.积滞内停,湿蕴生热。脘腹痞满胀痛,赤白痢疾,里急后重,或大便秘结,舌苔黄腻,脉沉实。治宜首选
6.乳癌、横痃、瘰疬、痰核、流注、肺痈、小肠痈等症,治宜首选

  A.犀黄丸   B.透脓散   C.小金丹   D.川芎调茶饮

7.痈疡肿痛,正虚不能托毒。内已成脓,外不易溃,漫肿无头,或酸胀热痛者,治宜首选

8. 寒湿痰瘀,阻滞凝结,如流注、痰核、瘰疬、乳岩、横痃、贴骨疽、蟾头等病。初起皮色不变,肿硬作痛者,治宜首选

  A. 清热解毒,化痰散结 B. 窜通消散,活血开壅 C. 活血祛瘀,消肿定痛 D. 调养胃气,以防碍胃

9. 犀黄丸中以犀角为主的意义是

10. 犀黄丸中以黄米饭合丸的意义是

三、X 型题:在每小题给出的 A、B、C、D 四个选项中,至少有两项是符合题目要求的,请选出所有符合题目要求的答案,多选或少选均不得分。

1. 痈疡剂的适用范围
  A. 癌症   B. 疽   C. 疔   D. 丹毒

2. 痈疡治法包括
  A. 消   B. 托   C. 补   D. 清

3. 犀黄丸的组成包括
  A. 麝香   B. 乳香   C. 没药   D. 地黄

4. 犀黄丸的佐药有
  A. 麝香   B. 乳香   C. 没药   D. 黄米饭

5. 透脓散的组成包括
  A. 生黄芪   B. 当归   C. 穿山甲   D. 皂角刺

6. 小金丹诸药配伍功效有
  A. 温通   B. 活血   C. 消壅   D. 散结

7. 小金丹的功效有
  A. 化痰祛湿   B. 祛瘀通络   C. 托毒溃脓   D. 解毒消痈

8. 犀黄丸与小金丹二方中相同的药物是
  A. 乳香   B. 没药   C. 麝香   D. 犀角

►参考答案与解析◄

一、A 型题。

1. **A**。

 透脓散组成:生黄芪、当归、穿山甲、皂角刺、川芎。趣味方歌:芎归皂甲芪生用,伴酒服下显效功。

2. **D**。

 犀黄丸组成:犀黄、麝香、乳香、没药、黄米饭。趣味方歌:麝香没乳喂稀饭。

3. **C**。

 小金丹组成白胶香、制草乌、五灵脂、地龙、木鳖、乳香、没药、酒归身、麝香、黑炭。趣味方歌:小金丹内麝草乌,灵脂胶香与乳没。

4. **B**。

 小金丹配伍特点:以温通消散为主。诸药相配,温通、活血、消壅、散结之力较强,可使寒散络通,痰消瘀化,疽肿自平。

5. **B**。

 小金丹主治:寒湿痰瘀,阻滞凝结,如流注、痰核、瘰疬、乳岩、横痃、贴骨疽、蟾头等病。初起皮色不变,肿硬作痛者。

6. **C**。

 透脓散主治:痈疡肿痛,正虚不能托毒。内已成脓,外不易溃,漫肿无头,或酸胀热痛。

7. **C**。

透脓散功用托毒溃脓。

8. C。

透脓散目的在于托毒排脓,使毒随脓泄,腐去新生。

9. B。

小金丹的功用化痰祛湿,祛瘀通络。

10. C。

方用犀黄清热解毒,化痰散结为主;麝香窜通消散,活血开壅为辅;佐乳香、没药活血祛瘀,消肿定痛,黄米饭调养胃气,以防碍胃。酒送服,是用其活血行血以加速药效。

二、B型题。

1、2. B;C。

犀黄丸的功用是解毒消痈,化痰散结,活血祛瘀。透脓散的功用是托毒溃脓。

3、4. A;C。

川芎茶调散组成药物川芎、荆芥、白芷、羌活、甘草、细辛、防风、薄荷;犀黄丸组成药物犀黄、麝香、乳香、没药、黄米饭;小金丹组成药物白胶香、制草乌、五灵脂、地龙、木鳖、乳香、没药、酒归身、麝香、黑炭;透脓散组成药物生黄芪、当归、穿山甲、皂角刺、川芎。

5、6. D;A。

木香槟榔丸功用:行气导滞,攻积泻热。主治:积滞内停,湿蕴生热。脘腹痞满胀痛,赤白痢疾,里急后重,或大便秘结,舌苔黄腻,脉沉实。犀黄丸功用:解毒消痈,化痰散结,活血祛瘀。主治:乳癌、横痃、瘰疬、痰核、流注、肺痈、小肠痈等症。

7、8. B;C。

透脓散功用:托毒溃脓。主治:痈疡肿痛,正虚不能托毒。内已成脓,外不易溃,漫肿无头,或酸胀热痛。小金丹功用:化痰祛湿,祛瘀通络。主治:寒湿痰瘀,阻滞凝结,如流注、痰核、瘰疬、乳岩、横痃、贴骨疽、蟮头等病。初起皮色不变,肿硬作痛者。

9、10. A;D。

犀黄丸方用犀黄清热解毒,化痰散结为主;麝香窜通消散,活血开壅为辅;佐乳香、没药活血祛瘀,消肿定痛,黄米饭调养胃气,以防碍胃。酒送服,是用其活血行血以加速药效。

三、X型题。

1. ABCD。

痈疡剂适应范围:常用于体表痈、疽、疔、疮、丹毒、流注、瘿、瘤、瘰疬等,以及内在脏腑的痈疽等病证。

2. ABC。

痈疡治法有消、托、补三法,因此有消散痈毒剂、托毒透脓剂、补益扶正剂。

3. ABC。

犀黄丸组成:犀黄、麝香、乳香、没药、黄米饭。趣味方歌:麝香没乳喂稀饭。

4. BCD。

犀黄丸佐乳香、没药活血祛瘀,消肿定痛,黄米饭调养胃气,以防碍胃。

5. ABCD。

透脓散组成:生黄芪当归穿山甲皂角刺川芎。趣味方歌:芎归皂甲芪生用,伴酒服下显效功。

6. ABCD。

小金丹主要配伍以温通消散为主。诸药相配,温通、活血、消壅、散结之力较强,可使寒散络通,痰消瘀化,疽肿自平。

7. AB。

小金丹功用:化痰祛湿,祛瘀通络。

8. ABC。

犀黄丸的组成药物是:犀黄、麝香、乳香、没药(黄米饭为丸);小金丹的组成药物是:白胶香、草乌、五灵脂、地龙、木鳖、乳香、没药、当归身、麝香和黑炭(糯米粉为丸)。二方均用乳香、没药和麝香。

中医内科学

第 一 章

1

肺系病证

一、A 型题:在每小题给出的 A、B、C、D 四个选项中,请选出一项最符合题目要求的。

1. 治疗感冒暑湿伤表证,应首选
　　A. 银翘散　　　　　　　B. 参苏饮　　　　　　　C. 新加香薷饮　　　　　D. 荆防败毒散

2. 患者恶寒较甚,发热无汗,头痛身楚,咳嗽,痰白,咳嗽无力,平素神疲体弱,气短懒言,反复易感,舌淡苔白,脉浮而无力。此属
　　A. 阳虚感冒　　　　　　B. 阴虚感冒　　　　　　C. 血虚感冒　　　　　　D. 气虚感冒

3. 患者身热,微恶风寒,少汗,头昏,心烦,口干,干咳少痰,舌红少苔,脉细数。治宜选用
　　A. 加减葳蕤汤　　　　　B. 参苏饮　　　　　　　C. 人参败毒散　　　　　D. 葱白七味饮

4. 患者身热,微恶风,汗少,肢体酸重或疼痛,头昏重胀痛,咳嗽痰黏,鼻流浊涕,心烦口渴,或口中黏腻,脉濡数。治宜选用
　　A. 藿香正气散　　　　　B. 新加香薷饮　　　　　C. 川芎茶调散　　　　　D. 银翘散

5. 明确提出"时行感冒"的医学著作为
　　A.《医学源流论》　　　B.《丹溪心法》　　　　　C.《仁斋直指方》　　　D.《类证治裁》

6. 感冒病名出自哪本医学著作
　　A.《仁斋直指方》　　　B.《时病论》　　　　　　C.《温热经纬》　　　　D.《类证治裁》

7. 下列哪项不是感冒的特征
　　A. 恶寒发热　　　　　　B. 头痛身痛　　　　　　C. 多呈流行性　　　　　D. 鼻塞流涕

8. 哪位医家论述了燥邪伤肺为病而致咳嗽的证治,并创立了温润、凉润治咳之法
　　A. 张景岳　　　　　　　B. 吴鞠通　　　　　　　C. 叶天士　　　　　　　D. 喻嘉言

9. 首次提出将咳嗽分为外感、伤寒两大类的医家是
　　A. 张介宾　　　　　　　B. 喻嘉言　　　　　　　C. 徐灵胎　　　　　　　D. 叶天士

10. "肺体属金,譬若钟然,钟非叩不鸣,风、寒、暑、湿、燥、火六淫之邪,自外击之则鸣;劳欲情志,饮食炙煿之火,自内攻之则亦鸣。"出自哪位医家及其著作
　　A. 李东垣《内外伤辨惑论》　　　　　　　B. 程钟龄《医学心悟》
　　C. 喻嘉言《医门法律》　　　　　　　　　D. 张景岳《景岳全书》

11. 患者干咳少痰或无痰,咽干鼻燥,兼有恶寒发热,头痛无汗,舌苔薄白而干等,治宜选用
　　A. 杏苏散　　　　　　　B. 桑杏汤　　　　　　　C. 桑菊饮　　　　　　　D. 沙参麦冬汤

12. 患者干咳,咳声短促,痰少黏白,或痰中带血丝,或声音逐渐嘶哑,口干咽燥,或午后潮热,颧红,盗汗,日渐消瘦,神疲,舌质红少苔,脉细数。治宜选用
　　A. 加减泻白散　　　　　B. 麦门冬汤　　　　　　C. 清燥救肺汤　　　　　D. 沙参麦冬汤

13. 患者咳嗽频剧,气粗或咳声嘶哑,喉燥咽痛,咳痰不爽,痰黏稠或黄,咳时汗出,常伴鼻流黄涕,口渴,头痛,身楚,或见恶风,身热等表证,舌苔薄黄,脉浮数或浮滑。治宜选用
　　A. 桑菊饮　　　　　　　B. 桑杏汤　　　　　　　C. 止嗽散　　　　　　　D. 清金化痰汤

14. 患者上气咳逆阵作,咳时面赤,咽干口苦,常感痰滞咽喉而咳之难出,量少质黏,或如絮条,胸胁胀痛,咳时引痛,症状可随情绪波动而增减,舌红或舌边红,舌苔薄黄少津,脉弦数。其治法宜用

A. 清肺泻肝,顺气降火　　B. 滋阴润肺,化痰止咳　　C. 养阴清肝,化痰止咳　　D. 滋阴润肺,清肝止咳

15. 咳嗽的辨证要点是
    A. 邪实与正虚　　　　　B. 外感与内伤　　　　　C. 新感与久病　　　　　D. 风热与风寒

16. 患者呼吸急促,喉中哮鸣有声,面色晦滞带青,天冷或受寒易发,形寒怕冷,舌苔白滑,脉弦紧或浮紧。治宜选用
    A. 定喘汤　　　　　　　B. 厚朴麻黄汤　　　　　C. 苏子降气汤　　　　　D. 射干麻黄汤

17. 患者喉中痰涎壅盛,鸣声如吹哨笛,喘急胸满,但坐不得卧,起病多急,舌苔厚浊,脉滑实。治宜选用
    A. 三子养亲汤　　　　　B. 控涎丹　　　　　　　C. 清气化痰汤　　　　　D. 苏子降气汤

18. 患者喉中哮鸣如鼾,声低无力,气短息促,动则喘甚,甚则持续喘哮,舌质淡或偏红,或紫暗,脉沉细或细数。治宜选用
    A. 金水六君煎　　　　　B. 六君子汤　　　　　　C. 平喘固本汤　　　　　D. 金匮肾气丸

19. 哮病"未发以扶正气为主,既发以攻邪气为急"的基本原则是哪位医家提出的
    A. 陈修园　　　　　　　B. 虞抟　　　　　　　　C. 张景岳　　　　　　　D. 朱丹溪

20. 哮病发作的病因病理关键是
    A. 邪客于肺,气道不利　　B. 宿痰内伏于肺　　　　C. 痰气相搏,气道被阻　　D. 外邪侵袭,触动伏痰

21. 冷哮证发作期,治疗应首选的方剂是
    A. 射干麻黄汤　　　　　B. 厚朴麻黄汤　　　　　C. 越婢加半夏汤　　　　D. 定喘汤

22. 患者症见喘促短气,言语无力,咳声低弱,自汗畏风,咽喉不利,口干面红,舌质淡红,脉象细弱。当属何种证候
    A. 肺阴亏虚之喘证　　　B. 肺脾气虚之喘证　　　C. 肺气阴两虚之喘证　　D. 肺肾阴亏之喘证

23. 喘促,每遇情志刺激而诱发,发时突然,呼吸短促,但喉中痰声不著,气憋,胸闷而痛,咽中如窒,或失眠,心悸,苔薄,脉弦,治宜选用
    A. 柴胡疏肝散　　　　　B. 五磨饮子　　　　　　C. 越鞠丸　　　　　　　D. 四磨汤

24. 患者喘逆上气,胸胀或痛,痰吐黏稠,伴有形寒身痛,身热烦闷,口渴,苔薄白或黄,质红,脉浮数或滑。治宜选用
    A. 麻杏甘石汤　　　　　B. 小青龙汤　　　　　　C. 三子养亲汤　　　　　D. 桑白皮汤

25. 患者喘促日久,动则喘甚,呼多吸少,气不得续,形瘦神惫,跗肿,汗出肢冷,面青唇紫,舌苔淡白或黑润,脉微细或沉弱。或喘咳,面红烦躁,口咽干燥,足冷,汗出如油,舌红少津,脉细数。当属何种证候
    A. 正虚喘脱证　　　　　B. 肾阴阳两虚证　　　　C. 肾虚不纳证　　　　　D. 肺气虚耗证

26. 喘证的辨证要点是
    A. 外感与内伤　　　　　B. 病程久暂　　　　　　C. 属寒与属热　　　　　D. 虚证与实证

27. 哪位医家把喘证归纳成虚实两大证
    A. 刘河间　　　　　　　B. 朱丹溪　　　　　　　C. 叶天士　　　　　　　D. 张景岳

28. 哪位医家认识到七情、饱食、体虚等皆可成为内伤致喘之因
    A. 朱丹溪　　　　　　　B. 张景岳　　　　　　　C. 陈修园　　　　　　　D. 叶天士

29. 患者恶寒发热,咳嗽,咳白色黏沫痰,痰量由少渐多,胸痛,咳时尤甚,苔薄黄或薄白,脉浮数而滑。治当选用
    A. 银翘散　　　　　　　B. 千金苇茎汤　　　　　C. 桔梗白散　　　　　　D. 桑菊饮

30. 患者身热甚,继则壮热,汗出烦躁,咳嗽气急,胸满作痛,咳吐浊痰,呈黄绿色,喉间有腥味,苔黄腻,脉滑数。其治法是
    A. 清热化痰,宣肺理气　　B. 清肺解毒,化瘀消痈　　C. 清热解毒,排脓解毒　　D. 清热化痰,解毒排脓

◇ 刘应科 ◇ 考研中医综合复习指导同步练习3000题

31. 患者身热面赤,咳吐大量腥臭脓痰,胸痛,喘不得卧,大便秘结,脉滑数有力。其诊断是
  A. 肺痈恢复期   B. 肺痈初期   C. 肺痈溃脓期   D. 肺痈成痈期

32. 肺痈脓溃期的治疗主方是
  A. 加味桔梗汤   B. 千金苇茎汤   C. 桔梗白散   D. 如意解毒散

33. 下列哪项不属于肺痈成痈期的症状表现
  A. 身热转甚,时时振寒 B. 咳吐浊痰,呈黄绿色 C. 有时咳血,痰血相兼 D. 舌苔黄腻,脉滑数

34. 肺痈之溃脓期,治疗方法应选用
  A. 清肺、化痰、排脓 B. 清热、解毒、排脓 C. 化痰、解毒   D. 排脓、解毒

35. 患者干咳,咳声短促,痰中有时带血,午后手足心热,皮肤干灼,胸部隐隐闷痛,苔薄,边尖质红,脉细或兼数。治当选用
  A. 月华丸   B. 百合固金汤   C. 沙参麦冬汤   D. 保真汤

36. 患者咳呛气急,痰少质黏,时时咯血,血色鲜红,午后潮热、骨蒸、五心烦热、颧红,盗汗量多,口渴,心烦失眠,性急善怒,胸胁掣痛,男子可见遗精,女子月经不调,形体日渐消瘦,舌质红绛而干,苔薄黄或剥,脉细数。证属
  A. 肺阴亏耗证   B. 虚火灼肺证   C. 气阴耗伤证   D. 阴阳虚损证

37. 我国现存的第一部治疗肺痨的专著是
  A.《外台秘要》   B.《中藏经》   C.《千金要方》   D.《十药神书》

38. 患者咳逆喘息少气,痰中或见夹血,血色暗淡,潮热、形寒、自汗、盗汗,声嘶失音,面浮肢肿,心慌,唇紫,肢冷,五更腹泻,口舌生糜,大肉尽脱,男子滑精、阳痿,女子经少、经闭,舌光质红少津,或舌淡体胖边有齿痕,脉微细而数,或虚大无力。治疗方法为
  A. 滋阴补阳   B. 益气养阴   C. 滋阴润肺   D. 补肾健脾

39. 时行感冒与感冒风热证的区别点,关键在于
  A. 恶寒的轻与重 B. 发热的轻与重 C. 咽喉肿痛与否 D. 有无流行性

40. 治疗咳嗽,应以治肺为主,还应注意治
  A. 肝、脾、肾   B. 心、肝、肾   C. 心、脾、肾   D. 心、肝、脾

41. 喘证的病变部位在
  A. 心、肺   B. 肺、肾   C. 心、肾   D. 脾、肾

42. 肺胀之痰浊壅肺证的治法是
  A. 化痰降气,健脾益肺 B. 宣肺化痰,止咳定喘 C. 宣肺定喘,健脾益气 D. 健脾化痰,宣肺定喘

43. 肺痨的外在致病因素是
  A. 燥邪   B. 瘵虫   C. 痰浊   D. 瘀血

44. 患者咳逆喘息气粗,烦躁胸满,痰黄黏稠难咯。溲黄便干,口渴舌红,舌苔黄或黄腻,边尖红,脉数或滑数。治疗方法为
  A. 清肺化痰,降逆平喘 B. 化痰降气,健脾益肺 C. 宣肺化痰泻热 D. 清热涤痰平喘

45.《证治汇补》强调肺胀的辨证首当区分
  A. 阴阳   B. 气血   C. 寒热   D. 虚实

46. 患者呼吸浅短难续,声低气怯,甚则张口抬肩,倚息不能平卧,形寒汗出,舌淡或暗紫,脉沉细数无力,或有结代。治当选用
  A. 平喘固本汤合补肺汤   B. 苏子降气汤合三子养亲汤
  C. 真武汤合五苓散   D. 平喘固本汤

47. 下列哪项不属于肺胀的病理因素
  A. 痰浊   B. 水饮   C. 瘀血   D. 瘵虫

48. 肺痈之名首见于
    A.《黄帝内经素问》　　B.《备急千金要方》　　C.《杂病源流犀烛》　　D.《金匮要略》

49. 患者咳吐浊唾涎沫,质黏稠,或咳痰带血,咳声不扬。口渴咽燥,午后潮热,形体消瘦,皮毛干枯,舌红而干,脉虚数。治疗方法为
    A. 滋阴清热,润肺生津　　B. 清肺化痰,养阴生津　　C. 养阴润燥,清金降火　　D. 润肺生津,降逆下气

50. 患者咯吐涎沫,其质清稀量多,不渴,短气不足以息,头眩,神疲乏力,食少形寒,小便数或遗尿,舌质淡,脉虚弱。治当选用
    A. 甘草干姜汤　　　　B. 麦门冬汤　　　　C. 清燥救肺汤　　　　D. 沙参麦冬汤

51. 患者男性,30 岁,发热伴肢体疼痛 3 天,微恶风,汗少,头昏重胀痛,咳嗽痰黏,鼻流浊涕,舌苔薄黄而腻,脉濡数者,治宜选用
    A. 荆防败毒散　　　　B. 荆防达表汤　　　　C. 新加香薷饮　　　　D. 藿香正气散

52. 患者男性,70 岁,慢性支气管炎病史 20 年,因咳嗽 1 月来就诊,刻下:上气咳逆阵作,咳时面赤,咽干口苦,常感痰滞咽喉而咯之难出,量少质黏,症状随情绪波动而增减,舌边红,苔薄黄少津,脉弦数者,治法宜选用
    A. 滋阴润肺,化痰止咳　　　　　　　　B. 清热肃肺,豁痰止咳
    C. 疏风清肺,润燥止咳　　　　　　　　D. 清肺泄肝,顺气降火

(53~55 题共用题干)
    患者男性,51 岁,近 5 年来咳嗽反复发作。刻下:咳声重浊,胸闷气短,尤以晨起咳甚,痰黏腻色白,伴体倦,食少,脘痞,腹胀,便溏等症,舌苔白腻,脉濡滑。

53. 其证候是
    A. 痰热郁肺　　　　B. 痰湿蕴肺　　　　C. 肺脾气虚　　　　D. 风寒犯肺

54. 其治法是
    A. 燥湿化痰,理气止咳　　　　　　　　B. 清热化痰,肃肺止咳
    C. 疏风散寒,宣肺止咳　　　　　　　　D. 健脾燥湿,补肺止咳

55. 治疗应首选的方剂是
    A. 清金化痰汤　　　　　　　　　　　　B. 三拗汤合止嗽散
    C. 四君子汤合补肺汤　　　　　　　　　D. 二陈平胃散合三子养亲汤

(56~58 题共用题干)
    患者男性,56 岁。受凉后出现喘息咳逆,呼吸困难,鼻翼扇动,不能平卧。

56. 若兼见形寒,身热,烦闷,吐痰黏稠,口渴,舌边红,脉浮数,其治法是
    A. 解表清里,化痰平喘　　　　　　　　B. 宣肺散寒,止咳平喘
    C. 清热化痰,宣肺平喘　　　　　　　　D. 祛痰降逆,宣肺平喘

57. 若兼见胸满闷塞,咳嗽,痰多黏腻色白,咳吐不利,舌苔白腻,脉滑,治宜选用的方剂是
    A. 二陈汤合涤痰汤　　　　　　　　　　B. 二陈汤合三子养亲汤
    C. 桑白皮汤合三子养亲汤　　　　　　　D. 桑白皮汤合华盖散

58. 若病情进一步发展而出现张口抬肩,鼻扇气促,心慌动悸,烦躁不安,汗出如珠,肢冷,脉浮大无根,此时的治法是
    A. 补益肺肾,纳气平喘　　　　　　　　B. 益气回阳,救阴固脱
    C. 清肺豁痰,补肾固脱　　　　　　　　D. 扶阳固脱,镇摄肾气

二、B 型题:A、B、C、D 是其下面两道小题的备选项,请从中选择一项最符合题目要求的,每个选项可以被选择一次或两次。

    A. 再造散　　　　　　B. 参苏饮　　　　　　C. 麻黄附子细辛汤　　　　D. 玉屏风散

1. 患者恶寒较甚,发热无汗,头痛身楚,咳嗽,痰白,咳嗽无力,平素神疲体弱,气短懒言,反复易感,舌淡苔白,脉浮而无力。治宜选用

2.患者恶寒重,发热轻,四肢欠温,语音低微,舌质淡胖,脉沉细无力。治宜选用

    A.银翘散   B.荆防达表汤   C.荆防败毒散   D.葱豉桔梗汤

3.感冒风寒束表证,功用疏风散寒,用于风寒感冒轻证的方剂是

4.感冒风热犯表证,功用辛凉解表、清热解毒,用于风热表证热毒重者的方剂是

    A.清金化痰汤   B.黛蛤散合泻白散   C.桑白皮汤   D.麻杏石甘汤

5.咳嗽,痰黏难咯,目赤口苦,胸胁胀痛,咳时引痛,舌红苔薄黄,脉弦数者,治宜选用

6.咳嗽,痰多黄黏,面赤身热,胸闷憋气,咳时引痛,舌红苔黄腻,脉滑数者,治宜选用

    A.麻杏石甘汤   B.桑白皮汤   C.涤痰汤   D.苏子降气汤

7.肺胀之痰浊壅肺证,治疗宜用

8.肺胀之痰热郁肺证,治疗宜用

    A.排脓解毒   B.清肺消痈,软坚散结   C.清肺解毒,化瘀消痈   D.化瘀排脓

9.肺痈溃脓期的治法是

10.肺痈成痈期的治法是

    A.桑杏汤   B.银翘散   C.杏苏散   D.桑菊饮

11.风热感冒选方宜用

12.风热咳嗽选方宜用

    A.桑杏汤   B.止嗽散   C.杏苏散   D.沙参麦冬汤

13.咳嗽,咳痰稀白,鼻塞声重,头痛身痛,治宜选方

14.干咳少痰,痰中带血,口燥咽干,午后潮热,手足心热,失眠、盗汗,舌红少苔,脉细数。治宜选用

    A.千金苇茎汤   B.加味桔梗汤   C.葶苈大枣泻肺汤   D.如金解毒散合千金苇茎汤

15.肺痈成痈期治疗的主方用

16.肺痈溃脓期的治疗主方用

    A.风寒壅肺   B.表寒肺热   C.肺气郁痹   D.痰浊阻肺

17.喘咳每因情志刺激而发,发时突然呼吸短促,胸闷胸痛,咽中如窒,但喉中痰声不著,苔白,脉弦。此证属

18.喘而胸满窒闷,咳嗽,痰多黏腻色白,咳吐不利,口腻不渴,苔白腻,脉濡缓。此证属

    A.肺脾气虚哮   B.虚哮   C.肺肾两虚哮   D.寒包热哮

19.患者气短声低,喉中时有轻度哮鸣声,痰多质稀,色白,自汗,恶风,倦怠乏力,食少便溏,舌质淡,苔白,脉细。此证属

20.患者短气声促,动则为甚,吸气不利,痰黏难咯,头晕耳鸣,烦热,颧红,舌红少苔,脉细数。此证属

    A.化痰降气,健脾益肺   B.清肺化痰,降逆平喘   C.涤痰开窍,息风止痉   D.补肺纳肾,降气平喘

21.肺胀之痰浊壅肺证的治法是

22.肺胀之痰热郁肺证的治法是

    A.百合固金汤   B.月华丸   C.桑白皮汤   D.沙参麦冬汤

23.肺痨之肺阴亏损证,治宜当选

24.咳嗽之肺阴亏耗证,治宜当选

    A.清燥救肺汤   B.月华丸   C.百合固金汤   D.沙参麦冬汤

25.治疗肺阴亏损型肺痨,宜选用

26.治疗肺阴虚型虚劳的主方为

    A.麦门冬汤   B.麦门冬汤合清燥救肺汤   C.生姜甘草汤   D.清燥救肺汤

27.虚热型肺痿,治宜选用

28.虚寒型肺痿,治宜选用

    A.五磨饮子   B.六磨汤   C.桑白皮汤   D.麻杏石甘汤

29.喘证之肺气郁痹证,治宜当选

30. 喘证之痰热郁肺证,治宜当选

    A. 桑菊饮   B. 桑杏汤   C. 沙参麦冬汤   D. 清燥救肺汤

31. 患者干咳,连声作呛,痰少,咽喉干痛,口鼻干燥,舌红少津,脉浮数。治宜选用

32. 患者干咳,咳声短促,痰少,口干咽燥,潮热盗汗,舌红少苔,脉细数。治宜选用

三、X 型题:在每小题给出的 A、B、C、D 四个选项中,至少有两项是符合题目要求的,请选出所有符合题目要求
    的答案,多选或少选均不得分。

1. 治疗虚体感冒,其治法包括

    A. 润燥解表   B. 滋阴解表   C. 益气解表   D. 助阳解表

2. 时行感冒的特点有

    A. 起病急   B. 全身症状重   C. 多呈流行性   D. 易化热入里,变生他病

3. 下列可以用于虚体感冒的方剂有

    A. 参苏饮   B. 再造散   C. 加减葳蕤汤   D. 玉屏风散

4. 治疗感冒风热犯表证,宜选用方剂

    A. 银翘散   B. 荆防达表汤   C. 荆防败毒散   D. 葱豉桔梗汤

5. 下列选项中,符合肺痨治疗原则的有

    A. 补虚培元   B. 清热泻火   C. 止血止咳   D. 治痨杀虫

6. 治疗久哮肺肾两虚证,可选用的方剂有

    A. 金水六君煎   B. 补肺汤   C. 麦门冬汤   D. 生脉地黄汤

7. 治疗肾虚不纳所致的喘证,宜选的方剂是

    A. 金匮肾气丸合参蛤散   B. 生脉散合补肺汤   C. 保真汤合百合固金汤   D. 七味都气丸合生脉散

8. 治疗痰湿蕴肺所致咳嗽,宜选的方剂是

    A. 杏苏散合止嗽散   B. 六君子丸合杏苏二陈丸

    C. 桑白皮汤合涤痰汤   D. 二陈平胃散合三子养亲汤

9. 下列各项中,属于内伤咳嗽治法的有

    A. 滋阴润肺,化痰止咳   B. 疏风清肺,润燥止咳   C. 燥湿化痰,理气止咳   D. 清热肃肺,豁痰止咳

10. 下列各项中,属于喘证实喘辨证要点的是

    A. 呼吸深长有余   B. 呼出为快   C. 呼吸气粗声高   D. 呼多吸少

11. 寒哮,呼吸急促,喉中痰鸣有声,胸膈满闷,痰白有泡沫。治宜选用

    A. 射干麻黄汤   B. 定喘汤   C. 小青龙汤   D. 厚朴麻黄汤

12. 下列病证可转化为肺胀的有

    A. 咳嗽   B. 喘证   C. 哮病   D. 肺痈

13. 肺胀的病理因素有

    A. 热毒   B. 痰浊   C. 水饮   D. 瘀血

14. 风寒感冒与风热感冒的主要鉴别是

    A. 脉象数与不数   B. 口渴与不渴,咽喉红肿疼痛与否

    C. 头身疼痛的程度轻重   D. 恶寒发热的孰轻孰重

15. 治疗气虚感冒的方剂有

    A. 参苏饮   B. 荆防败毒散   C. 葱白七味饮   D. 玉屏风散

16. 咳嗽的病机是

    A. 脏病累肺,肺失肃降   B. 脾运失健,积湿生痰   C. 肝气郁结,气郁化火   D. 外邪袭肺,肺失宣发

17. 外感咳嗽的治法是
    A. 苦寒清肺　　　　　B. 敛肺止咳　　　　　C. 宣通肺气　　　　　D. 疏散外邪

18. 肺痈发生的有关因素是
    A. 正气内虚　　　　　B. 痰热素盛　　　　　C. 感受风热病毒　　　D. 情志所伤

19. 喘证的病因病机与下列的哪些因素有关
    A. 情志所伤　　　　　B. 外邪侵袭　　　　　C. 痰浊壅盛　　　　　D. 肺肾亏虚

20. 喘证的治疗原则有
    A. 宣肺平喘　　　　　B. 祛邪利气　　　　　C. 降气平喘　　　　　D. 培补摄纳

21. 哮与喘的主要鉴别点有
    A. 哮必兼喘　　　　　B. 哮有夙根　　　　　C. 哮有声响　　　　　D. 哮频发频止

22. 小青龙汤治疗的病证有
    A. 肺气虚型喘证　　　B. 寒饮伏肺型喘证　　C. 寒包热型哮证　　　D. 冷哮

23. 哮证发作期的常用治法是
    A. 健脾　　　　　　　B. 化痰　　　　　　　C. 清热　　　　　　　D. 宣肺

24. 肺胀后期可出现的危候有
    A. 咯血、吐血、便血　B. 昏迷、抽搐　　　　C. 腹胀、脘痞　　　　D. 汗出肢冷、脉微欲绝

25. 肺胀的病理因素有
    A. 痰浊　　　　　　　B. 湿浊　　　　　　　C. 血瘀　　　　　　　D. 水饮

26. 小青龙汤可用于治疗
    A. 寒哮　　　　　　　B. 溢饮　　　　　　　C. 肺痈初期　　　　　D. 支饮

27. 痰饮的病机主要涉及
    A. 肺　　　　　　　　B. 脾　　　　　　　　C. 肾　　　　　　　　D. 心

28. 肺痨的主症有
    A. 身体日渐消瘦　　　B. 咳嗽、咳血　　　　C. 喘促、气短　　　　D. 潮热、盗汗

29. 治疗肺痨,在调补脏器时,应当注意
    A. 清金保肺　　　　　B. 培土调中　　　　　C. 养阴补土　　　　　D. 忌用辛燥和过用苦寒

30. 治疗虚热肺痿,可选用
    A. 麦门冬汤　　　　　B. 生姜甘草汤　　　　C. 甘草干姜汤　　　　D. 清燥救肺汤

31. 肺痈溃脓期顺证的表现可见
    A. 脓血稀而少　　　　B. 腥臭味转淡　　　　C. 身体不热　　　　　D. 脉象缓滑

32. 哮证,短气喘促,动则为甚,脑转耳鸣,腰酸腿软,五心烦热,舌红少苔,脉细数。治疗可选用
    A. 补肺汤　　　　　　B. 金匮肾气丸　　　　C. 生脉地黄汤　　　　D. 金水六君煎

参考答案与解析

一、A 型题。

1. C。
    新加香薷饮功能清暑化湿,用于夏月暑湿感冒,身热心烦,有汗不畅,胸闷等症。故 C 为正确选项。

2. D。
    上述症状病机为气虚卫弱,风寒乘袭,气虚无力达邪。治宜益气解表。故 D 为正确选项。

3. A。

上述病证为阴虚感冒,治宜滋阴解表,选用加减葳蕤汤,滋阴清热,发汗解表。故 A 为正确选项。

4. **B**。

上述病证为暑湿感冒,病机为暑湿遏表,湿热伤中,表气不和,肺气不清。治宜清暑祛湿解表,方选功能清暑化湿的新加香薷饮。故 B 为正确选项。

5. **D**。

林珮琴在其著作《类证治裁·伤风》中明确提出了"时行感冒"之名。故 D 为正确选项。

6. **A**。

北宋《仁斋直指方·诸风》首次提出"感冒"一词。故 A 为正确选项。

7. **C**。

感冒不具流行性,但时行感冒多具有广泛的传染性、流行性。普通感冒和时行感冒应该加以区分。故 C 为正确选项。

8. **D**。

清代喻嘉言在其著作《医门法律》中论述了燥的病机及其伤肺为病而致咳嗽的证治,并创立了温润、凉润治咳之法。故 D 为正确选项。

9. **A**。

明代医家张介宾在其著作《景岳全书·咳嗽》篇指出"咳嗽一证,窃见诸家立论太繁……以余观之,则咳嗽之要,止为二证。何为二证? 一曰外感,一曰内伤而尽之矣……但于二者之中当辨阴阳,当分虚实耳"。故 A 为正确选项。

10. **B**。

程钟龄《医学心悟》:"肺体属金,譬若钟然,钟非叩不鸣,风、寒、暑、湿、燥、火六淫之邪,自外击之则鸣;劳欲情志,饮食炙煿之火,自内攻之则亦鸣。"故 B 为正确选项。

11. **A**。

上述临床表现属于外感咳嗽之凉燥证。其代表方为杏苏散。故正确选项为 A。

12. **D**。

上述临床表现属于内伤咳嗽之肺阴亏耗证。其病机为肺阴亏虚,虚热内灼,肺失润降。治宜滋阴润肺,化痰止咳。其代表方为沙参麦冬汤。故 D 为正确选项。

13. **A**。

上述临床表现属于外感咳嗽之风热犯肺证。其病机为风热犯肺,肺失清肃。其治法为疏风清热,宣肺止咳。其代表方为桑菊饮。故 A 为正确选项。

14. **A**。

上述临床表现属于内伤咳嗽之肝火犯肺证。其病机为肝郁化火,上逆侮肺。其治法为清肺泻肝,顺气降火。其代表方为黛蛤散合加减泻白散。

15. **B**。

咳嗽的辨证要点:首当区别外感与内伤。外感咳嗽,多为新病,起病急,病程短,常伴有恶寒、发热、头痛等表证。内伤咳嗽,多为久病,常反复发作,病程长,可伴他脏见症。辨证候虚实:外感咳嗽以风寒、风热、风燥为主,一般属实。内伤咳嗽多为虚实夹杂,本虚标实,其中痰湿、痰热、肝火多为邪实正虚;肺阴亏耗则属正虚,应分清标本主次缓急。

16. **D**。

上述临床表现属于冷哮证。其病机为寒痰伏肺,遇感触发,痰升气阻,肺失宣畅。治宜宣肺散寒,化痰平喘。其代表方为射干麻黄汤或小青龙汤。故正确选项为 D。

17. **A**。

上述临床表现属于风痰哮证。其病机为痰浊伏肺,风邪引触,肺气郁痹,升降失司。治宜祛风涤痰,降气平喘。其代表方为三子养亲汤。故 A 为正确选项。

18. **C**。

上述临床表现属于虚哮证。其病机为哮病久发,痰气瘀阻,肺肾两虚,摄纳失常。治宜补肺纳肾,降气化痰。其代表方为平喘固本汤。故 C 为正确选项。

19. **D**。

朱丹溪在《丹溪心法》一书中,将哮病作为专篇论述。提出"未发以扶正气为主,既发以攻邪气为急"的基本原则。故 D 为正确选项。

20. **D**。

哮证是一种发作性的痰鸣气喘疾患。发时喉中哮鸣有声,呼吸气促困难,甚则喘息不能平卧。基本病机:发作期的基本病理变化为"伏痰"遇感引触,痰随气升,气因痰阻,相互搏结,壅塞气道,肺管狭窄,通畅不利,肺气宣降失常,引动停积之痰,而致痰鸣如吼,气息喘促。故 D 为正确选项。

21.**A**。
冷哮证发作期的一般临床表现为呼吸急促,喉中哮鸣有声,面色晦滞带青,天冷或受寒易发,形寒怕冷,舌苔白滑,脉弦紧或浮紧。其病机为寒痰伏肺,遇感触发,痰升气阻,肺失宣畅。治宜宣肺散寒,化痰平喘。其代表方为射干麻黄汤或小青龙汤。故正确选项为 A。

22.**C**。
上述临床表现属于喘证之肺气阴两虚证。其病机为肺气亏虚,气失所主。肺阴亏虚,虚火上炎,肺失清肃。治宜补肺益气养阴。故 C 为正确选项。

23.**B**。
上述临床表现属于喘证之肺气郁痹证。其病机为肝郁气逆,上冲犯肺,肺气不降。治宜开郁降气平喘。其代表方为五磨饮子。故 B 为正确选项。

24.**A**。
上述临床表现属于喘证之表寒肺热证。其病机为寒邪束表,热郁于肺,肺气上逆。治宜解表清里,化痰平喘。其代表方为麻杏石甘汤。故 A 为正确选项。

25.**C**。
上述临床表现的病机为肺病及肾,肺肾俱虚,气失摄纳。治宜补肾纳气。属于喘证之肾虚不纳证。故 C 为正确选项。

26.**D**。
喘证的辨证要点:喘证辨证首应审其虚实,若为实喘,再辨外感与内伤。实喘呼吸深长有余,呼出为快,气粗声高,伴有痰鸣咳嗽,脉数有力。①因于外感者,发病骤急,病程短,多有表证。②因于内伤者,病程多久,反复发作,外无表证。虚喘呼吸短促难续,深吸为快,气怯声低,少有痰鸣咳嗽,脉象微弱或浮大中空,病势徐缓,时轻时重,遇劳则甚。其中:①肺虚者操劳后则喘。②肾虚者静息时亦苦气息喘促,动则更甚。③心气虚衰者,可见喘息持续不已。故 D 为正确选项。

27.**D**。
明代张景岳《景岳全书·喘促》:"实喘者有邪,邪气实也;虚喘者无邪,元气虚也。"指出了喘证的辨证纲领。故 D 为正确选项。

28.**A**。
金元四大家之一朱丹溪《丹溪心法·喘》:"六淫七情之所感伤,饱食动作,脏气不和,呼吸之息,不得宣畅而为喘急。亦有脾肾俱虚,体弱之人,皆能发喘。"故 A 为正确选项。

29.**A**。
上述临床表现属于肺痈初期。其病机为风热外袭,卫表不和,邪热壅肺,肺失清肃。治宜疏风散热,清肺化痰。其代表方为银翘散。故 A 为正确选项。

30.**B**。
上述临床表现属于肺痈成痈期。其病机为热毒蕴肺,蒸液成痰,热壅血瘀,酝酿成痈。其治法是清肺解毒,化瘀消痈。故 B 为正确选项。

31.**C**。
上述临床表现属于肺痈溃脓期。其病机为热壅血瘀,血败肉腐,痈肿内溃,脓液外泄。治宜排脓解毒。故 C 为正确选项。

32.**A**。
肺痈脓溃期的临床表现为身热面赤,咳吐大量腥臭脓痰,胸痛,喘不得卧,大便秘结,脉滑数有力。其病机为热壅血瘀,血败肉腐,痈肿内溃,脓液外泄。治宜排脓解毒。其代表方为加味桔梗汤。故 A 为正确选项。

33.**C**。
肺痈成痈期的临床表现为身热转甚,时时振寒,继则壮热,汗出烦躁,咳嗽气急,胸满作痛,转侧不利,咳吐浊痰,呈黄绿色,自觉喉间有腥味,口干咽燥,舌苔黄腻,脉滑数。故 C 为正确选项。

34.**D**。
肺痈脓溃期的临床表现为身热面赤,咳吐大量腥臭脓痰,胸痛,喘不得卧,大便秘结,脉滑数有力。其病机为热壅血瘀,血败肉腐,痈肿内溃,脓液外泄。治宜排脓解毒。其代表方为加味桔梗汤。故 D 为正确选项。

35.**A**。
上述临床表现属于肺痨之肺阴亏损证。其病机为阴虚肺燥,肺失滋养,肺伤络损。治宜滋阴润肺。其代表方为月华丸。故 A 为正确选项。

36. B。

上述诸证属肺痨之虚火灼肺证。肺阴耗伤,水亏火旺,燥热内灼,络损血溢。治法为滋阴降火。故 B 为正确选项。

37. D。

葛可久著《十药神书》收载十方,为治疗肺痨我国现存的第一部专著。故 D 为正确选项。

38. A。

上述症状属肺痨之阴阳虚损证,阴伤及阳,精气虚竭,肺、脾、肾俱损。治当滋阴补阳。故 A 为正确选项。

39. D。

时行感冒发病迅速,不限于季节性,病情多重,往往具有流行性,传变迅速,治疗不及时易发生其他变证。普通感冒在气候变化时发病率可以升高,但无明显的流行特点。若感冒 1 周以上不愈,发热不退,或反复加重,应考虑继发他病。故 D 为正确选项。

40. A。

咳嗽的基本病机:邪犯于肺,肺气上逆。不论邪从外入,或自内而发,均可引起肺失宣肃,肺气上逆作咳。咳嗽的病因有外感、内伤两大类。外感:外感咳嗽为六淫外邪侵袭肺系,主要以风为先导,夹杂寒、热、燥等邪气。内伤:内伤咳嗽为脏腑功能失调,内邪干肺。有肺脏自病者,亦有因脾、肝、肾等病变累及于肺者。故 A 为正确选项。

41. B。

喘证是以呼吸困难,甚至张口抬肩,鼻翼扇动,不能平卧为特征。严重者每致喘脱。其基本病机:肺失宣肃,肺气上逆,或肺肾两虚,气失所主,肾失摄纳。其病位:主要在肺、肾,与肝、脾相关。故 B 为正确选项。

42. A。

肺胀之痰浊壅肺证,其临床表现为咳嗽痰多,色白黏腻或呈泡沫,短气喘息,稍劳即著,脘痞纳少,舌质偏淡,苔薄腻或浊腻,脉小滑。其病机为肺虚脾弱,痰浊内蕴,肺失宣降。治宜化痰降气,健脾益肺。故 A 为正确选项。

43. B。

肺痨是具有传染性的慢性虚损疾患。由于劳损在肺,故称肺痨。主要以咳嗽、咳血、潮热、盗汗及身体逐渐消瘦等为其特征。肺痨的病因:①感染痨虫。②正气虚弱,主要有禀赋不足、酒色劳倦、病后失调、营养不良。其基本病机:正虚感染痨虫,肺阴受耗,肺失滋润。故 B 为正确选项。

44. A。

上述症状属肺胀之痰热郁肺证。病机为痰热壅肺,清肃失司,肺气上逆。治当清肺化痰,降逆平喘。故 A 为正确选项。

45. D。

李用粹《证治汇补·咳嗽》提出对肺胀的辨证施治当分虚实两端。故 D 为正确选项。

46. A。

上述症状属肺胀之肺肾气虚证,其病机为肺肾两虚,气失摄纳。治当补肺纳肾,降气平喘,选方平喘固本汤合补肺汤,前方补肺纳肾,降气化痰,后方补肺益气。故 A 为正确选项。

47. D。

痨虫是肺痨的外在致病因素,不属于肺胀的病理因素。肺胀的病理因素主要为痰浊、水饮与瘀血互为影响,兼见同病。故 D 为正确选项。

48. D。

汉代张仲景《金匮要略·肺痿肺痈咳嗽上气病脉证治》有"咳而胸满振寒,脉数,咽干不渴,时出浊唾腥臭,久久吐脓如米粥者,为肺痈"的记载,肺痈之名首见于此。故 D 为正确选项。

49. A。

上述症状属肺痿之虚热证,病机为肺阴亏耗,虚火内炽,灼津为痰,治当滋阴清热,润肺生津。故 A 为正确选项。

50. A。

上述症状属肺痿之虚寒证,病机为肺气虚寒,气不化津,津反为涎,治当温肺益气,方选甘草干姜汤或生姜甘草汤。故 A 为正确选项。

51. C。

根据发热,头昏重胀痛,鼻流浊涕,舌苔薄黄而腻,脉濡数等症状可辨为感冒之暑湿伤表证,治法:清暑祛湿解表。代表方:新加香薷饮加减。荆防达表汤和荆防败毒散均为辛温解表剂,前方疏风散寒,用于风寒感冒轻证;后方辛温发汗,疏风祛湿,用于时行感冒,风寒夹湿证。感冒之风寒束表证症状:恶寒重,发热轻,无汗,头痛,肢节酸疼,鼻塞声重,或鼻痒喷嚏,时流清涕,咽痒,咳嗽,咳痰稀薄色白,口不渴或渴喜热饮,舌苔薄白而润,脉浮或浮紧。

52. D。

根据上气咳逆阵作,面赤,咽干口苦,症状随情绪波动而增减,舌边红,苔薄黄少津,脉弦数者,可辨为咳嗽之肝火犯肺证,治法:清肺泄肝,顺气降火。代表方:黛蛤散合加减泻白散加减。

53、54、55.B;A;D。

根据病例分析,本题诊断应是咳嗽。根据患者症状咳嗽痰黏腻色白,咳声重浊,晨起咳甚为痰湿蕴肺,肺失宣降;痰湿中阻,脾为湿困,故见胸闷气短,伴体倦,食少,脘痞,腹胀,便溏等症,舌苔白腻,脉濡滑。辨证分析属痰湿蕴肺。故53题选B。A选项中痰热郁肺,患者表现中未见热象,C选项无自汗乏力等气虚症状,D选项无外感病史。故不选。54题,根据证型痰湿蕴肺,其对应的治法是燥湿化痰,理气止咳,方选二陈平胃散合三子养亲汤。

56、57、58.A;B;D。

喘证的诊断要点为以喘促短气,呼吸困难,甚至张口抬肩,鼻翼扇动,不能平卧,口唇发绀为特征。多有慢性咳嗽、哮病、肺痨、心悸等病史,每遇外感及劳累而诱发。

56题的考点为表寒肺热证:喘逆上气,胸胀或痛,息粗,鼻扇,咳而不爽,吐痰稠黏,伴形寒,身热,烦闷,身痛,有汗或无汗,口渴,舌苔薄白或罩黄,舌边红,脉浮数或滑。治法:解表清里,化痰平喘。代表方:麻杏石甘汤加减。

57题的考点为痰浊阻肺证:喘而胸满闷塞,甚则胸盈仰息,咳嗽,痰多黏腻色白,咯吐不利,兼有呕恶,食少,口黏不渴,舌苔白腻,脉滑或濡。治法:祛痰降逆,宣肺平喘。代表方:二陈汤合三子养亲汤加减。

58题的考点为正虚喘脱证:喘逆剧甚,张口抬肩,鼻扇气促,端坐不能平卧,稍动则咳喘欲绝,或有痰鸣,心慌动悸,烦躁不安,面青唇紫,汗出如珠,肢冷,脉浮大无根,或见歇止,或模糊不清。治法:扶阳固脱,镇摄肾气。代表方:参附汤送服黑锡丹,配合蛤蚧粉。

二、B型题。

1、2.B;A。

前者属于气虚感冒,其病机为气虚卫弱,风寒乘袭,气虚无力达邪。治宜益气解表,其代表方为参苏饮。后者属于阳虚感冒,治当助阳解表,其代表方为再造散。故正确选项分别为B、A。

3、4.B;A。

感冒之风寒束表证,治宜辛温解表,其代表方为荆防达表汤或荆防败毒散,两方均为辛温解表剂,前方疏风散寒,用于风寒感冒轻证,后方辛温发汗,疏风祛湿,用于时行感冒,风寒夹湿证。感冒之风热犯表证,治宜辛凉解表,其代表方为银翘散或葱豉桔梗汤,两方均有辛凉解表,清宣肺气功能,但前者长于清热解毒,适用于风热表证热毒重者,后者重在清宣解表,适用于风热袭表,肺气不宣者。故正确选项分别为B、A。

5、6.B;A。

前者属于内伤咳嗽之肝火犯肺证。其病机为肝郁化火,上逆侮肺。治宜清肺泻肝,顺气降火。其代表方为黛蛤散合泻白散。后者属于内伤咳嗽之痰热郁肺证。其病机为痰热壅肺,肺失肃降。治宜清热肃肺,豁痰止咳。其代表方为清金化痰汤。故正确选项分别为B、A。

7、8.D;B。

肺胀之痰浊壅肺证的表现为咳嗽痰多,色白黏腻或呈泡沫,短气喘息,稍劳即著,脘痞纳少,舌质偏淡,苔薄腻或浊腻,脉小滑。其病机为肺虚脾弱,痰浊内蕴,肺失宣降。治宜化痰降气,健脾益肺。其代表方为苏子降气汤合三子养亲汤。肺胀之痰热郁肺证的表现为咳逆喘息气粗,烦躁胸满,痰黄黏稠难咯。溲黄便干,口渴舌红,舌苔黄或黄腻,边尖红,脉数或滑数。其病机为痰热壅肺,清肃失司,肺气上逆。治宜清肺化痰,降逆平喘。其代表方为越婢加半夏汤或桑白皮汤。故正确选项分别为D、B。

9、10.A;C。

肺痈的治疗原则:治疗当以祛邪为原则,采用清热解毒,化瘀排脓的治法,脓未成应着重清肺消痈,脓已成需排脓解毒。初期,清肺散邪。成痈期,清热解毒,化瘀消痈。溃脓期,排脓解毒。恢复期,养阴益气。久病邪恋正虚者,当扶正祛邪。故正确选项分别为A、C。

11、12.B;D。

感冒之风热犯表证,治宜辛凉解表,其代表方为银翘散或葱豉桔梗汤,两方均有辛凉解表,清宣肺气功能,但前者长于清热解毒,适用于风热表证热毒重者,后者重在清宣解表,适用于风热袭表,肺气不宣者。外感咳嗽之风热犯肺证,治宜疏风清热,宣肺止咳,其代表方为桑菊饮,本方功能疏风清热,宣肺止咳。故正确选项分别为B、D。

13、14.B;D。

前者属于外感咳嗽之风寒袭肺证。治宜疏风散寒,宣肺止咳。代表方为三拗汤合止嗽散,两方均能宣肺止咳化痰,但前以宣肺散寒为主,后以疏风润肺为主。后者属于内伤咳嗽之肺阴亏耗证,治宜滋阴润肺,化痰止咳。其代表方为沙参麦冬汤。故正确选项分别为B、D。

15、16. **D;B**。

肺痈成痈期治宜清肺解毒,化瘀消痈,其代表方为千金苇茎汤合如金解毒散。肺痈溃脓期治宜排脓解毒,其代表方为加味桔梗汤。故正确选项分别为 D、B。

17、18. **C;D**。

前者的病机为肝郁气逆,上冲犯肺,肺气不降,治宜开郁降气平喘,证属喘证之肺气郁痹证。后者的病机为中阳不运,积湿生痰,痰浊壅肺,肺失肃降,治宜祛痰降逆,宣肺平喘,证属喘证之痰浊阻肺证。故正确选项分别为 C、D。

19、20. **A;C**。

前者的病机为哮病日久,肺虚不能主气,脾虚健运无权,气不化津,痰饮蕴肺,肺气上逆。证属哮病缓解期之肺脾气虚证。后者的病机为哮病久发,精气亏乏,肺肾摄纳失常,气不归元,津凝为痰。证属哮病缓解期之肺肾两虚证。故正确选项分别为 A、C。

21、22. **A;B**。

肺胀之痰浊壅肺证的临床表现为咳嗽痰多,色白黏腻或呈泡沫,短气喘息,稍劳即著,脘痞纳少,舌质偏淡,苔薄腻或浊腻,脉小滑。其病机为肺虚脾弱,痰浊内蕴,肺失宣降。治宜化痰降气,健脾益肺。其代表方为苏子降气汤合三子养亲汤。肺胀之痰热郁肺证的临床表现为咳逆喘息气粗,烦躁胸满,痰黄黏稠难咯。溲黄便干,口渴舌红,舌苔黄或黄腻,边尖红,脉数或滑数。其病机为痰热壅肺,清肃失司,肺气上逆。治宜清肺化痰,降逆平喘。其代表方为越婢加半夏汤或桑白皮汤。故正确选项分别为 A、B。

23、24. **B;D**。

肺痨之肺阴亏损证,其病机为阴虚肺燥,肺失滋润,肺伤络损,治宜滋阴润肺,其代表方为月华丸。咳嗽之肺阴亏耗证,其病机为肺阴亏虚,虚热内灼,肺失润降,治宜滋阴润肺,化痰止咳,其代表方为沙参麦冬汤。故正确选项分别为 B、D。

25、26. **B;D**。

肺痨之肺阴亏损证,其一般临床表现为干咳,咳声短促,痰中有时带血,午后手足心热,皮肤干灼,胸部隐隐闷痛,苔薄,边尖质红,脉细或兼数。其病机为阴虚肺燥,肺失滋润,肺伤络损,治宜滋阴润肺,其代表方为月华丸。虚劳之肺阴虚证,其一般临床表现为干咳,咽燥,甚或失音,咯血,潮热,盗汗,面色潮红。其病机为肺阴亏虚,肺失清润,治宜养阴润肺,其代表方为沙参麦冬汤。故正确选项分别为 B、D。

27、28. **B;C**。

肺痿之虚热证,其一般临床表现为咳吐浊唾涎沫,质黏稠,或咳痰带血,咳声不扬。口渴咽燥,午后潮热,形体消瘦,皮毛干枯,舌红而干,脉虚数。其病机为肺阴亏耗,虚火内炽,灼津为痰。治宜滋阴清热,润肺生津。其代表方为麦门冬汤合清燥救肺汤。肺痿之虚寒证,其一般临床表现为咳吐涎沫,其质清稀量多,不渴,短气不足以息,头眩,神疲乏力,食少形寒,小便数或遗尿,舌质淡,脉虚弱。其病机为肺气虚寒,气不化津,津反为涎。治宜温肺益气。其代表方为甘草干姜汤或生姜甘草汤。故正确选项分别为 B、C。

29、30. **A;C**。

喘证之肺气郁痹证,其一般临床表现为每遇情志刺激而诱发,发时呼吸短促,但喉中痰声不著,气憋,胸闷胸痛,咽中如窒,或失眠心悸,苔薄,脉弦。其病机为肝郁气逆,上冲犯肺,肺气不降,治宜开郁降气平喘,其代表方为五磨饮子。喘证之痰热郁肺证,其一般临床表现为喘咳气涌,胸部胀痛,痰多黏稠,伴有胸中烦热,有汗,渴喜冷饮,面红咽干,尿赤便秘,舌红苔黄腻,脉滑数。其病机为邪热蕴肺,蒸液成痰,痰热壅滞,肺失清肃,治宜清热化痰,宣肺平喘,其代表方为桑白皮汤。故正确选项分别为 A、C。

31、32. **B;C**。

根据干咳,痰少,咽喉干痛,口鼻干燥,舌红少津,脉浮数等症状可辨为咳嗽之风燥伤肺证,治法:疏风清肺,润燥止咳。代表方:桑杏汤加减。根据干咳,口干咽燥,潮热盗汗,舌红少苔,脉细数等症状,可辨为咳嗽之肺阴亏耗证,治法:滋阴润肺,化痰止咳。代表方:沙参麦冬汤加减。桑菊饮有疏风清热,宣肺止咳的功效,可用于风温初起,表热轻证。清燥救肺汤有清燥润肺,养阴益气的功效,可用于温燥伤肺,气阴两伤证。

三、X 型题。

1. **BCD**。

虚体感冒包括气虚感冒、阴虚感冒、阳虚感冒。其中气虚感冒表现为恶寒较甚,发热,无汗,头痛身楚,咳嗽,痰白,咳痰无力,平素神疲体弱,气短懒言,反复易感,舌淡苔白,脉浮而无力,治宜益气解表。阴虚感冒表现为身热,微恶风寒,少汗,头昏,心烦,口干,干咳少痰,舌红少苔,脉细数,治宜滋阴解表。阳虚感冒表现为恶寒重,发热轻,四肢不温,语音低微,舌质淡胖,脉沉细无力,治宜助阳解表。故 BCD 为正确选项。

2. **ABCD**。

注意时行感冒与普通感冒的鉴别：时行感冒发病迅速，不限于季节性，病情多重，往往具有流行性，传变迅速，治疗不及时易发生其他变证；普通感冒则在气候变化时发病率可以升高，但无明显的流行特点。若感冒1周以上不愈，发热不退，或反复加重，应考虑继发他病。故 ABCD 皆为正确选项。

3. **ABCD**。

虚体感冒包括气虚感冒、阴虚感冒、阳虚感冒。其中气虚感冒治宜益气解表，代表方为参苏饮；若表虚自汗，易伤风邪者，可常服玉屏风散益气固表，以防感冒；阳虚外感，当助阳解表，用再造散加减；阴虚感冒，治宜滋阴解表，代表方为加减葳蕤汤。ABCD 皆为正确选项。

4. **AD**。

感冒风热犯表证，临床表现为身热较著，微恶风，汗泄不畅，面赤，痰黄，咽喉红肿疼痛，流黄浊涕，口干欲饮，舌苔薄白微黄，舌边尖红，脉浮数；病机为风热犯表，热郁肌腠，卫表失和，肺失清肃；治宜辛凉解表；代表方为银翘散或葱豉桔梗汤，两方均有辛凉解表，清宣肺气功能，但前者长于清热解毒，适用于风热表证热毒重者，后者重在清宣解表，适用于风热袭表，肺气不宣者。故 AD 为正确选项。

5. **AD**。

肺痨是具有传染性的慢性虚损疾患。由于劳损在肺，故称肺痨。主要以咳嗽、咳血、潮热、盗汗及身体逐渐消瘦等为其特征。病轻者诸症间作，重者可以先后相继发生，或兼见并存。其病因：①感染痨虫。②正气虚弱，主要有禀赋不足、酒色劳倦、病后失调、营养不良。其基本病机：正虚感染痨虫，肺阴受耗，肺失滋润。其治疗原则：以补虚培元和治痨杀虫为原则。故 AD 为正确选项。

6. **AD**。

久哮肺肾两虚证，其临床表现为短气息促，动则为甚，吸气不利，脑转耳鸣，腰酸腿软，舌质红少苔，脉细数或舌淡胖苔白，脉沉细。治宜补肺益肾。代表方为生脉地黄汤合金水六君煎，两者都可用于久哮肺肾两虚，但前者以益气养阴为主，适用于肺肾气阴两伤，后者以补肾化痰为主，适用于肾虚阴伤痰多。故 AD 为正确选项。

7. **AD**。

肾虚不纳所致喘证，临床表现为喘促日久，动则喘甚，呼多吸少，气不得续，形瘦神惫，跗肿，汗出肢冷，面青唇紫，舌苔淡白或黑润，脉微细或沉弱。或喘咳，面红烦躁，口咽干燥，足冷，汗出如油，舌红少津，脉细数。其病机为肺病及肾，肺肾俱虚，气失摄纳。治宜补肾纳气。代表方为金匮肾气丸合参蛤散，前方温补肾阳，后方补气纳肾，前者偏于温阳，后者长于益气，前方用于久喘而势缓者，后者适于喘重而势急者。若肾阴虚者，不宜辛燥，宜用七味都气丸合生脉散以滋阴纳气。故 AD 为正确选项。

8. **BD**。

痰湿蕴肺所致的咳嗽，其临床表现为咳嗽反复发作，咳声重浊，痰多黏腻或稠厚成块，色白或带灰色，胸闷脘痞，食少体倦，大便时溏，舌苔白腻，脉象濡滑。其病机为脾湿生痰，上渍于肺，壅遏肺气。治宜燥湿化痰，理气止咳。代表方为二陈平胃散合三子养亲汤，前者燥湿化痰，理气和中，后者降气化痰，前者重点在胃，痰多脘痞者适用，后者重点在肺，痰涌气急者较宜。症状平稳后可服六君子丸以资调理，或合杏苏二陈丸标本兼顾。故 BD 为正确选项。

9. **ACD**。

内伤咳嗽包括痰湿蕴肺证、痰热郁肺证、肝火犯肺证、肺阴亏耗证。痰湿蕴肺证治宜燥湿化痰、理气止咳；痰热郁肺证治宜清热肃肺，豁痰止咳；肝火犯肺证治宜清肺泻肝，顺气降火；肺阴亏耗证治宜滋阴润肺，化痰止咳。疏风清肺，润燥止咳是风燥伤肺证之治法，属外感咳嗽。故 ACD 为正确选项。

10. **ABC**。

实喘与虚喘的鉴别诊断：实喘呼吸深长有余，呼出为快，气粗声高，伴有痰鸣咳嗽，脉数有力。虚喘呼吸短促难续，深吸为快，气怯声低，少有痰鸣咳嗽，脉象微弱或浮大中空，病势徐缓，时轻时重，遇劳则甚。故 ABC 为正确选项。

11. **AC**。

寒哮证，其病机为寒痰伏肺，遇感触发，痰升气阻，肺失宣畅。其治法为宣肺散寒，化痰平喘。代表方为射干麻黄汤或小青龙汤。两方皆能温肺化饮，止哮平喘，前者长于降逆平哮，用于哮鸣喘咳，表证不著者，后者解表散寒力强，用于表寒里饮，寒象较重者。故 AC 为正确选项。

12. **ABC**。

肺胀的发生，多因久病肺虚，痰浊内停，每因再感外邪，诱使病情发作加重，久病肺虚，如内伤久咳，支饮，哮喘，肺痨等肺系慢性疾病，迁延失治，痰浊内停，气还肺间，日久导致肺虚，成为本病的发病基础。即：肺胀可由咳嗽、喘证、痰饮转化而来。哮证与喘证病久不愈,可发展为肺胀,肺胀又可见哮,喘之证,肺胀因外感诱发,病情加重时可表现为痰饮病中的"支饮"证。故 ABC 为正确选项。

13. BCD。

肺胀是多种慢性肺系疾患反复发作迁延不愈,导致肺气胀满,不能敛降的一种病证。临床表现为胸部膨满,胀闷如塞,喘咳上气,痰多,烦躁,心慌等。其病程缠绵,时轻时重,日久则见面色晦暗,唇甲紫绀,脘腹胀满,肢体浮肿,甚或喘脱等危重证候。其基本病机:肺气胀满,不能敛降。其病位:首先在肺,继则影响脾、肾,后期病及于心。其病理因素主要为痰浊、水饮、血瘀互为影响,兼见同病。故 BCD 为正确选项。

14. ABD。

风寒感冒的临床表现为恶寒重,发热轻,无汗,头痛,肢节酸疼,时流清涕,咳痰稀薄色白,舌苔薄白而润,脉浮或浮紧。风热感冒的临床表现为身热较著,微恶风,汗泄不畅,面赤,痰黄,咽喉红肿疼痛,流黄浊涕,口干欲饮,舌苔薄白微黄,舌边尖红,脉浮数。故 ABD 为正确选项。

15. AD。

气虚感冒的临床表现为恶寒较甚,发热,无汗,头痛身楚,咳嗽,痰白,咳痰无力,平素神疲体弱,气短懒言,反复易感,舌淡苔白,脉浮而无力。其病机为气虚卫弱,风寒乘袭,气虚无力达邪。治宜益气解表。代表方为参苏饮,本方益气解表,化痰止咳。若表虚自汗,易伤风邪者,可常服玉屏风散益气固表,以防感冒。故 AD 为正确选项。

16. AD。

咳嗽的病因有外感、内伤两大类。外感咳嗽为六淫外邪侵袭肺系,主要以风为先导,夹杂寒、热、燥等邪气。内伤咳嗽为脏腑功能失调,内邪干肺。有肺脏自病者,亦有因脾、肝、肾等病变累及于肺者。咳嗽的基本病机:邪犯于肺,肺气上逆。不论邪从外入,或自内而发,均可引起肺失宣肃,肺气上逆作咳。外感六淫外邪,侵袭肺系。多因风寒、风热、风燥等邪气侵袭,肺的卫外功能减退或失调,导致肺失宣降。内伤咳嗽总由脏腑功能失调,内邪干肺所致。可分其他脏腑病变涉及于肺和肺脏自病两端:①他脏及肺的咳嗽,可因情志刺激,肝失条达,气郁化火,气火循经上逆犯肺所致;或由饮食不当,嗜烟好酒,熏灼肺胃,过食肥厚辛辣,或脾失健运,痰浊内生,上干于肺致咳。②因肺脏自病者常由肺系多种疾病迁延不愈,肺脏虚弱,阴伤气耗,肺的主气功能失常,肃降无权,而致气逆为咳。故 AD 为正确选项。

17. CD。

外感咳嗽包括风寒袭肺证、风热犯肺证、风燥伤肺证。其中风寒袭肺证治宜疏风散寒,宣肺止咳;风热犯肺证治宜疏风清热,宣肺止咳;风燥伤肺证治宜疏风清肺,润肺止咳。故 CD 为正确选项。

18. ABC。

肺痈是肺叶生疮,形成脓疡的一种症证,属于内痈之一。临床以咳嗽、胸痛、发热,咯吐腥臭浊痰,甚则脓血相兼为主要特征。其病因为感受风热和痰热素盛。其基本病机:邪热蕴肺,内外合邪,热壅血瘀。故 ABC 为正确选项。

19. ABCD。

喘证是以呼吸困难,甚至张口抬肩,鼻翼扇动,不能平卧为特征。严重者每致喘脱。可见于多种急、慢性疾病的过程中。其病因:①外邪侵袭。②饮食不当。③情志失调。④劳欲久病。其病机为肺失宣肃,肺气上逆,或肺肾两虚,气失所主,肾失摄纳。故 ABCD 皆为正确选项。

20. BD。

喘证是以呼吸困难,甚至张口抬肩,鼻翼扇动,不能平卧为特征。严重者每致喘脱。可见于多种急、慢性疾病的过程中。其基本病机:肺失宣肃,肺气上逆,或肺肾两虚,气失所主,肾失摄纳。其治疗原则:①实喘其治主要在肺,治予祛邪利气,区别寒、热、痰的不同,采用温宣、清肃、化痰等法。②虚喘治在肺、肾,而尤以肾为主,治予培补摄纳,针对脏腑病机,采用补肺、纳肾、益气、养阴等法。③虚实夹杂,下虚上实者,当分清主次,权衡标本,适当处理。故 BD 为正确选项。

21. ABCD。

哮证与喘证的鉴别诊断:一方面哮指声响言,为喉中有哮鸣音,反复发作,有发病的"夙根";喘指气息言,为呼吸气促困难,是多种急慢性疾病的一个症状。另一方面,哮必兼喘,喘未必兼哮。故 ABCD 皆为正确选项。

22. BD。

肺气虚型之喘证,其临床表现为喘促短气,气怯声低,咳声低弱,痰吐稀薄,自汗畏风,或烦热口干,面潮红,舌淡红或舌红苔剥,脉软弱或细数,治宜补肺益气养阴。代表方为生脉散合补肺汤。寒饮伏肺,复感客寒而引发喘证者,宜选用小青龙汤发表温里。寒包热哮证的临床表现为喉中哮鸣有声,胸膈烦闷,痰黏色黄或黄白相兼,烦躁发热,恶寒无汗身痛,舌苔白腻罩黄,舌尖边红,脉弦紧。治宜解表散寒,清化痰热。方选小青龙加石膏汤或厚朴麻黄汤。冷哮证的临床表现为呼吸急促,喉中哮鸣有声,面色晦滞带青,天冷或受寒易发,形寒怕冷,舌苔白滑,脉弦紧或浮紧。治宜宣肺散寒,化痰平喘。方选射干麻黄汤或小青龙汤加减。故 BD 为正确选项。

23. **BCD**。

哮证的治疗原则:治疗当根据"发时治标,平时治本"的原则。发作期:发时应攻邪治标,去痰利气,寒痰宜温化宣肺,热痰当清化肃肺,反复日久,发时正虚邪实者,又当兼顾,不可单纯拘泥于攻邪。平时:应扶正治本,阳气虚者应予温补,阴虚者则予滋养,分别采取补肺、健脾、益肾等法,以冀减轻、减少或控制其发作。如寒热虚实错杂者,当兼以治之。故 BCD 为正确选项。

24. **ABCD**。

肺胀是多种慢性肺系疾患反复发作迁延不愈,导致肺气胀满,不能敛降的一种病证。临床表现为胸部膨满,胀闷如塞,喘咳上气,痰多,烦躁,心慌等。其病程缠绵,时轻时重,日久则见面色晦暗,唇甲紫绀,脘腹胀满,肢体浮肿,甚或昏迷、抽搐以至喘脱等危重证候。肺肾气虚,气不摄血,可致咯血、吐血、便血等。如见喘脱,神昧,汗出,肢冷,脉微欲绝者,乃阴阳消亡危重之候。故 ABCD 皆为正确选项。

25. **ACD**。

肺胀的基本病机:肺气胀满,不能敛降。病位首先在肺,继则影响脾、肾,后期病及于心。病理因素主要为痰浊、水饮、血瘀互为影响,兼见同病。故 ACD 为正确选项。

26. **ABD**。

寒哮证的临床表现为呼吸急促,喉中哮鸣有声,面色晦滞带青,天冷或受寒易发,形寒怕冷,舌苔白滑,脉弦紧或浮紧。治宜宣肺散寒,化痰平喘。方选射干麻黄汤或小青龙汤加减。溢饮之表寒里饮证的临床表现为身体沉重而疼痛,甚则肢体浮肿,恶寒,无汗,或有咳喘,痰多白沫,胸闷,干呕,口不渴,苔白,脉弦紧。治宜发表化饮。方选小青龙汤。肺痈初期的临床表现为恶寒发热,咳嗽,咯白色黏沫痰,痰量由少渐多,胸痛,咳时尤甚,苔薄黄或薄白,脉浮数而滑。治宜清肺解表。方选银翘散加减。支饮之寒饮伏肺证的临床表现为咳逆喘满不得卧,痰吐白沫量多,经久不愈,天冷受寒加重,甚则引起面浮跗肿。或平素伏而不作,遇寒即发,发则寒热,背痛,腰痛,目泣自出,身体阵阵瞤动。舌苔白滑或白腻,脉弦紧。治宜宣肺化饮。方选小青龙汤。故 ABD 为正确选项。

27. **ABC**。

痰饮是指体内水液输布运化失常,停积于某些部位的一类病证。其病机为肺脾肾三脏的气化功能失调,水谷不得化为精微输布周身,津液停积,变生痰饮。水液的运行与脾肺肾三脏有关,如三脏功能失调,肺之通调涩滞,脾之转输无权,肾之蒸化失职,则三者互为影响,导致水液停积为饮。三脏之中,脾运失司,首当其要。故 ABC 为正确选项。

28. **ABD**。

肺痨是具有传染性的慢性虚损疾患。由于劳损在肺,故称肺痨。主要以咳嗽、咳血、潮热、盗汗及身体逐渐消瘦等为其特征。病轻者诸症间作,重者可以先后相继发生,或兼见并存。故 ABD 为正确选项。

29. **ABCD**。

肺痨的治疗应以补虚培元和治痨杀虫为原则,调补脏器重点在肺,并应注意脏腑整体关系,同时补益脾肾。根据病理"主乎阴虚"的特点,应以滋阴为主法,火旺者兼以清火,如合并气虚、阳虚见证者,则当同时兼顾。故 ABCD 皆为正确选项。

30. **AD**。

肺痿之虚热证,其临床表现为咳吐浊唾涎沫,质黏稠,或咳痰带血,咳声不扬。口渴咽燥,午后潮热,形体消瘦,皮毛干枯,舌红而干,脉虚数。其病机为肺阴亏耗,虚火内炽,灼津为痰。其治法是滋阴清热,润肺生津。代表方为麦门冬汤合清燥救肺汤。前方润肺生津,降逆下气;后方养阴润燥,清金降火。甘草干姜汤或生姜甘草汤可用于治疗虚寒型肺痿。故 AD 为正确选项。

31. **ABCD**。

肺痈溃脓期是病情顺与逆的转折点。顺证:脓血稀而渐少,腥臭味转淡,身体不热,脉象缓滑。逆证:脓血如败卤,腥臭异常,胸痛,身热不退,脉短涩或弦急,为肺叶腐败之恶候。

32. **CD**。

根据短气喘促,脑转耳鸣,腰酸腿软,舌红少苔,脉细数等症状,可辨为哮证缓解期之肺肾两虚证。治法:补肺益肾。代表方:生脉地黄汤合金水六君煎。

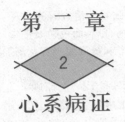

第二章

心系病证

一、A型题:在每小题给出的 A、B、C、D 四个选项中,请选出一项最符合题目要求的。

1. 患者心悸不宁,善惊易恐,坐卧不安,多梦易醒,恶闻声响,苔薄白,脉弦细者。其治疗方法是
   A. 益气补血,养心安神　　B. 镇惊定志,养心安神　　C. 滋养心阴,益气安神　　D. 滋阴补血,养心安神

2. 患者心悸气短,头晕目眩,失眠健忘,面色不华,倦怠无力,纳呆食少,舌质淡红,脉象细弱。上述症状属什么证型
   A. 心血不足证　　　　　B. 心阳不振证　　　　　C. 心虚胆怯证　　　　　D. 水饮凌心证

3. 患者心悸易惊,心烦失眠,五心烦热,口干,盗汗,伴耳鸣腰酸,头晕目眩,舌质红少津,脉象细数。其治法为
   A. 清热泻火,安神定悸　　B. 滋阴清火,养心安神　　C. 补血养心,益气安神　　D. 清热化痰,宁心安神

4. 患者心悸不宁,善惊易恐,坐卧不安,多梦易醒,恶闻声响,苔薄白,脉弦细者。治当选用
   A. 安神定志丸　　　　　B. 朱砂安神丸　　　　　C. 天王补心丹　　　　　D. 桂枝甘草龙骨牡蛎汤

5. 患者心悸眩晕,胸脘痞满,形寒肢冷,小便短少,或下肢浮肿,渴不欲饮,恶心吐涎,舌苔白滑,脉象弦滑。此证属于
   A. 瘀阻心脉证　　　　　B. 心虚胆怯证　　　　　C. 心阳不振证　　　　　D. 水饮凌心证

6. 心悸之阴虚火旺证不宜选用哪个方剂
   A. 知柏地黄丸　　　　　B. 天王补心丹　　　　　C. 当归六黄汤　　　　　D. 朱砂安神丸

7. 患者心悸气短,头晕目眩,失眠健忘,面色不华,倦怠无力,纳呆食少,舌质淡红,脉象细弱。治当选用
   A. 安神定志丸　　　　　B. 天王补心丹　　　　　C. 归脾汤　　　　　　　D. 桂枝甘草龙骨牡蛎汤

8. 心悸者应该首先分辨
   A. 阴阳气血　　　　　　B. 外感与内伤　　　　　C. 属实属虚　　　　　　D. 以上均不对

9. 心悸的病名首见于哪本医学著作
   A.《素问》　　　　　　　B.《金匮要略》　　　　　C.《医学正传》　　　　　D.《丹溪心法》

10. 患者心胸疼痛,痛如针刺,痛有定处,入夜尤甚,甚则心痛彻背,背痛彻心,气短乏力,自汗,舌暗有瘀斑,脉结代者。其治疗方法宜选用
    A. 活血化瘀,通脉止痛　　B. 滋补心阴,活血通脉　　C. 辛温散寒,宣通心阳　　D. 行气活血,通脉止痛

11. 痰浊闭阻所致胸痹,其治疗方法是
    A. 祛痰降逆,理气宣痹　　B. 燥湿化痰,理气通络　　C. 豁痰理气,化瘀通络　　D. 通阳泄浊,豁痰宣痹

12. 患者心胸满闷,隐痛阵发时欲太息,易受情志诱发,兼有脘腹胀闷,得嗳气或矢气则舒,苔薄或薄腻,脉细弦。治当选用
    A. 柴胡疏肝散　　　　　B. 血府逐瘀汤　　　　　C. 桃红四物汤　　　　　D. 丹栀逍遥散

13. 患者胸闷隐痛,时作时止,心悸气短,倦怠懒言,面色少华,遇劳则甚,舌偏红或有齿痕,脉细弱无力,或结代。证属
    A. 心肾阴虚证　　　　　B. 寒凝心脉证　　　　　C. 气滞心胸证　　　　　D. 气阴两虚证

14.《金匮要略》治疗胸痹,强调下列哪种治法为主
    A. 宣痹通阳　　　　　　B. 温阳散寒　　　　　　C. 益气温阳　　　　　　D. 活血化瘀

15. 用失笑散及大剂量红花,降香治疗胸痹心痛的是

A. 清代王清任　　　　　B. 元代危亦林　　　　　C. 唐代孙思邈　　　　　D. 明代王肯堂

16. 患者胸痛剧烈，心痛彻背，背痛彻心，痛无休止，身寒肢冷，气短喘息，脉沉紧，治疗方剂宜选
　　 A. 乌头赤石脂丸　　　　B. 血府逐瘀汤　　　　C. 冠心苏合香丸　　　D. 瓜蒌薤白半夏汤

17. 下列哪项为寒凝心脉型胸痹的主要特征
　　 A. 胸部刺痛，固定不移　B. 胸痛彻背，感寒痛甚　C. 胸痛灼热，烦闷不适　D. 胸中闷痛，心悸不宁

18. 患者，女性，58岁，有"冠心病"病史半年，昨日与邻居发生口角后即自觉心痛阵作，痛无定处，脘腹胀闷，嗳气较舒，苔白，脉细弦，治疗主方宜选
　　 A. 柴胡疏肝散　　　　　B. 丹栀逍遥散　　　　C. 当归四逆散　　　　D. 瓜蒌薤白半夏汤

19. 指出"胃不和则卧不安"的医学著作是
　　 A.《金匮要略》　　　　B.《黄帝内经素问》　　C.《景岳全书》　　　　D.《医宗必读》

20. 用酸枣仁汤治失眠的是
　　 A.《金匮要略》　　　　B.《景岳全书》　　　　C.《素问》　　　　　　D.《医宗必读》

21. 患者不易入睡，多梦易醒，心悸健忘，倦怠食少，伴头晕目眩，腹胀便溏，面色少华，舌淡苔薄，脉细无力。其治疗方法为
　　 A. 补益心脾，养血安神　B. 清化热痰，和中安神　C. 滋阴降火，交通心肾　D. 益气镇惊，安神定志

22. 患者心烦不寐，入睡困难，心悸多梦，头晕耳鸣，腰膝酸软，潮热盗汗，五心烦热，舌红少苔，脉细数。治当选用
　　 A. 安神定志丸合酸枣仁汤　　　　　　　　B. 六味地黄丸合交泰丸
　　 C. 黄连温胆汤　　　　　　　　　　　　　D. 龙胆泻肝汤

23. 患者心烦不寐，胸闷脘痞，泛恶嗳气，伴口苦、头重、目眩，舌红苔黄腻，脉滑数。证属
　　 A. 肝火扰心证　　　　　B. 心肾不交证　　　　C. 心脾两虚证　　　　D. 痰热扰心证

24. 不寐的病位主要在于
　　 A. 心　　　　　　　　　B. 肝　　　　　　　　C. 脾　　　　　　　　D. 肾

25. 患者不寐多梦，甚则彻夜不眠，急躁易怒，伴头晕头胀，目赤耳鸣，口干口苦，便秘溲赤，舌红苔黄，脉弦数。治当选用
　　 A. 酸枣仁汤　　　　　　B. 朱砂安神丸　　　　C. 黄连温胆汤　　　　D. 龙胆泻肝汤

26. 患者，女性，30岁，症见入寐困难1个月，多梦，胸闷胁胀，急躁易怒，伴头昏头胀，口干口苦，小便短赤，舌红苔黄，脉弦数。治疗方剂是
　　 A. 泻心汤　　　　　　　B. 滋水清肝饮　　　　C. 礞石滚痰丸　　　　D. 龙胆泻肝汤

27. 患者，女性，21岁，学生，近半年因学业压力较大，精神紧张，经常失眠，伴心烦，心悸不安，头晕，耳鸣；健忘，口干咽燥，手足心热，舌质红，脉细数。其辨证为
　　 A. 心胆气虚　　　　　　B. 心肾不交　　　　　C. 肝郁化火　　　　　D. 心火偏亢

28. 患者，女性，17岁，半年来因学习紧张，思想压力较大，晚上经常难以入眠，或多梦易醒，伴心悸健忘，四肢倦怠，饮食乏味，面色少华，舌质淡，脉细弱。其辨证为
　　 A. 心胆气虚　　　　　　B. 心脾两虚　　　　　C. 阴虚火旺　　　　　D. 忧郁伤神

29. 患者心烦不寐，胸闷脘痞，泛恶嗳气，伴口苦、头重、目眩，舌红苔黄腻，脉滑数。治当
　　 A. 清化痰热，和中安神　B. 疏肝泻火，镇心安神　C. 益气镇惊，安神定志　D. 滋阴降火，交通心神

30. 哪部医学著作提出了"重阴者癫""重阳者狂"，使癫证与狂证相鉴别
　　 A.《黄帝内经》　　　　B.《难经》　　　　　　C.《备急千金要方》　　D.《丹溪心法》

31. 癫狂之病位主要在于
　　 A. 脾肾　　　　　　　　B. 肝　　　　　　　　C. 心　　　　　　　　D. 心肝

32. 下列哪项不是狂证的特征

475

中医内科学

A. 精神亢奋　　　　　　B. 狂躁不安　　　　　　C. 喧扰不宁　　　　　　D. 语无伦次

33. 下列哪项不是癫证的特征
　　A. 精神抑郁　　　　　　B. 动而多怒　　　　　　C. 表情淡漠　　　　　　D. 语无伦次

34. 癫狂的病理因素以何者为先
　　A. 痰凝　　　　　　　　B. 气郁　　　　　　　　C. 火郁　　　　　　　　D. 血瘀

35. 患者精神抑郁,表情淡漠,神志痴呆,语无伦次,或喃喃独语,喜怒无常,不思饮食,舌苔腻,脉弦滑。其治法为
　　A. 理气解郁,化痰醒神　B. 健脾养心,益气安神　C. 镇心涤痰,泻肝清火　D. 豁痰化瘀,调畅气血

36. 患者平素头晕头痛,痛有定处,常伴单侧肢体抽搐,颜面口唇青紫,舌质暗红或有瘀斑,舌苔薄白,脉涩或弦。治当选用
　　A. 龙胆泻肝汤　　　　　B. 涤痰汤　　　　　　　C. 定痫丸　　　　　　　D. 通窍活血汤

37. 患者病起急骤,性情急躁,两目怒视,面红目赤,狂乱无知,不避亲疏,毁物伤人,舌质红绛,苔多黄腻,脉象弦大滑数。治疗方剂宜选
　　A. 滚痰丸　　　　　　　B. 生铁落饮　　　　　　C. 清气化痰丸　　　　　D. 顺气导痰汤

38. 患者神思恍惚,魂梦颠倒,心悸易惊,善悲欲哭,肢体困乏,饮食衰少,舌色淡,脉细无力。治当
　　A. 健脾养心,益气安神　B. 理气解郁,化痰开窍　C. 镇心涤痰,泻肝清火　D. 滋阴降火,安神定志

39. 患者癫狂日久不愈,面色晦滞而秽,情绪躁扰不安,甚至登高而歌,弃衣而走,舌质紫暗,有瘀斑,脉弦细或细涩。治当
　　A. 镇心涤痰,泻肝清火　B. 滋阴降火,安神定志　C. 豁痰化瘀,调畅气血　D. 清心泻火,涤痰醒神

40. 痫之为病,病理因素总以何者为主
　　A. 痰　　　　　　　　　B. 火　　　　　　　　　C. 风　　　　　　　　　D. 瘀

41. 患者反复发病,神疲乏力,心悸气短,失眠多梦,面色苍白,体瘦纳呆,大便溏薄,舌质淡,苔白腻,脉沉细而弱。证属
　　A. 心脾两虚证　　　　　B. 心肾亏虚证　　　　　C. 风痰闭阻证　　　　　D. 脾肾两虚证

42. 患者表情迟钝,言语不利,善忘,易惊恐,肌肤甲错,口干不欲饮,双目晦暗,舌质暗或有瘀点瘀斑,脉细涩。证属
　　A. 痰浊蒙窍证　　　　　B. 髓海不足证　　　　　C. 脾肾两虚证　　　　　D. 瘀血内阻证

43. 治疗心肾亏虚所致的痫证,首选方剂
　　A. 左归丸合天王补心丹　B. 右归丸合交泰丸　　　C. 大补阴丸合定痫丸　　D. 六味地黄丸合生脉散

44. 患者男性,70岁,劳累后出现心胸隐痛,时作时休,心悸气短,倦怠乏力,大便微结,舌质淡红,舌体胖有齿痕,苔薄白,脉虚细缓。治宜选用
　　A. 天王补心丹合炙甘草汤
　　C. 参附汤合右归饮
　　B. 生脉散合人参养荣汤
　　D. 枳实薤白桂枝汤合当归四逆汤

45. 患者在发作前常有眩晕,头昏,胸闷,乏力,痰多,心情不悦。发则突然跌倒,神志不清,抽搐吐涎,或伴尖叫与二便失禁,舌苔白腻,脉多弦滑。此属痫证之何种类型
　　A. 风痰闭阻证　　　　　B. 痰火扰神证　　　　　C. 心脾两虚证　　　　　D. 心肾亏虚证

46. 患者突然昏仆,四肢抽搐,口吐涎沫,证属风痰闭阻证者,治疗应首选的方剂是
　　A. 导痰汤　　　　　　　B. 涤痰汤　　　　　　　C. 镇肝熄风汤　　　　　D. 定痫丸

47. 下列哪项不是痫证发作时治标之法
　　A. 健脾化痰　　　　　　B. 清泻肝火　　　　　　C. 豁痰息风　　　　　　D. 开窍定痫

48. 厥证的预后,主要取决于
　　A. 正气的强弱
　　B. 病情的轻重

C. 抢救治疗是否及时、得当　　　　　　　　　　D. 以上均是

49. 患者突然昏倒,不省人事,口噤拳握,呼吸气粗,或四肢厥冷,苔薄白,脉伏或沉弦。治当选用
　　A. 四磨汤　　　　　　　B. 六磨汤　　　　　　　C. 大七气汤　　　　　　D. 五磨饮子

50. 患者多因急躁恼怒而发,突然昏倒,不省人事,牙关紧闭,面赤唇紫,舌红,脉多沉弦。其治法是
　　A. 平肝潜阳,理气通瘀　B. 清热泻火,开窍化痰　C. 涤痰息风,开窍通络　D. 清肝泻热,凉血开窍

51. 患者女性,60 岁,冠心病病史 3 年。平素心悸时作,加重 3 天,刻下心悸不安,心痛时作,痛如针刺,唇甲青紫,舌质紫暗,脉涩。治宜选用
　　A. 归脾汤　　　　　　　　　　　　　　　　　　B. 桂枝干草龙骨牡蛎汤
　　C. 桃仁红花煎　　　　　　　　　　　　　　　　D. 失笑散

二、B 型题:A、B、C、D 是其下面两道小题的备选项,请从中选择一项最符合题目要求的,每个选项可以被选择一次或两次。

　　A. 桂枝甘草龙骨牡蛎汤合参附汤　　　　　　　　B. 苓桂术甘汤
　　C. 桂枝甘草龙骨牡蛎汤合桃仁红花煎　　　　　　D. 真武汤
1. 心悸不安,胸闷气短,形寒肢冷,夜间阵咳,浮肿尿少者,治宜选用
2. 心悸不安,胸闷不舒,心痛时作,少寐多梦,唇甲青紫者,治宜选用

　　A. 心悸心烦,胸闷气短　B. 心悸不寐,多梦易醒　C. 心悸不安,形寒肢冷　D. 心悸眩晕,胸脘痞满
3. 心悸证属心阳不振者,其主症特点是
4. 心悸证属水饮凌心者,其主症特点是

　　A. 生铁落饮合小承气汤　B. 温胆汤合朱砂安神丸　C. 生铁落饮　　　　　　D. 二阴煎合琥珀养心丹
5. 狂证之痰火扰神证,治宜选用
6. 狂证之火盛阴伤证,治宜选用

　　A. 六君子汤合二阴煎　B. 养心汤合越鞠丸　　　C. 黄芪汤合酸枣仁汤　D. 六味地黄丸合交泰丸
7. 治疗心肾不交所致不寐,应首选的方剂是
8. 治疗心脾两虚所致癫证,应首选的方剂是

　　A. 参附汤合右归饮　　B. 金匮肾气丸合桂枝汤　C. 归脾汤合左归饮　　　D. 天王补心丹合炙甘草汤
9. 治疗心肾阳虚所致胸痹,首选的方剂是
10. 治疗心肾阴虚所致胸痹,首选的方剂是

　　A. 天王补心丹合朱砂安神丸　　　　　　　　　　B. 苓桂术甘汤
　　C. 真武汤　　　　　　　　　　　　　　　　　　D. 黄连温胆汤
11. 心悸水饮凌心证的代表方是
12. 心悸痰火扰心证的代表方是

　　A. 疏肝理气,活血通络　B. 滋阴清热,养心安神　C. 补益阳气,温振心阳　D. 活血化瘀,通脉止痛
13. 患者胸痛不适,隐痛发作,痛无定处,时欲叹息,遇情志不遂时诱发或加重,或兼见脘腹胀闷,嗳气则舒,苔薄腻,脉细弦。治当
14. 患者胸痛时作,痛有定处,入夜为甚,甚则心痛彻背,背痛彻心,舌质紫暗,有瘀斑,苔薄,脉弦细。治当

　　A. 朱砂安神丸　　　　B. 龙胆泻肝汤　　　　　C. 黄连温胆汤　　　　　D. 半夏秫米汤
15. 不寐,多梦,甚则彻夜不眠,急躁易怒,伴头昏头胀,目赤耳鸣,口干而苦,舌红苔黄,脉弦而数。治宜当选
16. 不寐,心烦胸闷,泛恶,嗳气,头重目眩,口苦,舌红,苔黄腻,脉滑数。治当宜选

　　A. 顺气、降逆、开郁　　B. 行气化痰　　　　　　C. 补气、回阳、醒神　　D. 平肝、理气、通瘀
17. 气厥实证,治法宜选
18. 血厥实证,治法宜选

　　A. 突然仆倒,昏不知人,口吐涎沫,两目上视,四肢抽搐,醒后头昏乏力
　　B. 精神抑郁,沉默痴呆,语无伦次,静而多喜

C. 项背强直,角弓反张,四肢抽搐,或见昏迷

D. 突然仆倒,昏不知人,呼吸气粗,四肢厥冷,移时苏醒,醒后如常人

19. 痫证的临床表现为

20. 癫证的临床表现为

    A. 半夏白术天麻汤   B. 黄连温胆汤   C. 两者皆可   D. 两者皆不可

21. 心悸而烦,喜惊痰多,食少泛恶,舌苔黄腻,脉滑数者。治宜当选

22. 缘于"无痰不作眩",从痰治眩者,宜用

    A. 心悸不安,胸闷气短,面色苍白,形寒肢冷   B. 心悸,善惊易恐,坐卧不安,少寐多梦

    C. 两者均是   D. 两者均不是

23. 心阳不足之惊悸的临床表现是

24. 心虚胆怯之惊悸的临床表现是

    A. 心悸喘咳,水肿尿少   B. 心悸眩晕,胸脘痞满   C. 心悸而烦,受惊易作   D. 心悸眩晕,少寐健忘

25. 水气凌心之心悸的特点是

26. 痰热内扰之心悸的临床特点是

    A. 复元活血汤   B. 血府逐瘀汤   C. 桃仁红花煎   D. 桃红四物汤

27. 胸痹之心血瘀阻证,治宜选用

28. 心悸之瘀阻心脉证,治当选用

三、X型题:在每小题给出的 A、B、C、D 四个选项中,至少有两项是符合题目要求的,请选出所有符合题目要求的答案,多选或少选均不得分。

1. 心悸实证的病机包括

    A. 痰热扰心   B. 心阳不振   C. 心血瘀阻   D. 心肾不交

2. 真心痛的常见发病因素是

    A. 气滞   B. 寒凝   C. 痰阻   D. 血瘀

3. 不寐多梦,甚则彻夜不眠,急躁易怒,伴头晕头胀,头痛欲裂,目赤耳鸣,便秘溲赤,舌红苔黄,脉弦而数。治疗宜选

    A. 温胆汤   B. 龙胆泻肝汤   C. 柴胡疏肝散   D. 当归龙荟丸

4. 不寐的常见病因有

    A. 禀赋不足   B. 饮食不节   C. 劳逸失调   D. 情志内伤

5. 癫狂的病理因素有

    A. 火   B. 痰   C. 气   D. 瘀

6. 痫证缓解期常用的治法有

    A. 健脾化痰   B. 滋补肝肾   C. 清肝化痰   D. 涤痰息风

7. 心悸不宁,心烦少寐,头晕目眩,手足心热,耳鸣腰酸,舌质红,脉细数,治宜选方

    A. 天王补心丹   B. 朱砂安神丸   C. 养心汤   D. 酸枣仁汤

8. 与胸痹标实证有关的病机是

    A. 气滞血瘀   B. 阴寒凝滞   C. 水气凌心   D. 痰浊壅塞

9. 痴呆的常见证候是

    A 气血亏虚   B. 痰浊蒙窍   C. 瘀血内阻   D. 心肝火旺

10. 心胆气虚证之失眠的临床表现有

    A. 遇事善惊   B. 心悸   C. 失眠多梦,易惊醒   D. 气短倦怠

11. 患者心烦不寐,入睡困难,心悸多梦,头晕耳鸣,腰膝酸软,潮热盗汗,五心烦热,舌红少苔,脉细数。治宜选方

    A. 安神定志丸   B. 六味地黄丸   C. 交泰丸   D. 酸枣仁汤

◇ 刘应科 ◇ 考研中医综合复习指导同步练习3000题

12. 下列各项中,属于病证病因的有
    A. 禀赋不足　　　　　B. 颅脑外伤　　　　　C. 七情失调　　　　　D. 饮食不节

13. 引起失眠的常见病因有
    A. 情志所伤　　　　　B. 饮食不节　　　　　C. 病后、年迈　　　　D. 劳逸失调

14. 厥证的主症是
    A. 突然昏倒、不省人事　B. 面色苍白　　　　C. 四肢厥冷　　　　　D. 移时逐渐苏醒

15. 厥证的病机主要是
    A. 气机突然逆乱　　　B. 阳气欲脱　　　　　C. 痰瘀互阻　　　　　D. 气机升降乖戾

16. 与神机受累关系密切的病证有
    A. 痴呆　　　　　　　B. 狂证　　　　　　　C. 癫证　　　　　　　D. 痫证

17. 癫狂的病机是
    A. 痰火上扰　　　　　B. 痰气郁结　　　　　C. 气血不足　　　　　D. 清窍蒙蔽

18. 患者反复发病,神疲乏力,心悸气短,失眠多梦,面色苍白,体瘦纳呆,大便溏薄,舌质淡,苔白腻,脉沉细而
    弱。治宜选方
    A. 六君子汤　　　　　B. 大补元煎　　　　　C. 归脾汤　　　　　　D. 河车大造丸

19. 痫证发作期过后,平时治疗宜
    A. 健脾化痰　　　　　B. 疏肝清肝　　　　　C. 养心安神　　　　　D. 补益肝肾

20. 不寐之肝火扰心证,治宜选方
    A. 当归龙荟丸　　　　B. 龙胆泻肝汤　　　　C. 温胆汤　　　　　　D. 柴胡疏肝散

21. 不寐的病因病机是
    A. 肝气不舒,气机失调　B. 思虑太过,劳伤心脾　C. 阳不交阴,心肾不交　D. 阴虚火旺,肝阳扰动

22. 归脾汤治疗的病证有
    A. 不寐　　　　　　　B. 眩晕　　　　　　　C. 内伤发热　　　　　D. 便血

23. 多寐主要有如下哪些证候
    A. 痰湿　　　　　　　B. 脾虚　　　　　　　C. 阳虚　　　　　　　D. 血虚

24. 治疗心血瘀阻之胸痹证,可选用
    A. 香附旋覆花汤　　　B. 桃红四物汤　　　　C. 血府逐瘀汤　　　　D. 丹参饮

25. 真心痛的发病因素有
    A. 气滞　　　　　　　B. 寒凝　　　　　　　C. 痰瘀　　　　　　　D. 血虚

26. 心悸实证的治法有
    A. 祛痰　　　　　　　B. 温阳　　　　　　　C. 清火　　　　　　　D. 化饮

27. 心悸不安,胸闷不舒,心痛时作,痛如针刺,唇甲青紫,舌质紫暗并有瘀斑,脉涩或结或代。治宜选方
    A. 桃仁红花煎　　　　B. 血府逐瘀汤　　　　C. 桂枝甘草龙骨牡蛎汤　D. 桃红四物汤

28. 心胸隐痛,时作时休,心悸气短,动则益甚,伴倦怠无力,声息低微,面色㿠白,易汗出,舌质淡红,舌胖且有齿
    痕,苔薄白,脉虚细缓或结代。治宜选方
    A. 人参养荣汤　　　　B. 生脉散　　　　　　C. 苓桂术甘汤　　　　D. 炙甘草汤

29. 不寐实证的治法是
    A. 疏肝泻火　　　　　B. 消导和中　　　　　C. 镇惊安神　　　　　D. 清化痰热

一、A 型题。

1. B。
上述症状属心悸之心虚胆怯证。其病机为气血亏损,心虚胆怯,心神失养。治宜镇惊定志,养心安神。故 B 为正确选项。

2. A。
上述临床表现的病机为心血亏耗,心失所养,心神不宁。治宜补血养心,益气安神。属心悸之心血不足证。故 A 为正确选项。

3. B。
上述症状属心悸之阴虚火旺证。病机为肝肾阴虚,水不济火,心火内动,扰动心神,治当滋阴清火,养心安神。故 B 为正确选项。

4. A。
上述症状属心悸之心虚胆怯证。其病机为气血亏损,心虚胆怯,心神失养。治宜镇惊定志,养心安神。其代表方为安神定志丸。故 A 为正确选项。

5. D。
上述症状属于心悸水饮凌心证,病机为脾肾阳虚,水饮内停,上凌于心,扰乱心神。故 D 为正确选项。

6. C。
心悸之阴虚火旺证。病机为肝肾阴虚,水不济火,心火内动,扰动心神,知柏地黄丸、天王补心丹、朱砂安神丸皆可用,而当归六黄汤用于阴虚火旺之盗汗证。故 C 为正确选项。

7. C。
上述症状属心悸之心血不足证,治当补血养心,益气安神,当选归脾汤。故 C 为正确选项。

8. C。
心悸应首辨虚实,虚者系指脏腑气血阴阳亏虚,实者多指痰饮、瘀血、火邪上扰。故 C 为正确选项。

9. B。
心悸的病名,首见于汉代张仲景的《金匮要略》和《伤寒论》,称之为"心动悸""心下悸""心中悸"及"惊悸"等。故 B 为正确选项。

10. A。
上述症状属与胸痹之心血瘀阻证,病机为血行瘀滞,胸阳痹阻,心脉不畅。治当活血化瘀,通脉止痛。故 A 为正确选项。

11. D。
胸痹之痰浊闭阻证,病机为痰浊盘踞,胸阳失展,气机痹阻,脉络阻滞,所以治当通阳泄浊,豁痰宣痹。故 D 为正确选项。

12. A。
上述症状属胸痹之气滞心胸证,治当疏肝理气,活血通络。柴胡疏肝散当之。故 A 为正确选项。

13. D。
上述症状属胸痹,其病机为心气不足,阴血亏耗,血行瘀滞。属气阴两虚证。故 D 为正确选项。

14. A。
汉代张仲景《金匮要略》正式提出"胸痹"名称,并进行了专门论述,把病因病机归纳为"阳微阴弦",即上焦阳气不足,下焦阴寒气盛,在治疗上,以宣痹通阳为主。故 A 为正确选项。

15. D。
明代医家王肯堂在其著作《证治准绳·诸痛门》提出用大剂桃仁、红花、降香、失笑散等治疗死血心痛。故 D 为正确选项。

16. A。
阴寒极盛之胸痹重症,表现为胸痛剧烈,痛无休止,伴身寒肢冷,气短喘息,脉沉紧或沉微,当用温通散寒之法,方选乌头赤石脂丸。《金匮要略》:"心痛彻背,背痛彻心,乌头赤石脂丸主之"。故 A 为正确选项。

17. B。
胸痹之寒凝心脉证,其一般临床表现为胸痛彻背,感寒痛甚,胸闷气短,心悸,重则喘息,不能平卧,面色苍白,四肢厥冷,舌苔白,脉沉细。故 B 为正确选项。

18. A。

上述症状属于胸痹之气滞心胸证。其病机为肝失疏泄,气机郁滞,心脉不和。治宜疏肝理气,活血通络。其代表方为柴胡疏肝散加减。故 A 为正确选项。

19. B。

《素问·逆调论》记载有"胃不和则卧不安"。故 B 为正确选项。

20. A。

《金匮要略》记载有:"虚劳虚烦不得眠者,酸枣仁汤主之。"故 A 为正确选项。

21. A。

上述临床表现属于不寐之心脾两虚证。其病机为脾虚血亏,心神失养,神不安舍。治宜补益心脾,养血安神。其代表方为归脾汤。故 A 为正确选项。

22. B。

上述临床表现属于不寐之心肾不交证。其病机为肾水亏虚,不能上济于心,心火炽盛,不能下交于肾。治宜滋阴降火,交通心肾。其代表方为六味地黄丸合交泰丸。故 B 为正确选项。

23. D。

上述临床表现的病机为湿食生痰,郁痰生热,扰动心神。治宜清化痰热,和中安神。证属痰热扰心证。故 D 为正确选项。

24. A。

不寐亦称失眠或"不得眠""不得卧""目不瞑"。是指经常不能获得正常睡眠为特征的一种病证。其基本病机:阳盛阴衰,阴阳失交。病位:主要在心,与肝、脾、肾密切相关。故 A 为正确选项。

25. D。

上述临床表现属于不寐之肝火扰心证。其病机为肝郁化火,上扰心神。治宜疏肝泻火,镇心安神。其代表方为龙胆泻肝汤加减。故 D 为正确选项。

26. D。

上述临床表现属于不寐之肝火扰心证。其病机为肝郁化火,上扰心神。治宜疏肝泻火,镇心安神。其代表方为龙胆泻肝汤加减。故 D 为正确选项。

27. B。

上述临床表现的病机为肾水亏虚,不能上济于心,心火炽盛,不能下交于肾。治宜滋阴降火,交通心肾。其代表方为六味地黄丸合交泰丸。证属不寐之心肾不交证。故 B 为正确选项。

28. B。

上述症状的病机为脾虚血亏,心神失养,神不安舍。治宜补益心脾,养血安神。证属不寐之心脾两虚证。故 B 为正确选项。

29. A。

上述症状的病机是食湿生痰,郁痰生热,扰动心神。证属不寐之痰热扰心证。治宜清化痰热,和中安神。其代表方为黄连温胆汤。故 A 为正确选项。

30. B。

《难经·二十难》提出了"重阴者癫""重阳者狂",使癫证与狂证相鉴别。故 B 为正确选项。

31. D。

癫与狂都是精神失常的疾患。癫证以沉默痴呆,语无伦次,静而多喜为特征;狂证以喧扰不宁,躁妄打骂,动而多怒为特征。因二者在症状上不能截然分开,又能相互转化,故癫狂并称。癫狂之病变脏腑,主要在心肝,涉及脾胃,久而伤肾。故 D 为正确选项。

32. D。

癫证以精神抑郁,表情淡漠,沉默痴呆,语无伦次,静而多喜为特征。狂证以精神亢奋,狂躁不安,喧扰不宁,骂詈毁物,动而多怒为特征。故 D 为正确选项。

33. B。

癫证以精神抑郁,表情淡漠,沉默痴呆,语无伦次,静而多喜为特征。狂证以精神亢奋,狂躁不安,喧扰不宁,骂詈毁物,动而多怒为特征。故 B 为正确选项。

34. B。

癫狂的病理因素以气、痰、火、瘀为主,四者有因果兼夹的关系,且多以气郁为先。故 B 为正确选项。

35. A。

上述症状的病机为肝气郁滞,脾失健运,痰郁气结,蒙蔽神窍。属癫狂之痰气郁结证。治宜理气解郁,化痰醒神。故 A 为正确选项。

481

中医内科学

36. D。

上述临床表现属于痫证之瘀阻脑络证。其病机为瘀血阻窍,脑络闭塞,脑神失养而风动。治宜活血化瘀,息风通络。其代表方为通窍活血汤。故 D 为正确选项。

37. B。

上述临床表现属于狂证痰火扰神证。其病机为五志化火,痰随火升,痰热上扰清窍,神明昏乱。治宜清心泻火,涤痰醒神。其代表方为生铁落饮。故 B 为正确选项。

38. A。

上述症状的病机为癫证日久,脾失健运,生化乏源,气血俱衰,心神失养。证属癫证之心脾两虚证。治宜健脾益气,养心安神。故 A 为正确选项。

39. C。

上述症状的病机为气郁痰结,血气凝滞,痰热互结,神窍被塞。证属狂证之痰热瘀结证。治宜豁痰化瘀,调畅气血。故 C 为正确选项。

40. A。

痫之为病,病理因素总以痰为主,每由风、火触动,痰瘀内阻,蒙蔽清窍而发病。故 A 为正确选项。

41. A。

上述症状的病机为痫发日久,耗伤气血,心脾两伤,心神失养。证属痫证之心脾两虚证。治宜补益气血,健脾宁心。故 A 为正确选项。

42. D。

上述症状的病机为瘀血阻滞,脑脉痹阻。证属痴呆之瘀血内阻证。治宜活血化瘀,开窍醒脑。故 D 为正确选项。

43. A。

痫证之心肾亏虚证,其一般临床表现为癫痫发作日久,健忘,心悸,头晕目眩,腰膝酸软,神疲乏力。苔薄腻,脉细弱。其病机为痫证日久,心肾精血亏虚,髓海不足,脑失所养。治宜补益心肾,潜阳安神。其代表方为左归丸合天王补心丹,前方滋补肝肾,填精益髓,后方滋阴养血,安神宁心。故 A 为正确选项。

44. B。

根据心胸隐痛,心悸气短,倦怠乏力,大便微结,舌质淡红,舌体胖有齿痕,脉虚细缓等症状,可辨为胸痹之气阴两虚证,治法:益气养阴,活血通脉。代表方:生脉散合人参养荣汤加减。天王补心丹合炙甘草汤为治疗胸痹之心肾阴虚证的代表方,症见:心痛憋闷,心悸盗汗,虚烦不寐,腰酸膝软,头晕耳鸣,口干便秘,舌红少津,苔薄或剥,脉细数或促代。治法:滋阴清火,养心和络。参附汤合右归饮为治疗胸痹之心肾阳虚证的代表方,症见心悸而痛,胸闷气短,动则更甚,自汗,面色白,神倦怯寒,四肢欠温或肿胀,舌质淡胖,边有齿痕,苔白或腻,脉沉细迟。治法:温补阳气,振奋心阳。枳实薤白桂枝汤合当归四逆汤为治疗胸痹之寒凝心脉证的代表方,症见猝然心痛如绞,心痛彻背,喘不得卧,多因气候骤冷或骤感风寒而发病或加重,伴形寒,甚则手足不温,冷汗自出,胸闷气短,心悸,面色苍白,苔薄白,脉沉紧或沉细。治法:辛温散寒,宣通心阳。

45. A。

上述症状的病机为痰浊素盛,肝阳化风,痰随风动,风痰痹阻,上干清窍。证属痫证之风痰闭阻证。治宜涤痰息风,开窍定痫。故 A 为正确选项。

46. D。

上述症状的病机为痰浊素盛,肝阳化风,痰随风动,风痰痹阻,上干清窍。证属痫证之风痰闭阻证。治宜涤痰息风,开窍定痫。其代表方为定痫丸。故 D 为正确选项。

47. A。

痫证发作时,以治标为主,着重清泻肝火,豁痰息风,开窍定痫;平时则补虚以治其本,宜益气养血,健脾化痰,滋补肝肾,宁心安神。故 A 为正确选项。

48. D。

厥证的预后,主要取决于正气的强弱,病情的轻重,抢救治疗是否及时、得当。故 D 为正确选项。

49. D。

气厥实证,病机为肝郁不舒,气机上逆,壅阻心胸,内闭神机。方选通关散合五磨饮子。故 D 为正确选项。

50. A。

血厥实证,病机为怒而气上,血随气升,菀阻清窍,治当平肝潜阳,理气通瘀。故 A 为正确选项。

51. C。

根据心悸,心痛,痛如针刺,唇甲青紫,舌质紫暗,脉涩等症状可辨为心悸之瘀阻心脉证,治法:活血化瘀,理气通络,代表方:桃仁红花煎加减。桂枝甘草龙骨牡蛎汤合参附汤合用为治疗心悸之心阳不振证的代表方,症见:心悸不安,胸闷气短,动则尤甚,面色苍白,形寒肢冷,舌淡苔白,脉象虚弱或沉细无力。治法:温补心阳,安神定悸。

二、B型题。

1、2. **D；C**。
前者属于心悸之水饮凌心证,其病机为脾肾阳虚,水饮内停,上凌于心,扰乱心神,治宜温阳利水,可用真武汤加减。后者属于瘀阻心脉证,其病机为血瘀气滞,心脉瘀阻,心阳被遏,心失所养。治宜活血化瘀,理气通络。其代表方为桂枝甘草龙骨牡蛎汤合桃仁红花煎。故正确选项分别为D、C。

3、4. **C；D**。
心悸之心阳不振证的表现为心悸不安,胸闷气短,面色苍白,形寒肢冷,舌质淡白,脉象虚弱或沉细而数。心悸之水饮凌心证的表现为心悸眩晕,胸脘痞满,形寒肢冷,小便短少,或下肢浮肿,渴不欲饮,恶心吐涎,舌苔白滑,脉象弦滑。故正确选项分别为C、D。

5、6. **C；D**。
狂证之痰火扰神证,其病机为五志化火,痰随火升,痰热上扰清窍,神明昏乱。治宜清心泻火,涤痰醒神。其代表方为生铁落饮。狂证之火盛阴伤证,其病机为心肝郁火,或阳明腑热久羁,耗津伤液,心肾失调,阴虚火旺,神明受扰。治宜育阴潜阳,交通心肾。其代表方为二阴煎合琥珀养心丹。故正确选项分别为C、D。

7、8. **D；B**。
不寐之心肾不交证的病机为肾水亏虚,不能上济于心,心火炽盛,不能下交于肾。治宜滋阴降火,交通心肾。其代表方为六味地黄丸合交泰丸。癫证之心脾两虚证的病机为癫证日久,脾失健运,生化乏源,气血俱衰,心神失养。治宜健脾益气,养心安神。其代表方为养心汤合越鞠丸。故正确选项分别为D、B。

9、10. **A；D**。
胸痹之心肾阳虚证的病机为阳气虚衰,胸阳不振,气机痹阻,血行郁滞。治宜温补阳气,振奋心阳。其代表方为参附汤合右归饮。胸痹之心肾阴虚证的病机为水不济火,虚热内灼,心失所养,血脉不畅。治宜滋阴清火,养心和络。其代表方为天王补心丹合炙甘草汤。故正确选项分别为A、D。

11、12. **B；D**。
心悸之水饮凌心证的病机为脾肾阳虚,水饮内停,上凌于心,扰乱心神。治宜振奋心阳,化气行水,宁心安神。其代表方为苓桂术甘汤。心悸痰火扰心证的病机为痰浊停聚,郁久化火,痰火扰心,心神不安。治宜清热化痰,宁心安神。其代表方为黄连温胆汤。故正确选项分别为B、D。

13、14. **A；D**。
前者属于胸痹之气滞心胸证。其病机为肝失疏泄,气机郁滞,心脉不和。治宜疏肝理气,活血通络。后者属于胸痹之心血瘀滞证。其病机为血行郁滞,胸阳痹阻,心脉不畅。故治宜活血化瘀,通脉止痛。故正确选项分别为A、D。

15、16. **B；C**。
前者属于不寐之肝火扰心证。其病机为肝郁化火,上扰心神。治宜疏肝泻火,镇心安神。其代表方为龙胆泻肝汤。后者属于不寐之痰热扰心证,其病机为食湿生痰,郁痰生热,扰动心神。治宜清化痰热,和中安神。其代表方为黄连温胆汤。故正确选项分别为B、C。

17、18. **A；D**。
厥证的治疗原则:醒神回厥是主要的治疗原则。实证:开窍、化痰、辟秽而醒神。虚证:益气、回阳、救逆而醒神。气厥实证的临床表现:突然昏倒,不省人事,口噤拳握,呼吸气粗,或四肢厥冷,苔薄白,脉伏或沉弦。其病机为肝郁不舒,气机上逆,壅阻心胸,内闭神机。治宜顺气、降逆、开郁。血厥实证的临床表现:突然昏倒,不省人事,牙关紧闭,面赤唇紫,舌红,脉多沉弦。其病机为怒而气上,血随气升,菀阻清窍。治宜平肝息风,理气通瘀。故正确选项分别为A、D。

19、20. **A；B**。
痫证是一种发作性神志异常的疾病,又名"癫痫"或"羊痫风"。其特征为发作性精神恍惚,甚则突然仆倒,昏不知人,口吐涎沫,两目上视,四肢抽搐,或口中如作猪羊叫声,移时苏醒。癫与狂都是精神失常的疾患。癫证以沉默痴呆,语无伦次,静而多喜为特征;狂证以喧扰不宁,躁妄打骂,动而多怒为特征。因二者在症状上不能截然分开,又能相互转化,故癫狂并称。故正确选项分别为A、B。

21、22. **B；C**。
前者属于心悸之痰火扰心证,其病机为痰浊停聚,郁久化火,痰火扰心,心神不安。治宜清热化痰,宁心安神。其代表方为黄连温胆汤。后者属于眩晕之痰湿中阻证,其病机为痰浊中阻,上蒙清窍,清阳不升。治宜化痰祛湿,健脾和胃,其代表方为半夏白术天麻汤。若痰郁化火,头痛头胀,心烦口苦者,宜用黄连温胆汤清化痰热。故正确选项分别为 B、C。

23、24. **A；B**。
心悸之心阳不足证表现为心悸不安,胸闷气短,面色苍白,形寒肢冷,舌质淡白,脉象虚弱或沉细而数。心悸之心虚胆怯证表现为心悸,善惊易恐,坐卧不安,少寐多梦,舌苔薄白或如常,脉象动数或虚弦。故正确选项分别为 A、B。

25、26. **B；C**。
心悸之水气凌心证的临床表现为心悸眩晕,胸脘痞满,形寒肢冷,小便短少,或下肢浮肿,渴不欲饮,恶心吐涎,舌苔白滑,脉象弦滑。心悸之痰热内扰证的临床表现为心悸时发时止,受惊易作,胸闷烦躁,失眠多梦,口干苦,大便秘结,小便短赤,舌红,苔黄腻,脉弦滑。故正确选项分别为 B、C。

27、28. **B；C**。
胸痹之心血瘀阻证的病机为血行郁滞,胸阳痹阻,心脉不畅。治宜活血化瘀,通脉止痛。其代表方为血府逐瘀汤。心悸之瘀阻心脉证的病机为血瘀气滞,心脉痹阻,心阳被遏,心失所养。治宜活血化瘀,理气通络。其代表方为桃仁红花煎合桂枝甘草龙骨牡蛎汤。故正确选项分别为 B、C。

三、X 型题。

1. **AC**。
心悸的病理性质有虚实两方面。虚者为气、血、阴阳亏损,使心失滋养,而致心悸;实者多由痰火扰心,水饮上凌或心血瘀阻,气血运行不畅所致。虚实之间可以相互夹杂或转化。故 AC 为正确选项。

2. **ABCD**。
真心痛乃胸痹的进一步发展,症见心痛剧烈,甚则持续不解,伴有汗出、肢冷、面白、唇紫、手足青至节、脉微细或结代等危重证候。其病因病机和"胸痹"一样,本虚是发病基础,发病条件是标实。如寒凝气滞,血瘀痰浊,闭阻心脉,心脉不通,出现心胸疼痛,严重者部分心脉突然闭塞,气血运行中断,可见心胸猝然大痛,而发为真心痛。故 ABCD 皆为正确选项。

3. **BD**。
上述症状属于不寐之肝火扰心证。其病机为肝郁化火,上扰心神。其治法为疏肝泻火,镇心安神。代表方为龙胆泻肝汤。若头晕目眩,头痛欲裂,不寐躁怒,大便秘结者,可用当归龙荟丸。故 BD 为正确选项。

4. **BCD**。
不寐亦称失眠或"不得眠""不得卧""目不瞑"。是指经常不能获得正常睡眠为特征的一种病证。不寐的证情轻重不一,轻者有入寐困难,有寐而易醒,有醒后不能再寐,亦有时寐时醒等,严重者则整夜不能入寐。其病因:饮食不节、情志失常、劳逸失调和病后体虚。其病机为阳盛阴衰,阴阳失交。故 BCD 为正确选项。

5. **ABCD**。
癫与狂都是精神失常的疾患。癫证以沉默痴呆,语无伦次,静而多喜为特征;狂证以喧扰不宁,躁妄打骂,动而多怒为特征。因二者在症状上不能截然分开,又能相互转化,故癫狂并称。本证多见于青壮年。癫狂的发生与七情内伤、饮食失节、禀赋不足相关,损及心、脾、肝、胆、肾,导致脏腑功能失调和阴阳失于平秘,进而产生气滞、痰结、郁火、瘀血等,蒙蔽心窍或心神被扰,神明逆乱,而引起神志异常。故 ABCD 皆为正确选项。

6. **AB**。
痫证是一种发作性神志异常的疾病,又名"癫痫"或"羊痫风"。其特征为发作性精神恍惚,甚则突然仆倒,昏不知人,口吐涎沫,两目上视,四肢抽搐,或口中如作猪羊叫声,移时苏醒。治疗原则:痫证之治疗当依其标本缓急而有所区别。发作之时,以治标、控制发作为当务之急,可按病情选用清肝泻火,豁痰息风,开窍定痫;平时则补虚以治其本,宜益气养血,健脾化痰,滋补肝肾,宁心安神。故 AB 为正确选项。

7. **AB**。
上述症状属心悸之阴虚火旺证。其病机为肝肾阴虚,水不济火,心火内动,扰动心神。治法为滋阴降火,养心安神。代表方为天王补心丹合朱砂安神丸,前方滋阴养血,补心安神;后方清心降火,重镇安神。故 AB 为正确选项。

8. **ABD**。
水饮凌心所致的胸痹其病机为肾阳虚衰,不能制水,水饮上凌心肺,不属于标实证。胸痹是指胸部闷痛,甚则胸痛彻背,短气、喘息不得卧为主症的一种疾病,轻者仅感胸闷如窒,呼吸欠畅,重者则有胸痛,严重者心痛彻背,背痛彻心。其病理性质:本虚标实,虚实夹杂。本虚有气血阴阳亏虚的不同;标实有血瘀、寒凝、痰浊、气滞,且可相兼为病。故 ABD 为正确选项。

9. **ABC**。
痴呆是由髓减脑消,神机失用所导致的一种神志异常的疾病,以呆傻愚笨,智能低下,善忘等为主要临床表现。其轻者可见神情淡漠,寡言少语,反应迟钝,善忘;重者则表现为终日不语,或闭门独居,或口中喃喃,言辞颠倒,行为失常,忽笑忽哭,或不欲食,数日不知饥饿等。其基本病机为髓海不足,神机失用。精、气、血亏损不足,髓海失充,脑失所养,或气、火、痰、瘀诸邪内阻,上扰清窍所致。其病理性质:属本虚标实之候,本虚为阴精、气血亏虚。标实为气、火、痰、瘀内阻于脑。故 ABC 为正确选项。

10. **ABCD**。

不寐之心胆气虚证,其临床表现为虚烦不寐,触事易惊,终日惕惕,胆怯心悸,气短自汗,倦怠乏力,舌淡,脉弦细。故 ABCD 皆为正确选项。

11. **BC**。

上述症状属于不寐之心肾不交证。其病机为肾水亏虚,不能上济于心,心火炽盛,不能下交于肾。其治法是滋阴降火,交通心神。代表方为六味地黄丸和交泰丸,前方以滋补肾阴为主,后方以清心降火,引火归原。故 BC 为正确选项。

12. **ABCD**。

痫证是一种发作性神志异常的疾病,又名"癫痫"或"羊痫风"。其特征为发作性精神恍惚,甚则突然仆倒,昏不知人,口吐涎沫,两目上视,四肢抽搐,或口中如作猪羊叫声,移时苏醒。其病因:七情失调、先天因素、脑部外伤、饮食不节和劳累过度。故 ABCD 皆为正确选项。

13. **ABCD**。

不寐亦称失眠或"不得眠""不得卧""目不瞑"。是指经常不能获得正常睡眠为特征的一种病证。不寐的证情轻重不一,轻者有入寐困难,有寐而易醒,有醒后不能再寐,亦有时寐时醒等,严重者则整夜不能入寐。其病因:饮食不节,情志失常,劳逸失调,病后体虚。故 ABCD 皆为正确选项。

14. **ACD**。

面色苍白——症见于气厥虚证和血厥虚证,但并非厥证的主症。厥证是以突然昏倒,不省人事,四肢厥冷为主要表现的一种病证。轻者昏厥时间较短,自会逐渐苏醒,清醒后无偏瘫、失语、口眼㖞斜等后遗症。严重者,则会一厥不醒而导致死亡。故 ACD 为正确选项。

15. **AD**。

厥证是以突然昏倒,不省人事,四肢厥冷为主要表现的一种病证。轻者昏厥时间较短,自会逐渐苏醒,清醒后无偏瘫、失语、口眼㖞斜等后遗症。严重者,则会一厥不醒而导致死亡。厥证的基本病机:主要是由于气机突然逆乱,升降乖戾,气血运行失常造成的。故 AD 为正确选项。

16. **ABCD**。

痴呆是由髓减脑消,神机失用所导致的一种神志异常的疾病,以呆傻愚笨,智能低下,善忘等为主要临床表现。其轻者可见神情淡漠,寡言少语,反应迟钝,善忘;重者则表现为终日不语,或闭门独居,或口中喃喃,言辞颠倒,行为失常,忽笑忽哭,或不欲食,数日不知饥饿等。其基本病机为髓海不足,神机失用。癫与狂都是精神失常的疾患。癫证以沉默痴呆,语无伦次,静而多喜为特征;狂证以喧扰不宁,躁妄打骂,动而多怒为特征。因二者在症状上不能截然分开,又能相互转化,故癫狂并称。本证多见于青壮年。其基本病机:阴阳失调,七情内伤,痰气上扰,气血凝滞。其中,癫证多由痰气郁结,蒙蔽心窍,久则心脾耗伤,气血不足;狂证多因痰火上扰,心神不安,久则火盛伤阴,心肾失调。痫证是一种发作性神志异常的疾病,又名"癫痫"或"羊痫风"。其特征为发作性精神恍惚,甚则突然仆倒,昏不知人,口吐涎沫,两目上视,四肢抽搐,或口中如作猪羊叫声,移时苏醒。各种原因导致肝脾肾的损伤是痫证的主要病理基础。痰浊内阻,脏气不平,气机逆乱,风阳内动,神机受累,元神失控。故 ABCD 皆为正确选项。

17. **ABD**。

癫与狂都是精神失常的疾患。癫证以沉默痴呆,语无伦次,静而多喜为特征;狂证以喧扰不宁,躁妄打骂,动而多怒为特征。因二者在症状上不能截然分开,又能相互转化,故癫狂并称。本证多见于青壮年。其基本病机:阴阳失调,七情内伤,痰气上扰,气血凝滞。其中,癫证多由痰气郁结,蒙蔽心窍,久则心脾耗伤,气血不足;狂证多因痰火上扰,心神不安,久则火盛伤阴,心肾失调。故 ABD 为正确选项。

18. **AC**。

上述症状属于痫证之心脾两虚证,其病机为痫发日久,耗伤气血,心脾两伤,心神失养。治法为补益气血,健脾宁心,代表方为六君子汤合归脾汤加减。前方健脾益气,化痰降逆;后方益气养血,补心安神。故 AC 为正确选项。

19. **ACD**。

痫证是一种发作性神志异常的疾病,又名"癫痫"或"羊痫风"。其特征为发作性精神恍惚,甚则突然仆倒,昏不知人,口吐涎沫,两目上视,四肢抽搐,或口中如作猪羊叫声,移时苏醒。治疗原则:痫证之治疗当依其标本缓急而有所区别。发作之时,以治标、控制发作为当务之急,可按病情选用清肝泻火,豁痰息风,开窍定痫;平时则补虚以治其本,宜益气养血,健脾化痰,滋补肝肾,宁心安神。故 ACD 为正确选项。

20. **AB**。

不寐之肝火扰心证,其临床表现为不寐多梦,甚则彻夜不眠,急躁易怒,伴头晕头胀,目赤耳鸣,口干口苦,便秘溲赤,舌红苔黄,脉弦数。其病机为肝郁化火,上扰心神,治法为疏肝泻火,镇心安神,代表方为龙胆泻肝汤,若头晕目眩,头痛欲裂,不寐躁怒,大便秘结者,可用当归龙荟丸。故 AB 为正确选项。

21. **BCD**。

不寐亦称失眠或"不得眠"、"不得卧"、"目不瞑"。是指经常不能获得正常睡眠为特征的一种病证。不寐的证情轻重不一,轻者有寐困难,有寐而易醒,有醒后不能再寐,亦有时寐时醒等,严重者则整夜不能入寐。病因:饮食不节,情志失常,劳逸失调和病后体虚。基本病机:阳盛阴衰,阴阳失交。病位:主要在心,与肝、脾、肾密切相关。病理性质:有虚实两端。肝郁化火,食滞痰浊或痰热内扰属实,心脾两虚,心胆气虚,心肾不交属虚,但久病可表现为虚实兼夹,或为瘀血所致。故 BCD 为正确选项。

22. **ABCD**。

不寐之心脾两虚证表现为不易入睡,多梦易醒,心悸健忘,倦怠食少,伴头晕目眩,腹胀便溏,面色少华,舌淡苔薄,脉细无力。治宜补益心脾,养血安神,方选归脾汤。眩晕之气血亏虚证,其临床表现为眩晕动则加剧,劳累即发,面色㿠白,神疲乏力,倦怠懒言,唇甲不华,发色不泽,心悸少寐,纳少腹胀,舌淡苔薄白,脉细弱。治宜补益气血,调养心脾,方选归脾汤。血虚发热证,其临床表现为发热,热势多为低热,头晕眼花,身倦乏力,心悸不宁,面白少华,唇甲色淡,舌质淡,脉细弱。治宜益气养血,方选归脾汤。便血之气虚不摄证,其临床表现为便血色红或紫暗,食少,体倦,面色萎黄,心悸,少寐,舌质淡,脉细。治宜益气摄血,方选归脾汤。故 ABCD 皆为正确选项。

23. **ABC**。

多寐的病机关键是湿、浊、痰、瘀困滞阳气,心阳不振;或阳虚气弱,心神失养。其证包括湿盛困脾证、瘀血阻滞证、脾气虚弱证和阳气虚衰证。故 ABC 为正确选项。

24. **BCD**。

心血瘀阻之胸痹证,其一般临床表现为胸部刺痛,固定不移,入夜更甚,时或心悸不宁,舌质紫暗,脉象沉涩。治宜活血化瘀,通络止痛。代表方为血府逐瘀汤。另外,①血瘀轻证:丹参饮。②气虚血瘀:人参养荣汤合桃红四物汤。③猝然心痛发作:含化复方丹参滴丸、速效救心丸。④痰瘀互结:加涤痰汤。⑤痰瘀热互结:温胆汤或小陷胸汤。故 BCD 为正确选项。

25. **ABC**。

真心痛乃胸痹的进一步发展,症见心痛剧烈,甚则持续不解,伴有汗出、肢冷、面白、唇紫、手足青至节、脉微细或结代等危重证候。其病因病机和"胸痹"一样,本虚是发病基础,发病条件是标实。如寒凝气滞,血瘀痰浊,闭阻心脉,心脉不通,出现心胸疼痛,严重者部分心脉突然闭塞,气血运行中断,可见心胸猝然大痛,而发为真心痛。故 ABC 皆为正确选项。

26. **ACD**。

心悸的病理性质:有虚实两方面。虚者为气、血、阴阳亏损,使心失滋养,而致心悸;实者多由痰火扰心,水饮上凌或心血瘀阻,气血运行不畅所致。虚实之间可以相互夹杂或转化。其治疗原则:分虚实论治。虚证:补气、养血、滋阴、温阳。如心阳不足或阳虚饮逆,当补养心气,温通心阳为治。实证:祛痰、化饮、清火、行瘀。如因瘀血所致,当以活血化瘀为法,如果病由痰热引发,治疗又当从清热化痰着手为妥。虚中有实,病情较为复杂者,则宜标本兼顾,攻补兼施。酌情配合安神宁心或镇心之法。故 ACD 为正确选项。

27. **AC**。

上述症状属心悸之瘀阻心脉证。其病机为血瘀气滞,心脉瘀阻,心阳被遏,心失所养。其治法是活血化瘀,理气止痛。代表方为桃仁红花煎合桂枝甘草龙骨牡蛎汤。前方养血活血,理气通脉止痛;后方温通心阳,镇心安神。故 AC 为正确选项。

28. **AB**。

上述症状属胸痹之气阴两虚证。其病机为心气不足,阴血亏耗,血行郁滞。治法为益气养阴,活血通脉。代表方为生脉散合人参养荣汤。两者皆能补益心气,前者长于益心气,敛心阴;后者补气养血,安神宁心。故 AB 为正确选项。

29. **ABD**。

不寐的基本病机:阳盛阴衰,阴阳失交。其病位:主要在心,与肝、脾、肾密切相关。病理性质:有虚实两端。肝郁化火,食滞痰浊或痰热内扰属实,心脾两虚,心胆气虚,心肾不交属虚,但久病可表现为虚实兼夹,或为瘀血所致。其基本原则:补虚泻实,调整脏腑阴阳。实证:消导和中,清火化痰;虚者:益气养血,滋补肝肾。并配合安神定志之法,如养血安神,镇惊安神,清心安神。故 ABD 为正确选项。

第三章

3

脾胃系病证

一、A型题:在每小题给出的 A、B、C、D 四个选项中,请选出一项最符合题目要求的。

1. 患者胃痛急剧而拒按,腹胀便秘,舌苔黄燥,脉滑实有力者,治疗应首选的方剂是
   A. 越鞠丸　　　　　B. 大承气汤　　　　　C. 小承气汤　　　　　D. 枳实导滞丸

2. 患者胃脘胀闷;攻撑作痛,脘痛连胁,嗳气频繁,大便不畅,每因情志因素而痛作,苔多薄白,脉沉弦。治宜选用
   A. 柴胡疏肝散　　　B. 化肝煎　　　　　C. 滋水清肝饮　　　　D. 左金丸

3. 治疗胃痛湿热中阻证,应首选
   A. 清中汤　　　　　B. 二陈汤　　　　　C. 平胃散　　　　　　D. 泻心汤合连朴饮

4. 呕吐的基本病机是
   A. 肝气犯胃,升降失调　B. 胃失和降,胃气上逆　C. 脾胃亏虚,运化失常　D. 饮食不节,食滞不化

5. 患者胃痛暴作,喜暖恶寒,口淡不渴,舌淡苔薄白,脉弦紧。治宜选用
   A. 香砂六君子汤　　B. 不换金正气散　　C. 附子理中丸　　　　D. 良附丸

6. 哪个朝代以前的文献多称胃脘痛为心痛
   A. 隋唐　　　　　　B. 唐宋　　　　　　C. 元代　　　　　　　D. 金元

7. 呕吐的病变脏腑主要在胃,还与哪些脏密切相关
   A. 脾、肾　　　　　B. 心、脾　　　　　C. 肝、肾　　　　　　D. 肝、脾

8. 下列哪项不是胃阴亏虚之胃痛的主症
   A. 胃脘隐隐灼痛　　B. 似饥而不欲食　　C. 舌红少津,脉细数　D. 泛酸嘈杂

9. 患者胃痛隐隐,喜温喜按,空腹痛甚,得食痛减,泛吐清水,纳差,神疲乏力,甚则手足不温,大便溏薄,舌淡苔白,脉虚弱或迟缓。治宜选用
   A. 黄芪建中汤　　　B. 补中益气汤　　　C. 理中汤　　　　　　D. 当归补血汤

10. 胃痛的辨证要点是
    A. 属虚属实　　　　B. 寒热属性　　　　C. 在气在血　　　　　D. 以上均是

11. 哪部医学著作论述了九种心痛的证治
    A.《医学正传》　　B.《医学真传》　　C.《兰室秘藏》　　　　D.《三因极一病证方论》

12. 患者胃脘疼痛,痛有定处而拒按,或痛有针刺感,食后痛甚,或见吐血便黑,舌质紫暗,脉涩。治宜选用
    A. 丹栀逍遥散　　　B. 清中汤　　　　　C. 化肝煎　　　　　　D. 失笑散合丹参饮

13. 患者脘腹痞塞不舒,胸膈满闷,头晕目眩,身重困倦,呕恶纳呆,口淡不渴,小便不利,舌苔白厚腻,脉沉滑。治宜选用
    A. 半夏泻心汤　　　B. 保和丸　　　　　C. 黄连温胆汤　　　　D. 平胃散合二陈汤

14. 治疗肝气犯胃所致呕吐,应首选
    A. 柴胡疏肝散　　　B. 小柴胡汤　　　　C. 五磨饮子　　　　　D. 半夏厚朴汤合左金丸

15. 患者呕吐吞酸,嗳气频繁,胸胁闷痛,舌边红,苔薄腻,脉弦。其病机是
    A. 外邪犯胃　　　　B. 食滞内停　　　　C. 肝胃郁热　　　　　D. 肝气犯胃

16. 患者突然呕吐,可伴发热恶寒,头身疼痛,胸脘满闷,苔白腻,脉濡缓。治当选用
    A. 保和丸　　　　　　　　B. 四七汤　　　　　　　　C. 小半夏汤　　　　　　　D. 藿香正气散

17. 患者饮食稍有不慎,即易呕吐,时作时止,面色㿠白,倦怠乏力,口干而不欲饮,四肢不温,大便溏薄,舌质淡,脉濡弱。治宜选用
    A. 麦门冬汤　　　　　　　B. 理中汤　　　　　　　　C. 香砂六君子汤　　　　　D. 旋覆代赭汤

18. 患者呕吐反复发作,时作干呕,口燥咽干,似饥而不欲食,舌红津少,脉多细数。证属
    A. 脾胃阳虚证　　　　　　B. 脾胃气虚证　　　　　　C. 外邪犯胃证　　　　　　D. 胃阴不足证

19. 呕吐之脾胃阳虚证,治当选用
    A. 藿香正气散　　　　　　B. 香砂六君子汤　　　　　C. 附子理中丸　　　　　　D. 理中汤

20. 患者胸膈疼痛,食不得下而复吐出,甚至水饮难下,大便坚如羊屎,或吐出物如赤豆汁,面色晦滞,形体更为消瘦,肌肤枯燥,舌红少津,或带青紫,脉细涩。治宜
    A. 滋阴养血,破血行瘀　　B. 滋阴养血,润燥生津　　C. 开郁化痰,润燥降气　　D. 温补脾肾

21. 患者长期饮食不下,面色㿠白,精神疲惫,形寒气短,泛吐清涎,面浮,足肿,腹胀,舌淡苔白,脉细弱。治宜选用
    A. 沙参麦冬汤　　　　　　B. 通幽汤　　　　　　　　C. 启膈散　　　　　　　　D. 补气运脾汤

22. 患者吞咽梗阻,胸膈痞闷,情志舒畅时可稍减轻,口干咽燥,舌质偏红,苔薄腻,脉弦滑。治宜选用
    A. 沙参麦冬汤　　　　　　B. 通幽汤　　　　　　　　C. 启膈散　　　　　　　　D. 补气运脾汤

23. 患者长期饮食不下,面色㿠白,精神疲惫,形寒气短,泛吐清涎,面浮,足肿,腹胀,舌淡苔白,脉细弱。证属
    A. 痰气交阻证　　　　　　B. 瘀血内结证　　　　　　C. 津亏热结证　　　　　　D. 气虚阳微证

24. 患者吞咽梗塞而痛,固体食物难入,汤水可下,形体逐渐消瘦,口干咽燥,大便干结,五心烦热,舌质红干,或带裂纹,脉弦细数。治宜
    A. 滋阴养血,破血行瘀　　B. 滋阴养血,润燥生津　　C. 开郁化痰,润燥降气　　D. 温补脾肾

25. 噎膈之病位是
    A. 食道　　　　　　　　　B. 脾胃　　　　　　　　　C. 脾　　　　　　　　　　D. 胃

26. 患者胸膈疼痛,食不得下而复吐出,甚至水饮难下,大便坚如羊屎,或吐出物如赤豆汁,面色晦滞,形体更为消瘦,肌肤枯燥,舌红少津,或带青紫,脉细涩。治宜选用
    A. 沙参麦冬汤　　　　　　B. 通幽汤　　　　　　　　C. 启膈散　　　　　　　　D. 补气运脾汤

27. 患者呃声洪亮,冲逆而出,口臭烦渴,喜冷饮,小便短赤,大便秘结,舌苔黄,脉象滑数。治宜选用
    A. 丁香散　　　　　　　　B. 竹叶石膏汤　　　　　　C. 五磨饮子　　　　　　　D. 橘皮竹茹汤

28. 患者长期饮食不下,面色㿠白,精神疲惫,形寒气短,泛吐清涎,面浮,足肿,腹胀,舌淡苔白,脉细弱。治宜
    A. 滋阴养血,破血行瘀　　B. 滋阴养血,润燥生津　　C. 开郁化痰,润燥降气　　D. 温补脾肾

29. 患者呃逆连声,常因情志不畅而诱发或加重,伴有胸闷,纳减,脘胁胀闷,肠鸣矢气,舌苔薄白,脉象弦。治宜选用
    A. 丁香散　　　　　　　　B. 竹叶石膏汤　　　　　　C. 五磨饮子　　　　　　　D. 橘皮竹茹汤

30. 患者腹痛绵绵,时作时止,喜热恶冷,痛时喜按,饥饿劳累后更甚,得食或休息后稍减;大便溏薄,兼有神疲、气短、怯寒等证,舌淡苔白,脉象沉细,治当选用
    A. 补中益气汤　　　　　　B. 正气天香散　　　　　　C. 良附丸　　　　　　　　D. 小建中汤

31. 患者腹痛下利,脉微肢冷,首选方剂
    A. 附子理中丸　　　　　　B. 温脾汤　　　　　　　　C. 黄芪建中汤　　　　　　D. 大建中汤

32. 患者呃声低弱无力,气不得续,面色苍白,手足不温,食少困倦,舌淡苔白,脉象沉细弱。治宜选用
    A. 益胃汤　　　　　　　　B. 补中益气汤　　　　　　C. 丁香散　　　　　　　　D. 理中丸

33. 患者脘腹胀满疼痛,拒按,恶食,嗳腐吞酸,或痛而欲泻,泻后痛减,或大便秘结,舌苔腻,脉滑实。治宜选用
    A. 枳术丸   B. 柴胡疏肝散   C. 枳实导滞丸   D. 大承气汤

34. 哪部医学著作提出了著名的治泻九法
    A. 张景岳《景岳全书》   B. 程钟龄《医学心悟》   C. 虞抟《医学正传》   D. 李中梓《医宗必读》

35. 泄泻的治疗大法是
    A. 补脾祛湿   B. 健脾燥湿   C. 理脾利湿   D. 运脾化湿

36. 患者呃声沉缓有力,膈间及胃脘不舒,得热则减,得寒愈甚,食欲减少,口中和而不渴,舌苔白润,脉象迟缓。
    治宜选用
    A. 益胃汤   B. 补中益气汤   C. 丁香散   D. 理中丸

37. 患者泄泻清稀,甚至如水样,腹痛肠鸣,脘闷食少,或并有恶寒发热,鼻塞头痛,肢体酸痛,苔薄白或白腻,脉
    濡缓。治宜选用
    A. 葛根芩连汤   B. 藿香正气散   C. 保和丸   D. 平胃散

38. 下列哪项不属于呃逆之脾胃阳虚证的表现
    A. 呃声低长,气不得续   B. 胃脘不舒,喜温喜按   C. 舌质淡,苔薄白   D. 呃声沉缓

39. 哪部医学著作将呃逆分为外感、内伤两大类
    A.《景岳全书》   B.《症因脉治》   C.《证治汇补》   D.《格致余论》

40. 患者呃声沉缓有力,膈间及胃脘不舒,得热则减,得寒愈甚,食欲减少,口中和而不渴,舌苔白润,脉象迟缓。
    证属
    A. 脾胃气血证   B. 气机郁滞证   C. 脾胃阳虚证   D. 胃中寒冷证

41. 哪位医家提出"血家腹痛,多是瘀血"
    A. 李中梓   B. 朱丹溪   C. 唐容川   D. 王清任

42. 患者腹痛急暴,得温痛减,遇冷更甚,口和不渴,小便清利,大便自可或溏薄,舌苔白腻,脉象沉紧。证属
    A. 寒邪内阻证   B. 肝郁气滞证   C. 中虚脏寒证   D. 饮食积滞证

43. 患者呃声低弱无力,气不得续,面色苍白,手足不温,食少困倦,舌淡苔白,脉象沉细弱。证属
    A. 脾胃气虚证   B. 气机郁滞证   C. 脾胃阳虚证   D. 胃中寒冷证

44. 患者脘腹胀闷或痛,攻窜不定,痛引少腹,得嗳气或矢气则胀痛酌减,遇恼怒则加剧,舌质红,苔薄,脉弦。
    治当选用
    A. 痛泻要方   B. 四七汤   C. 柴胡疏肝散   D. 五磨饮子

45. 患者腹痛较剧,痛如针刺,痛处不移,经久不愈,舌质紫暗,脉弦或细涩。治当选用
    A. 良附丸   B. 正气天香散   C. 桃核承气汤   D. 少腹逐瘀汤

46. 患者腹痛肠鸣,泻下粪便臭如败卵,泻后痛减,伴有不消化之物,脘腹痞满,嗳腐酸臭,不思饮食,舌苔垢浊
    或厚腻,脉滑。治宜选用
    A. 平胃散   B. 藿香正气散   C. 保和丸   D. 健脾丸

47. 患者平时多有胸胁胀闷,嗳气食少,每因抑郁恼怒或情绪紧张之时,发生腹痛泄泻,舌淡红,脉弦。治当选
    用
    A. 痛泻要方   B. 柴胡疏肝散   C. 五磨饮子   D. 四七汤

48. 患者痢下赤白黏冻,白多赤少,或纯为白冻,伴有腹痛,里急后重,饮食乏味,胃脘饱闷,头身重困,舌质淡,
    苔白腻,脉濡缓。治宜选用
    A. 枳实导滞丸   B. 胃苓汤   C. 白头翁汤   D. 桃花汤

49. 患者下痢时发时止,日久难愈,饮食减少,倦怠怯冷,嗜卧,临厕腹痛里急,大便夹有黏液或见赤色,舌质淡
    苔白腻,脉濡软或虚数。治宜选用
    A. 桃花汤   B. 不换金正气散   C. 真人养脏汤   D. 连理汤

50. 患者大便干结,或不甚干结,欲便不得出,或便而不爽,肠鸣矢气,腹中胀痛,嗳气频作,纳食减少,胸胁痞满,舌苔薄腻,脉弦。治宜选用

  A. 四七汤   B. 柴胡疏肝散   C. 五磨饮子   D. 六磨汤

51. 患者女性,30岁,慢性胃炎病史6年,呕吐反复发作,胃脘嘈杂,口干咽燥,舌红少津,苔少,脉细数。治宜选用

  A. 理中汤   B. 半夏厚朴汤合左金丸 C. 麦门冬汤   D. 小半夏汤

二、B型题:A、B、C、D是其下面两道小题的备选项,请从中选择一项最符合题目要求的,每个选项可以被选择
  一次或两次。

  A. 黄芪建中汤   B. 良附丸   C. 吴茱萸汤   D. 大建中丸

1. 胃痛10年,时发时止,近1月来胃痛隐隐,饥则尤甚,劳则加剧,喜温喜按,泛吐清水,纳谷不香,大便溏薄,完谷不化,神疲乏力,舌淡苔白,脉象细弱。治宜选用

2. 患者饮冰汽水3瓶,又食生梨后,突发胃脘剧痛,温熨胃脘部,其痛可减,苔白,脉弦紧,治宜选用

  A. 反胃   B. 噎膈   C. 嗳气   D. 呃逆

3. 饮食吞咽不顺,甚则食物不能下咽,食入即吐的是

4. 饮食入胃,宿食不化,经过良久反出的是

  A. 脾胃阳虚   B. 胃火上逆   C. 胃阴不足   D. 胃中寒冷

5. 呃声急促而不连续,口干舌燥,舌质红而干,或有裂纹,脉细数。其证属

6. 呃声低弱无力,气不得续,面色苍白,手足不温,食少困倦,舌淡苔白,脉沉细弱。其证属

  A. 脾胃虚寒,胃中无火 B. 邪气干扰,胃失和降 C. 肝气犯胃,胃失和降 D. 脾胃虚寒,胃气上逆

7. 呕吐的病机是

8. 反胃的病机是

  A. 附子理中丸   B. 参苓白术散   C. 温脾汤   D. 四神丸

9. 泄泻之脾胃虚弱证的代表方为

10. 泄泻之肾阳虚衰证的代表方为

  A. 胃苓汤   B. 桃花汤   C. 驻车丸   D. 连理汤

11. 治疗寒湿痢的主方是

12. 治疗阴虚痢的主方是

  A. 柴胡疏肝散   B. 逍遥散   C. 良附丸合正气天香散 D. 木香顺气散

13. 肝气郁滞之腹痛,治宜选用

14. 寒邪内阻之腹痛,治宜选用

  A. 清热凉血解毒   B. 养阴清肠   C. 温中清肠,调气化滞 D. 温补脾肾,收涩固肠

15. 痢下赤白脓血,脐腹灼痛,虚坐努责,心烦口干,舌红绛少苔,脉细数者,治法应选

16. 下痢时发时止,日久难愈,饮食减少,倦怠怯冷,临厕腹痛里急,舌淡苔腻,脉虚数者,治法应选

  A. 连理汤   B. 桃花汤合真人养脏汤 C. 黄连阿胶汤合驻车丸 D. 乌梅丸

17. 虚寒痢,治宜当选

18. 阴虚痢,治当宜选

  A. 温中补虚,缓急止痛 B. 温里散寒,化瘀止痛 C. 温里散寒,理气止痛 D. 温中燥湿,散寒理气

19. 腹痛寒邪内阻证的治法是

20. 腹痛中虚脏寒证的治法是

  A. 白虎加人参汤   B. 竹叶石膏汤   C. 通幽汤   D. 沙参麦冬汤

21. 噎膈,食入不下,心烦口干,胃脘灼热,大便干结,舌光红少津,脉细数,治宜选用

22. 噎膈,食入不下,纳食则吐,胸膈疼痛,固着不移,肌肤枯燥,舌质紫暗,脉细涩,治宜选用

  490

A.清胃泻热,降逆止呃　　B.顺气降逆,解郁和胃　　C.顺气降逆,清肝泻火　　D.顺气降逆,化痰和胃

23.呃逆连声,情志不舒则加重,胸胁满闷,嗳气纳减,苔薄白,脉弦者,治宜选用

24.呃声洪亮有力,冲逆而出,口臭烦渴,多喜冷饮,脘腹满闷,大便秘结,小便短赤,苔黄燥,脉滑数。治宜选用

A.温肾健脾,固涩止泻　　B.散寒化湿　　　　C.益气健脾,化湿止泻　　D.消食导滞,和中止泻

25.泄泻之肾阳虚衰证的治法是

26.泄泻之食滞肠胃证的治法是

A.藿香正气散　　　　　B.玉枢丹　　　　　C.葛根芩连汤　　　　　D.香连丸

27.治疗干霍乱的主方是

28.治疗湿热泄泻的主方是

A.真人养脏汤　　　　　B.四神丸　　　　　C.乌梅丸　　　　　　　D.附子理中丸

29.泄泻之肾阳虚衰证,若脐腹冷痛,可用何方温中健脾

30.泄泻之肾阳虚衰证,若泻下滑脱不禁,或虚坐努责者,可用何方涩肠止泻

三、X型题:在每小题给出的 A、B、C、D 四个选项中,至少有两项是符合题目要求的,请选出所有符合题目要求
　　的答案,多选或少选均不得分。

1.肝郁泄泻的特点是
　　A.泻下急迫　　　　　B.因情志不舒而诱发　　C.腹中雷鸣　　　　　D.矢气频作

2.痢疾的常见治法包括
　　A.清热解毒,凉血止痢　B.健脾益气,渗湿止痢　C.温中清肠,调气化滞　D.温补脾肾,收涩固脱

3.久泻不止,治法是
　　A.固涩　　　　　　　B.温补　　　　　　　C.升提　　　　　　　D.不可分利太过

4.噤口痢的临床表现有
　　A.下利　　　　　　　B.不能进食　　　　　C.神昏惊厥　　　　　D.呕逆

5.休息痢的形成原因有
　　A.外感寒邪,内伤生冷　B.痢疾迁延,正虚邪恋　C.疫毒弥漫,气血阻滞　D.治疗不当,收涩过早

6.湿热壅盛之腹痛,治宜选方
　　A.良附丸　　　　　　B.大柴胡汤　　　　　C.龙胆泻肝汤　　　　　D.大承气汤

7.中虚脏寒之腹痛的治法有
　　A.和里缓急　　　　　B.温补脾肾　　　　　C.温中补虚　　　　　D.通络止痛

8.治疗阴虚便秘宜选
　　A.增液汤　　　　　　B.黄芪汤　　　　　　C.增液承气汤　　　　　D.六味地黄丸

9.治疗便秘的常用方法有
　　A.顺气导滞　　　　　B.活血化瘀　　　　　C.益气润肠　　　　　D.泻热润肠

10.患者,53 岁,近半年来小便短少,呕恶频作,日渐消瘦,面色晦暗,时有头晕头痛,行走乏力,口中尿臭,舌红
　　少苔,脉弦细。治当首选
　　A.温脾汤　　　　　　B.杞菊地黄丸　　　　C.羚角钩藤汤　　　　　D.大定风珠

11.以下哪些不是实秘的主要病因病机
　　A.情志失和,气机郁滞　B.素体阴虚,津亏血少　C.素体阳虚,肠胃积热　D.阳虚体弱,阴寒内生

12.徐灵胎在评《临证指南医案·噎膈》时认为,噎膈与下列哪些因素阻隔胃气有关。
　　A.瘀血　　　　　　　B.邪毒　　　　　　　C.顽痰　　　　　　　D.逆气

13.治疗噎膈之津亏热结证,治宜选方
　　A.沙参麦冬汤　　　　B.通幽汤　　　　　　C.启膈散　　　　　　　D.竹叶石膏汤

14. 腹痛的辨证要点有
   A. 属寒属热　　　　B. 属虚属实　　　　C. 在气在血　　　　D. 在脏在腑

15. 腹痛属中虚脏寒者,治宜选方
   A. 良附丸　　　　B. 小建中汤　　　　C. 附子理中丸　　　　D. 大建中汤

16. 痢疾的治疗原则包括
   A. 初痢宜通　　　　B. 久痢宜涩　　　　C. 湿盛宜分利　　　　D. 不离行气和血

17. 湿热痢的治法是
   A. 化湿健脾　　　　B. 凉血行血　　　　C. 调气导滞　　　　D. 清热燥湿

18. 湿热泄泻的临床特点有
   A. 泻下急迫　　　　B. 里急后重　　　　C. 大便黄褐而臭　　　　D. 肛门灼热

19. 呕吐清水痰涎,脘闷不食,头眩心悸,舌苔白腻,脉滑。治宜选方
   A. 小半夏汤　　　　B. 半夏厚朴汤　　　　C. 保和丸　　　　D. 苓桂术甘汤

20. 下列哪些症状属于呕吐之肝气犯胃证的临床表现
   A. 呕吐吞酸　　　　B. 嗳气频繁　　　　C. 舌质红,苔薄腻,脉弦　　　　D. 胸胁胀痛

21. 治疗虚寒痢可选用
   A. 桃花汤　　　　B. 真人养脏汤　　　　C. 驻车丸　　　　D. 胃苓汤

22. 腹痛属于中虚脏寒者,治疗宜选的方剂是
   A. 小建中汤　　　　B. 温脾汤　　　　C. 附子理中丸　　　　D. 大建中汤

23. 肝气犯胃所致呕吐,其临床表现有
   A. 呕吐吞酸　　　　B. 嗳气厌食　　　　C. 胸胁胀痛　　　　D. 舌苔厚腻,脉滑实

24. 津亏热结所致噎膈,其临床表现有
   A. 食入格拒不下,入而复出　　　　　　B. 胃脘灼热
   C. 大便干结如羊屎　　　　　　　　　　D. 皮肤干枯,小便短赤

25. 疫毒痢的临床表现特点有
   A. 发病急骤　　　　B. 病势凶险　　　　C. 痢下脓血鲜紫　　　　D. 壮热烦渴

26. 胃痛隐隐,饥不欲食,口干咽燥,乏力便干,舌红少津,脉细数者,治宜选用
   A. 黄芪建中汤　　　　B. 益胃汤　　　　C. 一贯煎　　　　D. 芍药甘草汤

27. 便秘的病因病机有
   A. 肺脾气虚　　　　B. 阳虚寒凝　　　　C. 瘀血阻滞　　　　D. 气机郁滞

28. 治疗腹痛瘀血内阻证,宜选用
   A. 少腹逐瘀汤　　　　B. 天台乌药散　　　　C. 桃核承气汤　　　　D. 膈下逐瘀汤

29. 治疗饮食伤胃之胃痛可选的方剂是
   A. 枳实导滞丸　　　　B. 清中汤　　　　C. 保和丸　　　　D. 藿香正气散

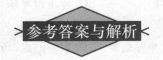
►►►参考答案与解析◄◄◄

一、A 型题。
1. **B**。
　　胃痛之食积化热伤胃,用大承气汤泻热解燥,通腑荡积。故 B 为正确选项。
2. **A**。
　　上述症状属于胃痛之肝气犯胃证。其病机为肝气郁结,横逆犯胃,胃气阻滞。治宜疏肝解郁,理气止痛。其

代表方为柴胡疏肝散。故 A 为正确选项。

3. A。

胃痛之湿热中阻证,其一般临床表现为胃脘疼痛,痛势急迫,脘闷灼热,口干口苦,口渴而不欲饮,纳呆恶心,小便色黄,大便不畅,舌红,苔腻,脉滑数。其病机为湿热蕴结,胃气痞阻,治宜清化湿热,理气和胃,其代表方为清中汤。故 A 为正确选项。

4. B。

呕吐是一个症状,由于胃失和降,气逆于上所引起的病证。呕吐的发病机理总为胃失和降,胃气上逆。故 B 为正确选项。

5. D。

上述症状属于胃痛之寒邪客胃证,其病机为寒凝胃脘,阳气被遏,气机阻滞。治宜温胃散寒,行气止痛。代表方为香苏散合良附丸。香苏散理气散寒,适用于外感风寒,胃有气滞;良附丸温胃散寒,理气止痛,适用于暴作、喜热恶寒的胃痛之证。故 D 为正确选项。

6. B。

唐宋以前的文献多称胃脘痛为心痛,与属于心经本身病变的心痛相混。故 B 为正确选项。

7. D。

呕吐的病变脏腑主要在胃,还与肝、脾密切相关。故 D 为正确选项。

8. D。

胃阴亏虚之胃痛的症状表现是胃脘隐隐灼痛,似饥而不欲食,口干咽燥,五心烦热,消瘦乏力,口渴思饮,大便干结,舌红少津,脉细数。故 D 为正确选项。

9. A。

上述症状属于胃痛之脾胃虚寒证。其病机为脾虚胃寒,失于温养。治宜温中健脾,和胃止痛。其代表方为黄芪建中汤。故 A 为正确选项。

10. D。

胃痛应辨虚实寒热,在气在血。故 D 为正确选项。

11. A。

《医学正传·胃脘痛》说:"古方九种心痛,……详其所由,皆在胃脘,而实不在于心也。""气在上者涌之,清气在下者提之,寒者温之,热者寒之,虚者培之,实者泻之,结者散之,留者行之。"故 A 为正确选项。

12. D。

上述症状属于胃痛之瘀血停胃证。其病机为瘀停胃络,脉络壅滞,治宜化瘀通络,理气和胃。其代表方为失笑散合丹参饮,前方活血化瘀,后方化瘀止痛。故 D 为正确选项。

13. D。

上述症状属于实痞之痰湿中阻证。其病机为痰浊阻滞,脾失健运,气机不和。治宜除湿化痰,理气和中,其代表方为平胃散合二陈汤。故 D 为正确选项。

14. D。

呕吐之肝气犯胃证。其一般临床表现为呕吐吞酸,嗳气频繁,胸胁闷痛,舌边红,苔薄腻,脉弦。其病机为肝气不舒,横逆犯胃,胃失和降。治宜舒肝和胃,降逆止呕。其代表方为半夏厚朴汤合左金丸。故 D 为正确选项。

15. D。

上述症状其病机为肝气不舒,横逆犯胃,胃失和降。证属呕吐之肝气犯胃证。治宜舒肝和胃,降逆止呕。其代表方为半夏厚朴汤合左金丸。故 D 为正确选项。

16. D。

上述症状属于呕吐之外邪犯胃证。其病机为外邪犯胃,中焦气滞,浊气上逆。治宜疏邪解表,化浊和中。其代表方为藿香正气散。故 D 为正确选项。

17. B。

上述症状属于呕吐之脾胃阳虚证。其病机为脾胃虚寒,失于温煦,运化失职,治宜温中健脾,和胃降逆。其代表方为理中汤。故 B 为正确选项。

18. D。

上述症状其病机是胃阴不足,胃失濡润,和降失司。治宜滋养胃阴,降逆止呕。属于呕吐之胃阴不足证。故 D 为正确选项。

19. D。

呕吐之脾胃阳虚证。其临床表现为饮食稍有不慎,即易呕吐,时作时止,面色㿠白,倦怠乏力,口干而不欲饮,四肢不温,大便溏薄,舌质淡,脉濡弱。其病机为脾胃虚寒,失于温养,运化失职。治宜温中健脾,和胃降逆,其代表方为理中汤。故 D 为正确选项。

20.**A**。
上述症状属于噎膈之瘀血内结证。其病机为蓄瘀留着,阻滞食道,通降失司,肌肤失养。治宜滋阴养血,破血行瘀。故 A 为正确选项。

21.**D**。
上述症状属于噎膈之气虚阳微证。其病机为脾肾阳虚,中阳衰微,温煦失职,气不化津。治宜温补脾肾。其代表方为补气运脾汤。故 D 为正确选项。

22.**C**。
上述症状属于噎膈之痰气交阻证。其病机为肝气郁结,痰湿交阻,胃气上逆。治宜开郁化痰,润燥降气。其代表方为启膈散。故 C 为正确选项。

23.**D**。
上述症状其病机为脾肾阳虚,中阳衰微,温煦失职,气不化津。治宜温补脾肾。证属噎膈之气虚阳微证。

24.**B**。
上述症状属于噎膈之津亏热结证。其病机为气郁化火,阴津枯竭,虚火上逆,胃失润降。治宜滋阴养血,润燥生津。其代表方为沙参麦冬汤。故 B 为正确选项。

25.**A**。
噎膈的基本病变与发病机理总属气、痰、瘀交结,阻隔于食道、胃脘而致。病位在食道,属胃所主。故 A 为正确选项。

26.**B**。
噎膈之瘀血内结证。其病机为蓄瘀留着,阻滞食道,通降失司,肌肤失养。治宜滋阴养血,破血行瘀。其代表方为通幽汤。故 B 为正确选项。

27.**B**。
上述症状属于呃逆之胃火上逆证。其病机为热积胃肠,腑气不畅,胃火上冲。治宜清胃泻热,降逆止呃。其代表方为竹叶石膏汤。故 B 为正确选项。

28.**D**。
上述症状属于噎膈之气虚阳微证。其病机为脾肾阳虚,中阳衰微,温煦失职,气不化津。治宜温补脾肾。故 D 为正确选项。

29.**C**。
上述症状属于呃逆之气机郁滞证。其病机为肝气郁滞,横逆犯胃,胃气上逆。治宜顺气解郁,和胃降逆。其代表方为五磨饮子。故 C 为正确选项。

30.**D**。
上述症状属于腹痛之中虚脏寒证。其病机为中阳不振,气血不足,失于温养。治宜温中补虚,缓急止痛。代表方为小建中汤。故 D 为正确选项。

31.**A**。
腹痛下利,脉微肢冷属于腹痛之脾肾阳虚证。当选附子理中丸。故 A 为正确选项。

32.**D**。
上述症状属呃逆之脾胃阳虚证。其病机为中阳不足,胃失和降,虚气上逆。治宜温补脾胃止呃。代表方为理中丸。故 D 为正确选项。

33.**C**。
上述症状属于腹痛之饮食积滞证。其病机为食滞内停,运化失司,胃肠不和。治宜消食导滞,理气止痛。代表方为枳实导滞丸。故 C 为正确选项。

34.**D**。
李中梓在其著作《医宗必读》中提出了著名的治泻九法,即淡渗、升提、清凉、疏利、甘缓、酸收、燥脾、温肾、固涩,全面系统地论述了泄泻的治法,是泄泻治疗学上的里程碑。故 D 为正确选项。

35.**D**。
泄泻的基本病机变化为脾虚与湿盛,致肠道功能失司而发生泄泻。病理因素主要是湿,湿为阴邪,易困脾阳。故泄泻的治疗大法是运脾化湿。故 D 为正确选项。

36. C。

上述症状属于呃逆之胃中寒冷证。其病机是寒蓄中焦,气机不利,胃气上逆。治宜温中散寒,降逆止呃。其代表方为丁香散。故 C 为正确选项。

37. B。

上述症状属于泄泻之寒湿内盛证。其病机为寒湿内盛,脾失健运,清浊不分。治宜芳香化湿,解表散寒。其代表方为藿香正气散。故 B 为正确选项。

38. D。

呃声沉缓有力,膈间及胃脘不舒,得热则减,得寒愈甚,食欲减少,口中和而不渴,舌苔白润,脉象迟缓。为呃逆之胃中寒冷证之表现。故 D 为正确选项。

39. B。

明代秦景明《症因脉治》把呃逆分为外感、内伤两大类。故 B 为正确选项。

40. D。

上述症状其病机为寒蓄中焦,气机不利,胃气上逆。治宜温中散寒,降逆止呃。证属呃逆之胃中寒冷证。其代表方为丁香散。故 D 为正确选项。

41. C。

唐容川在其著作《血证论》中指出"血家腹痛,多是瘀血"。并指出瘀血在中、下焦的证治。故 C 为正确选项。

42. A。

上述症状的病机为寒邪凝滞,中阳被遏,脉络痹阻。治宜散寒温里,理气止痛。证属腹痛之寒邪内阻证。故 A 为正确选项。

43. C。

上述症状其病机为中阳不足,胃失和降,虚气上逆。治宜温补脾胃止呃。证属呃逆之脾胃阳虚证。故 C 为正确选项。

44. C。

上述症状属于腹痛之肝郁气滞证。其病机为肝气郁结,气机不畅,疏泄失司。治宜疏肝解郁,理气止痛。其代表方为柴胡疏肝散。故 C 为正确选项。

45. D。

上述症状属于腹痛之瘀血内停证。其病机为瘀血内停,气机阻滞,脉络不通。治宜活血化瘀,和络止痛。其代表方为少腹逐瘀汤。故 D 为正确选项。

46. C。

上述症状属于泄泻之食滞肠胃证。其病机为宿食内停,阻滞肠胃,传化失司。治宜消食导滞,和中止泻。其代表方为保和丸。故 C 为正确选项。

47. A。

上述症状属于泄泻之肝气乘脾证。其病机为肝气不舒,横逆犯脾,脾失健运。治宜抑肝扶脾。其代表方为痛泻要方。故 A 为正确选项。

48. B。

上述症状属于寒湿痢。其病机为寒湿客肠,气血凝滞,传导失司。治宜温化寒湿,调气和血。其代表方为胃苓汤。故 B 为正确选项。

49. D。

上述症状属于休息痢。其病机为病久正伤,邪恋肠腑,传导不利。治宜温中清肠,调气化滞。其代表方为连理汤。故 D 为正确选项。

50. D。

上述症状属于便秘之气秘。其病机为肝脾气滞,腑气不通。治宜顺气导滞。其代表方为六磨汤。故 D 为正确选项。

51. C。

根据呕吐反复发作,口干咽燥,舌红少津,苔少,脉细数等症状,可辨为呕吐之胃阴不足证,治法:滋养胃阴,降逆止呕,代表方:麦门冬汤加减。理中汤为治疗呕吐之脾胃虚寒证的代表方,症见:饮食稍多即吐,时作时止,食入难化,胸脘痞闷,不思饮食,面色白,倦怠乏力,四肢不温,口干而不欲饮,大便溏薄,舌质淡,脉濡弱。治法:温中健脾,和胃降逆。半夏厚朴汤合左金丸为治疗呕吐之肝气犯胃证的代表方,症见:呕吐吞酸,或干呕泛恶,脘胁胀痛,烦闷不舒,嗳气频频,每遇情志失调而发作或加重,舌边红,苔薄腻或微黄,脉弦。治法:疏肝和胃,降逆止呕。小半夏汤合苓桂术甘汤为治疗呕吐之痰饮内阻证的代表方,症见:呕吐清水痰涎,或胃部如囊裹水,脘痞满闷,纳谷不佳,头眩,心悸,或逐渐消瘦,舌苔白滑而腻,脉沉弦滑。治法:温化痰饮,和胃降逆。

二、B 型题。

1、2. **A；B**。
前者属于胃痛之脾胃虚寒证,其病机为脾胃虚寒,失于温养。治宜温中健脾,和胃止痛。其代表方为黄芪建中汤。后者属于胃痛之寒邪客胃证。其病机为寒凝胃脘,阳气被遏,气机阻滞。治宜温胃散寒,行气止痛。其代表方为良附丸合香苏散。故正确选项分别为 A、B。

3、4. **B；A**。
反胃指饮食入胃,宿谷不化,经过良久,由胃反出之病。噎即噎塞,指吞咽之时噎气是梗噎不顺;膈为格拒,指饮食不下,或食入即吐。噎虽可单独出现,而又每为膈的前驱,故往往以噎膈并称。胃气郁阻,气逆于上,冲咽而出,发出沉缓的嗳气声,常伴酸腐气味,食后多发,故张景岳称之为"饱食之气"。呃逆:古名为"哕",是以喉间呃呃连声,声短而频,令人不能自制为特征。故正确选项分别为 B、A。

5、6. **C；A**。
前者病机为阴液不足,胃失濡养,气失和降,证属胃阴不足证。后者病机为中阳不足,胃失和降,虚气上逆,证属脾胃阳虚证。故正确选项分别为 C、A。

7、8. **B；A**。
呕吐的成因为外邪侵袭,饮食不节,情志失调,脾胃虚弱。其发病机理总为胃失和降,气逆于上。反胃的病因多由饮食不当,饥饱无常,或嗜食生冷,损及脾阳,或忧愁思虑,忧伤脾胃,中焦阳气不振,寒从内生,致脾胃虚寒,不能腐熟水谷,饮食入胃,停留不化,逆而向上,终至尽吐而出。故正确选项分别为 B、A。

9、10. **B；D**。
泄泻之脾胃虚弱证的一般临床表现为大便时溏时泻,水谷不化,稍进油腻之物,则大便次数增多,饮食减少,脘腹胀闷不舒,面色萎黄,肢倦乏力。舌淡苔白,脉细弱。其病机为脾虚失运,清浊不分。治宜健脾益气,化湿止泻。其代表方为参苓白术散。泄泻之肾阳虚衰证的一般临床表现为泄泻多在黎明之前,腹部作痛,肠鸣即泻,泻后则安,形寒肢冷,腰膝酸软,舌淡苔白,脉沉细。其病机为命门火衰,脾失温煦。治宜温肾健脾,固涩止泻。其代表方为四神丸。故正确选项为 B、D。

11、12. **A；C**。
寒湿痢的一般临床表现为痢下赤白黏冻,白多赤少,或纯为白冻,伴有腹痛,里急后重,饮食乏味,胃脘饱闷,头身重困,舌质淡,苔白腻,脉濡缓。其病机为寒湿客肠,气血凝滞,传导失司。治宜温化寒湿,调气和血。其代表方为不换金正气散。阴虚痢的一般临床表现为痢下赤白脓血,或下鲜血黏稠,脐腹灼痛,虚坐努责,食少,心烦口干,舌质红绛少苔,或舌光红乏津,脉细数。其病机为阴虚湿热,肠络受损。治宜养阴和营,清肠化湿。其代表方黄连阿胶汤合驻车丸。故正确选项分别为 A、C。

13、14. **A；C**。
腹痛之肝气郁滞证的主要临床表现为脘腹胀闷或痛,攻窜不定,痛引少腹,得嗳气或矢气则胀痛酌减,遇恼怒则加剧,舌质红,苔薄,脉弦。其病机为肝气郁结,气机不畅,疏泄失司。治宜疏肝解郁,理气止痛。其代表方为柴胡疏肝散。腹痛之寒邪内阻证的主要临床表现为腹痛急暴,得温痛减,遇冷更甚,口和不渴,小便清利,大便自可或溏薄,舌苔白腻,脉象沉紧。其病机为寒邪凝滞,中阳被遏,脉络痹阻。治宜散寒温里,理气止痛。其代表方为良附丸合正气天香散。故正确选项分别为 A、C。

15、16. **B；C**。
前者属于阴虚痢,其病机为阴虚湿热,肠络受损。故治宜养阴和营,清肠化湿。后者属于休息痢,其病机为病久正伤,邪恋肠腑,传导不利,故治宜温中清肠,调气化滞。故正确选项分别为 B、C。

17、18. **B；C**。
虚寒痢,其病机为脾肾阳虚,寒湿内生,阻滞肠腑。治宜温补脾肾,收涩固脱。其代表方为桃花汤合真人养脏汤。阴虚痢,其病机为阴虚湿热,肠络受损。故治宜养阴和营,清肠化湿。其代表方为黄连阿胶汤合驻车丸。故正确选项分别为 B、C。

19、20. **C；A**。
腹痛之寒邪内阻证的病机为寒邪凝滞,中阳被遏,脉络痹阻。故治宜散寒温里,理气止痛。腹痛之中虚脏寒证的病机为中阳不振,气血不足,失于温养。治宜温中补虚,缓急止痛。故正确选项分别为 C、A。

21、22. **D；C**。

前者属于噎膈之津亏热结证。其病机为气郁化火,阴津枯竭,虚火上逆,胃失润降。治宜滋阴养血,润燥生津。其代表方为沙参麦冬汤。后者属于噎膈之瘀血内结证。其病机为蓄瘀留着,阻滞食道,通降失司,肌肤失养。治宜滋阴养血,破血行瘀。其代表方为通幽汤。故正确选项分别为 D、C。

23、24. B;A。

前者属于呃逆之气机郁滞证。其病机为肝气郁滞,横逆犯胃,胃气上逆。治宜顺气解郁,和胃降逆。后者属于呃逆之胃火上逆证。其病机为热积胃肠,腑气不畅,胃火上冲。治宜清胃泻热,降逆止呃。故正确选项分别宜选 B、A。

25、26. A;D。

泄泻之肾阳虚衰证的病机为命门火衰,脾失温煦。故治宜温肾健脾,固涩止泻。泄泻之食滞肠胃证的病机为宿食内停,阻滞胃肠,传化失司,故治宜消食导滞,和中止泻。

27、28. B;C。

干霍乱的临床表现:猝然腹中绞痛,欲吐不得吐,欲泻不得泻,烦躁闷乱,甚则面色青惨,四肢厥冷,头汗出,脉象沉伏。治法:辟秽解浊,利气宣壅。代表方:玉枢丹为主方。湿热泄泻的临床表现为泄泻腹痛,泻下急迫,或泻而不爽,粪色黄褐而臭,肛门灼热,烦热口渴,小便短黄,舌苔黄腻,脉濡数或滑数。治宜清热利湿,其代表方为葛根芩连汤。故正确选项分别为 B、C。

29、30. D;A。

泄泻之肾阳虚衰证的一般临床表现为泄泻多在黎明之前,腹部作痛,肠鸣即泻,泻后则安,形寒肢冷,腰膝酸软,舌淡苔白,脉沉细。治宜温肾健脾,固涩止泻。其代表方为四神丸。另外:①年老体弱、久泻不止,中气下陷:桃花汤。②脐腹冷痛:附子理中丸温中健脾。③泻下滑脱不禁,或虚坐努责:真人养脏汤。④脾虚肾寒不著,反见心烦嘈杂、大便夹有黏冻,表现寒热错杂:乌梅丸方。故正确选项分别为 D、A。

三、X 型题。

1. BCD。

泄泻之肝气乘脾证,其临床表现为泄泻肠鸣,腹痛攻窜,矢气频作,伴有胸胁胀闷,嗳气食少,每因抑郁恼怒,或情绪紧张之时,发生腹痛泄泻,舌淡红,脉弦。故 BCD 为正确选项。

2. ACD。

痢疾的常见治法:
湿热痢——治法:清热化湿解毒,调气行血导滞。代表方:芍药汤加减。
疫毒痢——治法:清热解毒,凉血止痢。代表方:白头翁汤合芍药汤加减。
寒湿痢——治法:温化寒湿,调气和血。代表方:胃苓汤加减。
阴虚痢——治法:养阴和营,清肠止痢。代表方:驻车丸加减。
虚寒痢——治法:温补脾肾,收涩固脱。代表方:桃花汤合真人养脏汤加减。
休息痢——发作期治法:温中清肠,调气化滞。代表方:连理汤加减。
缓解期:
(1)脾气虚弱证——治法:补中益气,健脾升阳。代表方:补中益气汤加减。
(2)寒热错杂证——治法:温中补虚,清热化湿。代表方:乌梅丸加减。
(3)瘀血内阻证——治法:活血祛瘀,行气止痛。代表方:少腹逐瘀汤加减。

3. ABCD。

泄泻的治疗大法为运脾化湿。急性泄泻多以湿盛为主,重在化湿,佐以分利,再根据寒湿和湿热的不同,分别采用温化寒湿和清化湿热之法。久泻以脾虚为主,当以健脾。因肝气乘脾者,宜抑肝扶脾。因肾阳虚衰者,宜温肾健脾。中气下陷者,宜升提。久泻不止者,宜固涩。暴泻不可骤用补涩,以免关门留寇;久泻不可分利太过,以防劫其阴液。故 ABCD 皆为正确选项。

4. ABD。

湿热、疫毒之气,上攻于胃,或久痢伤正,胃虚气逆,则胃不纳食,而成为噤口痢。表现为下痢不能进食,或呕不能食。其证有虚有实。实证多由湿热、疫毒蕴结肠中,上攻于胃,胃失和降所致,证见下痢、胸闷、呕逆不食,口气秽臭,舌苔黄腻,脉滑数。治宜泻热和胃,苦辛通降,方用开噤散加减。故 ABD 为正确选项。

5. BD。

痢疾迁延,正虚邪恋,或治疗不当,收涩太早,关门留寇,则成久痢或时愈时发的休息痢。故 BD 为正确选项。

6. BD。

湿热壅盛之腹痛,其临床表现为腹痛拒按,胸闷不舒,大便秘结或溏滞不爽,烦渴引饮,自汗,小便短赤,舌苔黄腻,脉象濡数。治宜泻热通腑,方用大承气汤。若腹痛剧烈,寒热往来,恶心呕吐,大便秘结者,方选大柴胡汤。

7. ABC。

腹痛之中虚脏寒证,其临床表现为腹痛绵绵,时作时止,喜热恶冷,痛时喜按,饥饿劳累后更甚,得食或休息后稍减;大便溏薄,兼有神疲、气短、怯寒等证,舌淡苔白,脉象沉细。其病机为中阳不振,气血不足,失于温养,治法为温中补虚,缓急止痛。若腹中大寒,呕吐肢冷,可用大建中汤温中散寒;若腹痛下利,脉微肢冷,脾肾阳虚者,可用附子理中汤。故 ABC 为正确选项。

8. ACD。

阴虚便秘的一般临床表现为大便干结,如羊屎状,形体消瘦,头晕耳鸣,两颧红赤,心烦少眠,潮热盗汗,腰膝酸软,舌红少苔,脉细数。其治法是滋阴通便,方选增液汤。另外:①胃阴不足,口干口渴:益胃汤。②肾阴不足,腰膝酸软:六味地黄丸。③阴亏燥结,热盛伤津:增液承气汤。故 ACD 为正确选项。

9. ACD。

便秘的辨证当分清虚实,实者包括热秘、气秘和冷秘,虚者当辨气虚、血虚、阴虚和阳虚的不同。便秘的治疗当以通下为主,但决不可单纯用泻下药,应针对不同的病因采取相应的治法。实秘为邪滞肠胃、壅塞不通所致,故以祛邪为主,给予泻热、温散、通导之法,使邪去便通;虚秘为肠失润养、推动无力而致,故以扶正为先,给予益气温阳、滋阴养血之法,使正盛便通。故 ACD 为正确选项。

10. BC。

患者以小便不通和呕吐为主诉,可诊为关格。关格是由于脾肾虚衰,气化不利,浊邪壅塞三焦,导致小便不通与呕吐并见的一种危重证候。小便不通谓之关,呕吐时作谓之格。结合患者头晕头痛,行走乏力,舌红少苔,脉弦细,不难辨为肝肾阴虚,肝风内动,代表方为杞菊地黄丸合羚角钩藤汤以滋补肝肾,平肝息风。若辨证为脾肾阳虚,湿浊内蕴,当用温脾汤合吴茱萸汤。若为肾阳亏虚,毒扰心神,当首选参附汤合苏合香丸。

11. BD。

便秘的辨证当分清虚实,实者包括热秘、气秘和冷秘,虚者当辨气虚、血虚、阴虚和阳虚的不同。情志失和,气机郁滞和素体阳虚,肠胃积热属虚秘的病因病机。故 BD 为正确选项。

12. ACD。

《临证指南医案·噎膈》徐灵胎评注:"噎膈之证,必有瘀血、顽痰、逆气阻胃气,其已成者,百无一治。其未成者,用消瘀去痰降气之药,或可望其通利。"故 ACD 为正确选项。

13. AD。

噎膈之津亏热结证的一般临床表现为吞咽哽涩而痛,固体食物难入,汤水可下,形体逐渐消瘦,口干咽燥,大便干结,五心烦热,舌质红干,或带裂纹,脉弦细数。治宜滋阴养血,润燥生津。代表方为沙参麦冬汤。另外:①烦渴咽燥,噎食不下,或食入即吐,吐物酸热:竹叶石膏汤。②肠中燥结,大便不通:大黄甘草汤。故 AD 为正确选项。

14. ABCD。

腹痛的临床辨证,主要根据病因、疼痛部位、疼痛性质等。辨别其寒、热、虚、实,在气在血,在腑在脏。一般而论,实痛拒按,虚痛喜按;饱则痛为实,饥则痛为虚;得热痛减为寒,得寒痛减为热;气滞腹部胀痛,痛无定处;血瘀腹部刺痛,固定不移。从部位辨证,少腹疼痛,掣及两胁,多属肝胆病;小腹痛及脐周多属脾胃、小肠、肾、膀胱的病。根据各个脏腑之功能特性,以及与腹痛同时出现的各个症状,详加辨别,找出症结所在,给予适当的治疗是辨证论治的关键。

15. BCD。

腹痛之中虚脏寒证,其一般临床表现为腹痛绵绵,时作时止,喜热恶冷,痛时喜按,饥饿劳累后更甚,得食或休息后稍减;大便溏薄,兼有神疲、气短、怯寒等证,舌淡苔白,脉象沉细。治宜温中补虚,和里缓急。代表方为小建中汤。另外:①虚寒腹痛见证较重,呕吐肢冷脉微:大建中汤。②脾肾阳虚:附子理中汤。③大肠虚寒,积冷便秘:温脾汤。④中气大虚,少气懒言:补中益气汤。故正确选项为 BCD。

16. ABD。

痢疾的治疗,应根据其病证的寒热虚实,而确定治疗原则。热痢清之,寒痢温之,初痢实则通之,久痢虚则补之。寒热交错者,清温并用;虚实夹杂者,通涩兼施。痢疾初起之时,以实证、热证多见,宜清热化湿解毒,久痢虚证、寒证,应以补虚温中,调理脾胃,兼以清肠,收涩固脱。刘河间提出的"调气则后重自除,行血则便脓自愈"调气和血之法,可用于痢疾的多个证型,赤多重用血药,白多重用气药。此外,对于古今医家提出的有关治疗痢疾之禁忌,如忌过早补涩,忌峻下攻伐,忌分利小便等,均可供临床用药之时,结合具体病情,参考借鉴。故 ABD 为正确选项。

◇ 刘应科 ◇ 考研中医综合复习指导同步练习3000题

17. BCD。

湿热痢的一般临床表现为腹痛,里急后重,下痢赤白相杂,肛门灼热,小便短赤,苔腻微黄,脉滑数。其病机为湿热蕴结,熏灼肠道,气血壅滞。治宜清肠化湿,调气和血。结合选项,BCD表述较合理。

18. ACD。

湿热泄泻的一般临床表现为泄泻腹痛,泻下急迫,或泻而不爽,粪色黄褐而臭,肛门灼热,烦热口渴,小便短黄,舌苔黄腻,脉濡数或滑数。里急后重为痢疾的临床表现,泄泻无此一症。故ACD为正确选项。

19. AD。

上述临床表现为呕吐之痰饮内阻证。其病机为痰饮内停,中阳不振,胃气上逆。其治法是温中化饮,和胃降逆。其代表方为小半夏汤合苓桂术甘汤加减。前方以祛痰化痰为主,后方则可健脾化痰,温化痰饮。故正确选项为AD。

20. ABCD。

呕吐之肝气犯胃证的一般临床表现为呕吐吞酸,嗳气频繁,胸胁闷痛,舌边红,苔薄腻,脉弦。其病机为肝气不舒,横逆犯胃,胃失和降。其治法是疏肝理气,和胃降逆。

21. AB。

虚寒痢症见:痢下赤白清稀,无腥臭,或为白冻,甚则滑脱不禁,肛门坠胀,便后更甚,腹部隐痛,缠绵不已,喜按喜温,形寒畏冷,四肢不温,食少神疲,腰膝酸软,舌淡苔薄白,脉沉细而弱。治法:温补脾肾,收涩固脱。代表方:桃花汤合真人养脏汤。驻车丸为治疗阴虚痢的代表方,症见:痢下赤白黏冻,或下鲜血黏稠,脐腹灼痛,虚坐努责,心烦,口干口渴,舌质红少津,苔少或无苔,脉细数。治法:养阴和营,清肠化湿。胃苓汤为治疗寒湿痢的代表方,症见:腹痛,里急后重,痢下赤白黏冻,白多赤少,或为纯白冻,脘闷,头身困重,口淡,饮食乏味,舌质淡,舌苔白腻,脉濡缓。治法:温化寒湿,调气和血。

22. ABCD。

腹痛之中虚脏寒证,其一般临床表现为腹痛绵绵,时作时止,喜热恶冷,痛时喜按,饥饿劳累后更甚,得食或休息后稍减;大便溏薄,兼有神疲、气短、怯寒等证,舌淡苔白,脉象沉细。治宜温中补虚,和里缓急。代表方为小建中汤。另外:①虚寒腹痛见证较重,呕吐肢冷脉微:大建中汤。②脾肾阳虚:附子理中汤。③大肠虚寒,积冷便秘:温脾汤。④中气大虚,少气懒言:补中益气汤。故正确选项为ABCD。

23. AC。

呕吐之肝气犯胃证的一般临床表现为呕吐吞酸,嗳气频繁,胸胁闷痛,舌边红,苔薄腻,脉弦。其病机为肝气不舒,横逆犯胃,胃失和降。其治法是疏肝理气,和胃降逆。呕吐酸腐,脘腹胀满,嗳气厌食,得食愈甚吐后反快,大便秽臭或溏薄或秘结,苔厚腻,脉滑实,属呕吐之食滞内停证。故正确选项为AC。

24. ABCD。

噎膈之津亏热结证的一般临床表现为食入格拒不下,入而复出,甚则水饮难进,心烦口干,胃脘灼热,大便干结如羊屎,形体消瘦,皮肤干枯,小便短赤,舌质光红,干裂少津,脉细数。故ABCD皆为正确选项。

25. ABCD。

疫毒痢的一般临床表现为发病急骤,痢下鲜紫脓血,腹痛剧烈,里急后重较湿热痢为甚,或壮热口渴,头痛烦躁,甚则神昏痉厥,舌质红绛,苔黄燥,脉滑数。故ABCD皆为正确选项。

26. CD。

上述临床表现属于胃痛之胃阴不足证。其病机为胃阴亏耗,胃失濡养,治宜养阴益胃。代表方为益胃汤加减。故CD为正确选项。

27. ABD。

便秘的基本病变属大肠传导失常,同时与肺、脾、胃、肝、肾等脏腑的功能失调有关。便秘的辨证当分清虚实,实者包括热秘、气秘和冷秘,虚者当辨气虚、血虚、阴虚和阳虚的不同。故ABD皆为正确选项。

28. ACD。

腹痛之瘀血内停证的一般临床表现为痛势较剧,痛如针刺,痛处不移,经久不愈,舌质紫暗,脉弦或细涩。治宜活血化瘀,和络止痛。代表方为少腹逐瘀汤。另外,①下焦蓄血,大便色黑:桃核承气汤。②胁下积块,疼痛拒按:膈下逐瘀汤。故正确选项为ACD。

29. AC。

胃痛之饮食停滞证的一般临床表现为胃痛,脘腹胀满,嗳腐吞酸,或吐不消化食物,吐食或矢气后痛减,或大便不爽,苔厚腻,脉滑。治宜消食导滞,理气止痛。代表方是枳实导滞丸。另外,如食滞不重,腹痛较轻者,用保和丸。故正确选项为AC。

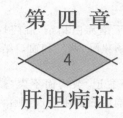

第四章

肝胆病证

一、A 型题:在每小题给出的 A、B、C、D 四个选项中,请选出一项最符合题目要求的。

1. 患者胁肋胀痛,走窜不定,甚则引及胸背肩臂,疼痛每因情志变化而增减,胸闷腹胀,嗳气频作,得嗳气而胀痛稍舒,纳少口苦,舌苔薄白,脉弦。治宜选用
   A. 五磨饮子　　　　　　　B. 丹栀逍遥散　　　　　　C. 龙胆泻肝汤　　　　　　D. 柴胡疏肝散

2. 患者胁肋胀痛或灼热疼痛,口苦口黏,胸闷纳呆,恶心呕吐,小便黄赤,大便不爽,或兼有身热恶寒,身目发黄,舌红苔黄腻,脉弦滑数。治宜选用
   A. 五磨饮子　　　　　　　B. 丹栀逍遥散　　　　　　C. 龙胆泻肝汤　　　　　　D. 柴胡疏肝散

3. 患者胁肋刺痛,痛有定处,痛处拒按,入夜痛甚,胁肋下或见有癥块,舌质紫暗,脉象沉涩。治宜选用
   A. 膈下逐瘀汤　　　　　　B. 鳖甲煎丸　　　　　　　C. 桃核承气汤　　　　　　D. 血府逐瘀汤

4. 患者外伤后胁肋疼痛难忍,痛处固定而拒按,脉弦。治宜选用
   A. 膈下逐瘀汤　　　　　　B. 复元活血汤　　　　　　C. 桃核承气汤　　　　　　D. 血府逐瘀汤

5. 患者胁肋隐痛,悠悠不休,遇劳加重,口干咽燥,心中烦热,头晕目眩,舌红少苔,脉细弦而数。治宜
   A. 祛瘀通络　　　　　　　B. 清热利湿　　　　　　　C. 疏肝理气　　　　　　　D. 养阴柔肝

6. 哪部著作最早提出"黄家所得,从湿得之"一说
   A.《诸病源候论》　　　　　B.《景岳全书》　　　　　　C.《医学心悟》　　　　　　D.《金匮要略》

7. 黄疸的病理因素有湿邪、热邪、寒邪、疫毒、气滞、瘀血六种,但其中以哪个为主
   A. 湿邪　　　　　　　　　B. 疫毒　　　　　　　　　C. 瘀血　　　　　　　　　D. 气滞

8. 下列哪项为黄疸的重要特征
   A. 小便黄　　　　　　　　B. 目黄　　　　　　　　　C. 皮肤黄　　　　　　　　D. 以上均是

9. 患者身目俱黄,黄色鲜明,发热口渴,或见心中懊侬,腹部胀闷,口干而苦,恶心呕吐,小便短少黄赤,大便秘结,舌苔黄腻,脉象弦数。治宜选用
   A. 茵陈五苓散　　　　　　B. 麻黄连翘赤小豆汤　　　C. 大柴胡汤　　　　　　　D. 茵陈蒿汤

10. 患者身目发黄,黄色鲜明,上腹、右胁胀闷疼痛,牵引肩背,身热不退,或寒热往来,口苦咽干,呕吐呃逆,尿黄赤,大便秘,苔黄舌红,脉弦滑数。治宜选用
    A. 茵陈五苓散　　　　　　B. 麻黄连翘赤小豆汤　　　C. 大柴胡汤　　　　　　　D. 茵陈蒿汤

11. 患者发病急骤,黄疸迅速加深,其色如金,皮肤瘙痒,高热口渴,胁痛腹满,神昏谵语,烦躁抽搐,或见衄血、便血,或肌肤瘀斑,舌质红绛,苔黄而燥,脉弦滑或数。证属黄疸之哪种证型
    A. 热重于湿证　　　　　　B. 湿重于热证　　　　　　C. 胆腑郁热证　　　　　　D. 疫毒炽盛证

12. 患者因砂石阻滞胆道,而见身目黄染,右胁疼痛,牵引肩背,或有寒热往来,大便色淡灰白,宜用下列哪首方剂加金钱草、鸡内金、郁金、茵陈蒿
    A. 大柴胡汤　　　　　　　B. 小柴胡汤　　　　　　　C. 柴芩温胆汤　　　　　　D. 麻黄连翘赤小豆汤

13. 急黄的治疗方法是
    A. 疏肝泻热,利胆退黄　　B. 清热解毒,凉血安神　　C. 清热解毒,利湿化浊　　D. 清热解毒,凉营开窍

14. 下列哪项是黄疸与萎黄的鉴别要点
    A. 起病急缓　　　　　　　B. 兼见虚损症状　　　　　C. 目黄　　　　　　　　　D. 身黄

15. 急黄的主要病机是
　　A. 湿热夹毒，热毒炽盛　　B. 肝胆郁热，胆汁外溢　　C. 湿遏中州，胆汁外泄　　D. 外感疫毒，郁而不达

16. 患者身目俱黄，黄色晦暗，或如烟熏，脘腹痞胀，纳谷减少，大便不实，神疲畏寒，口淡不渴，舌淡苔腻，脉濡缓或沉迟。治宜选用
　　A. 硝石矾石散　　　　　B. 茵陈术附汤　　　　　C. 黄芪建中汤　　　　　D. 茵陈五苓散

17. 患者女性，56 岁，肝硬化病史 3 年，3 天前出现发热，身目发黄，黄色鲜明，上腹、右胁胀闷疼痛，牵引肩背，小便黄赤，大便秘结，舌红苔黄，脉弦滑数。治法宜选用
　　A. 清热通腑，利湿退黄　　　　　　　　　B. 利湿化浊运脾，佐以清热
　　C. 疏肝泻热，利胆退黄　　　　　　　　　D. 清热解毒，凉血开窍

18. 患者面目及肌肤淡黄，甚则晦暗不泽，肢软乏力，心悸气短，大便溏薄，舌质淡苔薄，脉濡细。治宜选用
　　A. 硝石矾石散　　　　　B. 茵陈术附汤　　　　　C. 黄芪建中汤　　　　　D. 茵陈五苓散

19. 患者身目俱黄，黄色不及前者鲜明，头重身困，胸脘痞满，食欲减退，恶心呕吐，腹胀或大便溏垢，舌苔厚腻微黄，脉象濡数或濡缓。该证属于黄疸之哪种类型
　　A. 热重于湿证　　　　　B. 湿重于热证　　　　　C. 湿热并重证　　　　　D. 急黄

20. 患者黄疸消退后，症见脘痞腹胀，胁肋隐痛，饮食减少，口中干苦，小便黄赤，苔腻，脉濡数。治宜选用
　　A. 逍遥散　　　　　　　B. 柴胡疏肝散　　　　　C. 茵陈四苓散　　　　　D. 茵陈五苓散

21. "初者，病邪初起，正气尚强，邪气尚浅，则任受攻；中者，受病渐久，邪气较深，正气较弱，任受且攻且补；末者，病根经久，邪气侵凌，正气消残，则任受补。"此语出自哪本医学著作
　　A.《景岳全书·积聚》　　　　　　　　　B.《医宗必读·积聚》
　　C.《诸病源候论·癥瘕病诸候》　　　　　D.《医学入门·各聚门》

22. 患者腹中结块柔软，时聚时散，攻窜胀痛，脘胁胀闷不适，苔薄，脉弦等。其诊断是下列哪种病证
　　A. 疝气　　　　　　　　B. 胁痛　　　　　　　　C. 聚证　　　　　　　　D. 积证

23. 患者腹胀或痛，腹部时有条索状物聚起，按之胀痛更甚，便秘，纳呆，舌苔腻，脉弦滑等。治宜选用
　　A. 六磨汤　　　　　　　B. 保和丸　　　　　　　C. 枳实导滞丸　　　　　D. 二陈平胃散

24. 腹部积块明显，质地较硬，固定不移，隐痛或刺痛，形体消瘦，纳谷减少，面色晦暗黧黑，面颈胸臂或有血痣赤缕，女子可见月事不下，舌质紫或有瘀斑瘀点，脉细涩等。证属
　　A. 食滞痰阻之聚证　　　B. 肝气郁结之聚证　　　C. 瘀血内结之积证　　　D. 气滞血阻之积证

25. 患者久病体弱，积块坚硬，隐痛或剧痛，饮食大减，肌肉瘦削，神倦乏力，面色萎黄或黧黑，甚则面肢浮肿，舌质淡紫，或光剥无苔，脉细数或弦细。治宜选用
　　A. 八珍汤合化积丸　　　　　　　　　　　B. 膈下逐瘀汤合六君子汤
　　C. 鳖甲煎丸　　　　　　　　　　　　　　D. 柴胡疏肝散合失笑散

26. 下列哪部医学著作论述鼓胀病机是，认为"胀病亦不外水裹、气结、血瘀"
　　A. 喻嘉言《医门法律》　　B. 朱丹溪《丹溪心法》　　C. 虞抟《医学正传》　　D. 李中梓《医宗必读》

27. 患者腹大胀满，按之如囊裹水，甚则颜面微浮，下肢浮肿，脘腹痞胀，得热则舒，精神困倦，怯寒懒动，小便少，大便溏，舌苔白腻，脉缓。治宜选用
　　A. 温脾汤　　　　　　　B. 胃苓汤　　　　　　　C. 真武汤　　　　　　　D. 实脾饮

28. 患者腹大坚满，脘腹胀急，烦热口苦，渴不欲饮，或有面、目、皮肤发黄，小便赤涩，大便秘结或溏垢，舌边尖红，苔黄腻或兼灰黑，脉象弦数。治宜选用
　　A. 中满分消丸　　　　　B. 实脾饮　　　　　　　C. 滋水清肝饮　　　　　D. 木香顺气丸

29. 患者脘腹坚满，青筋显露，胁下癥结痛如针刺，面色晦暗黧黑，或见赤丝血缕，面、颈、胸、臂出现血痣或蟹爪纹，口干不欲饮水，或见大便色黑，舌质紫暗或有紫斑，脉细涩。治宜选用
　　A. 中满分消丸　　　　　B. 调营饮　　　　　　　C. 实脾饮　　　　　　　D. 少腹逐瘀汤

30. 患者腹大坚满,脘腹胀急,烦热口苦,渴不欲饮,或有面、目、皮肤发黄,小便赤涩,大便秘结或溏垢,舌边尖红,苔黄腻或兼灰黑,脉象弦数。治当
    A. 通阳利水,化瘀通络　B. 清肝泻热,通腑泻下　　C. 清热利湿,攻下逐水　　D. 理气化瘀,攻下逐水

31. 偏头痛的病机多是
    A. 肾虚精髓不足　　　　B. 肝经风热上扰　　　　C. 气血亏虚,不荣于脑　　D. 瘀血阻滞脑络

32. 患者头痛连及项背,常有拘急收紧感,或伴恶风畏寒,口不渴,苔薄白,脉浮紧。治宜选用
    A. 麻黄附子细辛汤　　　B. 桑菊饮　　　　　　　C. 芎芷石膏汤　　　　　D. 川芎茶调散

33. 患者头痛而胀,甚则头胀如裂,发热或恶风,面红目赤,口渴喜饮,大便不畅,或便秘,溲赤,舌尖红,苔薄黄,脉浮数。治宜选用
    A. 天麻钩藤饮　　　　　B. 桑菊饮　　　　　　　C. 芎芷石膏汤　　　　　D. 川芎茶调散

34. 患者头痛且空,眩晕耳鸣,腰酸膝软,神疲乏力,滑精,舌红少苔,脉细无力。其证属
    A. 肝阳头痛　　　　　　B. 血虚头痛　　　　　　C. 瘀血头痛　　　　　　D. 肾虚头痛

35. 患者头昏胀痛,两侧为重,心烦易怒,夜寐不宁,口苦面红,或兼胁痛,舌红苔黄,脉弦数。治宜选用
    A. 天麻钩藤饮　　　　　B. 龙胆泻肝汤　　　　　C. 芎芷石膏汤　　　　　D. 川芎茶调散

36. 患者头痛昏蒙,胸脘满闷,纳呆呕恶,舌苔白腻,脉滑或弦滑。治宜选用
    A. 半夏白术天麻汤　　　B. 羌活胜湿汤　　　　　C. 天麻钩藤饮　　　　　D. 春泽汤

37. 内伤头痛之病机多与下列哪些脏腑的功能失调有关
    A. 心、肝、肾　　　　　B. 心、脾、肾　　　　　C. 心、肝、脾　　　　　D. 肝、脾、肾

38. 下类药物中,属于阳明头痛的引经药的是
    A. 苍术　　　　　　　　B. 白芷　　　　　　　　C. 川芎　　　　　　　　D. 吴茱萸

39. 患者头痛隐隐,时时昏厥,心悸失眠,面色少华,神疲乏力,遇劳加重,舌质淡,苔薄白,脉细弱。治宜选用
    A. 大补阴丸　　　　　　B. 归脾汤　　　　　　　C. 当归补血汤　　　　　D. 加味四物汤

40. 眩晕一证的病位在于头窍,其病变脏腑与下列那些脏腑相关
    A. 心、脾、肾　　　　　B. 肝、脾、肾　　　　　C. 心、肝、肾　　　　　D. 心、肝、脾

41. 患者眩晕,耳鸣,头目胀痛,口苦,失眠多梦,遇烦劳郁怒而加重,甚则仆倒,颜面潮红,急躁易怒,肢麻震颤,舌红苔黄,脉弦或数。治当选用
    A. 当归龙荟丸　　　　　B. 龙胆泻肝汤　　　　　C. 天麻钩藤饮　　　　　D. 半夏白术天麻汤

42. 患者眩晕动则加剧,劳累即发,面色㿠白,神疲乏力,倦怠懒言,唇甲不华,发色不泽,心悸少寐,纳少腹胀,舌淡苔薄白,脉细弱。治宜选用
    A. 补中益气汤　　　　　B. 归脾汤　　　　　　　C. 当归补血汤　　　　　D. 四物汤

43. 患者眩晕日久不愈,精神萎靡,腰酸膝软,少寐多梦,健忘,两目干涩,视力减退;或遗精滑泄,耳鸣齿摇;或颧红咽干,五心烦热,舌红少苔,脉细数;或面色㿠白,形寒肢冷,舌淡嫩,苔白,脉弱尺甚。治当选用
    A. 肾气丸　　　　　　　B. 大补元煎　　　　　　C. 左归丸　　　　　　　D. 右归丸

44. 患者眩晕,头重昏蒙,或伴视物旋转,胸闷恶心,呕吐痰涎,食少多寐,舌苔白腻,脉濡滑。治当选用
    A. 羌活胜湿汤　　　　　B. 天麻钩藤饮　　　　　C. 春泽汤　　　　　　　D. 半夏白术天麻汤

45. 中风的病理性质是
    A. 虚实夹杂证　　　　　B. 虚证　　　　　　　　C. 实证　　　　　　　　D. 本虚标实

46. 患者平素头晕头痛,耳鸣目眩,突然发生口眼㖞斜,舌强语謇,或手足重滞,甚则半身不遂等症,舌质红苔黄,脉弦。治当选用
    A. 羚角钩藤汤　　　　　B. 半夏白术天麻汤　　　C. 真方白丸子　　　　　D. 天麻钩藤饮

47. 患者平素头晕耳鸣,腰酸,突然发生口眼㖞斜,言语不利,手指瞤动,甚或半身不遂,舌质红,苔腻,脉弦细

数。治当选用

  A. 羚角钩藤汤   B. 半夏白术天麻汤   C. 镇肝熄风汤   D. 天麻钩藤饮

48. 患者半身不遂,患肢僵硬,拘挛变形,舌强不语,或偏瘫,肢体肌肉萎缩,舌红脉细,或舌淡红,脉沉细。治宜选用

  A. 解语丹   B. 补阳还五汤   C. 左归丸合地黄饮子   D. 独活寄生汤

49. 患者颈前喉结两旁结块肿大,质软不痛,颈部觉胀,胸闷,喜太息,或兼胸胁窜痛,病情常随情志波动,苔薄白,脉弦。治宜选用

  A. 海藻玉壶汤   B. 四海舒郁丸   C. 消瘰丸   D. 栀子清肝汤

50. 患者男性,40岁,慢性乙型肝炎病史2年,时有右胁部隐痛不适,3天前饮酒后右胁肋部胀痛,口苦口黏,小便黄赤,大便不爽,舌红,苔黄腻,脉弦滑数。治宜选用

  A. 柴胡疏肝散   B. 大柴胡汤   C. 一贯煎   D. 龙胆泻肝汤

51. 患者女性,30岁,3天前被蚊虫叮咬后出现往来寒热,一日多次,热多寒少,头痛,骨节酸痛,口渴引饮,便秘尿赤,舌红苔黄,脉弦数。治宜选用

  A. 截疟七宝饮   B. 柴胡截疟饮   C. 白虎加桂枝汤   D. 清瘴汤

52. 患者男性,52岁,慢性肝炎病史1年,一月前发现腹部结块,质软不坚,固定不移,胀痛并见,舌暗,苔薄,脉弦。治宜选用

  A. 柴胡疏肝散合失笑散   B. 逍遥散合失笑散

  C. 八珍汤合化积丸   D. 膈下逐瘀汤合六君子汤

53. 患者男性,58岁,肝硬化病史2年,一年前出现腹胀水肿,逐渐加重,近一周来,腹大胀满,面色苍黄,脘闷纳呆,神倦怯寒,小便短少,舌体胖,边有齿痕,质紫,苔白滑,脉沉细无力。治宜选用

  A. 附子理苓汤   B. 五苓散   C. 中满分消丸   D. 实脾饮

(54～56题共用题干)

  患者,女,45岁。突发身目发黄,黄色鲜明,右胁胀闷疼痛,牵引肩背,寒热往来,口苦咽干,尿黄便秘,舌红苔黄,脉弦滑数。

54. 其证候是

  A. 热重于湿   B. 湿重于热   C. 疫毒炽盛   D. 胆腑郁热

55. 黄疸形成的关键病理因素是

  A. 热邪   B. 寒邪   C. 疫毒   D. 湿邪

56. 下列各项,不属于黄疸的辨证要点的是

  A. 辨阳黄、阴黄   B. 辨黄疸之部位   C. 辨阳黄湿热偏盛   D. 辨阴黄虚实不同

二、B型题:A、B、C、D是其下面两道小题的备选项,请从中选择一项最符合题目要求的,每个选项可以被选择一次或两次。

  A. 补中益气,升举清阳   B. 补脾益气,和胃化湿   C. 补脾益肾,益气和营   D. 补益气血,调养心脾

1. 眩晕动则加剧,唇甲不华,心悸少寐,饮食减少,舌质淡,脉细弱者,治法宜选
2. 时时眩晕,面白神疲,大便溏薄,小腹坠胀,舌质淡,脉细弱者,治法宜选

  A. 芳香化浊,辟秽理气   B. 益气养血,扶正祛邪   C. 软坚散结,祛瘀化痰   D. 和解祛邪,调和营卫

3. 劳疟的治法是
4. 疟母的治法是

  A. 天麻钩藤饮   B. 四逆散   C. 通窍活血汤   D. 半夏白术天麻汤

5. 治疗头痛之肝阳上亢证,应首选
6. 治疗眩晕之肝阳上亢证,应首选

  A. 化痰通络,凉营开窍   B. 平肝息风,化痰通络   C. 清肝息风,豁痰开窍   D. 通腑泻热,化痰祛瘀

7. 中风中经络的治法是

8. 中风中脏腑阳闭的治法是

    A. 柴胡疏肝散   B. 龙胆泻肝汤   C. 复元活血汤   D. 一贯煎

9. 肝络失养之胁痛的代表方是

10. 瘀血阻络之胁痛的代表方是

    A. 茵陈五苓散   B. 大柴胡汤   C. 茵陈术附汤   D. 茵陈蒿汤

11. 阳黄,湿重于热证者,治宜选用

12. 阳黄,砂石阻滞胆道者,治宜选用

    A. 水肿   B. 气臌   C. 血臌   D. 积聚

13. 腹部胀满,嗳气或矢气则舒,腹部按之空空然,叩之如鼓,其诊断为

14. 脘腹坚满,青筋暴露,腹内积块痛如针刺,面颈赤丝血缕,其诊断为

    A.《黄帝内经》   B.《河间六书》   C.《景岳全书》   D.《丹溪心法》

15. "诸风掉眩,皆属于肝"的论点出自何书

16. "无虚不作眩"的论点出自何书

    A. 头痛而眩   B. 头痛隐隐而晕   C. 头痛而空   D. 头痛如裂

17. 肾虚头痛的临床特征是

18. 血虚头痛的临床特征是

    A. 理气舒郁,化痰消瘿   B. 理气活血,化痰消瘿   C. 理气活血,宁心柔肝   D. 清肝泻火,消瘿散结

19. 瘿病属痰结血瘀者,治当

20. 瘿病属肝火旺盛者,治当

    A. 和解表里,温阳达邪   B. 清热解表,和解祛邪   C. 祛邪截疟,和解表里   D. 祛邪截疟,燥湿化浊

21. 正疟的治疗方法是

22. 温疟的治疗方法是

    A. 逍遥散   B. 六磨汤   C. 枳实导滞丸   D. 中满分消丸

23. 食滞痰阻之聚证,治疗宜选用

24. 湿热蕴结之鼓胀,治疗宜选用

    A. 头痛   B. 眩晕   C. 两者均可   D. 两者均不可

25. 羌活胜湿汤可治疗

26. 半夏白术天麻汤可治疗

三、X 型题:在每小题给出的 A、B、C、D 四个选项中,至少有两项是符合题目要求的,请选出所有符合题目要求的答案,多选或少选均不得分。

1. 下列选项中,符合眩晕病因的有

    A. 情志不遂   B. 年高肾亏   C. 病后体虚   D. 跌仆损伤,瘀血内阻

2. 下列选项中,符合鼓胀病的危急症状有

    A. 腹大如瓮   B. 吐血便血   C. 腹壁脉络暴露   D. 神昏抽搐

3. 下列各项中,属于瘿病病理因素的有

    A. 气滞   B. 痰凝   C. 血瘀   D. 水饮

4. 聚证与积证之鉴别要点在于

    A. 疼痛有无固定部位   B. 结块是否固定不移   C. 有无脘胁不适   D. 有无腹痛

5. 下列选项中,符合胁痛辨证要点的有

    A. 痛剧喜温者多属血寒   B. 隐痛绵绵者多属阴虚   C. 胀痛无定处者多属气滞   D. 刺痛有定处者多属血瘀

6. 下列各项中,属于内伤头痛发病病因病机的有

    A. 情志不畅,火盛伤阴   B. 禀赋不足,肾精亏损   C. 思虑过度,气血亏虚   D. 饮食失节,痰湿内阻

7. 胁痛的治疗方法有
A. 温经散寒　　　　B. 祛瘀通络　　　　C. 清热利湿　　　　D. 养阴柔肝

8. 治疗鼓胀时,适宜用逐水法的有
A. 病程较短　　　　B. 正气已不足　　　　C. 腹胀殊甚,腹水不退　　　　D. 尿少便秘,脉实有力

9. 头痛辨证的关键是
A. 辨头痛之部位,分表里　B. 辨头痛之轻重,分脏腑　C. 辨头痛之久暂,分虚实　D. 辨头痛之性质,分寒热

10. 导致黄疸病阳黄证转化为阴黄证的因素有
A. 久嗜生冷　　　　B. 感受寒湿之邪　　　　C. 湿邪阻遏阳气　　　　D. 过服苦寒之药

11. 内伤头痛之病机多与哪些脏腑的功能失调有关
A. 心　　　　B. 肝　　　　C. 肾　　　　D. 脾

12. 瘿病的常见病因是
A. 水土失宜　　　　B. 情志内伤　　　　C. 劳欲久病　　　　D. 体质因素

13. 鼓胀的病因是
A. 酒食不节　　　　B. 情志刺激　　　　C. 外感六淫　　　　D. 黄疸久治不愈

14. 积证的特征是
A. 结块有形可征　　　　B. 痛有定处　　　　C. 结块聚散无常　　　　D. 多为脏病

15. 胁痛的常见病因有
A. 饮食不节　　　　B. 情志不遂　　　　C. 跌打损伤　　　　D. 外感湿热

16. 胁痛的病理因素有
A. 阴虚　　　　B. 血瘀　　　　C. 湿热　　　　D. 气滞

17. 治疗湿热黄疸可选用
A. 茵陈蒿汤　　　　B. 茵陈术附汤　　　　C. 甘露消毒丹　　　　D. 茵陈五苓散

18. 黄疸的病理因素有
A. 湿邪　　　　B. 寒邪、热邪　　　　C. 气滞、瘀血　　　　D. 疫毒

19. 胁痛的病理因素主要有
A. 气滞　　　　B. 血瘀　　　　C. 湿热　　　　D. 寒湿

20. 胁肋刺痛,痛有定处,痛处拒按,入夜痛甚,胁肋下或见有癥块,舌质紫暗,脉象沉涩。治宜选方
A. 复元活血汤　　　　B. 血府逐瘀汤　　　　C. 一贯煎　　　　D. 大黄䗪虫丸

21. 胁肋隐痛,悠悠不休,遇劳加重,口干咽燥,心中烦热,头晕目眩,舌红少苔,脉细弦而数。此证病机为
A. 肝肾阴亏　　　　B. 精血暗耗　　　　C. 肝络失养　　　　D. 脾阴亏虚

22. 下列方剂可以用来治疗疟疾的有
A. 何人饮　　　　B. 鳖甲煎丸　　　　C. 清瘴汤　　　　D. 加味不换金正气散

23. 疟疾的发病主要是感受"疟邪",但与正虚抗邪能力下降有关,诱发因素则与下列哪些因素有关
A. 气滞　　　　B. 外感风寒　　　　C. 外感暑湿　　　　D. 饮食劳倦

24. 与瘿病发病相关的脏腑有
A. 肺　　　　B. 心　　　　C. 脾　　　　D. 肝

25. 患者颈前喉结两旁轻度或中度肿大,柔软光滑,烦热,容易出汗,性情急躁易怒,眼球突出,手指颤抖,面部烘热,口苦,舌质红,苔薄黄,脉弦数。治宜选方
A. 消瘰丸　　　　B. 栀子清肝汤　　　　C. 四海舒郁丸　　　　D. 海藻玉壶汤

26. 中风的辨证要点为

A. 辨中经络、中脏腑　　　B. 中脏腑辨闭证与脱证　　C. 闭证当辨阳闭与阴闭　　D. 辨病期

27. 患者半身不遂,患肢僵硬,拘挛变形,舌强不语,或偏瘫,肢体肌肉萎缩,舌淡红,脉沉细。治宜选方
　　　A. 地黄饮子　　　　　　B. 左归丸　　　　　　C. 右归丸　　　　　　D. 八珍汤

28. 下列属于眩晕的治疗方法的是
　　　A. 平肝潜阳　　　　　　B. 清肝泻火　　　　　　C. 补益气血　　　　　　D. 滋养肝肾

参考答案与解析

一、A 型题。

1. D。
　　上述症状属胁痛之肝郁气滞证。其病机为肝失条达,气机郁滞,络脉失和。治宜疏肝理气。其代表方为柴胡疏肝散加减。故 D 为正确选项。

2. C。
　　上述症状属于胁痛之肝胆湿热证。其病机为湿热蕴结,肝胆失疏,络脉失和。治宜清热利湿。代表方为龙胆泻肝汤。故 C 为正确选项。

3. D。
　　上述症状属于胁痛之瘀血阻络证。其病机为瘀血停滞,肝络痹阻。治宜祛瘀通络。代表方为血府逐瘀汤或复元活血汤。故 D 为正确选项。

4. B。
　　上述症状属于胁痛之瘀血阻络证。其病机为瘀血停滞,肝络痹阻。治宜祛瘀通络。代表方为血府逐瘀汤或复元活血汤。故 B 为正确选项。

5. D。
　　上述症状属于胁痛之肝络失养证。其病机为肝肾阴亏,精血耗伤,肝络失养。治宜养阴柔肝。代表方为一贯煎。故 D 为正确选项。

6. D。
　　《金匮要略·黄疸病脉证并治》篇指出:"黄家所得,从湿得之。"故 D 为正确选项。

7. A。
　　黄疸的病理因素有湿邪、热邪、寒邪、疫毒、气滞、瘀血六种,但其中以湿邪为主,黄疸的形成,关键是湿邪为患。故 A 为正确选项。

8. B。
　　黄疸是以目黄、身黄、小便黄为主症的一种病证,其中目睛黄染尤为本病的重要特征。故 B 为正确选项。

9. D。
　　上述症状属于阳黄之热重于湿证。其病机为湿热熏蒸,困遏脾胃,壅滞肝胆,胆汁泛溢。治宜清热通腑,利湿退黄。其代表方为茵陈蒿汤。故 D 为正确选项。

10. C。
　　上述症状属于阳黄之胆腑郁热证。其病机为湿热砂石郁滞,脾胃不和,肝胆失疏。治宜疏肝泻热,利胆退黄。其代表方为大柴胡汤加减。故 C 为正确选项。

11. D。
　　上述症状其病机为湿热疫毒炽盛,深入营血,内陷心肝。治宜清热解毒,凉血开窍。证属阳黄之疫毒炽盛证(急黄)。故 D 为正确选项。

12. A。
　　上述症状属于阳黄之胆腑郁热证。其病机为湿热砂石郁滞,脾胃不和,肝胆失疏。治宜疏肝泻热,利胆退黄。其代表方为大柴胡汤加减。故 A 为正确选项。

13. D。
　　黄疸之疫毒炽盛证即急黄。其病机为湿热疫毒炽盛,深入营血,内陷心肝。治宜清热解毒,凉血开窍。故 D 为正确选项。

14.C。

黄疸发病与感受外邪、饮食劳倦或病后有关;其病机是湿滞脾胃,肝胆失疏,胆汁外溢;其主症为目黄、身黄、小便黄,萎黄之病因与饥饱劳倦、食滞虫积或病后失血有关;其病机为脾胃虚弱,气血不足,肌肤失养;其主症为肌肤萎黄不泽,目睛及小便不黄,常伴头昏倦怠,心悸少寐,纳少便溏等症状。故C为正确选项。

15.A。

黄疸之疫毒炽盛证即急黄。其一般临床表现为发病急骤,黄疸迅速加深,其色如金,皮肤瘙痒,高热口渴,胁痛腹满,神昏谵语,烦躁抽搐,或见衄血、便血,或肌肤瘀斑,舌质红绛,苔黄而燥,脉弦滑或数。其病机为湿热疫毒炽盛,深入营血,内陷心肝。治宜清热解毒,凉血开窍。故A为正确选项。

16.B。

上述症状属于阴黄之寒湿阻遏证。其病机为中阳不振,寒湿滞留,肝胆失于疏泄。治宜温中化湿,健脾和胃。其代表方为茵陈术附汤。故B为正确选项。

17.C。

根据身目发黄,上腹、右胁胀闷疼痛,牵引肩背,小便黄赤,大便秘结,舌红苔黄,脉弦滑数等症状,可辨为黄疸之胆腑郁热证,治法:疏肝泄热,利胆退黄,代表方:大柴胡汤加减。

18.C。

上述症状属于阴黄之脾虚湿滞证。其病机为黄疸日久,脾虚血亏,湿滞残留。治宜健脾养血,利湿退黄。其代表方为黄芪建中汤。故C为正确选项。

19.B。

热重于湿证表现为身目俱黄,黄色鲜明,发热口渴,或见心中懊恼,腹部胀闷,口干而苦,恶心呕吐,小便短少黄赤,大便秘结,舌苔黄腻,脉象弦数。湿重于热证表现为身目俱黄,黄色不及前者鲜明,头重身困,胸脘痞满,食欲减退,恶心呕吐,腹胀或大便溏垢,舌苔厚腻微黄,脉象濡数或濡缓。急黄表现为发病急骤,黄疸迅速加深,其色如金,皮肤瘙痒,高热口渴,胁痛腹满,神昏谵语,烦躁抽搐,或见衄血、便血,或肌肤瘀斑,舌质红绛,苔黄而燥,脉弦滑或数。故B为正确选项。

20.C。

黄疸消退后湿热留恋证。其病机为湿热留恋,余邪未清,治宜清热利湿。其代表方为茵陈四苓散。故C为正确选项。

21.B。

《医宗必读·积聚》篇提出了积聚分初、中、末三个阶段的治疗法则,即"初者,病邪初起,正气尚强,邪气尚浅,则任受攻;中者,受病渐久,邪气较深,正气较弱,任受且攻且补;末者,病根经久,邪气侵凌,正气消残,则任受补。"故B为正确选项。

22.C。

积聚是腹内结块,或痛或胀的病证。分别言之,积属有形,结块固定不移,痛有定处,病在血分,是为脏病;聚属无形,包块聚散无常,痛无定处,病在气分,是为腑病。本题所述病证为聚证之肝气郁结证。故C为正确选项。

23.A。

上述症状属于聚证之食滞痰阻证。其病机为虫积、食滞、痰浊交阻,气聚不散,结而成块。治宜理气化痰,导滞散结。其代表方为六磨汤。故A为正确选项。

24.C。

食滞痰阻之聚证表现为腹胀或痛,腹部时有条索状物聚起,按之胀痛更甚,便秘,纳呆,舌苔腻,脉弦滑等。肝气郁结之聚证表现为腹中结块柔软,时聚时散,攻窜胀痛,脘胁胀闷不适,苔薄,脉弦等。气滞血阻之积证表现为腹部积块质软不坚,固定不移,胀痛不适,舌苔薄,脉弦。故C为正确选项。

25.A。

上述症状属于积证之正虚瘀结证。其病机为癥积日久,中虚失运,气血衰少。治宜补益气血,活血化瘀。其代表方为八珍汤合化积丸。故A为正确选项。

26.A。

明代喻嘉言在其著作《医门法律》中提出:"胀病亦不外水裹、气结、血瘀。"故A为正确选项。

27.D。

上述症状属于鼓胀之水湿困脾证。其病机属于湿邪困遏,脾阳不振,寒水内停。治宜温中健脾,行气利水。其代表方为实脾饮。故D为正确选项。

28. **A。**

上述症状属于鼓胀之水热蕴结证。其病机为湿热壅盛,蕴结中焦,浊水内停。治宜清热利湿,攻下逐水。其代表方为中满分消丸合茵陈蒿汤。故 A 为正确选项。

29. **B。**

上述症状属于鼓胀之瘀结水留证。其病机为肝脾瘀结,络脉滞涩,水气停留。治宜活血化瘀,行气利水。其代表方为调营饮。故 B 为正确选项。

30. **C。**

上述症状属于鼓胀之水热蕴结证。其病机为湿热壅盛,蕴结中焦,浊水内停。治宜清热利湿,攻下逐水。其代表方为中满分消丸合茵陈蒿汤。故 C 为正确选项。

31. **B。**

偏头痛的特点是:疼痛暴作,痛势剧烈,一侧头痛,或左或右,或连及眼齿,呈胀痛、刺痛或跳痛,可反复发作,经年不愈,痛止如常人。可因情绪波动,或疲劳过度而引发。偏头痛的病因虽多,但与肝阳偏亢,肝经风热上扰关系最为密切。故 B 为正确选项。

32. **D。**

上述症状属于风寒头痛。其病机为风寒外袭,上犯颠顶,凝滞经脉。治宜疏散风寒止痛。方选川芎茶调散。故 D 为正确选项。

33. **C。**

上述症状属于风热头痛。其病机为风热外袭,上扰清空,窍络失和。治宜疏风清热和络。其代表方为芎芷石膏汤。故 C 为正确选项。

34. **D。**

肝阳头痛表现为头昏胀痛,两侧为重,心烦易怒,夜寐不宁,口苦面红,或兼胁痛,舌红苔黄,脉弦数。血虚头痛表现为头痛隐隐,时时昏厥,心悸失眠,面色少华,神疲乏力,遇劳加重,舌质淡,苔薄白,脉细弱。瘀血头痛表现为头痛经久不愈,痛处固定不移,痛如锥刺,或有头部外伤史,舌紫暗,或有瘀斑、瘀点,苔薄白,脉细或细涩。故 D 为正确选项。

35. **A。**

上述症状属于肝阳头痛。其病机为肝失条达,气郁化火,阳亢风动。治宜平肝潜阳息风。其代表方为天麻钩藤饮。故 A 为正确选项。

36. **A。**

上述症状属于痰浊头痛。其病机为脾失健运,痰浊中阻,上蒙清窍。治宜健脾燥湿,化痰降逆。其代表方为半夏白术天麻汤。故 A 为正确选项。

37. **D。**

脑为髓海,依赖于肝肾精血和脾胃精微物质的充养,故内伤头痛之病机多与肝、脾、肾三脏的功能失调有关。故 D 为正确选项。

38. **B。**

《丹溪心法·头痛》提出头痛"如不愈各加引经药,太阳川芎,阳明白芷,少阳柴胡,太阴苍术,少阴细辛,厥阴吴茱萸"。故 B 为正确选项。

39. **D。**

上述症状属于血虚头痛。其病机为气血不足,不能上荣,窍络失养。治宜养血滋阴,和络止痛。其代表方为加味四物汤。故 D 为正确选项。

40. **B。**

眩是指眼花或眼前发黑,晕是指头晕甚或感觉自身或外界景物旋转。二者常同时并见,故统称为"眩晕"。基本病机髓海不足,或气血亏虚,清窍失养;风、火、痰、瘀扰乱清空。眩晕的病位在于头窍,其病变脏腑与肝、脾、肾三脏相关。肝乃风木之脏,其性主动主升,若肝肾阴亏,水不涵木,阴不维阳,阳亢于上,或气火暴升,上扰头目,则发为眩晕。脾为后天之本,气血生化之源,若脾胃虚弱,气血亏虚,清窍失养,或脾失健运,痰浊中阻,或风阳夹痰,上扰清空,均可发为眩晕。肾主骨生髓,脑为髓海,肾精亏虚,髓海失充,亦可发为眩晕。故 B 为正确选项。

41. **C。**

上述症状属于眩晕之肝阳上亢证。其病机为肝阳风火,上扰清窍。治宜平肝潜阳,清火息风。其代表方为天麻钩藤饮。故 C 为正确选项。

42. B。

上述症状属于眩晕之气血亏虚证。其病机为气血亏虚,清阳不展,脑失所养。治宜补益气血,调养心脾。其代表方为归脾汤。故 B 为正确选项。

43. C。

上述症状属于眩晕之肾精不足证。其病机为肾精不足,髓海空虚,脑失所养。治宜滋养肝肾,益精填髓。其代表方为左归丸。故 C 为正确选项。

44. D。

上述症状属于眩晕之痰湿中阻证。其病机为痰浊中阻,上蒙清窍,清阳不升。治宜化痰祛湿,健脾和胃。其代表方为半夏白术天麻汤。故 D 为正确选项。

45. D。

中风的病理性质多属本虚标实。肝肾阴虚,气血衰少为致病之本,风、火、痰、气、瘀为发病之标。故 D 为正确选项。

46. D。

上述症状属于中风之中经络之风阳上扰证。其病机为肝火偏旺,阳亢化风,横窜络脉。治宜平肝潜阳,活血通络。其代表方为天麻钩藤饮。故 D 为正确选项。

47. C。

上述症状属于中风之中经络之阴虚风动证。其病机为肝肾阴虚,风阳内动,风痰瘀阻经络。治宜滋阴潜阳,息风通络。其代表方为镇肝熄风汤。故 C 为正确选项。

48. C。

上述症状属于中风恢复期之肝肾亏虚证。其病机为肝肾亏虚,阴血不足,筋脉失养。治宜滋养肝肾。其代表方为左归丸合地黄饮子。故 C 为正确选项。

49. B。

上述症状属于瘿病之气郁痰阻证。其病机为气机郁滞,痰浊壅阻,凝结颈前。治宜理气舒郁,化痰消瘿。其代表方为四海舒郁丸。故 B 为正确选项。

50. D。

根据右胁肋部胀痛,口苦口黏,小便黄赤,大便不爽,舌红,苔黄腻,脉弦滑数等症状,可辨为胁痛之肝胆湿热证,治法:疏肝利胆,清热利湿,代表方:龙胆泻肝汤加减。柴胡疏肝散为治疗胁痛之肝郁气滞证的代表方,症见胁肋胀痛,走窜不定,甚则引及胸背肩臂,疼痛每因情志变化而增减,胸闷腹胀,嗳气频作,得嗳气而胀痛稍舒,纳少口苦,舌苔薄白,脉弦。治法:疏肝理气,柔肝止痛。一贯煎为治疗胁痛之肝络失养证的代表方,症见胁肋隐痛,悠悠不休,遇劳加重,伴见口干咽燥,心中烦热,头晕目眩,舌红少苔,脉细弦而数。治法:养阴柔肝,理气止痛。

51. C。

根据往来寒热,热多寒少,口渴引饮,便秘尿赤,舌红苔黄,脉弦数等症状,可辨为疟疾之温疟,治法:清热解表,和解祛邪,代表方:白虎加桂枝汤或白虎加人参汤加减。截疟七宝饮和柴胡截疟饮为治疗正疟的代表方,症见常先有呵欠乏力,继则寒战鼓颌,寒罢则内外皆热,头痛面赤,口渴引饮,终则遍身汗出,热退身凉,每日或间一两日发作一次,寒热休作有时,舌红,苔薄白或黄腻,脉弦。治法:祛邪截疟,和解表里。清瘴汤为治疗瘴疟之热瘴的代表方,症见热甚寒微,或壮热不寒,头痛,肢体烦疼,面红目赤,胸闷呕吐,烦渴饮冷,大便秘结,小便热赤,甚至神昏谵语,舌质红绛,苔黄腻或垢黑,脉洪数或弦数。治法:解毒除瘴,清热保津。

52. A。

根据腹部结块,质软不坚,固定不移,胀痛并见,舌暗,苔薄,脉弦等症状,可辨为积证之气滞血阻证,治法:理气消积,活血散瘀。代表方:柴胡疏肝散合失笑散加减。逍遥散为治疗聚证之肝气郁结证的代表方,症见:腹中结块柔软,时聚时散,攻窜胀痛,脘胁胀闷不适,常随情绪波动而起伏,舌淡苔薄,脉弦。治法:疏肝解郁,行气散结。八珍汤合化积丸为治疗积证之正虚瘀结证的代表方,症见:久病体弱,积块坚硬,隐痛或剧痛,饮食大减,肌肉瘦削,神倦乏力,面色萎黄或黧黑,甚则面肢浮肿,舌质淡紫,或光剥无苔,脉细数或弦细。治法:补益气血,活血化瘀。膈下逐瘀汤合六君子汤为治疗积证之瘀血内结证的代表方,症见:腹部积块渐大,质地较硬,固定不移,隐痛或刺痛,纳谷减少,体倦乏力,面暗消瘦,时有寒热,女子或见月事不下,舌质紫或有瘀斑瘀点,脉细涩。治法:祛瘀软坚,兼调脾胃。

53. A。

根据腹大胀满,神倦怯寒,小便短少,舌体胖,边有齿痕,质紫,苔白滑,脉沉细无力等症状,可辨为鼓胀之阳虚水盛证,治法:温补脾肾,化气利水,代表方:附子理苓汤或济生肾气丸加减。中满分消丸合茵陈蒿汤为治疗鼓胀之水热蕴结证的代表方,症见:腹大坚满,脘腹胀急,烦热口苦,渴不欲饮,或有面目、皮肤发黄,小便赤涩,大便秘结或溏垢,舌边尖红,苔黄腻或兼灰黑,脉象弦数。治法:清热利湿,攻下逐水。实脾饮为治疗鼓胀之寒水困脾证的代表方,症见:腹大胀满,按之如囊裹水,甚则颜面微浮,下肢浮肿,脘腹痞胀,得热则舒,精神困倦,怯寒懒动,小便短少,大便溏薄,舌苔白腻,脉弦迟。治法:温中健脾,行气利水。

54、55、56.D;D;B。

阳黄之胆腑郁热证,症见身目发黄,黄色鲜明,上腹、右胁胀闷疼痛,牵引肩背,身热不退,或寒热往来,口苦咽干,呕吐呃逆,尿黄赤,大便秘,舌红苔黄,脉弦滑数。题中患者身目发黄,诊断为黄疸;黄色鲜明,口苦咽干,舌红苔黄,脉弦滑数,故诊断为阳黄。湿邪壅阻中焦,肝气郁滞,疏泄不利,则右胁胀闷疼痛,牵引肩背;湿热留恋,伏而不解,三焦气化失司,脾胃不和,肝胆失疏,则寒热往来,口苦咽干,舌红苔黄,脉弦滑数;湿邪阻遏下焦,胆汁疏泄失常,下注膀胱,则尿黄便秘,故为胆腑郁热证的表现。热重于湿证之阳黄的主要临床表现为身目俱黄,黄色鲜明,发热口渴,或见心中懊侬,腹部胀闷,胁痛,口干而苦,恶心呕吐,小便短少黄赤,大便秘结,舌质红,舌苔黄腻,脉象弦数。湿重于热之阳黄的主要临床表现为身目俱黄,黄色不及前者鲜明,头重身困,胸脘痞满,食欲减退,恶心呕吐,腹胀或大便溏垢,舌质红,舌苔厚腻微黄,脉象濡数或濡缓。疫毒炽盛之阳黄的主要临床表现为发病急骤,黄疸迅速加深,其色如金,皮肤瘙痒,高热口渴,胁痛腹满,神昏谵语,烦躁抽搐,或见衄血、便血,或肌肤瘀斑,舌质红绛,苔黄而燥,脉弦滑或数。黄疸的病理因素有湿邪、热邪、寒邪、疫毒、气滞、血瘀六种,但其中以湿邪为主。湿邪既可从外感而受,亦可以从内而生,如外感湿热疫毒,为湿从外受;饮食劳倦或病后瘀阻湿滞,属湿自内生,为最主要的病理因素。黄疸的辨证,应以阴阳为纲,阳黄以湿热疫毒为主其中有热重于湿、湿重于热、胆腑郁热与疫毒炽盛的不同;阴黄以脾虚寒湿为主。黄疸的辨证,应该辨阳黄、阴黄;辨阴黄之病因;辨阳黄湿热之轻重、胆腑郁热及疫毒炽盛。选项虽未明显提出要辨黄疸病势轻重,但黄疸一般都有身目俱黄,部位不存在辨证价值,故56题B项错,为本题正确答案。

二、B型题。

1、2.D;A。

前者属于眩晕之气血亏虚证。其病机为气血亏虚,清阳不展,脑失所养。治宜补益气血,调养心脾。后者属于眩晕之中气不足,清阳不升证,治宜补中益气,升举清阳。故正确选项分别为D、A。

3、4.B;C。

劳疟表现为疟疾迁延日久,每遇劳累辄易发作,发时寒热较轻,面色萎黄,倦怠乏力,短气懒言,纳少自汗,舌质淡,脉细弱。其病机为疟邪久留,气血耗伤,治宜益气养血,扶正祛邪。久疟不愈,痰浊瘀血互结,左胁下形成痞块,即为疟母。治宜软坚散结,祛瘀化痰。故正确选项分别为B、C。

5、6.A;A。

头痛之肝阳上亢证的表现为头昏胀痛,两侧为重,心烦易怒,夜寐不宁,口苦面红,或兼胁痛,舌红苔黄,脉弦数。其病机为肝失条达,气郁化火,阳亢风动。治宜平肝潜阳息风。其代表方为天麻钩藤饮。眩晕之肝阳上亢证的表现为眩晕,耳鸣,头目胀痛,口苦,失眠多梦,遇烦劳郁怒而加重,甚则仆倒,颜面潮红,急躁易怒,肢麻震颤,舌红苔黄,脉弦或数。其病机为肝阳风火,上扰清窍。治宜平肝潜阳,清火息风。其代表方为天麻钩藤饮。故正确选项分别为A、A。

7、8.B;C。

中风的治疗原则:中经络:平肝息风,化痰祛瘀通络。中脏腑:闭证:治当清肝息风,豁痰开窍,通腑泻热。脱证:救阴回阳固脱。内闭外脱:醒神开窍与扶正固脱兼用。恢复期:平肝息风、化痰祛瘀与滋养肝肾、益气养血并用。故正确选项分别为B、C。

9、10.D;C。

胁痛之肝络失养证的表现是胁肋隐痛,悠悠不休,遇劳加重,口干咽燥,心中烦热,头晕目眩,舌红少苔,脉细弦而数。其病机为肝肾阴亏,精血暗耗,肝络失养。治宜养阴柔肝。其代表方为一贯煎加减。胁痛之瘀血阻络证的表现为胁肋刺痛,痛有定处,痛处拒按,入夜痛甚,胁肋下或见有癥块,舌质紫暗,脉象沉涩。其病机为瘀血停滞,肝络痹阻。治宜祛瘀通络。其代表方为血府逐瘀汤或复元活血汤。故正确选项分别为D、C。

11、12.A;B。

阳黄之湿重于热证的临床表现为身目俱黄,黄色不及前者鲜明,头重身困,胸脘痞满,食欲减退,恶心呕吐,腹胀或大便溏垢,舌苔厚腻微黄,脉象濡数或濡缓。其病机为湿遏热伏,困阻中焦,胆汁不循常道。治宜利湿化浊运脾,佐以清热。其代表方为茵陈五苓散合甘露消毒丹。阳黄之砂石阻滞胆道证,其病机为湿热砂石郁滞,脾胃不和,肝胆失疏,治宜疏肝泻热,利胆退黄。其代表方为大柴胡汤。故正确选项分别为 A、B。

13、14. B;C。

积聚是腹内结块,或痛或胀的病证。分别言之,积属有形,结块固定不移,痛有定处,病在血分,是为脏病;聚属无形,包块聚散无常,痛无定处,病在气分,是为腑病。因积与聚关系密切,故两者往往一并论述。鼓胀是指腹部胀大如鼓的一类病证,临床以腹大胀满,绷急如鼓,皮色苍黄,脉络显露为特征,故名鼓胀。腹部膨隆,嗳气或矢气则舒,腹部按之空空然,叩之如鼓,是为"气臌"。腹部胀满膨大,或状如蛙腹,按之如囊裹水,常伴下肢浮肿,是为"水臌"。脘腹坚满,青筋暴露,腹内积块痛如针刺,面颈部赤丝血缕,是为"血臌"。水肿是体内水液潴留,泛滥肌肤,表现以头面、眼睑、四肢、腹背,甚至全身浮肿为特征的一类病证。故正确选项分别为 B、C。

15、16. A;C。

《素问·至真要大论》中病机十九条有"诸风掉眩,皆属于肝"之论。《景岳全书·眩运》篇中指出:"眩运一证,虚者居其八九,而兼火兼痰者,不过十中一二耳。"强调指出"无虚不能作眩。"故正确选项分别为 A、C。

17、18. C;B。

肾虚头痛的一般临床表现为头痛且空,眩晕耳鸣,腰酸膝软,神疲乏力,滑精带下,舌红少苔,脉细无力。血虚头痛的一般临床表现为头痛隐隐,时时昏厥,心悸失眠,面色少华,神疲乏力,遇劳加重,舌质淡,苔薄白,脉细弱。故正确选项分别为 C、B。

19、20. B;D。

瘿病之痰结血瘀证的临床表现为颈前喉结两旁结块肿大,按之较硬或有结节,肿块经久未消,胸闷,纳差,舌质暗或紫,苔薄白或白腻,脉弦或涩。其病机为痰气交阻,血脉瘀滞,搏结成瘿。治宜理气活血,化痰消瘿。瘿病之肝火旺盛证的临床表现为颈前喉结两旁轻度或中度肿大,一般柔软光滑,烦热,容易出汗,性情急躁易怒,眼球突出,手指颤抖,面部烘热,口苦,舌质红,苔薄黄,脉弦数。其病机为痰气交阻,气郁化火,壅结颈前,治宜清肝泻火,消瘿散结。故正确选项分别为 B、D。

21、22. C;B。

正疟的病机为疟邪伏于少阳,与营卫相搏,正邪交争。故治宜祛邪截疟,和解表里。温疟的病机为阳热素盛,疟邪与营卫相搏,热炽于里。故治宜清热解表,和解祛邪。故正确选项分别为 C、B。

23、24. B;D。

聚证之食滞痰阻证的临床表现为腹胀或痛,腹部时有条索状物聚起,按之胀痛更甚,便秘,纳呆,舌苔腻,脉弦滑等。其病机为虫积、食滞、痰浊交阻,气聚不散,结而成块。治宜理气化痰,导滞散结。其代表方为六磨汤。鼓胀之湿热蕴结证的临床表现为腹大坚满,脘腹胀急,烦热口苦,渴不欲饮,或有面、目、皮肤发黄,小便赤涩,大便秘结或溏垢,舌边尖红,苔黄腻或兼灰黑,脉象弦数。其病机为湿热壅盛,蕴结中焦,浊水内停。治宜清热利湿,攻下逐水。其代表方为中满分消丸合茵陈蒿汤。故正确选项分别为 B、D。

25、26. A;C。

羌活胜湿汤功能祛风胜湿,用于风湿困遏所致的头痛。半夏白术天麻汤功能燥湿化痰,平肝息风,用于治疗脾虚生痰,风痰上扰清空所致的头痛,还可以治疗脾虚湿盛,风痰上扰之眩晕。故正确选项分别为 A、C。

三、X 型题。

1. ABCD。

眩是指眼花或眼前发黑,晕是指头晕甚或感觉自身或外界景物旋转。二者常同时并见,故统称为"眩晕"。轻者闭目即止;重者如坐车船,旋转不定,不能站立,或伴有恶心、呕吐、汗出,甚则昏倒等症状。眩晕的成因为:①情志不遂。②年高肾亏。③病后体虚。④饮食不节。⑤跌仆损伤,瘀血内阻。其基本病机为髓海不足,或气血亏虚,清窍失养;风、火、痰、瘀扰乱清空。故 ABCD 皆为正确选项。

2. BD。

鼓胀是指腹部胀大如鼓的一类病证,临床以腹大胀满,绷急如鼓,皮色苍黄,脉络显露为特征,故名鼓胀。鼓胀的转归预后:由于鼓胀病情易于反复,预后一般较差,因气、血、水互结,邪盛而正衰,治疗较为棘手。若病在早期,正虚不著,经适当调治,腹水可以消失,病情可趋缓解。如延至晚期,邪实正虚,则预后较差,腹水反复发生,病情不易稳定。如阴虚血热,络脉瘀损,可致鼻衄、齿衄,甚或大量呕血、便血;或肝肾阴虚,邪从热化,蒸液生痰,内蒙心窍,引动肝风,则见神昏谵语、痉厥等严重征象;如脾肾阳虚,湿浊内蒙,蒙蔽心窍,亦可导致神志昏厥之变,终至邪陷正虚,气阴耗竭,由闭转脱,病情极为险恶。故正确选项为 BD。

3. ABC。

瘿病是以颈前喉结两旁结块肿大为主要临床特征的一类疾病。瘿病的基本病机为气滞、痰凝、血瘀壅结颈前。故 ABC 为正确选项。

4. **AB**。

积聚是腹内结块,或痛或胀的病证。分别言之,积属有形,结块固定不移,痛有定处,病在血分,是为脏病;聚属无形,包块聚散无常,痛无定处,病在气分,是为腑病。因积与聚关系密切,故两者往往一并论述。故正确选项为 AB。

5. **BCD**。

胁痛的辨证要点:辨在气在血。大抵胀痛多属气郁,且疼痛游走不定,时轻时重,症状轻重与情绪变化有关;刺痛多属血瘀,且痛处固定不移,疼痛持续不已,局部拒按,入夜尤甚。辨属虚属实。实证之中以气滞、血瘀、湿热为主,多病程短,来势急,症见疼痛较重而拒按,脉实有力。虚证多为阴血不足,脉络失养,症见其痛隐隐,绵绵不休,且病程长,来势缓,并伴见全身阴血亏耗之证。故正确选项为 BCD。

6. **ABCD**。

头痛是指因外感六淫、内伤杂病而引起的,以头痛为主要表现的一类病证。其病因有感受外邪、情志失调、先天不足或房事不节、饮食劳倦或体虚久病和头部外伤或久病入络。内伤头痛的临床常见证型有:肝阳头痛、血虚头痛、痰浊头痛、肾虚头痛和瘀血头痛。故 ABCD 皆为正确选项。

7. **BCD**。

胁痛之治疗原则当根据"通则不痛"的理论,以疏肝和络止痛为基本治则,结合肝胆的生理特点,灵活运用。实证之胁痛,宜用理气、活血、清利湿热之法;虚证之胁痛,宜补中寓通,采用滋阴、养血、柔肝之法。故正确答案为 BCD。

8. **ACD**。

关于逐水法的应用:鼓胀患者病程较短,正气尚未过度消耗,而腹胀殊甚,腹水不退,尿少便秘,脉实有力者,可以酌情使用逐水之法。故正确选项为 ACD。

9. **CD**。

头痛辨证关键在于辨头痛之久暂分虚实,辨头痛之性质分寒热。外感头痛的临床常见证型有风寒头痛、风热头痛和风湿头痛。内伤头痛的临床常见证型有肝阳头痛、血虚头痛、痰浊头痛、肾虚头痛和瘀血头痛。

10. **ABCD**。

黄疸的病理表现有湿热和寒湿两端。由于致病因素不同及个体素质的差异,湿邪可从热化或从寒化。湿热蕴积化毒,疫毒炽盛,充斥三焦,深入营血,内陷心肝,可见猝然发黄,神昏谵妄,痉厥出血等危重症,称为急黄。阳黄、急黄、阴黄在一定条件下可以相互转化。如阳黄治疗不当,病情发展,病状急剧加重,热势鸱张,侵犯营血,内蒙心窍,引动肝风,则发为急黄。如阳黄误治失治,迁延日久,脾阳损伤,湿从寒化,则可转为阴黄。如阴黄复感外邪,湿郁化热,又可呈阳黄表现,病情较为复杂。故 ABCD 皆为正确选项。

11. **BCD**。

头痛的病机:外感头痛的病机是外邪上扰清空,壅滞经络,络脉不通;内伤头痛的病机是肝、脾、肾三脏功能失调。故正确选项为 BCD。

12. **ABD**。

瘿病是以颈前喉结两旁结块肿大为主要临床特征的一类疾病。瘿病的病因有情志内伤、饮食及水土失宜和体质因素。故正确选项为 ABD。

13. **ABD**。

鼓胀是指腹部胀大如鼓的一类病证,临床以腹大胀满,绷急如鼓,皮色苍黄,脉络显露为特征,故名鼓胀。鼓胀的成因为酒食不节、情志刺激、虫毒感染、病后续发。黄疸消退,有时并不代表病已痊愈。如湿邪不清,肝脾气血未复,可导致病情迁延不愈,或黄疸反复发生,甚至转成癥积、鼓胀。故正确选项为 ABD。

14. **ABD**。

积聚是腹内结块,或痛或胀的病证。分别言之,积属有形,结块固定不移,痛有定处,病在血分,是为脏病;聚属无形,包块聚散无常,痛无定处,病在气分,是为腑病。因积与聚关系密切,故两者往往一并论述。故正确答案为 ABD。

15. **ABCD**。

胁痛是指以一侧或两侧胁肋部疼痛为主要表现的病证,是临床上比较多见的一种自觉症状。胁痛的成因为情志不遂、跌仆损伤、饮食所伤、外感湿热、劳欲久病。故 ABCD 皆为正确选项。

16. **ABCD**。

胁痛的病理因素:不外乎气滞、血瘀、湿热三者。因肝郁气滞、瘀血停着、湿热蕴结所导致的胁痛多属实证,是为"不通则痛";而因阴血不足,肝络失养所导致的胁痛则为虚证,属"不荣则痛"。病理变化可归结为"不通则痛"与"不荣则痛"两类。故 ABCD 皆为正确选项。

17. **ACD**。

湿热黄疸包括热重于湿证和湿重于热证。前者可用茵陈蒿汤治疗;后者可用茵陈五苓散合甘露消毒丹治疗。而茵陈术附汤用于治疗寒湿阻遏之阴黄。故正确选项为 ACD。

18. **ABCD**。

黄疸是以目黄、身黄、小便黄为主症的一种病证,其中目睛黄染尤为本病的重要特征。黄疸形成的关键是湿邪,由于湿邪困遏脾胃,壅塞肝胆,疏泄失常,胆汁泛溢而发生黄疸。黄疸的病理因素有湿邪、热邪、寒邪、疫毒、气滞、瘀血六种,但其中以湿邪为主。故 ABCD 皆为正确选项。

19. **ABC**。

胁痛的病理因素:不外乎气滞、血瘀、湿热三者。因肝郁气滞、瘀血停着、湿热蕴结所导致的胁痛多属实证,是为"不通则痛";而因阴血不足,肝络失养所导致的胁痛则为虚证,属"不荣则痛"。病理变化可归结为"不通则痛"与"不荣则痛"两类。故 ABC 皆为正确选项。

20. **AB**。

上述症状属于胁痛之瘀血阻络证。其病机为瘀血停滞,肝络痹阻。治宜祛瘀通络。其代表方是血府逐瘀汤或复元活血汤。前方功用活血化瘀,行气止痛;后方祛瘀通络,消肿止痛。

21. **ABC**。

上述症状属于胁痛之肝络失养证。其病机为肝肾阴亏,精血耗伤,肝络失养。治法为养阴柔肝。代表方为一贯煎。故 ABC 为正确选项。

22. **ABCD**。

何人饮可用于治疗劳疟,鳖甲煎丸可用于治疗疟母,清瘴汤可用于治疗瘴疟之热瘴,加味不换金正气散可用于瘴疟之冷瘴。故 ABCD 皆为正确选项。

23. **BCD**。

疟疾的病因:主要是感受"疟邪",但其发病与正虚抗邪能力下降有关,诱发因素则与外感风寒、暑湿,饮食劳倦有关,其中尤以暑湿诱发为最多。故正确选项为 BCD。

24. **BCD**。

瘿病是以颈前喉结两旁结块肿大为主要临床特征的一类疾病。其基本病机:气滞、痰凝、血瘀壅结颈前。其病位:主要在肝脾,与心有关。故正确选项为 BCD。

25. **AB**。

上述症状属于瘿病之肝火旺盛证。其病机为痰气交阻,气郁化火,壅结颈前。其治法是清肝泻火,消瘿散结。代表方是栀子清肝汤合消瘰丸。前方清肝泻火,后方清热化痰,软坚散结。故正确选项为 AB。

26. **ABCD**。

中风是以猝然昏仆,不省人事,半身不遂,口眼㖞斜,语言不利为主症的病证。病轻者可无昏仆而仅见半身不遂及口眼㖞斜等症状。其辨证要点:辨中经络、中脏腑:中经络意识清楚,中脏腑昏不知人。中脏腑辨闭证与脱证:闭证属实,邪气内闭清窍所致,证见神志昏迷,牙关紧闭,口噤不开,两手握固,肢体强痉,大小便闭等。脱证属虚,真阳散脱阴阳离决之候,证见神志昏愦,目合口开,四肢松懈瘫软,手撒肢冷汗多,二便自遗,鼻息低微。闭证常见于骤起,脱证则由闭证恶变转化而成,并可见内闭外脱之候。闭证当辨阳闭和阴闭:阳闭有瘀热痰火之象;阴闭有寒湿痰浊之象。辨病期:急性期(2 周~1 个月)、恢复期(1~6 个月)、后遗症期(6 个月以上)。故 ABCD 皆为正确选项。

27. **AB**。

上述症状属于中风恢复期之肝肾亏虚证,其病机为肝肾亏虚,阴血不足,筋脉失养。治法为滋养肝肾。代表方为左归丸合地黄饮子。前方功专滋补肝肾真阴,后方功能滋肾阴,补肾阳,开窍化痰。故正确选项为 AB。

28. **ABCD**。

眩晕的基本病机髓海不足,或气血亏虚,清窍失养;风、火、痰、瘀扰乱清空。眩晕的治疗原则是补虚泻实,调整阴阳。虚者当滋养肝肾,补益气血,填精生髓。实证当平肝潜阳,清肝泻火,化痰行瘀。故 ABCD 皆为正确选项。

第五章

5

肾系病证

一、A型题：在每小题给出的 A、B、C、D 四个选项中，请选出一项最符合题目要求的。

1. 患者眼睑浮肿，继则四肢及全身皆肿，来势迅速，多有恶寒，发热，肢节酸楚，小便不利等症。偏于风热者，伴咽喉红肿疼痛，舌质红，脉浮滑数。偏于风寒者，兼恶寒，咳喘，舌苔薄白，脉浮滑或浮紧。治宜选用
   A. 越婢加术汤　　　　　B. 麻黄连翘赤小豆汤　　C. 防己黄芪汤　　　　D. 疏凿饮子

2. 患者水肿反复消长不已，面浮身肿，腰以下甚，按之凹陷不起，尿量减少或反多，腰酸冷痛，四肢厥冷，怯寒神疲，面色㿠白，甚者心悸胸闷，喘促难卧，腹大胀满，舌质淡胖，苔白，脉沉细或沉迟无力。治当
   A. 温肾健脾，行气利水　　B. 温肾助阳，化气行水　　C. 温肺散寒，利水消肿　　D. 温阳化饮，降气平喘

3. 患者身肿日久，腰以下为甚，按之凹陷不易恢复，脘腹胀闷，纳减便溏，面色不华，神疲乏力，四肢倦怠，小便短少，舌质淡，苔白腻或白滑，脉沉缓或沉弱。治当选用
   A. 春泽汤　　　　　　　　B. 五苓散　　　　　　　C. 实脾饮　　　　　　D. 理中丸

4. 患者眼睑浮肿，延及全身，皮肤光亮，尿少色赤，身发疮痍，甚则溃烂，恶风发热，舌质红，苔薄黄，脉浮数或滑数。治宜选择
   A. 麻黄连翘赤小豆汤　　　　　　　　　　　B. 麻黄连翘赤小豆汤合五味消毒饮
   C. 五苓散合五味消毒饮　　　　　　　　　　D. 越婢加术汤

5. 患者遍体浮肿，皮肤绷急光亮，胸脘痞闷，烦热口渴，小便短赤，或大便干结，舌红，苔黄腻，脉沉数或濡数。治当宜选
   A. 越婢加术汤　　　　　B. 麻黄连翘赤小豆汤　　C. 己椒苈黄丸　　　　D. 疏凿饮子

6. 患者水肿延久不退，肿势轻重不一，四肢或全身浮肿，以下肢为主，皮肤瘀斑，腰部刺痛，或伴血尿，舌紫暗，苔白，脉沉细涩。治当
   A. 活血祛瘀，化气行水　　B. 温肾助阳，化气行水　　C. 健脾温阳利水　　D. 运脾化湿，通阳利水

7. 患者全身水肿，下肢明显，按之没指，小便短少，身体困重，胸闷，纳呆，泛恶，苔白腻，脉沉缓，起病缓慢，病程较长。治当
   A. 活血祛瘀，化气行水　　B. 温肾助阳，化气行水　　C. 健脾温阳利水　　D. 运脾化湿，通阳利水

8. 下列哪项不属于水肿的病理因素
   A. 风邪　　　　　　　　B. 寒邪　　　　　　　　C. 瘀血　　　　　　　D. 疮毒

9. "诸有水者，腰以下肿，当利小便，腰以上肿，当发汗乃愈。"出自哪本医学著作
   A.《金匮要略》　　　　　B.《济生方》　　　　　C.《丹溪心法》　　　D.《备急千金要方》

10. 下列哪项不属于淋证的主症
    A. 小便频数短涩　　　　B. 小便时淋沥涩痛　　　C. 小便量少，排尿困难　　D. 小腹拘急引痛

11. 下列哪项不属于癃闭的主症
    A. 小腹拘急引痛　　　　B. 小便量少　　　　　　C. 排尿困难　　　　　D. 甚则小便闭塞不通

12. 血淋与尿血的鉴别要点，在于
    A. 属实属虚　　　　　　B. 在表在里　　　　　　C. 血在尿前尿后　　　D. 尿痛与不痛

13. 患者小便频数短涩，灼热刺痛，溺色黄赤，少腹拘急胀痛，或有寒热，口苦，呕恶，或有腰痛拒按，或有大便秘结，苔黄腻，脉滑数。治当选用
    A. 小蓟饮子　　　　　　B. 石韦散　　　　　　　C. 导赤散　　　　　　D. 八正散

14. 患者尿中夹砂石,排尿涩痛,或排尿时突然中断,尿道窘迫疼痛,少腹拘急,往往突发,一侧腰腹绞痛难忍,甚则牵及外阴,尿中带血,舌红,苔薄黄,脉弦或带数。治当
    A. 清热通淋,凉血止血　　B. 理气疏导,通淋利尿　　C. 清热利湿,排石通淋　　D. 清热利湿通淋

15. 患者小便热涩刺痛,尿色深红,或夹有血块,疼痛满急加剧,或见心烦,舌尖红,苔黄,脉滑数。治当选用
    A. 知柏地黄丸　　　　　　B. 八正散　　　　　　　C. 小蓟饮子　　　　　D. 导赤散

16. 患者郁怒之后,小便涩滞,淋沥不宣,少腹胀满疼痛,苔薄白,脉弦。治当选用
    A. 八正散　　　　　　　　B. 沉香散　　　　　　　C. 导赤散　　　　　　D. 小蓟饮子

17. 患者小便热涩刺痛,尿色深红,或夹有血块,疼痛满急加剧,或见心烦,舌尖红,苔黄,脉滑数。此证当属淋证之
    A. 血淋　　　　　　　　　B. 热淋　　　　　　　　C. 砂淋　　　　　　　D. 气淋

18. 淋证的主要病机为
    A. 气机不利　　　　　　　　　　　　　　　　　　B. 肝肾阴虚
    C. 脾肾阳虚　　　　　　　　　　　　　　　　　　D. 湿热蕴结下焦,肾与膀胱气化不利

19. 患者小便浑浊,乳白或如米泔水,上有浮油,置之沉淀,或伴有絮状凝块物,或混有血液、血块,尿道热涩疼痛,尿时阻塞不畅,口干,苔黄腻,舌质红,脉濡数。治宜选用
    A. 金匮肾气丸　　　　　　B. 无比山药丸　　　　　C. 沉香散　　　　　　D. 程氏萆薢分清饮

20. 患者小便不甚赤涩,溺痛不甚,但淋沥不已,时作时止,遇劳即发,腰膝酸软,神疲乏力,病程缠绵,舌质淡,脉细弱。治宜选用
    A. 金匮肾气丸　　　　　　B. 无比山药丸　　　　　C. 沉香散　　　　　　D. 补中益气汤

21. 患者小便点滴不通,或量极少而短赤灼热,小腹胀满,口苦口黏,或口渴不欲饮,或大便不畅,舌质红,苔黄腻,脉数。治宜选用
    A. 沉香散　　　　　　　　B. 八正散　　　　　　　C. 黄连温胆汤　　　　D. 导赤散

22. 患者小便不畅或点滴不通,咽干,烦渴欲饮,呼吸急促,或有咳嗽,舌红,苔薄黄,脉数。治当
    A. 清利湿热,通利小便　　B. 行瘀散结,通利水道　　C. 清泄肺热,通利水道　　D. 疏利气机,通利小便

23. 患者小便不通或通而不爽,情志抑郁,或多烦善怒,胁腹胀满,舌红,苔薄黄,脉弦。治当选用
    A. 五磨饮子　　　　　　　B. 丹栀逍遥散　　　　　C. 柴胡疏肝散　　　　D. 沉香散

24. 最早记载用导尿术治疗小便不通的方法的医学著作是
    A.《诸病源候论》　　　　B.《肘后备急方》　　　　C.《外台秘要》　　　　D.《备急千金要方》

25. 患者小便不通或点滴不爽,排出无力,面色㿠白,神气怯弱,畏寒肢冷,腰膝冷而酸软无力,舌淡胖,苔薄白,脉沉细或弱。治宜当选
    A. 春泽汤　　　　　　　　B. 补中益气汤　　　　　C. 实脾饮　　　　　　D. 济生肾气丸

26. 患者排尿不畅反复发作,小便点滴而出,腰膝酸痛,神疲乏力,畏寒肢冷,舌淡苔白,脉沉细无力。对其诊断是
    A. 癃闭　　　　　　　　　B. 淋证　　　　　　　　C. 腰痛　　　　　　　D. 关格

27. 患者小便点滴而下,或尿如细线,甚则阻塞不通,小腹胀满疼痛,舌紫暗,或有瘀点,脉涩。治宜选用
    A. 八正散　　　　　　　　B. 丹栀逍遥散　　　　　C. 少腹逐瘀汤　　　　D. 代抵当丸

28. 患者小腹坠胀,时欲小便而不得出,或量少而不畅,神疲乏力,食欲不振,气短而语声低微,舌淡,苔薄脉细。治当
    A. 升清降浊,化气行水　　B. 温补肾阳,化气利水　　C. 行瘀散结,通利水道　　D. 疏利气机,通利小便

29. 癃闭病机转化迅速,病情稍有延误,常易并发下列哪种危重病证
    A. 关格　　　　　　　　　B. 心悸　　　　　　　　C. 水肿　　　　　　　D. 以上均是

30. 关于癃闭与关格的说法,哪项错误
    A. 两者都有小便量少或闭塞不通　　　　　　　　B. 关格伴有皮肤瘙痒、口中尿味
    C. 关格小便不通与呕吐并见　　　　　　　　　　D. 两病证可并见

31. 患者遗精时作,小溲黄赤,热涩不畅,口苦而腻,苔黄腻,脉濡数。治疗此证最佳方剂应选用
    A. 龙胆泻肝汤　　　B. 程氏萆薢分清饮　　　C. 二妙丸　　　D. 苍术二陈汤

32. 患者劳则遗精,失眠健忘,心悸不宁,面色萎黄,神疲乏力,纳差便溏,舌淡苔薄,脉弱。治疗此证最佳方剂
    应选用
    A. 归脾汤　　　　　B. 补中益气汤　　　　　C. 参苓白术散　　　D. 妙香散

33. 患者多为无梦而遗,甚则滑泄不禁,精液清稀而冷,形寒肢冷,面色㿠白,头昏目眩,腰膝酸软,阳痿早泄,夜
    尿清长,舌淡胖,苔白滑,脉沉细。治疗此证最佳方剂应选用
    A. 金锁固精丸　　　B. 金匮肾气丸　　　　　C. 右归丸　　　　　D. 济生肾气丸

34. 患者平素嗜食肥甘,近一周来出现小便浑浊,上有浮油,尿道热 疼痛,口渴苔黄腻,脉濡数,其治法为
    A. 清热化湿、利尿通淋　　B. 清热利湿、分清泄浊　　C. 清热利湿、解毒活血　　D. 清热化湿、升清降浊

35. 患者尿浊反复发作,日久不愈,状如白浆,小腹坠胀,神倦无力,面色无华,劳累或进食油腻则发作加重,舌
    淡苔白,脉虚软。治宜选用
    A. 归脾汤　　　　　B. 补中益气汤　　　　　C. 程氏萆薢分清饮　　D. 妙香散

36. 血淋日久,症见尿色淡红,尿痛涩滞不显著,腰膝酸软,神疲乏力者,宜选方剂
    A. 小蓟饮子　　　　B. 归脾汤　　　　　　　C. 六味地黄丸　　　D. 知柏地黄丸

37. 膏淋病久不已,反复发作,淋出如脂,涩痛不甚,形体日渐消瘦,头昏无力,腰膝酸软,舌淡,苔腻,脉细无力。
    治宜选用
    A. 膏淋汤　　　　　B. 程氏萆薢分清饮　　　C. 肾气丸　　　　　D. 都气丸

38. 淋证病久不愈,或反复发作,可转变成
    A. 关格　　　　　　B. 癃闭　　　　　　　　C. 水肿　　　　　　D. 以上均是

39. 患者水肿病史 10 余年,近日小便不通,呕吐清水,面色苍白,畏寒肢冷,舌苔白滑,脉沉细,治宜选用
    A. 左归丸合小半夏汤　　B. 济生肾气丸　　　　C. 温脾汤合吴茱萸汤　　D. 舟车丸

40. 患者水肿反复消长不已,面浮身肿,腰以下甚,按之凹陷不起,尿量减少或反多,腰酸冷痛,四肢厥冷,怯寒
    神疲,面色㿠白,甚者心悸胸闷,喘促难卧,腹大胀满,舌质淡胖,苔白,脉沉细或沉迟无力。治宜选用
    A. 左归丸　　　　　B. 右归丸　　　　　　　C. 济生肾气丸合真武汤　　D. 金匮肾气丸

41. 水肿之风水相搏证,如见汗出恶风,卫阳已虚,则当选用
    A. 胃苓汤　　　　　B. 羌活胜湿汤　　　　　C. 越婢加术汤　　　D. 防己黄芪汤

42. 关于水肿与鼓胀,下列说法错误的是哪一项
    A. 鼓胀的主症可见单腹胀大,面色苍黄,四肢多不肿
    B. 水肿可见腹壁青筋暴露
    C. 水肿是肺、脾、肾三脏气化失调,导致水液泛滥肌肤
    D. 鼓胀是由于肝、脾、肾功能失调,导致气滞、血瘀、水湿聚于腹中

43. 哪位医家将水肿分为阴水、阳水两大类
    A. 严用和　　　　　B. 朱丹溪　　　　　　　C. 张景岳　　　　　D. 李中梓

44. "凡水肿等证,乃肺、脾、肾三脏相干之病……"出自哪本医学著作
    A.《景岳全书》　　　B.《丹溪心法》　　　　C.《济生方》　　　　D.《医学入门》

45. 对于水肿的治疗,提出"平治于权衡,去菀陈莝……开鬼门,洁净府"的治疗原则的是哪部医学著作
    A.《金匮要略》　　　B.《丹溪心法》　　　　C.《素问》　　　　　D.《灵枢》

46. 下列除哪一项外,均是各种淋证的共同表现

A. 小便频数短涩　　　B. 小便时淋沥涩痛　　　C. 小腹拘急引痛　　　D. 排尿时突然中断

47. 治疗浊瘀阻塞之癃闭,应选方剂

　　A. 血府逐瘀汤　　　B. 代抵当丸　　　C. 丹参饮　　　D. 失笑散

48. 患者男性,60岁,肾病综合征病史1年余,一年前出现双下肢水肿,逐渐加重,刻下全身水肿,下肢为甚,小便短少,身体困重,胸闷,纳呆,泛恶,苔白腻,脉沉缓。治宜选用

　　A. 五皮饮合胃苓汤　　　　　　　　　B. 实脾饮合胃苓汤
　　C. 苓桂术甘汤合五苓散　　　　　　　D. 济生肾气丸合真武汤

二、B型题:A、B、C、D是其下面两道小题的备选项,请从中选择一项最符合题目要求的,每个选项可以被选择一次或两次。

　　A. 石韦散　　　B. 沉香散　　　C. 代抵当丸　　　D. 八正散
1. 小便艰涩,尿中夹有砂石,尿道窘迫疼痛,舌红苔黄,脉弦者,治疗首选的方剂是
2. 小便涩滞,淋沥不宣,小腹胀满疼痛,舌苔薄白,脉沉弦者,治疗首选的方剂是

　　A. 八正散　　　B. 六磨汤　　　C. 清肺饮　　　D. 沉香散
3. 患者小便不通,小腹胀满,口苦咽干,舌红苔腻,脉滑数,治宜选用
4. 患者小便不通,小腹胀满,烦渴欲饮,咳嗽气急,舌红苔黄,脉数,治宜选用

　　A. 外邪侵袭　　　B. 湿邪困脾　　　C. 脾肾阳虚　　　D. 脾胃湿热
5. 头面先肿,继而波及全身,小便短少,发热恶风者多因
6. 全身水肿,肿势较缓,继见肢体困重,脘闷纳呆,苔白腻者多因

　　A. 八正散　　　B. 石韦散　　　C. 导赤散　　　D. 清肺饮
7. 热淋而有小便短数,灼热刺痛,尿色黄赤,少腹拘挛胀痛,脉濡数者。治宜选用
8. 癃闭而有小腹胀满,口渴欲饮,咽干,呼吸短促,苔薄黄,脉数者。治宜选用

　　A. 柴胡疏肝散　　　B. 越鞠丸加味　　　C. 沉香散　　　D. 大七气汤
9. 治疗气淋实证的主方是
10. 治疗肝郁气滞型癃闭的主方是

　　A. 程氏萆薢分清饮　　　B. 龙胆泻肝汤　　　C. 加味二妙丸　　　D. 黄连清心饮
11. 湿热下注,宗筋弛纵而致阳痿,其首选方是
12. 湿热下注,扰动精室而遗精,其首选方是

　　A. 肾　　　B. 膀胱　　　C. 肾与膀胱　　　D. 三焦
13. 癃闭的基本病理变化为哪个脏或(和)腑的气化功能失调
14. 癃闭的病位主要在哪个脏或(和)腑

　　A. 小便量少或闭塞不通　B. 呕吐　　　C. 两者皆是　　　D. 两者皆非
15. 癃闭的主症是
16. 关格的主症是

　　A. 排尿困难,点滴不畅　B. 小便时滴沥刺痛　　　C. 两者皆是　　　D. 两者皆非
17. 癃闭的主症是
18. 淋证的主症是

　　A. 补中益气汤合春泽汤　B. 济生肾气丸　　　C. 参苓白术散　　　D. 温脾汤
19. 癃闭之肾阳衰惫证,治宜当选
20. 癃闭,脾虚及肾,治宜当选

　　A. 沉香散　　　B. 八正散　　　C. 柴胡疏肝散　　　D. 逍遥丸
21. 气淋,治宜选用
22. 癃闭之肝郁气滞证,治宜当选

A. 肾与膀胱   B. 肾   C. 膀胱   D. 肺、脾、肾

23. 淋证的病位是

24. 水肿的病位是

    A. 七味都气丸   B. 左归丸   C. 右归丸   D. 金匮肾气丸

25. 膏淋日久,反复发作,偏于肾阴虚者,治宜选方

26. 膏淋日久,反复发作,偏于肾阳虚者,治宜选方

    A. 无比山药丸   B. 济生肾气丸   C. 右归丸   D. 金匮肾气丸

27. 劳淋,治宜选方

28. 癃闭之肾阳衰惫证,治宜选方

    A. 湿热蕴结下焦,肾与膀胱气化不利   B. 湿热下注,肾与膀胱气化不利

    C. 湿热下注,脾肾亏虚   D. 湿热蕴结下焦,脾肾亏虚

29. 尿浊的病机是

30. 淋证的病机是

三、X 型题:在每小题给出的 A、B、C、D 四个选项中,至少有两项是符合题目要求的,请选出所有符合题目要求的答案,多选或少选均不得分。

1. 淋证实证的治法有
    A. 清热利湿   B. 凉血止血   C. 通淋排石   D. 利气疏导

2. 治疗劳伤心脾之遗精可选的方剂是
    A. 三才封髓丹   B. 妙香散   C. 天王补心丹   D. 补中益气汤

3. 属于水肿阳水辨证要点的有
    A. 全身迅速水肿   B. 腰以下肿甚   C. 肿处按之凹陷不易恢复   D. 肿处皮肤绷急光亮

4. 治疗癃闭常用的方法有
    A. 清湿热   B. 逐水饮   C. 利水道   D. 散瘀结

5. 水肿的治疗原则包括
    A. 上下异治   B. 阴阳分治   C. 开鬼门,洁净府   D. 去菀陈莝

6. 遗精的病因病机有
    A. 肝气郁结   B. 湿热下注   C. 心脾两虚   D. 心肾不交

7. 患者男,30 岁,劳则遗精,失眠健忘,心悸不宁,面色萎黄,神疲乏力,纳差便溏,舌淡苔薄,脉弱。治宜用下列何法
    A. 调补心脾   B. 补肾固精   C. 益气摄精   D. 补益心肾

8. 淋证日久,小便量少,甚至无尿、呕吐、烦躁、神昏者,治宜选方
    A. 济生肾气丸   B. 左归丸   C. 吴茱萸汤   D. 千金温脾汤

9. 患者小便短少,呕恶频作,头晕头痛,面部烘热,腰膝酸软,手足抽搐,舌红,苔黄腻,脉弦细。治宜选方
    A. 杞菊地黄丸   B. 千金温脾汤   C. 吴茱萸汤   D. 羚角钩藤汤

10. 湿热下注之遗精,主症可见
    A. 遗精频作   B. 小便热赤不爽   C. 心烦口苦   D. 尿时精液外流

11. 癃闭的治疗方法有
    A. 清邪热   B. 补脾肾   C. 利气机   D. 散瘀结

12. 小便浑浊如膏,可见于下列哪些病证中
    A. 膏淋   B. 尿浊   C. 消渴   D. 癃闭

13. 癃与闭的主要鉴别要点在于

        A.病势的缓急   B.小便的有无   C.排尿的困难程度   D.是否腰酸背痛

14. 湿热可引起下列哪种淋证
        A.石淋   B.膏淋   C.血淋   D.气淋

15. 淋证的病因病机有
        A.湿热蕴结下焦   B.脾虚中气下陷   C.气火郁于下焦   D.肾元亏虚,虚火扰络

16. 水肿病的主要治法有
        A.宣肺行水   B.健脾温阳   C.分利湿热   D.温肾降浊

17. 阴水肾阳衰微证的主症有
        A.面色灰滞   B.面浮身肿,腰以下为甚 C.腰部冷痛   D.怯寒肢冷,神疲心悸

18. 患者女,31岁,全身水肿,下肢明显,按之没指,小便短少,身体困重,胸闷,纳呆,泛恶,苔白腻,脉沉缓。治
    宜选方
        A.五苓散   B.实脾饮   C.胃苓汤   D.五皮饮

19. 与肺脾肾三脏功能失调有关的病证有
        A.痰饮   B.癃闭   C.水肿   D.肺胀

20. 水肿病的治疗原则有
        A.发汗   B.利水   C.攻逐   D.健脾温肾

21. 患者眼睑浮肿,延及全身,皮肤光亮,尿少色赤,身发疮痍,甚则溃烂,恶风发热,舌质红,苔薄黄,脉浮数。
    治宜选方
        A.五味消毒饮   B.五皮饮   C.疏凿饮子   D.麻黄连翘赤小豆汤

22. 水湿浸渍之水肿的症状是
        A.水肿,下肢明显   B.小便短少   C.身体困重   D.神倦肢冷

23. 水肿延久不退,肿势轻重不一,四肢或全身浮肿,以下肢为主,皮肤瘀斑,腰部刺痛,或伴血尿,舌紫暗,苔
    白,脉沉细涩。治宜选方
        A.疏凿饮子   B.五皮饮   C.五苓散   D.桃红四物汤

24. 淋证,若病久不愈,或反复发作,甚则可转变成
        A.水肿   B.癃闭   C.关格   D.虚劳

25. 患者小便热涩刺痛,尿色深红,或夹有血块,疼痛满急加剧,或见心烦,舌尖红,苔黄,脉滑数。其治疗方法是
        A.排石通淋   B.清热通淋   C.凉血止血   D.理气疏导

26. 癃闭的病理因素有
        A.湿热   B.热毒   C.气滞   D.瘀血

27. 患者小便不畅或点滴不通,咽干,烦渴欲饮,呼吸急促,或有咳嗽,舌红,苔薄黄,脉数。其治疗方法是
        A.清泄肺热   B.通利水道   C.清利湿热   D.行瘀散结

28. 患者小腹坠胀,时欲小便而不得出,或量少而不畅,神疲乏力,食欲不振,气短而语声低微,舌淡,苔薄脉细。
    治宜选用
        A.八正散   B.六磨汤   C.补中益气汤   D.春泽汤

>>>参考答案与解析<<<

一、A型题。
1. **A**。
    上述症状属于水肿阳水之风水相搏证。其病机为风邪袭表,肺气闭塞,通调失职,风遏水阻。治宜疏风清

热,宣肺行水。代表方为越婢加术汤。故 A 为正确选项。

2. **B**。

上述症状属于水肿阴水之肾阳衰微证。其病机为脾肾阳虚,水寒内聚。治宜温肾助阳,化气行水。其代表方为济生肾气丸合真武汤。故 B 为正确选项。

3. **C**。

上述症状属于水肿阴水之脾阳虚衰证。其病机为脾阳不振,运化无权,土不制水。治宜健脾温阳利水。其代表方为实脾饮。故 C 为正确选项。

4. **B**。

上述症状属于水肿阳水之湿毒浸淫证。其病机为疮毒内归脾肾,三焦气化不利,水湿内停。治宜宣肺解毒,利湿消肿。其代表方为麻黄连翘赤小豆汤合五味消毒饮。前方宣肺利尿;后方清热解毒。故 B 为正确选项。

5. **D**。

上述症状属于水肿阳水之湿热壅盛证。其病机为湿热内盛,三焦壅滞,气滞水停。其治法为分利湿热。其代表方为疏凿饮子。故 D 为正确选项。

6. **A**。

上述症状属于水肿阴水之瘀水互结证。其病机为水停湿阻,气滞血瘀,三焦气化不利。治宜活血祛瘀,化气行水。其代表方为桃红四物汤合五苓散。故 A 为正确选项。

7. **D**。

上述症状属于水肿阳水之水湿浸淫证。其病机为水湿内侵,脾气受困,脾阳不振。治宜运脾化湿,通阳利水。其代表方为五皮饮合胃苓汤。故 D 为正确选项。

8. **B**。

水肿是体内水液潴留,泛滥肌肤,表现以头面、眼睑、四肢、腹背,甚至全身浮肿为特征的一类病证。水肿发病的基本病理变化为肺失通调,脾失转输,肾失开阖,三焦气化不利。其病位在肺、脾、肾,而关键在肾。水肿的病理因素为风邪、水湿、疮毒、瘀血。故 B 为正确选项。

9. **A**。

《金匮要略·水气病脉证并治》以表里上下为纲,分为风水、皮水、正水、石水、黄汗五种类型。又根据五脏发病的机制及证候将水肿分为心水、肝水、肺水、脾水、肾水。在治疗上提出了发汗、利尿两大原则:"诸有水者,腰以下肿,当利小便,腰以上肿,当发汗乃愈。"故 A 为正确选项。

10. **C**。

淋证是指以小便频数短涩,淋沥涩痛,小腹拘急引痛为主症的病证。癃闭是以小便量少,排尿困难,甚则小便闭塞不通为主症的一种病证。故 C 为正确选项。

11. **A**。

淋证是指以小便频数短涩,淋沥涩痛,小腹拘急引痛为主症的病证。癃闭是以小便量少,排尿困难,甚则小便闭塞不通为主症的一种病证。故 A 为正确选项。

12. **D**。

血淋与尿血都有小便出血,尿色红赤,甚至溺出纯血等症状。其鉴别的要点是有无尿痛。尿血多无疼痛之感,虽亦间有轻微的胀痛或热痛,但终不若血淋的小便滴沥而疼痛难忍,故一般以痛者为血淋,不痛者为尿血。故 D 为正确选项。

13. **D**。

上述症状属于淋证之热淋。其病机为湿热蕴结下焦,膀胱气化失司。治宜清热利湿通淋。其代表方为八正散。故 D 为正确选项。

14. **C**。

上述症状属于淋证之石淋。其病机为湿热蕴结下焦,尿液煎熬成石,膀胱气化失司。治宜清热利湿,排石通淋。其代表方为石韦散。故 C 为正确选项。

15. **C**。

上述症状属于淋证之血淋。其病机为湿热下注膀胱,热甚灼络,迫血妄行。其治法为清热通淋,凉血止血。其代表方为小蓟饮子。故 C 为正确选项。

16. **B**。

上述症状属于淋证之气淋。其病机为气机郁结,膀胱气化不利。其治法为理气疏导,通淋利尿。其代表方为沉香散。故 B 为正确选项。

17. A。

淋证之血淋。其病机为湿热下注膀胱,热甚灼络,迫血妄行。热淋的临床表现为小便频数短涩,灼热刺痛,溺色黄赤,少腹拘急胀痛,或有寒热,口苦,呕恶,或有腰痛拒按,或有大便秘结,苔黄腻,脉滑数。砂淋的临床表现为尿中夹砂石,排尿涩痛,或排尿时突然中断,尿道窘迫疼痛,少腹拘急,往往突发,一侧腰腹绞痛难忍,甚则牵及外阴,尿中带血,舌红,苔薄黄,脉弦或带数。气淋的临床表现为郁怒之后,小便涩滞,淋沥不宣,少腹胀满疼痛,苔薄白,脉弦。故 A 为正确选项。

18. D。

淋证的成因虽有内、外因之分,但其基本病理变化为湿热蕴结下焦,肾与膀胱气化不利。其病位在膀胱与肾。故 D 为正确选项。

19. D。

上述症状属于淋证之膏淋。其病机为湿热下注,阻滞络脉,脂汁外溢。其治法为清热利湿,分清泄浊。其代表方为程氏萆薢分清饮。故 D 为正确选项。

20. B。

上述症状属于淋证之劳淋。其病机为湿热留恋,脾肾两虚,膀胱气化无权。其治法为补脾益肾。其代表方为无比山药丸。故 B 为正确选项。

21. B。

上述症状属于癃闭之膀胱湿热证。其病机为湿热壅结下焦,膀胱气化不利。治宜清利湿热,通利小便。其代表方为八正散。故 B 为正确选项。

22. C。

上述症状属于癃闭之肺热壅盛证。其病机为肺热壅盛,失于肃降,不能通调水道,无以下输膀胱。治宜清泄肺热,通利水道。其代表方为清肺饮。故 C 为正确选项。

23. D。

上述症状属于癃闭之肝郁气滞证。其病机为肝气失于疏泄,三焦气机失宣,膀胱气化不利。治宜疏利气机,通利小便。其代表方为沉香散。故 D 为正确选项。

24. D。

《备急千金要方》中载有治疗小便不通方剂十三首,特别值得指出的是,在该书中载有用导尿术治疗小便不通的方法,这是世界上最早关于导尿术的记载。故 D 为正确选项。

25. D。

上述症状属于癃闭之肾阳衰微证。其病机为肾中阳气虚衰,气化不及州都。治宜温补肾阳,化气利水。其代表方为济生肾气丸。故 D 为正确选项。

26. A。

淋证是指以小便频数短涩,淋沥涩痛,小腹拘急引痛为主症的病证。癃闭是以小便量少,排尿困难,甚则小便闭塞不通为主症的一种病证。腰痛是腰脊或脊旁部位疼痛为主要症状的一种病证;关格是指以小便不通与呕吐并见为临床特征的危重病证。故 A 为正确选项。

27. D。

上述症状属于癃闭之浊瘀阻塞证。其病机为瘀血败精,阻塞尿路,水道不通。治宜行瘀散结,通利水道。其代表方为代抵当丸。故 D 为正确选项。

28. A。

上述症状属于癃闭之脾气不升证。其病机为脾虚运化无力,升清降浊失职。治宜升清降浊,化气行水。其代表方为补中益气汤合春泽汤。故 A 为正确选项。

29. D。

癃闭病机转化迅速,病情稍有延误,常易并发关格、喘促、心悸、水肿等危重病证。故 D 为正确选项。

30. D。

癃闭与关格,二者主症都有小便量少或闭塞不通,但关格常由水肿、淋证、癃闭等经久不愈发展而来,是小便不通与呕吐并见的病证,常伴有皮肤瘙痒,口中尿味,四肢搐搦,甚或昏迷等症状。而癃闭不伴有呕吐,部分病人有水蓄膀胱之证候,以此可资鉴别。但癃闭进一步恶化,可转变为关格。故 D 为正确选项。

31. B。

上述症状属于遗精之湿热下注证。其病机为湿热蕴滞,下扰精室。治宜清热利湿。其代表方为程氏萆薢分清饮。故 B 为正确选项。

32.D。

上述症状属于遗精之劳伤心脾证。其病机为心脾两虚,气虚神浮,气不摄精。治宜调补心脾,益气摄精。其代表方为妙香散。故 D 为正确选项。

33.A。

上述症状属于遗精之肾气不固证。其病机为肾元虚衰,封藏失职,精关不固。治宜补肾固精。其代表方为金锁固精丸。故 A 为正确选项。

34.B。

上述症状属于尿浊之湿热下注证。

35.B。

上述症状属于尿浊之脾虚气陷证。其病机为病久脾虚气陷,精微下泄。治宜健脾益气,升清固摄。其代表方为补中益气汤。故 B 为正确选项。

36.D。

血淋日久,肾阴不足,虚火扰动阴血,症见尿色淡红,尿痛涩滞不显著,腰膝酸软,神疲乏力者,治宜滋阴清热,补虚止血。方选知柏地黄丸。故 D 为正确选项。

37.A。

膏淋病久不已,反复发作,淋出如脂,涩痛不甚,形体日渐消瘦,头昏无力,腰膝酸软,舌淡,苔腻,脉细无力,此为脾肾两虚,气不固摄,用膏淋汤补脾益肾固涩。故 A 为正确选项。

38.D。

淋证的预后往往与其类型及病情轻重有关。初起者,病情尚轻,治疗得当,多易治愈。但血淋、热淋有时可发生热毒入血,出现高热神昏等笃重证候。若病久不愈,或反复发作,不仅可转为劳淋,甚则转变成水肿、癃闭、关格等证,或肾虚肝旺,成为头痛、眩晕。石淋因结石过大,阻塞水道亦可成水肿、癃闭、关格。膏淋日久,精微外泄,可致消瘦乏力,气血大亏,终成虚劳病证。故 D 为正确选项。

39.C。

上述症状属于关格之脾肾阳虚,湿浊内蕴证。治宜温补脾肾,化湿降浊。其代表方为温脾汤合吴茱萸汤。故 C 为正确选项。

40.C。

上述症状属于水肿阴水之肾阳衰微证。其病机为脾肾阳虚,水寒内聚。治宜温肾助阳,化气行水。其代表方为济生肾气丸合真武汤。故 C 为正确选项。

41.D。

水肿之风水相搏证,其一般临床表现为眼睑浮肿,继则四肢及全身皆肿,来势迅速,多有恶寒,发热,肢节酸楚,小便不利等症。偏于风热者,伴咽喉红肿疼痛,舌质红,脉浮滑数。偏于风寒者,兼恶寒,咳喘,舌苔薄白,脉浮滑或浮紧。治宜疏风清热,宣肺行水。其代表方为越婢加术汤。但如见汗出恶风,卫阳已虚,则当益气行水,防己黄芪汤主之。故 D 为正确选项。

42.B。

水肿与鼓胀,二者均可见肢体水肿,腹部膨隆。鼓胀的主症是单腹胀大,面色苍黄,腹壁青筋暴露,四肢多不肿,反见瘦削,后期或可伴见轻度肢体浮肿。而水肿则头面或下肢先肿,继及全身,腹壁亦无青筋暴露。鼓胀是由于肝、脾、肾功能失调,导致气滞、血瘀、水湿聚于腹中。水肿是肺、脾、肾三脏气化失调,导致水液泛滥肌肤。故 B 为正确选项。

43.A。

宋代医家严用和将水肿分为阴水、阳水两大类,其在著作《济生方》中提到:"阴水为病,脉来沉迟,色多青白,不烦不渴,小便涩少而清,大便多泄……阳水为病,脉来沉数,色多黄赤,或烦或渴,小便赤涩,大便多闭。"故 A 为正确选项。

44.A。

张景岳在其著作《景岳全书》中提出:"凡水肿等证,乃肺、脾、肾三脏相干之病。盖水为至阴,故其本在肾;水化于气,故其标在肺;水唯畏土,故其制在脾。今肺虚则气不化精而化水,脾虚则土不制水而反克,肾虚则水无所主而妄行。"故 A 为正确选项。

45.C。

"平治于权衡,去菀陈莝……开鬼门,洁净府"出自《素问·汤液醪醴论》。故 C 为正确选项。

46.D。

淋证是指以小便频数短涩,淋沥涩痛,小腹拘急引痛为主症的病证。排尿时突然中断只有石淋才会出现。故 D 为正确选项。

47. B。

浊瘀阻塞之癃闭表现为:小便点滴而下,或尿如细线,甚则阻塞不通,小腹胀满疼痛,舌紫暗,或有瘀点,脉涩。其病机为瘀血败精,阻塞尿路,水道不通。治法为行瘀散结,通利水道。方选代抵当丸,本方活血化瘀散结,适用于瘀血阻塞尿道所致的癃闭。故 B 为正确选项。

48. A。

根据全身水肿,小便短少,身体困重,胸闷,纳呆,泛恶,苔白腻,脉沉缓等症状,可辨为水肿之水湿浸渍证,治法:运脾化湿,通阳利水,代表方:五皮饮合胃苓汤加减。实脾饮为治疗阴水之脾阳虚衰证的代表方,症见身肿日久,腰以下为甚,按之凹陷不易恢复,脘腹胀闷,纳减便溏,面色不华,神疲乏力,四肢倦怠,小便短少,舌质淡或胖,苔白腻或白滑,脉沉缓或沉弱。治法:健脾温阳利水。济生肾气丸合真武汤为治疗阴水之肾阳衰微证的代表方,症见水肿反复消长不已,面浮身肿,腰以下甚,按之凹陷不起,尿量减少或反多,腰酸冷痛,四肢厥冷,怯寒神疲,面色白,甚者心悸胸闷,喘促难卧,腹大胀满,舌质淡胖,苔白,脉沉细或沉迟无力。治法:温肾助阳,化气行水。

二、B 型题。

1、2. A;B。

前者属于石淋,其病机为湿热蕴结下焦,尿液煎熬成石,膀胱气化失司。治宜清热利湿,排石通淋。其代表方为石韦散加减。后者属于气淋,其病机为气机郁结,膀胱气化不利。治宜理气疏导,通淋利尿。其代表方为沉香散。故分别宜选 A、B。

3、4. A;C。

前者属于癃闭之膀胱湿热证,其病机为湿热蕴结下焦,膀胱气化不利。治宜清利湿热,通利小便。其代表方为八正散。后者属于癃闭之肺热壅盛证,其病机为肺热壅盛,失于肃降,不能通调水道,无以下输膀胱。治宜清泄肺热,通利水道。其代表方为清肺饮。故分别宜选 A、C。

5、6. A;B。

水肿之阳水,临床常见证候有风水相搏证、湿毒浸淫证、水湿浸渍证和湿热壅盛证。其中风水相搏证表现为眼睑浮肿,继则四肢及全身皆肿,来势迅速,多有恶寒,发热,肢节酸楚,小便不利等症。偏于风热者,伴咽喉红肿疼痛,舌质红,脉浮滑数。偏于风寒者,兼恶寒,咳喘,舌苔薄白,脉浮滑或浮紧。水肿之阴水,临床常见证候有脾阳虚衰证、肾阳衰微证和瘀水互结证。其中脾阳虚衰证表现为身肿日久,腰以下为甚,按之凹陷不易恢复,脘腹胀闷,纳减便溏,面色不华,神疲乏力,四肢倦怠,小便短少,舌质淡,苔白腻或白滑,脉沉缓或沉弱。故分别宜选 A、B。

7、8. A;D。

前者属于热淋。其病机为湿热蕴结下焦,膀胱气化失司。治宜清热利湿通淋。代表方为八正散加减。后者属于癃闭之肺热壅盛证。其病机为肺热壅盛,失于肃降,不能通调水道,无以下输膀胱。治宜清泄肺热,通利水道。其代表方为清肺饮。故分别宜选 A、D。

9、10. C;C。

气淋实证的临床表现为郁怒之后,小便涩滞,淋沥不宣,少腹胀满疼痛,苔薄白,脉弦。其病机为气机郁结,膀胱气化不利。治宜理气疏导,通淋利尿。其代表方为沉香散加减。癃闭之肝郁气滞证的临床表现为小便不通或通而不爽,情志抑郁,或多烦善怒,胁腹胀满,舌红,苔薄黄,脉弦。其病机为肝气失于疏泄,三焦气机失宣,膀胱气化不利,治宜疏利气机,通利小便。其代表方为沉香散。故分别宜选 C、C。

11、12. B;A。

阳痿之湿热下注证的病机为湿热下注肝经,宗筋经络失畅,治宜清利湿热,其代表方为龙胆泻肝汤。遗精之湿热下注证,其病机为湿热蕴滞,下扰精室。治宜清热利湿。其代表方为程氏萆薢分清饮。故分别宜选 B、A。

13、14. C;C。

癃闭是以小便量少,排尿困难,甚则小便闭塞不通为主症的一种病证。癃闭虽病因多端,但基本病理变化为肾、膀胱气化功能失调,其病位主要在膀胱与肾。故分别宜选 C、C。

15、16. A;C。

癃闭是以小便量少,排尿困难,甚则小便闭塞不通为主症的一种病证。其中小便不畅,点滴而短少,病势较缓者称为癃;小便闭塞,点滴不通,病势较急者称为闭。癃与闭都是指排尿困难,二者只是在程度上有差别,因此多合称为癃闭。关格是指由于脾肾阴阳衰惫,气化不利,浊邪壅塞三焦,而致小便不通与呕吐并见的病证。小便不通谓之关,呕吐时作称为格。多见于水肿、癃闭、淋证等病的晚期。

17、18. **A;C**。

癃闭与淋证:癃闭与淋证均属膀胱气化不利,故皆有排尿困难,点滴不畅的证候。但癃闭无尿道刺痛,每日尿量少于正常,甚或无尿排出,而淋证则小便频数短涩,滴沥刺痛,欲出未尽,而每日排尿量正常。《医学心悟·小便不通》所言:"癃闭与淋证不同,淋则便数而茎痛,癃闭则小便短涩而难通。"但淋证日久不愈,可发展成癃闭,而癃闭感受外邪,常可并发淋证。

19、20. **B;B**。

癃闭之肾阳衰惫证的临床表现为小便不通或点滴不爽,排出无力,面色㿠白,神气怯弱,畏寒肢冷,腰膝冷而酸软无力,舌淡胖,苔薄白,脉沉细或弱。其病机为肾中阳气虚衰,气化不及州都。治宜温补肾阳,化气利水。其代表方为济生肾气丸。癃闭之脾气不升证,其临床表现为小腹坠胀,时欲小便而不得出,或量少而不畅,神疲乏力,食欲不振,气短而语声低微,舌淡,苔薄脉细。其病机为脾虚运化无力,升清降浊失职。治宜升清降浊,化气行水。其代表方为补中益气汤。若脾虚及肾,可合用济生肾气丸以温补脾肾,化气利水。故分别宜选 B、B。

21、22. **A;A**。

气淋的临床表现为郁怒之后,小便涩滞,淋沥不宣,少腹胀满疼痛,苔薄白,脉弦。其病机为气机郁结,膀胱气化不利。治宜理气疏导,通淋利尿。其代表方为沉香散加减。癃闭之肝郁气滞证的临床表现为小便不通或通而不爽,情志抑郁,或多烦善怒,胁腹胀满,舌红,苔薄黄,脉弦。其病机为肝气失于疏泄,三焦气机失宣,膀胱气化不利,治宜疏利气机,通利小便。其代表方为沉香散。故分别宜选 A、A。

23、24. **A;D**。

淋证是指以小便频数短涩,淋沥刺痛,小腹拘急引痛为主症的病证。其基本病机为湿热蕴结下焦,肾与膀胱气化不利。其病位在膀胱与肾。其病理因素主要为湿热之邪。水肿发病的基本病理变化为肺失通调,脾失转输,肾失开阖,三焦气化不利。其病位在肺、脾、肾,而关键在肾。故分别宜选 A、D。

25、26. **A;D**。

膏淋的一般临床表现为小便浑浊,乳白或如米泔水,上有浮油,置之沉淀,或伴有絮状凝块物,或混有血液、血块,尿道热涩疼痛,尿时阻塞不畅,口干,苔黄腻,舌质红,脉濡数。其病机为湿热下注,阻滞络脉,脂汁外溢。治宜清热利湿,分清泄浊。其代表方为程氏萆薢分清饮。另外:①脾肾两虚,气不固摄:膏淋汤。②脾虚中气下陷:补中益气汤。③肾阴虚:七味都气丸。④肾阳虚:金匮肾气丸。故分别宜选 A、D。

27、28. **A;B**。

劳淋的表现为小便不甚赤涩,溺痛不甚,但淋沥不已,时作时止,遇劳即发,腰膝酸软,神疲乏力,病程缠绵,舌质淡,脉细弱。其病机为湿热留恋,脾肾两虚,膀胱气化无权。治宜补脾益肾。其代表方为无比山药丸。癃闭之肾阳衰惫证的临床表现为小便不通或点滴不爽,排出无力,面色㿠白,神气怯弱,畏寒肢冷,腰膝冷而酸软无力,舌淡胖,苔薄白,脉沉细或弱。其病机为肾中阳气虚衰,气化不及州都。治宜温补肾阳,化气利水。其代表方为济生肾气丸。故分别宜选 A、B。

29、30. **C;A**。

尿浊是以小便浑浊,白如泔浆,尿时无涩痛不利感为主症的疾患。其病机不外乎湿热下注,脾肾亏虚。淋证是指以小便频数短涩,淋沥刺痛,小腹拘急引痛为主症的病证。淋证的成因有内、外因之分,基本病机为湿热蕴结下焦,肾与膀胱气化不利。另外,虚证多责之于脾肾两虚,膀胱气化无权。故分别宜选 C、A。

三、X型题。

1. **ABCD**。

实则清利,虚则补益,为淋证的基本治则。具体而言,实证以膀胱湿热为主者,治宜清热利湿,以热灼血络为主者,治以凉血止血;以砂石结聚为主者,治以通淋排石;以气滞不利为主者,治以利气疏导。虚证以脾虚为主者,治以健脾益气;以肾虚为主者,治宜补虚益肾。正确掌握标本缓急,在淋证治疗中尤为重要。对虚实夹杂者,又当通补兼施,审其主次缓急,兼顾治疗。

2. **BD**。

遗精之劳伤心脾证的一般临床表现为劳则遗精,失眠健忘,心悸不宁,面色萎黄,神疲乏力,纳差便溏,舌淡苔薄,脉弱。治宜调补心脾,益气摄精。代表方为妙香散。另外:①中气下陷明显:补中益气汤。②心脾血虚显著:归脾汤。故正确选项为 BD。

3. **AD**。

水肿是体内水液潴留,泛滥肌肤,表现以头面、眼睑、四肢、腹背,甚至全身浮肿为特征的一类病证。由于致病因素及体质的差异,水肿的病理性质有阴水、阳水之分,并可相互转换或夹杂。阳水病因多为风邪、疮毒、水湿。发病较急,每成于数日之间,肿多由面目开始,自上而下,继及全身,肿处皮肤绷急光亮,按之凹陷即起,兼有寒热等表证,属表、属实,一般病程较短。阴水病因多为饮食劳倦,先天或后天因素所致的脏腑亏损。发病缓慢,肿多由足踝开始,自下而上,继及全身,肿处皮肤松弛,按之凹陷不易恢复,甚则按之如泥,属里、属虚或虚实夹杂,病程较长。故正确答案为 AD。

4. **ACD**。

癃闭是以小便量少,排尿困难,甚则小便闭塞不通为主症的一种病证。其病理因素:湿热、热毒、气滞、痰瘀。其治疗原则:应以"腑以通为用"为原则,但通利之法,又因证候虚实之不同而异。实证者宜清邪热,利气机,散瘀结;虚证者宜补脾肾,助气化,不可不经辨证,滥用通利小便之法。对于水蓄膀胱之急症,应配合针灸、取嚏、探吐、导尿、外敷等法急通小便。故 ACD 为正确选项。

5. **ABCD**。

水肿的治疗原则:发汗、利尿、攻下逐水为治疗水肿的三条基本原则,具体应用视阴阳虚实不同而异。①阳水以祛邪为主,应予发汗、利水或攻逐,同时配合清热解毒、理气化湿等法。②阴水当以扶正为主,健脾温肾,同时配以利水、养阴、活血、祛瘀等法。③对于虚实夹杂者,则当兼顾,或先攻后补,或攻补兼施。《素问·汤液醪醴论》提出"平治于权衡,去菀陈莝⋯⋯开鬼门,洁净腑"的治疗原则。故《金匮要略》提出"诸有水者,腰以下肿,当利小便,腰以上肿,当发汗乃愈"的治疗原则。故 ABCD 皆为正确选项。

6. **BCD**。

遗精的基本病机:肾失封藏,精关不固。其病理性质:有虚实之别,且多虚实夹杂,因君相火旺、湿热下注,扰动精室,精关不固而遗者多属实,心脾两虚,气不摄精,或肾精亏虚,封藏失职,精关不固而泄者多属虚。初起以实证为主,久病多为虚证。亦可出现虚实夹杂之证。临床上常见的证型有君相火旺证,湿热下注证,劳伤心脾证,肾气不固证。故正确选项为 BCD。

7. **AC**。

上述症状属于遗精之劳伤心脾证。其病机为心脾两虚,气虚神浮,气不摄精。治宜调补心肾,益气摄精。故正确选项为 AC。

8. **CD**。

此淋证日久已转变成关格之证。肾阳衰惫,命火式微,致三焦气化无权,浊阴内蕴,出现上述症状,治宜千金温脾汤合吴茱萸汤,以温补脾肾,和胃降逆。故正确选项为 CD。

9. **AD**。

上述临床表现属于关格之肝肾阴虚,肝风内动证,治当滋补肝肾,平肝息风,代表方为杞菊地黄丸合羚角钩藤汤加减。故正确选项为 AD。

10. **ABC**。

遗精之湿热下注证,其临床表现为遗精时作,小溲黄赤,热涩不畅,口苦而腻,苔黄腻,脉濡数。故正确选项为 ABC。

11. **ABCD**。

癃闭是以小便量少,排尿困难,甚则小便闭塞不通为主症的一种病证。其病理因素:湿热、热毒、气滞、痰瘀。其治疗原则:应以"腑以通为用"为原则,但通利之法,又因证候虚实之不同而异。实证者宜清邪热,利气机,散瘀结;虚证者宜补脾肾,助气化,不可不经辨证,滥用通利小便之法。对于水蓄膀胱之急症,应配合针灸、取嚏、探吐、导尿、外敷等法急通小便。故 ABCD 皆为正确选项。

12. **ABC**。

淋证是指以小便频数短涩,淋沥刺痛,小腹拘急引痛为主症的病证。《临证指南医案·淋浊》所言:"大凡痛则为淋,不痛为浊。"膏淋与尿浊在小便浑浊症状上相似。下消之肾阴亏虚证的临床表现:尿频量多,浑浊如脂膏,或尿甜,腰膝酸软,乏力,头晕耳鸣,口干唇燥,皮肤干燥,瘙痒,舌红苔少,脉细数。癃闭是以小便量少,排尿困难,甚则小便闭塞不通为主症的一种病证,并无小便浑浊之症。故正确选项为 ABC。

13. **ABC**。

癃闭是以小便量少,排尿困难,甚则小便闭塞不通为主症的一种病证。其中小便不畅,点滴而短少,病势较缓者称为癃;小便闭塞,点滴不通,病势较急者称为闭。癃与闭都是指排尿困难,二者只是在程度上有差别,因此多合称为癃闭。故 ABC 为正确选项。

14. **ABC**。

湿热久蕴,熬尿成石,遂致石淋;膀胱湿热,灼伤血络,迫血妄行,血随尿出,则见血淋;湿热蕴久,阻滞经脉,脂液不循常道,则称膏淋。气淋是由于肝气失于疏泄,气火郁于膀胱,或中气不足,气虚下陷,膀胱气化无权而成。故 ABC 为正确选项。

15. ABD。

淋证的病因病机:外感湿热、饮食不节、情志失调、禀赋不足或劳伤久病。淋证的成因有内、外因之分,基本病机为湿热蕴结下焦,肾与膀胱气化不利。另外,虚证多责之于脾肾两虚,膀胱气化无权。故正确选项为 ABD。

16. ABC。

发汗、利尿、泻下逐水为治疗水肿的三条基本原则,具体应用视阴阳虚实不同而异。阳水以祛邪为主,应予发汗、利水或攻逐,同时配合清热解毒、理气化湿等法;阴水当以扶正为主,健脾温肾,同时配以利水、养阴、活血、祛瘀等法。对于虚实夹杂者,则当兼顾,或先攻后补,或攻补兼施。阳水之风水相搏证治宜疏风清热,宣肺行水。阳水之湿热壅盛证治宜分利湿热。阴水之脾阳虚衰证治宜健脾温阳利水。温肾降浊不属于水肿的治疗方法。故正确选项为 ABC。

17. BCD。

阴水之肾阳衰微证的一般临床表现为水肿反复消长不已,面浮身肿,腰以下甚,按之凹陷不起,尿量减少或反多,腰酸冷痛,四肢厥冷,怯寒神疲,面色㿠白,甚者心悸胸闷,喘促难卧,腹大胀满,舌质淡胖,苔白,脉沉细或沉迟无力。故 BCD 为正确选项。

18. CD。

上述症状属阳水之水湿浸渍证。其病机为水湿内侵,脾气受困,脾阳不振。其治法是运脾化湿,通阳利水。代表方为五皮饮合胃苓汤。故正确选项为 CD。

19. ABCD。

痰饮是指体内水液输布运化失常,停积于某些部位的一类病证。痰饮的病机为肺脾肾三脏的气化功能失调,水谷不得化为精微输布周身,津液停积,变生痰饮。水液的运行与脾肺肾三脏有关,如三脏功能失调,肺之通调涩滞,脾之转输无权,肾之蒸化失职,则三者互为影响,导致水液停积为饮。三脏之中,脾运失司,首当其要。癃闭是以小便量少,排尿困难,甚则小便闭塞不通为主症的一种病证。其中小便不畅,点滴而短少,病势较缓者称为癃;小便闭塞,点滴不通,病势较急者称为闭。癃与闭都是指排尿困难,二者只是在程度上有差别,因此多合称为癃闭。癃闭虽病因多端,但基本病理变化为膀胱气化功能失调,其病位主要在膀胱与肾。人体小便的通畅,有赖于三焦气化的正常,而三焦气化主要依靠肺的通调,脾的转输,肾的气化来维持,又需要肝的疏泄来协调。故肺、脾、肾、肝功能失调,亦可致癃闭。由此可见,癃闭的病位虽在膀胱,但与肺、脾、肾、肝密切相关。水肿是体内水液潴留,泛滥肌肤,表现以头面、眼睑、四肢、腹背,甚至全身浮肿为特征的一类病证。水肿发病的基本病理变化为肺失通调,脾失转输,肾失开阖,三焦气化不利。其病位在肺、脾、肾,而关键在肾。肺胀是多种慢性肺系疾患反复发作迁延不愈,导致肺气胀满,不能敛降的一种病证。肺胀的基本病机:肺气胀满,不能敛降。其病位:首先在肺,继则影响脾、肾,后期病及于心。病理因素主要为痰浊、水饮、血瘀互为影响,兼见同病。故 ABCD 皆为正确选项。

20. ABC。

发汗、利尿、泻下逐水为治疗水肿的三条基本原则,具体应用视阴阳虚实不同而异。阳水以祛邪为主,应予发汗、利水或攻逐,同时配合清热解毒、理气化湿等法;阴水当以扶正为主,健脾温肾,同时配以利水、养阴、活血、祛瘀等法。对于虚实夹杂者,则当兼顾,或先攻后补,或攻补兼施。阳水之风水相搏证治宜疏风清热,宣肺行水。阳水之湿热壅盛证治宜分利湿热。阴水之脾阳虚衰证治宜健脾温阳利水。健脾温肾不属于水肿的治疗原则。故正确选项为 ABC。

21. AD。

上述症状属阳水之湿毒浸淫证。其病机为疮毒内归脾肺,三焦气化不利,水湿内停。其治法为宣肺解毒,利湿消肿。代表方为麻黄连翘赤小豆汤合五味消毒饮。前方宣肺利尿;后方清解热毒。故 AD 为正确选项。

22. ABC。

水肿之水湿浸渍证的一般临床表现为全身水肿,下肢明显,按之没指,小便短少,身体困重,胸闷,纳呆,泛恶,苔白腻,脉沉缓,起病缓慢,病程较长。故 ABC 为正确选项。

23. CD。

上述症状属于水肿之瘀水互结证。其病机为水停湿阻,气滞血瘀,三焦气化不利。其治法为活血祛瘀,化气行水。代表方为桃红四物汤合五苓散。故 CD 为正确选项。

24. ABCD。

淋证是指以小便频数短涩,淋沥刺痛,小腹拘急引痛为主症的病证。淋证的预后:热淋、血淋有时可发生热毒入血,出现高热神昏等重笃证候;病久不愈或反复发作,脾肾两虚,发为劳淋;甚者脾肾衰败,成为水肿、癃闭、关格;或肾虚肝旺,成为头痛、眩晕;或石阻水道,出现水肿、癃闭、关格;膏淋久延可致消瘦乏力,气血大亏而成虚劳。故 ABCD 皆为正确选项。

25. **BC**。

上述临床表现属于血淋。其病机是湿热下注膀胱,热甚灼络,破血妄行。其治法是清热通淋,凉血止血。代表方是小蓟饮子加减。故 BC 为正确选项。

26. **ABCD**。

癃闭是以小便量少,排尿困难,甚则小便闭塞不通为主症的一种病证。其中小便不畅,点滴而短少,病势较缓者称为癃;小便闭塞,点滴不通,病势较急者称为闭。癃与闭都是指排尿困难,二者只是在程度上有差别,因此多合称为癃闭。癃闭的病位虽在膀胱,但与肺、脾、肾、肝密切相关。其病理因素:湿热、热毒、气滞、瘀血。故 ABCD 皆为正确选项。

27. **AB**。

上述症状属于癃闭之肺热壅盛证。其病机为肺热壅盛,失于肃降,不能通调水道,无以下属膀胱。其治法为清泄肺热,通利水道。代表方为清肺饮。故正确选项为 AB。

28. **CD**。

上述症状属与癃闭之脾气不升证。其病机为脾虚运化无力,升清降浊失职。其治法为升清降浊,化气行水。代表方为补中益气汤和春泽汤。前方益气升清;后方益气通阳利水。故正确选项为 CD。

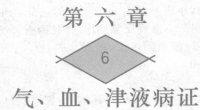

第 六 章

气、血、津液病证

一、A 型题:在每小题给出的 A、B、C、D 四个选项中,请选出一项最符合题目要求的。

1. 下列选项中,不是郁证主要临床表现的是哪一项
A. 神情淡漠,少言寡语　　　　　　　　B. 或易怒喜哭,或咽中如有异物梗塞
C. 胸部满闷,胁肋胀痛　　　　　　　　D. 心情抑郁,情绪不宁

2. 历史上,哪位医家已将郁证列为一个专篇,提出了六郁之说,并创立了相应的治疗方剂
A. 张景岳　　　　　　B. 巢元方　　　　　　C. 徐灵胎　　　　　　D. 朱丹溪

3. "郁证全在病者能移情易性"出自哪部医学著作
A.《临证指南医案》　　B.《兰室秘要》　　　　C.《丹溪心法》　　　　D.《景岳全书》

4. 郁证的病因总属情志所伤,发病与哪个脏器的关系最为密切
A. 心　　　　　　　　B. 肝　　　　　　　　C. 脾　　　　　　　　D. 肺

5. 对郁证的治疗基本原则,下列论述有误的是哪一项
A. 理气开郁　　　　　B. 调畅气机　　　　　C. 活血化瘀　　　　　D. 怡情易性

6. 患者精神抑郁,情绪不宁,胸部满闷,胁肋胀痛,痛无定处,脘闷嗳气,不思饮食,大便不调,苔薄腻,脉弦。治宜选用
A. 越鞠丸　　　　　　B. 丹栀逍遥散　　　　C. 小柴胡汤　　　　　D. 柴胡疏肝散

7. 患者性情急躁易怒,胸胁胀满,口苦而干,或头痛,目赤,耳鸣,或嘈杂吞酸,大便秘结,舌质红,苔黄,脉弦数。治当
A. 清泄肝火,养心安神　B. 行气开郁,化痰散结　C. 疏肝解郁,清肝泻火　D. 疏肝解郁,理气畅中

8. 精神抑郁,胸部闷塞,胁肋胀满,咽中如有物梗塞,吞之不下,咯之不出,苔白腻,脉弦滑。《医宗金鉴·诸气治法》将本证称为"梅核气"。治宜选用
A. 半夏厚朴汤　　　　B. 丹栀逍遥散　　　　C. 小柴胡汤　　　　　D. 柴胡疏肝散

9. 精神恍惚,心神不宁,多疑易惊,悲忧善哭,喜怒无常,或时时欠伸,或手舞足蹈,骂詈喊叫等,舌质淡,脉弦。此种证候多见于女性,常因精神刺激而诱发。临床表现多种多样,但同一患者每次发作多为同样几种症状的重复。治宜选用
A. 桂枝甘草龙骨牡蛎汤　B. 甘麦大枣汤　　　　C. 五磨饮子　　　　　D. 归脾汤

10. 患者多思善疑,头晕神疲,心悸胆怯,失眠健忘,纳差,面色不华,舌质淡,苔薄白,脉细。治宜当选
A. 甘麦大枣汤　　　　B. 天王补心丹　　　　C. 当归补血汤　　　　D. 归脾汤

11. 患者情绪不宁,心悸,健忘,失眠,多梦,五心烦热,盗汗,口咽干燥,舌红少津,脉细数。下列哪首方剂不宜选用
A. 六味地黄丸　　　　B. 天王补心丹　　　　C. 朱砂安神丸　　　　D. 交泰丸

12. 哪本医学著作提出了著名的治吐血三要法
A.《血证论》　　　　　B.《医门法律》　　　　C.《医学入门》　　　　D.《先醒斋医学广笔记》

13. 哪本医学著作提出了"止血、消瘀、宁血、补血"的治血四法
A.《血证论》　　　　　B.《医门法律》　　　　C.《医学入门》　　　　D.《先醒斋医学广笔记》

14. 患者鼻衄,或兼齿衄,血色鲜红,口渴欲饮,鼻干,口干臭秽,烦躁,便秘,舌红,苔黄,脉数。治宜选用
A. 小蓟饮子　　　　　B. 银翘散　　　　　　C. 清胃散　　　　　　D. 玉女煎

15. 下列哪一种治法,不是《血证论》提出的治血大法
A. 补血 　　　　　　　B. 止血 　　　　　　　C. 凉血 　　　　　　　D. 消瘀

16. 患者鼻衄,头痛,目眩,耳鸣,烦躁易怒,两目红赤,口苦,舌红,脉弦数。治宜选用
A. 小蓟饮子 　　　　　B. 龙胆泻肝汤 　　　　C. 小蓟饮子 　　　　　D. 丹栀逍遥散

17. 胃火(热)炽盛不可导致下列哪些病证
A. 咳血 　　　　　　　B. 吐血 　　　　　　　C. 齿衄 　　　　　　　D. 鼻衄

18. 患者咳嗽阵作,痰中带血或纯血鲜红,胸胁胀痛,烦躁易怒,口苦,舌质红,苔薄黄,脉弦数。治宜选用
A. 咳血方 　　　　　　B. 龙胆泻肝汤 　　　　C. 十灰散 　　　　　　D. 泻白散和黛蛤散

19. 患者吐血色红或紫暗,口苦胁痛,心烦易怒,寐少梦多,舌质红绛,脉弦数。治当选用
A. 小蓟饮子 　　　　　B. 龙胆泻肝汤 　　　　C. 小蓟饮子 　　　　　D. 丹栀逍遥散

20. 患者吐血缠绵不止,时轻时重,血色暗淡,神疲乏力,心悸气短,面色苍白,舌质淡,脉细弱。治当选用
A. 十灰散 　　　　　　B. 黄土汤 　　　　　　C. 当归补血汤 　　　　D. 归脾汤

21. 患者便血紫暗,甚则黑色,腹部隐痛,喜热饮,面色不华,神倦懒言,便溏,舌质淡,脉细。治当选用
A. 槐角丸 　　　　　　B. 黄土汤 　　　　　　C. 当归补血汤 　　　　D. 归脾汤

22. 患者久病尿血,血色淡红,头晕耳鸣,精神困惫,腰脊酸痛,舌质淡,脉沉弱。治宜选用
A. 六味地黄丸 　　　　B. 归脾汤 　　　　　　C. 金匮肾气丸 　　　　D. 无比山药丸

23. 归脾汤不可以治疗下列哪一病证
A. 气血亏虚之鼻衄 　　B. 脾胃虚寒之便血 　　C. 气不摄血之紫癜 　　D. 脾不统血之尿血

24. 患者脘腹胀闷,嘈杂不适,甚则作痛,吐血色红或紫暗,常夹有食物残渣,口臭,便秘,大便色黑,舌质红,苔黄腻,脉滑数。治宜选用
A. 清胃散合十灰散 　　B. 泻心汤合清胃散 　　C. 泻心汤合十灰散 　　D. 玉女煎

25. 患者咳嗽痰少,痰中带血,或反复咳血,血色鲜红,口干咽燥,颧红,潮热盗汗,舌质红,脉细数。治宜选用
A. 黛蛤散 　　　　　　B. 百合固金汤 　　　　C. 止嗽散 　　　　　　D. 沙参麦冬汤

26. 患者喉痒咳嗽,痰中带血,口干鼻燥,或有身热,舌质红,少津,苔薄黄,脉数。治当
A. 润肺止咳,宁络止血 B. 清热化痰,凉血止血 C. 清热润肺,凉血止血 D. 清热润肺,宁络止血

27. 形成痰饮的主要病机是
A. 肺气虚 　　　　　　B. 脾肾阳虚 　　　　　C. 肾阳虚 　　　　　　D. 三焦气化失宣

28. 心下满闷,呕吐清水痰涎,胃肠沥沥有声,形体昔肥今瘦,属饮停于胃肠。其诊断为
A. 悬饮 　　　　　　　B. 溢饮 　　　　　　　C. 痰饮 　　　　　　　D. 支饮

29. 胸胁饱满,咳唾引痛,喘促不能平卧,或有肺痨病史,属饮流胁下。其诊断为
A. 悬饮 　　　　　　　B. 溢饮 　　　　　　　C. 痰饮 　　　　　　　D. 支饮

30. 身体疼痛而沉重,甚则肢体浮肿,当汗出而不汗出,或伴咳喘,属饮溢肢体。其诊断为
A. 悬饮 　　　　　　　B. 溢饮 　　　　　　　C. 痰饮 　　　　　　　D. 支饮

31. 咳逆倚息,短气不得平卧,其形如肿,属饮邪支撑胸肺。其诊断为
A. 悬饮 　　　　　　　B. 溢饮 　　　　　　　C. 痰饮 　　　　　　　D. 支饮

32. 痰饮的治疗以温化为原则。"病痰饮者,当以温药和之"出自哪部医学著作
A.《丹溪心法》 　　　　B.《黄帝内经》 　　　　C.《金匮要略》 　　　　D.《伤寒论》

33. 胸胁支满,心下痞闷,胃中有振水音,脘腹喜温畏冷,泛吐清水痰涎,饮入易吐,口渴不欲饮水,头晕目眩,心悸气短,食少,大便或溏,形体逐渐消瘦,舌苔白滑,脉弦细而滑。治宜当选
A. 实脾饮
B. 己椒苈黄丸
C. 附子理中丸
D. 苓桂术甘汤合小半夏加茯苓汤

34. 患者寒热往来,身热起伏,汗少,或发热不恶寒,有汗而热不解,咳嗽,痰少,气急,胸胁刺痛,呼吸、转侧疼痛加重,心下痞硬,干呕,口苦,舌苔薄白或黄,脉弦数。治宜当选

    A. 柴枳半夏汤   B. 小半夏加茯苓汤   C. 小柴胡汤   D. 苓桂术甘汤

35. 患者胸胁疼痛,如灼如刺,胸闷不舒,呼吸不畅,或有闷咳,甚则迁延,经久不已,阴雨更甚,可见病侧胸廓变形,舌苔薄,质暗,脉弦。治当选用

    A. 血府逐瘀汤   B. 香附旋覆花汤   C. 柴胡疏肝散   D. 丹栀逍遥散

36. 患者身体沉重而疼痛,甚则肢体浮肿,恶寒,无汗,或有咳喘,痰多白沫,胸闷,干呕,口不渴,苔白,脉弦紧。治当选用

    A. 小青龙汤   B. 越婢汤   C. 大青龙汤   D. 小半夏加茯苓汤

37. 下列哪部医学著作有专篇讨论消渴一证,并最早提出治疗方药

    A.《金匮要略》   B.《丹溪心法》   C.《古今录验》   D.《外台秘要》

38. 下列哪部医学著作明确提出消渴之上、中、下之分类

    A.《儒门事亲》   B.《备急千金要方》   C.《证治要诀》   D.《证治准绳》

39. "渴而多饮为上消(经谓膈消),消谷善饥为中消(经谓消中),渴而便数有膏为下消(经谓肾消)"出自哪部医学著作

    A.《儒门事亲》   B.《备急千金要方》   C.《证治要诀》   D.《证治准绳》

40. 消渴的病变脏腑主要在

    A. 肺、肝、肾   B. 肺、脾、胃   C. 肺、胃、肾   D. 肺、脾、肾

41. "治上消者,宜润其肺,兼清其胃","治中消者,宜清其胃,兼滋其肾","治下消者,宜滋其肾,兼补其肺"出自于哪部医学著作

    A.《医学心悟》   B.《证治准绳》   C.《医学入门》   D.《证治要诀》

42. 患者口渴多饮,口舌干燥,尿频量多,烦热多汗,舌边尖红,苔薄黄,脉洪数。其诊断为

    A. 上消   B. 中消   C. 下消   D. 口渴症

43. 患者多食易饥,口渴,尿多,形体消瘦,大便干燥,苔黄,脉滑实有力,治宜选用

    A. 白虎汤   B. 玉泉丸   C. 消渴方   D. 玉女煎

44. 患者口渴引饮,能食与便溏并见,或饮食减少,精神不振,四肢乏力,舌质淡,苔白而干,脉弱。治当

    A. 滋阴固肾   B. 益气健脾,生津止渴   C. 清胃泻火,养阴增液   D. 清热润肺,生津止渴

45. 患者口渴引饮,能食与便溏并见,或饮食减少,精神不振,四肢乏力,舌质淡,苔白而干,脉弱。治当宜选

    A. 六味地黄丸   B. 玉女煎   C. 参苓白术散   D. 七味白术散

46. 患者尿频量多,浑浊如脂膏,或尿甜,腰膝酸软,乏力,头晕耳鸣,口干唇燥,皮肤干燥,瘙痒,舌红苔少,脉细数。治当宜选

    A. 六味地黄丸   B. 左归丸   C. 都气丸   D. 地黄饮子

47. 患者小便频数,浑浊如膏,甚至饮一溲一,面容憔悴,耳轮干枯,腰膝酸软,四肢欠温,畏寒肢冷,阳痿或月经不调,舌苔淡白而干,脉沉细无力。证属

    A. 脾肾阳虚证   B. 肾阴虚证   C. 肾阳虚证   D. 阴阳两虚证

48. 患者夜寐盗汗,或有自汗,五心烦热,或兼午后潮热,两颧色红,口渴,舌红少苔,脉细数。治当宜选

    A. 六味地黄丸   B. 龙胆泻肝汤   C. 玉屏风散   D. 当归六黄汤

49. 患者午后潮热,或夜间发热,不欲近衣,手足心热,烦躁,少寐多梦,盗汗,口干咽燥,舌质红,或有裂纹,苔少甚至无苔,脉细数。治当宜选

    A. 六味地黄丸   B. 龙胆泻肝汤   C. 清骨散   D. 丹栀逍遥散

50. 患者发热多为低热或潮热,热势常随情绪波动而起伏,精神抑郁,胁肋胀满,烦躁易怒,口干而苦,纳食减少,舌红,苔黄,脉弦数。治当宜选

A. 丹栀逍遥散　　　　　B. 小柴胡汤　　　　　C. 柴胡疏肝散　　　　　D. 逍遥散

51. 患者女性，39 岁，平素性情急躁易怒，胸胁胀满，口苦而干，头痛，目赤，耳鸣，舌红苔黄，脉弦数。治宜选用
　　A. 柴胡疏肝散　　　　B. 逍遥散　　　　　C. 丹栀逍遥散　　　　　D. 天王补心丹

二、B 型题：A、B、C、D 是其下面两道小题的备选项，请从中选择一项最符合题目要求的，每个选项可以被选择
　　一次或两次。

　　A. 湿郁　　　　　　　B. 气郁　　　　　　　C. 痰郁　　　　　　　D. 食郁

1. 患者精神抑郁，情绪不宁，胸胁胀满疼痛，脘腹胀满，咽中如有物梗塞，苔腻。此诊断为
2. 患者精神抑郁，情绪不宁，身重，胸胁、脘腹胀满，嗳气，口腻，便溏。此诊断为

　　A. 虚热炽热，痰阻经络　　B. 肾阴亏损，精血不足　　C. 阴虚内热，脉络失养　　D. 燥热伤阴，络脉瘀阻

3. 消渴病并发视瞻昏渺的机理是
4. 消渴病并发中风偏瘫的机理是

　　A. 滋其肾　　　　　　　B. 养其胃　　　　　　C. 补其肺　　　　　　D. 清其胃

5. 《医学心悟》提出，治下消者，宜滋其肾，兼以
6. 《医学心悟》提出，治上消者，宜润其肺，兼以

　　A. 烦渴引饮　　　　　　B. 多尿而频　　　　　C. 消谷善饥　　　　　D. 口干舌燥

7. 消渴病，胃热炽盛证最突出的症状是
8. 消渴病，肺热津伤证最突出的症状是

　　A. 归脾汤　　　　　　　B. 补中益气汤　　　　C. 升阳益胃汤　　　　D. 当归补血汤

9. 内伤发热气虚血亏证，以血虚为主者，治宜选方
10. 内伤发热气虚血亏证，兼气虚下陷者，治宜选方

　　A. 加味清胃散合泻心汤　　B. 玉女煎　　　　　C. 清胃散　　　　　　D. 犀角地黄汤

11. 鼻衄之胃热炽盛证，治宜选方
12. 齿衄之胃火炽盛证，治宜选方

　　A. 龙胆泻肝汤　　　　　B. 黛蛤散　　　　　　C. 泻白散合黛蛤散　　　D. 咳血方

13. 鼻衄之肝火上炎证，治宜选方
14. 咳血之肝火犯肺证，治宜选方

　　A. 泻心汤　　　　　　　B. 龙胆泻肝汤　　　　C. 泻白散合黛蛤散　　　D. 黄土汤

15. 咳血之肝火犯肺证，治宜选方
16. 吐血之肝火犯胃证，治宜选方

　　A. 归脾汤　　　　　　　B. 补中益气汤　　　　C. 小蓟饮子　　　　　D. 当归补血汤

17. 尿血之脾不统血证，治宜选方
18. 血淋病久，症见神疲乏力，面色少华者，治宜选方

　　A. 七福饮　　　　　　　B. 金匮肾气丸　　　　C. 养心汤　　　　　　D. 大补元煎

19. 虚劳之肾气虚证，治宜选方
20. 虚劳之心气虚证，治宜选方

　　A. 丹栀逍遥散　　　　　B. 左金丸　　　　　　C. 柴胡疏肝散　　　　D. 六磨汤

21. 郁证之肝气郁结证，治宜选方
22. 郁证之气郁化火证，治宜选方

　　A. 脏躁　　　　　　　　B. 梅核气　　　　　　C. 痰郁　　　　　　　D. 气郁

23. "妇人咽中如有炙脔，半夏厚朴汤主之"，《医宗金鉴》将此证称之为
24. 精神恍惚，心神不宁，多疑易惊，悲忧善哭，喜怒无常，或时时欠伸，或手舞足蹈，常因精神刺激而诱发，《金
　　匮要略》将此证称之为

A. 心下满闷,呕吐清水痰涎,胃肠沥沥有声,形体昔肥今瘦

B. 胸胁饱满,咳唾引痛,喘促不能平卧,或有肺痨病史

C. 身体疼痛而沉重,甚则肢体浮肿,当汗出而不汗出,或伴咳喘

D. 咳逆倚息,短气不得平卧,其形如肿

25. 痰饮的主症是

26. 支饮的主症是

   A. 小青龙汤   B. 葶苈大枣泻肺汤   C. 柴枳半夏汤   D. 椒目瓜蒌汤

27. 悬饮之邪犯胸肺证,治宜选方

28. 支饮之寒饮伏肺证,治宜选方

   A. 金匮肾气丸   B. 六味地黄丸   C. 左归丸   D. 右归丸

29. 下消之肾阴亏虚证,治宜选方

30. 下消之阴阳两虚证,治宜选方

   A. 柴胡疏肝散   B. 逍遥散   C. 天麻钩藤饮   D. 镇肝熄风汤

31. 患者头部胀痛,心烦易怒,口苦面红,舌红苔黄,脉弦数。治宜选用

32. 患者腹痛胀闷,遇忧思恼怒则剧,得嗳气或矢气则舒,舌红苔薄白,脉弦。治宜选用

三、X型题:在每小题给出的 A、B、C、D 四个选项中,至少有两项是符合题目要求的,请选出所有符合题目要求的答案,多选或少选均不得分。

1. 郁证的临床表现是

   A. 心情抑郁,情绪不宁   B. 咽中如有异物梗塞   C. 易怒善哭   D. 喃喃独语

2. 治疗消渴下消的方剂是

   A. 黄芪汤   B. 六味地黄丸   C. 金匮肾气丸   D. 鹿茸丸

3. 咳血的常见证候是

   A. 燥热伤肺   B. 胃火炽盛   C. 肝火犯肺   D. 阴虚肺热

4. 郁病实证常见的证候是

   A. 肝气郁结   B. 气郁化火   C. 痰迷心窍   D. 痰气郁结

5. 郁证的主要病机是

   A. 肝失疏泄   B. 脾失健运   C. 心失所养   D. 肺气郁滞

6. 属于内伤发热与外感发热的鉴别要点有

   A. 起病缓与急   B. 热势高与低   C. 体质虚与实   D. 病程长与短

7. 以龙胆泻肝汤为主方加减治疗的血证有

   A. 鼻衄   B. 吐血   C. 齿衄   D. 便血

8. 消渴病出现小便异常的病机有

   A. 肺失治节,水液直下   B. 肺不布津   C. 脾气亏虚,运化失常   D. 肾气亏虚,失于固摄

9. 下列各项中,属于咳血证候的有

   A. 燥热伤肺   B. 肝火犯肺   C. 阴虚肺热   D. 胃热炽盛

10. 以苓桂术甘汤为主方治疗的病证有

   A. 呕吐之痰饮内阻证   B. 肺胀之阳虚水泛证   C. 水肿之脾阳虚衰证   D. 痰饮之脾阳虚弱证

11. 下列各项中,可用归脾汤治疗的病证有

   A. 气血亏虚之眩晕   B. 心脾两虚之不寐   C. 气血亏虚之内伤发热   D. 心血不足之盗汗

12. 下列选项中,不首选六味地黄丸治疗的病证有

   A. 肾阴亏虚的喘证   B. 肾阴不足的虚劳   C. 阴虚火旺的心悸   D. 肾阴亏虚的消渴

13. **内伤发热的特点有**

    A. 病程较长   B. 时作时止,或有定时

    C. 发热而不恶寒,或感怯冷,得衣则减   D. 发热缓慢

14. **下列属于内伤发热治法的是**

    A. 解郁、活血   B. 除湿   C. 益气、养血   D. 滋阴、温阳

15. **内伤发热的常见病因病机有**

    A. 气血亏虚   B. 阴虚火旺   C. 瘀血内结   D. 肝气郁结

16. **阳虚型之虚劳,分类包括**

    A. 肾阳   B. 脾阳   C. 心阳   D. 肝阳

17. **气虚发热的常用治法有**

    A. 疏肝解郁   B. 活血化瘀   C. 益气健脾   D. 甘温除热

18. **气虚型之虚劳可见于**

    A. 肺气虚   B. 心气虚   C. 肾气虚   D. 脾气虚

19. **血虚型之虚劳多见于**

    A. 心血虚   B. 肝血虚   C. 脾血虚   D. 肾血虚

20. **小青龙汤可用于治疗下列哪些证候**

    A. 肺痈初期   B. 溢饮   C. 支饮   D. 寒哮

21. **治疗痰饮之脾阳虚弱证,治当宜选**

    A. 小半夏加茯苓汤   B. 苓桂术甘汤   C. 苓甘五味姜辛汤   D. 肾气丸

22. **痰饮病的病机主要涉及哪些哪些脏腑**

    A. 心   B. 肺   C. 脾   D. 肾

23. **自汗盗汗的治法主要有**

    A. 清肝泻热   B. 疏肝解郁   C. 益气固表   D. 滋阴降火

24. **自汗盗汗可分为下列哪些临床类型**

    A. 肺卫不固证   B. 心血不足证   C. 阴虚火旺证   D. 邪热郁蒸证

25. **肝火犯肺证之咳血,治宜选用**

    A. 咳血方   B. 黛蛤散   C. 百合固金汤   D. 泻白散

26. **归脾汤可用于治疗下列哪些血证**

    A. 气血亏虚之鼻衄   B. 脾不统血之尿血   C. 气不摄血之紫斑   D. 气虚血溢之吐血

27. **患者情绪不宁,心悸,健忘,失眠,多梦,五心烦热,盗汗,口咽干燥,舌红少津,脉细数。治宜选用**

    A. 归脾汤   B. 天王补心丹   C. 朱砂安神丸   D. 六味地黄丸

28. **脏躁的临床特点有**

    A. 多发生于中青年女性   B. 大多数有情志内伤史

    C. 发作与精神因素密切相关   D. 感受外邪易加重病情

29. **气郁化火型郁证,治宜选用**

    A. 化肝煎   B. 丹栀逍遥散   C. 左金丸   D. 柴胡疏肝散

30. **《先醒斋医学广笔记·吐血》提出的治吐血三要法是**

    A. 行血   B. 理气   C. 补肝   D. 降气

31. **瘿病的基本病机包括**

    A. 气滞   B. 血瘀   C. 火郁   D. 痰凝

中医内科学

32.汗证的常见病因有

　　A.营卫失和　　　　　　　B.情志不调　　　　　　C.嗜食辛辣　　　　　　D.病后体虚

参考答案与解析

一、A 型题。

1.A。

　　郁证是由于情志不舒、气机郁滞所致,以心情抑郁,情绪不宁,胸部满闷,胁肋胀痛,或易怒喜哭,或咽中如有异物梗塞等症为主要临床表现的一类病证。神情淡漠,少言寡语属于痴呆轻证表现。故 A 为正确选项。

2.D。

　　元代朱丹溪《丹溪心法・六郁》将郁证列为一个专篇,提出了气、血、火、食、湿、痰六郁之说,并创立了六郁汤、越鞠丸等相应的治疗方剂。故 D 为正确选项。

3.A。

　　《临证指南医案・郁》所记载的病例,均属情志之郁,充分注意到精神治疗对郁证具有重要意义。认为"郁证全在病者能移情易性",故 A 为正确选项。

4.B。

　　郁证的病因总属情志所伤,发病与肝的关系最为密切,其次涉及心、脾。故 B 为正确选项。

5.C。

　　理气开郁、调畅气机、怡情易性是治疗郁证的基本原则。故 C 为正确选项。

6.D。

　　上述症状属于郁证之肝气郁结证。其病机为肝郁气滞,脾胃失和。治宜疏肝解郁,理气畅中。其代表方为柴胡疏肝散。故 D 为正确选项。

7.C。

　　上述症状属于郁证之气郁化火证。其病机为肝郁化火,横逆犯胃。治宜疏肝解郁,清肝泻火。其代表方为丹栀逍遥散。故 C 为正确选项。

8.A。

　　上述症状属于郁证之痰气郁结证。其病机为气郁痰凝,阻滞胸膈。治宜行气开郁,化痰散结。其代表方为半夏厚朴汤。故 A 为正确选项。

9.B。

　　上述症状属于郁证之心神失养证。其病机为营阴暗耗,心神失养。治宜甘润缓急,养心安神。其代表方为甘麦大枣汤。故 B 为正确选项。

10.D。

　　上述症状属于郁证之心脾两虚证。其病机为脾虚血亏,心失所养。治宜健脾养心,补益气血。其代表方为归脾汤。故 D 为正确选项。

11.C。

　　上述症状属于郁证之心肾阴虚证。其病机为阴精亏虚,阴不涵阳。治宜滋养心肾。其代表方为六味地黄丸合天王补心丹。心肾不交而见心烦失眠,可合交泰丸交通心肾。故 C 为正确选项。

12.D。

　　《先醒斋医学广笔记・吐血》:"吐血三要法:宜行血不宜止血……宜补肝不宜伐肝……宜降气不宜降火……"即著名的治吐血三要法,强调了行血、补肝、降气在治疗吐血中的重要作用。故 D 为正确选项。

13.A。

　　《血证论》是论述血证的专书,对各种血证的病因病机、辨证论治均有许多精辟的论述,该书提出的止血、消瘀、宁血、补血的治血四法,确实是通治血证的大纲。故 A 为正确选项。

14.D。

　　上述症状属于鼻衄之胃热炽盛证。其病机为胃火上炎,迫血妄行。治宜清胃泻火,凉血止血。其代表方为玉女煎。本方滋阴清胃泻火。故 D 为正确选项。

15.C。

　　《血证论》是论述血证的专书,对各种血证的病因病机、辨证论治均有许多精辟的论述,该书提出的止血、消瘀、宁血、补血的治血四法,确实是通治血证的大纲。故 C 为正确选项。

16. **B**。

上述症状属于鼻衄之肝火上炎证。其病机为火热上炎,迫血妄行,上溢清窍。治宜清肝泻火,凉血止血。其代表方为龙胆泻肝汤。本方泻肝胆火热。故 B 为正确选项。

17. **A**。

咳血分燥热伤肺证、肝火犯肺证、阴虚肺热证。吐血分胃热壅盛证、肝火犯胃证、气虚血溢证。齿衄分胃火炽盛证、阴虚火旺证。鼻衄分热邪犯肺证、胃热炽盛证、肝火上炎证、气血亏虚证。故 A 为正确选项。

18. **D**。

上述症状属于咳血之肝火犯肺证。其病机为木火刑金,肺失清肃,肺络受损。其治法为清肝泻火,凉血止血。其代表方为泻白散和黛蛤散。前方清泄肺热,后方泻肝化痰。故 D 为正确选项。

19. **B**。

上述症状属于吐血之肝火犯胃证。其病机为肝火横逆,胃络损伤。其治法为泻肝清胃,凉血止血。其代表方为龙胆泻肝汤,本方清肝泻热,清利湿热。故 B 为正确选项。

20. **D**。

上述症状属于吐血之气虚血溢证。其病机为中气亏虚,统血无权,血液外溢。治宜健脾益气摄血。其代表方为归脾汤。本方补气生血,健脾养心。故 D 为正确选项。

21. **B**。

上述症状属于便血之脾胃虚寒证。其病机为中焦虚寒,统血无力,血溢胃肠。治宜健脾温中,养血止血。其代表方为黄土汤。本方温阳健脾,养血止血。故 B 为正确选项。

22. **D**。

上述症状属于尿血之肾气不固证。其病机为肾虚不固,血失藏摄。治宜补益肾气,固摄止血。其代表方为无比山药丸。本方补肾固摄。故 D 为正确选项。

23. **B**。

气血亏虚之鼻衄表现为鼻衄,或兼齿衄、肌衄,神疲乏力,面色㿠白,头晕,耳鸣,心悸,夜寐不宁,舌质淡,脉细无力。治宜补气摄血,方选归脾汤。气不摄血之紫癜表现为反复发生肌衄,久病不愈,神疲乏力,头晕目眩,面色苍白或萎黄,食欲不振,舌质淡,脉细弱。治宜补气摄血。方选归脾汤。脾不统血之尿血表现为久病尿血,甚或兼见齿衄、肌衄,食少,体倦乏力,气短声低,面色不华,舌质淡,脉细弱。治宜补中健脾,益气摄血。方选归脾汤。脾胃虚寒之便血表现为便血紫暗,甚则黑色,腹部隐痛,喜热饮,面色不华,神倦懒言,便溏,舌质淡,脉细。治宜健脾温中,养血止血。方选黄土汤。故 B 为正确选项。

24. **C**。

上述症状属于胃热壅盛之吐血。其病机为胃热内郁,热伤胃络。治宜清胃泻火,化瘀止血。其代表方为泻心汤合十灰散。前方清胃泻火,后方清热凉血,收涩止血。故 C 为正确选项。

25. **B**。

上述症状属于阴虚肺热之咳血。其病机为虚火灼肺,肺失清肃,肺络受损。治宜滋阴润肺,宁络止血。其代表方为百合固金汤。本方养阴润肺止咳。故 B 为正确选项。

26. **D**。

上述症状属于燥热伤肺之咳血。其病机为燥热伤肺,肺失清肃,肺络受损。治宜清热润肺,宁络止血。其代表方为桑杏汤。本方清宣肺热,肃肺止咳。故 D 为正确选项。

27. **D**。

正常生理情况下,水液的输布排泄,主要依靠三焦的气化作用和肺、脾、肾的功能活动。三焦司全身的气化,为内脏的外府,运行水谷津液的通道,气化则水行。若三焦失通失宣,阳虚水液不运,必致水饮停积为患。故 D 为正确选项。

28. **C**。

悬饮为胸胁饱满,咳唾引痛,喘促不能平卧,或有肺痨病史,属饮流胁下。溢饮为身体疼痛而沉重,甚则肢体浮肿,当汗出而不汗出,或伴咳喘,属饮溢肢体。痰饮为心下满闷,呕吐清水痰涎,胃肠沥沥有声,形体昔肥今瘦,属饮停于胃肠。支饮为咳逆倚息,短气不得平卧,其形如肿,属饮邪支撑胸肺。故 C 为正确选项。

29. **A**。

悬饮为胸胁饱满,咳唾引痛,喘促不能平卧,或有肺痨病史,属饮流胁下。溢饮为身体疼痛而沉重,甚则肢体浮肿,当汗出而不汗出,或伴咳喘,属饮溢肢体。痰饮为心下满闷,呕吐清水痰涎,胃肠沥沥有声,形体昔肥今瘦,属饮停于胃肠。支饮为咳逆倚息,短气不得平卧,其形如肿,属饮邪支撑胸肺。故 A 为正确选项。

30. B。

悬饮为胸胁饱满,咳唾引痛,喘促不能平卧,或有肺痨病史,属饮流胁下。溢饮为身体疼痛而沉重,甚则肢体浮肿,当汗出而不汗出,或伴咳喘,属饮溢肢体。痰饮为心下满闷,呕吐清水痰涎,胃肠沥沥有声,形体昔肥今瘦,属饮停于胃肠。支饮为咳逆倚息,短气不得平卧,其形如肿,属饮邪支撑胸肺。故 B 为正确选项。

31. D。

悬饮为胸胁饱满,咳唾引痛,喘促不能平卧,或有肺痨病史,属饮流胁下。溢饮为身体疼痛而沉重,甚则肢体浮肿,当汗出而不汗出,或伴咳喘,属饮溢肢体。痰饮为心下满闷,呕吐清水痰涎,胃肠沥沥有声,形体昔肥今瘦,属饮停于胃肠。支饮为咳逆倚息,短气不得平卧,其形如肿,属饮邪支撑胸肺。故 D 为正确选项。

32. C。

《金匮要略·痰饮咳嗽病脉证并治》篇提出"病痰饮者,当以温药和之。"故 C 为正确选项。

33. D。

上述症状属于痰饮之脾阳虚弱证。其病机为脾阳虚弱,饮停于胃,清阳不升。治宜温脾化饮。其代表方为苓桂术甘汤合小半夏加茯苓汤。前方温脾阳,利水饮;后方和胃降逆。故 D 为正确选项。

34. A。

上述症状属于悬饮之邪犯胸肺证。其病机为邪犯胸肺,枢机不利,肺失宣降。治宜和解宣利。其代表方为柴枳半夏汤。本方功能和解清热,宣肺利气,涤痰开结。故 A 为正确选项。

35. B。

上述症状属于悬饮之络气不和证。其病机为饮邪久郁,气机不利,络脉痹阻。治宜理气和络。其代表方为香附旋覆花汤。故 B 为正确选项。

36. A。

上述症状属于溢饮之表寒里饮证。其病机为肺脾失调,寒水内留,泛溢肢体。治宜发表化饮。其代表方为小青龙汤。本方发表散寒,温肺化饮。故 A 为正确选项。

37. A。

对于消渴一证,汉代张仲景《金匮要略》有专篇讨论,并最早提出治疗方药,主方有白虎加人参汤、肾气丸等。故 A 为正确选项。

38. C。

明代戴思恭《证治要诀》明确提出消渴上中下之分类。故 C 为正确选项。

39. D。

《证治准绳·消瘅》在前人论述的基础上,对三消的临床分类进行了规范,即"渴而多饮为上消(经谓膈消),消谷善饥为中消(经谓消中),渴而便数有膏为下消(经谓肾消)"。故 D 为正确选项。

40. C。

消渴的病变脏腑主要在肺、胃、肾,其病机主要在于阴津亏损,燥热偏胜,而以阴虚为本,燥热为标,两者互为因果。故 C 为正确选项。

41. A。

《医学心悟·三消》说"治上消者,宜润其肺,兼清其胃","治中消者,宜清其胃,兼滋其肾","治下消者,宜滋其肾,兼补其肺",可谓深得治疗消渴之要旨。故 A 为正确选项。

42. A。

上述症状属于上消之肺热津伤证。其病机为肺脏燥热,津液失布。治宜清热润肺,生津止渴。其代表方为消渴方。故 A 为正确选项。

43. D。

上述症状属于中消之胃热炽盛证。其病机为胃火内炽,胃热消谷,耗伤津液。治宜清胃泻火,养阴增液。方选玉女煎,本方清胃滋阴。故 D 为正确选项。

44. B。

上述症状属于中消之气阴亏虚证。其病机为气阴不足,脾失健运。治宜益气健脾,生津止渴。其代表方为七味白术散。故 B 为正确选项。

45. D。

上述症状属于中消之气阴亏虚证。其病机为气阴不足,脾失健运。治宜益气健脾,生津止渴。其代表方为七味白术散。故 D 为正确选项。

46. A。

上述症状属于下消之肾阴亏虚证。其病机为肾阴亏虚,肾失固摄。治宜滋阴固肾。其代表方为六味地黄丸,本方滋养肾阴。故 A 为正确选项。

47.D。

上述症状属于下消之阴阳两虚证。其病机为阴损及阳,肾阳衰微,肾失固摄。治宜滋阴温阳,补肾固涩。故 D 为正确选项。

48.D。

上述症状属于自汗盗汗之阴虚火旺证。其病机为虚火内灼,逼津外泄。其治法为滋阴降火。其代表方为当归六黄汤。本方滋阴清热,固表止汗。故 D 为正确选项。

49.C。

上述症状属于内伤发热之阴虚发热证。其病机为阴虚阳盛,虚火内炽。其治法为滋阴清热。其代表方为清骨散。本方功能清虚热,退骨蒸。故 C 为正确选项。

50.A。

上述症状属于内伤发热证之气郁发热证。其病机为气郁日久,化火生热。其治法为疏肝理气,解郁泻热。其代表方为丹栀逍遥散。故 A 为正确选项。

51.C。

根据性情急躁易怒,胸胁胀满,口苦而干,头痛,目赤,耳鸣,舌红苔黄,脉弦数等症状,可辨为郁证之气郁化火证,治法:疏肝解郁,清肝泻火,代表方:丹栀逍遥散加减。柴胡疏肝散为治疗郁证之肝气郁结证的代表方,症见:精神抑郁,情绪不宁,善太息,胸部胀满,痛无定处,脘闷嗳气,不思饮食,大便失常,或女子月经不调,舌苔白腻,脉弦。治法:疏肝解郁,理气畅中。天王补心丹为治疗郁证之心肾阴虚证的代表方,症见:情绪不宁,心悸,眩晕,健忘,失眠,多梦,心烦易怒,口燥咽干,或遗精腰酸,妇女则月经不调,舌红少津,脉细数。治法:滋养心肾。

二、B 型题。

1、2.B;A。

郁证是由于情志不舒,气机郁滞所引起的一类病证。主要表现为心情抑郁,情绪不宁,胁肋胀痛,或易怒善哭,以及咽中如有异物梗阻,失眠等各种复杂症状。临床有六郁之分,分别为气、血、痰、火、湿、食六郁。不难鉴别前者胸胁胀满疼痛,脘腹胀满,咽中如有物梗塞,苔腻,属气郁。后者身重,胸胁、脘腹胀满,嗳气,口腻,便溏,属湿郁。故分别宜选 B、A。

3、4.B;A。

消渴病日久,易发生以下两种病变:一是阴损及阳,阴阳俱虚。二是病久入络,血脉瘀滞。血瘀是消渴病的重要病机之一,且消渴病多种并发症的发生也与血瘀密切有关。消渴病常病及多个脏腑,病变影响广泛,未及时医治以及病情严重的患者,常可并发多种病证,其中,肾阴亏损,肝失濡养,肝肾精血不足,无以上承于耳目就会并发白内障、雀目、耳聋。阴虚热炽,炼液成痰,痰阻经络,发为胸痹、中风偏瘫。故分别宜选 B、A。

5、6.C;D。

《医学心悟》指出"渴而多饮为上消;消谷善饥为中消;口渴,小水如膏者为下消"。《医学心悟·三消》指出"治上消者,宜润其肺,兼清其胃","治中消者,宜清其胃,兼滋其肾","治下消者,宜滋其肾,兼补其肺"。故分别宜选 C、D。

7、8.C;A。

消渴是以多饮、多食、多尿、乏力、消瘦,或尿有甜味为主要临床表现的一种疾病。消渴病的"三多"症状,往往同时存在,但根据其程度的轻重不同,而有上、中、下三消之分,及肺燥、胃热、肾虚之别。其中上消常见肺热津伤证;中消常见胃热炽盛证寒热气阴亏虚证;下消常见肾阴亏虚证和阴阳两虚证。胃热炽盛证表现为多食易饥,口渴,尿多,形体消瘦,大便干燥,苔黄,脉滑实有力。肺热津伤证表现为口渴多饮,口舌干燥,尿频量多,烦热多汗,舌边尖红,苔薄黄,脉洪数。故分别宜选 C、A。

9、10.A;B。

内伤发热气虚血亏证,以血虚为主者,其病机为血虚失养,阴不配阳。治宜益气养血。方选归脾汤。内伤发热气虚血亏证,兼气虚下陷者,其病机为中气不足,阴火内生。治宜益气健脾,甘温除热。方选补中益气汤。故分别宜选 A、B。

11、12.B;A。

鼻衄之胃热炽盛证表现为鼻衄,或兼齿衄,血色鲜红,口渴欲饮,鼻干,口干臭秽,烦躁,便秘,舌红,苔黄,脉数。其病机为胃火上炎,迫血妄行。治宜清胃泻火,凉血止血。其代表方为玉女煎。齿衄之胃火炽盛证表现为齿衄,血色鲜红,齿龈红肿疼痛,头痛,口臭,舌红,苔黄,脉洪数。其病机为胃火内炽,循经上犯,灼伤血

中医内科学

络。治宜清胃泻火,凉血止血。其代表方为加味清胃散合泻心汤。故分别宜选B、A。

13、14. A;C。

鼻衄之肝火上炎证表现为鼻衄,头痛,目眩,耳鸣,烦躁易怒,两目红赤,口苦,舌红,脉弦数。其病机为火热上炎,迫血妄行,上溢清窍。治宜清肝泻火,凉血止血。其代表方为龙胆泻肝汤。咳血之肝火犯肺证表现为咳嗽阵作,痰中带血或纯血鲜红,胸胁胀痛,烦躁易怒,口苦,舌质红,苔薄黄,脉弦数。其病机为木火刑金,肺失清肃,肺络受损。治宜清肝泻火,凉血止血。其代表方为泻白散合黛蛤散。故分别宜选A、C。

15、16. C;B。

咳血之肝火犯肺证表现为咳嗽阵作,痰中带血或纯血鲜红,胸胁胀痛,烦躁易怒,口苦,舌质红,苔薄黄,脉弦数。其病机为木火刑金,肺失清肃,肺络受损。治宜清肝泻火,凉血止血。其代表方为泻白散合黛蛤散。吐血之肝火犯胃证表现为吐血色红或紫暗,口苦胁痛,心烦易怒,寐少梦多,舌质红绛,脉弦数。其病机为肝火横逆,胃络损伤。治宜泻肝清胃,胃络损伤。其代表方为龙胆泻肝汤。故分别宜选C、B。

17、18. A;A。

尿血之脾不统血证表现为久病尿血,甚或兼见齿衄、肌衄,食少,体倦乏力,气短声低,面色不华,舌质淡,脉细弱。其病机为中气亏虚,统血无力,血渗膀胱。治宜补中健脾,益气摄血。其代表方为归脾汤。血淋一般表现为小便热涩刺痛,尿色深红,或夹有血块,疼痛满急加剧,或见心烦,舌尖红,苔黄,脉滑数。治宜清热通淋,凉血止血,其代表方为小蓟饮子,若久病脾虚气不摄血,宜选用归脾汤。故分别宜选A、A。

19、20. D;A。

虚劳之肾气虚证表现为神疲乏力,腰膝酸软,小便频数而清,白带清稀,舌质淡,脉弱。其病机为肾气不充,腰督失养,固摄无权。治宜益气补肾。其代表方为大补元煎。本方补益肾气,适用于肾气不足之证。虚劳之心气不足证表现为心悸,气短,劳则尤甚,神疲体倦,自汗。其病机为心气不足,心失所养。治宜益气养心。其代表方为七福饮。本方补益气血,宁心安神,适用于心气不足者。故正确选项分别为D、A。

21、22. C;A。

郁证之肝气郁结证表现为精神抑郁,情绪不宁,胸部满闷,胁肋胀痛,痛无定处,脘闷嗳气,不思饮食,大便不调,苔薄腻,脉弦。其病机为肝郁气滞,脾胃失和。治宜疏肝解郁,理气畅中。其代表方为柴胡疏肝散。郁证之气郁化火证表现为性情急躁易怒,胸胁胀满,口苦而干,或头痛,目赤,耳鸣,或嘈杂吞酸,大便秘结,舌质红,苔黄,脉弦数。其病机为肝郁化火,横逆犯胃。治宜疏肝解郁,清肝泻火。其代表方为丹栀逍遥散。故分别宜选C、A。

23、24. B;A。

前者为郁证之痰气郁结证,具体表现为精神抑郁,胸部闷塞,胁肋胀满,咽中如有物梗塞,吞之不下,咯之不出,苔白腻,脉弦滑。本证亦即《金匮要略·妇人杂病脉证并治》所说"妇人咽中如有炙脔,半夏厚朴汤主之"之证。《医宗金鉴·诸气治法》将本证称为"梅核气"。后者为郁证之心神失养证,具体表现为精神恍惚,心神不宁,多疑易惊,悲忧善哭,喜怒无常,或时时欠伸,或手舞足蹈,骂詈喊叫等,舌质淡,脉弦。此种证候多见于女性,常因精神刺激而诱发。临床表现多种多样,但同一患者每次发作多为同样几种症状的重复。《金匮要略·妇人杂病脉证并治》将此种证候称为"脏躁"。故分别宜选B、A。

25、26. A;D。

心下满闷,呕吐清水痰涎,胃肠沥沥有声,形体昔肥今瘦,属饮停胃肠,谓之痰饮。胸胁饱满,咳唾引痛,喘促不能平卧,或有肺痨病史,属饮留胁下,谓之悬饮。身体疼痛而沉重,甚则肢体浮肿,当汗出而不汗出,或伴咳喘,属饮溢肢体,谓之溢饮。咳逆倚息,短气不得平卧,其形如肿,属饮邪支撑胸肺,谓之支饮。故分别宜选A、D。

27、28. C;A。

悬饮之邪犯胸肺证表现为寒热往来,身热起伏,汗少,或发热不恶寒,有汗而热不解,咳嗽,痰少,气急,胸胁刺痛,呼吸、转侧疼痛加重,心下痞硬,干呕,口苦,舌苔薄白或黄,脉弦数。其病机为邪犯胸肺,枢机不利,肺失宣降。治宜和解宣利。其代表方为柴枳半夏汤。支饮之寒饮伏肺证表现为咳逆喘满不得卧,痰吐白沫量多,经久不愈,天冷受寒加重,甚则引起面浮跗肿。或平素伏而不作,遇寒即发,发则寒热,背痛,腰痛,目泣自出,身体阵阵瞤动。舌苔白滑或白腻,脉弦紧。其病机为寒饮伏肺,遇感引动,肺失宣降。治宜宣肺化饮。其代表方为小青龙汤。故分别宜选C、A。

29、30. B;A。

下消之肾阴亏虚证表现为尿频量多,浑浊如脂膏,或尿甜,腰膝酸软,乏力,头晕耳鸣,口干唇燥,皮肤干燥,瘙痒,舌红苔少,脉细数。其病机为肾阴亏虚,肾失固摄。治宜滋阴固肾。其代表方为六味地黄丸加减。下消之阴阳两虚证表现为小便频数,浑浊如膏,甚至饮一溲一,面容憔悴,耳轮干枯,腰膝酸软,四肢欠温,畏寒肢冷,阳痿或月经不调,舌苔淡白而干,脉沉细无力。其病机为阴损及阳,肾阳衰微,肾失固摄。治宜滋阴温阳,补肾固涩。其代表方为金匮肾气丸。故分别宜选 B、A。

31、32. **C;A**。

根据头部胀痛,心烦易怒,口苦面红,舌红苔黄,脉弦数,可辨为头痛之肝阳头痛。治法:平肝潜阳息风。代表方:天麻钩藤饮加减。根据腹痛胀闷,遇忧思恼怒则剧,得嗳气或矢气则舒,舌红苔薄白,脉弦等症状,可辨为腹痛之肝郁气滞证。治法:疏肝解郁,理气止痛。代表方:柴胡疏肝散加减。逍遥散有疏肝解郁,养血健脾之功效,可用于肝郁之血虚脾弱证。镇肝熄风汤有镇肝息风,滋阴潜阳之功效,可用于类中风。

三、X 型题。

1. **ABC**。

郁证是由于情志不舒,气机郁滞所引起的一类病证。主要表现为心情抑郁,情绪不宁,胁肋胀痛,或易怒善哭,以及咽中如有异物梗阻,失眠等各种复杂症状。故正确选项为 ABC。

2. **BC**。

下消的一般临床证型有肾阴亏虚证和阴阳两虚证。肾阴亏虚证的临床表现为尿频量多,浑浊如脂膏,或尿甜,腰膝酸软,乏力,头晕耳鸣,口干唇燥,皮肤干燥,瘙痒,舌红苔少,脉细数。治宜滋阴固肾,方用六味地黄丸。阴虚火旺者,选用知柏地黄丸。阴阳两虚证的临床表现为小便频数,浑浊如膏,甚至饮一溲一,面容憔悴,耳轮干枯,腰膝酸软,四肢欠温,畏寒肢冷,阳痿或月经不调,舌苔淡白而干,脉沉细无力。其治法是滋阴温阳,补肾固涩。代表方为金匮肾气丸。故 BC 为正确选项。

3. **ACD**。

咳血的临床常见证候有燥热伤肺证、肝火犯肺证、阴虚肺热证。其中燥热伤肺证表现为喉痒咳嗽,痰中带血,口干鼻燥,或有身热,舌质红,少津,苔薄黄,脉数。肝火犯肺证表现为咳嗽阵作,痰中带血或纯血鲜红,胸胁胀痛,烦躁易怒,口苦,舌质红,苔薄黄,脉弦数。阴虚肺热证表现为咳嗽痰少,痰中带血,或反复咳血,血色鲜红,口干咽燥,颧红,潮热盗汗,舌质红,脉细数。故正确选项为 ACD。

4. **ABD**。

郁证的发生,因郁怒、思虑、悲哀、忧愁七情之所伤,导致肝失疏泄,脾失运化,心失所养,脏腑阴阳气血失调而成。初病因气滞而夹湿痰、食积、热郁者,则多属实证;久病由气及血,由实转虚,如久郁伤神,心脾俱亏,阴虚火旺等均属虚证。郁证的临床常见证候有肝气郁结证,气郁化火证,痰气郁结证,心神失养证,心脾两虚证和心肾阴虚证。其中肝气郁结证,气郁化火证和痰气郁结证属于实证,心神失养证,心脾两虚证和心肾阴虚证属于虚证。故正确选项为 ABD。

5. **ABC**。

郁证的发生,因郁怒、思虑、悲哀、忧愁七情之所伤,导致肝失疏泄,脾失运化,心失所养,脏腑阴阳气血失调而成。初病因气滞而夹湿痰、食积、热郁者,则多属实证;久病由气及血,由实转虚,如久郁伤神,心脾俱亏,阴虚火旺等均属虚证。故正确选项为 ABC。

6. **ABD**。

内伤发热是指以内伤为病因,脏腑功能失调,气、血、阴、阳失衡为基本病机,以发热为主要临床表现的病证。一般起病较缓,病程较长,热势轻重不一,但以低热为多,或自觉发热而体温并不升高。而外感发热表现的特点是:因感受外邪而起,起病较急,病程较短,发热初期大多伴有恶寒,其恶寒得衣被而不减。发热的热度大多较高,发热的类型随病种的不同而有所差异。初起常兼有头身疼痛、鼻塞、流涕、咳嗽、脉浮等表证。外感发热由感受外邪,正邪相争所致,属实证者居多。故正确选项为 ABD。

7. **AB**。

鼻衄的临床常见证候有热邪犯肺证、胃热炽盛证、肝火上炎证、气血亏虚证,其代表方剂分别为桑菊饮、玉女煎、龙胆泻肝汤、归脾汤。吐血的临床常见证候有胃热壅盛证、肝火犯胃证、气虚血溢证,其代表方分别为泻心汤合十灰散、龙胆泻肝汤、归脾汤。齿衄的临床常见证候有胃火炽盛证、阴虚火旺证,其代表方分别为加味清胃散合泻心汤、六味地黄丸合茜根散。便血的临床常见证候有肠道湿热证、气虚不摄证、脾胃虚寒证,其代表方分别为地榆散合槐角丸、归脾汤、黄土汤。故正确选项为 AB。

8. **ACD**。

消渴是以多饮、多食、多尿、乏力、消瘦,或尿有甜味为主要临床表现的一种疾病。病机总属阴虚燥热。消渴的病机主要在于阴津亏损,燥热偏胜,而以阴虚为本,燥热为标。肺主气,为水之上源,敷布津液。肺受燥热所伤,则津液不能敷布而直趋下行,随小便排出体外,故小便频量多;脾气虚不能转输水谷精微,则水谷精微下流注入小便,故小便味甘;肾失濡养,开阖固摄失权,则水谷精微直趋下泄,随小便而排出体外,故尿多味甜。肺不布津则口渴多饮。故ACD皆为正确选项。

9. **ABC**。

咳血的临床常见证候有燥热伤肺证、肝火犯肺证、阴虚肺热证。其中燥热伤肺证表现为喉痒咳嗽,痰中带血,口干鼻燥,或有身热,舌质红,少津,苔薄黄,脉数。肝火犯肺证表现为咳嗽阵作,痰中带血或纯血鲜红,胸胁胀痛,烦躁易怒,口苦,舌质红,苔薄黄,脉弦数。阴虚肺热证表现为咳嗽痰少,痰中带血,或反复咳血,血色鲜红,口干咽燥,颧红,潮热盗汗,舌质红,脉细数。故正确选项为ABC。

10. **AD**。

呕吐之痰饮内阻证,临床表现为呕吐多为清水痰涎,脘闷不食,头眩心悸,苔白腻,脉滑。治宜温化痰饮,和胃降逆。其代表方为小半夏汤合苓桂术甘汤。肺胀之阳虚水泛证,临床表现为面浮肢肿,甚则一身悉肿,腹部胀满有水,心悸喘咳,咯痰清稀,尿少怕冷,面唇青紫,苔白滑,舌胖质暗,脉沉细。治宜温肾健脾,化饮利水。其代表方为真武汤合五苓散加减。水肿之脾阳虚衰证,其临床表现为身肿日久,腰以下为甚,按之凹陷不易恢复,脘腹胀闷,纳减便溏,面色不华,神疲乏力,四肢倦怠,小便短少,舌质淡,苔白腻或白滑,脉沉缓或沉弱。治宜健脾温阳利水。代表方为实脾饮。痰饮之脾阳虚弱证,其临床表现为胸胁支满,心下痞闷,胃中有振水音,脘腹喜温畏冷,泛吐清水痰涎,饮入易吐,口渴不欲饮水,头晕目眩,心悸气短,食少,大便或溏,形体逐渐消瘦,舌苔白滑,脉弦细而滑。治宜温脾化饮。其代表方为苓桂术甘汤合小半夏加茯苓汤。故正确选项为AD。

11. **ABCD**。

眩晕之气血亏虚证,其临床表现为眩晕动则加剧,劳累即发,面色㿠白,神疲乏力,倦怠懒言,唇甲不华,发色不泽,心悸少寐,纳少腹胀,舌淡苔薄白,脉细弱。治宜补益气血,调养心脾。代表方为归脾汤。不寐之心脾两虚证,其临床表现为不易入睡,多梦易醒,心悸健忘,倦怠食少,伴头晕目眩,腹胀便溏,面色少华,舌淡苔薄,脉细无力。治宜补益心脾,养血安神。代表方为归脾汤。内伤发热之血虚发热证,其临床表现为发热,热势多为低热,头晕眼花,身倦乏力,心悸不宁,面白少华,唇甲色淡,舌质淡,脉细弱。治宜益气养血。其代表方为归脾汤。盗汗之心血不足证,其临床表现为自汗或盗汗,心悸少寐,神疲气短,面色不华,舌质淡,脉细。治宜养血补心。其代表方为归脾汤。故ABCD皆为正确选项。

12. **ABC**。

喘证之肾虚证,其临床表现为喘促日久,动则喘甚,呼多吸少,气不得续,形瘦神惫,跗肿,汗出肢冷,面青唇紫,舌苔淡白或黑润,脉微细或沉弱。或喘咳,面红烦躁,口咽干燥,足冷,汗出如油,舌红少津,脉细数。治宜补肾纳气,其代表方为金匮肾气丸、参蛤散加减。虚劳之肾阴不足证,其临床表现为腰酸,遗精,两足痿弱,眩晕,耳鸣,甚则耳聋,口干,咽痛,颧红,舌红,少津,脉沉细。治宜滋补肾阴,其代表方为左归丸。心悸之阴虚火旺证,其临床表现为心悸不宁,心烦少寐,头晕目眩,手足心热,耳鸣腰酸,舌质红,少苔或无苔,脉象细数。治宜滋阴清火,养心安神。其代表方为天王补心丹合朱砂安神丸。消渴之肾阴亏虚证,其临床表现为尿频量多,浑浊如脂膏,或尿甜,腰膝酸软,乏力,头晕耳鸣,口干唇燥,皮肤干燥,瘙痒,舌红苔少,脉细数。治宜滋阴固肾,其代表方为六味地黄丸。故ABC为正确选项。

13. **ACD**。

内伤发热是指以内伤为病因,脏腑功能失调,气、血、阴、阳失衡为基本病机,以发热为主要临床表现的病证。一般起病较缓,病程较长,热势轻重不一,但以低热为多,或自觉发热而体温并不升高。表现为高热者较少。不恶寒,或虽有怯冷,但得衣被则温。故ACD为正确选项。

14. **ABCD**。

内伤发热当根据证候、病机的不同而分别采用有针对性的治法。属实者,治宜解郁、活血、除湿为主,适当配伍清热。属虚者,则应益气、养血、滋阴、温阳,除阴虚发热可适当配伍清退虚热的药物外,其余均应以补为主。对虚实夹杂者,则宜兼顾之。故ABCD皆为正确选项。

15. **ABCD**。

引起内伤发热的病因主要是久病体虚、饮食劳倦、情志失调及外伤出血,其病机主要为气、血、阴、阳亏虚,以及气、血、湿等郁结壅遏而致发热两类。故ABCD皆为正确选项。

16. **ABC**。

虚劳之阳虚证包括心阳虚证、脾阳虚证、肾阳虚证。心阳虚证表现为心悸,自汗,神倦嗜卧,心胸憋闷疼痛,形寒肢冷,面色苍白。脾阳虚证表现为面色萎黄,食少,形寒,神倦乏力,少气懒言,大便溏薄,肠鸣腹痛,每因受寒或饮食不慎而加剧。肾阳虚证表现为腰背酸痛,遗精,阳痿,多尿或不禁,面色苍白,畏寒肢冷,下利清谷或五更泄泻,舌质淡胖,有齿痕。故正确选项为ABC。

17. **CD**。

气虚发热的临床表现为发热,热势或低或高,常在劳累后发作或加剧,倦怠乏力,气短懒言,自汗,易于感冒,食少便溏,舌质淡,苔薄白,脉细弱。其病机为中气不足,阴火内生。其治法是益气健脾,甘温除热。代表方是补中益气汤。故正确选项为CD。

18. **ABCD**。

虚劳之气虚证包括肺气虚证、心气虚心证、脾气虚证、肾气虚证。肺气虚证表现为咳嗽无力,痰液清稀,短气自汗,声音低怯,时寒时热,平素易于感冒,面白。气虚证表现为心悸,气短,劳则尤甚,神疲体倦,自汗。脾气虚证表现为饮食减少,食后胃脘不舒,倦怠乏力,大便溏薄,面色萎黄。肾气虚证表现为神疲乏力,腰膝酸软,小便频数而清,白带清稀,舌质淡,脉弱。故 ABCD 皆为正确选项。

19. **ABC**。

虚劳之血虚证包括心血虚证、肝血虚证,脾血虚常与心血虚同时并见,故临床常称心脾血虚。心主血、脾统血、肝藏血,故血虚之中以心、脾、肝的血虚较为多见。故正确选项为ABC。

20. **BCD**。

肺痈初期的临床表现为恶寒发热,咳嗽,咯白色黏沫痰,痰量由少渐多,胸痛,咳时尤甚,苔薄黄或薄白,脉浮数而滑。治宜清肺解表。方选银翘散加减。溢饮之表寒里饮证的临床表现为身体沉重而疼痛,甚则肢体浮肿,恶寒,无汗,或有咳喘,痰多白沫,胸闷,干呕,口不渴,苔白,脉弦紧。治宜发表化饮。方选小青龙汤。支饮之寒饮伏肺证的临床表现为咳逆喘满不得卧,痰吐白沫量多,经久不愈,天冷受寒加重,甚则引起面浮跗肿。或平素伏而不作,遇寒即发,发则寒热,背痛,腰痛,目泣自出,身体阵阵瞤动。舌苔白滑或白腻,脉弦紧。治宜宣肺化饮。方选小青龙汤。寒哮证的临床表现为呼吸急促,喉中哮鸣有声,面色晦滞带青,天冷或受寒易发,形寒怕冷,舌苔白滑,脉弦紧或浮紧。治宜宣肺散寒,化痰平喘。方选射干麻黄汤或小青龙汤加减。故 BCD 为正确选项。

21. **AB**。

痰饮之脾阳虚弱证,其临床表现为胸胁支满,心下痞闷,胃中有振水音,脘腹喜温畏冷,泛吐清水痰涎,饮入易吐,口渴不欲饮水,头晕目眩,心悸气短,食少,大便或溏,形体逐渐消瘦,舌苔白滑,脉弦细而滑。其病机为脾阳虚弱,饮停于胃,清阳不升。治法为温脾化饮。代表方为苓桂术甘汤合小半夏加茯苓汤加减。前方温脾阳,利水饮;后方和胃降逆。

22. **BCD**。

痰饮是指体内水液输布运化失常,停积于某些部位的一类病证。其病机为肺脾肾三脏的气化功能失调,水谷不得化为精微输布周身,津液停积,变生痰饮。水液的运行与脾肺肾三脏有关,如三脏功能失调,肺之通调涩滞,脾之转输无权,肾之蒸化失职,则三者互为影响,导致水液停积为饮。三脏之中,脾运失司,首当其要。故 BCD 为正确选项。

23. **ACD**。

自汗、盗汗是由于阴阳失调,腠理不固,而致汗液外泄失常的病证。不因外界环境因素的影响,而白昼时时汗出,动辄益甚者称为自汗;寐中汗出,醒来自止者称为盗汗,亦称寝汗。其病机总属阴阳失调,腠理不固,营卫失和,汗液外泄失常。其治疗原则为:虚证当根据证候的不同而治以益气、养阴、补血、调和营卫;实证当清肝泻热,化湿和营;虚实夹杂者,则根据虚实的主次而适当兼顾。故正确选项为ACD。

24. **ABCD**。

临床上自汗盗汗可分为下列四种证候:肺卫不固证、心血不足证、阴虚火旺证、邪热郁蒸证。其中肺卫不固证表现为汗出恶风,稍劳汗出尤甚,表现半身、某一局部出汗,易于感冒,体倦乏力,周身酸楚,面色㿠白少华,苔薄白,脉细弱。心血不足证表现为自汗或盗汗,心悸少寐,神疲气短,面色不华,舌质淡,脉细。阴虚火旺证表现为夜寐盗汗,或有自汗,五心烦热,或兼午后潮热,两颧色红,口渴,舌红少苔,脉细数。邪热郁蒸证表现为蒸蒸汗出,汗黏,汗液易使衣服黄染,面赤烘热,烦躁,口苦,小便色黄,舌苔薄黄,脉弦数。故 ABCD 皆为正确选项。

25. **BD**。

咳血之肝火犯肺证的一般临床表现为咳嗽阵作,痰中带血或纯血鲜红,胸胁胀痛,烦躁易怒,口苦,舌质红,苔薄黄,脉弦数。其病机为木火刑金,肺失清肃,肺络受损。其治法为清肝泻火,凉血止血。其代表方为泻白散合黛蛤散加减,前方清泄肺热,后方泻肝化痰。故正确选项为BD。

26. **ABCD**。

鼻衄之气血亏虚证,其临床表现为鼻衄,或兼齿衄、肌衄,神疲乏力,面色㿠白,头晕,耳鸣,心悸,夜寐不宁,舌质淡,脉细无力。治宜补气摄血,代表方为归脾汤。尿血之脾不统血证,其临床表现为久病尿血,甚或兼见齿衄、肌衄,食少,体倦乏力,气短声低,面色不华,舌质淡,脉细弱。治宜补中健脾,益气摄血。其代表方为归脾汤。紫斑之气不摄血证,其临床表现为反复发生肌衄,久病不愈,神疲乏力,头晕目眩,面色苍白或萎黄,食欲不振,舌质淡,脉细弱。治宜补气摄血,代表方为归脾汤。吐血之气虚血溢证,其临床表现为吐血缠绵不止,时轻时重,血色暗淡,神疲乏力,心悸气短,面色苍白,舌质淡,脉细弱。治宜益气健脾摄血,其代表方为归脾汤。故 ABCD 皆为正确选项。

27. **B**。

上述临床表现属于郁证之心肾阴虚证。其病机为阴精亏虚,阴不涵阳。其治法是滋养心肾。代表方为天王补心丹。故正确选项为 B。

28. **ABC**。

脏躁多发于青中年女性,在精神因素的刺激下呈间歇性发作,在不发作时可如常人。故正确选项为 ABC。

29. **BC**。

郁证之气郁化火证的一般临床表现为性情急躁易怒,胸胁胀满,口苦而干,或头痛,目赤,耳鸣,或嘈杂吞酸,大便秘结,舌质红,苔黄,脉弦数。其病机为肝郁化火,横逆犯胃。治宜疏肝解郁,清肝泻火。其代表方为丹栀逍遥散加减。另外,若肝火犯胃而见胁肋疼痛,口苦,嘈杂吞酸,嗳气,呕吐者,可用左金丸清肝泻火,降逆止呕。故正确选项为 BC。

30. **ACD**。

《先醒斋医学广笔记·吐血》提出的治吐血三要法是"宜行血不宜止血,宜补肝不宜伐肝,宜降气不宜降火"。故正确选项为 ACD。

31. **ABD**。

瘿病是由于情志内伤、饮食及水土失宜,以致气滞、痰凝、血瘀壅结颈前所引起的以颈前喉结两旁结块肿大为主要临床特征的一类疾病。气滞、痰凝、血瘀壅结颈前是瘿病的基本病机。本病初期多为气机郁滞,津凝痰聚,痰气搏结颈前,日久则可引起血脉瘀阻,进而气、痰、瘀三者合而为患。

32. **BCD**。

汗证常因病后体虚、表虚受风、思虑烦劳过度、情志不舒、嗜食辛辣等导致肌表疏松,表虚不固,腠理开泄而出汗,或汗液不能自藏而外泄。营卫失和为汗证的病机,不是病因。

第七章

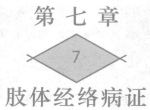

肢体经络病证

一、A 型题:在每小题给出的 A、B、C、D 四个选项中,请选出一项最符合题目要求的。

1. 痹证属风、寒、湿偏盛不明显者,可选用下列哪首方剂为通用基础方进行治疗
    A. 羌活胜湿汤   B. 独活寄生汤   C. 防风汤   D. 蠲痹汤

2. 患者肢体关节、肌肉疼痛酸楚,疼痛呈游走性,舌苔薄白,脉浮。治宜选用
    A. 蠲痹汤   B. 乌头汤   C. 独活寄生汤   D. 防风汤

3. 患者肢体关节、肌肉酸楚、重着、疼痛,肿胀散漫,肌肤麻木不仁。舌质淡,舌苔白腻,脉濡缓。治宜选用
    A. 蠲痹汤   B. 乌头汤   C. 薏苡仁汤   D. 防风汤

4. 患者肢体关节疼痛,痛势较剧,部位固定,遇寒则痛甚,得热则痛缓,关节屈伸不利,局部皮肤或有寒冷感。舌质淡,舌苔薄白,脉弦紧。治宜选用
    A. 蠲痹汤   B. 乌头汤   C. 薏苡仁汤   D. 防风汤

5. 患者游走性关节疼痛,可涉及一个或多个关节,活动不便,局部灼热红肿,痛不可触,得冷则舒,可有皮下结节或红斑,常伴有发热、恶风、汗出、口渴、烦躁不安等全身症状,舌质红,舌苔黄或黄腻,脉滑数。其诊断为
    A. 风湿热痹   B. 着痹   C. 行痹   D. 行痹

6. 患者肌肉关节刺痛,固定不移,或关节肌肤紫暗、肿胀,按之较硬,肢体顽麻或重着,或关节僵硬变形,屈伸不利,有硬结、瘀斑,面色黧暗,眼睑浮肿,或胸闷痰多。舌质紫暗或有瘀斑,舌苔白腻,脉弦涩。治宜选用
    A. 蠲痹汤   B. 双合汤   C. 独活寄生汤   D. 蠲痹汤

7. 患者痹证日久不愈,关节屈伸不利,肌肉瘦削,腰膝酸软,或畏寒肢冷,阳痿,遗精,或骨蒸劳热,心烦口干。舌质淡红,舌苔薄白或少津,脉沉细弱或细数。治宜选用
    A. 羌活胜湿汤   B. 独活寄生汤   C. 防风汤   D. 蠲痹汤

8. 患者游走性关节疼痛,可涉及一个或多个关节,活动不便,局部灼热红肿,痛不可触,得冷则舒,可有皮下结节或红斑,常伴有发热、恶风、汗出、口渴、烦躁不安等全身症状,舌质红,舌苔黄或黄腻,脉滑数或浮数。其治法为
    A. 清热通络,祛风除湿   B. 祛风通络,散寒除湿   C. 祛风清热,除湿通络   D. 化痰行瘀

9. 患者女性,45 岁,类风湿关节炎病史 1 年,现关节灼热肿痛,而又遇寒加重,恶风怕冷,苔白罩黄,脉弦数。治宜选用
    A. 薏苡仁汤   B. 白虎加桂枝汤
    C. 双合汤   D. 桂枝芍药知母汤

10. 患者腰部冷痛重着,转侧不利,逐渐加重,静卧病痛不减,寒冷和阴雨天则加重。舌质淡,苔白腻,脉沉而迟缓。治宜选用
    A. 羌活胜湿汤   B. 独活寄生汤   C. 麻黄附子细辛汤   D. 甘姜苓术汤

11. 下列哪项不是瘀血腰痛的特点
    A. 腰痛如刺,痛有定处   B. 痛处喜按   C. 昼轻夜重   D. 俯仰不便

12. 患者腰部疼痛,重着而热,暑湿阴雨天气症状加重,活动后或可减轻,身体困重,小便短赤。苔黄腻,脉濡数或弦数。治当选用
    A. 四妙丸   B. 知柏地黄丸   C. 肾着汤   D. 妙香散

13. 腰痛的基本病机是

A. 外感湿邪,经脉不畅   B. 肾虚精亏,瘀血阻滞   C. 邪痹经脉,气血不畅   D. 筋脉痹阻,腰府失养

14. 患者腰部冷痛重着,转侧不利,逐渐加重,静卧病痛不减,寒冷和阴雨天则加重。舌质淡,苔白腻,脉沉而迟缓。治当宜选
    A. 甘姜苓术汤   B. 独活寄生汤   C. 薏苡仁汤   D. 羌活胜湿汤

15. 患者男性,62 岁,腰椎间盘突出病史 10 余年,平素时有腰痛。近一年来腰痛加重,酸软疼痛,喜揉喜按,腿膝无力,面色潮红,心烦,口干咽燥,舌红少苔,脉细数。其辨证是
    A. 寒湿腰痛   B. 湿热腰痛   C. 瘀血腰痛   D. 肾虚腰痛

16. 患者男性,30 岁,突发高热,头痛,项背强急,四肢抽搐,角弓反张,舌质红绛,苔薄黄,脉弦细而数。其辨证是
    A. 邪壅经络证   B. 风痰入络证   C. 肝经热盛证   D. 阳明热盛证

17. 患者头痛,项背强直,恶寒发热,无汗或汗出,肢体酸重,甚至口噤不能语,四肢抽搐。舌苔薄白或白腻,脉浮紧。其诊断为
    A. 中风   B. 痫证   C. 痉证   D. 痿证

18. 患者高热头痛,口噤齘齿,手足躁动,甚则项背强急,四肢抽搐,角弓反张。舌质红绛,舌苔薄黄或少苔,脉弦细而数。治当宜选
    A. 天麻钩藤饮   B. 羚角钩藤汤   C. 白虎汤加人参汤   D. 大定风珠

19. 患者壮热汗出,项背强急,手足挛急,口噤齘齿,甚则角弓反张,腹满便结,口渴喜冷饮。舌质红,苔黄燥,脉弦数。其治疗方法为
    A. 清泻胃热,增液止痉   B. 清肝潜阳,息风镇惊   C. 清心透营,开窍止痉   D. 清泻胃热,开窍止痉

20. 患者项背强急,四肢麻木,抽搦或筋惕肉𬌗,直视口噤,头目昏眩,自汗,神疲气短,或低热。舌质淡或舌红无苔,脉细数。其证属
    A. 气阴两虚之中风   B. 阴血亏虚之痉证   C. 阴血亏虚之痫证   D. 气阴两虚之痉证

21. 痿证,在治疗上,那部医学著作提出“治痿独取阳明”的治疗原则
    A.《景岳全书》   B.《丹溪心法》   C.《金匮要略》   D.《黄帝内经素问》

22. 下列哪一项不属于痿证的临床表现
    A. 肢体筋脉弛缓   B. 肢体软弱无力
    C. 肢体不能随意运动,或伴有肌肉萎缩   D. 肢体疼痛

23. 患者腰痛如刺,痛有定处,痛处拒按,日轻夜重,轻者俯仰不便,重则不能转侧。舌质暗紫,或有瘀斑,脉涩。治宜选用
    A. 甘姜苓术汤   B. 肾着汤   C. 独活寄生汤   D. 身痛逐瘀汤

24. 患者腰部疼痛,重着而热,暑湿阴雨天气症状加重,活动后或可减轻,身体困重,小便短赤。苔黄腻,脉濡数。治当
    A. 活血化瘀,通络止痛   B. 清热利湿,通络止痛   C. 清热活血,利湿止痛   D. 清热利湿,舒筋止痛

25. 患者头摇肢颤,持物不稳,腰膝酸软,失眠心烦,头晕,耳鸣,善忘,老年患者常兼有神呆、痴傻。舌质红,舌苔薄白,或红绛无苔,脉象细数。其诊断为
    A. 痫证   B. 中风   C. 痴呆   D. 颤证

26. 痹证的主要病理是
    A. 气血为病邪阻闭,运行不畅   B. 素体阴虚,阴血无以濡养筋络
    C. 素体气虚,无力推动气血运行   D. 素体阳虚,阳气不能布达周身

27. 痹证与痿证的主要鉴别点是
    A. 关节是否屈伸不利   B. 肢体是否随意运动   C. 肌肉是否瘦削   D. 肢体关节有无疼痛

28. 首先提出“治风先治血,血行风自灭”的痹证治疗法则的是

A.《证治准绳》　　　　　B.《金匮要略》　　　　　C.《医宗必读》　　　　　D.《济生方》

29. 患者女,36岁,患痹证多年,近来出现心悸气短,动则加重,面色少华,舌质淡,脉虚数者,治宜当选
   A. 独活寄生汤　　　　　B. 生脉散　　　　　C. 八珍汤　　　　　D. 炙甘草汤

30. 患者腰脊酸软,下肢痿弱,步履艰难,不能久立,伴耳鸣目眩,遗尿遗精,舌红苔少,脉细数。其治法是
   A. 清热润肺　　　　　B. 活血化瘀　　　　　C. 补益肝肾　　　　　D. 健脾益气

31. 患者2周前发热,热退后突然肢体软弱无力,皮肤枯燥,心烦口渴,咽干咳呛少痰,小便短赤,大便秘结,舌红苔黄,脉细数。治宜选用
   A. 虎潜丸　　　　　B. 补中益气丸　　　　　C. 参苓白术散　　　　　D. 清燥救肺汤

32. 下列哪项不是痿证形成的原因
   A. 饮食不节　　　　　B. 感受温毒　　　　　C. 跌仆损伤　　　　　D. 风寒外袭

33. 提出"泻南方,补北方"的治痿原则的是
   A. 张子和　　　　　B. 朱丹溪　　　　　C. 刘河间　　　　　D. 李杲

34. 肾虚腰痛日久不愈,无明显阴阳偏虚者,选用下列何种方剂为宜
   A. 左归丸　　　　　B. 青娥丸　　　　　C. 六味地黄丸　　　　　D. 金匮肾气丸

35. 腰痛治疗除驱邪通络外,常需加用下列哪类药物
   A. 补气养血类　　　　　B. 益气温阳类　　　　　C. 滋养肝肾类　　　　　D. 补肾强腰类

36. 患者因腰部用力不当,症见腰部刺痛,仰俯不便,局部疼痛拒按,舌有瘀斑,治宜选用下列哪个方剂
   A. 活络效灵丹　　　　　B. 血府逐瘀汤　　　　　C. 复元活血汤　　　　　D. 身痛逐瘀汤

37. 下列除哪项外,均为腰痛的致病因素
   A. 气血不足　　　　　B. 气滞血瘀　　　　　C. 肾亏体虚　　　　　D. 感受寒湿

38. 治疗邪壅经络型痉证的代表方是
   A. 荆防败毒散　　　　　B. 清营汤　　　　　C. 防风通圣散　　　　　D. 羌活胜湿汤

39. 下列选项中哪项不是痉证的发病特点
   A. 项背强急　　　　　B. 四肢抽搐　　　　　C. 角弓反张　　　　　D. 口舌㖞斜

40. 患者发热胸闷,口噤,项背强直,手足挛急,腹胀便秘,舌红,苔黄厚腻,脉弦数。其诊断是
   A. 痿证　　　　　B. 痉证　　　　　C. 痹证　　　　　D. 中风

41. 患者壮热,项背强急,手足挛急,腹满便结,口渴喜冷饮,舌质红,苔黄燥,脉弦数。治宜选用
   A. 白虎汤合增液承气汤　　B. 当归六黄汤合葛根汤　　C. 羚角钩藤汤合葛根汤　　D. 白虎汤合大承气汤

42. 邪壅经络之痉证,如寒邪较甚,舌苔薄白,脉象浮紧,病属刚痉者,其最佳治法是
   A. 息风通络,散寒除湿　　B. 祛风通络,养血和营　　C. 祛风通络,豁痰开窍　　D. 解肌发汗,和营止痉

43. 表证过汗,风寒误下,疮家误汗,致使外邪侵入,津液耗伤,筋脉失养,皆可致痉。此种误治致痉的理论始于何书
   A.《黄帝内经》　　　　　B.《金匮要略》　　　　　C.《诸病源候论》　　　　　D.《景岳全书》

44. 患者,男,15岁,发热胸闷,口噤,项背强直,甚则角弓反张。手足挛急,腹胀便秘,舌红,苔黄厚腻,脉弦数。此应属痉证的哪一证候
   A. 热甚发痉　　　　　B. 邪壅经络　　　　　C. 湿热入络　　　　　D. 痰瘀互阻

45. 患者项背强直,口噤不语,时作抽搐,伴有恶寒发热,头痛,无汗等表证,苔薄白,脉浮数。病前无创伤史,治当选用下列哪首方剂
   A. 玉真散　　　　　B. 葛根汤　　　　　C. 五虎追风散　　　　　D. 防风汤

46. 痿证的病例特点是
   A. 热证、实证为多　　　　B. 寒证、实证为多　　　　C. 寒证、虚证为多　　　　D. 热证、虚证为多

47. 下列哪一项不是致痿的病因病机

　　A. 脾胃亏虚,精微失输　　B. 血瘀痰阻,气血失运　　C. 肝肾耗损,筋脉失养　　D. 湿热浸淫,肢体失荣

二、B型题:A、B、C、D是其下面两道小题的备选项,请从中选择一项最符合题目要求的,每个选项可以被选择
　　一次或两次。

　　A. 三仁汤　　　　　　　　B. 白虎加桂枝汤　　　　　C. 羌活胜湿汤　　　　　　D. 加味二妙散
1. 四肢痿软麻木,身体困重,足胫发热,胸脘痞闷,小便短赤,舌苔黄腻,脉滑数者,治疗应所的方剂是
2. 四肢关节疼痛,局部灼热红肿,伴发热恶风,烦闷口渴,舌苔黄腻,脉滑数者,治疗应选的方剂是

　　A. 大定风珠　　　　　　　B. 补肺汤　　　　　　　　C. 清燥救肺汤　　　　　　D. 大补阴丸
3. 治疗痿证之肺热津伤证,宜选用
4. 治疗痉证之阴血亏虚证,宜选用

　　A. 蠲痹汤　　　　　　　　B. 双合汤　　　　　　　　C. 薏苡仁汤　　　　　　　D. 防风汤
5. 痹证之痰瘀痹阻证,治宜选方
6. 着痹,治宜选方

　　A. 虎潜丸　　　　　　　　B. 独活寄生汤　　　　　　C. 杜仲丸　　　　　　　　D. 鹿角胶丸
7. 痹证之肝肾亏虚证,治宜选方
8. 痿证之肝肾亏损证,治宜选方

　　A. 筋脉　　　　　　　　　B. 关节　　　　　　　　　C. 肌肉　　　　　　　　　D. 筋脉与肌肉
9. 痉证的病位是
10. 痿证的病位是

　　A. 双合汤　　　　　　　　B. 羌活胜湿汤　　　　　　C. 甘姜苓术汤　　　　　　D. 四妙丸
11. 湿热腰痛,治宜选方
12. 寒湿腰痛,治宜选方

　　A. 圣愈汤合补阳还五汤　　B. 身痛逐瘀汤　　　　　　C. 桃红四物汤　　　　　　D. 大黄䗪虫丸
13. 瘀血腰痛,治宜选方
14. 痿证之脉络瘀阻证,治宜选方

　　A. 瘀血腰痛　　　　　　　B. 着痹　　　　　　　　　C. 湿热腰痛　　　　　　　D. 尪痹
15. 腰痛如刺,痛有定处,痛处拒按,日轻夜重者,证属
16. 腰部疼痛,重着而热,暑湿阴雨天气加重,活动后或可减轻者,证属

　　A. 四物汤合大定风珠　　　B. 四物汤　　　　　　　　C. 人参养荣汤　　　　　　D. 归脾汤
17. 颤证之气血亏虚证,治宜选方
18. 痉证之阴血亏虚证,治宜选方

　　A. 羚角钩藤汤　　　　　　B. 龙胆泻肝汤　　　　　　C. 白虎汤　　　　　　　　D. 白虎汤合增液承气汤
19. 痉证之阳明热盛证,治宜选方
20. 痉证之肝经热盛证,治宜选方

　　A. 痉证　　　　　　　　　B. 中风　　　　　　　　　C. 痫证　　　　　　　　　D. 颤证
21. 突然发病,其抽搐、痉挛症状发作片刻可自行缓解,既往有类似发病史。证属
22. 抽搐、痉挛发作多呈持续性,不经治疗难以自行恢复,多伴发热、头痛等症。证属

三、X型题:在每小题给出的 A、B、C、D 四个选项中,至少有两项是符合题目要求的,请选出所有符合题目要求
　　的答案,多选或少选均不得分。

1. 下列病证中,可见肢体瘦削枯萎的有
　　A. 痹证　　　　　　　　　B. 中风　　　　　　　　　C. 痿证　　　　　　　　　D. 痉证

2. 痿证实证的常见病因有

A. 感受温热毒邪   B. 感受风邪   C. 湿热浸淫   D. 寒湿侵袭

3. 下列可出现肢体瘦削枯萎的有

A. 中风   B. 痹证   C. 痿证   D. 痉证

4. 下列属于寒湿腰痛的症状是

A. 腰部冷痛重着   B. 静卧病痛不减

C. 寒冷和阴雨天疼痛加剧   D. 痛处拒按,日轻夜重

5. 下列各项中,属于风湿热痹主症的有

A. 关节红肿灼热   B. 关节喜冷恶热   C. 关节游走性疼痛   D. 舌苔白腻,脉濡缓

6. 下列各项中,属于颤症诊断要点的有

A. 肢体颤抖   B. 项背强直,肢体抽搐   C. 头部摇晃   D. 缓慢起病,逐渐加重

7. 痉证发病的外感原因有

A. 感受热邪   B. 感受湿邪   C. 感受寒邪   D. 感受风邪

8. 治疗风湿热痹的常用方剂有

A. 白虎加桂枝汤   B. 防风汤   C. 宣痹汤   D. 犀角散

9. 治疗痹证的方法是

A. 祛风   B. 通络   C. 除湿   D. 散寒

10. 痹证的致病因素有

A. 风   B. 寒   C. 湿   D. 热

11. 痹证的临床表现有

A. 肢体关节、肌肉疼痛   B. 关节屈伸不利

C. 疼痛游走不定   D. 甚则关节剧痛、肿大、强硬、变形

12. 痿证与下列哪些脏腑关系密切

A. 肺   B. 肝   C. 胃   D. 肾

13. 痿证的治疗原则有

A. 滋养肝肾   B. 益气健脾   C. 祛邪和络   D. 清利湿热

14. 患者起病缓慢,肢体软弱无力逐渐加重,神疲肢倦,肌肉萎缩,少气懒言,纳呆便溏,面色萎黄无华,面浮。舌淡苔薄白,脉细弱。治宜选方

A. 参苓白术散   B. 补中益气汤   C. 升阳益胃汤   D. 苓桂术甘汤

15. 患者久病体虚,四肢痿弱,肌肉瘦削,手足麻木不仁,四肢青筋显露,可伴有肌肉活动时隐痛不适。舌痿不能伸缩,舌质暗淡或有瘀点、瘀斑,脉细涩。治宜选方

A. 圣愈汤   B. 补阳还五汤   C. 杜仲丸   D. 虎潜丸

16. 下列属于治疗痿证的基本原则有

A. 治痿者独取阳明   B. 祛邪和络,缓急止痛

C. 治风先治血,血行风自灭   D. 痿证不可妄作风治而用风药

17. 痿证的治疗,虚证宜扶正补虚为主,宜用

A. 活血化瘀   B. 清热润燥   C. 滋养肝肾   D. 益气健脾

18. 颤证的病理因素有

A. 风   B. 火   C. 痰   D. 瘀

19. 患者肢体颤动粗大,程度较重,不能自制,眩晕耳鸣,面赤烦躁,易激动,心情紧张时颤动加重,伴有肢体麻木,口苦而干,语言迟缓不清,流涎,尿赤,大便干。舌质红,苔黄,脉弦。治宜选方

A.镇肝熄风汤   B.羚角钩藤汤   C.天麻钩藤饮   D.大定风珠

20.腰痛的病因病机有

    A.外邪痹阻经脉,气血运行不畅   B.肾精气亏虚,腰府失其濡养、温煦

    C.脾胃亏虚,腰府失养   D.跌仆挫伤,气滞血瘀,不通则痛

21.下列哪些方剂可以用于外感腰痛

    A.四妙丸   B.防风汤   C.甘姜苓术汤   D.薏苡仁汤

22.下列哪些选项属于瘀血腰痛的临床表现

    A.腰痛如刺   B.痛有定处   C.痛处拒按   D.疼痛日轻夜重

23.痉证的临床表现有

    A.突然昏仆   B.角弓反张   C.项背强急   D.四肢抽搐

24.患者项背强急,四肢麻木,抽搐或筋惕肉瞤,直视口噤,头目昏眩,自汗,神疲气短,或低热。舌质淡或舌红

    无苔,脉细数。治宜选方

    A.大定风珠   B.四物汤   C.地黄饮子   D.大补元煎

25.下列哪种治法属于"治痿者独取阳明"的具体措施

    A.补脾胃   B.清胃火   C.清利湿热   D.化痰通络

26.患者肢体痿软无力,尤以下肢明显,腰膝酸软,不能久立,甚至步履全废,腿胫大肉渐脱,伴有眩晕耳鸣,舌

    咽干燥,遗精。舌红少苔,脉细数。其治法是

    A.补益肝肾   B.滋阴清热   C.益气养营   D.活血行瘀

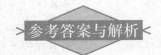

►参考答案与解析◄

一、A型题。

1.D。

久痹风、寒、湿偏盛不明显者,可选用蠲痹汤作为治疗风寒湿痹基本方剂,该方具有益气和营,祛风胜湿,通络止痛之功效,临证可根据感受外邪偏盛情况随证加减。故 D 为正确选项。

2.D。

上述症状属于行痹。其病机为风邪兼夹寒湿,留滞经脉,痹阻气血。治宜祛风通络,散寒除湿。其代表方为防风汤。本方发散风寒,祛湿通络。故 D 为正确选项。

3.C。

上述症状属于着痹。其病机为湿邪兼夹风寒,留滞经脉,痹阻气血。治宜除湿通络,祛风散寒。其代表方为薏苡仁汤。本方健脾祛湿,发散风寒。故 C 为正确选项。

4.B。

上述症状属于痛痹。其病机为寒邪兼夹风湿,留滞经脉,痹阻气血。治宜散寒通络,祛风除湿。其代表方为乌头汤。本方温经散寒止痛。故 B 为正确选项。

5.A。

上述症状的病机为风湿热邪壅滞经脉,气血闭阻不通。治宜清热通络,祛风除湿。证属风湿热痹。故 A 为正确选项。

6.B。

上述症状属于痹证之痰瘀痹阻证。其病机为痰瘀互结,留滞肌肤,痹阻经脉。治宜化痰行瘀,蠲痹通络。其代表方为双合汤。本方活血化瘀,祛痰通络。故 B 为正确选项。

7.B。

上述症状属于痹证之肝肾亏虚证。其病机为肝肾不足,筋脉失于濡养、温煦。治宜培补肝肾,舒筋止痛。其代表方为独活寄生汤。本方益肝肾、补气血、祛风湿、止痹痛。故 B 为正确选项。

8.A。

上述症状证属风湿热痹。病机为风湿热邪壅滞经脉,气血闭阻不通。治宜清热通络,祛风除湿。故 A 为正确选项。

9. D。

根据关节灼热肿痛,而又遇寒加重,恶风怕冷,苔白罩黄,脉弦数等症状,可辨为痹证之寒热错杂证,治法:温经散寒,清热除湿,代表方:桂枝芍药知母汤。薏苡仁汤为治疗痹证之风寒湿痹证的代表方,白虎加桂枝汤、宣痹汤为治疗痹证之风湿热痹证的代表方,双合汤为治疗痹证之痰瘀痹阻证的代表方。

10. D。

上述症状属于寒湿腰痛。其病机为寒湿闭阻,滞碍气血,经脉不利。治宜散寒行湿,温经通络。其代表方为甘姜苓术汤。本方温中、散寒、化湿。故 D 为正确选项。

11. B。

瘀血腰痛的临床表现为腰痛如刺,痛有定处,痛处拒按,日轻夜重,轻者俯仰不便,重则不能转侧。舌质暗紫,或有瘀斑,脉涩。故 B 为正确选项。

12. A。

上述症状属于湿热腰痛。其病机为湿热壅遏,经气不畅,筋脉失舒。治宜清热利湿,舒筋止痛。其代表方为四妙丸。本方清利湿热,舒筋通络,强壮腰脊。故 A 为正确选项。

13. D。

腰痛病因为内伤、外感与跌仆挫伤。外感腰痛的主要发病机理是外邪痹阻经脉,气血运行不畅。寒为阴邪,其性收敛凝闭,侵袭肌肤经络,郁遏卫阳,凝滞营阴,以致腰府气血不通;湿邪侵袭,其性重着、黏滞,留着筋骨肌肉,闭阻气血,可使腰府经气不运;热邪常与湿合,或湿蕴生热而滞于腰府,造成经脉不畅而生腰痛。内伤腰痛多由肾精气亏虚,腰府失其濡养、温煦。精气亏虚则肾气不充,偏于阴虚则腰府不得濡养,偏于阳虚则腰府不得温煦,故发生腰痛。内伤不外乎肾虚,而风、寒、湿、热诸邪,常因肾虚而乘客,内外二因,相互影响,痹阻经脉,发生腰痛。总而言之,腰痛的主要病机为筋脉痹阻,腰府失养。故 D 为正确选项。

14. A。

上述症状属于寒湿腰痛。其病机为寒湿闭阻,滞碍气血,经脉不利。治宜散寒行湿,温经通络。其代表方为甘姜苓术汤。本方温中、散寒、化湿。故 A 为正确选项。

15. D。

根据腰痛,酸软疼痛,喜揉喜按,腿膝无力,面色潮红,心烦,口干咽燥,舌红少苔,脉细数等症状,可辨为腰痛之肾虚腰痛,治法:补肾益精,代表方:右归丸、左归丸加减。寒湿腰痛症见:腰部冷痛,酸胀重着,转侧不利,静卧病痛不减,寒冷和阴雨天则加重。舌质淡,苔白腻,脉沉而迟缓。治法:散寒行湿,温经通络。代表方:甘姜苓术汤加减。湿热腰痛症见:腰部疼痛,重着而灼热,暑湿阴雨天气症状加重,身体困重,小便短赤,苔黄腻,脉濡数。治法:清热利湿,舒经通络。代表方:四妙丸加减。瘀血腰痛症见:腰痛如锥刺或痛似折,痛有定处,痛处拒按,日轻夜重,轻者俯仰不便,重者不能转侧。舌质暗紫,或有瘀斑,脉涩。突然发病者,多有闪挫跌打外伤史。治法:活血化瘀,理气通络。代表方:身痛逐瘀汤、抵当汤加减。

16. C。

根据高热,头痛,项背强急,四肢抽搐,角弓反张,舌质红绛,苔薄黄,脉弦细而数等症状,可辨为痉证之肝经热盛证,治法:清肝潜阳,息风镇痉,代表方:羚角钩藤汤加减。邪壅经络证症见:头痛,项背强直,恶寒发热,无汗或汗出,肢体酸重,甚至口噤不能语,四肢抽搐,舌质淡红,舌苔薄白或白腻,脉浮紧。治法:祛风散寒,燥湿和营。代表方:羌活胜湿汤加减。风痰入络证症见:头痛昏蒙,神志呆滞,项背强急,四肢抽搐,手足麻木,胸脘满闷,舌苔白腻,脉滑或弦滑,治法:祛风化痰,通络止痉,代表方:真方白丸子加减。阳明热盛证症见:壮热汗出,项背强急,手足挛急,甚则角弓反张,腹满便结,胸闷,烦躁,口渴喜冷饮。舌质红,苔黄燥,脉弦数。治法:清泄胃热,增液止痉。代表方:白虎汤合增液承气汤加减。

17. C。

痉证是以项背强直,四肢抽搐,甚至口噤、角弓反张为主要临床表现的一种病证。上述症状属于痉证之邪壅经络证。其病机为风寒湿邪侵于肌表,壅滞经络。中风是以猝然昏仆,不省人事,半身不遂,口眼㖞斜,语言不利为主症的病证。病轻者可无昏仆而仅见半身不遂及口眼㖞斜等症状。痫证是一种发作性神志异常的疾病,又名"癫痫"或"羊痫风"。其特征为发作性精神恍惚,甚则突然仆倒,昏不知人,口吐涎沫,两目上视,四肢抽搐,或口中如作猪羊叫声,移时苏醒。痿证是指肢体筋脉弛缓,软弱无力,不能随意运动,或伴有肌肉萎缩的一种病证。临床以下肢痿弱较为常见,亦称"痿躄"。

18. B。

上述症状属于痉证之肝经热盛证。其病机为邪热炽盛,动风伤津,筋脉失和。治宜清肝潜阳,息风镇痉。其代表方为羚角钩藤汤。本方功能平肝息风,清热止痉。故 B 为正确选项。

19. **A**。
上述症状属于痉证之阳明热盛证。其病机为阳明胃热亢盛,腑气不通,热盛伤津,筋脉失养。治宜清泻胃热,增液止痉。其代表方为白虎汤合增液承气汤。故 A 为正确选项。

20. **B**。
痉证是以项背强直,四肢抽搐,甚至口噤、角弓反张为主要临床表现的一种病证。上述症状属于阴血亏虚证之痉证。其病机为失血或伤津,阴血亏耗,筋脉失养。其治法是滋阴养血,息风止痉。故 B 为正确选项。

21. **D**。
《内经》对痿证论述颇详,阐述了痿证的病因病机、病证分类及治疗原则。在治疗上,《素问·痿论》提出“治痿独取阳明”的基本原则。故 D 为正确选项。

22. **D**。
痿证是指肢体筋脉弛缓,软弱无力,不能随意运动,或伴有肌肉萎缩的一种病证。但痿证肢体关节一般不痛,痹证则均有疼痛。故 D 为正确选项。

23. **D**。
上述症状属于瘀血腰痛。其病机为瘀血阻滞,经脉痹阻,不通则痛。治宜活血化瘀,通络止痛。其代表方为身痛逐瘀汤。故 D 为正确选项。

24. **D**。
上述症状属于湿热腰痛。其病机为湿热壅遏,经气不畅,筋脉失养。治宜清热利湿,舒筋止痛。故 D 为正确选项。

25. **D**。
颤证是以头部或肢体摇动颤抖,不能自制为主要临床表现的一种病证。轻者表现为头摇动或手足微颤,重者可见头部振摇,肢体颤动不止,甚则肢节拘急,失去生活自理能力。上述症状属于颤证之髓海不足证。中风是以猝然昏仆,不省人事,半身不遂,口眼㖞斜,语言不利为主症的病证。病轻者可无昏仆而仅见半身不遂及口眼㖞斜等症状。痫证是一种发作性神志异常的疾病,又名“癫痫”或“羊痫风”。其特征为发作性精神恍惚,甚则突然仆倒,昏不知人,口吐涎沫,两目上视,四肢抽搐,或口中如作猪羊叫声,移时苏醒。痴呆是由髓减脑消,神机失用所导致的一种神志异常的疾病,以呆傻愚笨,智能低下,善忘等为主要临床表现。其轻者可见神情淡漠,寡言少语,反应迟钝,善忘;重者则表现为终日不语,或闭门独居,或口中喃喃,言辞颠倒,行为失常,或忽笑忽哭,或不欲食,数日不知饥饿等。故 D 为正确选项。

26. **A**。
痹证的基本病机:风、寒、湿、热、痰、瘀等邪气滞留肢体筋脉、关节、肌肉,经脉闭阻,不通则痛。故 A 为正确选项。

27. **D**。
痹证与痿证鉴别:相同点:病变均在肢体关节,均可出现肢体瘦削枯萎不能随意运动;不同点:鉴别要点在于痛与不痛,其次观察肢体的活动障碍:痹证是由于风寒湿热导致经络气血痹阻不通为主,主要表现为肢体关节疼痛,多因疼痛影响活动,日久可导致肌肉萎缩;痿证多发于下肢,表现为肢体痿软无力,一般无肢体疼痛。故 D 为正确选项。

28. **C**。
李中梓《医宗必读·痹》阐明“治风先治血,血行风自灭”的痹证治疗法则。故 C 为正确选项。

29. **D**。
痹久内舍于心,心悸,短气,动则尤甚,面色少华,舌质淡,脉虚数或结代,可用炙甘草汤加减。故 D 为正确选项。

30. **C**。
上述症状属于痿证之肝肾亏损证。其病机为肝肾亏虚,阴精不足,筋脉失养。治宜补益肝肾,滋阴清热。故 C 为正确选项。

31. **D**。
上述症状属于痿证之肺热津伤证。其病机为肺燥伤津,五脏失润,筋脉失养。治宜清热润燥,养阴生津。其代表方为清燥救肺汤。本方清热润燥,养阴宣肺。故 D 为正确选项。

32. **D**。
痿证是指肢体筋脉弛缓,软弱无力,不能随意运动,或伴有肌肉萎缩的一种病证。其病因:感受温毒,湿热浸淫,饮食毒物所伤,久病房劳,跌仆瘀阻。故 D 为正确选项。

33.B。

朱丹溪承张子和之说,力纠"风痿混同"之弊,提出了"泻南方,补北方"的治痿原则。"泻南方则肺金清而东方不实……补北方则心火降而西方不虚。"故 B 为正确选项。

34.B。

虚劳腰痛,日久不愈,阴阳俱虚,阴虚内热者,可选用杜仲丸。肾阴虚腰痛,其代表方为左归丸。肾阳虚腰痛,其代表方为右归丸。肾阴不足,常有相火偏亢,可酌情选用知柏地黄丸或大补阴丸。如无明显阴阳偏盛者,可服用青娥丸。故 B 为正确选项。

35.D。

腰痛病因有外感、内伤、跌仆闪挫。其发病常以肾虚为本,感受外邪,跌仆闪挫为标。故腰痛治疗除驱邪通络外,常需加用补肾强腰类药物。故 D 为正确选项。

36.D。

上述症状属于瘀血腰痛。其病机为瘀血阻滞,经脉痹阻,不通则痛。治宜活血化瘀,通络止痛。其代表方为身痛逐瘀汤。故 D 为正确选项。

37.A。

腰痛的病因为外邪侵袭、体虚年衰、跌仆闪挫。其病机为筋脉痹阻,腰府失养。外感腰痛的主要发病机理是外邪痹阻经脉,气血运行不畅。寒为阴邪,其性收敛凝闭,侵袭肌肤经络,郁遏卫阳,凝滞营阴,以致腰府气血不通;湿邪侵袭,其性重着、黏滞,留着筋骨肌肉,闭阻气血,可使腰府经气不运;热邪常与湿合,或湿蕴生热而滞于腰府,造成经脉不畅而生腰痛。内伤腰痛多由肾精气亏虚,腰府失其濡养、温煦。精气亏虚则肾气不充,偏于阴虚则腰府不得濡养,偏于阳虚则腰府不得温煦,故发生腰痛。内伤不外乎肾虚,而风、寒、湿、热诸邪,常因肾虚而乘客,内外二因,相互影响,痹阻经脉,发生腰痛。故 A 为正确选项。

38.D。

痉证之邪壅经络证的一般临床表现为头痛,项背强直,恶寒发热,无汗或汗出,肢体酸重,甚至口噤不能语,四肢抽搐。舌苔薄白或白腻,脉浮紧。其病机为风寒湿邪侵于肌表,壅滞经络。其代表方为羌活胜湿汤。本方有祛风、散寒、燥湿、解肌和营作用。故 D 为正确选项。

39.D。

痉证是以项背强直,四肢抽搐,甚至口噤、角弓反张为主要临床表现的一种病证。口舌㖞斜是中风的发病特点。故 D 为正确选项。

40.B。

痉证是以项背强直,四肢抽搐,甚至口噤、角弓反张为主要临床表现的一种病证。上述症状属于痉证之阳明热盛证。其病机为阳明胃热亢盛,腑气不通,热盛伤津,筋脉失养。痿证是指肢体筋脉弛缓,软弱无力,不能随意运动,或伴有肌肉萎缩的一种病证。痹证是由于风、寒、湿、热等邪气闭阻经络,影响气血运行,导致肢体筋骨、关节、肌肉等处发生疼痛、重着、酸楚、麻木,或关节屈伸不利、僵硬、肿大、变形等症状的一种疾病。中风是以猝然昏仆,不省人事,半身不遂,口眼㖞斜,语言不利为主症的病证。病轻者可无昏仆而仅见半身不遂及口眼㖞斜等症状。故 B 为正确选项。

41.A。

痉证是以项背强直,四肢抽搐,甚至口噤、角弓反张为主要临床表现的一种病证。上述症状属于痉证之阳明热盛证。其病机为阳明胃热亢盛,腑气不通,热盛伤津,筋脉失养。治宜清泻胃热,增液止痉。其代表方为白虎汤合增液承气汤。前方清泻阳明实热,后方滋阴增液,泻热通便。故 A 为正确选项。

42.D。

痉证之邪壅经络证,其病机为风寒湿邪侵于肌表,壅滞经络。若寒邪较甚,项背强急,肢痛拘挛,无汗,病属刚痉,治宜解肌发汗,以葛根汤为主方。故 D 为正确选项。

43.B。

《金匮要略》在继承《内经》理论的基础上,明确了外感表实无汗为刚痉,表虚有汗为柔痉,并认为表证过汗,风寒误下,疮家误汗以及产后血虚,汗出中风等误治,失治也可以致痉。故 B 为正确选项。

44.A。

上述症状属于痉证之阳明热盛证。其病机为阳明胃热亢盛,腑气不通,热盛伤津,筋脉失养。治宜清泻胃热,增液止痉。故 A 为正确选项。

45.B。

上述症状属刚痉。治宜解肌发汗,以葛根汤为主方。故 B 为正确选项。

46. D。

痿证的病理性质以热证、虚证为多,虚实夹杂者亦不少见。外感温邪、湿热所致者,病初阴津耗伤不甚,邪热偏重,故属实证;但久延肺胃津伤,肝肾阴血耗损,则由实转虚,或虚实夹杂。内伤致病,脾胃虚弱,肝肾亏损,病久不已,气血阴精亏耗,则以虚证为主,但可夹湿、夹热、夹痰、夹瘀,表现本虚标实之候。故临床常呈现因实致虚、因虚致实和虚实错杂的复杂病机。故 D 为正确选项。

47. B。

痿证形成的原因颇为复杂。外感温热毒邪,内伤情志,饮食劳倦,先天不足,房事不节,跌打损伤以及接触神经毒性药物等,均可致使五脏受损,精津不足,气血亏耗,肌肉筋脉失养,而发为痿证。故 B 为正确选项。

二、B 型题。

1、2. D；B。

前者属痹证之湿热浸淫证,其病机为湿热浸渍,壅遏经脉,营卫受阻,治宜清热利湿,通利经脉,其代表方为加味二妙散,故选 D。后者属于风湿热痹,其病机为风湿热邪壅滞经脉,气血闭阻不通,治宜清热通络,祛风除湿,其代表方为白虎加桂枝汤合宣痹汤,故选 B。

3、4. C；A。

痿证之肺热津伤证,其一般临床表现为发病急,病起发热,或热后突然出现肢体软弱无力,可较快发生肌肉瘦削,皮肤干燥,心烦口渴,咳呛少痰,咽干不利,小便黄赤或热痛,大便干燥。舌质红,苔黄,脉细数。其病机为肺燥伤津,五脏失润,筋脉失养。治宜清热润燥,养阴生津,方选清燥救肺汤,故选 C。痉证之阴血亏虚证,其一般临床表现为项背强急,四肢麻木,抽搐或筋惕肉瞤,直视口噤,头目昏眩,自汗,神疲气短,或低热。舌质淡或舌红无苔,脉细数。其病机为失血或伤津,阴血亏耗,筋脉失养。治宜滋阴养血,息风止痉。其代表方为四物汤合大定风珠,故选 A。

5、6. B；C。

痹证之痰瘀痹阻证表现为肌肉关节刺痛,固定不移,或关节肌肤紫暗、肿胀,按之较硬,肢体顽麻或重着,或关节僵硬变形,屈伸不利,有硬结、瘀斑,面色黧暗,眼睑浮肿,或胸闷痰多。舌质紫暗或有瘀斑,舌苔白腻,脉弦涩。其病机为痰瘀互结,留滞肌肤,闭阻经脉,治宜化痰行瘀,蠲痹通络。其代表方为双合汤,故选 B。着痹表现为肢体关节、肌肉酸楚、重着、疼痛,肿胀散漫,其病机为湿邪兼夹风寒,留滞经脉,闭阻气血。治宜除湿通络,祛风散寒,其代表方为薏苡仁汤,故选 C。

7、8. B；A。

痹证之肝肾亏虚证表现为痹证日久不愈,关节屈伸不利,肌肉瘦削,腰膝酸软,或畏寒肢冷,阳痿,遗精,或骨蒸劳热,心烦口干。舌质淡红,舌苔薄白或少津,脉沉细弱或细数。其病机为肝肾不足,筋脉失于濡养、温煦。治宜培补肝肾,舒筋止痛。其代表方为独活寄生汤,故选 B。痿证之肝肾亏损证表现为起病缓慢,渐见肢体痿软无力,尤以下肢明显,腰膝酸软,不能久立,甚至步履全废,腿胫大肉渐脱,或伴有眩晕耳鸣,舌咽干燥,遗精或遗尿,或妇女月经不调。舌红少苔,脉细数。其病机为肝肾亏虚,阴精不足,筋脉失养。治宜补益肝肾,滋阴清热。其代表方为虎潜丸,故选 A。

9、10. A；D。

痉证是以项背强直,四肢抽搐,甚至口噤、角弓反张为主要临床表现的一种病证。痉证病在筋脉,属肝所主,筋脉有约束联系和保护骨节肌肉的作用,依赖肝血的濡养而保持刚柔相兼之性。如阴血不足,肝失濡养,筋脉刚劲太过,失却柔和之性,则发为痉证,故选 A。痿证是指肢体筋脉弛缓,软弱无力,不能随意运动,或伴有肌肉萎缩的一种病证。临床以下肢痿弱较为常见,亦称"痿躄"。病变部位在筋脉肌肉,但根本在于五脏虚损。肺主皮毛,脾主肌肉,肝主筋,肾主骨,心主血脉,五脏病变,皆能致痿,且脏腑间常相互影响,故选 D。

11、12. D；C。

湿热腰痛表现为腰部疼痛,重着而热,暑湿阴雨天气症状加重,活动后或可减轻,身体困重,小便短赤。苔黄腻,脉濡数或弦数。其病机为湿热壅遏,经气不畅,筋脉失舒。治宜清热利湿,舒筋止痛。其代表方为四妙丸,故选 D。寒湿腰痛表现为腰部冷痛重着,转侧不利,逐渐加重,静卧病痛不减,寒冷和阴雨天则加重。舌质淡,苔白腻,脉沉而迟缓。其病机为寒湿闭阻,滞碍气血,经脉不利。治宜散寒行湿,温经通络。其代表方为甘姜苓术汤,故选 C。

13、14. B；A。

瘀血腰痛的表现为腰痛如刺,痛有定处,痛处拒按,日轻夜重,轻者俯仰不便,重则不能转侧。舌质暗紫,或有瘀斑,脉涩。部分病人有跌仆闪挫病史。其病机为瘀血阻滞,经脉痹阻,不通则痛。治宜活血化瘀,通络止痛。其代表方为身痛逐瘀汤,故选 B。痿证之络脉痹阻证表现为气虚血瘀,阻滞经络,筋脉失养。治宜益气养营,活血行瘀。其代表方为圣愈汤合补阳还五汤,故选 A。

15、16. A;C。

瘀血腰痛表现为腰痛如刺,痛有定处,痛处拒按,日轻夜重,轻者俯仰不便,重则不能转侧。舌质暗紫,或有瘀斑,脉涩。部分病人有跌仆闪挫病史。着痹表现为肢体关节、肌肉酸楚、重着、疼痛,肿胀散漫。湿热腰痛表现为腰部疼痛,重着而热,暑湿阴雨天气症状加重,活动后或可减轻,身体困重,小便短赤。苔黄腻,脉濡数或弦数。尫痹表现为痹证关节剧痛、肿大、僵硬、变形,屈伸受限。故分别选 A、C。

17、18. C;A。

颤证之气血亏虚证表现为头摇肢颤,面色㿠白,表情淡漠,神疲乏力,动则气短,心悸健忘,眩晕,纳呆。舌体胖大,舌质淡红,舌苔薄白滑,脉沉濡无力或沉细弱。其病机为气血两虚,筋脉失养,虚风内动。治宜益气养血,濡养筋脉。其代表方为人参养荣汤。痉证之阴血亏虚证表现为项背强急,四肢麻木,抽搐或筋惕肉瞤,直视口噤,头目昏眩,自汗,神疲气短,或低热。舌质淡或舌红无苔,脉细数。其病机为失血或伤津,阴血亏耗,筋脉失养。治宜滋阴养血,息风止痉。其代表方为四物汤合大定风珠。故分别选 C、A。

19、20. D;A。

痉证之阳明热盛证表现为壮热汗出,项背强急,手足挛急,口噤齘齿,甚则角弓反张,腹满便结,口渴喜冷饮。舌质红,苔黄燥,脉弦数。其病机为阳明胃热亢盛,腑气不通,热盛伤津,筋脉失养。治宜清泻胃热,增液止痉。其代表方为白虎汤合增液承气汤。痉证之肝经热盛证表现为高热头痛,口噤齘齿,手足躁动,甚则项背强急,四肢抽搐,角弓反张。舌质红绛,舌苔薄黄或少苔,脉弦细而数。其病机为邪热炽盛,动风伤津,筋脉失和。治宜清肝潜阳,息风镇痉。其代表方为羚角钩藤汤。故分别宜选 D、A。

21、22. C;A。

痫证是一种发作性神志异常的疾病,又名“癫痫”或“羊痫风”。其特征为发作性精神恍惚,甚则突然仆倒,昏不知人,口吐涎沫,两目上视,四肢抽搐,或口中如作猪羊叫声,移时苏醒。痉证是以项背强直,四肢抽搐,甚至口噤、角弓反张为主要临床表现的一种病证,古亦称为“痓”。中风是以猝然昏仆,不省人事,半身不遂,口眼㖞斜,语言不利为主症的病证。病轻者可无昏仆而仅见半身不遂及口眼㖞斜等症状。颤证是以头部或肢体摇动颤抖,不能自制为主要临床表现的一种病证。轻者表现为头摇动或手足微颤,重者可见头部振摇,肢体颤动不止,甚则肢节拘急,失去生活自理能力。中风与痉证:痉证以四肢抽搐、项背强直,甚至角弓反张为主症,发病时也可伴有神昏,需与中风闭证相鉴别。但痉证之神昏多出现在抽搐之后,而中风患者多在起病时即有神昏,而后可以出现抽搐。痉证抽搐时间长,中风抽搐时间短。痉证患者无半身不遂、口眼㖞斜等症状。中风与痫证:痫证发作时起病急骤,突然昏仆倒地,与中风相似。但痫证为阵发性神志异常的疾病,卒发仆地时常口中作声,如猪羊啼叫,四肢频抽而口吐白沫;中风则仆地无声,一般无四肢抽搐及口吐涎沫的表现。痫证之神昏多为时短暂,移时可自行苏醒,醒后一如常人,但可再发;中风患者昏仆倒地,其神昏症状严重,持续时间长,难以自行苏醒,需及时治疗方可逐渐清醒。中风多伴有半身不遂、口眼㖞斜等症,亦与痫证不同。故分别宜选 C、A。

三、X 型题。

1. ABC。

痿证日久不愈肢体软弱无力可见肢体瘦削枯萎;痹证反复发作,肢体活动受限可见肢体关节疼痛、关节肿大变形、肢体瘦削枯萎。中风恢复期之肝肾亏虚证可见半身不遂,患肢僵硬,拘挛变形,舌强不语,或偏瘫,肢体肌肉萎缩。痉证是以项背强直,四肢抽搐,甚至口噤、角弓反张为主要临床表现的一种病证,而无肢体瘦削枯萎症状。故正确选项为 ABC。

2. AC。

痿证是指肢体筋脉弛缓,软弱无力,不能随意运动,或伴有肌肉萎缩的一种病证。病理性质以热证、虚证为多,虚实夹杂者亦不少见。外感温邪、湿热所致者,病初阴津耗伤不甚,邪热偏重,故属实证;但久延肺胃津伤,肝肾阴血耗损,则由实转虚,或虚实夹杂。内伤致病,脾胃虚弱,肝肾亏损,病久不已,气血阴精亏耗,则以虚证为主,但可夹湿、夹热、夹痰、夹瘀,表现本虚标实之候。故临床常呈现因实致虚、因虚致实和虚实错杂的复杂病机。本病病理因素有温邪、湿热和瘀血。故正确选项为 AC。

3. ABC。

中风肝肾亏虚证可出现肢体瘦削枯萎,症见:半身不遂,患肢僵硬拘挛变形,或偏瘫,肢体肌肉萎缩,舌红脉细,或舌淡红,脉沉细。痹证肝肾虚痹证可出现肢体瘦削枯萎,症见:痹证日久不愈,关节疼痛时轻时重,疲劳加重,关节屈伸不利,肌肉瘦削,腰膝酸软,或畏寒肢冷,阳痿,遗精,或骨蒸潮热,心烦口干,舌质淡红,舌苔薄白或少津,脉沉细弱或细数。痿证肺热津伤证、脾胃虚弱证、肝肾亏损证可出现肢体瘦削枯萎。痉证是以项背强直,四肢抽搐,甚至口噤、角弓反张为主要临床表现的一种病证,无肢体瘦削枯萎的表现。

4. **ABC**。

寒湿腰痛的一般临床表现为腰部冷痛重着,转侧不利,逐渐加重,静卧病痛不减,寒冷和阴雨天则加重。舌质淡,苔白腻,脉沉而迟缓。痛处拒按,日轻夜重属瘀血腰痛。故正确选项为 ABC。

5. **ABC**。

痹证是由于风、寒、湿、热等邪气闭阻经络,影响气血运行,导致肢体筋骨、关节、肌肉等处发生疼痛、重着、酸楚、麻木,或关节屈伸不利、僵硬、肿大、变形等症状的一种疾病。风湿热痹的一般临床表现为游走性关节疼痛,可涉及一个或多个关节,活动不便,局部灼热红肿,痛不可触,得冷则舒,可有皮下结节或红斑,常伴有发热、恶风、汗出、口渴、烦躁不安等全身症状,舌质红,舌苔黄或黄腻,脉滑数或浮数。故 ABC 为正确选项。

6. **ACD**。

颤证是以头部或肢体摇动颤抖,不能自制为主要临床表现的一种病证。轻者表现为头摇动或手足微颤,重者可见头部振摇,肢体颤动不止,甚则肢节拘急,失去生活自理能力。其诊断依据为头部及肢体颤抖、摇动,不能自制,甚者颤动不止,四肢强急。常伴动作笨拙,活动减少,多汗流涎,语言缓慢不清,烦躁不寐,神志呆滞等症状。多发生于中老年人,一般呈隐袭起病,逐渐加重,不能自行缓解。部分病人发病与情志有关,或继发与脑部病变。故 ACD 为正确选项。

7. **ABCD**。

痉证的病因病机,归纳起来,可分为外感和内伤两个方面。外感由于感受风、寒、湿、热之邪,壅阻经络,气血不畅,或热盛动风而致痉。内伤是肝肾阴虚,肝阳上亢,阳亢化风而致痉,或阴虚血少,筋脉失养,虚风内动而致痉。故 ABCD 皆为正确选项。

8. **AC**。

风湿热痹的一般临床表现为游走性关节疼痛,可涉及一个或多个关节,活动不便,局部灼热红肿,痛不可触,得冷则舒,可有皮下结节或红斑,常伴有发热、恶风、汗出、口渴、烦躁不安等全身症状,舌质红,舌苔黄或黄腻,脉滑数或浮数。其病机为风湿热邪壅滞经脉,气血闭塞不通。治宜清热通络,祛风除湿。代表方为白虎加桂枝汤合宣痹汤。前方以清热宣痹为主,后者重在清热利湿,宣痹通络。故 AC 为正确选项。

9. **ABCD**。

痹证以风、寒、湿、热、痰、瘀血、痹阻经络气血为基本病机,其治疗应以祛邪通络为基本原则,根据邪气的偏盛,分别予以祛风、散寒、除湿、清热、化痰、行瘀,兼顾"宣痹通络"。故 ABCD 皆为正确选项。

10. **ABCD**。

痹证是由于风、寒、湿、热等邪气痹阻经络,影响气血运行,导致肢体筋骨、关节、肌肉等处发生疼痛、重着、酸楚、麻木,或关节屈伸不利、僵硬、肿大、变形等症状的一种疾病。轻者病在四肢关节肌肉,重者可内舍于脏。其基本病机:风、寒、湿、热、痰、瘀等邪气滞留肢体筋脉、关节、肌肉,经脉闭阻,不通则痛。故 ABCD 皆为正确选项。

11. **ABCD**。

痹证是由于风、寒、湿、热等邪气闭阻经络,影响气血运行,导致肢体筋骨、关节、肌肉等处发生疼痛、重着、酸楚、麻木,或关节屈伸不利、僵硬、肿大、变形等症状的一种疾病。轻者病在四肢关节肌肉,重者可内舍于脏。其诊断依据为肢体关节、肌肉疼痛,屈伸不利,或疼痛游走不定,甚则关节剧痛、肿大、强硬、变形。故 ABCD 皆为正确选项。

12. **ABCD**。

痿证是指肢体筋脉弛缓,软弱无力,不能随意运动,或伴有肌肉萎缩的一种病证。病变部位在筋脉肌肉,但根本在于五脏虚损。肺主皮毛,脾主肌肉,肝主筋,肾主骨,心主血脉,五脏病变,皆能致痿,且脏腑间常相互影响。故 ABCD 皆为正确选项。

13. **ABCD**。

痿证的治疗,虚证以扶正补虚为主,肝肾亏虚者,宜滋养肝肾;脾胃虚弱者,宜益气健脾。实证以祛邪和络,肺热津伤者,宜清热润燥;湿热浸淫者,宜清热利湿;瘀阻脉络者,宜活血行瘀。虚实夹杂者,又当兼顾之。故 ABCD 皆为正确选项。

14. **AB**。

上述临床表现属于痿证之脾胃虚弱证。其病机为脾虚不健,生化乏源,气血亏虚,筋脉失养。其治法是补中益气,健脾升清。代表方为参苓白术散合补中益气汤。故正确选项为 AB。

15. **AB**。

上述临床表现属于痿证之脉络瘀阻证。其病机为气虚血瘀,阻滞经络,筋脉失养。其治法为益气养营,活血行瘀。其代表方为圣愈汤合补阳还五汤。故 AB 为正确选项。

16. **AD**。

痿证的治疗,虚证以扶正补虚为主,肝肾亏虚者,宜滋养肝肾;脾胃虚弱者,宜益气健脾。实证以祛邪和络,肺热津伤者,宜清热润燥;湿热浸淫者,宜清热利湿;瘀阻脉络者,宜活血行瘀。虚实夹杂者,又当兼顾之。《内经》提出"治痿者独取阳明"。隋唐至北宋时期,将痿列入风门,朱丹溪纠正"风痿混同"之弊。指出"痿证断不可作风治,而用风药"。提出了"泻南方,补北方"的治法,首创名方虎潜丸。故 AD 皆为正确选项。

17. **CD**。

痿证的治疗,虚证以扶正补虚为主,肝肾亏虚者,宜滋养肝肾;脾胃虚弱者,宜益气健脾。实证以祛邪和络,肺热津伤者,宜清热润燥;湿热浸淫者,宜清热利湿;瘀阻脉络者,宜活血行瘀。虚实夹杂者,又当兼顾之。故 CD 为正确选项。

18. **ABCD**。

颤证是以头部或肢体摇动颤抖,不能自制为主要临床表现的一种病证。轻者表现为头摇动或手足微颤,重者可见头部振摇,肢体颤动不止,甚则肢节拘急,失去生活自理能力。肝肾阴虚、气血不足为病之本,属虚;风、火、痰、瘀等病理因素多为病之标,属实。故 ABCD 皆为正确选项。

19. **AC**。

上述临床表现属于颤证之风阳内动证。其病机为肝郁阳亢,化火生风,扰动筋脉。其治法为镇肝息风,舒筋止颤。其代表方为天麻钩藤饮合镇肝熄风汤。前方平肝息风,清热安神;后者镇肝息风,育阴潜阳,舒筋止颤。故正确选项为 AC。

20. **ABD**。

腰痛的基本病机:筋脉痹阻,腰府失养。外感腰痛的主要发病机理是外邪痹阻经脉,气血运行不畅。寒为阴邪,其性收敛凝闭,侵袭肌肤经络,郁遏卫阳,凝滞营阴,以致腰府气血不通;湿邪侵袭,其性重着、黏滞,留着筋骨肌肉,闭阻气血,可使腰府经气不运;热邪常与湿合,或湿蕴生热而滞于腰府,造成经脉不畅而生腰痛。内伤腰痛多由肾精气亏虚,腰府失其濡养、温煦。精气亏虚则肾气不充,偏于阴虚则腰府不得濡养,偏于阳虚则腰府不得温煦,故发生腰痛。内伤不外乎肾虚,而风、寒、湿、热诸邪,常因肾虚而乘客,内外二因,相互影响,痹阻经脉,发生腰痛。故正确选项为 ABD。

21. **AC**。

外感腰痛包括寒湿腰痛和湿热腰痛。寒湿腰痛治宜散寒行湿,温经通络,其代表方为甘姜苓术汤。湿热腰痛治宜清热利湿,舒筋止痛,其代表方为四妙丸。故正确选项为 AC。

22. **ABCD**。

瘀血腰痛的临床表现是腰痛如刺,痛有定处,痛处拒按,日轻夜重,轻者俯仰不便,重则不能转侧。舌质暗紫,或有瘀斑,脉涩。部分病人有跌仆闪挫病史。故 ABCD 皆为正确选项。

23. **BCD**。

痉证是以项背强直,四肢抽搐,甚至口噤、角弓反张为主要临床表现的一种病证,而无昏仆一症。故 BCD 为正确选项。

24. **AB**。

上述临床表现为痉证之阴血亏虚证。其病机为失血或伤津,阴血亏耗,筋脉失养。治宜滋阴养血,息风止痉。其代表方为四物汤合大定风珠。前方以补血为主,后方滋阴育阴,柔肝息风。故 AB 为正确选项。

25. **ABC**。

痿证的治疗,虚证以扶正补虚为主,肝肾亏虚者,宜滋养肝肾;脾胃虚弱者,宜益气健脾。实证以祛邪和络,肺热津伤者,宜清热润燥;湿热浸淫者,宜清热利湿;瘀阻脉络者,宜活血行瘀。虚实夹杂者,又当兼顾之。《内经》提出"治痿者独取阳明",是指从补脾胃、清胃火、祛湿热以滋养五脏的一种重要措施。故 ABC 为正确选项。

26. **AB**。

痿证之肝肾亏虚证。其病机为肝肾亏虚,阴精不足,筋脉失养。其治法是补益肝肾,滋阴清热。代表方是虎潜丸,本方滋阴降火,强壮筋骨,用于治疗肝肾阴亏有热之痿证。故 AB 为正确选项。

针灸学

第 一 章

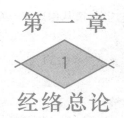

经络总论

一、A 型题:在每小题给出的 A、B、C、D 四个选项中,请选出一项最符合题目要求的。

1. 经外奇穴是指
    A. 经脉以外的穴位   B. 经穴以外的穴位
    C. 经穴以外有定名、有定位的穴位   D. 十二经脉以外有定名、有定位的穴位

2. 任督二脉腧穴都可以治疗
    A. 热病   B. 头面病   C. 前阴病   D. 妇科病

3. 腋前纹头至肘横纹的骨度分寸是
    A. 9 寸   B. 12 寸   C. 8 寸   D. 16 寸

4. 骨度分寸为 6 寸的是
    A. 两乳之间   B. 两肩胛内缘之间
    C. 两肩胛冈之间   D. 两肩胛下角之间

5. 臀横纹至腘横纹的骨度分寸是
    A. 19 寸   B. 12 寸   C. 14 寸   D. 16 寸

6. 全身经穴数目是
    A. 359   B. 365   C. 349   D. 362

7. 手三阴经腧穴主治病证相同的是
    A. 腹部病   B. 胸部病
    C. 神志病   D. 肺病

8. 十二经脉是结合哪些内容来命名的
    A. 脏腑 、阴阳、五行   B. 脏腑、手足、阴阳
    C. 脏腑、手足、五行   D. 手足、五行、阴阳

9. 足少阴经与手厥阴经交接于
    A. 心中   B. 胸中
    C. 肺中   D. 腹中

10. 手厥阴心包经与手少阴心经可以共同主治
    A. 神志病   B. 热病
    C. 目病   D. 耳病

11. 手少阳三焦经与手太阳小肠经可以共同主治
    A. 神志病   B. 热病   C. 目病   D. 脾胃病

12. 髌底至髌尖的骨度分寸为
    A. 1 寸   B. 1.5 寸   C. 2 寸   D. 3 寸

13. 手阳明大肠经一般不治疗
    A. 前头病   B. 口鼻病   C. 齿病   D. 胸部病

14. 胫骨内侧髁至内踝尖为
    A. 12 寸   B. 13 寸   C. 14 寸   D. 15 寸

◎ 针灸学

二、B型题：A、B、C、D是其下面两道小题的备选项，请从中选择一项最符合题目要求的，每个选项可以被选择一次或两次。

A. 18寸   B. 12寸   C. 14寸   D. 16寸

1. 腘横纹至外踝尖的骨度分寸是
2. 耻骨联合上缘至股骨内上髁上缘是

A. 前头痛   B. 后头痛   C. 侧头痛   D. 颠顶痛

3. 足阳明胃经可以治疗
4. 足少阳胆经可以治疗

A. 前头痛   B. 后头痛   C. 侧头痛   D. 颠顶痛

5. 足太阳膀胱经可以治疗
6. 足厥阴肝经可以治疗

A. 8寸   B. 9寸   C. 12寸   D. 16寸

7. 胸剑结合中点（歧骨）至脐中为
8. 前发际正中至后发际正中为

A. 下齿   B. 上齿   C. 舌本   D. 目

9. 足阳明胃经入于
10. 手阳明大肠经入于

A. 8寸   B. 9寸   C. 10寸   D. 12寸

11. 胸骨上窝（天突）至胸剑结合中点（歧骨）的骨度分寸为
12. 肩峰缘至后正中线的骨度分寸为

三、X型题：在每小题给出的A、B、C、D四个选项中，至少有两项是符合题目要求的，请选出所有符合题目要求的答案，多选或少选均不得分。

1. 足少阴肾经主治病证是
   A. 肾病   B. 肺病   C. 咽喉病   D. 前阴病

2. 临床常用的腧穴定位方法是
   A. 骨度分寸法   B. 解剖标志法
   C. 简便取穴法   D. 经验取穴法

3. 下列皆为3寸的是
   A. 眉间（印堂）至前发际正中   B. 肩胛骨内侧缘至后正中线
   C. 内踝尖至足底   D. 髌底至髌尖

4. 下列皆为8寸的是
   A. 胸剑结合中点（歧骨）至脐中   B. 耳后两乳突（完骨）之间
   C. 肩峰缘至后正中线   D. 两乳头之间

5. 下列皆为9寸的是
   A. 耳后两乳突（完骨）之间   B. 两额角发际（头维）之间
   C. 骨上窝（天突）至胸剑结合中点（歧骨）   D. 腋前后纹头至肘横纹（平肘尖）

6. 督脉可以治疗
   A. 中风   B. 昏迷   C. 热病   D. 头面病

7. 足少阳胆经可以治疗
   A. 侧头痛   B. 耳病   C. 热病   D. 胁肋病

8. 足阳明胃经可以治疗
   A. 前头痛   B. 口齿   C. 咽喉病   D. 胃肠病

9. 足三阳经可以共同主治

    A. 神志病   B. 热病   C. 眼病   D. 脾胃病

10. 手三阳经可以共同主治

    A. 神志病   B. 热病   C. 眼病   D. 咽喉病

11. 手少阳三焦经可以主治

    A. 神志病   B. 热病   C. 侧头病   D. 胁肋病

12. 任脉和督脉都可以治疗

    A. 神志病   B. 脏腑病   C. 妇科病   D. 咽喉病

13. 下列各项中,属于对症选穴的是

    A. 汗证选合谷、复溜   B. 落枕选外劳宫

    C. 哮喘选定喘穴   D. 耳疾选中渚

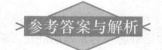

参考答案与解析

一、A 型题。

1. C。

    奇穴,指既有一定的穴名,又有明确的位置,但尚未列入十四经系统的腧穴,又称"经外奇穴"。这些腧穴主治范围单纯局限,对某些病证具有特殊的治疗作用。奇穴与经络系统有一定联系,有一部分也列入了经穴。故选 C。

2. D。

    任脉能回阳、固脱、有强壮作用,督脉主治中风、昏迷、热病、头面病。同时任督二脉都能治疗神志病、脏腑病、妇科病。

3. A。

    腋前、后纹头至肘横纹(平肘尖)9 寸,用于确定上臂部的纵向距离。

4. B。

    肩胛骨内缘(近脊柱侧点)至后正中线 3 寸,用于确定腰背部经穴的横向距离,所以两侧肩胛骨内缘的距离就是 6 寸。

5. C。

    臀沟至腘横纹 14 寸。

6. D。

    十四经穴是具有固定的名称和位置,且归属于十二经脉及任、督二脉上的腧穴。该类腧穴具有主治本经病证的共同作用,而归纳于十四经系统中,简称"经穴"。它们是腧穴的主要部分,现共有 361 个。

7. B。

    手太阴肺经主治肺、喉疾病,手厥阴心包经主治心、胃病,手少阴心经主治心病。同时心包经、心经都能治疗神志病;手三阴经都能治胸部疾病。

8. B。

    十二经脉的名称中包含了脏腑、手足、阴阳三个信息。

9. B。

    足少阴肾经与手厥阴心包经在胸中交接。

10. A。

    手厥阴心包经主治心、胃病,手少阴心经主治心病,同时心包经、心经都能治疗神志病,手三阴经都能治胸部疾病。

11. C。

    手少阳三焦经主治侧头、胁肋病,手太阳小肠经主治后头、肩胛、神志病,同时手少阳三焦经和手太阳小肠经都能治疗目病、耳病。

12. C。

髌底至髌尖为直寸,其距离为 2 寸。

13. D。

手阳明大肠经主治前头、鼻、口、齿病,手三阳经都能治疗咽喉病、热病。其中没有胸部病。

14. B。

胫骨内侧髁下方至内踝尖 13 寸,用于确定下肢内侧足三阴经穴的纵向距离。

二、B 型题。

1、2. D;A。

腘横纹至外踝尖 16 寸,用于确定下肢外后侧足三阳经穴的纵向距离。曲骨穴(耻骨联合上缘)至股骨内上髁上缘 18 寸,用于确定下肢内侧足三阴经穴的纵向距离。

3、4. A;C。

足阳明胃经主治前头、口齿、咽喉病、胃肠病,足少阳胆经主治侧头、耳病、胁肋病,同时足三阳经都能治疗眼病、神志病、热病。

5、6. B;D。

足太阳膀胱经主治后头、背腰病(背俞并治脏腑病),足厥阴肝经主治肝病及颠顶痛。

7、8. A;C。

歧骨(胸剑联合中点)至神阙穴(脐中)8 寸,用于确定上腹部经穴的纵向距离。前发际正中至后发际正中 12 寸,用于确定头部经穴的纵向距离。

9、10. B;A。

足阳明胃经络上齿,手阳明大肠经络下齿。

11、12. B;A。

天突穴(胸骨上窝)至歧骨(胸剑联合中点)9 寸,用于确定胸部任脉经穴纵向距离;肩峰缘至后正中线 8 寸,用于确定肩背部经穴的横向距离。

三、X 型题。

1. ABCD。

足少阴肾经主治肾病、肺病、咽喉病,足三阴经都能治疗前阴病、妇科病。

2. ABCD。

临床常用的腧穴定位方法有骨度分寸法、解剖标志法、简便取穴法、经验取穴法。

3. ABC。

印堂穴(眉间)至前发际正中 3 寸,用于确定头部经穴的纵向距离;肩胛骨内缘(近脊柱侧点)至后正中线 3 寸,用于确定腰背部经穴的横向距离;内踝尖至足底三寸,用于确定足内侧部腧穴的纵向距离。

4. ACD。

歧骨(胸剑联合中点)至神阙穴(脐中)8 寸,用于确定上腹部经穴的纵向距离;肩峰缘至后正中线 8 寸,用于确定肩背部经穴的横向距离;两乳中穴(乳头)之间 8 寸,用于确定胸腹部经穴的横向距离;耳后两乳突(完骨)之间 9 寸,用手确定头后部经穴的横向距离。

5. ABCD。

完骨穴(耳后两乳突)之间 9 寸,用于确定头后部经穴的横向距离;头维穴(前额两发角)之间 9 寸,用于确定头前部经穴的横向距离;天突穴(胸骨上窝)至歧骨(胸剑联合中点)9 寸,用于确定胸部任脉经穴纵向距离;腋前、后纹头至肘横纹(平肘尖)9 寸,用于确定上臂部的纵向距离。

6. ABCD。

督脉主治中风、昏迷、热病、头面病。

7. ABCD。

足少阳胆经主治侧头、耳病、胁肋病,同时足三阳经都能治疗神志病、热病。

8. ABCD。

足阳明胃经主治前头、口齿、咽喉病、胃肠病。

9. **ABC**。

足三阳经可以共同主治神志病、热病和眼病。

10. **BD**。

手三阳经可以共同主治咽喉病、热病。

11. **BCD**。

手少阳三焦经主治侧头、胁肋病,热病。

12. **ABC**。

任督二脉都能治疗神志病、脏腑病、妇科病。

13. **ABC**。

对症选穴是根据疾病的特殊或主要症状而选取穴位,是腧穴特殊治疗作用及临床经验在针灸处方中的具体运用。汗证选合谷、复溜是腧穴特殊治疗作用的体现。对症选穴时经常选用奇穴,落枕选外劳宫、哮喘选定喘属对症选穴,故选 ABC。而耳疾选中渚属远部选穴,故不选 D。

◎ 针灸学

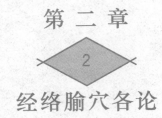

第 二 章

经络腧穴各论

一、A 型题:在每小题给出的 A、B、C、D 四个选项中,请选出一项最符合题目要求的。

1. 合谷,颊车,太溪都可以治疗的病证是
　A. 脏腑病　　　　　　B. 头面五官病证　　　　C. 汗证　　　　　　D. 神志病

2. 涌泉,水沟,印堂都可以治疗的病证是
　A. 胸腹病　　　　　　B. 热证　　　　　　　　C. 神志病　　　　　D. 脏腑病

3. 治疗眩晕,宜首选
　A. 百会、内关、丰隆　　B. 百会、足三里、三阴交　C. 百会、太溪、印堂　D. 百会、风池、印堂

4. 内关穴直上,平孔最穴的骨度分寸为
　A. 5 寸　　　　　　　B. 4 寸　　　　　　　　C. 3 寸　　　　　　D. 2 寸

5. 根据骨度分寸定位法,两穴相距为 4 寸的是
　A. 百会、上星　　　　B. 气海、关元　　　　　C. 膻中、天池　　　　D. 内关、间使

6. 肺经的输穴是
　A. 鱼际　　　　　　　B. 三间　　　　　　　　C. 尺泽　　　　　　D. 太渊

7. 三焦经、小肠经、胆经从下到上的归经顺序是
　A. 耳门、听宫、听会　　B. 耳门、听会、听宫　　C. 听会、听宫、耳门　D. 听宫、耳门、听会

8. 足厥阴肝经的荥穴是
　A. 大敦　　　　　　　B. 行间　　　　　　　　C. 太冲　　　　　　D. 大都

9. 手太阳小肠经起始穴是
　A. 极泉　　　　　　　B. 听宫　　　　　　　　C. 少泽　　　　　　D. 少冲

10. 足少阳胆经的终止穴是
　A. 睛明　　　　　　　B. 至阴　　　　　　　　C. 瞳子髎　　　　　D. 足窍阴

11. 位于乳头直下第 6 肋间隙的穴位是
　A. 膺窗　　　　　　　B. 乳根　　　　　　　　C. 期门　　　　　　D. 章门

12. 大横穴的定位是
　A. 脐旁 0.5 寸　　　　B. 脐旁 1 寸　　　　　　C. 脐旁 2 寸　　　　D. 脐旁 4 寸

13. 在前臂掌面桡侧,尺泽穴与太渊穴连线上,腕横纹上 7 寸处的穴位是
　A. 孔最　　　　　　　B. 手三里　　　　　　　C. 温溜　　　　　　D. 偏历

14. 在肘横纹中,当肱二头肌腱尺侧缘的腧穴是
　A. 曲泽　　　　　　　B. 曲池　　　　　　　　C. 小海　　　　　　D. 少海

15. 少海穴的定位是
　A. 屈肘时当肘横纹内侧端与肱骨内上髁连线的中点处
　B. 人体的肘内侧,当尺骨鹰嘴与肱骨内上髁之间凹陷处
　C. 肘横纹外侧端,屈肘,当尺泽穴与肱骨外上髁连线中点
　D. 在肘横纹中,当肱二头肌腱尺侧缘

16. 位于第 3 胸椎棘突下,后正中线旁开 1.5 寸的腧穴是
    A. 心俞　　　　　　B. 膈俞　　　　　　C. 肺俞　　　　　　D. 胆俞

17. 下列腧穴中,不位于腕横纹上 3 寸水平线的有
    A. 支沟　　　　　　B. 间使　　　　　　C. 郄门　　　　　　D. 偏历

18. 治疗便秘,应首选的腧穴是
    A. 支沟　　　　　　B. 太冲　　　　　　C. 内关　　　　　　D. 梁丘

19. 在手小指末节桡侧,距指甲角 0.1 寸的腧穴是
    A. 少泽　　　　　　B. 少海　　　　　　C. 少冲　　　　　　D. 少商

20. 下列各穴,属于足阳明胃经的腧穴是
    A. 颧髎　　　　　　B. 肩髎　　　　　　C. 巨髎　　　　　　D. 瞳子髎

21. 下列面部颧弓下缘中央与下颌切迹之间凹陷中的穴位是
    A. 颧髎　　　　　　B. 下关　　　　　　C. 颊车　　　　　　D. 听宫

22. 在颈外侧部,结喉旁,当胸锁乳突肌前、后缘之间的腧穴是
    A. 扶突　　　　　　B. 天突　　　　　　C. 大迎　　　　　　D. 人迎

23. 善治头项诸疾的腧穴首选
    A. 合谷　　　　　　B. 列缺　　　　　　C. 委中　　　　　　D. 足三里

24. 下列对于厉兑穴定位正确的是
    A. 在足第 2 趾末节外侧,距趾甲角 0.1 寸　　　　B. 在足第 2 趾末节内侧,距趾甲角 0.1 寸
    C. 在足第 3 趾末节外侧,距趾甲角 0.1 寸　　　　D. 在足第 3 趾末节内侧,距趾甲角 0.1 寸

25. 下列腧穴归经正确的是
    A. 肩贞属于手少阳三焦经穴　　　　　　　　　　B. 肩髎属于手阳明大肠经穴
    C. 肩髃属于手少阳三焦经穴　　　　　　　　　　D. 天宗属于手太阳小肠经穴

26. 半握拳,手食指本节后,桡侧凹陷处的穴位是
    A. 二间　　　　　　B. 三间　　　　　　C. 前谷　　　　　　D. 后溪

27. 在足大趾末节内侧,距趾甲角 0.1 寸的腧穴是
    A. 大敦　　　　　　B. 厉兑　　　　　　C. 隐白　　　　　　D. 至阴

28. 在脐水平线上,距脐中 2 寸的腧穴是
    A. 滑肉门　　　　　B. 外陵　　　　　　C. 大横　　　　　　D. 天枢

29. 下列各项中,不属于风池穴主治病患的是
    A. 头痛　　　　　　B. 耳鸣耳聋　　　　C. 目赤肿痛　　　　D. 乳痈

二、B 型题:A、B、C、D 是其下面两道小题的备选项,请从中选择一项最符合题目要求的,每个选项可以被选择
    一次或两次。

    A. 中脘　　　　　　B. 关元　　　　　　C. 京门　　　　　　D. 巨阙
1. 治疗胃病,宜选用的腧穴是
2. 治疗肾病,宜选用的腧穴是

    A. 百会　　　　　　B. 曲池　　　　　　C. 印堂　　　　　　D. 神庭
3. 针刺操作时应需使用提捏进针法的穴位是
4. 针刺操作时可直刺,深刺的穴位是

    A. 合谷　　　　　　B. 太冲　　　　　　C. 肝俞　　　　　　D. 膻中
5. 下列腧穴中,宜采用平刺的是
6. 下列腧穴中,宜采用斜刺的是

A. 支沟   B. 间使   C. 外关   D. 内关

7. 腕横纹上3寸,掌长肌腱与桡侧腕屈肌腱之间的腧穴是

8. 腕背横纹上2寸,尺桡骨之间的腧穴是

     A. 骨度分寸定位法   B. 体表标志定位法   C. 简便取穴法   D. 手指同身寸定位法

9. 乳中取穴宜用

10. 列缺取穴宜用

     A. 内踝正下方凹陷处   B. 外踝正下方凹陷处

     C. 外踝尖与跟腱之间凹陷处   D. 内踝尖与跟腱之间凹陷处

11. 照海穴的定位是

12. 申脉穴的定位是

     A. 足痛   B. 目赤肿痛   C. 疟疾   D. 乳痈

13. 各项中,不属于丘墟穴主治病患的是

14. 各项中,不属于侠溪穴主治病患的是

     A. 少府   B. 少泽   C. 少海   D. 少冲

15. 上述腧穴中,有通乳作用的是

16. 上述腧穴中,有治疗皮肤瘙痒作用的是

     A. 足少阳胆经   B. 足阳明胃经

     C. 足太阳膀胱经   D. 足少阴肾经

17. 率谷、带脉所属的经脉是

18. 飞扬、束骨所属的经脉是

三、X型题:在每小题给出的 A、B、C、D 四个选项中,至少有两项是符合题目要求的,请选出所有符合题目要求的答案,多选或少选均不得分。

1. 下列选项中能治疗腰痛的腧穴的有
     A. 大肠俞   B. 委中   C. 次髎   D. 太溪

2. 下列选项中能治疗腹泻的腧穴的有
     A. 天枢   B. 足三里   C. 上巨虚   D. 神阙

3. 根据骨度分寸定位法,两穴相距为1寸的是
     A. 外关、支沟   B. 上巨虚、下巨虚   C. 鱼腰、阳白   D. 天枢、神阙

4. 根据骨度分寸定位法,两穴相距为3寸的是
     A. 梁门、天枢   B. 地机、阴陵泉   C. 肾俞、志室   D. 郄门、内关

5. 下列选项中,属于手少阳三焦经腧穴的有
     A. 肩髎   B. 肩髃   C. 肩贞   D. 丝竹空

6. 下列腧穴中,属于足太阳膀胱经的是
     A. 攒竹   B. 承山   C. 昆仑   D. 肓俞

7. 下列腧穴中属于足太阴脾经的有
     A. 隐白   B. 公孙   C. 足窍阴   D. 大横

8. 用毫针刺风池穴,下列操作正确的是
     A. 正坐位,头微后倾,项部放松   B. 向下颌角方向缓慢刺入0.5~1寸

     C. 向眼球方向缓慢刺入0.5~1寸   D. 向鼻尖方向缓慢刺入0.5~1寸

9. 面部位于瞳孔直下的腧穴是
     A. 颊车   B. 地仓   C. 迎香   D. 承泣

10. 下列腧穴中,位于腕横纹上2寸水平线的有

| | A. 间使 | B. 内关 | C. 支沟 | D. 外关 |

11.针刺百会、中脘、右侧肺俞,可选取的体位是

    A. 右侧卧位　　　　　　B. 左侧卧位　　　　　C. 仰卧位　　　　　　D. 俯卧位

12.常作为取穴定位标志的腧穴是

    A. 三阴交　　　　　　　B. 神阙　　　　　　　C. 内关　　　　　　　D. 乳中

13.委中穴的主治病证有

    A. 腰背痛　　　　　　　B. 腹痛　　　　　　　C. 小便不利　　　　　D. 下肢痛

14.常用于治疗头痛、眩晕的腧穴是

    A。百会　　　　　　　　B. 风池　　　　　　　C. 列缺　　　　　　　D. 太阳

15.下列腧穴中,位于腕横纹上的有

    A. 神门　　　　　　　　B. 大陵　　　　　　　C. 太渊　　　　　　　D. 通里

16.下列腧穴中,位于外踝上8寸的有

    A. 丰隆　　　　　　　　B. 条口　　　　　　　C. 飞扬　　　　　　　D. 下巨虚

17.承浆穴的主治病证是

    A. 口眼㖞斜、齿龈肿痛、流涎　　　　　　　B. 暴喑

    C. 癫狂　　　　　　　　　　　　　　　　　D. 中气下陷

18.下列腧穴中,既属于募穴,又属于八会穴的有

    A. 膻中　　　　　　　　B. 中脘　　　　　　　C. 章门　　　　　　　D. 巨阙

◇参考答案与解析◇

一、A 型题。

1.B。

此题考查穴位的主治,属于理解型题。合谷可用治疗齿痛,口眼㖞斜等病证;颊车可治牙痛,面神经麻痹,腮腺炎,下颌关节炎;太溪可用之治咽喉肿痛、齿痛耳鸣耳聋等阴虚性五官病证。

2.C。

此题考查对穴位主治情况的掌握,属于理解型题。涌泉可治疗昏厥、头痛、失眠、中暑、小儿惊风、癫狂等急症及神志病证;水沟可治癔症、癫狂痫、急慢惊风等病证;印堂可用之治疗痴呆、痫症、失眠、健忘神志病证。

3.D。

此题考查对穴位功效作用的掌握,属于理解型题。眩晕病位在脑,脑为髓海,督脉入络于脑,故首选位于颠顶的百会,风池亦为近部穴位,有疏调头部气血,通理气机之效,印堂也为治疗头痛头晕的常用穴,故首选此组穴位,答案为 D。

4.A。

此题考查腧穴定位,属于应用型题。孔最穴在前臂掌面桡侧,尺泽穴与太渊穴连线上,腕横纹上 7 寸处。而内关穴位于前臂正中,腕横纹上 2 寸,以此看来两穴相距 5 寸。

5.A。

此题考查腧穴定位,属于应用型题。百会、上星同属督脉穴。百会在头部,当前发际正中直上 5 寸,上星在头部,当前发际正中直上 1 寸,两穴相距 4 寸;气海、关元同属任脉穴,气海在下腹部正中线上,当脐下 1.5 寸处,关元在下腹部,前正中线上,当脐中下 3 寸,两穴相距 1.5 寸;膻中属任脉穴,位于胸部,当前正中线上,平第 4 肋间,两乳头连线的中点。天池属手厥阴心包经穴,在胸部,当第四肋间隙,乳头外 1 寸,前正中线旁开 5 寸,两穴相距 5 寸。内关、间使同属手厥阴心包经穴。内关位于前臂正中,腕横纹上 2 寸,间使位于前臂正中,腕横纹上 3 寸,两穴相距 1 寸。

6. D。

此题考查腧穴特定穴中五输穴内容,属于识记型题。鱼际为肺经荥穴;三间为大肠经输穴;尺泽为肺经合穴;太渊为肺经输穴。

7. C。

此题考查腧穴定位以及穴位归属经脉内容,属于应用型题。耳门属于手少阳三焦经,听宫属于手太阳小肠经,听会属于足太阳胆经。这三个穴位在耳屏前的排列顺序从下到上为听会、听宫、耳门。

8. B。

此题考查腧穴特定穴中五输穴内容,属于识记型题。大敦为肝经井穴;行间为肝经荥穴;太冲为肝经输穴;大都为脾经荥穴。

9. C。

此题考查穴位的归经及经脉循行,属识记型题型。《灵枢·经脉》:"小肠手太阳之脉,起于小指之端,循手外侧上腕,出踝中,直上循臂骨下廉,出肘内侧两骨之间,上循臑外后廉。出肩解,绕肩胛,交肩上,入缺盆,络心,循咽,下膈,抵胃,属小肠;其支者,以缺盆循颈上颊,至目锐眦,却入耳中;其支者,别颊,上𬱟,抵鼻,至目内眦,斜络于颧。"其起于少泽,终于听宫。

10. D。

此题考查穴位的归经及经脉循行,属识记型题型。《灵枢·经脉》:胆足少阳之脉,起于目锐眦,上抵头角,下耳后,循颈,行手少阳之前,至肩上,却交出手少阳之后,入缺盆。其支者:从耳后入耳中,出走耳前,至目锐眦后。其支者:别锐眦,下大迎,合于手少阳,抵于𬱟,下加颊车,下颈,合缺盆,以下胸中,贯膈,络肝、属胆,循胁里,出气街,绕毛际,横入髀厌中。其直者:从缺盆下腋,循胸,过季胁,下合髀厌中。以下循髀阳,出膝外廉,下外辅骨之前,直下抵绝骨之端,下出外踝之前,循足跗上,入小指次指之间。其支者:别跗上,入大指之间,循大指歧骨内,出其端,还贯爪甲、出三毛。起于瞳子髎,终于足窍阴。

11. C。

此题考查穴位定位方面的内容,属识记型题型。膺窗位于人体的胸部,当第3肋间隙,距前正中线4寸;乳根位于人体的胸部,当乳头直下,乳房根部,当第5肋间隙,距前正中线4寸;期门在胸部,当乳头直下,第6肋间隙,前正中线旁开4寸;章门位于腹侧,腋中线第十一肋骨端稍下处,屈肘合腋时,当肘尖尽处。

12. D。

此题考查穴位定位方面的内容,属识记型题型。大横穴属于足太阴脾经,位于在腹中部,距脐中4寸。

13. A。

此题考查穴位定位方面的内容,属识记型题型。孔最在前臂掌面桡侧,尺泽穴与太渊穴连线上,腕横纹上7寸处;手三里在前臂背面桡侧,当阳溪与曲池连线上,肘横纹下2寸处;温溜位于屈肘时在前臂背面桡侧,当阳溪与曲池的连线上,腕横纹上5寸处;偏历位于屈肘时前臂背面桡侧,当阳溪与曲池连上,腕横纹上3寸处。

14. A。

此题考查穴位定位方面的内容,属识记型题型。曲泽为手厥阴心包经之合穴,在肘横纹中,当肱二头肌腱尺侧缘;曲池为手阳明大肠经的合穴,位于肘横纹外侧端,屈肘,当尺泽穴与肱骨外上髁连线中点;小海为手太阳小肠经合穴,位于人体的肘内侧,当尺骨鹰嘴与肱骨内上髁之间凹陷处;少海为手少阴心经合穴,位于屈肘时当肘横纹内侧端与肱骨内上髁连线的中点处。

15. A。

此题考查穴位定位方面的内容,属识记型题型。屈肘时当肘横纹内侧端与肱骨内上髁连线的中点处的穴位是少海穴;人体的肘内侧,当尺骨鹰嘴与肱骨内上髁之间凹陷处的穴位是小海;肘横纹外侧端,屈肘,当尺泽穴与肱骨外上髁连线中点的穴位是曲池;在肘横纹中,当肱二头肌腱尺侧缘为曲泽。

16. C。

此题考查穴位定位方面的内容,属识记型题型。四穴皆属足太阳膀胱经穴,心俞在背部,当第5胸椎棘突下,旁开1.5寸;膈俞在背部,当第7胸椎棘突下,旁开1.5寸;肺俞在背部,当第3胸椎棘突下,旁开1.5寸;胆俞在背部,当第十胸椎棘突下,旁开1.5寸处。

17. C。

此题考查穴位定位方面的内容,属识记型题型。支沟在手背腕横纹上3寸,尺骨与桡骨之间,阳池与肘尖的连线上；间使在前臂掌侧，当曲泽与大陵的连线上，腕横纹上 3 寸，掌长肌腱与桡侧腕屈肌腱之间；郄门在前臂掌侧，当曲泽穴与大陵穴的连线上，腕横纹上 5 寸；偏历在屈肘时前臂背面桡侧，当阳溪与曲池连上，腕横纹上 3 寸。

18. A。

此题考查对腧穴特殊主治的记忆，属识记型题型。支沟功效为清利三焦，通腑降逆，主要用来治疗大便秘结，习惯性便秘等胃肠道症状。而太冲、内关、梁丘皆不是便秘的首选穴位。

19. C。

此题考查穴位定位方面的内容，属识记型题型。少泽属手太阳小肠经，在手小指末节尺侧，距指甲角 0.1 寸；少海为手少阴心经穴，位于屈肘时在肘横纹尺侧纹头凹陷处；少冲为少阴心经穴，位于手小指末节桡侧，距指甲角 0.1 寸；少商为手太阴肺经穴，在拇指桡侧，去指甲角 0.1 寸处。

20. C。

此题考查穴位归经方面的内容，属识记型题型。颧髎为手太阳小肠经穴；肩髎为手少阳三焦经穴；巨髎为足阳明胃经穴；瞳子髎为足少阳胆经穴，所以属于足阳明胃经的腧穴是巨髎。

21. B。

此题考查穴位定位方面的内容，属识记型题型。颧髎属手太阳小肠经，手少阳、太阳之会，在面部，目外眦直下方，颧骨下缘凹陷处；下关为足阳明胃经穴位，在面部，在颧骨下缘中央与下颌切迹之间的凹陷中；颊车穴属足阳明胃经，在面颊部，下颌角前上方，耳下大约一横指处，咀嚼时肌肉隆起时出现的凹陷处；听宫属手太阳小肠经。手、足少阳，手太阳之会，在面部，耳屏前，下颌骨髁状突的后方，张口时呈凹陷处。

22. A。

此题考查穴位定位方面的内容，属识记型题型。扶突属手阳明大肠经穴，在颈外侧部，结喉旁，当胸锁乳突肌前、后缘之间；天突属任脉穴，位于颈部，当前正中线上胸骨上窝中央。大迎穴属足阳明胃经，在面部，下颌角前方咬肌附着部前缘，当面动脉搏动处；人迎属足阳明胃经，足阳明、少阳之会，在颈部，结喉旁开 1.5 寸，胸锁乳突肌的前缘，颈总动脉搏动处。

23. B。

此题考查穴位主治方面的内容，属识记并理解型题型。四总歌诀中有"头项寻列缺"之说，列缺属肺经，为肺经"脉气所发"和"神气之所游行出入"的通道，外感表证经络不同则见头项强痛，肺主表，刺列缺可宣肺通表，而头项强痛自除。

24. A。

此题考查穴位定位方面的内容，属识记型题型。厉兑为足阳明胃经井穴，位于足第 2 趾末节外侧，距趾甲角 0.1 寸。

25. D。

此题考查穴位归经方面的内容，属识记型题型。肩贞属于手太阳小肠经穴；肩髎属于手少阳三焦经穴；肩髃属于手阳明大肠经穴；天宗属于手太阳小肠经穴。

26. B。

此题考查穴位定位方面的内容，属识记型题型。二间在手食指本节（第二掌指关节）桡侧前缘，当赤白肉际凹陷处；微握拳取之；三间在微握拳时，在手食指本节（第 2 掌指关节）后，桡侧凹陷处；前谷在小指尺侧，第五掌指关节前方，掌指横纹端凹陷处，赤白肉际，握拳取穴；后溪在微握拳时，第五掌指关节尺侧后方，第五掌骨小头后缘，赤白肉际处取穴。

27. C。

此题考查穴位定位方面的内容，属识记型题型。大敦在足趾，大趾末节外侧（靠第二趾一侧）趾甲根角侧后方 0.1 寸（约三毫米处）；厉兑在足第 2 趾末节外侧，距趾甲角 0.1 寸；隐白在足大趾末节内侧，距趾甲角 0.1 寸；至阴在足小趾外侧趾甲角旁 0.1 寸。

28. D。

此题考查穴位定位方面的内容，属识记型题型。滑肉门位于人体的上腹部，当脐中上 1 寸，距前正中线 2 寸；外陵位于人体的下腹部，当脐中下 1 寸，距前正中线 2 寸；大横位于人体的腹中部，距脐中 4 寸；天枢位于人体的腹中部，距脐中 2 寸。

29. D。

此题考查穴位主治方面的内容,属理解并识记型题型。风池穴主治头痛、眩晕、失眠、中风耳鸣耳聋等内风所致的病证,感冒、热病、口眼㖞斜等外风所致的病证,目赤肿痛、视物不明、鼻塞、咽痛等五官病证,颈项强痛等。

二、B 型题。

1、2. **A；C**。
此题考查腧穴特定穴中募穴内容,属于识记型题。募穴是脏腑之气结聚于胸腹部的腧穴,胃的募穴为中脘,肾的募穴为京门。

3、4. **C；B**。
此题考查穴位的针刺操作内容,属识记型题型。百会穴进行针刺操作时一般平刺 0.5～0.8 寸,曲池穴进行针刺操作时一般直刺 1～1.5 寸。印堂穴进行针刺操作时一般向下平刺 0.3～0.5 寸,使用提捏进针法。神庭穴进行针刺操作时一般平刺 0.5～0.8 寸。

5、6. **D；C**。
此题考查穴位的针刺操作内容,属识记型题型。合谷、太冲皆在四肢,施针需以直刺,肝俞位于背部夹脊,施针需以斜刺;膻中位于胸骨体上,施针需以平刺。

7、8. **B；C**。
此题考查穴位定位方面的内容,属识记型题型。支沟位于手背腕横纹上 3 寸,尺骨与桡骨之间,阳池与肘尖的连线上;间使在前臂掌侧,当曲泽与大陵的连线上,腕横纹上 3 寸,掌长肌腱与桡侧腕屈肌腱之间;外关在腕背横纹上 2 寸,尺桡骨之间,阳池与肘尖的连线上;内关位于前臂正中,腕横纹上 2 寸,在桡侧屈腕肌腱同掌长肌腱之间取穴。

9、10. **B；C**。
此题考查穴位定位取穴方面的内容,属识记并理解题型。乳中为足阳明胃经穴,位于第 4 肋间隙,乳头中央,宜用体表标志定位法以乳中取穴;列缺为手太阴肺经穴,在前臂桡侧缘,桡骨茎突上方,腕横纹上 1.5 寸,当肱桡肌与拇长展肌腱之间。简便取穴法:两手虎口自然垂直交叉,一手食指按在另一手桡骨茎突上,指尖下凹陷中即是。

11、12. **A；B**。
此题考查穴位定位方面的内容,属识记型题型。照海属足少阴肾经,为足少阴、阴跷脉交会穴。位于足内侧内踝正下凹陷处;申脉别名阳跷,属足太阳膀胱经。八脉交会穴之一,通阳跷。在足外侧部,外踝直下方凹陷中。

13、14. **D；C**。
此题考查穴位主治方面的内容,属理解并识记型题型。丘墟穴主治目赤肿痛、目生翳膜等目疾,下肢痿痹、颈项痛、腋下肿、胸胁痛、外踝肿痛、足内翻、足下垂、疟疾等病证;侠溪穴主治惊悸、头痛、眩晕耳鸣、耳聋、颊肿、目赤肿痛、等头面五官病证,胁肋疼痛,足痛,乳痈,热病等。

15、16. **B；A**。
此题考查穴位主治方面的内容,属理解并识记型题型。少府主治胸痛、心悸、小指拘挛,掌中热,皮肤瘙痒,小便不利,遗尿等;少泽主治热病,中风昏迷,头痛,项强,咽喉肿痛,鼻衄,目翳,乳痈,缺乳等;少海所治病证为表里虚实寒热以及七情志意等病,如癫狂、吐涎、项强、臂痛、齿痛、目眩、头风、气逆、瘰疬等;少冲主治心悸,心痛,胸胁痛,癫狂,热病,昏迷,手臂挛痛等病证。

17、18. **A；C**。
率谷定位:耳尖直上,入发际 1.5 寸。带脉定位:在侧腹部,当第 11 肋骨游离端下方垂线与脐水平线的交点上。均属足少阴胆经。飞扬为足太阳膀胱经络穴,定位:昆仑穴直上七寸,腓肠肌外下缘与跟腱移行处。束骨为足太阳膀胱经输穴,定位:在跖区,第五跖趾关节的近端,赤白肉际处。

三、X 型题。

1. **ABCD**。
此题考查对穴位功效作用的掌握,属理解型题。大肠俞疏通腰部经络气血,痛经止痛;委中穴可疏通足太阳经气,是治疗腰背部疼痛的要穴;次髎善治瘀血腰痛;太溪可用之治疗肾虚腰痛。

2. **ABCD**。

此题考查对穴位功效作用的掌握,属于理解型题。天枢属胃经穴,又为大肠募穴,能调理肠胃气机;足三里有调理脾胃,健脾化湿止泻之效;上巨虚为大肠下合穴,可调理肠腑而止泻;神阙灸之可温补元阳,固本止泻。

3. **AC**。

此题考查腧穴定位,属于应用型题。外关、支沟同属手少阳三焦经穴,外关在手背腕横纹上 2 寸,尺桡骨之间,阳池与肘尖的连线上,支沟在手背腕横纹上 3 寸,尺桡骨之间,两穴相距 1 寸;上巨虚与下巨虚同属足阳明胃经穴,上巨虚在小腿前外侧,当犊鼻下 6 寸,距胫骨前缘一横指,下巨虚在小腿前外侧,当犊鼻下 9 寸,距胫骨前缘一横指,两穴相距 3 寸;鱼腰为经外奇穴,在额部,瞳孔直上,眉毛中,阳白为足少阳胆经穴,在前额部,眉上一寸,正对目中线,两穴相距 1 寸;天枢为足阳明胃经穴,位于人体中腹部,肚脐两侧 2 寸处,神阙位于脐正中,属于任脉的穴位,两穴相距 2 寸。

4. **BD**。

此题考查腧穴定位,属于应用型题。梁门、天枢同属足阳明胃经穴。梁门位于脐上 4 寸、旁开 2 寸处,天枢位于其中旁开 2 寸处,两穴相距 4 寸;地机、阴陵泉同属足太阴脾经穴,地机其位于阴陵泉下 3 寸;肾俞、志室同属足太阳膀胱经穴。肾俞在腰部,当第 2 腰椎棘突下,旁开 1.5 寸,志室在腰部,当第 2 腰椎棘突下,旁开 3 寸,两穴相距 1.5 寸;郄门、内关同属手厥阴心包经穴,在前臂掌侧,郄门当曲泽与大陵的连线上,腕横纹上 5 寸,内关位于前臂正中,腕横纹上 2 寸,两穴相距 3 寸。

5. **AD**。

此题考查穴位的归经,属识记型题型。肩髎属于手少阳三焦经,肩髃属于手阳明大肠经,肩贞属于手太阳小肠经,丝竹空属于手少阳三焦经。

6. **ABC**。

此题考查穴位的归经,属识记型题型。攒竹、承山、昆仑属于足太阳膀胱经穴,肓俞属于足少阴肾经穴。此题 D 选项肓俞易给同学们造成干扰,望大家记忆准确。

7. **ABD**。

此题考查穴位的归经,属识记型题型。隐白穴,是足太阴脾经的井穴;公孙穴为足太阴络脉,是十五络脉之一,亦是八脉交会穴,通冲脉;足窍阴为足少阳胆经井穴,大横为足太阴与阴维脉交会穴。

8. **AD**。

此题考查穴位的针刺操作内容,属识记并理解型题型。针刺风池穴时应当嘱患者正坐位,头微后倾,项部放松,向鼻尖方向缓慢刺入 0.5～1 寸。

9. **BD**。

此题考查穴位定位方面的内容,属识记型题型。颊车在面颊部,下颌角前上方,耳下大约一横指处,咀嚼时肌肉隆起时出现的凹陷处;地仓在在面部,口角外侧,上直对瞳孔;迎香在鼻翼外缘中点旁约 0.5 寸,当鼻唇沟中;承泣在面部取法:正坐位,两目正视,瞳孔之下 0.7 寸,当眼球与眶下缘之间取穴。其中只有地仓和承泣是位于瞳孔直下的穴位。

10. **BD**。

此题考查穴位定位方面的内容,属识记型题型。间使在前臂掌侧,当曲泽与大陵的连线上,腕横纹上 3 寸,掌长肌腱与桡侧腕屈肌腱之间;内关位于前臂正中,腕横纹上 2 寸,在桡侧屈腕肌腱同掌长肌腱之间;支沟在手背腕横纹上 3 寸,尺骨与桡骨之间,阳池与肘尖的连线上;外关在手背腕横纹上 2 寸,尺桡骨之间,阳池与肘尖的连线上。

11. **AB**。

此题考查穴位定位及操作方法方面的内容,属理解并识记型题型。腹前有中脘,所以俯卧位排除,后背有肺俞,所以仰卧位排除,双侧卧位皆不影响施针。

12. **BD**。

此题考查穴位定位及操作方法方面的内容,属理解并识记型题型。神阙在脐眼,乳中在乳头,二者常常被作为取穴定位的标志。

13. **ABCD**。

此题考查对穴位功效作用的掌握,属于识记并理解型题。委中穴主治坐骨神经痛、腰背痛、腹痛、颈项痛、下肢痛、小便不利、遗尿,丹毒、皮肤瘙痒、疔疮等病证。

14. **ABCD**。

　　此题考查对穴位功效作用的掌握,属于识记并理解型题。百会为诸阳之会,太阳为经外奇穴,可疏导头部经气,风池为足少阳与阳维脉的交会穴,功能祛风活血,通络止痛,列缺亦善治头项疾病。

15. **ABC**。

　　此题考查穴位定位方面的内容,属识记型题型。神门位于手腕部位,手腕关节手掌侧,尺侧腕屈肌腱的桡侧凹陷处;大陵位于人体的腕掌横纹的中点处,当掌长肌腱与桡侧腕屈肌腱之间;太渊在腕掌侧横纹桡侧,桡动脉搏动处;通里在前臂掌侧,当尺侧腕屈肌腱的桡侧缘,腕横纹上1寸。

16. **AB**。

　　下巨虚穴为2017年新增考点。丰隆定位:在小腿外侧,外踝尖上8寸,胫骨前肌外缘,条口外侧一横指处;条口定位:在小腿外侧,犊鼻下8寸,犊鼻与解溪连线上;飞扬定位:在小腿后区,昆仑直上7寸,腓肠肌外下缘与跟腱移行处;下巨虚定位:在小腿外侧,犊鼻下9寸,犊鼻与解溪连线上。

17. **ABC**。

　　承浆为任脉穴,位于面部,颏唇沟的正中凹陷处,主治口眼㖞斜、齿龈肿痛、流涎;暴喑;癫狂诸疾,故选ABC。

18. **ABC**。

　　募穴有十二个,任脉上的6个为单穴,其余均为两个。十二募穴包括:天枢、中府、关元、巨阙、中极、京门、日月、章门、中脘、石门、膻中。分属于大肠、肺、小肠、心、膀胱、肾、胆、肝、脾、胃、三焦、心包。八会穴即脏会章门,腑会中脘,气会膻中,血会膈俞,筋会阳陵泉,脉会太渊,骨会大杼,髓会悬钟。八会穴分散在躯干部和四肢部,其中脏、腑、气、血、骨会位于躯干部;筋、脉髓会位于四肢部。膻中、中脘、章门既是募穴,又是八会穴,故选ABC。D选项巨阙为心经募穴,但不属八会穴,故不选。

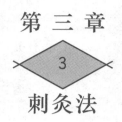

第 三 章

刺灸法

一、A 型题:在每小题给出的 A、B、C、D 四个选项中,请选出一项最符合题目要求的。

1.《素问·离合真邪论》之"静以久留,以气至为故,如待所贵,不知日暮",意指
    A. 行气   B. 得气   C. 留气   D. 候气

2. 以毫针进出和行针快慢为补泻的针刺手法为
    A. 徐疾补泻法   B. 捻转补泻法   C. 提插补泻法   D. 迎随补泻法

3. 使得气者可以加强针刺感应的传导和扩散的辅助手法为
    A. 循法   B. 弹法   C. 刮法   D. 摇法

4. 行针的手法中,弹法的作用为
    A. 行气、催气   B. 加强针感的传导   C. 扶助正气   D. 祛除邪气

5. 飞法适用的腧穴部位特点为
    A. 肌肉丰厚   B. 不宜大角度捻转的腧穴 C. 斜刺部位   D. 浅表部位

6. 夹持进针法宜使用
    A.0.5 寸的毫针进针   B.1 寸的毫针进针   C.2 寸的毫针进针   D.3 寸以上的毫针进针

7. 面部腧穴如印堂多用下列哪种进针法
    A. 提捏进针法   B. 爪切进针法   C. 夹持进针法   D. 舒张进针法

8. 下列哪项不属于晕针的表现
    A. 头晕目眩   B. 心慌气短   C. 胸闷胸痛   D. 面色苍白

9. 适用于选取头项、后头、项背部的腧穴的最佳体位是
    A. 俯卧位   B. 侧卧位   C. 侧伏坐位   D. 俯伏坐位

10. 处理晕针时,应采取的首要措施是
    A. 让患者平卧,头部放低   B. 松开衣袋,注意保暖
    C. 停止针刺,将已刺之针迅速取出   D. 给予温开水、糖水饮之

11. 取穴在头面、胸腹及四肢的腧穴,应选取的体位是
    A. 侧卧位   B. 俯伏坐位   C. 仰靠坐位   D. 仰卧位

12. 出针时,迅速按针孔为补,出针时摇大针孔而不按为泻的补泻手法是
    A. 开阖补泻法   B. 捻转补泻法   C. 迎随补泻法   D. 提插补泻法

13. 提插补泻的泻法为得气后进行
    A. 先浅后深,重插轻提,幅度小,频率慢,操作时间短,以下插为主
    B. 先浅后深,轻插重提,幅度小,频率慢,操作时间长,以下插为主
    C. 先浅后深,重插轻提,幅度大,频率快,操作时间短,以下插为主
    D. 先深后浅,轻插重提,幅度大,频率快,操作时间长,以上提为主

14. 具有回阳救逆作用的是
    A. 隔姜灸   B. 隔附子灸   C. 隔胡椒灸   D. 隔盐灸

15. 艾灸治疗当慎用的病证为
    A. 久病体虚   B. 阴虚阳亢   C. 气虚下陷   D. 阳气虚脱之急症

16. 下列属于直接灸的为
A. 无瘢痕灸　　　　B. 温和灸　　　　C. 温针灸　　　　D. 雷火神针

17. 天灸又称为
A. 温和灸　　　　B. 药物灸　　　　C. 灯火灸　　　　D. 黄蜡灸

18. 命门火衰宜选用
A. 隔姜灸　　　　B. 隔蒜灸　　　　C. 隔盐灸　　　　D. 隔附子饼灸

19. 化脓灸又称为
A. 隔物灸　　　　B. 瘢痕灸　　　　C. 发泡灸　　　　D. 天灸

20. 隔盐灸可治疗下列哪种疾病
A. 中风脱证　　　　B. 肺痨　　　　C. 顽痹　　　　D. 疮疡

21. 具有温补肾阳作用的灸法是
A. 隔姜灸　　　　B. 隔蒜灸　　　　C. 隔盐灸　　　　D. 隔附子饼灸

22. 皮肤针叩刺操作时主要运用哪个部位的力量
A. 手指　　　　B. 腕部　　　　C. 肘部　　　　D. 肩部

23. 不宜使用三棱针的病证有
A. 虚证　　　　B. 瘀证　　　　C. 热证　　　　D. 实证

24. 具有疏风解表、行气化痰、清神止搐等作用的是
A. 灯火灸　　　　B. 隔蒜灸　　　　C. 隔盐灸　　　　D. 白芥子灸

25. 最适宜小儿、妇女及畏惧灸治者,有调和气血、温中散寒的作用的是
A. 灯火灸　　　　B. 温灸器灸　　　　C. 隔盐灸　　　　D. 白芥子灸

26. 对于皮肉浅薄部位的腧穴宜选用的进针手法是
A. 指切进针法　　　　B. 夹持进针法　　　　C. 舒张进针法　　　　D. 提捏进针法

27. 对于针刺引起的血肿,以下说法错误的是
A. 可先作热敷,再做冷敷
B. 若微量的皮下出血而局部小块青紫时,一般不必处理
C. 仔细检查针具,避开血管针刺
D. 出针立即用消毒干棉球按压针孔

28. 下列关于三棱针法的叙述,正确的是
A. 医者一般用右手持针,拇、食两指捏住针柄下段,中指指腹从侧面紧靠针身下端,露出针尖 2～3cm
B. 一般可分为点刺法、散刺法和挑刺法 3 种
C. 点刺法多用于指、趾末端和头面、耳部,如十二井穴、十宣、印堂、攒竹、耳尖等穴
D. 应注意避免伤及大动脉,血管瘤部位禁刺,但对于原因不明的肿块可以散刺

二、B 型题:A、B、C、D 是其下面两道小题的备选项,请从中选择一项最符合题目要求的,每个选项可以被选择
　一次或两次。

A. 弹法　　　　B. 循法　　　　C. 刮法　　　　D. 摇法

1. 起行气、催气作用的辅助手法为
2. 使得气者可以加强针刺感应的传导和扩散的辅助手法为

A. 隔姜灸　　　　B. 隔蒜灸　　　　C. 隔盐灸　　　　D. 隔附子饼灸

3. 常用于治疗因寒而致的呕吐、腹痛以及风寒痹痛等的间接灸为
4. 多用于治疗伤寒阴证或吐泻并作、中风脱证等的间接灸为

A. 温针灸　　　　B. 温灸器灸　　　　C. 艾炷灸　　　　D. 灯火灸

5. 将纯净细软的艾绒捏在针尾上,点燃后施灸的方法为
6. 用灯心草浸麻油,点燃后用快速动作对准穴位施灸的方法为

A. 留针拔罐法　　　　　B. 走罐法　　　　　　C. 闪罐法　　　　　D. 刺血拔罐法

7. 能加强刺血治疗作用的拔罐法为

8. 能起到针罐配合作用的拔罐法为

A. 进针时徐入,少捻转,速出针　　　　　B. 进针时速入,多捻转,徐出针

C. 出针后迅速揉按针孔　　　　　　　　D. 出针时摇大针孔而不立即揉按

9. 开阖补泻的补法操作为

10. 开阖补泻的泻法操作为

A. 针尖随着经脉循行去的方向刺入　　　B. 针尖迎着经脉循行来的方向刺入

C. 出针后迅速揉按针孔　　　　　　　　D. 出针时摇大针孔而不立即揉按

11. 迎随补泻的补法操作为

12. 迎随补泻的泻法操作为

A. 隔姜灸　　　　　　　B. 隔蒜灸　　　　　　C. 隔盐灸　　　　　D. 隔附子饼灸

13. 治疗疗瘰疬、肺痨及初起的肿疡等症,有清热解毒、杀虫等作用的是

14. 治疗因寒而致的呕吐、腹痛、腹泻的是

A. 灯火灸　　　　　　　B. 隔蒜灸　　　　　　C. 隔盐灸　　　　　D. 白芥子灸

15. 治疗关节痹痛、口眼㖞斜,或配合其他药物治疗哮喘等症的是

16. 治疗小儿痄腮、小儿脐风和胃痛、腹痛、痧胀等病证的是

三、X型题:在每小题给出的 A、B、C、D 四个选项中,至少有两项是符合题目要求的,请选出所有符合题目要求的答案,多选或少选均不得分。

1. 行针的基本手法有

A. 刮柄法　　　　　　　B. 弹柄法　　　　　　C. 捻转法　　　　　D. 提插法

2. 患者侧伏坐位可以行针的部位是

A. 头颞　　　　　　　　B. 面颊　　　　　　　C. 颈侧　　　　　　D. 耳部

3. 一般不宜深刺的部位是

A. 四肢　　　　　　　　B. 胸部　　　　　　　C. 腹部　　　　　　D. 面部

4. 对初诊、精神紧张或年老、体弱、病重的患者,则都应采取的治疗体位是

A. 仰靠坐位　　　　　　B. 仰卧位　　　　　　C. 俯卧位　　　　　D. 俯伏坐位

5. 灯火灸可以治疗的疾病有

A. 小儿痄腮　　　　　　B. 小儿脐风　　　　　C. 腹痛　　　　　　D. 胃痛

6. 下列宜浅刺的情况有

A. 身体瘦弱　　　　　　B. 身强体肥者　　　　C. 阴证、久病　　　D. 年老体弱

7. 对于滞针,下列说法正确的是

A. 可适当延长留针时间　　　　　　　　B. 于滞针腧穴附近循按

C. 继续向相同方向捻转　　　　　　　　D. 用刮柄、弹柄法,使缠绕的肌纤维回释

8. 下列哪种情况不宜针刺

A. 患者过于饥饿,疲劳,精神过度紧张时　B. 常有自发性出血或损伤后出血不止的患者

C. 皮肤有感染、溃疡、瘢痕或肿瘤的部位　D. 气虚血亏的患者

9. 怀孕期应予禁刺的穴位有

A. 三阴交　　　　　　　B. 合谷　　　　　　　C. 昆仑　　　　　　D. 至阴

10. 走罐法的适用部位

A. 脊背　　　　　　　　B. 腰臀　　　　　　　C. 肩膊　　　　　　D. 大腿

11. 患者在接受针刺治疗时,出现滞针的处理方法中不当的有

A. 可适当延长留针时间

B. 可强行将针拔出,防止患者出现情绪激动或不满

C. 循按滞针腧穴附近,或弹刮针柄,或在附近再刺一针

D. 因行针不当,或单向捻转所致,可向相同方向继续捻转

参考答案与解析

一、A 型题。

1. D。

候气法是指针刺入腧穴后,留针等待经气而至的方法。

2. A。

徐疾补泻法的操作:进针时徐入,少捻转,速出针者为补法;进针时速入,多捻转,徐出针者为泻法。

3. C。

刮法是毫针刺入一定深度后,经气未至,以拇指或食指的指腹抵住针尾,用拇指、食指或中指指甲,由下而上或由上而下频频刮动针柄的方法。本法在针刺不得气时用之可激发经气,如已得气者可以加强针刺感应的传导和扩散。

4. A。

弹法是针刺后在留针过程中,以手指轻弹针尾或针柄,使针体微微振动的方法。本法有催气、行气的作用。

5. A。

针后不得气者,用右手拇、食指执持针柄,细细捻搓数次,然后张开两指,一搓一放,反复数次,状如飞鸟展翅,称飞法。本法的作用在于催气、行气,并使针刺感应增强。适用于肌肉丰厚的部位。

6. D。

夹持进针法,或称骈指进针法,适用于长针的进针。

7. A。

提捏进针法,主要用于皮肉浅薄部位的腧穴。

8. C。

晕针的症状有:神疲、头晕、面色苍白、多汗心悸、四肢发冷、血压下降等。

9. D。

俯伏坐位适宜于取后头和项、背部的腧穴。

10. C。

晕针的处理:首先立即停止针刺,将针全部起出。然后使患者平卧,注意保暖。轻者仰卧片刻,给饮温开水或糖水。重者在上述处理基础上,可刺人中、灸百会、关元、气海等穴。若仍不省人事,呼吸细微,脉细弱者,可考虑配合其他治疗或采用急救措施。

11. D。

仰卧位适宜于取头、面、胸、腹部腧穴和上下肢部分腧穴。

12. A。

开阖补泻法:出针后迅速揉按针孔为补法。出针时摇大针孔而不立即揉按为泻法。

13. D。

提插补泻法的操作:得气后,先浅后深,重插轻提,提插幅度小,频率慢,操作时间短者为补法。先深后浅,轻插重提,提插幅度大,频率快,操作时间长者为泻法。

14. D。

隔盐灸用于治疗伤寒阴证或吐泻并作、中风脱证等。有回阳、救逆、固脱之力。此题易误选为 B。

15. B。

艾灸的作用是温经散寒、扶阳固脱,所以阴虚阳亢证宜慎用。

16. A。

直接灸包括瘢痕灸和无瘢痕灸。

17. B。

天灸,又称药物灸、发泡灸。用对皮肤有刺激性的药物,涂敷于穴位或患处,使局部充血、起泡,犹如灸疮,故

名天灸。

18. D。

隔附子饼灸,能用于治疗命门火衰而致的阳痿、早泄或疮疡久溃不敛等症,有温补肾阳等作用。

19. B。

瘢痕灸,又名化脓灸。临床上常用于治疗哮喘、肺痨、瘰疬等慢性顽疾。

20. A。

隔盐灸,用于治疗伤寒阴证或吐泻并作、中风脱证等。有回阳、救逆、固脱之力。

21. D。

隔附子饼灸,能用于治疗命门火衰而致的阳痿、早泄或疮疡久溃不敛等症,有温补肾阳等作用。

22. B。

皮肤针操作时,以右手拇指、中指、无名指握住针柄,食指伸直按住针柄中段,针头对准皮肤叩击,运用腕部的弹力,使针尖叩刺皮肤后,立即弹起,如此反复叩击。

23. A。

三棱针放血疗法具有通经活络、开窍泻热、消肿止痛等作用。各种实证、热证、瘀血、疼痛等均可应用。但不适合虚证使用。

24. A。

灯火灸具有疏风解表、行气化痰、清神止搐等作用,多用于治疗小儿痄腮、小儿脐风和胃痛、腹痛、痧胀等病证。

25. B。

温灸器灸对于一般需要灸治者均可采用,最适宜小儿、妇女及畏惧灸治者。

26. D。

提捏进针法主要用于皮肉浅薄部位的腧穴。

27. A。

血肿局部肿胀疼痛较剧,青紫面积大而且影响到活动功能时,可先作冷敷止血后,再做热敷或在局部轻轻揉按,以促使局部瘀血消散吸收。

28. C。

在进行三棱针操作时,医者一般用右手持针,拇、食两指捏住针柄下段,中指指腹从侧面紧靠针身下端,露出针尖3~5cm,A选项错误;一般可分为点刺法、散刺法、刺络法和挑刺法4种,B选项错误;应注意避免伤及大动脉,血管瘤部位禁刺,对于原因不明的肿块禁刺,D前半部分正确,后半部分错误,不选。

二、B型题。

1、2. A;C。

弹法是针刺后在留针过程中,以手指轻弹针尾或针柄,使针体微微振动的方法,本法有催气、行气的作用;刮法是毫针刺入一定深度后,经气未至,以拇指或食指的指腹抵住针尾,用拇指、食指或中指指甲,由下而上或由上而下频频刮动针柄的方法,本法在针刺不得气时用之可激发经气,如已得气者可以加强针刺感应的传导和扩散。

3、4. A;C。

隔姜灸,用于因寒而致的呕吐、腹痛、腹泻以及风寒痹痛等,有温胃止呕、散寒止痛的作用;隔盐灸,用于治疗伤寒阴证或吐泻并作、中风脱证等,有回阳、救逆、固脱之力。

5、6. A;D。

温针灸是针刺与艾灸结合应用的一种方法,适用于既需要留针而又适宜用艾灸的病证。灯火灸,又名"灯草灸""油捻灸""十三元宵火",也称"神灯照"。具有疏风解表、行气化痰、清神止搐等作用,多用于治疗小儿痄腮、小儿脐风和胃痛、腹痛、痧胀等病证。

7、8. D;A。

刺络拔罐法,在三棱针点刺出血或用皮肤针叩打后,再将火罐吸拔于点刺的部位,使之出血,以加强刺血治疗的作用。留针拔罐法,是指在留针过程中,加用拔罐的方法。

9、10. C;D。

开阖补泻法:出针后迅速揉按针孔为补法。出针时摇大针孔而不立即揉按为泻法。

11、12. A;B。

迎随补泻:进针时,针尖随着经脉循行去的方向刺入为补法。针尖迎着经脉循行来的方向刺入为泻法。

13、14. B；A。

隔蒜灸能用于治疗瘰疬、肺痨及初起的肿疡等症,有清热解毒、杀虫等作用。隔姜灸能用于因寒而致的呕吐、腹痛、腹泻以及风寒痹痛等,有温胃止呕、散寒止痛的作用。

15、16. D；A。

白芥子灸能用于治疗关节痹痛、口眼㖞斜,或配合其他药物治疗哮喘等症。灯火灸具有疏风解表、行气化痰、清神止搐等作用,多用于治疗小儿疰腮、小儿脐风和胃痛、腹痛、痧胀等病证。

三、X型题。

1. CD。

行针的基本手法有提插法和捻转法两种。

2. ABCD。

侧伏坐位适宜于取头部的一侧、面颊及耳前后部位的腧穴。

3. BD。

头面和胸背及皮薄肉少处的腧穴,宜浅刺。

4. BC。

对初诊、精神紧张或年老、体弱、病重的患者,都应采取卧位。

5. ABCD。

灯火灸具有疏风解表、行气化痰、清神止搐等作用,多用于治疗小儿疰腮、小儿脐风和胃痛、腹痛、痧胀等病证。

6. AD。

身体瘦弱,宜浅刺;年老体弱及小儿娇嫩之体,宜浅刺。身强体肥者,宜深刺;阴证、久病宜深刺。

7. ABD。

发生滞针后,病人精神紧张而局部肌肉过度收缩,可稍延长留针时间,或于滞针腧穴附近循按,或叩弹针柄,或在附近再刺一针。若行针不当单向捻针而致者,可向相反方向将针捻回,并用刮柄、弹柄法,使缠绕的肌纤维回释。

8. ABC。

患者在过于饥饿,疲劳、精神过度紧张时,不宜立即进行针刺;常有自发性出血或损伤后出血不止的患者,不宜针刺;皮肤有感染、溃疡、瘢痕或肿瘤的部位,不宜针刺。

9. ABCD。

三阴交、合谷、昆仑、至阴等一些通经活血的腧穴,在怀孕期应予禁刺。

10. ABD。

走罐法适宜于面积较大、肌肉丰厚部位,如脊背、腰臀、大腿等部位。

11. BD。

滞针是指在行针时或留针后医者感觉针下涩滞,捻转、提插、出针均感困难而病人则感觉痛剧时。其原因多为患者精神紧张,以致局部肌肉强烈收缩;或行针手法不当,向单一方向捻针太过以致肌肉组织缠绕针体;或留针时间过长。其症状为针在体内,捻转不动、提插、出针均感困难,若勉强捻转,提插时,则病人痛不可忍。滞针的处理:病人精神紧张而局部肌肉过度收缩,可稍延长留针时间,A说法正确,不选;切不可强行将针拔出,B说法错误,故选;或于滞针腧穴附近循按,或叩弹针柄,或在附近再刺一针,C说法正确,不选;若行针不当单向捻针而致者,可向相反方向将针捻回,切不可向相同方向捻转,D说法错误,故选。并用刮柄、弹柄法,使缠绕的肌纤维回释。

第四章

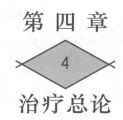

治疗总论

一、A型题:在每小题给出的 A、B、C、D 四个选项中,请选出一项最符合题目要求的。

1. 在五输穴中,所注为

    A. 井   B. 荥   C. 输   D. 经

2. 五输穴中主"逆气而泄"的为

    A. 井   B. 荥   C. 输   D. 合

3. 俞募穴分布在

    A. 胸腹部   B. 背腰部   C. 背部   D. 躯干部腹部

4. 八脉交会穴中与冲脉脉气相通的是

    A. 内关   B. 外关   C. 公孙   D. 足临泣

5. 八会穴中,腑会

    A. 膻中   B. 中脘   C. 章门   D. 太渊

6. "合治内腑"载于

    A.《灵枢·根结》   B.《灵枢·经脉》   C.《灵枢·本输》   D.《灵枢·邪气脏腑病形》

7. 郄穴除哪项外,都分布在四肢肘膝关节以下

    A. 梁门   B. 梁丘   C. 外丘   D. 交信

8. 八脉交会穴均分布在

    A. 腕踝关节附近   B. 腕踝关节以下   C. 腕踝关节以上   D. 肘膝关节附近

9. 三焦腑之募穴为

    A. 石门   B. 章门   C. 梁门   D. 关门

10. 面瘫局部选颊车、地仓、颧髎,近部选风池,体现的选穴规律是

    A. 近部选穴   B. 远部选穴   C. 辨证选穴   D. 对症选穴

11. 体现"治病求本"的选穴规律是

    A. 近部选穴   B. 远部选穴   C. 辨证选穴   D. 对症选穴

12. 肾阴不足导致的虚热选肾俞、太溪,所体现的选穴规律是

    A. 近部选穴   B. 远部选穴   C. 辨证选穴   D. 对症选穴

13. 肝阳化风导致的抽风选取太冲、行间,所体现的选穴规律是

    A. 近部选穴   B. 远部选穴   C. 辨证选穴   D. 对症选穴

14. 哮喘选定喘穴,虫证选百虫窝,所体现的选穴规律是

    A. 近部选穴   B. 远部选穴   C. 辨证选穴   D. 对症选穴

15. 风热感冒取大椎、曲池、合谷、外关等穴浅刺疾出以清热解表的针灸治疗原则是

    A. 虚则补之   B. 实则泻之   C. 热则疾之   D. 寒则留之

16. 高热抽搐,首先针刺大椎、水沟、合谷、太冲等穴,以泻热、开窍、息风止痉所体现的治疗原则是

    A. 虚则补之   B. 标本同治   C. 急则治标   D. 缓则治本

17. 针对慢性病和急性病的恢复期,应选择的治疗原则是

A. 虚则补之　　　　　B. 标本同治　　　　　C. 急则治标　　　　　D. 缓则治本

18. **体质虚弱、皮肤薄嫩、对针刺较敏感者,针刺手法宜轻,所体现的是三因制宜的哪个方面**
　　A. 因证制宜　　　　B. 因人制宜　　　　　C. 因地制宜　　　　　D. 因时制宜

19. **手少阴心经的井穴是**
　　A. 少冲　　　　　　B. 少海　　　　　　　C. 少泽　　　　　　　D. 少府

20. **手少阴心经的合穴是**
　　A. 少冲　　　　　　B. 少海　　　　　　　C. 少泽　　　　　　　D. 少府

21. **足少阴肾经的输穴是**
　　A. 太白　　　　　　B. 太溪　　　　　　　C. 太冲　　　　　　　D. 太渊

22. **足厥阴肝经的输穴是**
　　A. 太白　　　　　　B. 太溪　　　　　　　C. 太冲　　　　　　　D. 太渊

23. **病变于音者,取之**
　　A. 井穴　　　　　　B. 荥穴　　　　　　　C. 输穴　　　　　　　D. 经穴

24. **病在胃及以饮食不节得病者,取之**
　　A. 合穴　　　　　　B. 荥穴　　　　　　　C. 输穴　　　　　　　D. 经穴

25. **病在脏者,取之**
　　A. 井穴　　　　　　B. 荥穴　　　　　　　C. 输穴　　　　　　　D. 经穴

26. **合于治疗目内眦、颈项、耳、肩疾病的是**
　　A. 公孙配内关　　　B. 后溪配申脉　　　　C. 足临泣配外关　　　D. 列缺配照海

27. **足临泣配外关合用可治疗**
　　A. 心、胸、胃　　　　　　　　　　　　　　B. 目内眦、颈项、耳、肩
　　C. 目锐眦、耳后、颊、颈、肩　　　　　　　D. 肺系、咽喉、胸膈

28. **八会穴中,骨会**
　　A. 章门　　　　　　B. 中脘　　　　　　　C. 大杼　　　　　　　D. 膈俞

29. **足三阴经与任脉交会穴于**
　　A. 三阴交　　　　　B. 关元、中极　　　　C. 会阴　　　　　　　D. 中府

二、B型题:A、B、C、D是其下面两道小题的备选项,请从中选择一项最符合题目要求的,每个选项可以被选择一次或两次。

　　A. 井穴　　　　　　B. 荥穴　　　　　　　C. 输穴　　　　　　　D. 经穴

1. **主体重节痛的是**
2. **主喘咳寒热的是**

　　A. 昏迷,先针刺水沟,醒脑开窍
　　B. 中风出现小便潴留时,先针刺中极、水道、秩边,急利小便
　　C. 肾阳虚引起的五更泄,治宜灸气海、关元、命门、肾俞
　　D. 体虚感冒,选择补足三里、关元,泻合谷、风池、列缺

3. **体现"缓则治本"治疗原则的选项是**
4. **体现"标本同治"治疗原则的选项是**

　　A. 体质强壮、皮肤粗厚、针感较迟钝者,针刺手法可重些
　　B. 治妇人病时多考虑调理冲脉、任脉等
　　C. 寒冷地区,多用温灸,应用壮数较多
　　D. 精神疾患多在春季发作,故应在春季之前进行治疗

5. **体现"因时制宜"治疗原则的选项是**

6. 体现"因地制宜"治疗原则的选项是

    A. 近部选穴   B.远部选穴   C. 对证选穴   D. 对症选穴

7. 下牙痛选大肠经的合谷穴,体现的选穴规律是

8. 肾阴不足导致的虚热选肾俞、太溪,体现的选穴规律是

    A. 本经配穴法   B.表里经配穴法   C.同名经配穴法   D. 前后配穴法

9. 胃火循经上扰导致的牙痛,可近取胃经的颊车,远取该经荥穴内庭,体现的配穴方法是

10. 风热袭肺导致的感冒咳嗽,可选肺经的尺泽和大肠经的曲池、合谷,体现的配穴方法是

    A. 尺泽   B. 曲池   C. 曲泽   D. 曲泉

11. 手太阴肺经的合穴是

12. 手厥阴心包经的合穴是

    A. 少冲   B. 少海   C. 少泽   D. 少府

13. 手少阴心经的荥穴是

14. 手太阳小肠经的井穴的是

    A. 太白   B. 太溪   C. 太冲   D. 太渊

15. 足太阴脾经的输穴是

16. 手太阴肺经的输穴是

三、X 型题:在每小题给出的 A、B、C、D 四个选项中,至少有两项是符合题目要求的,请选出所有符合题目要求的答案,多选或少选均不得分。

1. 以下各选项体现"菀陈则除之"补泻手法的是

    A. 闪挫扭伤、丹毒等,在局部络脉或瘀血部位施行三棱针点刺出血法

    B. 病情较重者,点刺出血后加拔火罐

    C. 腱鞘囊肿、小儿疳证的点刺放液治疗

    D. 子宫脱垂灸百会、气海、关元

2. 下列各选项中体现"因时制宜"的是

    A. 春夏宜浅刺,秋冬宜深刺

    B. 按照子午流注针法针刺

    C. 精神疾患多在春季发作,故应在春季之前进行治疗

    D. 乳腺增生症患者在经前乳房胀痛较重,治疗也应在经前 1 周开始

3. 下列选项中,体现了"上下配穴法"的是

    A. 胃脘痛取内关,足三里   B. 左侧面瘫可选同侧的太阳、颊车、地仓和对侧的合谷

    C. 阴挺取百会,三阴交   D. 肾阴不足导致的咽喉肿痛,取曲池,太溪

4. 以下腧穴五行属"金"的是

    A. 至阴   B. 间使   C. 少泽   D. 少府

5. 下列各选项中,属于郄穴的是

    A. 阳交   B. 跗阳   C. 金门   D. 水泉

6. 下列各选项中属于募穴的是

    A. 巨阙   B. 命门   C. 章门   D. 期门

7. 常用的配穴方法是

    A. 本经配穴法   B. 表里经配穴法   C. 同名经配穴法   D. 前后配穴法

8. 针灸治疗原则主要是

    A. 虚实补泻   B. 三因制宜   C. 清热温寒   D. 治病求本

9. 下列腧穴中,属于经穴的是

A. 间使	B. 商丘	C. 曲泉	D. 天井

10. 以下腧穴五行属"土"的是
    A. 太白　　　　　　B. 太溪　　　　　　C. 太冲　　　　　　D. 太渊

11. 下列选项中,属于俞募配穴的是
    A. 肺俞、中府　　　B. 胆俞、日月　　　C. 肾俞、京门　　　D. 大肠俞、中脘

12. "太溪"在特定穴中属于
    A. 俞穴　　　　　　B. 输穴　　　　　　C. 原穴　　　　　　D. 下合穴

13. "公孙"在特定穴中属于
    A. 络穴　　　　　　B. 八脉交会穴　　　C. 原穴　　　　　　D. 输穴

14. "委中"在特定穴中属于
    A. 络穴　　　　　　B. 八脉交会穴　　　C. 合穴　　　　　　D. 下合穴

15. 以下选项中,可以用"输穴"治疗的是
    A. 病时间时甚者　　B. 病变于音者　　　C. 体重节痛　　　　D. 喘咳寒热

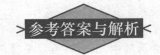

>参考答案与解析<

一、A 型题。

1. **C**。
   《灵枢·九针十二原》指出:"所出为井,所溜为荥,所注为输,所行为经,所入为合。"

2. **D**。
   《难经·六十八难》:"井主心下满,荥主身热,输主体重节痛,经主喘咳寒热,合主逆气而泄。"

3. **D**。
   背俞穴位于背腰部的膀胱经第 1 侧线上,募穴则位于胸腹部,故都分布在躯干部腹部。

4. **C**。
   脾经的原穴公孙穴与冲脉脉气相通,能治疗冲脉病证。

5. **B**。
   腑会为中脘穴,是临床上治疗腑病的主要穴位。

6. **D**。
   《灵枢·邪气脏腑病形》:"合治内腑。"

7. **B**。
   郄穴共有 16 个,除胃经的梁丘之外,都分布于四肢肘膝关节以下。

8. **A**。
   八脉交会穴为临床远道取穴,均分布在腕踝关节附近。

9. **A**。
   手少阳三焦经的募穴为石门穴。

10. **A**。
    指在病变局部或距离比较接近的范围选取穴位的方法,是腧穴近治作用的体现。

11. **C**。
    辨证选穴指根据疾病的证候特点,分析病因病机而辨证选取穴位的方法。

12. **C**。
    辨证选穴指根据疾病的证候特点,分析病因病机而辨证选取穴位的方法。肾阴不足选肾俞、太溪为辨证选穴的体现。

13. **C**。
    辨证选穴指根据疾病的证候特点,分析病因病机而辨证选取穴位的方法。肝阳化风取太冲、行间,为辨证选穴的体现。

14. D。

对症选穴指根据疾病的特殊症状而选取穴位的原则,是腧穴特殊治疗作用及临床经验在针灸处方中的具体运用。哮喘选定喘穴,虫证选百虫窝是对症选穴的体现。

15. C。

热则疾之指热性病证的治疗原则是浅刺疾出或点刺出血,手法宜轻快,不留针或针用泻法,以清泻热毒。

16. C。

急则治标指当标病处于紧急的情况下,首先要治疗标病,以抢救生命或缓解病人的急迫症状,为治疗本病创造有利的条件。

17. D。

缓则治本指大多数情况下,治病都要坚持"治病求本"的原则,尤其是慢性病和急性病的恢复期。

18. B。

因人制宜指根据患者的性别、年龄、体质等的不同特点而制定适宜的治疗方法。

19. A。

少冲、少府、神门、灵道、少海为手少阴心经的五输穴。

20. B。

少冲、少府、神门、灵道、少海为手少阴心经的五输穴。

21. B。

涌泉、然谷、太溪、复溜、阴谷为足少阴肾经的五输穴。

22. C。

大敦、行间、太冲、中封、曲泉为足厥阴肝经的五输穴。

23. D。

《灵枢·顺气一日分为四时》:"病变于音者,取之经。"

24. A。

《灵枢·顺气一日分为四时》:"病在胃及以饮食不节得病者,取之合。"

25. A。

《灵枢·顺气一日分为四时》云:"病在脏者,取之井。"

26. B。

后溪通督脉、申脉通阳跷脉,合于治疗目内眦、颈项、耳、肩。

27. C。

足临泣通带脉、外关通阳维脉,合于治疗目锐眦、耳后、颊、颈、肩。

28. C。

八会穴中,骨会大杼。

29. B。

关元、中极为足三阴经与任脉交会穴。

二、B型题。

1、2. C;D。

《难经·六十八难》:"井主心下满,荥主身热,输主体重节痛,经主喘咳寒热,合主逆气而泄。"

3、4. C;D。

缓则治本指大多数情况下,治病都要坚持"治病求本"的原则,尤其是慢性病和急性病的恢复期。标本同治是标病和本病并重时采取的方法。

5、6. D;C。

因时制宜指治病时,一要考虑患者所处的季节和时辰,二要针对疾病的发作或加重规律而选择有效治疗时机。因地制宜是由于地理环境、气候条件,人体的生理功能、病理特点有所区别,故治疗也应有差异。

7、8. B;C。

远部选穴指在病变部位所属和相关的经络上,距病位较远的部位选取穴位的方法,是"经络所过,主治所及"治疗规律的体现。对证选穴指根据疾病的证候特点,分析病因病机而辨证选取穴位的方法。

9、10. A;B。

本经配穴法指当某一脏腑、经脉发生病变时,即选该脏腑、经脉的腧穴配成处方的方法。表里经配穴法指当某一脏腑经脉发生疾病时,取该经和其相表里的经脉腧穴配合成方的方法。

11、12. A;C。

少商、鱼际、太渊、经渠、尺泽为手太阴肺经的五输穴;中冲、劳宫、大陵、间使、曲泽为手厥阴心包经的五输穴。

13、14. D;C。

少冲、少府、神门、灵道、少海为手少阴心经的五输穴;少泽、前谷、后溪、腕骨、阳谷、小海为手太阳小肠经的五输穴。

15、16. A;D。

隐白、大都、太白、商丘、阴陵泉为足太阴脾经的五输穴;少商、鱼际、太渊、经渠、尺泽为手太阴肺经的五输穴。

三、X型题。

1. ABC。

2. ABCD。

因时制宜指治病时,一要考虑患者所处的季节和时辰,二要针对疾病的发作或加重规律而选择有效治疗时机。

3. ACD。

上下配穴法指将腰部以上或上肢腧穴和腰部以下或下肢腧穴配合应用的方法。

4. ABC。

五输穴的五行属性为"阴井木、阳井金",所以膀胱经的井穴至阴、心包经的经穴间使、小肠经的井穴少泽都是属金的腧穴。

5. ABCD。

郄穴为十二经脉和奇经八脉中的阴跷、阳跷、阴维、阳维脉之经气深聚的部位。阳交为阳维脉郄穴,跗阳为阳跷脉郄穴,金门为膀胱经郄穴,水泉为肾经郄穴。

6. ACD。

募穴是脏腑之气汇聚于胸腹部的腧穴,又称"腹募穴"。六脏六腑各有一募穴,共12个。巨阙为手少阴心经的募穴,章门为足太阴脾经的募穴,期门为足厥阴肝经的募穴。

7. ABCD。

常用的配穴方法有:本经配穴法、表里经配穴法、同名经配穴法、上下配穴法、前后配穴法、左右配穴法。

8. ABCD。

针灸治疗的原则主要有:虚实补泻、清热温寒、治病求本、三因制宜。

9. AB。

间使为手厥阴心包经的经穴,商丘为足太阴脾经的经穴。

10. ABCD。

五输穴的五行属性为"阴井木、阳井金",太白为足太阴脾经的输穴,太溪为足少阴肾经的输穴,太冲为足厥阴肝经的输穴,太渊为手太阴肺经的输穴。

11. ABC。

临床上常常把病变脏腑的俞、募穴配合运用,以发挥其协同作用,就是俞募配穴法,是前后配穴法典型的实例。

12. BC。

太溪为足少阴肾经的输穴和原穴。

13. AB。

公孙为足太阴脾经的络穴,同时也是八脉交会穴,通冲脉。

14. CD。

委中为足太阳膀胱经的合穴和下合穴。

15. AC。

《灵枢·顺气一日分为四时》云:"病时间时甚者,取之输。"《难经·六十八难》:"输主体重节痛。"

一、A型题:在每小题给出的 A、B、C、D 四个选项中,请选出一项最符合题目要求的。

1. 治疗落枕的主穴是
    A. 偏历、肩井、后溪、内关   B. 外劳宫、阿是穴、三阴交、极泉
    C. 外劳宫、阿是穴、肩井、后溪、悬钟   D. 内关、水沟、三阴交、极泉、尺泽、委中

2. 治疗上颌部面痛的主穴是
    A. 攒竹、阳白、鱼腰、丝竹空、外关   B. 四白、颧髎、迎香、下关、合谷
    C. 夹承浆、翳风、颊车、大迎、内庭   D. 四白、颧髎、丝竹、空外关

3. 治疗面痛风寒证可加配穴为
    A. 内关、太冲   B. 风池、曲池   C. 风池、列缺   D. 气海、血海

4. 治疗漏肩风肩后部疼痛为主时,应以辨为
    A. 手太阳经证   B. 手阳明经证   C. 手少阳经证   D. 手少阴经证

5. 治疗漏肩风兼有气滞血瘀者,可配穴为
    A. 合谷、条口   B. 合谷、风池   C. 足三里、气海   D. 内关、合谷

6. 腰痛兼见寒湿者,可配穴为
    A. 腰阳关   B. 膈俞   C. 后溪   D. 昆仑

7. 治疗痹证行痹者,可选择的主穴为
    A. 膈俞、血海   B. 肾俞、关元   C. 阴陵泉、足三里   D. 大椎、曲池

8. 治疗坐骨神经痛应选取的主穴为
    A. 大肠俞、腰夹脊、环跳、委中、阳陵泉、悬钟、丘墟 B. 阿是穴、大肠俞、委中
    C. 髀关、伏兔、足三里、阳陵泉、三阴交、腰部夹脊穴 D. 大肠俞、腰夹脊、环跳、阳陵泉、三阴交、腰部夹脊穴

9. 治疗中风中经络兼见肝阳暴亢者,可选择的配穴是
    A. 丰隆、合谷   B. 气海、血海、足三里   C. 太溪、风池   D. 太冲、太溪

10. 感冒兼见有全身酸楚加
    A. 身柱   B. 阴陵泉   C. 委中   D. 尺泽

11. 内伤咳嗽可选择的主穴为
    A. 列缺、合谷、肺俞、天突、中府   B. 中府、太渊、三阴交、肺俞
    C. 列缺、合谷、三阴交、肺俞   D. 天突、太渊、肺俞、中府

12. 哮喘穴位贴敷法一般选取的穴位是
    A. 列缺、合谷、肺俞、天突、中府   B. 列缺、合谷、三阴交、肺俞
    C. 肺俞、膏肓、膻中、定喘   D. 天突、太渊、三阴交、肺俞

13. 治疗不寐应选择的主要经脉是
    A. 八脉交会穴、手少阴经及督脉穴为主   B. 八脉交会穴、手少阴经为主
    C. 手厥阴、手少阴经穴为主   D. 八脉交会穴、督脉穴为主

14. 中风中脏腑的选穴一般以哪条经脉的穴位为主
    A. 厥阴、督脉及足太阴经穴为主   B. 手足阳明经穴和夹脊穴为主

C. 手厥阴经及督脉穴为主 　　　　　　　　　　　D. 手足阳明经和手足太阳经穴为主

15. **治疗不寐的主穴为**
    A. 照海、申脉、神门、印堂、四神聪、安眠 　　　　B. 内关、郄门、神门、厥阴俞、膻中
    C. 照海、申脉、神门、厥阴俞、膻中 　　　　　　　D. 内关、郄门、神门、印堂、四神聪、安眠

16. **治疗心悸水气凌心加**
    A. 心俞、脾俞 　　　　B. 心俞、胆俞 　　　　C. 三焦俞、水分 　　　　D. 肾俞、太溪

17. **治疗呕吐的选穴一般以哪条经脉的穴位为主**
    A. 手厥阴、足阳明经穴及相应募穴为主 　　　　　B. 足阳明、足厥阴经及任脉穴为主
    C. 足阳明、手少阳经穴为主 　　　　　　　　　　D. 足阳明、足厥阴及相应募穴为主

18. **治疗呕吐的主穴为**
    A. 足三里、内关、中脘 　　　　　　　　　　　　B. 足三里、天枢、太冲、下脘、关元
    C. 内关、足三里、中脘、胃俞 　　　　　　　　　D. 天枢、支沟、归来、大肠俞、上巨虚

19. **治疗月经不调之经迟一般以哪条经脉的穴位为主**
    A. 足太阴、足阳明经穴为主 　　　　　　　　　　B. 任脉、足太阴经穴为主
    C. 任脉、足太阴、足阳明经穴为主 　　　　　　　D. 任脉、足阳明经穴为主

20. **痛经实证的主穴为**
    A. 三阴交、中极、次髎 　　　　　　　　　　　　B. 三阴交、足三里、气海
    C. 关元、三阴交、血海、气海 　　　　　　　　　D. 气海、三阴交、归来、血海

21. **痛经虚证兼有头晕耳鸣加**
    A. 肝俞、太冲 　　　　B. 肝俞、肾俞 　　　　C. 脾俞、胃俞 　　　　D. 百会、悬钟

22. **治疗阴挺一般以哪条经脉的穴位为主**
    A. 任脉、足太阴经穴及相应背俞穴为主 　　　　　B. 督脉、任脉及足太阴少阳经穴为主
    C. 任脉、足太阴、足阳明经穴为主 　　　　　　　D. 手厥阴、足阳明经穴及相应募穴为主

23. **治疗阴挺的主穴为**
    A. 百会、气海、维道、子宫、三阴交 　　　　　　B. 气海、三阴交、肝俞、肾俞、神门、太溪
    C. 曲池、合谷、血海、膈俞、委中 　　　　　　　D. 百会、气海、血海、膈俞、委中

24. **阴挺兼见有脾气虚陷者加**
    A. 足三里、气海 　　　　B. 关元、大横 　　　　C. 脾俞、足三里 　　　　D. 曲骨、横骨

25. **治疗遗尿一般以哪条经脉的穴位为主**
    A. 任脉、足太阴经穴为主 　　　　　　　　　　　B. 任脉、足太阴经穴及相应背俞穴为主
    C. 足太阴经穴及相应背俞穴为主 　　　　　　　　D. 任脉及足厥阴经相应背俞穴为主

26. **治疗遗尿的主穴为**
    A. 气海、三阴交、肝俞、肾俞 　　　　　　　　　B. 百会、气海、维道、三阴交
    C. 曲池、合谷、血海、膈俞、委中 　　　　　　　D. 关元、中极、膀胱俞、三阴交

27. **治疗痄腮一般以哪条经脉的穴位为主**
    A. 手少阳、手足阳明经穴为主 　　　　　　　　　B. 局部阿是穴及相应夹脊穴为主
    C. 手阳明、足太阴经穴为主 　　　　　　　　　　D. 足阳明、足厥阴经穴为主

28. **治疗蛇串疮一般以哪条经脉的穴位为主**
    A. 手少阳、手足阳明经穴为主 　　　　　　　　　B. 足阳明、局部阿是穴及相应夹脊穴为主
    C. 手阳明、足太阴经穴为主 　　　　　　　　　　D. 足阳明、足厥阴经穴及相应夹脊穴为主

29. **治疗鼻渊的主穴为**
    A. 列缺、合谷、迎香、印堂 　　　　　　　　　　B. 合谷、颊车、下关、印堂

C. 列缺、合谷、下关、印堂   D. 合谷、颊车、迎香、印堂

30.治疗高热的主穴为
    A. 水沟、中冲、涌泉、足三里   B. 水沟、中冲、十宣、曲池、合谷
    C. 大椎、十二井、涌泉、足三里   D. 大椎、十二井、十宣、曲池、合谷

31.患者突发胸骨后压榨性疼痛,痛彻肩背,胸中痞闷,喘不得卧,喉中痰鸣,舌淡胖,苔腻,脉滑。治疗上应首选的腧穴是
    A. 膻中、内关、郄门、阴郄、丰隆   B. 内关、心俞、膻中、阴郄、太冲
    C. 膻中、内关、心俞、郄门、中脘   D. 膻中、神阙、心俞、郄门、阴郄

32.患者行经期小腹剧烈冷痛,放射至股内侧,遇寒加剧,得热则舒,经血量少,色暗有血块,舌淡胖,苔白,脉沉弦。治疗上应首选的腧穴是
    A. 三阴交、地机、中极、上髎、关元、归来   B. 中极、三阴交、地机、次髎、十七椎、关元
    C. 中极、三阴交、地机、上髎、十七椎、归来   D. 三阴交、地机、次髎、十七椎、太冲、血海

33.乳痈的经脉辨证主要在
    A. 足厥阴经、足少阳经   B. 足厥阴经、足阳明经
    C. 足少阳经、足少阴经   D. 足厥阴经、足太阴经

(34~36题共用题干)

    患儿男,7岁,智力正常,平素好动,注意力不集中,记忆力差,学习成绩差,兼见躁扰不宁,脾气暴躁,动辄出手打人,胸中烦热,便秘尿赤,舌质红,苔黄腻,脉滑数。

34.该患儿针灸治疗宜首选的经穴是
    A. 任脉、手厥阴经、手足少阴经穴   B. 督脉、手足厥阴经、手少阴经穴
    C. 任脉、手少阴、手足厥阴经穴   D. 任脉、督脉、手少阴经穴

35.根据辨证选穴原则,该患儿宜首选的腧穴是
    A. 太溪、三阴交   B. 中脘、足三里   C. 照海、神庭   D. 丰隆、劳宫

36.针对患儿记忆力差,宜选用的腧穴是
    A. 神门   B. 养老   C. 四神聪   D. 悬钟

(37~39题共用题干)

    患者女,38岁。经常胃脘部隐痛,喜温喜按,时时泛吐清水,纳差神疲,大便溏,舌淡,苔薄,脉弱。

37.针灸治疗选用足三里,意义在于
    A. 健脾养胃,理气止痛,取其保健要穴之用
    B. 疏调胃腑气机,和胃止痛,含"合治内腑"之意
    C. 理气止痛,含"输主体重节痛"之意
    D. 和胃止痛,含"以痛为输"之意

38.除主穴外,应选用的配穴是
    A. 脾俞、胃俞、神阙   B. 胃俞、神阙、膻中
    C. 脾俞、三阴交、内关   D. 足三里、中脘、内关

39.针对该患者,取中脘宜选用的针灸方法是
    A. 毫针补法   B. 毫针泻法   C. 隔附子饼灸   D. 隔盐灸

二、B型题:A、B、C、D是其下面两道小题的备选项,请从中选择一项最符合题目要求的,每个选项可以被选择
    一次或两次。

    A. 列缺、尺泽、膻中、肺俞、定喘   B. 肺俞、膏肓、肾俞、定喘、太渊、太溪
    C. 列缺、合谷、肺俞、天突、中府   D. 天突、太渊、三阴交、肺俞

1.治疗哮喘实证,所选取的穴位是
2.治疗哮喘虚证,所选取的穴位是

针
灸
学

A. 风池、百会、内关、太冲
B. 风池、百会、肝俞、肾俞、足三里
C. 内关、水沟、三阴交、极泉、尺泽、委中
D. 内关、水沟

3. 治疗中风中经络,所选取的穴位是
4. 治疗中风中脏腑,所选取的穴位是

A. 风池、百会、内关、太冲
B. 风池、百会、肝俞、肾俞、足三里
C. 秩边、阴陵泉、三阴交、中极、膀胱俞
D. 秩边、关元、脾俞、膀胱俞、肾俞

5. 治疗癃闭实证,所选取的穴位是
6. 治疗癃闭虚证,所选取的穴位是

A. 三阴交、中极、次髎
B. 关元、足三里、归来、脾俞
C. 三阴交、足三里、气海
D. 中极、三阴交、归来、合谷

7. 治疗痛经实证,所选取的穴位是
8. 治疗痛经虚证,所选取的穴位是

A. 少商、尺泽、内庭、关冲、廉泉
B. 关元、足三里、归来、脾俞
C. 太溪、照海、鱼际、廉泉
D. 中极、三阴交、归来、合谷

9. 治疗咽喉肿痛实热证,所选取的穴位是
10. 治疗咽喉肿痛阴虚证,所选取的穴位是

A. 少商、尺泽、内庭、关冲、廉泉
B. 关元、足三里、归来、脾俞
C. 气海、三阴交、足三里、地机
D. 关元、公孙、三阴交、隐白

11. 治疗崩漏实证,所选取的穴位是
12. 治疗崩漏虚证,所选取的穴位是

A. 少商、尺泽、内庭、关冲、廉泉
B. 关元、足三里、归来、脾俞
C. 中极、三阴交、血海、合谷
D. 关元、公孙、三阴交、隐白

13. 治疗闭经血枯经闭证,所选取的穴位是
14. 治疗闭经血滞经闭证,所选取的穴位是

A. 气海、三阴交、归来、血海
B. 关元、三阴交、肝俞、交信
C. 中极、三阴交、归来、合谷
D. 关元、公孙、三阴交、隐白

15. 治疗月经失调经迟证,所选取的穴位是
16. 治疗月经失调经乱证,所选取的穴位是

A. 肾俞、命门　　　　B. 肺俞、气海　　　　C. 百会、神门　　　　D. 蠡沟、太冲

17. 患儿 7 岁,遗尿 6 月余,每周 1~2 次,神疲乏力,面色苍白,肢凉怕冷,舌淡,苔薄白,脉沉细无力。治疗除主穴外,根据辨证选穴还应选

18. 患儿 7 岁,遗尿 4 月,每周 3~4 次,量少色黄味臊,性情急躁,面赤,舌红,苔黄,脉弦滑数。治疗除主穴外,还应辨证选用

三、X 型题:在每小题给出的 A、B、C、D 四个选项中,至少有两项是符合题目要求的,请选出所有符合题目要求的答案,多选或少选均不得分。

1. 以百会、风池为主方可以治疗的病证有
A. 外感头痛　　　　B. 内伤头痛　　　　C. 眩晕实证　　　　D. 眩晕虚证

2. 以合谷、太冲为主方可以治疗的病证有
A. 痫证发作期　　　　B. 痫证间歇期　　　　C. 抽搐　　　　D. 目赤肿痛

3. 什么病兼见有风热证,可以选取的配穴有
A. 风池　　　　B. 曲池　　　　C. 大椎　　　　D. 丰隆

4. 什么病兼见有血虚证,可以选取的配穴有
A. 气海　　　　B. 血海　　　　C. 足三里　　　　D. 曲池

5.兼见有湿热内蕴证,可以选取的配穴有

    A.阴陵泉   B.大椎   C.内庭   D.丰隆

6.经早可以选取的穴位有

    A.关元   B.三阴交   C.血海   D.气海

7.内关、水沟可以治疗一下哪种疾病

    A.中风   B.郁证   C.抽搐   D.崩漏

8.外感头痛兼有风湿头痛者,可选择的配穴为

    A.偏历   B.阴陵泉   C.后溪   D.申脉

9.面瘫的选穴一般以哪条经脉为主

    A.手阳明经   B.足阳明经   C.足厥阴经   D.手厥阴经

10.痿证的选穴一般以哪条经脉为主

    A.手阳明经   B.足阳明经   C.夹脊穴   D.手厥阴经

11.皆可以选择合谷、曲池的疾病是

    A.痿证(上肢)   B.瘾疹   C.高热   D.崩漏

12.治疗不寐可选经穴为

    A.手阳明经   B.足阳明经   C.督脉   D.手少阴经

13.下列选项中,能治疗郁证的腧穴是

    A.水沟   B.百会   C.内关   D.神门

14.下列选项中,能治疗耳鸣耳聋虚证的腧穴是

    A.太溪   B.照海   C.听宫   D.耳门

15.患者女,37岁,反复胁肋疼痛半年余,痛势绵绵,遇劳加重,头晕目眩,口干咽燥,舌红少苔,脉细。治疗上除主穴外,还应选用的配穴是

    A.阴陵泉   B.肝俞   C.内关   D.肾俞

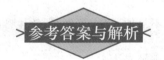

◢参考答案与解析◣

一、A 型题。

1.C。

治疗落枕的主穴是外劳宫、阿是穴、肩井、后溪、悬钟。

2.B。

治疗上颌部面痛的主穴是四白、颧髎、迎香、下关、合谷。

3.C。

治疗面痛可加配穴为:风寒证加风池、列缺;风热证加风池、曲池;气血瘀滞加内关、太冲。

4.A。

漏肩风的辨证:当肩后部压痛明显时,为手太阳经证;当肩前部压痛明显时,为手阳明经证;当肩外侧压痛明显时,为手少阳经证。

5.D。

漏肩风兼有气滞血瘀者,加内关、合谷。

6.A。

寒湿腰痛者,加腰阳关;瘀血腰痛者,加膈俞;肾虚腰痛者,加肾俞。

7.A。

痹证辨证为行痹者,配穴加膈俞、血海;痛痹者,加肾俞、关元;着痹者,加阴陵泉、足三里;热痹者,加大椎、曲池。

8.A。

治疗坐骨神经痛应选取的主穴为:大肠俞、腰夹脊、环跳、委中、阳陵泉、悬钟、丘墟。

9. **D**。
中风中经络兼肝阳暴亢加太冲、太溪;兼风痰阻络加丰隆、合谷;兼痰热腑实加曲池、内庭、丰隆。

10. **A**。
感冒兼见有全身酸楚加身柱;夹湿者加阴陵泉;夹暑者加委中。

11. **B**。
内伤咳嗽的主穴为:天突、太渊、三阴交、肺俞。

12. **C**。
哮喘穴位贴敷法一般选肺俞、膏肓、膻中、定喘。定喘为其效穴。

13. **A**。
不寐选穴以相应八脉交会穴、手少阴经及督脉穴为主。

14. **C**。
中风中脏腑的选穴以手厥阴经及督脉穴为主。

15. **A**。
治疗不寐的主穴为照海、申脉、神门、印堂、四神聪、安眠。不寐的主穴需要熟记照海、申脉为八脉交会穴,分属阴跷脉和阳跷脉,操作应补照海泻申脉。

16. **C**。
治疗心悸水气凌心加三焦俞、水分;心脉瘀阻加心俞、膈俞。

17. **A**。
治疗呕吐的选穴一般以手厥阴、足阳明经穴及相应募穴为主。

18. **C**。
治疗呕吐的主穴为内关、足三里、中脘、胃俞。需熟记主穴中脘和胃俞为俞募相配法,且主穴内关行强刺激。

19. **C**。
治疗月经不调:经迟一般以任脉、足太阴、足阳明经穴为主;经早以任脉及足太阴经穴为主;经乱以任脉及足太阴经穴为主。

20. **A**。
痛经实证的主穴为三阴交、中极、次髎;虚证的主穴为三阴交、足三里、气海。需要熟记,无论虚实主穴三阴交必用,次髎为经验穴。

21. **D**。
痛经虚证:气血亏虚加脾俞、胃俞;肝肾不足加肝俞、肾俞;头晕耳鸣加百会、悬钟。

22. **B**。
治疗阴挺一般以督脉、任脉及足太阴少阳经穴为主。

23. **A**。
治疗阴挺的主穴为百会、气海、维道、子宫、三阴交。需熟记主穴维道为足少阳经与带脉交会穴,而子宫为奇穴。

24. **C**。
阴挺配穴:脾虚加脾俞、足三里;肾虚加关元、肾俞;伴有膀胱膨出者加曲骨、横骨;直肠膨出者加会阳、承山。

25. **B**。
治疗遗尿一般以任脉、足太阴经穴及相应背俞穴为主。

26. **D**。
治疗遗尿的主穴为关元、中极、膀胱俞、三阴交。

27. **A**。
治疗痄腮一般以手少阳、手足阳明经穴为主。

28. **D**。
治疗蛇串疮一般以足阳明、足厥阴经及相应夹脊穴为主。应熟记取穴夹脊的原因是刺激神经根,而局部阿是穴宜用围针法或点刺拔罐。

29. **A**。
治疗鼻渊的主穴为列缺、合谷、迎香、印堂。需熟记主穴迎香为效穴。

30. **D**。

治疗高热的主穴为大椎、十二井、十宣、曲池、合谷。大椎、十二井、十宣穴为泻热常用穴,需熟记。

31. A。

膻中为心包之募穴,又为气会,可疏调气机,化瘀止痛;内关为手厥阴经之络穴,又是八脉交会穴之一,通阴维脉,"阴维为病苦心痛",故胸痹心痛不论寒热虚实皆可用之;郄门、阴郄分别为手厥阴经和手少阴经郄穴,善治心系急症。故治疗心绞痛主穴为膻中、内关、郄门、阴郄。而根据患者临床表现,结合舌脉象,证属痰浊阻络,故加丰隆祛痰。

32. B。

本题考查痛经实证的主穴及寒凝血瘀证的配穴。中极为任脉穴,与足三阴经交会穴,可通调冲任,理下焦之气;三阴交为足三阴经交会穴,能调理肝、脾、肾,活血止痛,地机为脾经郄穴,阴郄主血,善于止痛治血,取之能行气活血止痛;十七椎、次髎是治疗痛经的经验效穴,单用即效。结合患者临床表现及舌脉象,当属寒凝血瘀,配穴选关元、归来。选项中上髎并非痛经治疗选穴,故排除 A、C;D 选项中太冲、血海为气滞血瘀证的配穴,故不选。

33. B。

乳痈属西医学急性化脓性乳腺炎,其病位在乳房。《灵枢·经脉》指出:"肝足厥阴之脉……循阴股,入毛中,环阴器,抵小腹,夹胃,属肝,络胆,上贯膈,布胁肋。"足厥阴肝经布胸胁,到达乳下。"足阳明胃经……其直者:从缺盆下乳内廉,下夹脐,入气街中"。经脉所在,主治所在,故选 B。

34、35、36. B;D;D。

本病当属神志病。中医认为本病的发生常与先天禀赋不足、后天养护不当、外伤或情志失调等因素有关。其基本病机是心神失养或元神受扰。《灵枢·经脉》云:"心主手厥阴心包之脉……是动则病,手心热,臂肘挛急,腋肿,甚则胸胁支满,心中憺憺大动,面赤,目黄,喜笑不休。是主脉所生病者,烦心,心痛,掌中热""肝足厥阴之脉……是动则病……妇人少腹肿,甚则嗌干,面尘脱色。是主肝所生病者,胸满呕逆,飧泄……""心手少阴之脉……是动则病,嗌干,心痛""督脉……实则脊强,虚则头重,高摇之"。《脉经》关于督脉病证亦有记载:"……大人癫疾,小人风痫。"由此可见手厥阴经、手少阴经、督脉均可治疗神志病或情志病。注意力缺陷多动障碍的治法:健脑益智,安神定志。以督脉及手少阴、手足厥阴经穴为主。患儿除平素好动,注意力不集中,记忆力差,学习成绩差等主要表现外,兼见躁扰不宁,脾气暴躁,动辄出手打人,胸中烦热,便秘尿赤,舌质红,苔黄腻,脉滑数。四诊合参,当属痰火内扰,辨证配用丰隆、劳宫泻火逐痰,宁心安神。故选 D。选项 A 太溪、三阴交为肝肾阴虚证配穴;B 选项中脘、足三里为纳少的配穴;C 选项照海、神庭为烦躁不安的配穴。其他兼证的配穴有:心脾两虚配心俞、脾俞;盗汗配阴郄、复溜;遗尿配中极、膀胱俞。注意力缺陷多动障碍治疗主穴:百会、印堂、风池、太冲、神门、内关。记忆力差多与髓海不足,脑神失养有关。悬钟,又名绝骨,为八会穴之髓会。主治痴呆、中风等髓海不足疾患;颈项强痛,胸胁满痛,下肢痿痹等病证。患儿记忆力差,故宜配悬钟。A 选项神门为手少阴心经的输穴、原穴。定位:腕横纹尺侧端,尺侧腕屈肌腱的桡侧凹陷中。主治:心痛,心烦,惊悸,怔忡等心病;健忘,失眠,癫狂痫等神志病;胸胁痛;高血压。操作:直刺 0.3~0.5 寸。B 选项养老为手太阳小肠经郄穴。定位:腕背横纹上 1 寸,当尺骨茎突桡侧缘凹陷中。主治:肩、背、肘、臂酸痛;目视不明。操作:直刺或斜刺 0.5~0.8 寸。强身保健可用温和灸。C 选项四神聪为奇穴。定位:在头部,百会前后左右各旁开 1 寸,共 4 穴。主治:头痛、眩晕;失眠、健忘、癫痫等神志病证;目疾。操作:平刺 0.5~0.8 寸。

37、38、39. B;A;D。

特定穴之下合穴的应用为考研高频考点。足三里为足阳明胃经下合穴,多用于治疗脾胃系病证。本患者胃痛,取胃经下合穴足三里,是疏调胃腑气机,和胃止痛,含"合治内腑"之意,故最佳选项为 B。本患者主要病证表现是胃痛,非虚劳、虚损,故本处并非取其强壮保健之用,A 选项不恰当;足三里为足阳明胃经合穴、下合穴,C 选项错误;患者并未诉足三里处疼痛或压痛,故并非"以痛为输",选项 D 错误。考生在解答这类题的时候一定要仔细分析病案,按照题干要求作答,有的选项本身没有错误,但并不符合题目要求。患者表现为胃脘部隐痛,喜温喜按,时时泛吐清水,纳差神疲,大便溏,舌淡,苔薄,脉弱。四诊合参,当属脾胃虚寒证,配穴宜选足阳明胃经背俞穴、足太阴脾经背俞穴及任脉上的穴位神阙,以温阳健脾,和胃止痛。神阙可用隔盐灸。故选 A。选项 B 中胃俞、神阙为寒邪犯胃证配穴,故不选;选项 C 中三阴交为胃阴不足配穴,故不选;D 选项为胃痛主穴。故为 A。考生在解题时一定仔细审题,明确考题要求,分清主穴和配穴。主穴一般是针对疾病主要症状的腧穴,而配穴通常是针对兼证的腧穴。本患者为胃痛之脾胃虚寒证,根据虚则补之,陷下则灸之的原则,本题该选择灸法。故排除 A、B 选项。"虚则补之"指虚证采用补法治疗。可通过针刺手法的补法、穴位的选择和配伍实现。如在有关脏腑经脉的背俞穴、原穴施行补法,可改善脏腑功能,补益阴阳、气血等的不足；应用偏补性能的腧穴，如关元、气海、命门、肾俞等穴。"陷下则灸之"，指气虚下陷的治疗原则以灸治为主。应用温灸方法可较好地起到温补阳气、升提举陷的目的，也属于虚则补之的范畴。如子宫脱垂灸百会、气海、关元等。隔附子饼灸系将附子研末，用酒调和做成直径约3厘米、厚约0.8厘米的药饼，中间以针刺数孔，放在应灸腧穴或患处，上置艾炷，点燃施灸。此法有温补肾阳的作用，多用于治疗命门火衰而致的阳痿、早泄、宫寒不孕、疮疡久溃不敛等，故不选C。隔盐灸有回阳、救逆、固脱之功，可用于治疗伤寒阴证或脾胃虚寒所致吐泻、胃脘疼痛，故选D。考生应掌握针灸治疗的基本原则。

二、B型题。

1、2. **A；B**。
哮喘实证主穴为列缺、尺泽、膻中、肺俞、定喘；虚证主穴为肺俞、膏肓、肾俞、定喘、太渊、太溪。需要熟记定喘为其效穴，无论虚实均应选用。

3、4. **C；D**。
中风中经络的主穴为内关、水沟、三阴交、极泉、尺泽、委中；中风中脏腑的主穴为内关、水沟。需要熟记水沟、内关为醒神要穴。

5、6. **C；D**。
癃闭实证的主穴为秩边、阴陵泉、三阴交、中极、膀胱俞；癃闭虚证的主穴为秩边、关元、脾俞、膀胱俞、肾俞。实证主穴需要熟记中极和膀胱俞为俞募相配；虚证主穴需要熟记关元为任脉与足三阴经的交会穴。

7、8. **A；C**。
痛经实证的主穴为三阴交、中极、次髎；痛经虚证的主穴为三阴交、足三里、气海。需要熟记，无论虚实主穴三阴交必用；实证主穴要熟记次髎为经验穴，配穴关注寒凝；虚证熟记主穴气海可暖下焦。

9、10. **A；C**。
咽喉肿痛实热证的主穴为少商、尺泽、内庭、关冲、廉泉；咽喉肿痛阴虚证的主穴为太溪、照海、鱼际、廉泉。实热证需熟记主穴廉泉为治标穴位，少商、关冲点刺出血为重要穴位；阴虚证需熟记照海为足少阴经和阴跷脉的交会穴。

11、12. **D；C**。

13、14. **B；C**。
闭经血枯经闭证主穴为关元、足三里、归来、脾俞；闭经血滞经闭证主穴为中极、三阴交、归来、合谷。血枯经闭需熟记主穴关元为任脉与足三阴经交会穴。

15、16. **A；B**。
月经失调经早主穴关元、三阴交、血海、气海；经迟主穴气海、三阴交、归来、血海；经乱主穴关元、三阴交、肝俞、交信。三阴交为调经要穴，三者都应选用；经乱主穴中，交信为调经之经验穴应熟记。

17、18. **A；D**。
患儿主要表现为遗尿，神疲乏力，面色苍白，肢凉怕冷，舌淡，苔薄白，脉沉细无力。四诊合参，属肾气不足证，辨证选用肾俞、命门、太溪。患儿遗尿，量少色黄味臊，性情急躁，面赤，舌红，苔黄，脉弦滑数。四诊合参，当属肝经郁热证，辨证配穴宜选肝经络穴蠡沟、原穴太冲以舒肝泻热。遗尿之脾肺气虚配肺俞、脾俞（气海）、足三里；夜梦多配百会、神门。

三、X型题。

1. **ABCD**。
百会、风池能清利头目，为治疗头痛及眩晕的必选主穴。

2. **ACD**。
合谷、太冲为"开四关"，能息风止痉，同时还有明目消肿的作用。

3. **ABC**。
风池、曲池、大椎为泻热常用穴。

4. **ABC**。
气海、血海、足三里，常用于治疗多种病中兼有血虚证。

5. **ABCD**。
阴陵泉、大椎、内庭、丰隆，常用于治疗多种病中兼有湿热内蕴证者。

6. **ABCD**。

◆刘应科◆ 考研中医综合复习指导同步练习3000题

经早主穴为关元、三阴交、血海、气海。配穴实热证加曲池或行间；虚热证加太溪；气虚证加脾俞、足三里；月经过多加隐白；腰骶疼痛加肾俞、次髎。

7. ABC。

内关、水沟为醒神要穴，可以治疗中风、郁证和抽搐。

8. AB。

外感头痛的配穴，风寒头痛者，加风门；风热头痛者，加曲池、鱼际；风湿头痛者，加偏历、阴陵泉。

9. AB。

面瘫治疗以手足阳明和手足太阳经穴为主。

10. ABC。

痿证的选穴一般以手足阳明经穴和夹脊穴为主。

11. ABC。

合谷、曲池能清热、开泄，所以常用于治疗痿证、瘾疹、高热。

12. CD。

治疗不寐一般以相应八脉交会穴、手少阴经及督脉穴为主。

13. ABCD。

郁证主穴为水沟、百会、内关、神门、太冲 。

14. ABCD。

耳鸣耳聋虚证的主穴为太溪、照海、听宫、耳门。

15. BD。

患者胁肋疼痛，痛势绵绵，遇劳加重，头晕目眩，口干咽燥，舌红少苔，脉细四诊合参，当属肝阴不足证，辨证选用足厥阴肝经、足少阴肾经背俞穴肝俞、肾俞以补益肝肾之阴，故选 BD。A 选项阴陵泉为肝胆湿热证配穴，不选；C 选项内关为肝气郁结配穴，不选。

医学人文

医学人文

A 型题:在每小题给出的 A、B、C、D 四个选项中,请选出一项最符合题目要求的。

1. 在某医院的化验室前,放有一个存放化验单的箱子。无论谁想看,只要打开箱子,所有病人的化验结果便一目了然。当然,为了方便查找,不同的病理结果箱都有不同的标识,诸如"大小便、胸腹水、前列腺常规、白带常规、防癌普查"等。医院的做法不符合医德规范要求的

    A. 救死扶伤,实行社会主义的人道主义　　　　B. 为病人保守医密,实行保护性医疗

    C. 尊重病人的人格　　　　　　　　　　　　　D. 文明礼貌服务

2. 患方的义务包括下列哪个选项?

    A. 依法成立保护自身合法权益的社会团体　　　B. 对医疗服务以及保护患者权益工作进行监督

    C. 在医方告知情况下,对自己的诊疗选择作出决定　D. 支持医学科学研究

3. 学生王某从某医学院口腔专业于 2016 年 6 月毕业,被分配到乡镇的卫生所,因对所分配单位不满意,便在 2016 年 7 月 28 日向当地区卫生局申请个体行医,当地区卫生局当即答复不准。当地区卫生局未准该申请是因为

    A. 王某须经注册后在医疗、预防、保健机构中执业满五年方可申请

    B. 王某须经注册后在医疗、预防、保健机构中执业满三年方可申请

    C. 王某须经注册后在医疗、预防、保健机构中执业满一年方可申请

    D. 王某须于毕业后在医疗、预防、保健机构中工作满三年方可申请

4. 对于《中华人民共和国执业医师法》的适用对象,以下说法不正确的是

    A. 本法颁布之日前按照国家有关规定取得医学专业技术职称和医学专业技术职务的人员

    B. 在中国境内申请医师考试、注册、执业或者从事临床示教、临床研究等活动的境外人员

    C. 计划生育技术服务机构中的医师

    D. 乡村医生、军队医师

5. 医疗机构施行特殊治疗,无法取得患者意见又无家属或者关系人在场,或者遇到其他特殊情况时,经治医师应当提出医疗处置方案,在取得

    A. 病房负责人同意后实施　　　　　　　　　　B. 科室负责人同意后实施

    C. 科室全体医师讨论通过后实施　　　　　　　D. 医疗机构负责人或者被授权负责人员批准后实施

6. 医疗事故分为(　　)级,其中造成患者死亡、重度残疾的属(　　)级。

    A. 三级;一级　　　　B. 三级;三级　　　　C. 四级;一级　　　　D. 四级;四级

7. 因抢救急危患者,未能及时书写病历的,有关医务人员应当在抢救结束后(　　)内补记,并加以注明。

    A. 6 小时　　　　　B. 12 小时　　　　　C. 24 小时　　　　　D. 36 小时

8. 患者陈某,男,57 岁,因右上腹持续钝痛,伴恶寒发热、皮肤黄染入院,经检查诊断为急性胆囊炎、胆石症,上午情况尚好,中午出现休克症状,白班医师下午进行了积极治疗,白班医师下班时虽未好转,也未加重,交接班后白班医师就下班回家了。晚上 7 点时夜班医师回家吃晚饭,晚上 7:15 时患者症状加重,护士找不到医师,到晚上 8 点找来了一位门诊医师急救,抢救无效死亡,此时夜班医师才回到病房。这个医疗事故的责任主体是

    A. 白班医师　　　　B. 夜班医师　　　　C. 急救的门诊医师　　　　D. 夜班护士

9. 下列不属于《医师宣言》提出的基本原则的是

    A. 患者自主原则　　　　　　　　　　　　　　B. 将患者利益放在首位的原则

    C. 一视同仁原则　　　　　　　　　　　　　　D. 社会公平原则

10. 孙某,男,62 岁,农民。因左小腿丹毒复发,到某医院就诊。医师给他开了价格较贵的新抗生素,病人要求改用过去治疗该病时有效而便宜的青霉素。以下说法正确的是

    A. 医师为了病人能尽快恢复健康,选择价格较贵的药,并没违背医德

B. 医师应在确保疗效的前提下尽量节约病人费用

C. 医师兼顾医院的社会利益与经济利益,这种做法是对的

D. 病人应服从医师的诊治,因为医师具有更多的医学知识

11. 《赫尔辛基宣言》中涉及人类受试者医学研究的伦理准则,下列说法错误的是

A. 涉及人的医学研究,应将人类受试者的健康放在优先地位,其次才是科学和社会利益

B. 医学研究应遵守的伦理标准是,尊重所有人并保护他们的健康和权利

C. 无法律行为能力的受试者不得参与实验研究

D. 受试者必须是研究项目的自愿和知情参与者

12. 周某普通高中毕业,具有以下情形之一,可参加执业医师考试

A. 在医疗、预防、保健机构中工作满 2 年

B. 在医疗、预防、保健机构中工作满 5 年

C. 以师承方式学习传统医学满 3 年,经医疗、预防、保健机构考核合格并推荐

D. 经多年实践医术确有专长,经县级以上人民政府卫生行政部门确定的传统医学专业组织推荐

13. 某内科医师经执业医师注册后,在医疗机构执业。后来,该医师进修放射专业知识与技能,并被原医疗机构安排至放射科工作,对其改变执业范围的行为

A. 该医师执业的医疗机构允许即可

B. 应到准予注册的卫生行政部门办理变更注册手续

C. 应到准予注册的上一级卫生行政部门办理变更注册手续

D. 不允许改变执业范围

14. 医师在执业活动中违反技术操作规范,造成严重后果的,县级以上人民政府卫生行政部门给其予警告或者责令其暂停执业活动多久?

A. 3～6 个月　　　　B. 6 个月至 1 年　　　　C. 6 个月至 1 年半　　　　D. 1 年至 2 年

15. 医疗机构应当在 12 小时内向当地卫生行政部门报告的重大医疗过失行为是指

A. 造成患者死亡或者可能为二级以上医疗事故　　　B. 导致 2 人以上人身损害后果

C. 造成患者组织损伤导致一般功能障碍　　　D. 造成患者明显人身损害的其他后果

16. 医疗责任事故包括下列情形,除了哪项以外

A. 医师擅离职守,贻误诊治时机而造成过失

B. 遇到复杂难题,与上级医师意见相左,未按照上级医师指导执行医疗,自行处理造成过失

C. 上级医师接到下级医师报告后未能及时处理造成过失

D. 由于患者体质特殊,对其进行常规治疗后发生意外而造成的过失

17. 李小姐到一家医院妇科看病。门诊大厅里坐着不少陪女士来看病的男性,而门口分号的护士却毫无顾忌地大声重复李小姐对病情的描述。进入门诊室后,医师当着其他几位候诊病人的面,问她是否做过人流和性生活的情况。以下说法正确的是

A. 医师损害了病人平等的医疗权

B. 医师并未给病人造成身体上的伤害,因此符合不伤害原则

C. 患者的知情同意权受到了损害

D. 医师损害了病人的隐私权

18. 下列选项中,除哪项外,均属于医生义务的内容

A. 治疗的义务　　　　　　　　　　　　　B. 宣传、普及医学科学知识的义务

C. 医学管理的义务　　　　　　　　　　　D. 保守患者秘密的义务

19. 已通过执业医师考试但未经注册取得执业证书的

A. 不得从事医师执业活动

B. 可在预防机构从事医师执业活动

C. 可在保健机构从事医师执业活动

D. 可在执业医师指导下,在预防、保健机构,从事医师执业活动

20. 医师张某因犯罪被判处有期徒刑 3 年,1996 年 7 月 10 日被捕,1999 年 7 月 10 日释放,医师张某不予执业
医师注册的期限是

A. 被捕之日起 3 年内　　　　　　　　　　B. 被捕之日起 2 年内

C. 释放之日起 1 年内　　　　　　　　　　D. 释放之日起 2 年内

21. 定期考核不合格的医师暂停执业活动期满,再次考核仍不合格的

A. 再次接受培训　　　　　　　　　　　　B. 在执业医师指导下从事执业活动

C. 暂停执业活动 3 年　　　　　　　　　　D. 注销注册,收回医师执业证书

22. 医师在执业活动中,下列行为除哪项以外,由县级以上人民政府卫生行政部门给予警告或者责令暂停 6 个
月以上 1 年以下执业活动,情节严重的,吊销其执业证书

A. 由于不负责任延误急危病重病人的抢救和诊治,造成严重后果的

B. 未经亲自诊查、调查,签署诊断、治疗或者出生、死亡等证明文件的

C. 使用麻醉药品、医疗用毒性药品、精神药品和放射性药品的

D. 隐匿、伪造或者擅自销毁医学文书及有关资料的

23. 当事人自知道或者应当知道其身体健康受到损害之日起(　　　)内,可以向卫生行政部门提出医疗事故争
议处理申请。

A. 6 个月　　　　　　B. 1 年　　　　　　C. 1 年半　　　　　　D. 2 年

24. 患者死亡,医患当事人不能确定死因或者对死因有异议的,应当在患者死亡后(　　　)内进行尸检。

A. 12 小时　　　　　　B. 24 小时　　　　　　C. 36 小时　　　　　　D. 48 小时

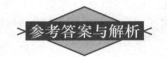

参考答案与解析

A 型题。

1. B。

医德规范的基本内容:①救死扶伤,实行社会主义的人道主义。时刻为病人着想,千方百计为病人解除病
痛。②尊重病人的人格与权利,对待病人,不分民族、性别、职业、地位、财产状况,都应一视同仁。③文明礼
貌服务。举止端庄,语言文明,态度和蔼,同情、关心和体贴病人。④廉洁奉公。自觉遵纪守法,不以医谋
私。⑤为病人保守医密,实行保护性医疗,不泄露病人隐私与秘密。⑥互学互尊,团结协作。正确处理同行
同事间的关系。⑦严谨求实,奋发进取,钻研医术,精益求精。不断更新知识,提高技术水平。医师的职业
责任:①提高业务能力的责任。②对患者诚实的责任。③为患者保密的责任。④和患者保持适当关系的责
任。⑤提高医疗质量的责任。⑥促进享有医疗的责任。⑦对有限的资源进行公平分配的责任。⑧对科学
知识负有责任。⑨通过解决利益冲突而维护信任的责任。⑩对职责负有责任。
医患关系部分中,患者的权利内容:①平等的医疗权。②疾病认知权。③知情同意权。④保守个人隐私权。
⑤监督医疗权。⑥免除一定社会责任和义务权即豁免权。⑦医疗赔偿权。医生对患者的义务:①治疗的义
务。②解除痛苦的义务。③解释说明的义务。④保守患者秘密的义务。⑤尽可能降低医疗费用,减轻患者
的经济负担。医生对社会的义务:①宣传、普及医学科学知识的义务。②发展医学的义务。③维护社会整
体利益和公共健康。④及时报告疫情,预防疾病的发生和流行。由此可以得知正确答案是 D 选项。个人的
化验结果、病理结果属于个人信息,各项结果会透露病人的健康情况和一些其他信息,患者有权利要求医生
及医疗机构为其保守个人隐私和秘密。

2. D。

患者的义务内容:①保持和恢复健康的义务。②有配合医疗机构和医务人员进行一切检查治疗的义务(遵
守医嘱的义务)。③有遵守医疗机构规章制度的义务。④支持医学科学研究的义务。由此可以得知正确答
案是 D 选项。义务是法律对公民或法人必须作出或禁止作出一定行为的约束。相对应的,权利是法律对公
民或法人能够作出或不作出一定行为,并要求他人相应作出或不作出一定行为的许可。简而言之,义务是
你必须配合的事情,权利是你可以做或者可以要求别人做的事情。患者的权利内容:①平等的医疗权。
②疾病认知权。③知情同意权。④保守个人隐私权。⑤监督医疗权。⑥免除一定社会责任和义务权即豁

免权。⑦医疗赔偿权。A选项是广义的"权利",依法成立保护自身合法权益的社会团体是大部分群体都享有的权利,比如工人、消费者等。B选项即患者的权利里的"监督医疗权"。C选项虽然在患者的权利中未明确表述,但在《医师宣言》提出的三项基本原则中有提到。《医师宣言》提出的三项基本原则:①将患者利益放在首位的原则。这一原则建立在为患者利益服务的基础上。信任是医患关系的核心,而利他主义是这种信任的基础。市场力量、社会压力以及管理的迫切需要都绝不能影响这一原则。②患者自主的原则。医师必须尊重患者的自主权。医师必须诚实地对待患者并使患者在了解病情的基础上有权对将要接受的治疗作出决定。只要这些决定和伦理规范相符合,并且不会导致要求给予不恰当的治疗,那么患者的这种决定就极为重要。③社会公平原则。医学界必须在医疗卫生体系中促进公平,包括医疗卫生资源的公平分配。医师应该努力去消除医疗卫生中的歧视。

3.**A**。

根据《中华人民共和国执业医师法》第十九条 申请个体行医的执业医师,须经注册后在医疗、预防、保健机构中执业满五年,并按照国家有关规定办理审批手续;未经批准,不得行医。由此可以得知正确答案是A选项。对于参加执业医师资格考试的条件、不予注册执业医师的情形、申请个体行医中涉及的时间,考生应多加注意,这是高频考点。《中华人民共和国执业医师法》第九条 具有下列条件之一的,可以参加执业医师资格考试:(一)具有高等学校医学专业本科以上学历,在执业医师指导下,在医疗、预防、保健机构中试用期满一年的。(二)取得执业助理医师执业证书后,具有高等学校医学专科学历,在医疗、预防、保健机构中工作满二年的;具有中等专业学校医学专业学历,在医疗、预防、保健机构中工作满五年的。第十条 具有高等学校医学专科学历或者中等专业学校医学专业学历,在执业医师指导下,在医疗、预防、保健机构中试用期满一年的,可以参加执业助理医师资格考试。

第十五条 有下列情形之一的,不予注册:(一)不具有完全民事行为能力的。(二)因受刑事处罚,自刑罚执行完毕之日起至申请注册之日止不满二年的。(三)受吊销医师执业证书行政处罚,自处罚决定之日起至申请注册之日止不满二年的。(四)有国务院卫生行政部门规定不宜从事医疗、预防、保健业务的其他情形的。第十九条 申请个体行医的执业医师,须经注册后在医疗、预防、保健机构中执业满五年,并按照国家有关规定办理审批手续;未经批准,不得行医。

4.**B**。

根据《中华人民共和国执业医师法》第四十三条 本法颁布之日前按照国家有关规定取得医学专业技术职称和医学专业技术职务的人员,由所在机构报请县级以上人民政府卫生行政部门认定,取得相应的医师资格。其中在医疗、预防、保健机构中从事医疗、预防、保健业务的医务人员,依照本法规定的条件,由所在机构集体核报县级以上人民政府卫生行政部门,予以注册并发给医师执业证书。具体办法由国务院卫生行政部门会同国务院人事行政部门制定。第四十四条 计划生育技术服务机构中的医师,适用本法。第四十五条 在乡村医疗卫生机构中向村民提供预防、保健和一般医疗服务的乡村医生,符合本法有关规定的,可以依法取得执业医师资格或者执业助理医师资格;不具备本法规定的执业医师资格或者执业助理医师资格的乡村医生,由国务院另行制定管理办法。第四十六条 军队医师执行本法的实施办法,由国务院、中央军事委员会依据本法的原则制定。第四十七条 境外人员在中国境内申请医师考试、注册、执业或者从事临床示教、临床研究等活动的,按照国家有关规定办理。第四十八条 本法自1999年5月1日起施行。由此可以得知正确答案是B选项。在中国有两类人是不适用《中华人民共和国执业医师法》的,一类是境外人员,他们遵循国家有关规定;另一类是不具备本法规定的执业医师资格或者执业助理医师资格的乡村医生,他们由国务院另行制定管理办法管理。关于第二类,乡村医生具备与不具备本法规定的执业医师资格或者执业助理医师资格,可参考《中华人民共和国执业医师法》第十一条 以师承方式学习传统医学满三年或者经多年实践医术确有专长的,经县级以上人民政府卫生行政部门确定的传统医学专业组织或者医疗、预防、保健机构考核合格并推荐,可以参加执业医师资格或者执业助理医师资格考试。考试的内容和办法由国务院卫生行政部门另行制定。而军队医师,他们是执行《中华人民共和国执业医师法》的,只是具体的实施办法由国务院、中央军事委员会依据本法的原则制定。所以相比于B选项,应选择D选项中的境外人员。

5.**D**。

根据《中华人民共和国执业医师法》第五十六条 因抢救生命垂危的患者等紧急情况,不能取得患者或者其近亲属意见的,经医疗机构负责人或者授权的负责人批准,可以立即实施相应的医疗措施。由此可以得知正确答案是D选项。

6.**C**。

根据《医疗事故处理条例》第四条 根据对患者人身造成的损害程度,医疗事故分为四级:一级医疗事故:造成患者死亡、重度残疾的;二级医疗事故:造成患者中度残疾、器官组织损伤导致严重功能障碍的;三级医疗事故:造成患者轻度残疾、器官组织损伤导致一般功能障碍的;四级医疗事故:造成患者明显人身损害的其他后果的。由此可以得知正确答案是 C 选项。对于医疗事故的分级,先记住医疗事故是分四级的,最高等级是一级。死亡肯定是最高等级;而明显人身损害的其他后果和可标识的残疾相比,肯定是残疾严重,所以残疾的等级比明显人身损害的其他后果的等级高;而残疾又分轻、中、重。表述模糊的损害后果是最低等级,而残疾依据轻、中、重依次分级。

7. **A**。

根据《医疗事故处理条例》第八条　医疗机构应当按照国务院卫生行政部门规定的要求,书写并妥善保管病历资料。因抢救急危患者,未能及时书写病历的,有关医务人员应当在抢救结束后 6 小时内据实补记,并加以注明。由此可以得知正确答案是 A 选项。

8. **B**。

根据《医疗事故处理条例》第二条　本条例所称医疗事故,是指医疗机构及其医务人员在医疗活动中,违反医疗卫生管理法律、行政法规、部门规章和诊疗护理规范、常规,过失造成患者人身损害的事故。白班医生积极治疗,也正常交接班,符合医疗卫生管理法律、行政法规、部门规章和诊疗护理规范、常规。医生值班期间是需要随时准备着处理病房病人的各种突发情况的,夜班医生在值班期间回家,擅自脱离岗位,违反医疗卫生管理法律、行政法规、部门规章,延误患者的抢救与诊治,导致患者抢救无效死亡,是事故的责任主体,造成了一级医疗事故。由此可以得知正确答案是 B 选项。根据《医疗事故处理条例》第四条:根据对患者人身造成的损害程度,医疗事故分为四级:一级医疗事故:造成患者死亡、重度残疾的;二级医疗事故:造成患者中度残疾、器官组织损伤导致严重功能障碍的;三级医疗事故:造成患者轻度残疾、器官组织损伤导致一般功能障碍的;四级医疗事故:造成患者明显人身损害的其他后果的。具体分级标准由国务院卫生行政部门制定。

9. **C**。

《医师宣言》提出的三项基本原则:①将患者利益放在首位的原则。这一原则建立在为患者利益服务的基础上。信任是医患关系的核心,而利他主义是这种信任的基础。市场力量、社会压力以及管理的迫切需要都绝不能影响这一原则。②患者自主的原则。医师必须尊重患者的自主权。医师必须诚实地对待患者并使患者在了解病情的基础上有权对将要接受的治疗作出决定。只要这些决定和伦理规范相符合,并且不会导致要求给予不恰当的治疗,那么患者的这种决定就极为重要。③社会公平原则。医学界必须在医疗卫生体系中促进公平,包括医疗卫生资源的公平分配。医师应该努力去消除医疗卫生中的歧视。由此可以得知正确答案是 C 选项。C 选项一视同仁这层含义包含在社会公平原则里面,在医疗卫生体系中促进公平,包括了各个方面,从挂号、接诊、诊疗、住院等各个环节都应公平,而就对待患者而言,就是一视同仁。此类题目选项中会出现表述正确的干扰项,做此类题目力求对书本中的分项数量和表述有一定印象,简而言之,就是"选熟原则",当然,做题前要认真审题,注意题干中是让选"是"还是"不是"的选项。

10. **B**。

对患者的义务:①治疗的义务。②解除痛苦的义务。③解释说明的义务。④保守患者秘密的义务。⑤尽可能降低医疗费用,减轻患者的经济负担。医生对社会的义务:①宣传、普及医学科学知识的义务。②发展医学的义务。③维护社会整体利益和公共健康。④及时报告疫情,预防疾病的发生和流行。医生有义务尽可能降低医疗费用,减轻患者的经济负担,由此可以得知正确答案是 B 选项。

11. **C**。

人体实验的道德原则——赫尔辛基宣言(涉及人类受试者医学研究的伦理准则)(2000 年修订):①涉及人体的生物医学研究必须遵从普遍接受的科学原则,并应在充分的实验室工作、动物试验结果以及对科学文献的全面了解的基础上进行。②每一项人体试验的设计与实施均应在试验方案中明确说明,并应将试验方案提交给一个专门任命的独立于研究者和申办者的委员会审核,以征求意见和得到指导。该委员会须遵守试验所在国的法规。③在人体进行的生物医学研究应该由专业上有资格的人员进行,并接受有关临床医学方面专家的指导监督。必须始终依靠一名医学上有资格的人员对受试者负责,而不是由受试者负责,即使受试者已作出同意参加该项研究。④只有在试验目的的重要性与受试者的内在风险性相称时,生物医学研究才能合法地在人体中进行。⑤开始每一项在人体中进行的生物医学研究之前,均须仔细评估受试者或其人员可能预期的风险和利益。对受试者利益的关注应高于出自科学与社会意义的考虑。⑥必须尊重受试者自我保护的权利,应采取尽可能谨慎的态度以尊重受试者的隐私权,并将对受试者身体、精神以及人格的影响减至最小。⑦只有当医生确信试验所致的损害可被检出,他们方可参加该项人体试验。一旦发现其弊大于利,即应停止研究。⑧在发表研究结果时,医师有责任保证结果的准确性。研究报告与本宣言之原则不符时,不应同意发表。⑨在人体中进行的任何研究都应向每一名志愿参加的受试者告知研究的目的、方法、预期的 受益、可能的风险及不适。应告知受试者有权拒绝参加试验或在试验过程中有随时退出试验的自由。其后,医生应获得受试者自愿给予的知情同意书,以书面形式为好。在取得知情同意时,医师应特别注意是否受试者与其有上下级关系,或可能被强迫同意参加试验。在此种情况下,知情同意书的获得应由不从事此研 究或此研究完全无关的医师来进行。在法律上无资格的情况下,按照国家法规,应从合法监护人处取得知情同意若受试者身体或精神状况不允许,无法取得知情同意书,或受试者为未成年人,按照国家法规,可由负责亲属替代受试者表示同意。若未成年儿童实际上能作出同意,则除从法定监护人外,还须征得本人同意。研究方案必须有关于伦理考虑的说明,并指出其符合本宣言中所陈述的原则。由此可以得知正确答案是 B 选项。

12. **C。**

根据《中华人民共和国执业医师法》第九条　具有下列条件之一的,可以参加执业医师资格考试:(一)具有高等学校医学专业本科以上学历,在执业医师指导下,在医疗、预防、保健机构中试用期满一年的。(二)取得执业助理医师执业证书后,具有高等学校医学专科学历,在医疗、预防、保健机构中工作满二年的;具有中等专业学校医学专业学历,在医疗、预防、保健机构中工作满五年的。第十条 具有高等学校医学专科学历或者中等专业学校医学专业学历,在执业医师指导下,在医疗、预防、保健机构中试用期满一年的,可以参加执业助理医师资格考试。第十一条 以师承方式学习传统医学满三年或者经多年实践医术确有专长的,经县级以上人民政府卫生行政部门确定的传统医学专业组织或者医疗、预防、保健机构考核合格并推荐,可以参加执业医师资格或者执业助理医师资格考试。考试的内容和办法由国务院卫生行政部门另行制定。普通高中学历不属于高等学校医学专业本科以上学历、高等学校医学专科学历、中等专业学校医学专业学历等医学相关专业学历,故应遵循第十一条的资格规定,由此可以得知正确答案是 C 选项。

13. **B。**

根据《中华人民共和国执业医师法》第十七条　医师变更执业地点、执业类别、执业范围等注册事项的,应当到准予注册的卫生行政部门依照本法第十三条的规定办理变更注册手续。第十三条 国家实行医师执业注册制度。取得医师资格的,可以向所在地县级以上人民政府卫生行政部门申请注册。除有本法第十五条规定的情形外,受理申请的卫生行政部门应当自收到申请之日起三十日内准予注册,并发给由国务院卫生行政部门统一印制的医师执业证书。医疗、预防、保健机构可以为本机构中的医师集体办理注册手续。第十四条 医师经注册后,可以在医疗、预防、保健机构中按照注册的执业地点、执业类别、执业范围执业,从事相应的医疗、预防、保健业务。未经医师注册取得执业证书,不得从事医师执业活动。由此可以得知正确答案是 B 选项。简单言之,就是哪注册哪变更,变更相当于"重新注册"。

14. **B。**

根据《中华人民共和国执业医师法》第三十七条　医师在执业活动中,违反本法规定,有下列行为之一的,由县级以上人民政府卫生行政部门给予警告或者责令暂停六个月以上一年以下执业活动;情节严重的,吊销其执业证书;构成犯罪的,依法追究刑事责任:(一)违反卫生行政规章制度或者技术操作规范,造成严重后果的。(二)由于不负责任延误急危患者的抢救和诊治,造成严重后果的。(三)造成医疗责任事故的。(四)未经亲自诊查、调查,签署诊断、治疗、流行病学等证明文件或者有关出生、死亡等证明文件的。(五)隐匿、伪造或者擅自销毁医学文书及有关资料的。(六)使用未经批准使用的药品、消毒药剂和医疗器械的。(七)不按照规定使用麻醉药品、医疗用毒性药品、精神药品和放射性药品的。(八)未经患者或者其家属同意,对患者进行实验性临床医疗的。(九)泄露患者隐私,造成严重后果的。(十)利用职务之便,索取、非法收受患者财物或者牟取其他不正当利益的。(十一)发生自然灾害、传染病流行、突发重大伤亡事故以及其他严重威胁人民生命健康的紧急情况时,不服从卫生行政部门调遣的。(十二)发生医疗事故或者发现传染病疫情,患者涉嫌伤害事件或者非正常死亡,不按照规定报告的。题干中提到的"在执业活动中违反技术操作规范,造成严重后果的"属于第三十七条(一)的情况,故应由县级以上人民政府卫生行政部门给予警告或者责令暂停六个月以上一年以下执业活动,由此可以得知正确答案是 B 选项。

15. **A。**

根据《医疗事故处理条例》第十三条　医务人员在医疗活动中发生或者发现医疗事故、可能引起医疗事故的医疗过失行为或者发生医疗事故争议的,应当立即向所在科室负责人报告,科室负责人应当及时向本医疗机构负责医疗服务质量监控的部门或者专(兼)职人员报告;负责医疗服务质量监控的部门或者专(兼)职人员接到报告后,应当立即进行调查、核实,将有关情况如实向本医疗机构的负责人报告,并向患者通报、解释。第十四条　发生医疗事故的,医疗机构应当按照规定向所在地卫生行政部门报告。发生下列重大医疗过失行为的,医疗机构应当在12小时内向所在地卫生行政部门报告:(一)导致患者死亡或者可能为二级以上的医疗事故。(二)导致3人以上人身损害后果。(三)国务院卫生行政部门和省、自治区、直辖市人民政府卫生行政部门规定的其他情形。由此可以得知正确答案是A选项。一般重大医疗过失所造成的损害都比较大,要么人身损害大,要么波及的人数多,此类题目选选项中最严重的选项。

16.D。
根据《医疗事故处理条例》第二条　本条例所称医疗事故,是指医疗机构及其医务人员在医疗活动中,违反医疗卫生管理法律、行政法规、部门规章和诊疗护理规范、常规,过失造成患者人身损害的事故。第三十三条　有下列情形之一的,不属于医疗事故:(一)在紧急情况下为抢救垂危患者生命而采取紧急医学措施造成不良后果的。(二)在医疗活动中由于患者病情异常或者患者体质特殊而发生医疗意外的。(三)在现有医学科学技术条件下,发生无法预料或者不能防范的不良后果的。(四)无过错输血感染造成不良后果的。(五)因患方原因延误诊疗导致不良后果的。(六)因不可抗力造成不良后果的。由此可以得知正确答案是D选项。

17.D。
医德规范的基本内容:①救死扶伤,实行社会主义的人道主义。时刻为病人着想,千方百计为病人解除病痛。②尊重病人的人格与权利,对待病人,不分民族、性别、职业、地位、财产状况,都应一视同仁。③文明礼貌服务。举止端庄,语言文明,态度和蔼,同情、关心和体贴病人。④廉洁奉公。自觉遵纪守法,不以医谋私。⑤为病人保守医密,实行保护性医疗,不泄露病人隐私与秘密。⑥互学互尊,团结协作。正确处理同行同事间的关系。⑦严谨求实,奋发进取,钻研医术,精益求精。不断更新知识,提高技术水平。医师的职业责任:①提高业务能力的责任。②对患者诚实的责任。③为患者保密的责任。④和患者保持适当关系的责任。⑤提高医疗质量的责任。⑥促进享有医疗的责任。⑦对有限的资源进行公平分配的责任。⑧对科学知识负有责任。⑨通过解决利益冲突而维护信任的责任。⑩对职责负有责任。
医患关系部分中,患者的权利内容:①平等的医疗权。②疾病认知权。③知情同意权。④保守个人隐私权。⑤监督医疗权。⑥免除一定社会责任和义务权即豁免权。⑦医疗赔偿权。医生对患者的义务:①治疗的义务。②解除痛苦的义务。③解释说明的义务。④保守患者秘密的义务。⑤尽可能降低医疗费用,减轻患者的经济负担。医生对社会的义务:①宣传、普及医学科学知识的义务。②发展医学的义务。③维护社会整体利益和公共健康。④及时报告疫情,预防疾病的发生和流行。由此可以得知正确答案是D选项。

18.C。
医生的义务内容分为医生对患者的义务和医生对社会的义务两部分。医生对患者的义务:①治疗的义务。②解除痛苦的义务。③解释说明的义务。④保守患者秘密的义务。⑤尽可能降低医疗费用,减轻患者的经济负担。医生对社会的义务:①宣传、普及医学科学知识的义务。②发展医学的义务。③维护社会整体利益和公共健康。④及时报告疫情,预防疾病的发生和流行。由此可以得知正确答案是C选项。医生对患者的义务,大家相对都好理解和辨析,关于医生的义务,考生特别注意一下医生对社会的义务的具体内容,知道医生的义务中除了对患者的义务外,还有对社会的四条义务。

19.A。
根据《中华人民共和国执业医师法》第十三条　国家实行医师执业注册制度。取得医师资格的,可以向所在地县级以上人民政府卫生行政部门申请注册。除有本法第十五条规定的情形外,受理申请的卫生行政部门应当自收到申请之日起三十日内准予注册,并发给由国务院卫生行政部门统一印制的医师执业证书。医疗、预防、保健机构可以为本机构中的医师集体办理注册手续。第十四条　医师经注册后,可以在医疗、预防、保健机构中按照注册的执业地点、执业类别、执业范围执业,从事相应的医疗、预防、保健业务。未经医师注册取得执业证书,不得从事医师执业活动。由此可以得知正确答案是A选项。

20.D。
根据《中华人民共和国执业医师法》第十五条　有下列情形之一的,不予注册:(一)不具有完全民事行为能力的。(二)因受刑事处罚,自刑罚执行完毕之日起至申请注册之日止不满二年的。(三)受吊销医师执业证书行政处罚,自处罚决定之日起至申请注册之日止不满二年的。(四)有国务院卫生行政部门规定不宜从事医疗、预防、保健业务的其他情形的。受理申请的卫生行政部门对不符合条件不予注册的,应当自收到申请之日起三十日内书面通知申请人,并说明理由。申请人有异议的,可以自收到通知之日起十五日内,依法申请复议或者向人民法院提起诉讼。刑罚执行完毕之日,即题干中有期徒刑执行完毕释放之日,由此可以得知正确答案是D选项。

21. D。

根据《中华人民共和国执业医师法》第三十一条 受县级以上人民政府卫生行政部门委托的机构或者组织应当按照医师执业标准,对医师的业务水平、工作成绩和职业道德状况进行定期考核。对医师的考核结果,考核机构应当报告准予注册的卫生行政部门备案。对考核不合格的医师,县级以上人民政府卫生行政部门可以责令其暂停执业活动三个月至六个月,并接受培训和继续医学教育。暂停执业活动期满,再次进行考核,对考核合格的,允许其继续执业;对考核不合格的,由县级以上人民政府卫生行政部门注销注册,收回医师执业证书。由此可以得知正确答案是 D 选项。

22. C。

根据《中华人民共和国执业医师法》第三十七条 医师在执业活动中,违反本法规定,有下列行为之一的,由县级以上人民政府卫生行政部门给予警告或者责令暂停六个月以上一年以下执业活动;情节严重的,吊销其执业证书;构成犯罪的,依法追究刑事责任:(一)违反卫生行政规章制度或者技术操作规范,造成严重后果的。(二)由于不负责任延误急危患者的抢救和诊治,造成严重后果的。(三)造成医疗责任事故的。(四)未经亲自诊查、调查,签署诊断、治疗、流行病学等证明文件或者有关出生、死亡等证明文件的。(五)隐匿、伪造或者擅自销毁医学文书及有关资料的。(六)使用未经批准使用的药品、消毒药剂和医疗器械的。(七)不按照规定使用麻醉药品、医疗用毒性药品、精神药品和放射性药品的。(八)未经患者或者其家属同意,对患者进行实验性临床医疗的。(九)泄露患者隐私,造成严重后果的。(十)利用职务之便,索取、非法收受患者财物或者牟取其他不正当利益的。(十一)发生自然灾害、传染病流行、突发重大伤亡事故以及其他严重威胁人民生命健康的紧急情况时,不服从卫生行政部门调遣的。(十二)发生医疗事故或者发现传染病疫情,患者涉嫌伤害事件或者非正常死亡,不按照规定报告的。考生注意,第三十七条(七)说的是“不按照规定”使用麻醉药品、医疗用毒性药品、精神药品和放射性药品,而不是不能使用这些药品,临床上很多情况是要使用麻醉药品、医疗用毒性药品、精神药品和放射性药品的,由此可以得知正确答案是 C 选项。

23. B。

根据《医疗事故处理条例》第三十七条 发生医疗事故争议,当事人申请卫生行政部门处理的,应当提出书面申请。申请书应当载明申请人的基本情况、有关事实、具体请求及理由等。

当事人自知道或者应当知道其身体健康受到损害之日起 1 年内,可以向卫生行政部门提出医疗事故争议处理申请。由此可以得知正确答案是 B 选项。

24. D。

根据《医疗事故处理条例》第十八条 患者死亡,医患双方当事人不能确定死因或者对死因有异议的,应当在患者死亡后 48 小时内进行尸检;具备尸体冻存条件的,可以延长至 7 日。尸检应当经死者近亲属同意并签字。尸检应当由按照国家有关规定取得相应资格的机构和病理解剖专业技术人员进行。承担尸检任务的机构和病理解剖专业技术人员有进行尸检的义务。医疗事故争议双方当事人可以请法医病理学人员参加尸检,也可以委派代表观察尸检过程。拒绝或者拖延尸检,超过规定时间,影响对死因判定的,由拒绝或者拖延的一方承担责任。由此可以得知正确答案是 D 选项。第十九条?患者在医疗机构内死亡的,尸体应当立即移放太平间。死者尸体存放时间一般不得超过 2 周。逾期不处理的尸体,经医疗机构所在地卫生行政部门批准,并报经同级公安部门备案后,由医疗机构按照规定进行处理。碰到关于尸体的题,优先选择可以换算成“2”的选项。考生注意,是可以换算成“2”,而不是选项中带有“2”,比如 48 小时可以换算成 2 天。患者死亡后 2 天内进行尸检,死者尸体存放时间一般不得超过 2 周。

◇ 刘应科 ◇ 考研中医综合复习指导同步练习3000题

后记 ◀ ◀

　　倾注了所有编写者心血和汗水的《刘应科考研中医综合复习指导同步练习 3000 题》终于快要面世了，压抑不住内心的兴奋和激动，我再次回顾了编撰此书的整个过程。从对历年真题的深入统计、分析、发掘，到绞尽脑汁编出与真题水平相当的一道道高度仿真题，从毛糙的雏形到成书前一遍遍校稿，一路走来，个中艰辛唯有编书者自己懂。不过想到广大中医考研学子将会从此书中如饥似渴地汲取知识，条理清晰地查漏补缺，客观真实地审视自己，我们倍感欣慰。作为编书人，还有什么回报比考生满意的笑容更"给力"呢？在这个过程中，我更深地领悟了举一反三深究问题的思维方式，体会了"细节决定成败"这句亘古箴言的内涵，同时也认识到自己存在的很多问题和缺陷。于己，《刘应科考研中医综合复习指导同步练习 3000 题》的出版是个人成长的见证，是生命拔节的声音；但我更期待听到来自广大考生的声音：知识升华的感叹声，思路理顺的欢呼声，称赞此书的好评声，考研成功的呐喊声！！！

　　中医似一坛陈年老酒，须慢慢品味，细细琢磨，用心领悟。正值青年的我们，也许在学习中医这条路上刚刚启程，但年轻就是资本，纵使前方布满荆棘、遍地沙砾，我们又有何畏惧呢？也许我们没有流光溢彩的文笔，没有怒发冲冠的豪情，没有焚稿断情的柔美，但我们有的是一颗心，一颗年轻、洋溢激情、躁动不安的心。我们要用它来铸出一道美丽的虹，跨在生命之巅，绕过青春之路，用不屈的心来撑起我们的中医梦。

　　在这浩瀚如烟的知识海洋中，就让我们自甘卑微到尘埃里，然后开出花来。为了那流淌在青春血液中的、让我们热血沸腾和魂牵梦绕的中医梦，拼搏吧！

周喜丹